现场医护（POC）现状和进展

名誉主编　［美］杰拉尔德 J. 科斯特（Gareld J. Kost）
主　　编　刘锡光　康熙雄　刘　忠
副 主 编　刘　湘　黄　婧　胡佳杰

人民卫生出版社

图书在版编目(CIP)数据

现场医护(POC)现状和进展/刘锡光,康熙雄,刘忠主编.—北京:人民卫生出版社,2015

ISBN 978-7-117-21147-5

Ⅰ.①现… Ⅱ.①刘…②康…③刘… Ⅲ.①医学检验-研究 Ⅳ.①R446

中国版本图书馆 CIP 数据核字(2015)第 184652 号

人卫社官网	www. pmph. com	出版物查询，在线购书
人卫医学网	www. ipmph. com	医学考试辅导，医学数据库服务，医学教育资源，大众健康资讯

现场医护(POC)现状和进展

主　　编：刘锡光　康熙雄　刘　忠
出版发行：人民卫生出版社（中继线 010-59780011）
地　　址：北京市朝阳区潘家园南里 19 号
邮　　编：100021
E - mail：pmph @ pmph. com
购书热线：010-59787592　010-59787584　010-65264830
印　　刷：北京铭成印刷有限公司
经　　销：新华书店
开　　本：787×1092　1/16　印张：37　插页：10
字　　数：900 千字
版　　次：2015 年 9 月第 1 版　2015 年 9 月第 1 版第 1 次印刷
标准书号：ISBN 978-7-117-21147-5/R・21148
定　　价：118.00 元
打击盗版举报电话：010-59787491　E -mail：WQ @ pmph. com
（凡属印装质量问题请与本社市场营销中心联系退换）

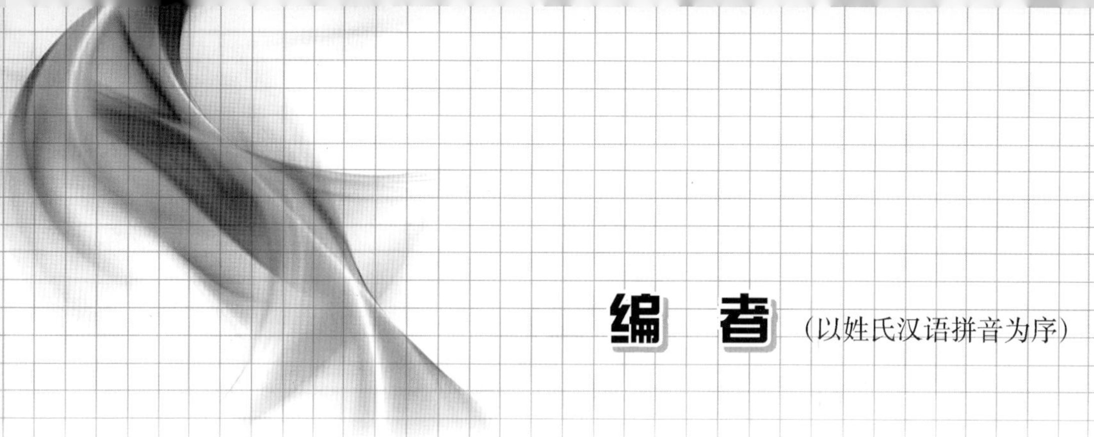

编　者（以姓氏汉语拼音为序）

丁晓辉　上海凯创生物科技有限公司

董劲春　国家食品药品监督管理局医疗器械技术评审中心

方　成　郑州大学医学院第一附属医院

方　鑫　中国食品药品检定研究院

方邦江　上海中医药大学附属龙华医院

郭　准　国家食品药品监督管理局药品认证管理中心

胡佳杰　湖北中医药大学检验学院

胡丽华　华中科技大学同济医学院附属协和医院

黄　婧　湖北中医药大学检验学院

姜小华　中国人民解放军第八五医院

杰拉尔德 J. 科斯特（美）　美国加利福尼亚大学戴维斯分校

金　丹　湖北中医药大学检验学院

金　巍　上海科华生物工程技术有限公司

康熙雄　首都医科大学附属天坛医院实验诊断中心

李　蓓　上海凯创生物科技有限公司

李俊花　中国科学院武汉病毒研究所

李丽莉　中国食品药品检定研究院

刘　湘　湖北中医药大学检验学院

刘　忠（美）　国际生物信息有限公司

刘锡光　湖北中医药大学检验学院

柳　叶　湖北中医药大学检验学院

卢银平　华中科技大学同济医学院附属协和医院

秦海军　上海中医药大学附属龙华医院

童巧霞　华中科技大学同济医学院附属协和医院

王　勤　上海凯创生物科技有限公司

危宏平　中国科学院武汉病毒研究所

吴志波　佰奥达生物科技武汉有限公司

郗　娟　湖北中医药大学检验学院

徐　卿　上海中医药大学附属龙华医院

杨荟玉　河南省医学科学研究院

张国华　上海凯创生物科技有限公司

张国军　湖北中医药大学检验学院

张贺秋　军事医学研究院基础医学研究所（北京）

张德太　华中科技大学同济医学院附属协和医院

张胜威　湖北中医药大学检验学院

编写秘书

金　丹　湖北中医药大学检验学院

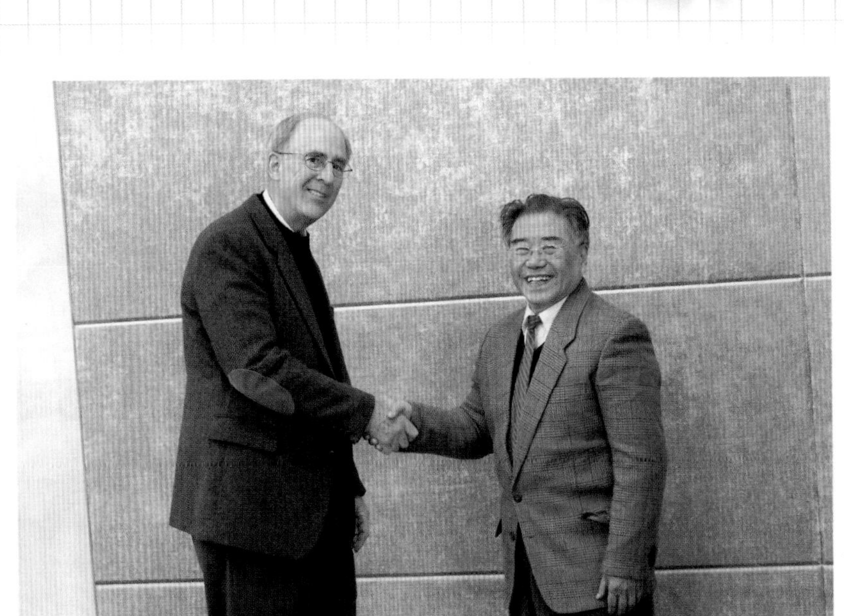

杰拉尔德 J. 科斯特教授（左）和刘锡光教授（右）

（美）杰拉尔德 J. 科斯特（Gerald J. Kost）

国际 POC 领域主要奠基人

医学博士（MD）、哲学博士（PhD）、理科硕士（MS）

美国加州大学戴维斯分校病理学和实验医学教授

美国加州大学戴维斯分校 POCT 培训和研究中心主任（POCT · CTR）

美国国家科学院临床生物化学协会成员

主编国际首部 POCT 专著 *Principles & Practice of Point-of-Care testing*（2002）

刘锡光

毕业于武汉医学院（现华中科技大学同济医学院）卫生系

湖北中医药大学检验学院微生物学和免疫学教授

湖北中医药大学检验学院教学督导

《中西医结合肝病杂志》编委

享受国务院政府特殊津贴

主编十本专著

编译我国首部 POCT 专著《POCT 基本理论和临床医学实践》（2006）

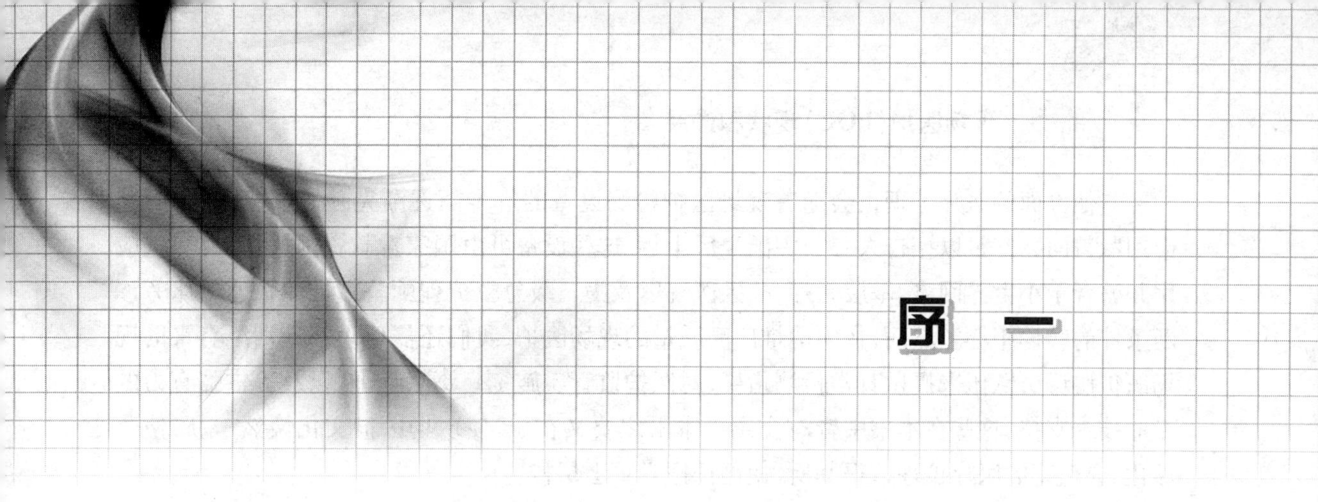

序　一

在全球人口突破70亿的今天,传统医疗护理势将转向患者自我护理。换言之,面对人口迅速增长、资源减少、医疗条件有限以及人口老龄化等问题,现场医护检测将使自我护理成为可能。当我们实现这一历史宏愿之时,回首一瞥,我们定会意识到,譬如分娩、居家、急情、床旁、灾难等情形之下,若不能随时随地做出医疗决策,全球卫生资源恐已不堪人口之重负。

这场变革的关键在于"现场医护文化",也就是将个人或家庭核心成员所做出的医疗授权与诸如规范、行为、信仰、态度、期望、现场医护技能及预期结果等因素有机结合起来。尽管于个人而言,疾病类型各异、收入水平有别,于地区而言,人口特征不同、医疗机会不均,若使现场医护与当地文化相匹配、相协调,则有益于保障更多人的健康,如此不失为明智之举。因此,我们必须明确怎样才能有效地培育出这种新的现场医护文化,而这本书可作为指南。

特别值得一提的是,中国作为一个大国,在保持其国民经济旺盛发展的同时也需要发展其有效的生产恢复力。每一个人,尤其是年轻人和职业人士,应该创造性地为我们的子孙后代提前筹划快速医疗决策,到那时必能彰显其重要价值。我们会发现,本书中所介绍的大量专业知识、现场医护关键策略及其实践方法,对于今日之中国,一个人口庞大且多样化的国家,是非常有参考价值的。读者需要下一番工夫来掌握现场医护检测的原理和方法,以及如何经济有效地运用它,如何结合具体文化背景进行自我医护授权,若能做到这些,即使偏于农村,也可养成健康的生活方式。

以下我们以中国面临的严重健康威胁之一糖尿病为例,来讨论国民如何从现场医护中受益。据最近的一份研究报告估计(徐瑜,等. 中国成年人糖尿病流行及控制现状. 美国医学协会杂志,2013,310:948-958),中国现有4.934亿人患有前驱糖尿病,此数值约占全国成年人人数的一半(50.1%,在经济不发达地区和农村则更为严重),而此病症是导致典型糖尿病和心血管疾病的主要诱因之一。此外,还有1.139亿18岁以上的成年人罹患糖尿病(世界最大的糖尿病负担国),然而,其中了解自身病情者不足三分之一(30.1%),接受治疗者仅占四分之一(25.8%),患病知情率之低可见一斑。没有任何一个国家能负担得起糖尿病并发症带来的严重后果,比如慢性肾病和视网膜病变,此两种疾病皆可使职业人士受累,乃至拖累整个社会生产力。为摆脱此困境,我们可以利用创新技术(例如:皮肤自发荧光扫描)、现场需求策略(例如:小世界网络及连接),以及本书中提到的循证护理方法。

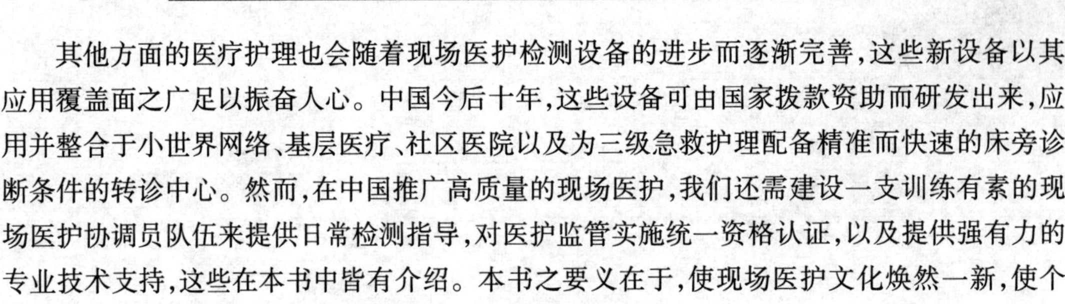

其他方面的医疗护理也会随着现场医护检测设备的进步而逐渐完善,这些新设备以其应用覆盖面之广足以振奋人心。中国今后十年,这些设备可由国家拨款资助而研发出来,应用并整合于小世界网络、基层医疗、社区医院以及为三级急救护理配备精准而快速的床旁诊断条件的转诊中心。然而,在中国推广高质量的现场医护,我们还需建设一支训练有素的现场医护协调员队伍来提供日常检测指导,对医护监管实施统一资格认证,以及提供强有力的专业技术支持,这些在本书中皆有介绍。本书之要义在于,使现场医护文化焕然一新,使个性化、合理化的医疗护理适得其所,使循证医学更上层楼。

杰拉尔德 J. 科斯特(美)

2013 年 11 月 3 日

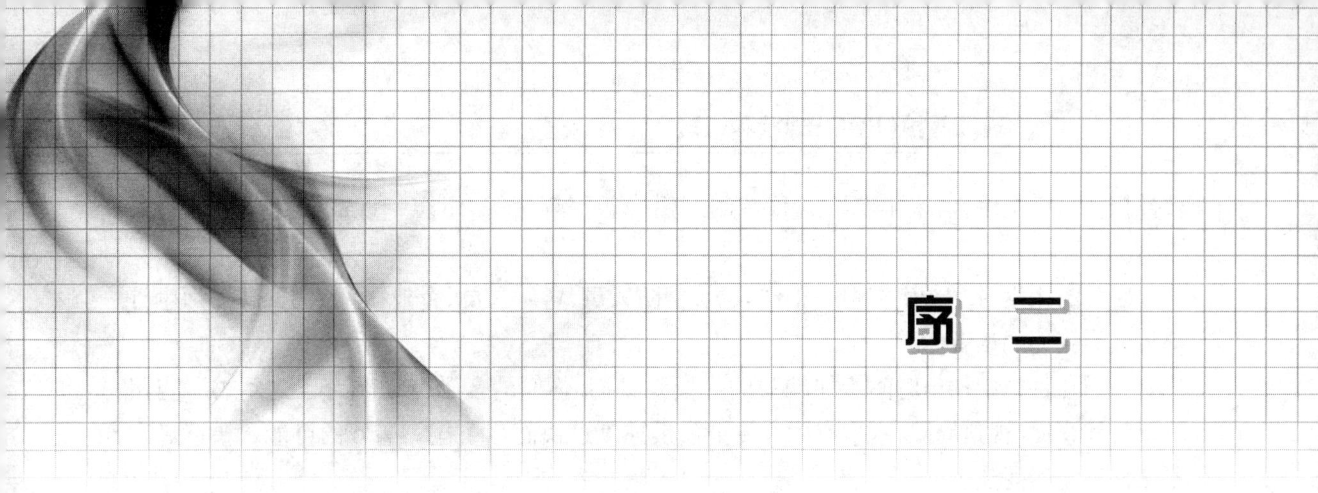

序　二

现场快速检测(以下简称 POCT)是在现场即刻进行分析并快速得到检测结果的一种检测体系。因其快捷高效、操作简便和现场解决问题等优势,逐渐获得了市场和行业里的认可及高度重视。与此同时,因为 POCT 技术发展暂缺细致的行业标准及相关技术规范,由此带来的风险与影响也被关注。相对于此,在发达国家有了一整套相关管理方法来指导产品生产和现场应用。

POCT 是顺应全球医疗发展方向的细分诊断行业。目前 POCT 产品已被广泛应用在医院、诊所及患者家中,能够进行绝大多数常规临床指标的检测。2011 年,全球体外诊断(IVD)市场规模约 440 亿美元,其中 POCT 市场规模约 150 亿美元,预计 2014 年这一细分市场将达到 190 亿美元。

POCT 技术具有快速反应、操作简便、患者亲历等优点,因而能快速恰当地进行诊疗、护理、病程观察,进而提高医疗质量和患者满意度。POCT 技术主要涉及的领域包括血糖、血气电解质、心脏标志物、毒品及酒精、妊娠及排卵、肿瘤标志物、感染性疾病、血及尿生化、凝血及溶栓等。鉴于 POCT 技术广泛的应用领域及自身优势,目前已被广泛应用在急诊检验科、ICU 病房、手术室、急诊室、诊所及患者家中。

同时,医疗体系的发展也指出了 POCT 技术光明的未来。随着医疗体系的发展,构建大量初级诊疗机构为基础的多层级诊疗机构是核心方向,大多数“筛查性”患者的常见病和多发病均可在一级和二级医疗机构得以就诊治疗,三级医疗机构主要负责重症和疑难杂症,这就需要初级诊疗机构的医疗水平和服务内容必须跟上,而在这一过程中大量快速便捷的 POCT 产品得以有巨大用武之地。

为了规范 POCT 技术的发展,2007 年 9 月,医院协会检验分会 POCT 专业委员会出台了 POCT 管理办法草案,要求 POCT 相关技术内容需接受政府有关部门评审,从规章制度的建立、人员培训认可证书、仪器试剂的准入、质量控制措施落实,乃至和临床实验室的协调等方面都进行规范,但实践中仍然存在众多的问题需要解答。

根据上述需要,为了更好的响应相关政策,推动 POCT 技术在我国的健康发展,规范 POCT 行业标准,我们编写了《现场医护(POC)现状和进展》一书,旨在介绍国外管理体系让读者完整了解国内外相关管理和应用的现状和未来。

为了全面反映国外 POCT 发展的真实情况,本书特别聘请了 POCT 领域著名的 GJ Kost

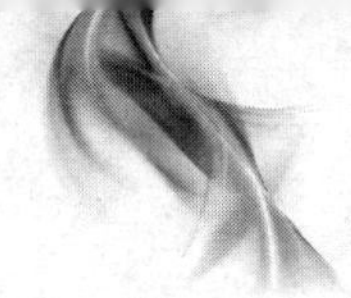

教授担任名誉主编,由多年专研此领域的刘锡光教授等牵头,组织一线的专业队伍撰写了本书。

医院的医生、护士,疾控中心工作人员,消防人员,科研人员,企业研发人员,高校师生等都将成为我们的读者。

感谢在百忙中抽出时间参加编写的一线专家们,你们的辛勤劳动孕育了这本书。当然由于时间仓促、视角局限、水平有限和专业发展速度过快而存在挂一漏万的可能。望读者和专家提出宝贵的建议。

康熙雄

首都医科大学附属北京天坛医院实验诊断中心主任

首都医科大学临床检验诊断学系主任

全国高等教育委员会诊断学指导委员会主任委员

中国医学装备协会现场快速检测(POCT)装备技术分会主任委员

2015年1月

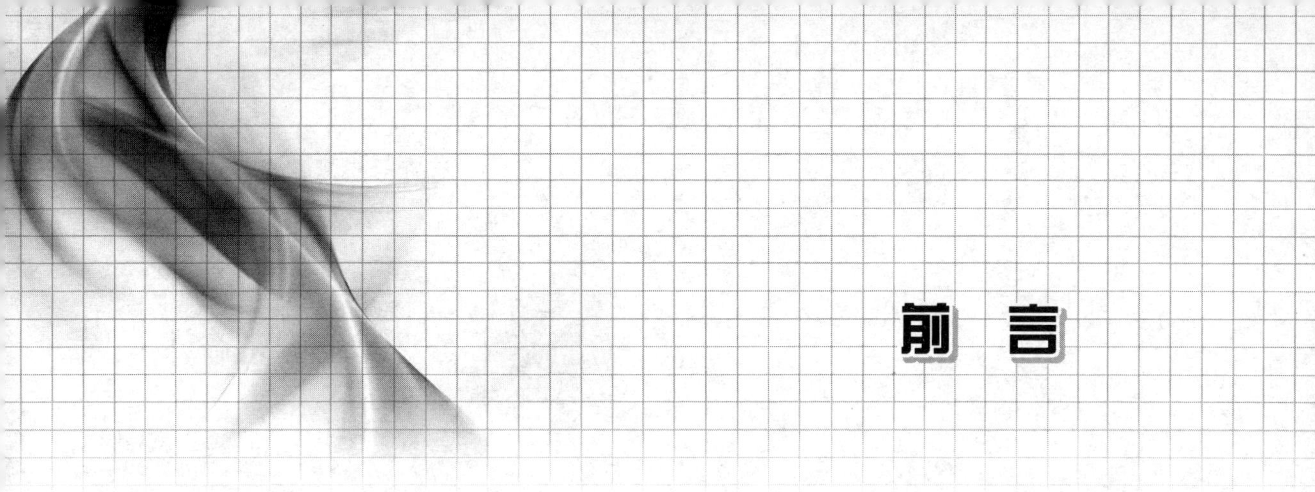

前 言

2013 年 4 月在上海“临床 POCT 检测与生物应急发展论坛”会议上，与会者对我编著的《POCT 基本理论和临床医学实践》一书，给予了好评，并希望能有这样的好书问市。根据大家意见我们组织了国内 POC 领域的专家拟订编写提纲，并邀请美国 POC 之父 Dr GJ Kost 撰写题目为“POC 现状和未来”的综述。

GJ Kost 教授欣然同意了我们的邀请，并按要求完稿。他介绍了当今 POCT 的现状和对未来的展望；突出撰写我国的 POCT 战略，也介绍了 POC 文化的概念。他介绍的内容对我国是非常实用的，在编书时，我们将这篇综述编排为本书的第一章以及第八章。同时也要感谢国外其他一批作者为本书撰稿。特别感谢康熙雄教授在百忙中为本书作序，以他为首的一批我国 POCT 领域的专家为本书撰稿，他们充分反映了我国 POCT 的进步！

我们 2006 年就引进了 POCT 的系统知识和技术，为推动我国 POCT 事业和技术的发展起到一定作用。今天我们又出版本书，希望它对促进我国形成系统的 POC 政策、法规和战略，促进我国 POCT 产品更新换代方面起到作用。2 月是迎接新春的季节，我国 POCT 的春天已经到来，让我们伸开双臂拥抱这美好的春天吧！

一本书的出版是总结了一段历史，历史主要是给年轻人看的，希望年轻人懂得它，消化它，占有它；希望你们在此基础上去创造去更新，发展出具有中国特色的 POC 和 POCT。年轻人—创新—未来光明前途。这是我几十年不停耕耘的心愿！

刘锡光于武昌

2014 年 2 月

目 录

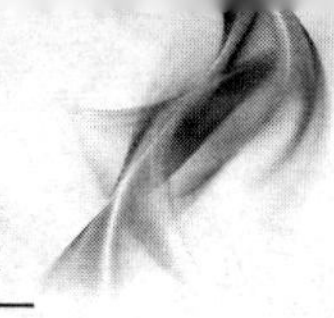

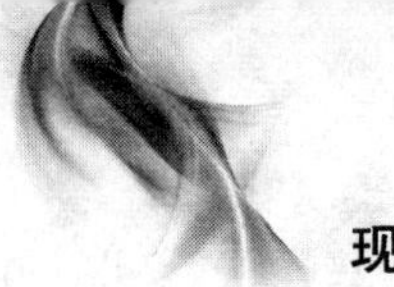

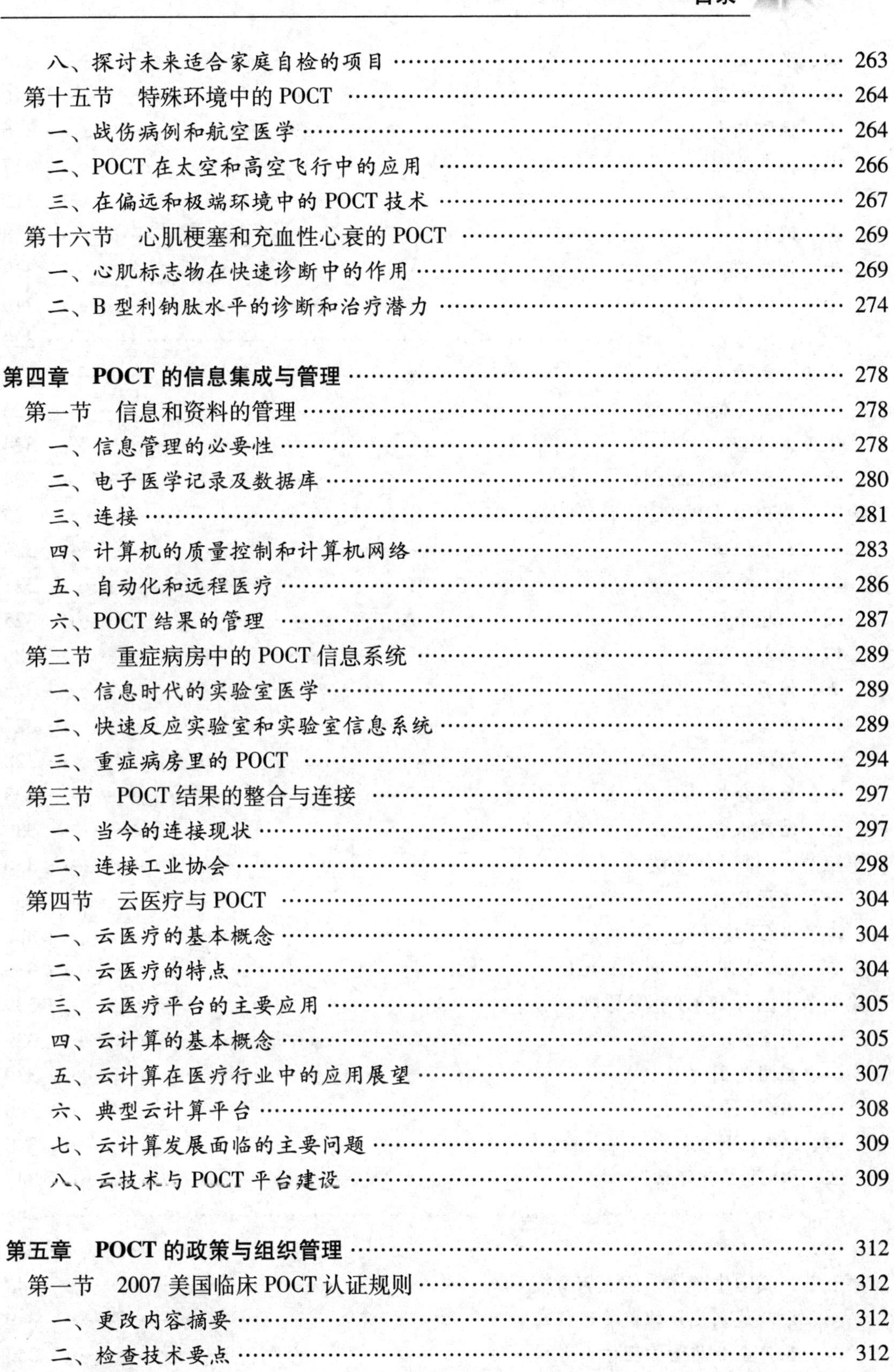

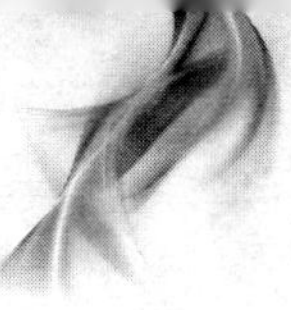

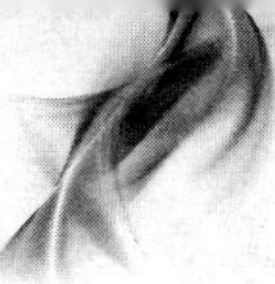

The Current Situation and the Future of Point-of-Care Testing

Honorary Editor-in-Chief: **Gerald J. Kost**
Editor-in-Chief: **Xiguang Liu, Xixiong Kang, Johnz Liu**
Assistant Chief: **Xiang Liu, Jing Huang, Jiajie Hu**
Secretary: **Dan Jin**

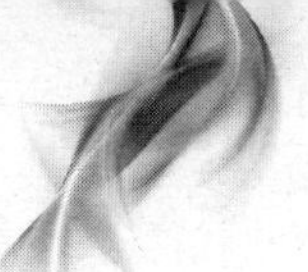

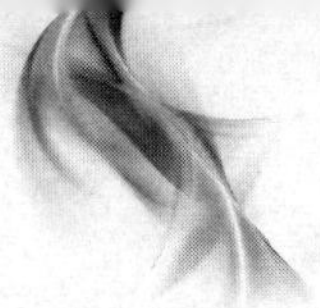

第一章　POC和POCT概论

第一节　POC 和 POCT 的目标和范围

现场医护检测(point-of-care testing,POCT)被定义为“在患者床边或附近进行的检验”。明确的目标、基本原则和一致的指导方针能突显 POCT 的专业优点。因此,我们特别强调目标、原则和指导方针,期望在任何情况下使用 POCT 都能保证其高质量的完成任务。本节我们将重点介绍以下几个方面:需求评估、生物危害控制、环境压力、体内监测和患者恢复效果。而现场医护(point of care,POC)是组织、整合、协调、规范 POCT 所需要的资源,使 POCT 顺利实施,服务于广大个人和群体,使其最大化受益。为此我们引入了一个用于重症监护和急诊医学的新概念——现场医护(POC)应急贮藏所(disaster cache),并强调其多功能性。我们还为医疗保健系统中的 POC 的运用制订了小世界网络(SWNs)。最后,每个国家应该由卫生部制订统一的符合国际标准的 POC 政策,如马来西亚已经实行的 POCT 政策(http://www.moh.gov.my/images/gallery/Garispanduan/National_Point_of_Care_Testing.pdf)。

POCT 之所以能够取得快速发展得益于其及时性有助于满足不断提高的护理标准。我们也建议通过 POCT 组织的日常实践、紧急护理和社会响应,提高我国在危机情况下的护理标准。患者迫切需要了解自己的最终恢复效果,而个性化的 POC 结果能提供用于改善患者恢复效果的关键医疗证据。POC 文化被定义为以个人和家庭为核心的医学授权,其整合了规范、行为、信仰、态度、期望和成果。我们以成功案例为依据,建议最近成立的公共基金会(如 POCT 基金会)完全整合 POC 技术。POC 文化代表了 POC 发展的最终目标之一。

这种新兴的 POC 文化是未来移动生活方式的基本要素之一,它是依赖人们对该文化的熟知度而形成的。如今,全世界范围的公众和各相关专业不同领域的专家普遍接受并且预计到 POCT 能为医疗供应带来进步。在对现有资源进行更新的过程中,无论对用户来说是全新的或是更先进,需求评估都是实施 POCT 的一个重要起始点。通过仔细的需求评估,POC 从业者和协调员能在独特的背景下有效地理解、适应并应用 POCT,这些背景包括在研究型医院、复诊医院、地区医院和社区医院等不同级别的医院,以及初级护理、复杂紧急情况和灾难状况等实际条件。在这些背景下,POCT 能同时提高小世界网络(small world network,SWN)的工作效率,改善患者满意度,促进优化医学和经济效益,更为重要的是能在人们的生活、公共卫生行政资金和内科医师实践方面增强 SWN 医疗供应系统的恢复力。

POCT 的一个重要基本目标是改善医疗效果和提高经济效益。其中,快速响应是一个经常被提及的目标。治疗周转时间(TTAT)是指从医生开出检验单到患者得到合理治疗之间的时间(图 1-1),用于评定快速响应的临床意义。POCT 能减少治疗周转时间,更短的 TTAT 则能够改善患者的监护条件。现代化的 POCT 可以追溯至三项基础性技术:小型化生物传感器(例如:用于重症监护中的全血分析 WBA)、现场止血检验(例如:我们医疗中心发明的活化凝血时间)以及床边血糖监测。在过去 30 年中,POCT 经历了从发明到创新再到临床应用这一过程。从历史观点看,基于生物传感器的设备,比如离子选择性电极和基质特异性电极,可以在手术室、重病监护室和急救室中迅速完成医学上必要的全血实验(表 1-1)。医疗仪器的电脑化使得检测仪器变得体积更小、更智能、更便携,这一点与移动电话、iPad 和笔记本电脑类似。

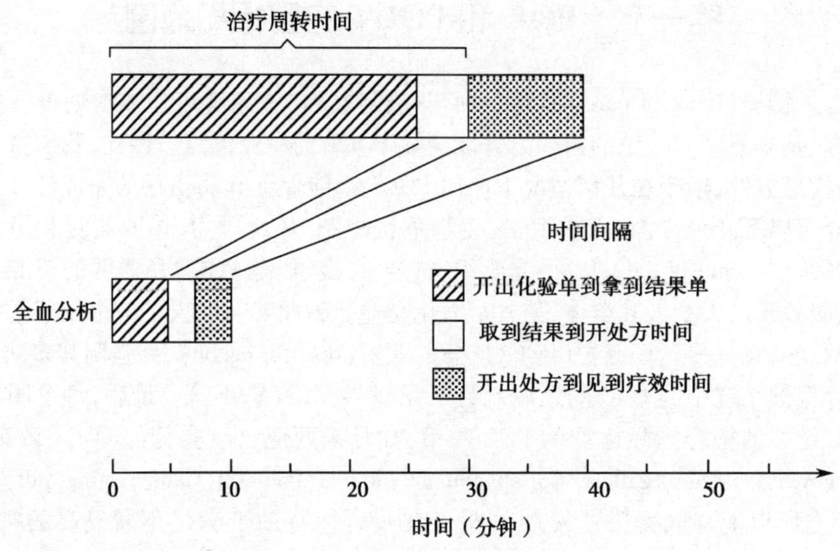

图 1-1 治疗周转时间(TTAT)

TTAT 是指从开出检测单到得到合理治疗之间的时间(Rx),现场检测与全血分析能够缩短 TTAT,随之从有效治疗到康复的时间也往往被缩短,从而能够达到改善治疗

表 1-1 POC 简况

功能/诊断对象	POC(检测)的关键项目
能量	葡萄糖、β-羟基丁酸、血红蛋白、O_2、CO_2 饱和度
传导	钾、钠、Ca^{2+}、Mg^{2+}
收缩	Ca^{2+}、Mg^{2+}
输液	乳酸盐
酸碱	pH、TCO_2、pCO_2、终末 CO_2 压力、碳酸氢钠*
渗透压	测量及计算渗透压
止血	红细胞压积、血红蛋白、凝血酶原时间、国际标准率、活化部分凝血活酶时间、活化凝血时间、D 二聚体、血小板计数及功能
体内平衡	肌酐、尿素氮、B 型钠尿肽、氯、无机磷,白细胞计数、血红蛋白 E、脆性及 CO 渗透可变性

续表

功能/诊断对象	POC(检测)的关键项目
生物标志物	心血管危险(胆固醇、高密度脂蛋白、低密度脂蛋白、甘油三酯、超敏 C 反应蛋白) 骨髓形成*及癌症(前列腺特异性抗原、尿 NMP22) 心脏损伤(肌红蛋白、肌钙蛋白) 激素(术中甲状旁腺激素) 外伤(S100 脑损伤标志物)
败血症	乳酸盐、降钙素原、C 反应蛋白*
出生	产前检测(葡萄糖、尿素氮、性传播疾病) 产前筛选(遗传稳乱) 分娩监护(胎儿心率、B 群链球菌) 经皮的新生儿胆红素
妇女健康	生育(FSH)、怀孕(-hCG)、骨吸收(NTx)*、人乳头瘤病毒*宫颈癌*
急诊捐血筛查	HIV-1/2、HBV、HCV 及其他(基层医护、公共卫生保健、疾病监检预防控制部门,用多重试验进行快速诊断治疗
输血	ABO 血型分型　Rh 分类
感染性疾病	HIV-1/2、幽门螺杆菌登革热及其他
流感大流行	甲型乙型流感亚型:H1N1、2009H1N1、H3、H5N1 耐药:奥司他韦、扎那米韦、金刚烷胺、金刚烷乙胺
流行病	霍乱(粪便检测,肠拭子)、结核病(PPD 皮试)、禽流感
地方病	糖尿病:葡萄糖血红蛋白 A1c、AGE、尿 AGR、果糖胺*
生物危害	炭疽杆菌、肉毒杆菌、鼠疫、野兔病、埃博拉病毒、西尼罗病毒

*表示必须进行 POC 实验

早期使用 ISEs 和 SSEs 同时在一个仪器上整合完成血气分析、电解质(特别是离子钙、细胞内游离钙、Ca^{2+})和代谢物测定加速了 POC 的进步。现在全世界所有的区域都通过可移动资源运用 POCT 处理问题,甚至已经运用到了非常偏远的地区及特殊环境中(包括太空站和海事潜水艇)。我们需要注意到,POCT 的优势并不只是体现在仪器本身的形式(如体积大小),而是它能在患者监护现场或附近完成检验工作。另外,POCT 也必须精确!在重症监护中全血测定,POCT 的及时性,内科医师和护士的满意度,便于患者将诊断检验转移到床边、诊所和家里等各个方面,POCT 都取得了成功。在以上情况中,POCT 必须达到其应有的医学效能和经济效益,以证明其优势。

第二节　指导方针及标准

表 1-2 和表 1-3 总结了国际标准化组织(ISO)和临床和实验室标准协会(原名美国临床实验室标准化委员会)发表的 POCT 准则和标准文件,这两个组织都是全球性的组织。关于胸痛中心的 POC 心脏病标志物检验的建议将在后文的焦点论题部分中进行讨论。CLSI 发表的准则中有一些是完备的实践规则和性能规范,如早期系列中用于分析物监测的 AST4-A2 和 H49-A,POCT 系列文件中有关 POC 连通性的 POCT1-A 和 POCT2(表 1-3)。美国国家

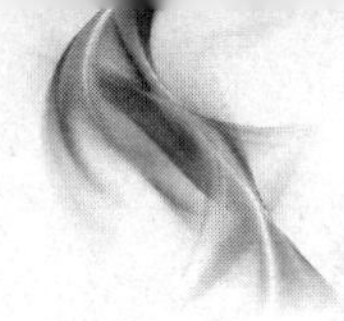

机构目前正在研究用于连续血糖监测的准则。这些文件都是很重要的资源,可以从这些组织的网站获取。

表 1-2　POCT ISO 标准

文件	时间(年)	标　题
15198	2004	临床检验医学—体外诊断医学装置—厂家对使用者质量控制程序的确认
11073 10101	2004 (IEEE)	卫生信息学—POC 医学设备通讯—10101 部分:命名法
11073 10201	2004 (IEEE)	卫生信息学—POC 医学设备通讯—10201 部分:主要信息模型
11073 20101	2004 (IEEE)	卫生信息学—POC 医学设备通讯—20201 部分:应用方面—基本标准
11073 30200	2004 (IEEE)	卫生信息学—POC 医学设备通讯—30200 部分:运输方面—线缆连接
11073 30300	2004 (IEEE)	卫生信息学—POC 医学设备通讯—30300 部分:运输方面—无线红外线
22870	2006	POCT:质量和能力条件
18112	2006	临床检验测试和体外诊断检测系统—体外诊断医学专用设备—厂家信息提供常规需要总结
17593	2007	临床检验测试和体外医学装置:体外口服抗凝治疗自我测试监测系统条件
11073 90101	2008 (IEEE)	卫生信息学—POC 医学设备通讯—90101 部分:分析仪器—POCT
28219	2009	包装:标签和带线性条形码产品标记及二维码特征
11073 10417	2010 (IEEE)	卫生信息学—POC 医学设备通讯—10417 部分:特殊装置—葡萄糖仪
11073 30400	2012 (IEEE)	卫生信息学—POC 医学设备通讯—30400 部分:界面方面—连接以太网
15197	2013	体外诊断测试系统—糖尿病自我测试血糖监测系统条件

注:IEEE:电气和电子工程师协会;ISO:国际标准组织

表 1-3　临床和实验室标准协会 POCT 指南

文件	时间(年)	主讲者	题　目
POCT01-A2	2006	Dunka	POC 的连通性
POCT02-A	2008	Louis	POCT01 针对卫生保健提供者操作指南
POCT03-P	无效		POCT01 针对制造公司操作指南
POCT04-A2	2006	Dunka	POCT 体外诊断
POCT05-A	2008	Nichols	连续间质葡萄糖监测执行绩效
POCT06-P	无效		不同样品类型葡萄糖监测方法学比较
POCT07-P	2009	Nichols	质量管理:POC 中减少失误方法,推荐指南

续表

文件	时间(年)	主讲者	题　目
POCT07RG	配套产品	Nichols	POCT 参考指南定性失误
POCT08-P	2009	Nichols	患者非仪器测试操作质量:对卫生保健工人的指导手册和资源,推荐指南
POCT08CAQG	配套产品	Nichols	校正活动报告快速指南
POCT08ISW	配套产品	Nichols	仪器选择表
POCT08QCFC	配套产品	Nichols	质量控制故障排除流程图
POCT09-A	2010	Zucker	POCT 设备选择标准,已接受指南
POCT09-P	2009	Nichols	POCT 设备选择标准,已接受指南
POCT09QCQG	配套产品	Nichols	质量控制记录表快速指南
POCT10-A2	2011	Harkins	内科医生及非内科医生提供者进行显微镜检测
POCT11-A2	2011	Toben	脉冲血氧饱和测定
POCT12-A3	2003	Sacks	保健部门急性和慢性 POC 血糖检测
POCT13-A3	在进行中		无实验室支持的环境中葡萄糖检测
POCT14-A	2004	Davis	抗凝治疗 POC 检测
POCT14-P	在进行中		感染性疾病 POCT
POCT15	在进行中	Kost	紧急及灾难情形下 POCT

国际临床化学联合会(IFCC)POC 实验任务小组发表了关于重症监护和全血分析的建议(http://www.ifcc.org/),将在 IFCC 网站上发布新的准则,以便改善对该领域的整体理解。该任务小组在 2014 年的土尔其伊斯坦布尔全球会议上组织一天的时间讨论 POCT,并鼓励我国 POCT 领导阶层与 IFCC 对话,以便建立永久的合作关系。美国临床生物化学学会(NACB)计划继续编译检验医学实践指南项目(LMPG),并表示其中 POCT 部分已经完成并且存档(https://www.aacc.org/)。为了更好地理解这些论题,请到 YouTube 网站上查看由 POCT・CTR 制作的相关演讲视频,这些视频也可能传送到其他国家的网络媒体上(表 1-4)。

表 1-4　有效讲授资源

1. 灾难情形下 POCT

演　讲　人	持续时间(分钟)	演 讲 题 目
T. Keith Brock	26:35	灾难 POC:非侵入性检测
Corbin M. Curtis	18:32	加强美国灾难 POCT 方面革新
Gerald J. Kost	48:02	在关键保健,灾难医学及世界公共卫生预警方面 POC 策略
Gerald J. Kost	50:08	第一部分:灾难处理中 POCT 作用的国际前景
Gerald J. Kost	40:14	第二部分:灾难处理中 POCT 作用的国际前景

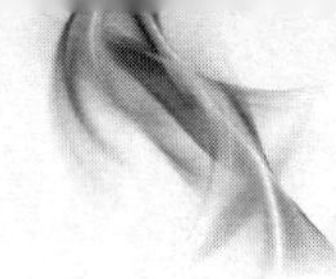

续表

2. 环境压力检测		
Richard F. Louie	14:07	环境压力检测:临床需要及影响分析
3. 资源贫乏下 POCT		
Brooke Spaeth	26:45	资源贫乏国家建立 POC 检测服务指南(Malaria)
Lara Motta	29:15	资源贫乏国家建立 POC 检测服务指南(HIV/AIDS)
4. 现场需要移动技术		
Erika B. Ammirati	19:05	通过 FDA 和授权许可推动 POC 设备
Vincent Gau David McGee	20:53	关于 PON 移动技术在知识产权和技术转移方面的介绍
Pravi Soni	31:24	逐步 POC 技术商业化
University of New Sciences Center, Sandia National Laboratories	2:17	利用表面声波生物传感器在 POC 检测病原体
5. 分子 POCT		
Brian Baker	36:47	LAMP 检测病原体进展中基于绩效设计考虑
Angela M. Caliendo	53:02	巨细胞病毒病毒载量检测:协调实验室和临床
Nicole L. Gentile	51:12	量化及有效 POCT:核酸识别的挑战
Nicole L. Gentile	30:02	基于证据认可第一部分:决定检测的限制及对 PCR 分析的敏感性
Nicole L. Gentile	17:25	基于证据认可第二部分:PCR 临床应用检测限制的影响
Nam K. Tran	1:00:53	不用试剂及非破坏性评估最佳化 POC 技术
Nam K. Tran	40:06	在危险病群体中感染血流进行病原体检测
6. 临床应用		
T. Keith Brock	19:26	生物传感器原理及微流控
Nam K. Tran	44:16	肾功能评估
Nam K. Tran	45:26	核酸生物化学和诊断应用
7. 临床执行途径		
Robert W. Derlet	53:36	急诊室及定向证据治疗病原体检测
Richard F. Louie	39:41	用多重核酸识别方法测定细菌和真菌病原并与培养方法进行比较
Rebecca Sonu	52:02	POC 血红蛋白 A1c 检测对糖尿病监测及治疗提供策略优势
Rebecca Sonu	27:14	急诊室捐血筛查 POCT
8. 准备 POCT 人员		
Nicole L. Gentile	56:19	微生物学及培养技术简介
Peggy A. Mann	44:17	现场医护协调人(POCC)的顾虑:挑战"做好准备"
Daniel Mecozzi	9:02	促进需要及基于证据 POC 技术进展
Stephanie Sumner	5:00	推进防灾
Nam K. Tran	29:56	病原体检测装置临床许可的人类问题研究

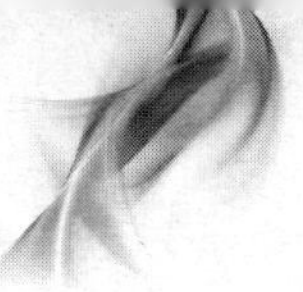

一些有用的文件和纲要可从某些机构的网站上找到，比如美国疾病预防控制中心（CDC）出版的《Ready? Set? Test!》和《To Test or Not to Test!》（http://wwwn.cdc.gov/）。这两个文件被归类为“豁免”的检测（即操作最简单的类型），从而为医疗专业人员提供易于理解的免费的专业知识，以促进制订和补充 POCT 认证要求和实践标准。另外，CDC 还提供在线培训课程（https://cdc.train.org/）。鉴于 POCT 知识库的增大，我们预期这些准则最后将合并为一项全球性的实践标准。届时每个国家的专业学会和医院个体 POCT 项目应该相应地调整、制订、出版并且执行该实践标准，以维持 POCT 的高品质。我们期望在未来的十年内我国也能形成这样一项由执业医生编撰的适用于全国的实践标准。

关于美国医院的检查理念和认证准则在过去几十年发生了重大的变化。美国病理家学会（CAP）和联合委员会（TJC）共同评审美国数千家医院和独立实验室时采用了未公布的认证检查，我国在认证 POC 项目时也应使用同样的方法。联合委员会采用了“示踪法”，将重点从局限性调查准备转移到监护诊断检验日常评估上，包括程序责任、系统改进、连续性、性能和协作以及要求实验室实施年度性能评审。CAP POCT 清单修订版（必须购买）中有严格且苛刻的认证要求、新 TJC 实验室和 POCT 认证标准（包括国家安全目标），比如标识患者、充分交流、避免医院感染，并且及时传达每年更新关键实验值（http://www.jointcommission.org）。充分准备并管理 POCT 项目，因为检查机构可能随时对其进行检查，工作人员必须证明 POCT 绝对能改善患者恢复效果！这个理念正好与上文所述的 POCT 基本目标相符。

在亚洲只有一部分医院得到了 TJC 认证或正在寻求此类认证，其中一些医院已经获得 ISO 认证身份[包括 ISO 22870 和 ISO 15189（表 1-2）]，其他一些医院则正在为迎接这类组织或 CAP 的检查做准备。医院行业的这种竞争趋势意味着需要由有经验的 POCT 协调员和主任指导 POCT 工作，而这些工作将有助于保证检测结果的质量。营销服务行业也认可了获取的重要性，比如心脏中心如果有精良的 POCT 项目，就会因其快捷的服务（也就是优化 TTAT）吸引更多的患者。管理人员可以在 2013 年 6 月的《Point of Care》特刊中找到有用的建议，该特刊全面讨论了这个问题。

随着可用的仪器和检测项目越来越多，出于必要，现在医院任命的员工、主任和 POC 协调员必须获取，学习并能应用相关的文件和建议（表 1-2，表 1-3），如 POCT 清单中的概念、《Point of Care》讨论会报告、《Clinics in Laboratory Medicine》上的专题论文以及技术网站中的重点论题。2012～2013 年，由 POCT · CTR 组织编辑的四个发行物中的编译文章刊登于《Point of Care》，阐明了灾难、复杂紧急情况和公共卫生危机中的 POCT 应用。我国也可以通过国际访问学者和员工交流来保证与该学科的发展进程保持同步，比如到马来西亚等国家的医院、诊所和急诊室进行实践活动达到该目的。性能的连续增强构成了现代化的和成功的 POCT 政策、准则及具有启发性核心精神的教育资源。因此，一个有凝聚力的全球全品质规则，应该能够随时随地评估每天的性能表现。

第三节　全品质规则——全球倡议 POCT

工业模式中消费者期望得到或购买的是品质，而在医疗保健中，品质代表的是对患者有益的方面，即护理标准、社会准则、护理可用性和公平。POCT 全品质规则的目标是改善世界

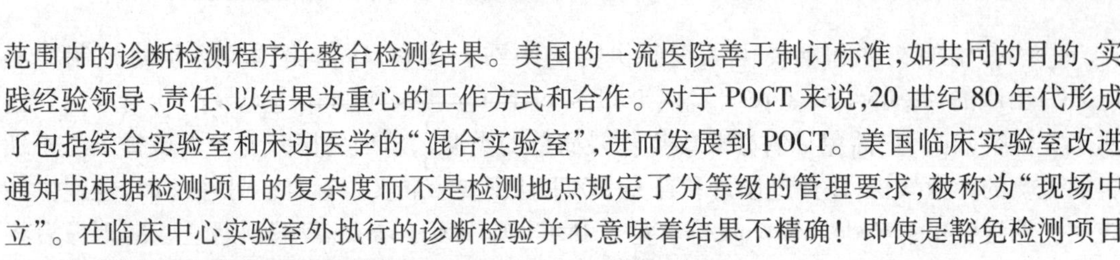

范围内的诊断检测程序并整合检测结果。美国的一流医院善于制订标准,如共同的目的、实践经验领导、责任、以结果为重心的工作方式和合作。对于POCT来说,20世纪80年代形成了包括综合实验室和床边医学的"混合实验室",进而发展到POCT。美国临床实验室改进通知书根据检测项目的复杂度而不是检测地点规定了分等级的管理要求,被称为"现场中立"。在临床中心实验室外执行的诊断检验并不意味着结果不精确!即使是豁免检测项目也必须满足联合委员会发布的新的示踪法要求的质量规范。

鉴于目前的认识,POCT全品质概念在未来的POCT实践和管理中将保持永久的中立特性。POCT全品质规则意味着,无论该检验是在世界范围内的任何地点执行,专业人员都要完成质量控制(QC)、品质监测、水平测试(PT)和性能改善,解决患者重点问题,并满足客户需求。该规则的实施内容具体包括:全品质工具和技术、室间质量控制(EQC)、室间质量保证(EQA)、在有限资源背景下的仪器卫生检验、可持续性规则甚至毁灭性灾难状况中的检测。因此,我们必须从综合系统设计的角度看待中国及其各省份的全品质规则,以便减少错误并提高全国患者的安全,以免出现不必要的责任索赔,尤其要避免造成患者的实际损失。POC协调员在购买仪器时首要地应该避免错误和保证患者安全,TJC、CAP及其他国家检验机关将积极执行安全目标和错误解决措施,并且要不断改进POC检测品质,提高应对危机的性能(图1-2)。

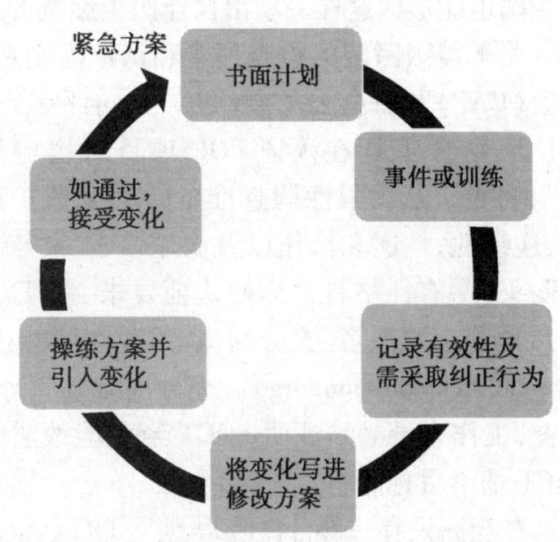

图1-2 在质量与性能方面的渐进式改善

第四节 错误避免与患者安全

错误预防系统的基本模式必须包括验证、执行、通讯连接(图1-3)以及患者安全的最终评估等几个方面的内容。

一、审 核

培训可以帮助消除分析前由于采样不当、样品处理不当、技术不协调引起的错误及由于分心和疏忽引起的随机差错。这种素质可以保证操作人员能够正确执行各阶段的POCT,达到培训标准以及具备充足的经验。认证机构可以借此作为审核证明。POC协调员对于操作人员年度培训、认证、周期性再认证、操作人员审核准则要有确定的书面目标。审核是通过POC操作人员在特定的临床背景下执行满足法律上和制度上要求的检测,如急症室、手术室或重症监护病房来完成的。然而,仅仅是培训还不能防止所有错误,必须杜绝重复性的错误,并且追踪POC操作人员,确保其使用示踪法。

认证机构要求在所有数据确定为可行诊断与治疗的数据前,应及时地定期审查QC结

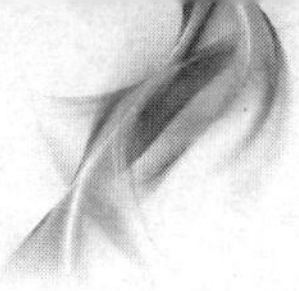

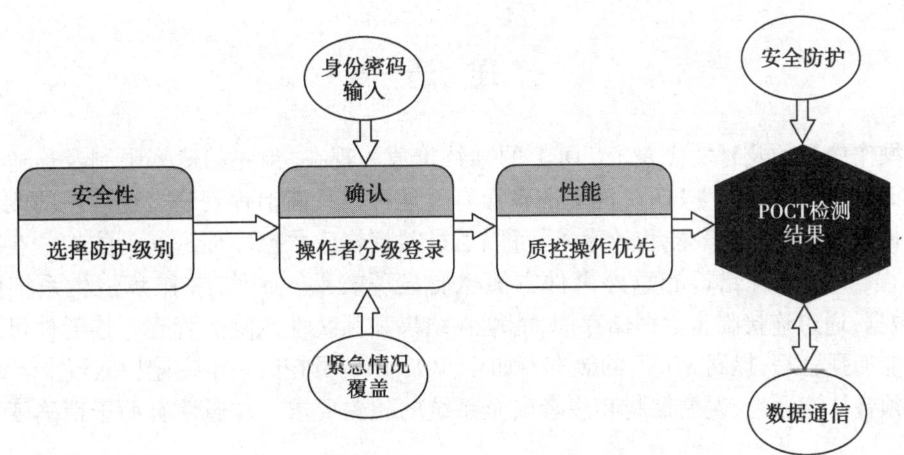

图 1-3　预防现场检测错误发生的复杂适应性系统

在基本模式下，一旦某项测试的安全性级别被确认，操作者身份需要被确认才能进行相关检测，以确保其操作符合测试具体要求。安全防护和通讯连接则进一步补充图中被高亮显示的三个重要功能

果，并进行问题的修正和错误检验结果追踪。联合委员会所宣传的示踪法描述如下：示踪方法学是一种评估方法，检查人员选择一个患者、居民或客户，使用个体记录作为路线图，评价选择的护理及服务是否达到了评估组织规定的标准，之后再回归到特定的护理程序，通过观察和交谈，评价个人在接受护理时的经历。检查人员在追踪患者、居民或客户的疗程的同时，也需要评估医疗保健组织的标准是否符合联合委员会的标准。实施该评估可作为复查医疗组织的方式，以保证医疗组织提供安全、优质的医疗服务，这种方法将对我国产生巨大影响（http://www.jointcommission.org/）。

二、执　　行

最近的一份跨国调查报告公布了接收异常检验结果延迟、实验室频繁误差、检验结果错误等情况。因 POCT 引起的严重医学错误发生率超出了我们当前的追踪和记录能力，其中一小部分警讯事件或性能错误可能会造成意外事故。一些错误（例如 EQC 和 EQA）可以通过校准、标准化、改善 QC 实践进行预防。及时发现、识别并且修正潜在的可能引起错误的伤害能改善患者恢复效果。图 1-3 所示用于改善性能的系统方法能在涉及大量人为因素时有助于避免 POCT 错误的发生。

POC 系统的设计必须考虑到人工的局限性，比如消除不必要的复杂度以减小风险。基于系统的错误检测和量化能使新型的高性能 POC 技术的开发和实施顺利进行。尽管有条形码形式的患者识别 ID，POCT 也可能发生错误。患者识别程序理论上应该在检测前的现场进行，以便及时处理发生的错误。进入、退出和直接自动送进 POC 设备的说明能减少 POCT 中患者编号误差的发生。因此，POC 仪器的选择、问题解决、管理和连通性等选项能促进团队协作，节省时间以及减少误差。

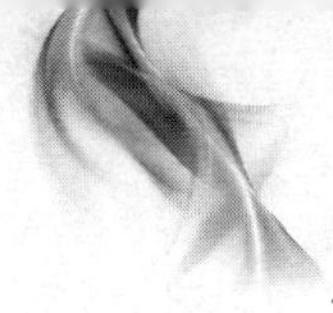

三、连 通 性

可操作信息的及时性代表了POCT的独特价值。现在,预先的速率限制及连通性彻底改革了POC信息捕获,使POCT能更准确而有效地推进诊断治疗程序。连通性的改进一方面可以提高错误预防的效能和效率,还可以通过共享临床数据库促进安全防护。在减少检测后错误、识别追踪错误和意外事件方面也有显著效果。此外,在医疗卫生系统内集合POCT数据,通过连接临床数据储存库,能增强结果和系统性风险的管理。连通性可以节省时间并能加强管理,提高POCT的效率。如今,POC协调员在医院重症监护区域安装POC仪器前必须坚持连通性、误差控制和患者安全系统的相关要求。连通性有助于精确度和性能的评估。

四、患 者 安 全

可以通过仪器的软件设置执行安全防护(图1-3)。重要的安全防护包括正确的患者识别(例如:条形码或射频袖标)、集成关键限值(临界值)、保证样品完整性、检验结果和统计过程控制。某些安全防护,比如核实患者检验结果、QC、用于CAP和TJC认证的PT的时序性和适时性,要求综合的"智能"仪器进行数据存档和合作管理以完成整体质量控制。临床实验室可以选择保存QC和仪器记录,设计分散抽样调查,实施内部PT和确定临界值标准。

无论是否为现场检测,认证机构(例如CAP)都需要通知临界值。健全的实践标准,例如混杂变量和药物产生的警报干扰要求与医院的计算机化数据库实现双向连接。成因分析表明,严重的有害事件往往归因于药物事故。如果用药方案能干扰检测方法,内科医师必须迅速做出决定,在报告检测结果时应同时报告可能出现的分析误差,并给出相关建议。药物对重症监护中血糖仪测量的影响是美国食品与药物管理局(FDA)的热门论题,也是IFCC POCT任务小组新的教育议题。新型POC技术的中国用户尤其应该意识到这些混杂变量的存在。

第五节 需 求 评 估

一、紧急情况和灾难医学中的需求评估

2009年,世界上61%的医疗保健费用由政府支付。为减少全球的医疗保健费用,改善保健资源并提高护理标准,我们应该进行需求评估。需求评估是一种系统程序,用于决定和处理POC操作员的需求,同时也用于发现当前投放资源的不足以及指导现场决策。

在紧急情况和灾难中增加医疗保健的供应能够提高危机情况下的护理标准。在2004年的东南亚海啸、2006年的卡特里娜飓风、2010年的海地地震和2012年发生的超级风暴桑迪中,灾难的直接破坏、洪水的冲击、基础设施的毁坏(包括医院实验室和微生物学检验

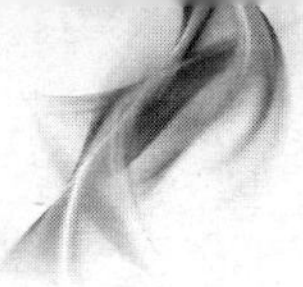

服务）都延长了患者治疗时间。公共卫生官员应该了解需求评估的方法及其重要性，同时也需要了解当前的保健供应模式，以便促进研发人员推出适当的 POC 技术以提高护理标准。

在策略上综合 POC 检验能在灾难中迅速提供诊断数据，促进分诊以加强对受灾人员的管理。POCT 是在患者床边或附近进行的检验，最近的灾难已经证实了 POC 检验的可行性，但是 POC 设备缺乏决定性检验群并且在灾难恶劣环境中的应对能力仍然较弱。这部分内容的目标是在使实际需求转变为 POC 技术创新的背景下描述执行需求评估的程序。

（一）需求评估的方法和日的

需求评估活动包括下列事项：通过对需求的现有不足进行标识和定性，并对这些信息做出评价的程序；确定有可能解决标识出的不足之处的方法或技术；在医疗保健供应中的要求描述利益相关者（例如供应者、患者、付款人、监管人员和公共卫生官员）的愿望。

POC 需求评估目标则包括：为一个问题提供背景资料，以便技术开发人员能就 POC 诊断工具的产品设计和发展方面做出正确的决定；指导开发适当的商业化和市场化策略，最终指向产品的需求；保证 POC 检验将有助于循证医学，促进决策制订并对设备使用者有用处。

（二）调查设计

最近的需求评估工作中，调查员邀请了一些科学期刊的读者和社论的专家（如：《American Journal of Disaster Medicine》、《Point of Care》、《Disaster Medicine and Public Health Preparedness》），还邀请了美国临床化学协会（AACC）的医疗保健专业人员（即内科医师、化验员和 POC 专业人员）、POC 领导人员共同参与了需求评估调查。网站和书面调查则通过文献综述和多学科咨询进行，包括在生物工程、急诊医学、传染病学和重症监护医学方面有经验的专业人员。调查问题使用可视化的图像以便直观简洁地呈现问题和概念。

调查包括人口资料部分（职业、工作背景和地理位置）、病原体检测（细菌、病毒和真菌）、装置设计（分析前的处理、采样类型、处置和用户界面）等问题。调查需要得到当地伦理委员会的批准，在国外实施的调查还需要翻译成当地语言并取得参与机构伦理委员会的批准。可通过电话、电子邮件、正式邀请函或直接发送调查表的方式进行调查。如果参与者没有接入互联网，可通过信件方式发送调查表。美国某公司已开发网络调查平台以简化问卷分发并促进信息回收。

（三）调查统计分析

定性数据和定量数据分析方法取决于在需求评估研究中使用的研究目标和方法。使用 SPSS15 和 SAS 统计软件的非参数的卡方（χ^2）拟合优度检验和二项式分布检验分析多项选择问题。使用方差分析和多次对比检验评估平均加权分数（WS）。使用非参数 u 检验核实方差分析的有效值。使用多元逻辑回归分析法分析交易问题。

调查对象分级：Rj，其中 $j=[1,nr]$、当 nr 为每个因素可能性的等级数时，Fi，其中 $i=[1,nf]$，nf 为给定用于选择的系数。利用下列方程计算分数：$Sj=(nr+1)-Rj$。总和每个分数乘积和如下相应频率得到 WS：

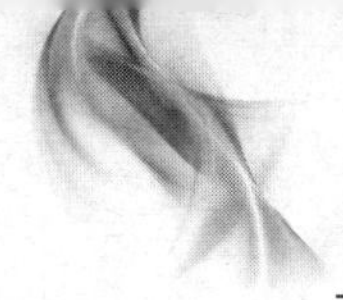

$$WS_i = \sum_{j=1}^{n_r} S_j x f_{ij}$$

频率(*Fij*)为给定调查对象的独立系数具体等级的次数。当一个调查对象在同一等级中指定两个或更多的系数,每个系数须给定平均等级,低级系数的位置相应调整。统计显著性定义为 $P<0.05$,$P<0.01$ 和 $P<0.001$。

(四) 灾难期间诊断检验的优先级

泰国南部沿海的攀牙湾省在 2004 年曾受到海啸严重冲击,当时在 24 个医疗护理服务站点进行了需求评估调查,图 1-4 阐明了当灾害发生时对 POCT 检测项目的需求排行榜。

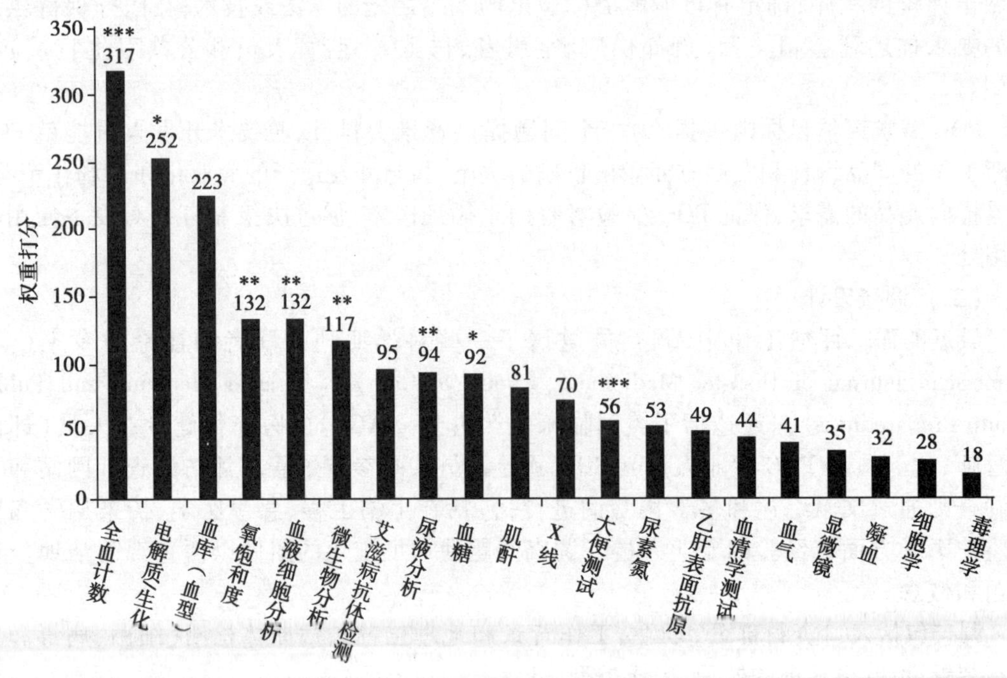

图 1-4 在灾害发生时对诊断试剂的需求排行榜

被调查者选出全血细胞计数、电解质/常规生化、血型鉴定、血氧饱和度(通过脉冲血氧计)和红细胞压积等 5 种在危机与灾害发生时最需要的检测项目。如柱形图所示,这些检测的需求量与其他加星号的检查项目,如尿常规、血糖和粪便常规比差距明显。*** $P<0.001$,** $P<0.01$,* $P<0.05$

采样方法和样品收集装置的设计至关重要,特别是在灾难背景下采样时,必须要保证实验样本的完整性。在收集样本或分析前的处理步骤中所产生的污染物会损坏样本,导致得到错误的实验结果。如图 1-5 所示,调查对象更偏向于有一个可以存放分析生物标本的样品采集器的 POC 检验暗盒。调查对象偏向于直接采样,即不需要转移生物标本而直接连接到装置,调查对象($n=143$)也偏向于就单个病原体测试不同的患者或就单个患者测试多个病原体。

血液传染病类列出了 1～19 种病原体,如耐甲氧西林金黄色葡萄球菌 MRSA、伤寒沙门氏菌、霍乱弧菌、大肠埃希菌、金黄色葡萄球菌、肺炎链球菌,其中 MRSA 被认为是血液系统

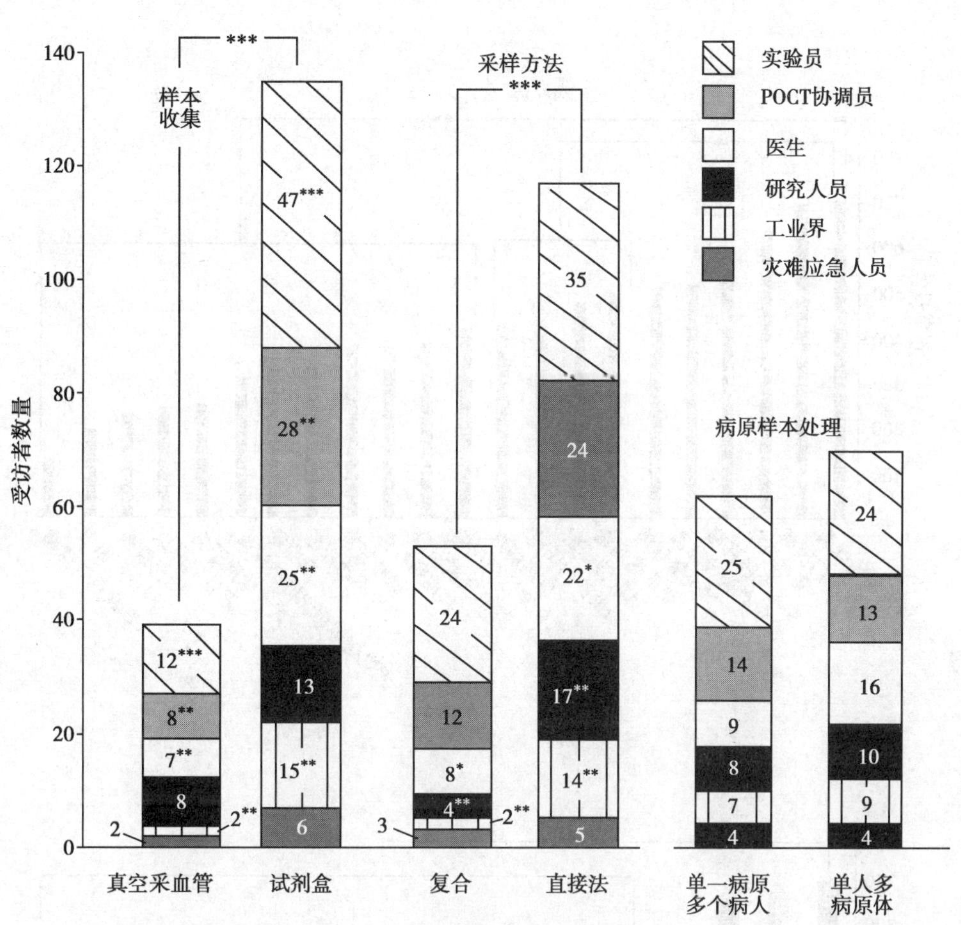

图 1-5 样本采集器的设计

调查对象更偏向于有一个可以存放分析生物标本的样品采集器(如 Vacutainer® 真空采血管)的 POC 检验暗盒。调查对象偏向于直接采样,即不需要转移生物标本而直接连接到装置,调查对象也偏向于就单个病原体测试不同的患者或就单个患者测试多个病原体。*** $P<0.001$, ** $P<0.01$, * $P<0.05$

传播疾病中最重要的一种(图 1-6A)。泛呼吸道传染病类列出了 16 种病原体,其中 2009H1N1 流感病毒(猪流感)被认为是这一类病原体中最重要的。然而调查发现,H1N1 与禽流感、SARS、甲型流感以及乙型流感在统计学上无明显差异(图 1-6B)。值得注意的是,这些调查是在流行性感冒病毒 H7N9 出现之前完成的。

(五) 需求评估含义

通过实施正式的需求评估,研发人员能减小产品开发的风险,节省精力和时间,而且正式的需求评估有助于在早期确定终端用户对产品的要求和特性需求。比如,需求评估指明能使用 POC 迅速检测艾滋病毒 1 型和 2 型(HIV-1 和 HIV-2),这能保证在危机期间捐赠血液的供给安全,因此该评估结果能促进用于检测 HIV-1 和 HIV-2 的利用生物传感技术的新型 POC 装置的开发。

设备开发人员应该评估需求,确定如何使新型流行病病原体(如 2009 年暴发的 H1N1 流感病毒)的检测整合到设备测试群中(图 1-6B)。目前有两种新型流行病呈上升趋势。截

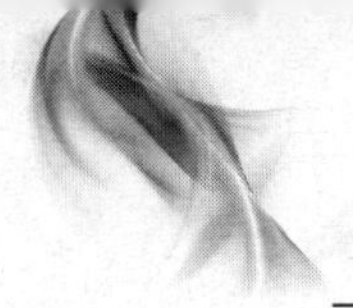

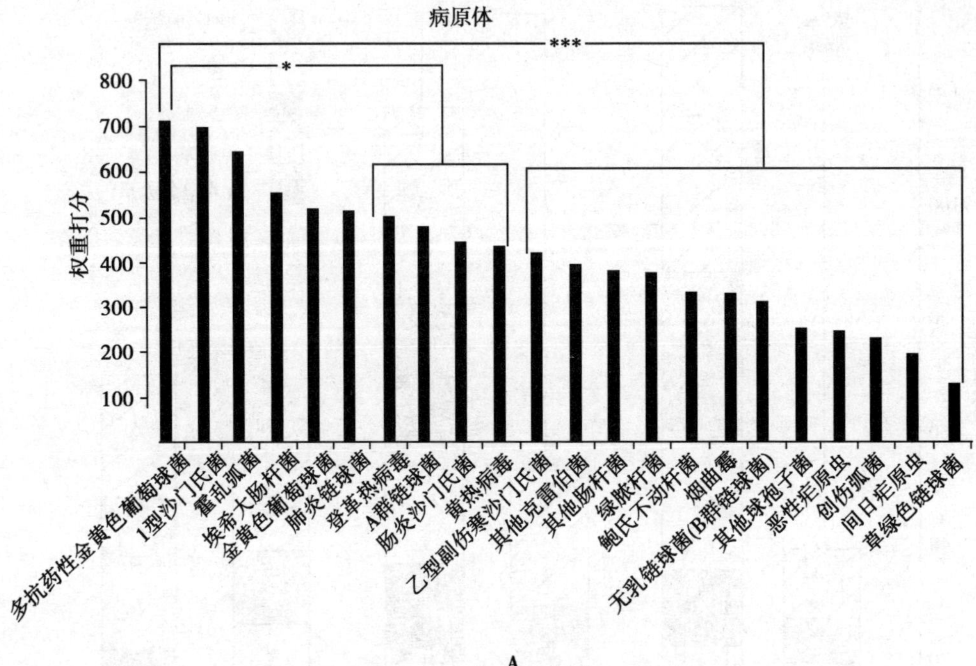

A

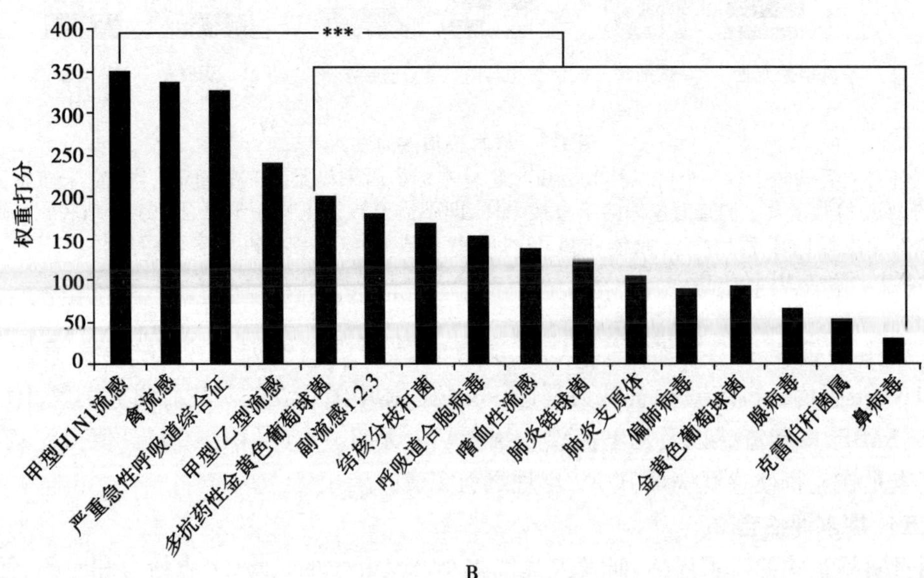

B

图 1-6　血液和呼吸道系统传染病排行榜

A. 血液系统传染疾病人群调查图。被访者($n=83$)列出了 1~19 种病原体,1 是最重要的。其中 MRSA 被认为是血液系统传播疾病中最重要的一种。B. 泛呼吸道传染疾病人群调查图。被访者列出了 16 种病原体,1 是最重要的。其中 2009H1N1 流感病毒(猪流感)被认为是这一类病原体中最重要的。然而调查发现 H1N1 与禽流感,SARS 以及甲型流感、乙型流感在统计学上无明显差异

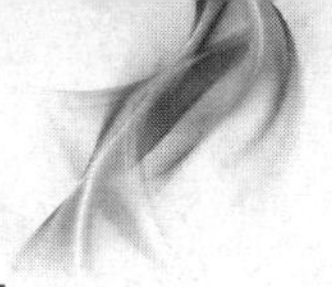

至 2013 年 6 月 7 日，累计报告 132 例 H7N9 病毒，其中 37 例死亡（死亡率为 28%）。截至 2013 年 6 月 5 日，累计报告 54 例中东呼吸综合征（病原体为 MERS-CoV），其中 30 例死亡（死亡率为 55%）。新型的流行病病原体必须纳入未来在聚合酶链反应（PCR）平台上执行的 POC 测试群中。

需求评估也有助于制订提高危机情况下的护理标准的方法。在此情况下，带有关键路径和反馈形式的逻辑模型（图 1-1）从全球水准上促进一系列需求评估。有学者总结了 POC 需求评估的一般方法，包含 POC 神经技术、性传播疾病、全球健康、复杂紧急情况和灾难等各个方面。

需求评估能通过确定并优先考虑诊断检验需求、确定可能影响患者监护的技术缺陷以及用于新型 POC 技术的设计规范（图 1-7）三种方式促进新产品的开发。已经成功地将需求评估应用于确定 POC 诊断检验，因此它可以广泛应用于 POCT 领域，用于加速 POCT 发展进度。需求评估调查也帮助确定了用于复杂紧急情况和灾难状态下的特定的 POC 检验，包括采样要求和样品收集方法、血液以及呼吸道感染测试群以及其他诊断检验。

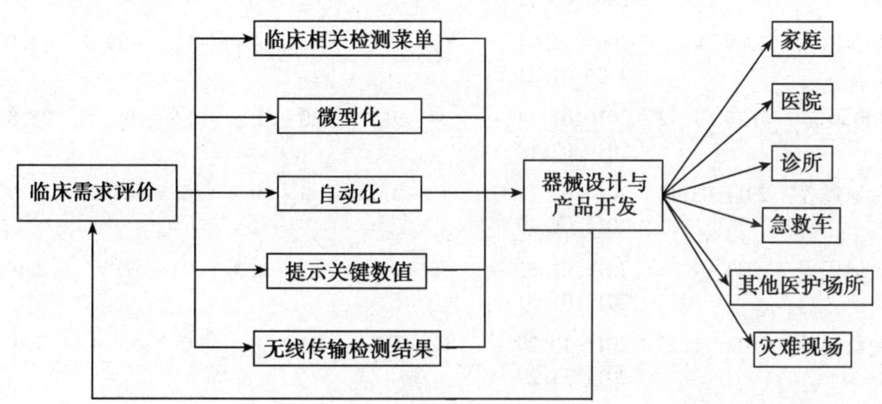

图 1-7　新型 POC 技术的设计规范

展开临床需求调查的最终结果应该是一张用户希望使用现场检测方法的临床项目清单。该图也显示出用户喜欢现场检测设备更小型化，可以手持，不需要样本处理，能提示用户关键值，以及能够无线传输检测结果。这些信息帮助设备开发人员设计 CLIA 豁免的产品技术，使产品能在家庭、医院、诊所、急救车和其他医护点使用。通过用户使用这些设备，能够收集更多反馈信息，帮助发现新的临床需求

我们应该经常确定当前的 POC 技术的可用性和不足之处，以确保最佳的患者监护效果、最高的医疗卫生系统效率和最强的恢复力。通过需求评估确认的规格应该并入新型 POC 测试装置设计中，以便部署有益且便于使用的 POC 设备，并为血液、呼吸道感染及其他医学难题提供重点检验群以达到测试要求。另外，需求评估能确定影响 POC 产品的特定因素，例如调查对象在不利气候中（可能会出现在日常紧急情况中）使用 POC 设备时的环境条件。

二、环境压力及防护措施

在危机响应中，POC 诊断工具的战略综合，例如便携式多通路心脏病标志物检测，在候补护理设施中能促进分诊并改善患者的管理。对于排除或确诊疾病、迅速且正确的救生治

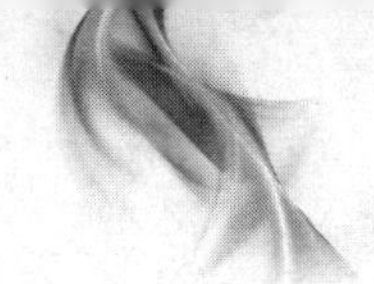

疗和提高有限资源的利用率、及时鉴别诊断都至关重要。

1980～2013年间,美国共发生了640次灾难事件。其中64.5%(413/640)与天气有关。因天气因素引起的死亡占所有灾难死亡人数的87.8%。表1-5概述了在最近灾难中观测到的环境条件。在现场伤员验伤分类和诊断过程中,如果能实施细致的综合POC检验则很可能挽救更多生命。

表1-5 突发及灾难事件摘要

事件	发生日期	数据收集时段	湿度范围 %	温度范围		平均动态温度	
				℃	℉	℃	℉
印度尼西亚班达亚齐海啸	2004.12.26	2004.12.26～2005.01.25	58～99	22.2～32.2	72～90	27.6	81.7
美国新奥尔良,卡特里拉飓风	2005.08.29	2005.08.22～2005.09.21	31～96	21.7～35.6	71.1～96.1	35.4	96.7
中国四川地震	2008.05.12	2008.05.13～2008.06.12	22～100	16～36	60.8～96.8	28.1	82.6
美国麻省春田紧急救护反应	2009冬天	2009.01.01～2009.01.31	32～100	-24.4～4.4	-11.9～39.9	-4.9	23.2
海地太子港地震	2010.01.12	2010.01.14～2010.02.13	24～94	20～35	68～95	28.8	83.8
日本仙台地震及海啸	2011.03.11	2011.03.11～2011.04.10	17～97	-3.1～20.1	26.4～68.2	10.9	51.6
日本仙台地震及海啸	2011.01	2011.01.01～2011.01.31	33～94	-6.1～8.5	21～47.3	2.0	35.6
美国纽约桑迪飓风	2011.10.29	2011.10.29～2011.11.29	41～100	-1～18	30.2～64.4	9.4	49.0
美国俄克拉荷马摩尔龙卷风	2013.03.20	2013.05.20～2013.06.03	23～100	-0.6～31.1	30.9～88.0	21.8	71.2

保证准确而且安全地使用POC检验,能使其在任何使用环境中都发挥良好的性能。错误结果会导致严重的危害并会改变临床决策,例如胰岛素使用剂量的错误。紧急情况和灾难响应站应该配备用于迅速验伤分类和诊断的POC技术,并能在不利条件下有效地进行监测,尽管这些条件可能并不符合POC检验的试剂和仪器的存储以及操作规程。

表1-6简述了POC设备和试剂的存储和操作规程。检验试剂一般冷藏保存在15～30℃的环境条件下。试剂也可以保存于其要求的环境条件(例如室温),但是温度必须保持相对稳定。美国药典(US Pharmacopeia)定义的室温为20～25℃,允许短期扩宽为15～30℃,平均动力学温度(MKT)不得超过25℃。

1. 平均动力学温度 平均动力学温度是一个简化方式,它表述一系列化学反应的整体温度影响,可以根据下列方程权衡延长时间的温度变动效应:

$$\mathrm{MKT}=\frac{\Delta E/R}{-\ln\left(\dfrac{e\left(-\dfrac{\Delta E}{RT_1}\right)+e\left(-\dfrac{\Delta E}{RT_2}\right)+\cdots+e\left(-\dfrac{\Delta E}{RT_n}\right)}{n}\right)}$$

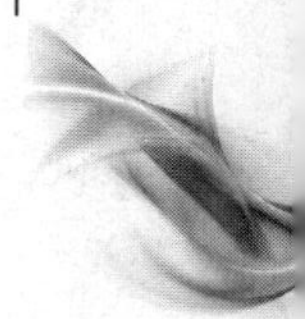

表 1-6 POC 仪器和试剂的环境限制

A POC 仪器的环境限制

仪器	制造商	分析内容	储藏温度℃	操作温度℃	相对湿度%	其他操作条件	锁定温度℃
i-STAT	Abbott Diagnostics, Princeton, NJ www. abbott. com	pH, PCO_2, PO_2, Na^+, K^+, Cl^- TCO_2, 血尿氮, 肌酐, 葡萄糖, iCa^{2+}, ACT, PT/INR, cTnI, CK-MB, B 型钠尿肽	-10～46	16～30	<90	气压 300～1000mmHg	<16 或>30
Onyx Ⅱ 9560	Nonin Medical Plymouth, MN www. nonin. com	O_2 饱和度, 脉冲率	-40～70	5～40	10～95	海拔≤12 192 米	<5 或>40
Piccolo Xpress	Abaxis Union City, CA www. piccoloxpress. com	ALB, ALP, ALT, 淀粉酶, AST, 血尿氮, Ca^{2+}, 肌酐, GGT, 葡萄糖, 总胆红素, 总蛋白, 尿酸	无效	15～32, 59～89. 6	0	海拔≤2000 米	<15 或>32
Rad-57	Masimo Irvine, CA www. masimo. com	O_2 饱和度, 脉冲率, 碳氧血红蛋白, 高铁血红蛋白, 灌注指数	-40～70, -40～129. 2	-18～54, -0. 4～129. 2	5～95	海拔-304～5486 米	无
StatStrip Connectivity	Nova Biomedical Waltham, MA www. novabiomedical. com	葡萄糖, β-羟基丁酸脱氢酶, 乳酸盐, 肌酐	无效	15～40, 59～104	10～90	海拔≤4572 米	<15 或>40
Triage MeterPro	Alere Waltham, MA www. alere. com	对乙酰胺基酚, 安非他命, 去甲麻黄碱等	15～30, 59～86	15～30, 59～86	10～85	无效	<15 或>30

续表

B　POC 试剂检测条带、墨盒及卡片的环境限制

检测试剂	制造商	分析内容	储藏温度℃,℉	操作温度℃,℉	相对湿度%	保质期
ABORhCard	Micronics Redmond, WA www.micronics.net	血型分析	室温,没有特殊要求	室温,没有特殊要求	无效	24 个月
CLINITEK Microalbumin 9 Urinalaysis Reagent Strips	Siemens Healthcare Tarrytown, NY www.medical.siemens.com	ALB, Blood, Crea, Ketone, Leukocyte, Nitrite, pH, Protein, ALB to Cr Ratio, Protein to Cr Ratio	15 ~ 30,59 ~ 86	15 ~ 30,59 ~ 86	无效	到有效期
General Chem 13	Abaxis Union City, CA www.piccoloxpress.com	ALB, ALP, ALT, AMY, AST, BUN, Ca^{2+}, Crea, GGT, glucose, TBIL, TP, UA	2 ~ 8,35.6 ~ 46.4	15 ~ 32,59 ~ 89.6	8 ~ 80	≤48 小时(室温)
Hemoccult ICT	Beckman Coulter Brea, CA www.beckmancoulter.com	粪便样品中血红蛋白	2 ~ 8,35.6 ~ 46.4	15 ~ 30,59 ~ 86	无效	15 ~ 30℃ 90 天
iSTAT cartridges	Abbott Diagnostics Princeton, NJ www.abbott.com					
G3+		pH, PCO_2, PO_2	2 ~ 8,35.6 ~ 46.4	15 ~ 30,60.8 ~ 86	<90	18 ~ 30℃ 2 个月
CHEM8+		Na^+, K^+, Cl^-, TCO_2, BUN, Crea, glucose, iCa^{2+}	2 ~ 8,35.6 ~ 46.4	15 ~ 30,60.8 ~ 86	<90	室温 2 个月
ACT and PT/INR		ACT, PT/INR	2 ~ 8,35.6 ~ 46.4	15 ~ 30,60.8 ~ 86	<90	室温 2 个月
cTnI and CK-MB		cTnI, CK-MB	2 ~ 8,35.6 ~ 46.4	15 ~ 30,60.8 ~ 86	<90	室温 2 个月
BNP		BNP	2 ~ 8,35.6 ~ 46.4	15 ~ 30,60.8 ~ 86	<90	室温 2 个月
OraQuick Advance HIV-1/2 Antibody Test	OraSure Technologies Bethlehem, PA www.orasure.com	Antibody HIV-1 Antibody HIV-2	2 ~ 27,35.6 ~ 80.6	15 ~ 37,59 ~ 98.6	无效	到有效期
StatStrip Glucose StatStrip Lactate StatStrip Ketone	Nova Biomedical Waltham, MA www.novabiomedical.com	葡萄糖,乳糖,β-羟基丁酸脱氢酶	15 ~ 30,59 ~ 86	15 ~ 40,59 ~ 104	10 ~ 90	未打开 24 个月
StatSensor Creatinine		肌酐	4 ~ 8,39.2 ~ 46.4	15 ~ 40,59 ~ 104	10 ~ 90	12 个月
毒品药物筛选分类	Alere Waltham, MA www.alere.com	对乙酰胺基酚,安非他命,去甲麻黄碱等	2 ~ 8,35.6 ~ 46.4	20 ~ 24,68 ~ 75.2	10 ~ 85	2 ~ 8℃到有效期

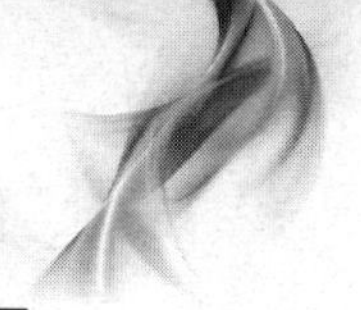

其中 ΔE 为活化热,83. 144kJ mole-1;R 为普适气体恒量,8. 4144 · 10^{-3}mol^{e-1} · Kelvin-1 为开氏(绝对)温标;Tn 为平均温度,测量间隔(通常为 1 小时);n 为被考虑为平均温度的数字(等间隔获取的)。比如,当试剂暴露在温度为 20℃(68℉)1 小时,下 1 小时暴露于 30℃(86℉),最后 1 小时(n=3)暴露于 45℃(113℉),会得到一个平均动力学温度 36. 8℃(98. 2℉),相当于 3 小时的 36. 8℃(98. 2℉)的热辐射量。

2. 最近灾难中 POC 设备失效的例子　2005 年 8 月的卡特里娜飓风,导致美国 12 家医院在飓风发生后因洪水和断电而停业,高温高湿导致了响应站 POC 血糖仪和便携式全血分析仪失效,从而降低了响应效力,并在国家准备和响应能力方面暴露出严重不足。在 2010 年 1 月发生的海地地震灾害中,高温导致 i-STAT 手提式血液生化仪停止工作。以上最近发生的危机实例证明 POC 设备和 POC 试剂必须妥善保护。在专业医护人员需求评估调查中,调查对象优先考虑并且强调的是,在关键时刻、紧急情况、灾难响应的护理中,未来 POC 设备的设计应当首要考虑在温度、振动、湿度和冲击负荷等方面的保护(图 1-8)。

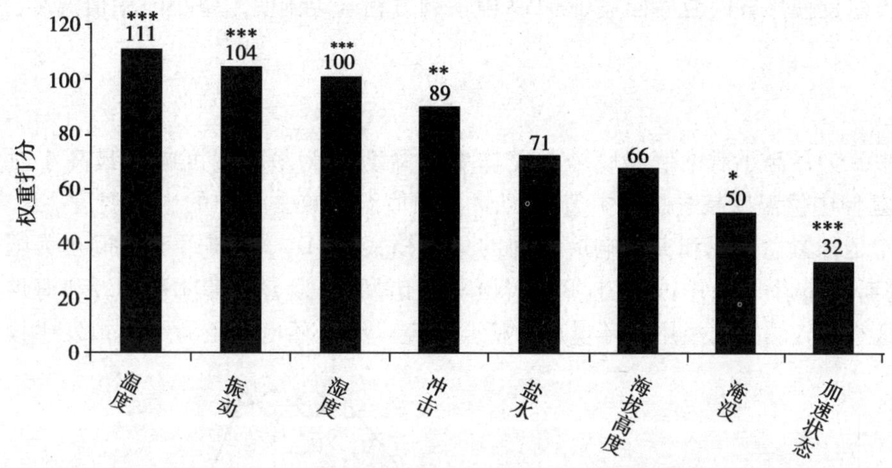

图 1-8　未来现场检测设备的环境考虑因素排行榜

受访者选择了温度、振动、湿度和冲击这四项为影响最大的因素,所有这四个都比其他加星号的条件差距明显。*** P<0. 001, ** P<0. 01, * P<0. 05

3. 表述环境效应的特征　紧急情况和灾难期间的动态气候变化会让 POC 及其他紧急情况资源暴露于环境的巨大压力之下,会影响其性能并可能影响临床决策。紧急情况和灾难期间的条件要求技术开发人员、操作人员以及紧急情况响应人员对仪器设备的操作条件有足够的了解。

目前还没有建立关于医疗器械环境要求的行业标准。然而,美国军队 2008 年研究的标准文件(MIL-STD-810)可资参考:定义环境压力的时序性和压力持续时间;确定设备寿命周期;确定设计、材料、制造、工艺、包装和保养中的缺陷和不足之处。虽然开发 MIL-STD-810 是作军用,但是该标准也可以用于民用产品。

制造商会为其产品给出存储和操作说明,然而这些条件可能不一定能够满足。制造商应该力求开发能适应极端温度和湿度条件的产品,特别是要适应使用地区的夏季和冬季。当制造商称其产品能在 10 ~ 40℃(50 ~ 104℉)之间运行时,该制造商需要向管理机构(例如 FDA)提供相关数据,证明其仪器的运行温度偏差比温度范围在最高值和最低值

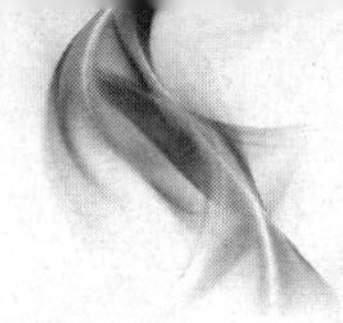

内(<10%)。美国食品与药物管理局未指明医疗器械怎样受到环境压力(例如静态或动态应力),也未指明压力持续时间(例如分钟数、周数或月份数),所以需要由制造商自行说明设备和试剂评估规定压力测试协议。

制造商加快稳定性研究有助于失效风险的分析并且确定产品的搁置寿命。现阶段经常使用的是静态热应力模型,但是运用动态热、湿应力将为运行性能提供更为实际的评估。Ferguson 等的研究提供了一种方法:利用新型的数学方法模拟紧急情况和灾难中的温度-湿度条件(包括模拟救护行动条件)并得到一般性的天气档案。

4. 模仿动态天气档案　位于美国北卡罗来纳州阿什维尔的美国国家气候数据中心的数据是从距每个灾难发生地最近的气象站获取的,而精确到每小时的温度和湿度则是在每个小时的前 30 分钟时间范围内得到的,以便更好地在每个档案昼间模拟实际气象极值。必须协调各个独立气象站之间可能出现的问题,如记录范围的不同、天气诱导失效、建筑物内报告的极端温度以及测量站的误差。

新奥尔良使用昼间温度档案,图 1-9 由下列方程确定阐明了每小时中值温度:

$$d=\frac{bc}{a}$$

其中 a 为最高小时中值温度减去总体中值温度,b 为最高温度减去最高小时中值温度,c 为延伸中值温度减去总体中值温度,d 为中值温度减去延伸的中值温度。图 1-10 所示为 4 个延伸紧急情况和灾难响应期间的天气档案(A-D),分别用于模拟在美国新奥尔良,路易斯安那州(A);中国四川(B);美国马萨诸塞州,斯普林菲尔德(C)和海地太子港(D)。这些天气档案已经用于环境压力检验研究。编程环境室是为了模拟发生模拟条件

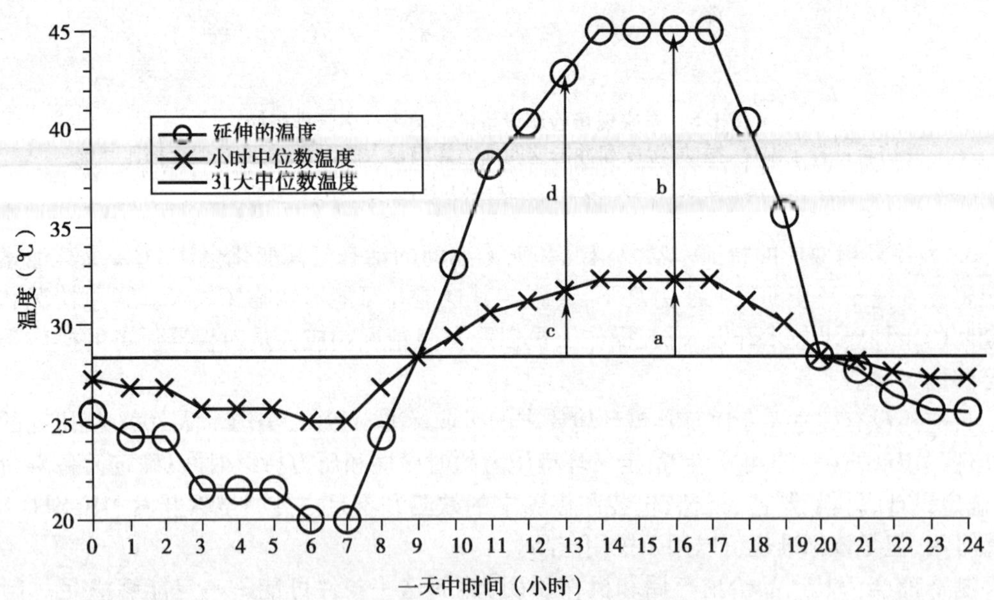

图 1-9　卡特琳娜飓风期间的环境温湿度延伸算法

延伸的小时平均温度曲线反映了最高值和最低值,与报道的平均温度曲线同步并成正比。请看正文中对 a,b,c,d 的具体解释

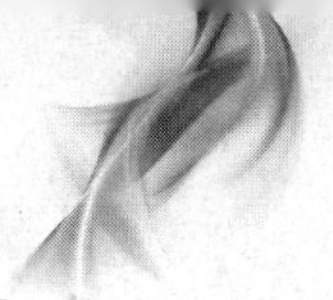

下的温度和湿度——医学响应站、医疗器械和检验试剂所经历的天气条件。图 1-11 展示的是位于美国加州大学戴维斯校区的可控环境模拟器。图 1-12 展示了 POC 设备和试剂在模拟环境器中进行的温湿度压力测试。

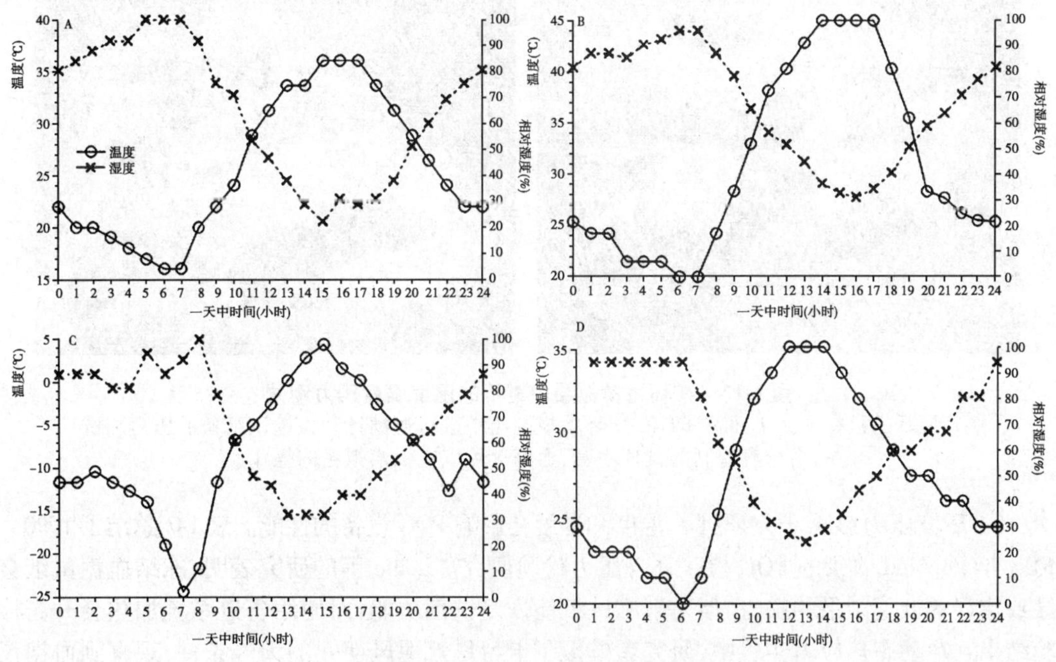

图 1-10　灾害与紧急情况档案

印度尼西亚海啸(A),中国四川地震(B),美国麻省 Srpingfield(C)以及海地太子港(D)四处的延伸档案看起来很相似,但从纵坐标来看处在不同的温度范围内。这些档案显示了在灾难发生时现场检测设备,试剂和其他资源必须能经受一个很宽范围的潜在气候条件而不影响其性能

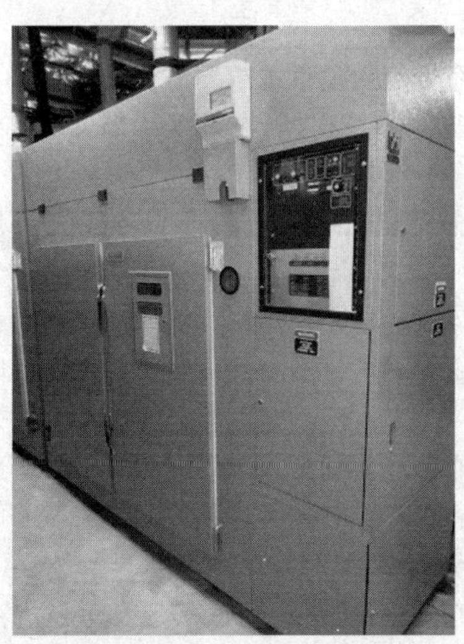

图 1-11　美国加利福尼亚大学戴维斯分校的可控环境模拟器

图片中显示的模拟器总共有 200 台,都被用来做温湿度控制研究

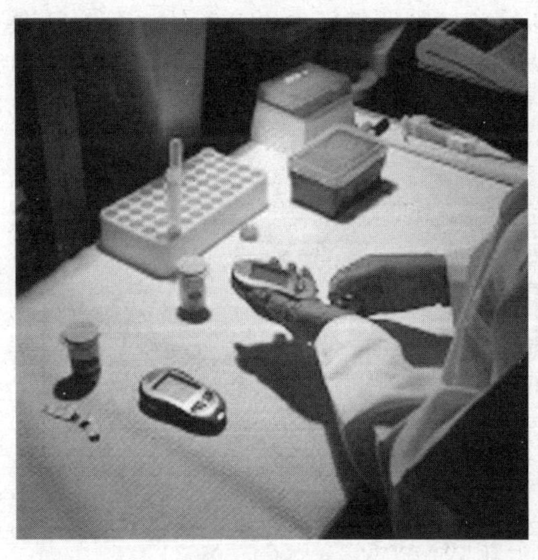
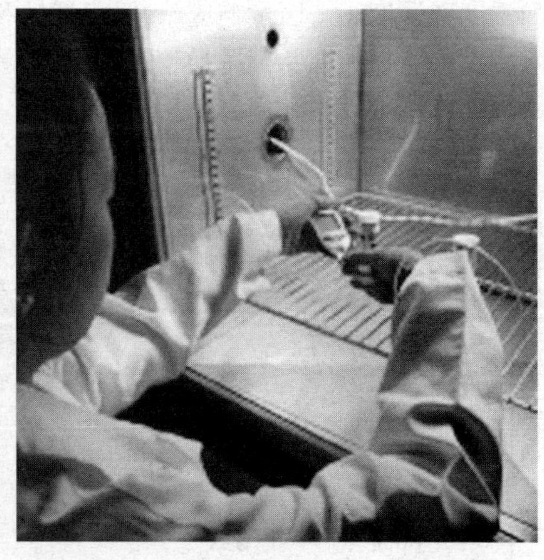

图 1-12　在环境模拟器中进行的温度湿度压力测试

照片展示的是在一台 Tenney BTRC 型环境模拟器中进行血糖计和血糖试纸条的压力测试。由于有特制的延伸手套，血糖计可以在该模拟箱内操作

5. 环境压力影响研究证据　温度和湿度会影响 POC 设备的性能。表 1-7 总结了 1990 ~ 2013 年 PubMed 收录的 POC 检验环境压力检验研究。Louie 等的研究表明：冻结血糖试纸会导致错误的低值结果的报告，但是解冻试纸能恢复试剂功能，而使用备选系统加热会升高检验结果。在动态热应力实验中，研究者模拟了卡特里娜飓风期间的天气条件，观察到血糖仪系统之间血糖测量偏差大小和方向不同，此外随着暴露时间的增加，对试剂试纸的损害呈现出不断累积且不可逆的影响（图 1-13）。

表 1-7　POC 检测进行中温度和湿度的影响

研究作者	分析检测	环 境 压 力	结　　果
King 等	葡萄糖	葡萄糖测量系统检测温度范围在 4 ~ 44℃，湿度在 60% ~ 80%。温度可以从 24℃降至 4℃再升高到 44℃	葡萄糖测试结果在低温时偏低，高温时偏高
Nawawi 等	葡萄糖	葡萄糖测试条带在不同环境温度下平衡 30 分钟：21 ~ 22℃，26 ~ 27℃，33 ~ 34℃	在不同环境温度葡萄糖计量结果没有显著不同
Fink 等	葡萄糖	在海拔高度 1676 米、3048 米和 3749 米血糖测试仪测定精确度及准确度可以评估	葡萄糖测定结果每上升 305 米降低 1% ~ 2%
Bamberg 等	葡萄糖	葡萄糖测试条带可以放在加帽或不加帽的瓶子中 4 ~ 8℃，22 ~ 25℃和 37℃保藏 50 天并且耐受一定的湿度	在封闭的瓶子中葡萄糖测试条带更稳定。无瓶盖的瓶子增加湿度影响结果
Haller 等	葡萄糖	葡萄糖测试仪，测试条带及对照溶液可以在一定温度及湿度稳定 50 天，每天温度可以在 54 ~ 87℃ 及湿度在 51% ~ 100%	葡萄糖测试条带在制造商推荐限制的温度和湿度范围内不稳定。温度提高葡萄糖测试结果会上升

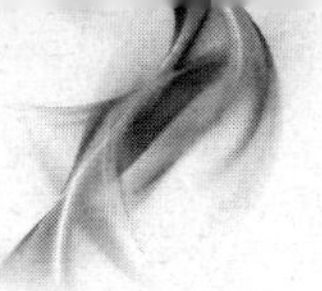

续表

研究作者	分析检测	环境压力	结　果
Louie 等	葡萄糖	两种不同类型测试条带可以耐受 katrina 飓风相似条件,温度在 20～45℃之间,湿度在 31%～96%,测试试剂可以使用 4 周	两种葡萄糖测试条带中一个在暴露 72 小时后受持续升高结果的影响。另一个则产生可变的及不一致的结果,测量误差达 27.6%
Tang 等	葡萄糖质控试剂	两种不同类型测试系统含水质量控制材料可以耐受 katrina 飓风相似条件,温度在 20～45℃之间,湿度在 31%～96%	葡萄糖测试系统检测由 katrina 飓风引起的相同温度和湿度的质控溶液产生显著性降低。结果对每天的质控有重要意义
Ferguson 等	pCO_2,Na^+ pO_2,Ca^{2+},pH,K^+,葡萄糖,红细胞压积	epoc™系统测试卡 2011 年在日本关东地震施救及恢复阶段可以耐受温度范围-5～20℃	2011 年日本关东大地震持续寒冷条件对 epoc™系统测试卡没有显著影响
Ferguson 等和 Louie 等	CK-MB,MYO,cTnI,BNP,D-Dime	心血管生物标志物测试卡可以在温度 20～33.9℃及湿度在 10%～79%范围效果良好	短期温度上升 cTnI 会产生偏低的结果,当控制结果表明对于一个急性心肌梗死警告临界值潜在导致错误阴性诊断时,某些条件下 cTnI 测量会错误报告为正常水平
Moore 等	葡萄糖	攀登乞力马扎罗山期间评估两种商业葡萄糖测试系统,葡萄糖质控浓度分别是 5mmol/L、10mmol/L 及 20mmol/L,高度分别是 1900 米、2700 米、3700 米及 4500 米,温度范围-4～19℃	观察到增加和降低温度时葡萄糖测定结果显著降低。在 4500 米时比 1900 米葡萄糖测定值大约降低 30%
Nerhus 等	葡萄糖	评估 9 种不同商业测试葡萄糖检测系统测试之前改变环境温度的影响及在更低操作温度范围内测量评估。葡萄糖计量仪及检测条带在 5℃或 30℃平衡 1 小时,再放在室温 0、5、10、15 及 30 分钟时检测。在独立实验中,计量仪及检测条带检测前分别在 10℃和 39℃平衡 1 小时	将移动测试仪及检测条带从 5℃或者 30℃移到室温时,6 种葡萄糖计量系统大约有 5%的高估或低估结果。其中两种系统在 10℃时低估结果,一种系统在 39℃时低估结果达 5%,另一种系统在 39℃时高估结果达 5%
Cembrowski 等	葡萄糖	评估血糖测定季节温度变化。记录患者血糖 3 年中每周平均值的回顾性分析。3 年里 1 月份平均每周温度为-9℃、-13℃和-21℃,湿度为 23.3%、10.8%和 25.6%	全血葡萄糖均值冬天比夏天要高,最高平均值在 5%～9%之间波动

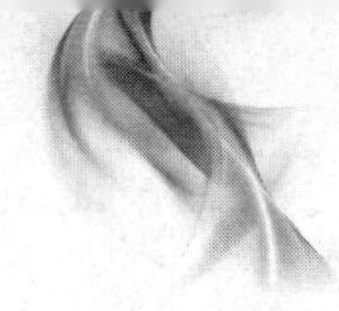

续表

研究作者	分析检测	环境压力	结果
Lam 等	葡萄糖	评估血糖测量系统短期(≤60 分钟)温度及湿度变化的影响。均值温度为 42℃,湿度为 83%。比较在正常及非正常条件下全血葡萄糖的测定	高温高湿下短时暴露(至少 15 分钟)显著提高葡萄糖测定值。非正常条件影响计量仪及测试条带的测量结果
Truong 等	葡萄糖,乳酸盐	评估用铝箔及瓶子包装 POC 葡萄糖及乳酸盐测试条带在湿度 97% 保存的效果。测试条带单独包装 1 周以上时间	铝箔及瓶子包装对检测试条提供充分保护

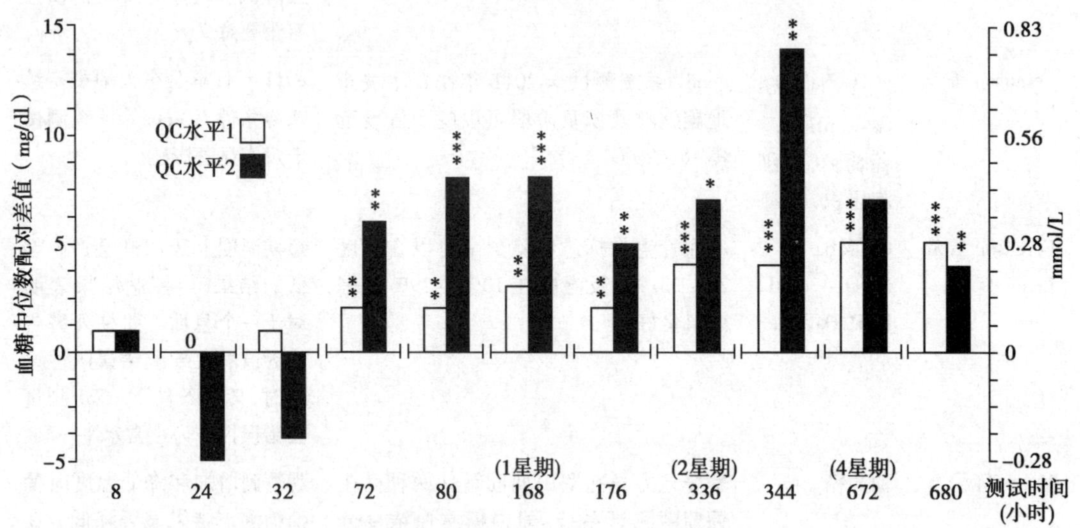

图 1-13　动态的温、湿度变化对一款商业化血糖试剂的影响

中位数配对差在 72 小时后变大。QC 质控水平 1 的平均基线血糖浓度为 41.0mg/dl,质控水平 2 的平均基线血糖浓度为 305.3mg/dl。*** $P<0.001$, ** $P<0.01$, * $P<0.05$

短期暴露于异常温度(如 42℃)和湿度(83%)也会对血糖仪性能产生严重影响。暴露在上述温度 25 分钟后,血糖测量偏差高达 1.83mmol/L 或 30.1%(1.83/6.07)(图 1-14)。17 个案例中观察到偏差为 1.39mmol/L 或更高,占实验数据的 21.2%(17/80)。另外,实验表明环境压力影响了仪器和试纸的性能,而且对整个系统产生综合影响。

试剂中酶活性的变化会得到过高或过低的错误读数。高温环境中,过高的温度会通过降低反应活化能,增大基底(例如葡萄糖)和酶的碰撞频率,从而增强酶的活性,这样读数会偏高。另一方面,高温也可能使蛋白质变性而使酶失活,使血糖测量得到偏低的数值。

在寒冷环境中,冷温会影响酶的结构和性能,酶与底物的相互作用也会受到影响。随着温度降低,蛋白质表面的水分子顺序变得更整齐,从而与蛋白质的关联更少。低温还会导致实验介质黏度的变化而降低反应速度。温度每下降 10℃,预计反应速率可能下降 2~3 倍。

除了温度和湿度,还需要考虑其他环境因素包括振动、冲击、高度和加速度等。研究高度效应必须调查大气压力、温度和湿度的综合变化。高海拔与低温相关,每增加 2000m 的高

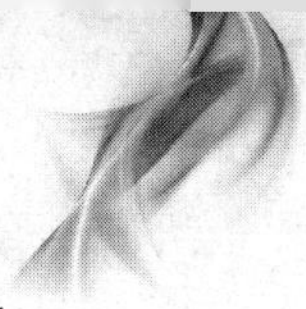

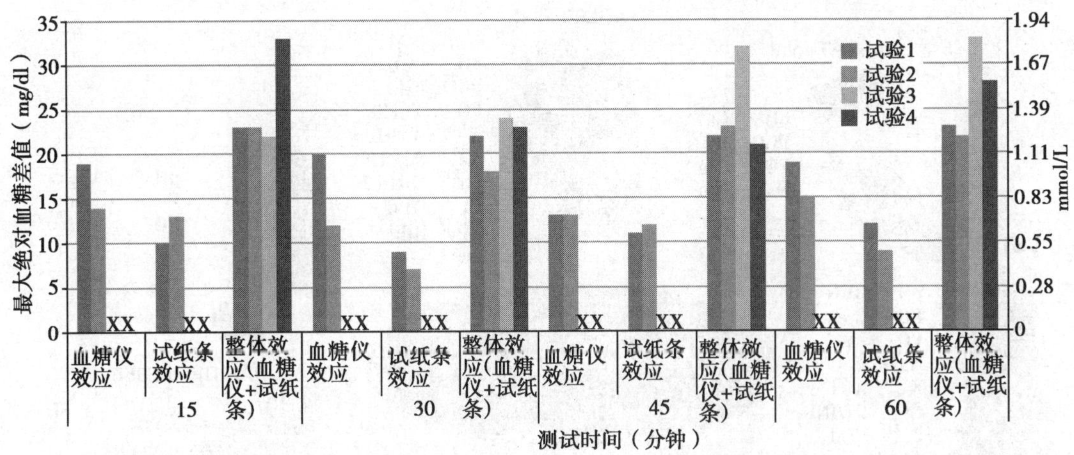

图 1-14　压力测试组与对照组中血糖计和试纸条检测的偏差值

柱状图的柱高度显示了两组分别进行检测时的偏差值，以及对整个系统（血糖计加试纸条）的累积效应。该结果是建立在短期温、湿度模拟条件测试上的

度，温度相应降低 4℃。和温度类似，海拔增加 2000m，大气压下降约 6750Pa，而气压的下降会导致传热分子减少。在不同的环境压力下可能会发现设定的培养时间不再正确。

6. 减少环境因素的影响　为保证 POC 设备的安全运行，医学响应站工作人员和患者需要知晓 POC 设备和检测试剂的存储和操作规程，并认识到当设备暴露于短期和长期压力状态下的性能改变以及错误的检测结果对决策过程的影响。危机发生后必须遵守良好的实验室管理规范，正确处理 POC 设备和检测试剂，从而保证可用的检测项目得到准确的结果。

在不利环境中进行 POC 检验处理与操作需要质量保证准则。该准则须说明用于严峻的实验条件下的检验质量控制程序，包括在检验执行地的检验频率。医学技术专家或 POC 协调员在管理设备和试剂时，须将外部质量评价方案（EQAS）考虑为质量管理和操作能力评估的一部分，以确保质量检验结果能够正确的用于患者治疗并减小误差。如果环境条件超出存储规范，那么无论是使用还是处置试剂，都需要相应的协议。为确定产品暴露的条件是否超出存储和操作规范，制造商可以在检验管瓶及其他包装中放入不可逆变色的温度感应标签，警告用户哪些是曾经暴露于操作规范规定范围以外的试剂。

为保证 POC 检验操作符合制造商规范和安全防护规定，在一些 POC 设备的设计中已经加入例如温度锁定功能及其他功能。为所有 POC 设备（包括用户系统）配备锁定功能至关重要，这样可以在条件超出操作规范的规定时，阻止操作人员使用该设备。一些 POC 设备，如血气分析仪还会因海拔变化需要测量大气压。

为保护检验试剂免受高湿度的影响，试剂试纸须使用铝箔包裹或包装后放入有干燥剂的管瓶内以保护试剂不受极端因素的影响，但即使这样仍存在许多不确定性。如果需要在低温条件下运行 POC 设备，则需要在检验期间进行温度调控，如加热样品和试剂试纸/暗盒（图 1-15）。要解决热应力问题仍然是一个挑战，相关行业和学术界应该投资研发稳固的化学试剂，以及低成本的便携式防护型温控容器解决方案，以提高试剂的稳定性并保持其在高低温条件下的性能。技术开发人员正在研究一种颇令人感兴趣的非酶电化葡萄糖生物传感器，它能消除酶在运行或贮存过程因温度而影响其稳定性的担忧。

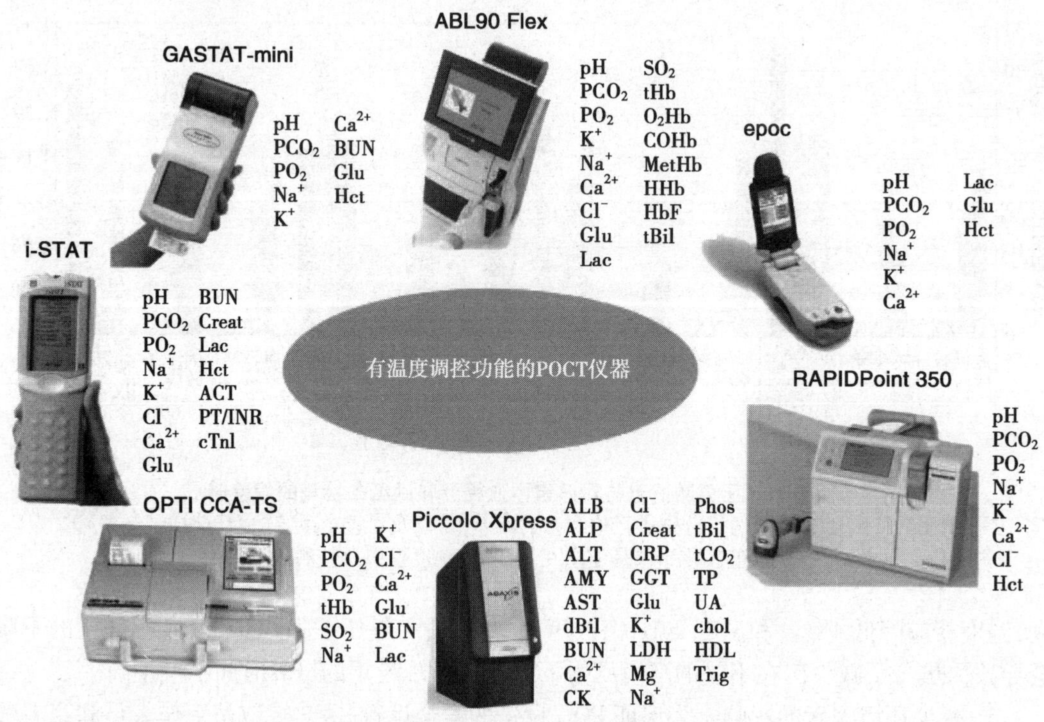

图 1-15　有温度调控功能的现场检测仪器

图中整合了现场检测血气和(或)电解质的设备,这些设备都安装了温度调控模块。雅培的 i-STAT 系统使用一次性的卡盒式试剂,检测类型包括心血管标志物、血气、电解质、乳酸、凝血以及其他血液指标。日本 Techno Medica Co. 的 GASTAT-mini 掌上型血气分析仪也具备温度调控功能并能选择开启和关闭该功能,还能打印测试结果。美国雷度公司的 ABL90FLEX 是一款便携台式血气、电解质分析仪,该检测仪使用试剂盒完成检测,能够在 35 秒钟内完成 16 种分析物的检测。美艾利尔公司的 epoc™也是一款掌上型血气电解质分析仪,它通过智能卡和无线传输系统直接将数据发送给电脑或者 epoc™ PDA。西门子公司的 RAPIDPoint® 350 分析仪是一款台式血气电解质分析仪,方便便携,可一次报告 8 种检测项目结果。美国 Abaxis 公司的 Piccolo Xpress™是一款台式临床化学快速分析仪,它利用离心力和层析力的作用在一张塑料碟片上混合试剂和样本,通过计算吸收光值得到结果。美国 OPTI Medical System, Inc. 的 OPTI™ CCA-TS 则是一款利用荧光技术的便携式血气电解质分析仪

一些管理机构,例如我国的 FDA、美国 FDA、欧洲药品管理局 EMA 及其他组织(例如 IFCC、CLSI、ISO)可能帮助研究用于医疗器械和检验试剂表征环境稳固性的准则和协议。产品标签应该标明,如果暴露于不利条件或在存储及适用范围外应该怎样处理仪器和试剂。

三、生物危害的风险和预防

美国每年大约报告 200 万例医院获得性感染案例,其中 8.8 万例导致死亡,相关费用投入为 40 亿美元。医院感染会增加患者发病率、死亡率、延长住院治疗时间以及增加治疗费用。

任何床边设备,包括血液污染过的血糖仪,都是传播感染源的潜在风险因素。实施国家调查是为了了解当前 POC 检验的生物危害控制的状态。实施该调查时,有 34% 的受调查机

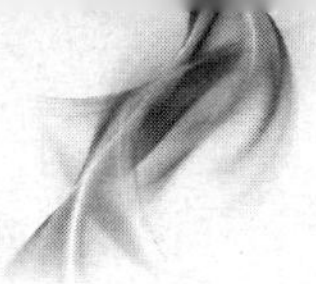

构没有为 POC 测试仪器规定消毒协议，而只规定了一般性的预防措施，66% 的机构在其护理程序或者重叠感染防制政策中规定了消毒协议。通过 POCT 传播且最令人担心的病原体是乙型肝炎病毒和丙型肝炎病毒（表 1-8）。令人担心的 POC 检验的生物危害控制主要包括：仪器污染、交叉感染、医院感染以及生物废弃物处置不当（表 1-9）。

表 1-8 相关病原体

病 原 体	调查对象（数量）	病 原 体	调查对象（数量）
肝炎病毒	63%（17/27）	金黄色葡萄球菌	11%（3/27）
艾滋病毒	33%（9/27）	假单胞菌	7%（2/27）
耐甲氧西林金黄色葡萄球菌	26%（7/27）	链球菌	4%（1/27）
耐万古霉素肠球菌	26%（7/27）	其他病原体	11%（3/27）

表 1-9 生物安全关注点

关 注 点	调查对象百分比	关 注 点	调查对象百分比
仪器污染、交叉感染及医院感染	27%（8/30）	未穿保护工作服	10%（3/30）
废弃物处置不当	27%（8/30）	使用刀片及不能折叠的柳叶刀	10%（3/30）
洗手，清洁工作区域，消毒仪器	23%（7/30）	错误操作程序	7%（1/30）
分离室仪器操作不当	10%（3/30）		

研究者通过对多个医疗中心的调查了解到，血糖仪引起的血液污染比较普遍，而且该污染的存在有部分原因是与使用血糖仪的操作员人数有关。由于不同的操作员使用同一仪器，使用仪器的操作员人数越多其污染风险就越大，这也许是因为每个操作员在执行传染控制政策时执行的严格程度不同而引起的。ICU 内仪器的污染风险尤其严重，ICU 中使用的设备污染风险是非 ICU 区域的两倍，ICU 患者的医院获得性感染风险比率比一般内科楼的患者高出 5～10 倍。血糖仪试纸造成的仪器污染可能性为 24.5%，仪器外（试纸插入血糖仪前）的污染可能性为 17.8%。单独调查泰国社区医院和基层医疗单位的血糖仪发现，被调查的设备中有 55.6% 出现了血液污染。

血液的存在则意味着有暴露于感染原的潜在风险。在此情况下，患者和医院工作人员均暴露于该风险中，可能通过直接接触而暴露于污染物，或由医院工作人员携带污染物传染到其他患者及工作人员引起的间接感染。特别是某些 POCT 仪器如血糖仪，一个病房或诊所的患者都可能使用同一个仪器，那么传染的可能性就更大。有些血液可能存在细菌和病毒性病原体，如病毒性乙型肝炎在干燥血的环境下的传染性可以维持一周甚至更久，这么长的传染期部分原因可能是乙型肝炎患者血液中病毒滴度较高。据报道，被污染的医疗器械如手指针刺设备和血糖仪曾传播过乙型肝炎、丙型肝炎和疟疾。为保护患者安全，美国食品与药物管理局建议（www. fda. gov/）绝对不能使用别人已经使用过的手指针刺物；在血糖监测中使用一次性的、自动报废的手指针刺设备。只要有可能，每个患者单独使用 POC 设备，处理不同患者标本时须更换手套。2013 年，CLSI 出版了新的准则“POCT12-A3”，建议在手指针刺监测期间带到患者床边的检验用品，例如检验试纸，即使是没有使用，也不得再用于

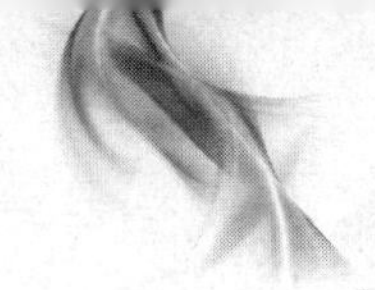

其他患者,以免因疏忽而造成污染。

仪器存放区可能是被忽略的高风险场所,平均有20%的血糖仪存放区受到污染,一些机构的存放区污染率甚至高达52.7%。存放区包括仪器存储箱和仪器数据传输配接站。不同医院的仪器存储箱地点不同,有些位于护士站、有些位于清洁杂物室、还有些位于污物杂用室。存放在清洁杂物室的已污染设备可能会污染医院的其他材料及设备,而在护士站存放污染仪器会增加工作人员产生污染的概率。解决措施是在每个医院单位内指定单独的POC检验工作站并划分出清洁区域。

Orsi的研究图解释了怎样实施监督和传染病控制协议才能减小ICU内医院获得性感染比率。可以采取类似方法对医院血糖仪及其他POCT设备实行定义明确的感染控制计划,以减小污染设备感染原传播的风险。此外,有科学家证实了对医疗保健工作人员进行教育的重要性,如培训课程对医学ICU中心静脉导管血液感染发生率减少的影响。遵守感染控制协议对减小医院内ICU及其他区域的感染风险至关重要。

第六节　POC领导和政策管理

一、POC协调员及委员会

POC协调员在护士与内科医师的协作上提供非常重要的领导作用(表1-10)。有学者描述了POC协调员在灾害预防、危机响应(图1-16)中的领导性作用。POC主任主管医院POCT委员会也承担了多种职责(表1-11)。随着POCT可用检验项目的增多,并且每年需求在上升(例如用于我国的禽流感、H1N9和沙特阿拉伯的中东呼吸综合征诊断),POC小组在批准POCT时必须仔细鉴定临床适应证、检验群和有效运用。委员会同样需考虑POCT带来的经济影响,可以通过类似于TJC示踪法追踪全体患者监护的效率、效能和结果。过去十年,POCT仪器改进颇大,现在基本上都添加了系统安全功能,例如在操作前须输入密码和个人识别码PIN。这些功能有助于POC协调员的控制能力并确定操作员。要开展POC协调员认证,通过全球性的标准化课程培训专业协调员。

表1-10　POC协调员的关键作用和领导功能

Ⅰ. 在整个卫生系统及初始护理网络起领导作用
管理POC网络,辅助POC主任解决相关问题
撰写POC程序及负责执行
POC质量监督及报告
准备POC计划作认证检查
监测测试设备的使用—检测证书和有效性
经常评估新方法,新实验及仪器
帮助训练人员确保能胜任工作
Ⅱ. 维持通讯、专门技能、质量及联络
通过商议解决技术问题
提供人员培训更新的教育资料

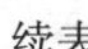

续表

复查质量控制执行状况及报告
监控测试活动及管控要求
优先考虑内科医生对 POC 委员会要求的新实验
服务临床医生和检验人员
Ⅲ. 整体安全、错误预警及畅通系统
采用广泛预警措施减少医院感染扩散
采取操作员身份需求措施建立安全保障
每年认证床边操作员确证在 POCT 人员的技能和胜任能力
确保对特殊医疗科室特殊使用者的合法性增强执行能力
检查通过现场连通下载的患者检测结果

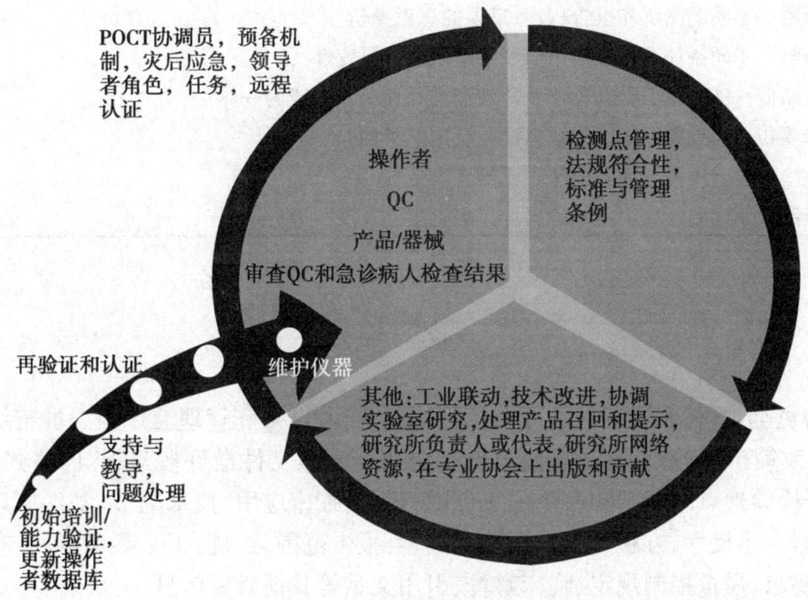

图 1-16 POC 协调员的职责

表 1-11 POCT 委员会的多种责任

Ⅰ. 提供合作团队、领导及指导工作
包括 POC 协调者、POC 指导者、护士、内科医生、实验室队伍及医院管理者
对新的 POC 测试及服务开展提供权威
控制开展 POCT 计划的预算及资金
进行关键错误分析改进政策和程序
分析 POCT 缺陷并在认证检查之前修正
完善 POCT 对住院患者和门诊患者及家庭成员的监测
监测使用 POCT 后医疗及经济效果
利用卫生系统需求，设计时间表，落实未来 POCT

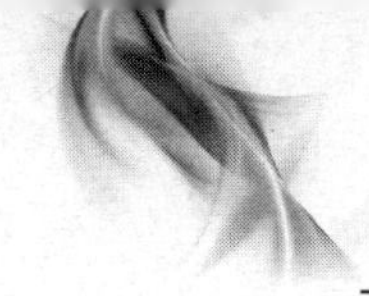

续表

Ⅱ. 所有质量方针应用 POCT
集中在整个医院,不仅仅针对个人或现场 POC 测试
力求结果稳定、准确、精确及成本效率
定制分析方法及测试卷宗
完善信息、质量控制及电子医疗记录
监测临床研究中 POCT 的使用确保执行标准
比对参考值及关键限定避免误解
标准化测试,减少失误,排除生物危险
选择好的 POC 协调者和临床团队工作
Ⅲ. 没有 POC 协调者、指导者或委员会将会有如何结果?
混乱—多个仪器类型、问题、错误及生物危险
浪费—过期试剂、过高的花费及行政损失
矛盾—不同的测试和报告程序,错误的患者身份
误解—不同条件下参考值中介及关键限制的可变性
效率低—POCT 施行图、逐步解析法和监检途径没有成为一体
错误传达—没有连续性及结果没有登记电子档
危险—没有质控　能力验证　或操作水平提高
紊乱—不好的领导　不好的服务　满意度差及没有理想结果

二、政策与文件

POC 委员会、主任和协调员必须与执行实验、接收结果和管理治疗的人员密切协商才能制订 POCT 政策,有需要时也要直接与患者协商。政策文件最好按 CLSI 的格式准备,并且符合适用于检验地点的准则和法令。文件内容包括临床应用、技术细节、基本原理和目标介绍,例如仪器大小尺寸、方法、校准、线性范围、可报告范围、干扰,正常参考区间、有效使用地点、操作员要求、质量控制规定、临床解释、引用文献等其他必要信息。

按照认证标准的规定,政策文件每年须得到 POCT 主任的复查和签字。如果检验结果用于患者管理,其影响范围需要包括 POCT 的研究活动。政策出台前,POC 协调员必须确定类似 CAP POCT 清单中相关问题和美国或国家具体的管理要求的相关问题。类似要求适用于联合委员会标准。操作员定期阅读该政策,并作出相应记录。这套面向技术的政策应该附有相应的行政政策,即描述质量管理、临界值、患者安全、系统连通性等方面的内容。

第七节　全血分析和体内监测

一、全 血 分 析

过去二十年间,生物传感器、微处理器和微型计算机加快了 POCT 的发展。由于各类手

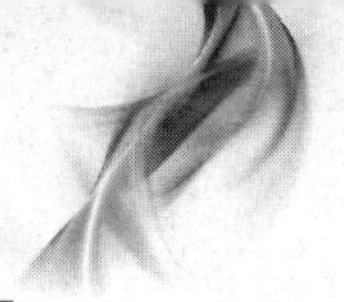

持设备的迅速扩展,尺寸多样的 POC 设备能满足从家庭到医院的不同需求。技术参考资料给出了关于仪器尺寸大小、检验菜单和基于生物传感器的 WBA 详情。分析方法包括电流分析法(例如 pO_2)、电导分析法(Hct)、免疫比浊法(白蛋白)、离子选择电极法(Na^+、K^+、Cl^-、Ca^{2+}、Mg^{2+}、pH)、侧流与径流免疫测定法(心脏病标志物、β-hCG、传染性疾病)、光属性分析法(止血检验)、多级生物电化学与离子电渗疗法(葡萄糖)、多波长光度测定法(Hbs,胆红素)、光学荧光法(血液气体)、核酸检验法(多重聚合酶链反应引起的病原体)、反射系数与分光光度测定法(血液/尿化学现象)、SSE(葡萄糖、乳酸盐)、血栓弹性描记法、时间分辨荧光法(心脏病标志物、药物)等。传统临床实验室中使用的常规大型仪器平台在不断改进,比如发展了基于生物传感器及微纳米的用户友好型设备,特别是用于紧急护理背景下的设备,当这些改进有重大价值时应及时调整 POCT 设备。

二、诊断关键和检验群

全血分析可通过删除样本离心分离及其他分析前步骤而减少响应时间,而且过程简易有利于减少废物、减小误差。例如,全血分析仪能使用适量的样品同时进行多个项目检验(包括新生儿胆红素)。当前的护理准则对紧急情况期间(例如心肺复苏、严格血糖控制与急性冠状动脉综合征)的迅速决策周期规定了若干分钟的响应时间。WBA 提供急救护理所需的速度和综合性。POC 委员会应该只批准满足以下条件的检验——其检测结果能明显促进临床决策、影响治疗及改善结果。某些情况下,例如体外(如基于导管的生物传感器,新生儿血样替换)或体内监测(如:甲床与耳垂脉冲血氧定量法-连续 O_2 饱和,经皮 PO_2,PCO_2 和胆红素),缺乏明确的管理要求可能促使 POC 委员会为当地检验群的实际临床使用制订相应的操作规则。

三、体内监测氧饱和度和血红蛋白

Frasca 等人在最近的报道中指出,非侵入性连续血红蛋白监测技术(CNHM)与在临床广泛使用的血红蛋白侵入性测量方法同样具有绝对的准确度与精确度。虽然该研究的统计数据不多($n=62$),但是这种在外科 ICU 内实施的前瞻性观察研究,代表成人可重复使用传感器(R2-25,修正 E 版)的性能——连接到 Radical-7 脉搏血氧仪可以用于垂危患者(SAPS Ⅱ 46±23,SOFA 6±3)医学紧急情况以及选择性外科手术患者。但是,“上述患者均未出现活动性严重出血”。作者指出,对趋势的分析和观测比动态血液状态反映得更为静止,并且建议 CNHM 也许是血红蛋白侵略性监测的可行替代方案。但是,文中并没有明确的给出决策结果或成果,也未指出 CNHM 应该替换体外分立诊断血红蛋白检验,论文以某种间接警告而结尾:“实验室血红蛋白测定仪限于需要输血的情况”。

测量氧饱和度需使用传统的非侵入性脉搏血氧仪,它使用红光(~660nm)和红外线(~905nm)的发光二极管(LEDs)分别区分含氧血红蛋白和脱氧血红蛋白。根据临床研究的红光与红外光的比率的经验校准曲线,通过体积描记图确定脉冲速率,同时用以在有限范围内计算氧饱和度。新型设备结合了稳固的处理功能,用于红光/红外线比率、多波长、高级

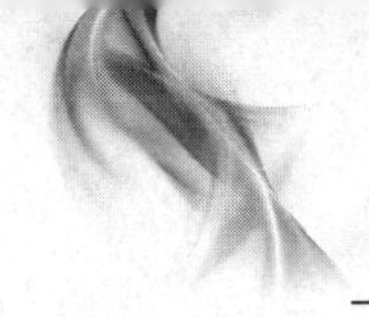

算法和综合的专有传感器校准。这些规则延伸到脉冲血氧计,现在的脉冲血氧计有十二个不同的波长,并且降低了干扰信号水平,能够实时跟踪测量碳氧血红蛋白、高铁血红蛋白、总血红蛋白和总氧含量。图1-17阐述了当前用于监测血氧饱和度和血红蛋白的方法。表1-12展示了不同CNHM设备的特性及其预期用途。这种设备只能用于成人或体重超过30kg的儿童,儿科危重患者须谨慎使用。对于危重创伤、紧急情况、烧伤外科患者,最好严格按照FDA批准的预期用途使用CNHM,即仅作为趋势监测器。事实上,Frasca等人给出的数据分析很有说服力,这些数据能用于确认未出现活动性出血的患者。

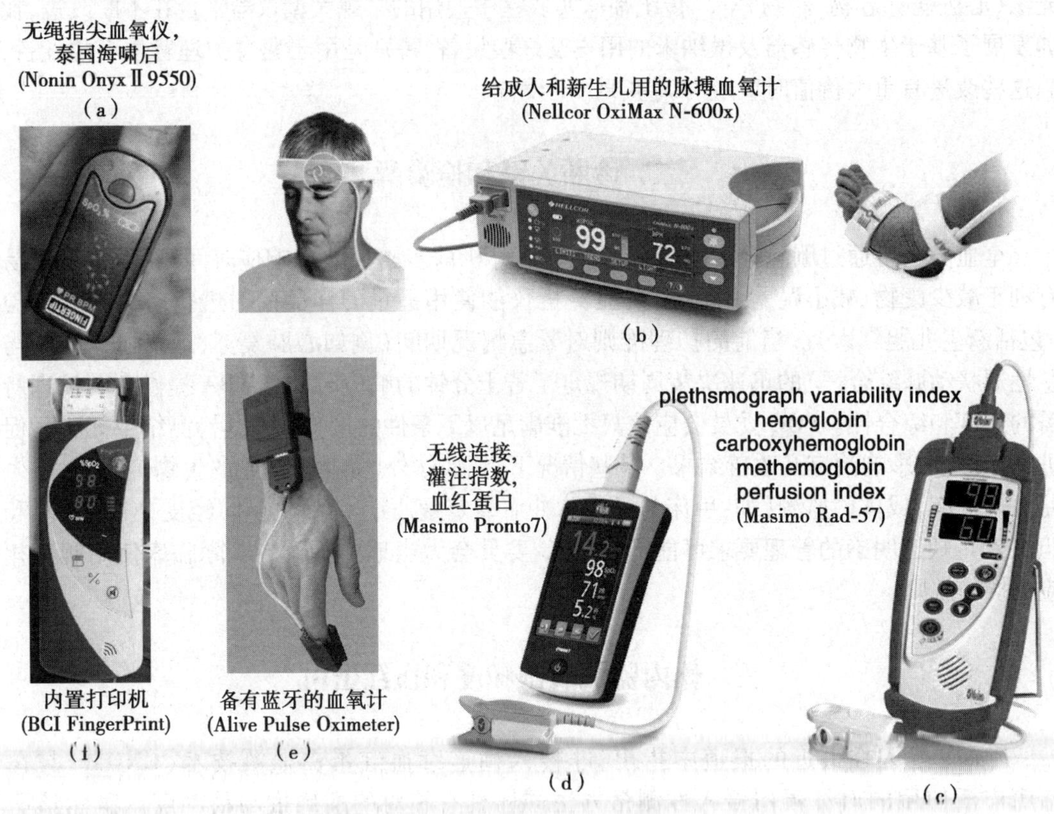

图1-17　当前在使用的监测血氧饱和度和血红蛋白的方法

脉搏血氧计可无创检测血中氧饱和度和心率,并结合了一些其他有用的功能,如图中所示,顺时针方向从左上方开始:(a)Nonin Onyx Ⅱ 9550在海啸发生后被使用。新的9560机型已具备蓝牙无线传输功能(www.nonin.com);(b)Nellcor OxiMax N-600x,这款为成人及新生儿设计(www.nellcor.com);(c)Masimo Rad-57,利用一氧化碳-血氧彩虹式脉冲原理连续监测血红蛋白、一氧化碳血红蛋白、高铁血红蛋白、氧饱和度、肺功能指标变化指数和灌注指数(www.masimo.com);(d)Masimo Pronto 7支持无线路由协议802.11b/g和蓝牙通讯,监测血红蛋白和灌注指数;(e)Alive Pulse Oximeter连接了蓝牙发射器实现无线传输(www.alivetec.com);(f)BCI FingerPrint有内置打印机(www.smiths-medical.com)。灌注指数(PI)是脉搏血流向非脉搏血和周边组织的比例,血液流动过程中将吸收恒定量的由脉搏血氧计发送出的光线(DC)。然而由于每次脉搏的流动血体积在变(AC),脉搏血吸收的光线也是可变的。灌注指数的计算公式为:PI=(AC/DC)×100%,它反映监控部位的周边灌注情况。PI指数越高,脉搏血氧计检测血氧饱和度的可信度越高。有些仪器如Masimo Rad-57还能监测PVI指数,一个监测PI指数在一段时间内的变化的指数,计算公式为:PVI=[(PImax-PImin)/ PImax]×100%。PVI指数动态跟踪PI指数的变化以量化生理状态的变化

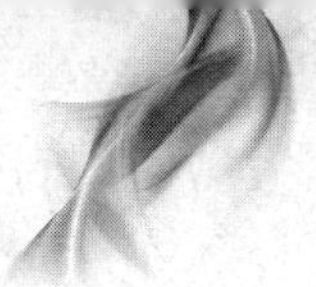

表 1-12 关键三期患者中非侵入性连续血红蛋白监测技术的临床应用

生产公司	设备名称	连续测量靶	方法学	血红蛋白分析测量范围	生产产品要求	FDA 批准预期用途
Biosense	ToucHb（便携式）	总血红蛋白（THb）	发展中	在发展中	在发展中	没有应用
Hutchison Technologies	InSpectra 325 型	组织 Hb，组织氧饱和度（StO_2）	3 微波分光光度法	组织 Hb 传感器在发展中	在发展中	没有应用
Masimo	Pronto（手动）	THb 氧饱和度（SpO_2），脉冲	8 微波分光光度法	8 ~ 17g/dl，±1g/dl（成人和儿童）	THb 现场检测	THb 临床和非临床现场检测
	Pronto-7（手动）	THb SpO_2，脉冲灌注指数（PI*）	同上	6 ~ 18g/dl，±1g/dl（成人和大于 30 公斤儿童）	同上	同上
	Rad-57（便携式）	THb SpO_2，COHb 高铁血红蛋白（MetHb）脉冲 PVI	8 微波分光光度法	7 ~ 17g/dl，±1g/dl（成人和儿童）	THb 连续监测	THb 连续监测
	Rad-87（手动）	THb SpO_2，COHb MetHb 脉冲多体积描记器波形变异系数（PVI**）RR			THbF 无线连续监测	
	Radical-7（便携式）	THb SpO_2，COHb MetHb PI PVI 总 O_2	微波分光光度法		THb 连续监测	
MBR Optical Systems	Mediscan 2000（便携式）	THb	微波范围 350 ~ 1020nm	在发展中	在发展中	没有应用
OrSqense	NBM-200MP（便携式）	THbSpO_2，脉冲，多体积描记器波形（pleth）	微波分光光度法	THb 传感器在发展中	在发展中	没有应用
Sysmex	Astrim（便携式）	THb	在发展中	血红蛋白评估范围 6.7 ~ 18.4g/dl	在发展中	没有应用

* PI =（吸光常数总和/吸光变量总和）×100%；** PVI =（PI_{max} − PI_{min}）/ PI_{max} ×100%

其他调查结果让最近的发现更为扑朔迷离。Gayat 等人在一项急诊科研究中得到结论："由于广泛可用的非侵入性即时血红蛋白监测设备出现系统偏差，对于指导输血决定不太可靠"，并且"使用 Masimo Radical-7 脉搏血氧仪会导致 13% 的输血错误"。Miller 等人发现"SpHb[CNHM]对于一些患者来说，并不能达到临床需要的准确度"。并且"当输液减少时，SpHb 的值会低于真实的 Hb，所以该设备在无直接测定法的验证下不能用于检测输血需求"。Causey 等人观察了 36 个 Masimo Radical-7 SpHb 站与实验室数据，血红蛋白测量值为

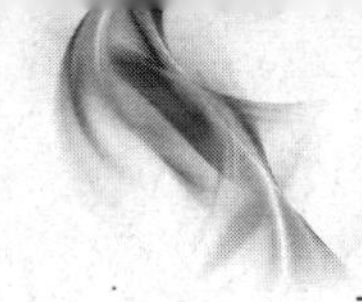

0.77(P<0.001),其对比均差为0.29g/dl(95%置信区间0.08~0.49),并且推断SpHb设备在大多数手术中具有临床可接受的精确度,44%的患者在本研究中维持显著性的手术中出血,使用该仪器的患者总人数亦证明了其有用性。

Frasca等人建议进行额外的研究,用于失血病、早期出血检测及血液管理监测等方面的CNHM价值评估。我们同样建议确认患者的表现:患者贫血、血稀释、严重低血压、组织输液、限制性输血的限值(血红蛋白≤7g/dl)。有学者声明要注意限值:“血红蛋白浓度低于8g/dl的患者进行测量的比率低于10%”。事实上,提交给FDA的数据一般缺乏这些低限观察值。连续且复杂的血氧定量法应用的很广泛。例如,环境光照度、胆红素、血红蛋白变异体、血管内的色素、患者移动、压迫性坏死、传感器位置异常和类型、表皮温度读数和静脉淤血,研究者指出血红蛋白监测可能存在潜在技术性问题,例如浮肿和多样的生理变化导致光谱参数错误或无法追踪;内在轨迹长度不一致和组织脂质含量过高会影响校准值;血容量减小会改变光学散射和吸收特性。

CNHM的使用很明显对重症患者的治疗有较大的帮助。趋势监测对体内检验来说是可用的替换方式,特别是在减少医源性失血、保存患者血容量、提高决策及时性、改善输血成本效益等方面有很大的优势。因此,Frasca等人推测有关需求与精细的连续测量会发生颠覆性的转变,血红蛋白测定医护标准会发生有趣的转变。在宣布CNHM改变重症监护标准前,应合理谨慎的规定在低限值(<8g/dl)中的技术改善和验证,而在动态而非静态的血液状态期间连续验证,并且由多个中心的研究者提供关于出血早期检测和输血实践的决策和结果改善证据。不论这些问题是否全部得以解决,因为避免了反复的或不必要的体外实验室血红蛋白测量,CNHM有可能减少全中国在医学上的财政,还能通过减少医源性失血保存患者血容量,避免贫血风险,优化术中输液,甚至利用有限资源提高护理效果。

第八节　治疗周转时间

当化验员和临床医师共用进行床边检验时,分析前、分析中和分析后事件的连续性由TTAT衡量。TTAT是指临床小组从测试开始到收到结果的时间加上需要启动、停止或更改治疗的时间,医师更希望尽快获得检验结果、了解患者状态、研究治疗方案、同时对患者进行治疗。诊断-治疗(Dx-Rx)过程要求及时的信息(5~15分钟内),以便提高内科医师的效率并减小患者住院时间。POCT能快速响应以达到临床医师的要求。研究表明WBA和POCT能减少TTAT。认证(例如CAP)品质监测应包括响应时间,护士和医生不可能抱怨接收到实验结果的时间太快。患者对此的感觉是快速响应的护理能促进健康。

快速响应和减少TTAT在早期治疗(特别是危重患者)中,能促进减少从治疗到恢复结果的时间,总体上还能改善患者的状态、或至少有助于减少复杂的和难预知的问题,而这些问题会阻延有利结果、延长护理时间、浪费重要医学和财政资源。TTAT对于追踪POCT的效率和效能来说是一个重要的衡量指标。Kilgore等也证明了缩短TTAT时间的益处,发现与中心检验室检验相比,POCT明显缩短了TTAT,POCT整体满意评级较高。当TTAT时间减少时,关于POCT满意评级较高的主要评估相关物有:及时性、便利性、节省劳动力,最重要的是改善患者监护。

较短的TTAT加快了临床决策和Dx-Rx过程。使用POCT能很好地平衡快速反应和临

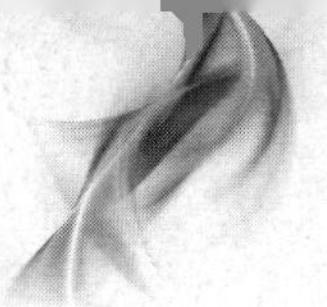

床结果。POC 协调员在执行 POCT 时如果发现检验不够快速，就要与临床单位商议具体的响应时间，同时也需要减小常规检验的 TTAT。Mohammad 等表示，快速 TTAT 作为企业策略、测量替代品、近患者检验性能目标方面都很实用。总之，及时性关系到结果，诊断检验不能成为减慢患者监护的瓶颈事件。POCT 能缩短 TTAT，很好地消除这种潜在问题。

（**Gerald J. Kost　Richard F. Louie　Corbin M. Curtis　William J. Ferguson　Anh-Thu Truong　Mandy Lam　Jackie Hoe　Anup Abraham　Mattew Do　Stephanie L. Sumner　Sheela Kotagiri**　黄婧　胡佳杰　张国军　金巍　郗娟　金丹　刘锡光　柳叶　刘忠）

第二章 POCT的基本理论

第一节 POCT 的概念与原理

一、目的和准则

POCT 的开展是因为其具有医学有效性和经济两方面的原因。因此 POCT 的根本目的就是增进医学上和经济上的结果。POCT 的另外一个目的就是快速检测。治疗周转时间(TTAT),即患者从标本检测到接受治疗之间的时间,可以用来评价快速检测的临床意义。第二节会讨论有关 TTAT 的问题。本节的目的是介绍 POCT 的基本原理,作为随后章节详细讨论 POCT 的一个起点。

表 2-1 列出了全血分析和 POCT 的准则、原理和标准,即 GPS 文献。这些文献为读者提供了结果判断、分析和一般意义。它们不是说明手册,但能适于独特的需要和不同的健康护理系统环境(图 2-1)。表 2-2 列出与表 2-1GPS 文献相同的原理。本节概括了这些 POCT 原

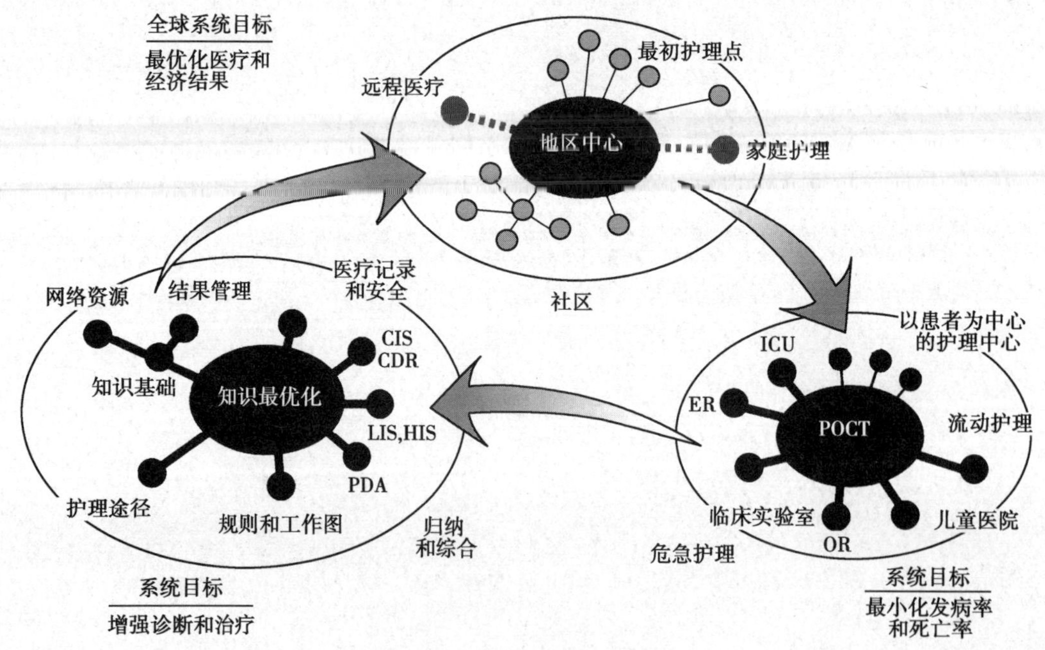

图 2-1 21 世纪健康护理系统

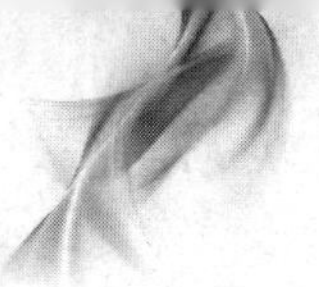

理并且解释了它们如何广泛地与患者的护理相关。GPS文献很快就会过时，一般规律是每3年就要重新评估其可用性。

二、定义和最优化

床边检测是在患者护理位置或其近旁进行检测。描述性应用超过10年后，当一组多学科的医生、专家和领导1994年一起出席危急护理医学协会的国际会议时，整理出了这个定义，选出了这个词语并且该定义来自于几个相竞争的可供选择的词组。后来，来自这个小组的代表和共同作者出版了一篇使其定义清楚的论文。POCT已经成为了公共领域普遍使用的部分，因为它能立即传递在医学领域患者护理点精确的试验信息。

第一个原则有助于最优化结果模式。POCT产生的基于证据的医疗决定，增强了医疗效果。例如，全血分析有利于医疗决定，在患者生命受到威胁和紧急抢救时减轻了患者疾病强度、发病率和死亡率，此时在5分钟内给出试验结果是标准要求，根本没有时间进行标本离心。在这种状态下，快速地给出试验结果对作出医疗决定从而立即治疗患者是必需的。

决定标准和阈值可被用于治疗和监测的最优化。在一些特殊的医疗单位，如移植中心、手术室、急诊科和重症监护室，规则是限制的、理想的，也是定量的。本书的一些章节讨论了在规则基础上的工作图、治疗方法整体策略、护理途径和协议等方面是如何协作进行POCT的。这些规则限度的方法可以促进更好地建立POCT程序。

护理合作小组通过定性和定量的替代品方法管理结果，有助于优化POCT。如增进或改变临床策略、确定重要性和提供早期诊断、加速诊断/治疗过程和增加诊断的洞察力或解决不确定的诊断；减少逗留时间、危急护理时间/外科手术时间，或医生、护士和患者花在医疗上的时间；开始新的治疗；更改速度或治疗费用；或改变治疗密度；消除、停止、开始或加速干涉以及预防患者出现危险。

更为具体的目的则包括减少或排除输血、医源性贫血或药物使用；麻醉、外科手术和移植时增加效率；理顺危急护理途径、危急程序、急诊护理，或患者始终及改进患者医疗服务；减少辅助设施需要、替换过失的技术或方法、或避免患者发生危险；减少后续试验；患者出院或入院，降低危急护理和其他任务的频率；提高护理质量。另外，每一个健康体系具有特殊的位置目标，以优化相适宜患者护理。

三、POCT关联

关联的目的是优化健康体系的所有操作（图2-1）。关联原理（表2-1）适用于诊断试验服务和急性护理医院等地方，这里的POCT包括患者旁边试验和卫星实验室是高度整合的。例如，基于生物传感器的全血分析和其他全血方法联系着医疗正确性、临床效果、血液保存和结果等。对未成熟的婴儿和新生儿，为避免不必要的输血、服务员风险、“隐藏”的费用和“下游”较差的结果，血液保存是至关紧要的。

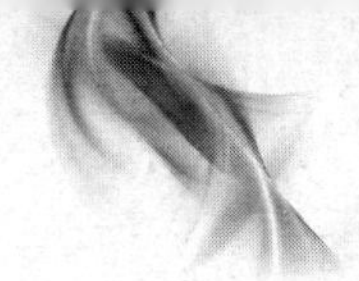

表 2-1 POCT 和全血分析指导、原则及标准

参考文献	时间	作者	组织	目的
1	1977	Kost	未知	体内 pH 监测与体外 pH 测量的关系
2	1981	Fraser 等	AACB	实验室外面实验指导
3,4	1981	McMillan 等	ACB、ACP、RCP	实验室外化学病理学分析
5	1987	Vangerlinde 等	AACC	实验室服务质量统计
6	1988	Marks	ACB	患者旁边实验设备的准备
7	1988	Price 等	ACB	实验室外血糖试验政策
8	1990	Kost 等	KO	心脏移植中心和美国医院的全血试验
9	1990	Wimberley 等	IFCC	皮肤 PO_2 和 PCO_2 测量实验指导
10-13	1991/2	Boink 等	IFCC	全血、血浆和血清中离子钙浓度的检测的采样、运送和贮存
14	1992	Dybkaer 等	ECCLS	分散分析临床检测的良好实践
15	1992	未知	JWGEQA	非病理学人员患者身边试验程序指导
16	1993	Kost 等	KO	全血分析仪在心脏和高危护理的影响和POCT 原则
17	1993	Kost 等	KO	联合实验室设计指导和患者重点护理POCT
18	1993	Moran 等	NCCLS(C32)	全血血气、电解质和相关分析物
19	1993	未知	ACB	患者旁边试验贯彻指导
20	1994 2002	Barr 等	NCCLS(C30)	急性和慢性护理单位辅助(床边)血糖试验
21	1994	Burnett 等	IFCC	同时检测 pH、血气和电解质全血采样、运送和贮存
22	1995	未知	ECRI	POCT 指导和分散试验
23	1995	England 等	NPTWP	患者旁边血液学试验指导
24	1995	Goodnough 等	未知	外科血液管理实践指导
25	1995 2001	Graham 等 D'Orazio	NCCLS(C31)	离子钙检测:收集前变化、样本选择、收集和处理
26	1995	Kost	POCT. CTR	POCT 增进医疗和经济结果指导
27	1995	未知	NZIMLS/CSLT	医院患者旁边试验指导
28	1996	Crook	未知	患者旁边试验最小标准
29	1997	Polon 等	未知	ICU 动脉血血气测量实验指导
30-32	1998	Jansen	WGHQSA	POCT 质量系统必要标准
33	1998	Kost 等	多中心	POCT 血糖监测临床工作错误耐受
34	1998	Kost	POCT. CRT	临床系统管理 POCT 最优化原理

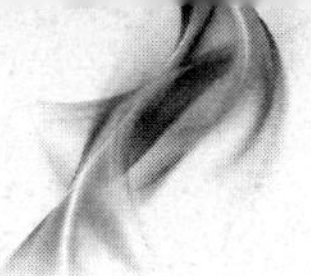

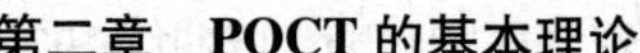

续表

参考文献	时间	作者	组织	目　的
35	1999	Barr 等	NCCLS(AST4)	无实验室支持血糖试验
36	1999	Briedigkeit	DGKC'DGLM	进行 POCT 应该遵循的原理
37	1999	Freedman	未知	实验室 POCT 实践者总的推荐
38	1999	Goldsmith 等	NCCLS(AST2)	初级非实验室用户就地护理体外诊断(IVD)
39	1999	Hudson 等	DCRI	心脏标志物与 POCT
40	1999	Janssen 等	DACC	评述 POCT 临床药剂师专业标准和作用
41	1999	Kost 等	CCLCIG	POCT 和临床试验结合的指导和推荐
42	1999	未知	WGEM	分散实验推荐
43	1999	Panteghini 等	IFCC/CSMCD	POCT 急性心脏冠状综合征生化标志物推荐
44	1999	Phillps 等	NCCLS(EP18)	单位用实验质量管理
45	1999	Wu 等	未知 CB	POCT 冠心病心脏标志物推荐
46、47	2000	Braunwald 等	ACC/AHA	不稳定心绞痛和 NSTEMI 管理指导和 POCT 应用
48	2000	Burnett	NCCLS(C46)	血气和 pH 分析及相关指导
49、50	2000 2001	CIC	CIC	POCT 系统和接口的连接标准
51	2000	Cummings	UHC	POC 中心脏损伤标志物临床实践指导
52	2000	Delaney	未知	患者旁边初级护理评价标准
53	2000	未知	JWGQA	POCT 程序职员和助理管理者指导
54	2000	Kirly	PPHB	HIV POCT 样本和快速 HIV 试剂盒指导
55	2000	Kost 等	POCT. CRT	全血分析标本处理实践指导
56	2000	Kost	POCT. CRT	操作者特征改进血糖 POCT 检测
57	2000	McCabe 等	NSTF	新生儿屏检和考虑试验决定及试验技术
58	2001	Burnett 等	WGSE,IFCC	血糖结果报告推荐
59	2001	Haeney	未知	设置病理学服务标准支持急诊服务
60	2001	Kicks	未知	1999 讨论会 POCT 应用推荐和意见
61	2001	Kost	POCT. CRT	优化系统预防 POCT 医学错误
62	2001	Whitley 等	SUUT(EP18)	建立单位用试验质量管理系统
63	2001	Wu 等	未知 CB	急诊毒物学推荐,包括呼吸酒精 POCT
64	不定	未知	FAD	CLIA1988 标准放弃
65	不定	Hackett	FAD	侵入性血糖监测评价标准综述

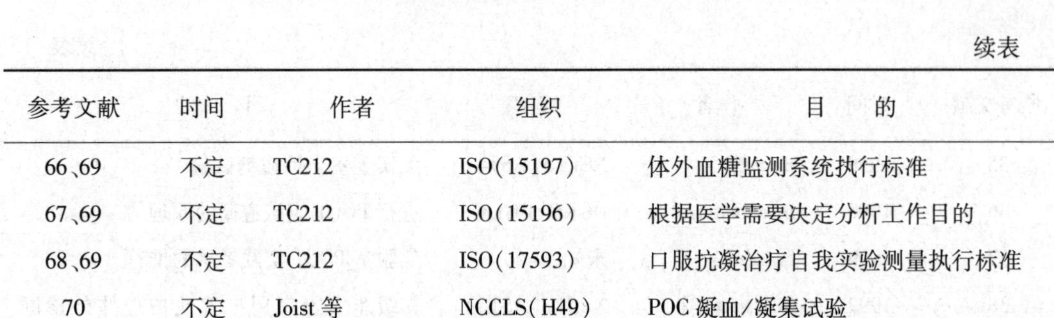

续表

参考文献	时间	作者	组织	目 的
66、69	不定	TC212	ISO(15197)	体外血糖监测系统执行标准
67、69	不定	TC212	ISO(15196)	根据医学需要决定分析工作目的
68、69	不定	TC212	ISO(17593)	口服抗凝治疗自我实验测量执行标准
70	不定	Joist 等	NCCLS(H49)	POC 凝血/凝集试验
71	不定	TBN	NCCLS	非实验室单位提供诊断试验的质量模型系统

AACB:澳大利亚临床生物化学家协会;AACC:美国临床化学协会;ACB:临床生物化学家协会(英国);ACP:临床病理学学家协会(英国);CAD:冠状动脉疾病;CIC:连通工业协会(美国);CCLCIG:科德角海角临床实验室接口集团(美国);CSLT:加拿大实验室技术专家协会;CSMCD:心脏损伤标志物标准化委员会;DACC:荷兰临床化学协会;DCRI:杜克临床研究所;DGKC:德国临床化学协会;DGLM:德国实验医学协会;ECCLS:欧洲临床实验室标准委员会;ECRI:危急护理研究所;FDA:美国食品和药品管理局;IFCC:国际临床化学联合会;ISO:国际标准化组织;JWGEQA:室间质量控制联合工作组(英国);JWGQA:质量控制联合工作组(英国);KO:认识最优化;NA:无作者或无适用的;NACB:国家临床生物化学科学院(美国);NCCLS:国家临床实验室标准委员会(美国);NPTWP:患者身边试验工作学会(英国);NSTEMI:非 ST 升高心肌损伤;NSTF:新生儿屏检特别小组;NZIMLS:新西兰医学检验研究所;POCT:现场检测;POCT. CRT:现场检测教学研究中心(美国);PPHB:加拿大卫生部群体和公共卫生司;RCP:皇家病理学家科学院(英国);SUUT:国家临床实验室标准委员会应用单位试验分会;TBN:将命名;UD:研制中;UHC:大学卫生系统协会(美国);WGEM:临床化学国际联合会教育和管理部工作组(欧洲);WGHQSA:临床化学欧洲社区联盟质量体系和鉴定工作组。政府文件请查阅美国食品和药品管理局网站,如 www. fda. gov

用离子选择性电极(ISEs)和底物特异性电极(SSEs)直接(未稀释)作全血分析,反映了分析活性,消除了由于高脂、高蛋白或高黏度标本等体积变化导致的测量人为假象的影响。例如,直接全血用于测量病危儿童和年轻糖尿病者和成人,也许证明了他们的这些状态。全血分析也保存了血液容积。因此,试验方法、血液保存、患者结果和财政花费是紧密联系在一起的,应该一起优化。

用一份全血微量标本同时作多种测量,对个体试验来说,减少了静脉和动脉穿刺的频率,排除了来自不同静脉和动脉部位的非同一母体标本(如全血、血浆和血清)之间的差异造成的错误,也排除了花费时间的处理过程(如离心、分离、运送和分装等)。对广泛的连接,POCT 试验结果能与主要的(或区域性的)实验室结果相协调。因为体外血液标本连续地发生生理学变化,POCT 试验结果在医院标准范围内会有几分钟的延误,最好在床边进行。

POCT 产生了及时的认识,但这种认识一定是很容易利用的贯穿与健康体系。信息学界面应适宜于体外 POCT 仪器诊断试验,也适宜于体内和体外系统高危护理区域患者的监测。POCT 仪器、计算机资源和临床信息系统与健康体系位置之间的连接(计算机化信息系统和遥远设施之间的双向通信),是全球优化的关键。

表 2-1 整合了一些诊断服务原则和医疗信息。POCT 和以患者为中心促进了整合的临床途径和在知识组织上的全系统考虑。对危险迹象进行的必需试验良好目的群推进了效率。扩展实验菜单和程序模块意味着一些试验群能够整合重要的功能和他们的诊断重点,或者是生理学指标。一个关键的原则是选择合适的试验群,提高诊断效率,改进治疗方法。

POCT 应该满足医生和患者的目标并且 TTAT 优先。结果用于临床诊断、干预和治疗之前时间滞后使资料作废。不同 POCT 地点的试验方法需要在分析水平和认识行动上排除突然的“资料”变化,这也许会展现在临床医生面前。通过经常的内部比较和熟练试验,协议就

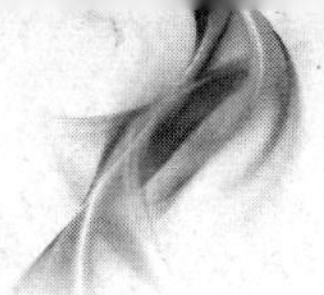

能确定下来。

护理标准和合格的代理要求关键的结果根据已建立的共识协议及时地报道，在主要的试验室和护理点协议是统一的。如果缺乏有效的交流，在包括参比实验室在内的分散的试验点获得的关键结果如果没有统一，将会导致巨大的财产损失。

联合实验室既是分散的也是整合的试验。护理点的全血分析的合作整合形成了联合实验室。联合原则（表 2-2D）鼓励及时有效地应用适于快速反应的试验的可替换实验模块。例如，体外试验中在合适的时间间隔获得的标本，可以捕捉到病理生理学的不稳定和检测到不正常，它们潜在的有害于患者、诊断显示和治疗能力。

表 2-2　POCT 共享原则

共享原则	具体措施
A. 最优化患者结果	产生基于证据的决定增强了医疗效果和效率 提供快速反应，尤其在危及生命的危险和急诊抢救中 插入 POCT 到整合策略、治疗方案、工作图护理途径 雇佣临床代理人以便结果追踪、管理和最优化
B. 促进关键关联	混合床边、患者近旁、卫星实验室和全体职员 用全血方法并使试验结果和主要实验室结果一致 贯彻连通性标准并完全计算机化 POC 信息
C. 整合诊断试验	POC 以患者为中心服务试验群定制 交付有效的治疗周转期（从试验提出到接受治疗之间的时间） 减少延期、拖延时间和作废的试验结果 比较来自 POC 单位的试验结果并参与熟练程度检查 建立共同的危急限制并立即报道危险试验结果
D. 联合策略和全体职员	采取结合实验员-医生领导和管理的合作领导 制订体内、体外模式以适合变异改变速度 综合体外生化资料检测和生理学观察 改变试验位置和模式以提高花费效率 管理稀有医疗和经济资源以最大的利于健康系统
E. 保证出色的工作	任命一个 POCT 指导者和一个协调者定义权限 选择标准化试验方法进行统一和技术整合 增进所有试验模式的工作和一致性 监测质量控制和熟练的试验程序 在某些地点工作相对或好于实验室工作
F. 减少危险和工作错误	加强领导最小化医疗法律危险 鉴别先兆事件、调查根本原因和改进预防体系 确认操作员（并排除未确认操作员） 要求操作员执行质量控制（排除省略 QC 的操作员） 保证安全和作好职员、资料及患者的安全保护
G. 培训 POC 领导、职员、操作者、学生及患者	安排有才能的学者进行 POCT 教学和研究 在 POCT 领域保持专业的连续教育计划

QC：质量控制

当患者的情况变化很快时，结合监测患者体内和体外的试验将会获得优化的检测方法，追踪到病理生理和致病机制。无论什么时候可能，都应用非介入性监测，尤其是对未成熟的

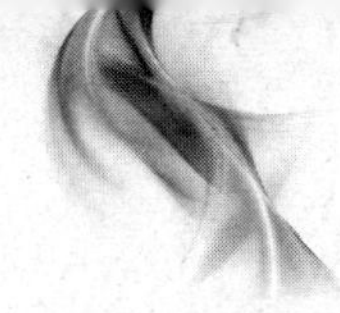

婴儿和新生儿,他们的血液容积极其之小。试验协议的建立应该根据在不同的关键护理位置的体内和体外试验。通过这些体系的结合,测量可以跨越医疗决定水平和关键时间期。

综合 POCT 结果、患者监测资料和其他生化资料、生理学观察,可以改进治疗决定的连续性有效性。当试验策略被设计为检测分析时意想不到的或突然变化时,综合最可能发生,它可以表明威胁生命的异常、鉴定分析联系和新的方式,并监视治疗变化和结果。

什么时候、什么地方有医疗需要,包括空运和拯救任务,手提式、便携式、可运输、可移动、电脑化、有后备电源的 POCT 系统就应该被采用。POCT 应该整合在有灾难准备的计划中,包括备用的设备以应对高危护理中过早的失败。当样本被收集时,应该注意到重要的临床观察(如静脉内治疗、通风、抗凝和取样部位),这可以诊断治疗中结果的解释价值。通过比较可选择的试验模式,综合也能增加医疗和经济效果,以患者为中心的试验和患者监测的一致性有边缘花费效率和效果。POCT 的作用可以用 POCT 花费与医生效率和改进的患者结果的益处的比较来衡量。

策略性选择 POCT 的鉴定是重要的,最好的整合 POCT 对危急护理区域、患者护理中心、医疗中心和健康系统可以享有优先功能和需要。

另外,优秀的可选择物一定要从需要的观点和最大价值的观点选择,并且一定要优化整个系统结果。

四、执行和风险

POCT 技术快速的变革需要灵活、适应性强和较强领导能力的 POCT 指导者和协调者,他们是真正的结果管理者。受过多种训练的团队由这些人领导去设计质量途径、定义和评估质量标志物(监视物),协调健康体系 POCT 和区域网络。执行原则(表 2-2E)设定了变化过程,通过一个能合作的受过多种训练的团队伙伴,去计划、授权、贯彻、承担责任和连续的改进工作。

联合实验室工作人员为不断的工作改进提供了领导。质量改进程序包括体内和体外体系,如患者结果的记录、确认、报道和追踪,患者试验程序,有关联邦调节、国家要求和专业标准的政策以及其他有关的工作因素,包括更新。必须用实际的患者结果来证明经济效果,因为工作标准是保证 POCT 支持健康系统中护理的统一高水平。

POCT 系统也提供了至少相当于或超过预期的临床应用的质量。因此,满意的调查也是有效的工具,用其去靠近 POCT 程序的成功。总之,当在体外进行有关实时分析时,POCT 工作要匹配或合拍于实验室体系。

团队领导吸收了医生、护士、临床合伙人、临床病理学家、实验室专家、临床工程师、研究工程师和系统管理者来制订仪器的评价标准,选择和批准 POCT 设备,避免不必要的重复。他们还要定义 POCT 试验菜单、临床位置和试验用途,诸如,筛选、诊断、监测或证实和裁决内外疾病,为 POCT 部门采用可控的合理跨度。

团队还必须回顾需要、费用和偿还,编写质量保证政策及详细的程序手册,管理 POCT 工作质量,如果工作无效就得撤回该实验。此外还要安排人员,包括具有资格的 POCT 操作者的授权、权限、责任和解释权。

POCT 协调者和护理人员对保证工作原则是重要的,这涉及临床政策和政策指导下的操作。POCT 协调者监督的工作功能包括熟练的试验(外部调查、内部盲标本比较和他们的评

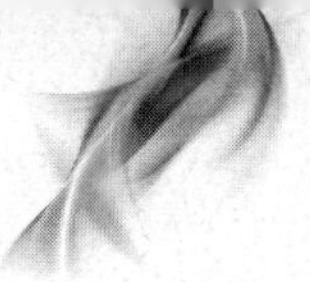

估)、补救措施、难题解决(抱怨调查)仪器评价、制订仪器维护计划、试剂和标准管理、一般注意事项和生物安全防护(职业安全和健康管理要求)。

POCT 协调者的技术人员的工作包括确认方法、仪器或体系的临床执行;每年至少两次,或有重大改变时(如新的生物传感器、软件、校准刻度或质量不稳)校验刻度常规或自动运算法则;对不同程度的用户调节、新的仪器型别和改进的设计制订灵活的方法(如自带的多用途系统和单用途任意容器);校验不同仪器系统、生物传感器或用不同 POCT 部门方法所得结果的一致性。

POCT 协调者和其指导的临床同事检查患者的准备、标本处理(如收集、处理和保存,如果需要)、结果报告、结果签名、机密性、归档、审查患者结果、操作员工作确认、证明和其他合适的质量工作任务,包括用新的质量工具,诸如电子的、内参和智能质控(QC)。

另外,POCT 协作者团队应该进行有效的统计比较,决定分析准确性、精密度、敏感性、特异性(干涉)、线性、分析和临床测量范围和可接受的能报告的范围,包括由低到高的危急跨度。在基于生物传感器的测量时,注意变异、反应时间、选择性、再生能力和人为假象。对一些设备,如受体葡萄糖测定计,按技术规则操作是最安全的。清楚政策、随手练习定期复习保证了出色的工作质量。

每天试验都要进行质控,如果调节要求或条件改变,24 小时一次或更频繁(如每次做血气和测 pH 都做),分析过程(操作者、技术和试验)是否被满意地执行,质控提供了立即的反馈。制订的计划需要回顾和评估 QC 结果(适于每周进行)、归档 QC 记录(一般 2 年以上)和相关于每一试验的患者结果。

医生对主要实验室获得的结果的准确性和精确性有较高的期望值。POCT 应该有较高的准确性和精确性。因此,定义和证明 POCT 仪器或体系决定的参数和分析的报道限制是重要的;制订有效的分析错误、罕见结果或在关键时间超出可报告范围的结果是重要的;通过回顾临床诊断和结果来评价假阳性和假阴性结果也是重要的。

对一些设备,专业的评判和经历能决定什么样的非准确性或非精确性,在权衡速度、可完成性和其他特征后,是可以接受的。对连贯性而言,在体内外监测体系中建立临床标准、工作协议和操作常规是重要的;在体外检测中决定分析关系可改进临床干预的连贯性。

任何 POCT 或新的东西都存在着风险。减少风险是一种潜在的共同意识,可以重新考虑和重新设计系统以预防未来的错误。减少风险和医疗错误(表 2-2F)的原则目标在于体外试验和监测体系的仪器的形式(如可移动、便携式和手提式)。

POCT 委员会建立了一个防范风险行动计划,聚焦于责任问题,详细说明了策略政策和减少对外部干涉(法律行为)的缺点等。委员会通过在服务点鉴定、接近、分析、监测、追踪和处理风险前瞻性地减少责任。减少错误要求鉴定根本的原因以从根本上改进系统。POCT 训练有素的监督员和使用者也会减少错误;定时地回顾试验要求;只允许经过 POCT 授权的职员去进行试验、操作仪器、使用自动化实验室和进行远端回顾,这些方法也能减少错误。

减少错误的原则包括通过充分地整合 POCT 观察与患者的(电子的)医学记录(包括试验结果、患者鉴定、资料和时间、医疗状态、临床位置、标本收集条件、什么时候进行试验、涉及时间间隔和其他重要的信息)来避免分析后错误;将 POCT 与通信、计算机信息系统和新的信息学(无线报警和报告)相联系并严格执行连通性标准。

一个系统途径能被用于排除无效的操作者或那些没有进行质量控制的程序。错误减少

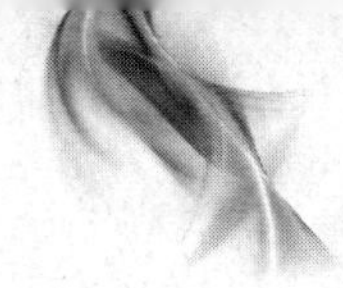

医学指导协会强调了POCT中操作者、资料和患者保证安全、保险和安全保障的重要性。

五、共享与教育

共享原则(表2-2G)广泛地适用于指导者、协调者、全体职工、操作者、患者和学生,就是将POCT整合到课程中,为指导者、POCT协调者、医生、护士和执行自我监测的患者制订宣传程序。

重要的学习目的是必要的,诸如,患者结果、试验医疗迹象、预期结果、临床干预和意义、危急限制、仪器操作原理、患者情况、标本要求、生物安全、试验程序、方法限制、干扰物质、质量保证(QA)、QC和结果归档。创造性的教育和适用程序有助整理所有形式的POCT程序。

为了达到教育目的,设计一个胜任的计划保证医院职员(实验员、护士和医生)执行POCT和它的预分析、分析和分析后任务。程序手册预备训练包括这些和其他重要的东西(如公式、时间间隔和年鉴)。定期地更新知识和技术,观察试验操作地方仪器操作者的能力、熟练地写作文献、口头或实践考试。提供图书保证POCT程序处理步骤被很好地证明,例如校准程序和QC、结果和熟练试验的联合回顾。

相关的许可和合格要求,例如美国病理学家学会和健康护理组织鉴定联合会(详细描述在本书其他地方)的要求,一定要有保存记录,并标明有效期。这些基础目标的履行也能促进鉴定过程。

促进医疗和经济的结果代表了未来POCT实践的需要和足够的驱动力。随着新仪器、试验群的不断出现、医疗申请的增加,POCT在医院和社区变得无处不在。快速增长的理由让我们应该仔细考虑为什么使用POCT、如何使用POCT、在什么地方使用怎样的POCT。

POCT文献有助于为POCT实践建立合理的原则。仔细和系统的指导一样的有利于实践者和患者。表2-3推荐了一些观点去考虑什么时候需要参阅文献,而表2-1列出的文献则为不同的医疗部门提供了有用的帮助。

表2-3　查阅文献思路

评价	有一个当前(3年内)的、十分完全的和评论的文献综述吗?
决定	建议被证据和参考资源确证了吗?
标准	指示是详细、清楚、广泛和特异得足以遵循吗?
措施	执行障碍太多、高、费用高或者风险能克服吗?
探索	有好的方法和决定策略供他们选择吗?
辨别	建议适用(不仅仅是采用)于当地的实践模式吗?
证实	对新政策本地和医疗上有足够的需要?
平衡	费用对社会和医院是合理的吗?
预期	基于他们的信仰,医生、患者和员工接受这种改变吗?
计划	有很高的增进医疗、经济和社会效益的可能性吗?
判断	护理标准在医疗或法律上为这种改变负责吗?
回报	医生和护理系统的净利润是真实的吗?

随着达成共识指导和适应性POCT的出现,护理标准也促进更多的POCT在全球应用。POCT已经在全球促进了公平的健康护理(图2-2)。有良好知识的实践者将在各自的部门

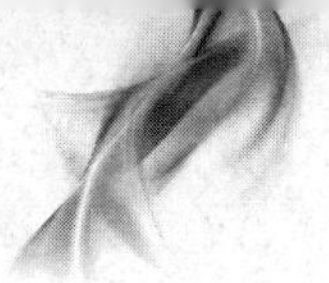

有干预和完成这些标准的责任和挑战。我们目前分享的 POCT 原理知识吸收了先辈创造性地调查的 20 年以上的贡献，从而使我们到了一个光明的新领域。这些原理有助于保证 POCT 在它 21 世纪的医学旅程中包含了高级的专业道德规范。

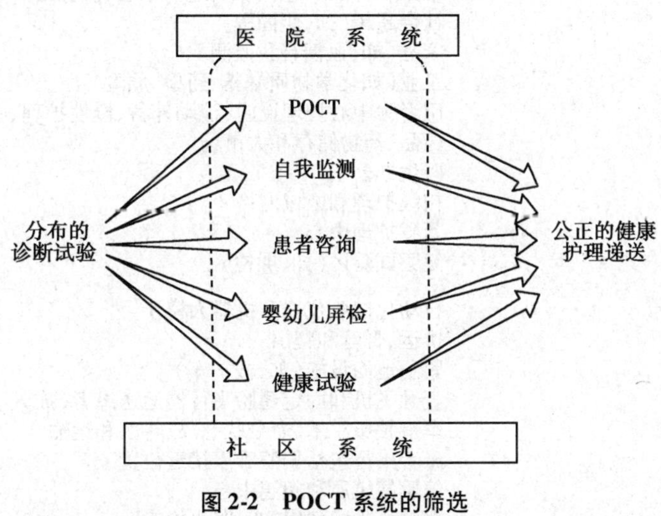

图 2-2　POCT 系统的筛选

第二节　POCT 与临床医学的传统概念

一、简介和目的

本节的目的是介绍联合实验室的原则和具体实施细则。本节的主要内容有：介绍"试验群"；概括 POCT 改良快速反应的证据；说明治疗周转期（TTAT）和时间线的重要性；介绍诊断—治疗（Dx-Rx）过程的最优化和现在的基本原则；探讨医生信息的价值；解释 POCT 工作图如何缓解危急结果紧急通知；简述 POCT 总的质量原则。这些概念形成了改进 POCT 效果和效率的基础。POCT 部门独特的条件要求医学专家合作协调（表 2-4）。因此，这些知识的最优化实际上是多学科模式的整合和综合。

表 2-4　联合实验室设置和 POCT 地点

联合实验室设置	POCT 地点
医院（急救护理中心）	床边（轮流的/选择的、辅助的、分散的、分配的、弃权） 在 OR、CCU、ER、NICU、PICU 和 ICU 的危急护理工作站 体内和体外系统 接通重症护理模式 以患者为中心的护理中心 患者监测站或个人监测 程序组（例如，心导管组） 卫星实验室 旁边实验室或病房 创伤中心 试验和控股实验室

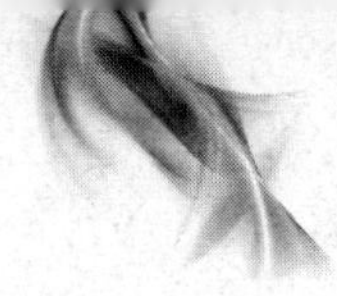

续表

联合实验室设置	POCT 地点
门诊患者	临床和特殊护理(例如,透析中心、静脉给药单位) 社会超越(如,胆固醇) 家庭(如,血糖自我监测) 工业(如化学物质暴露、药检、危险) 患者为中心护理设施(流动外科、慢性护理、心脏中心) 药品、药物储存和大市场 医生办公室 初级护理和区域网络 紧急护理中心 健康试验区(如,屏检)
拯救和独特地点	自动化试验仪器和机器人模块 挑运、野营和爬山 紧急地面设施(如,救护车) 直升飞机和固定翅膀飞行器运送患者(成人、儿科) 军事领域手术、命令状态、战斗区和运输 患者旅行包括偏僻难以接近位置 偏僻健康所和超越中心 驾驶员受酒精影响时路边检查 轮船、潜艇、潜水和其他船舶的太空船、空间站、航天探险

OR:手术室;CCU:冠心病监护室;ER:急诊室;NICU:新生儿重症监护室;PICU:儿科重症监护室;ICU:重症监护室

二、联合实验室

除临床整合试验的部分之外,联合实验室的实验项目都是分散进行的。在患者旁边进行试验、定制试验群、最小化 TTAT、最优化诊断—治疗过程、总的质量原则、合作协调、增加效率和尤其是基于证据的决定等构成了联合实验室的特征(表 2-5)。反过来,这些因素是 POCT 的重要驱动力量。

表 2-5 联合实验室:出现、特点和未来

常规实验室	联合实验室	
	2000 年	未来
中心化	关注患者	联合
分离标本	危急护理型	试验群交响乐
多材料转移	过程简单	信息连通
脱节和分散结果形成的混乱	全血优先和保持体积	混合体内和体外特征
慢、高体积面版	少数的、更重要的试验快些	选择性、治疗目的适应系统
不连续 QC 和手工确认	半自动化和电子 QC	平行过程 QC 和标准化
资料上载	诊断综合	知识核心
实验室周转期	治疗周转期	实时生化生理学观察
功能费用分析	来自患者结果的花费效率	最大的医疗和经济利润
不连续组织	仔细地整合	完全优化

QC:质量控制

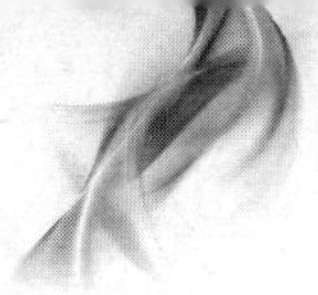

花较少的成本，做得多而快（“管理”护理），产生了一个新词汇“无限循环”——一个以有限资源增加需求的环（图 2-3）。最后，工作被推向极限。医院应抓住这些在循环中处于危急状态的患者。患者群体的转变促使产生最大的效率，同时，治疗措施变得更加有效。管理是否存在，新的卫生治疗经济性要求在联合实验室原则指导下实行临床整合。

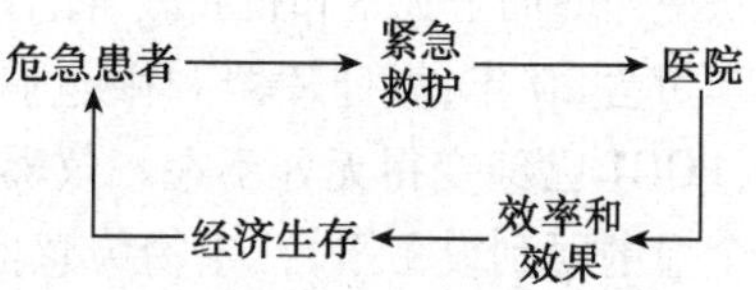

图 2-3　无限循环健康护理系统

现代 POCT 的三个基本“根基”首先是创造，然后是革新和开拓临床。是生物传感器的小型化，包括全血分析、血凝试验和血糖监测。

过去准确的生物传感器应临床需要的全血分析试验而产生，在手术室、ICU 和急诊科（图 2-4）发明，革新产生的紧凑可移动、便携式和手提示 POCT 仪器，可同时测量许多电解质，如 Ca^{2+}、K^{+}、Na^{+}、Cl^{-}、Mg^{2+}、血气（PO_2 和 PCO_2）、pH 和血细胞容积或血红蛋白。随后是代谢物，如葡萄糖、乳糖、尿素氮、肌酸和其他重要的分析（如 O_2 和 CO）。同时，血液学、止血和试验全套，如心肌损伤［如肌钙蛋白 I 和肌钙蛋白 T、心肌酶谱（CK-MB）和肌球蛋白］和功能标志（如脑钠肽）也转变为 POC 试验。

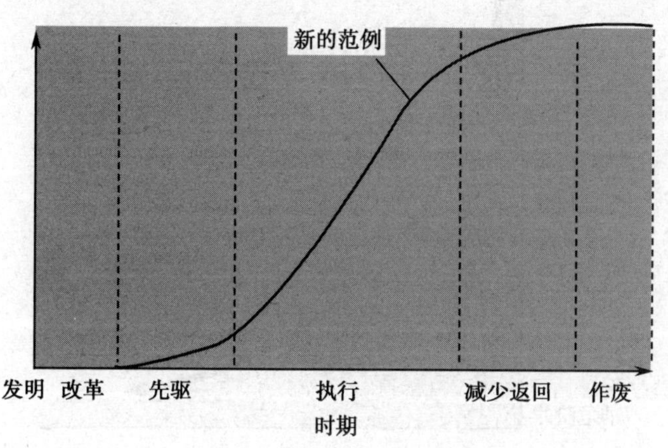

图 2-4　现场检测范例变化

快速反应和灵活性增加了医生的效率和热情。两个重要因素破坏了 POCT 的典型转变（图 2-5）。一般快速检测试验由医生、护士和患者进行。紧凑型 POC 设备和听诊器、观察眼镜一起放在医生的“黑包”里。POCT 资料是患者床头评估的一部分。即时的信息增加了患者代

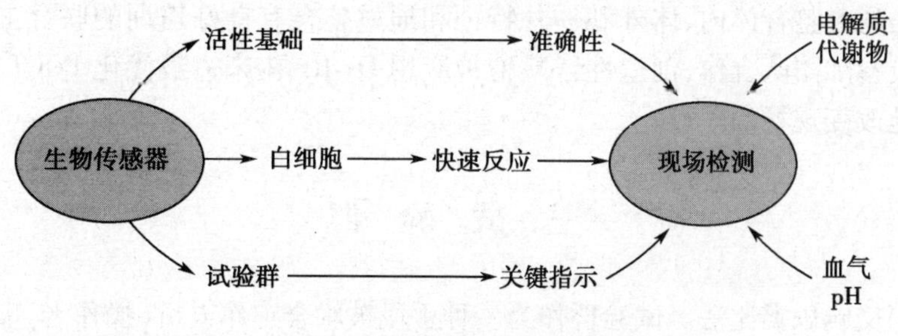

图 2-5　生物传感器到现场检测

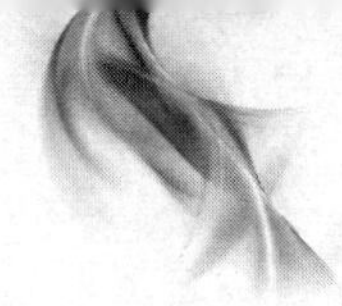

谢状况和增加了观察和自我教育的机会。家庭 POCT 满足了用户个人医疗管理和知识的需要。

过去 20 年,微处理器和微电脑化 POCT 不断发展。类似的个人电脑快速而广泛的增长,POCT 已经变得无处不在。仪器形式的变化满足了特殊的需要。实验的进步而形成的检测全血的便利设备平台、生物传感器和纳米级机器可被应用,尤其在急性和急诊过程中对患者的治疗有极大的好处。

未来的 5 ~ 10 年,技术的进步将使定量试验的数量增加。也会有一些新的定性试验和新的诊断原理的应用,如分子诊断等。试验数量不断的依赖于日常问题的解决进展,例如纳米纤维、增加的试验单、连通性、平行处理质控、信息合成和花费效率的增进。没有这些进步,POCT 形式转变将会减少盈利并作废无用。

联合实验室的一个根本原则是"危险函数"的面积最小化(图 2-6),以便患者在高危状态下花最少的时间。行动的速度要求整化、综合和最优化。抢救和高危护理中最昂贵的资源很快用尽。节约时间和金钱,POCT 促进了这些环节中的花费效率,因为有效的诊断和有效的治疗增进了结果和节省了资源。

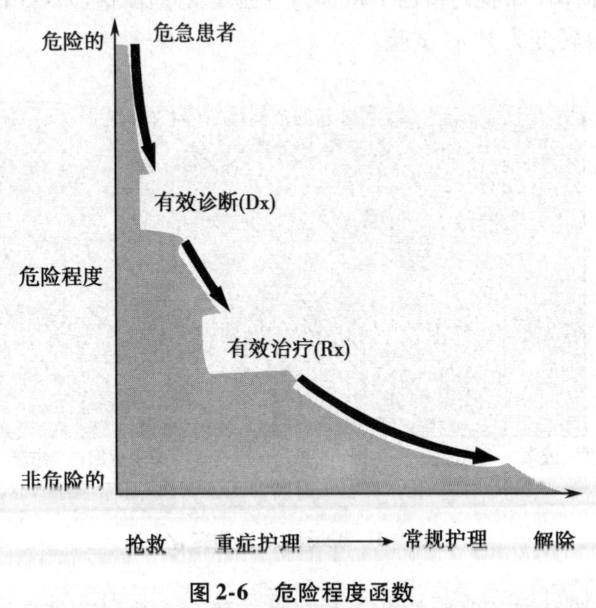

图 2-6　危险程度函数

联合实验室另一个原则是通俗化和 Dx-Rx 过程最优化。好的 POCT 目标是快速分析和立即的治疗干预。压力使医生不想等待试验结果。时间的延误将导致对患者的伤害。完全的联合途径是通过整合体内、体外和体外特征和通过整合有良好培训的联合工作人员实现的。这些人员参加团队合作,创造性冒险精神应用 Dx-Rx 在床边最优化 POCT。因此,联合实验室不断地改变现场的焦点。

三、试　验　群

让我们用交响乐类比法。试验群作为一种手段被联合工作人员(操作者)实施。医生根据在 Dx-Rx 过程中的生命功能诊断要点价值选择试验群(表 2-6)。试验群结果通过基本病

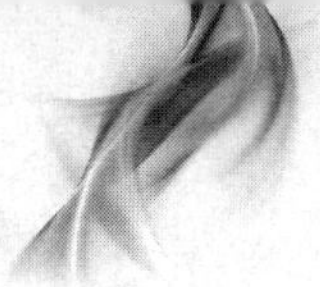

理生理机制揭示了生命功能状态。

表2-6 试验群交响乐:生命功能和诊断重点

生命功能	诊断重点-生理学指标
能量	葡萄糖 血红蛋白 PO_2 O_2饱和度
传导	钾 钠 离子镁 离子钙
收缩	离子钙 离子镁
灌注	乳酸盐
酸-碱	pH PCO_2 CO_2容量 终潮CO_2压力 重碳酸盐
同渗重摩	测量的同渗重摩 计算的同渗重摩
凝血	红细胞容积 凝血酶原时间(PT)、国际正常化率(INR) 激活的部分促凝血凝血酶原激酶时间(aPTT) 激活的凝结时间(ACT) 血小板计数和功能 D-二聚体
凝血	肌氨酐酸、尿素氮 白细胞计数 氯 无机磷 B型营养肽(BNB和前BNB) CO计变异 糖基化血红蛋白、左旋果糖、微球蛋白
生物标志物	心损伤和危险(肌球蛋白、CK-BK团/异构体、肌钙蛋白I/T) 脂类(胆固醇、HDLLDL甘油三酯) 癌(前列腺特异抗原)
中风	外伤(S100[脑损伤标志物]) 骨形成和再吸收
检测	感染、脓血症、炎症和药物(血、CSF、体液、尿液)
出生	出生前屏检(遗传病) 出生前试验(尿蛋白、血浆葡萄糖) 递送监测(胎儿心率、新生儿胆红素)

CK-MB:心肌肌酸激酶同工酶;HDL:高密度脂蛋白;LDL:低密度脂蛋白;CSF:脑脊液

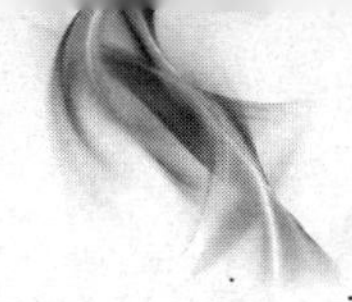

渐速乐章是什么呢？决定作出越快，POCT在诊断、监测和治疗中的作用就越重要。少数更重要的与临床目标相匹配的试验增加了效率。快速、小巧、灵活的POCT设备可以让医生对患者的情况在最短的可能时间内作出诊断并采取行动。像音乐家在演奏交响乐一样。治疗行动是同时发生的。

重奏的特色就是紧紧抓住试验群，结合医疗需要医疗措施通过从经验判断到基于医学证据转变(图2-7)。一个POCT交响乐团将关注点转移到试验群分析并且将其目标聚集于最重要的医疗主题上。

经验判断——现场医护检测——→循证医学

图2-7 从经验转换到证据

作曲知识的美妙显露，来自试验群结果的病理生理学知识是适时的、相互作用和动态的难题解决速度。

四、动态反应

动态反应是过程反应时间的变化，而POCT能影响动态反应。

*TAT1*是变化前检验周转期，*TAT2*是变化后检验周转期。动态反应，ΔTAT是*TAT1*-*TAT2*之差的绝对值，就是说ΔTAT总是正的。$TATM=(TAT1+TAT2)/2$。δCL来自临床实验室观点的*TAT*变化百分比，δPOC而来自护理点的观点的TAT变化百分比。理解指数(*pi*)，Π，是[TATNEW/TATOLD]。检验周转期以分钟计。两种在ΔTAT中决定变化效率的方法在下面讨论。

第1种方法是当计算*TAT*变化百分比时，*TAT1*出现在δCL的分母中，*TAT2*出现在δPOC的分母中：$\delta CL=(\Delta TAT/TAT1)(100\%)$；$\delta POC=(\Delta TAT/TAT2)(100\%)$。

第2种方法是当*TATM*出现在分母中：$\delta=[(\Delta TAT/TATM)(100\%)]$。

在本例中，$\delta=\delta CL=\delta POC$

当$\Delta TAT<TATM$时，$\delta<100\%$，当$\Delta TAT>TATM$时，$\delta>100\%$。当$TAT1-TAT2=(TAT1+TAT2)/2$时或$TAT2=TAT1/3$时，$\Delta TAT=TATM$，这就是说，*TAT*减少了2/3。对于连续的监测，可让$\delta=6(TAT)6t$。

如果临床实验室的*TAT*1从30增进为10到20，*TAT*2等于20，ΔTAT等于10。增进百分比$\delta CL=[(30-20)/30](100\%)=33\%$，$\Pi=0.67$。如果试验随后的转换到护理点*TAT*2等于5，那么(*TAT*1等于20)，$\delta CL=75\%$，$\Pi=0.25$。来自临床实验室的观点，增加的改进是33%和75%。总的来说，$\delta CL=83\%$，$\Pi=(5/30)=0.17$。理解指数小于1，然而医生能感觉到改进。增加的δ值是40%，120%和143%(方法2)。

如果没有POCT，*TAT*从5到20，$\delta POC=[(20-5)/5](100\%)=300\%$，$\Pi=4$！没有POCT的*TAT*慢了4倍，进一步从20到30，$\delta POC=50\%$，$\Pi=4$。总的来说，$\delta POC=500\%$，$\Pi=6$时*TAT*存在6倍的差异，医生会感觉到极大的退步。正向和反向Π值是彼此响应的，这就是说，随着环绕错误，1/0.25=4，1/0.67=1.5，1/0.7=6，而δ是不改变的。

表2-7说明参数随着连续的2倍ΔTAT改变而改变到2分钟，分析时间一般通过POCT

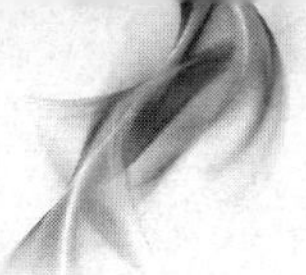

仪器获得。

表 2-7　参数变化情况

位置	*TAT1*	*TAT2*	*ΔTAT*	正向↓		反向↑		*δ*
				δCL	*Π*	*δPOC*	*Π*	
↓↑	64	32	32	50%	0.50	100%	2.0	67%
↓↑	32	16	16	..	..	..	..	..
↓↑	16	8	8	..	..	..	..	..
↓↑	8	4	4	..	..	..	..	..
POCT	4	2	2	..	..	..	..	..
总计	64	2	62	97%	0.03125	31	32	188%

TAT 相关改变的比较，由于观点原因出现了滞后的生理学动态。POCT“不可逆”地增进了 TAT。医生一旦有了 POCT 的立即性经历，他们就不想放弃快速地获得诊断资料。POCT 也消除了极其延误的试验结果（“局外人”），这是高危护理的毒品和批试验的对立面。像一个链反应，局外者的消除增进了补充活性的工作。动态 TAT 的增进是持久的。临床价值通过理解而放大。

工作努力和快速在常规实验室也许在某种程度上增进了反应时间，但是不能解决主要的问题。以前老的模式没有错但不完整，有过时的相关论症状。非关联试验室的各个部分、分散的试验结果及不连续的时间点使医生不知所措，导致病情延误（图 2-8）。POCT 解决了这些问题。

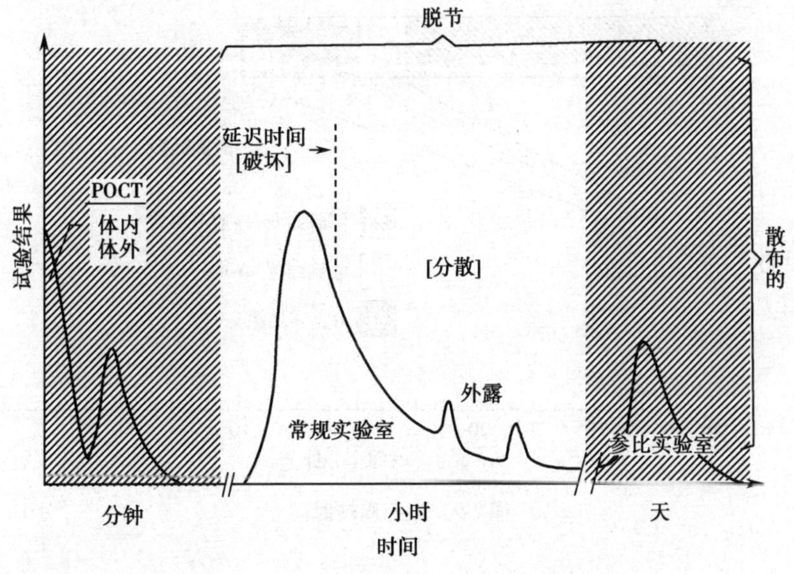

图 2-8　空间-时间连续性及诊断试验过程

标本在独立试验室分析前的分离处理时间过长会使标本变坏，资料一旦获得，也许超出了时间或不相关了。医生也许没有意识到数据资料已经过时，已经不能与目前的治疗同步

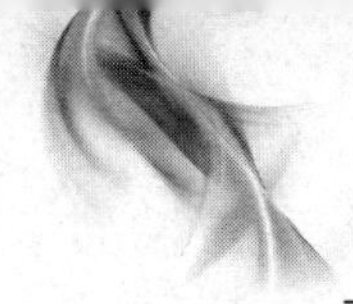

了,因此,如果病情不稳定的话,就存在潜在冒险的可能,外人很难预测。这些情况迷惑了医生和试验员,并且妨碍了对拯救生命的治疗。

有 POCT 经验的医生希望有良好的工作情况,POCT 的最小反应时间减少了试验步骤、增加了决定性并改良了治疗选择。有效的分类流水性、保存血液、减少保存时间改进了结果。本节附录显示了动态反应的概念。简单地说,就是一旦检验周转期最小化,继而就增加了医生的治疗选择机会。定向动态解释为什么 POCT 即时性不可逆转地改变了医生的思维方法。

适时的资料对来源参数的准确计算是必需的。如阴离子间隙、强离子差异和碱过剩。适时资料对疾病预测、严重性及花费也是必需的。POCT 信息密度(单位时间产生的资料)很高且很快达到高峰(图 2-8),少数更重要的试验可潜在地减少总的试验负担(如图 2-8 曲线整合的时间调节面积)。POCT 连续地加快了信息周期和产生了即时信息。这些即时信息就是联合试验室的“第五特性”,有助于作者最优化患者治疗效率。

五、治疗周转时间

联合实验室的一个根本原理是预分析、分析和分析后治疗周转期的连续性。治疗周转期是从开化验单到收到试验结果之间的时间。加上试验开始、结束或改变治疗的时间(图 2-9)。医生宁愿在同一时间得到试验结果,合理地解释治疗方案并治疗患者。即时的信息增加了医生的工作效率、缩短了患者住院时间。积极的治疗患者的教训鼓励更好地治疗。

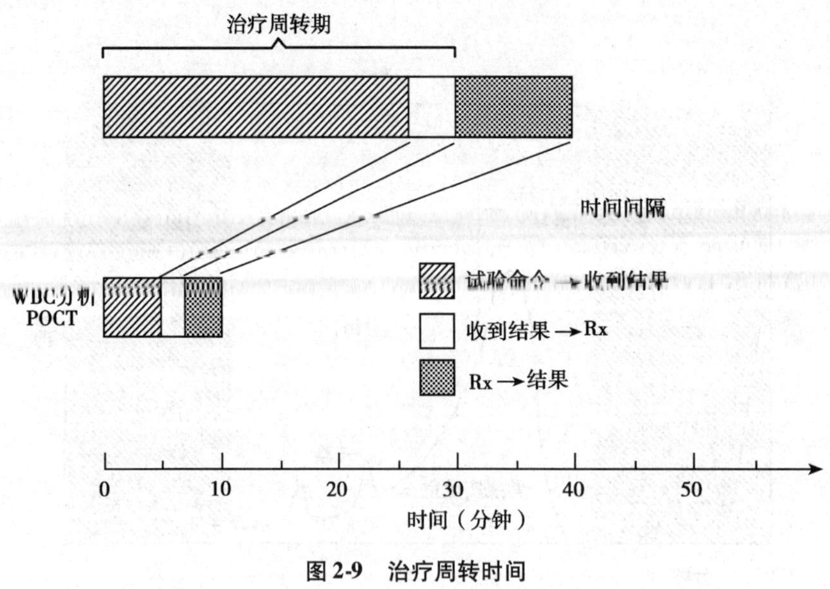

图 2-9　治疗周转时间

全血分析和 POCT 减少了 TTAT。TTAT 的缩短意味着患者得到更早的治疗,尤其是危重患者,有利于减少患者治疗时间、增进患者病情好转或利于减少并发症及治疗延误导致的其他不可预知的困难,如延迟患者恢复、延长治疗、浪费珍贵的医疗和财政资源。因此,TTAT 是衡量 POCT 效率和效果的一个根本的尺度。

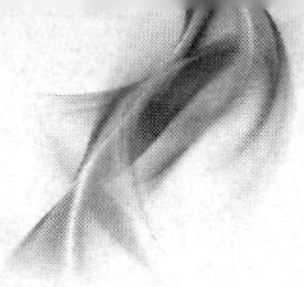

图 2-10 表明了 Kilgore 和同事们的研究结果，他们证明了 TTAT 的有效性和缩短 TTAT 的作用。比较于中心试验室，POCT 床边明显地减少了心脏科（图左框）的平均 TTAT，所有对 POCT 的满意评价（中间框）都较高。相关性评价表明即时性、便利性、省力性及最重要的改良患者治疗是与较高满意度相关联的根本组成成分。

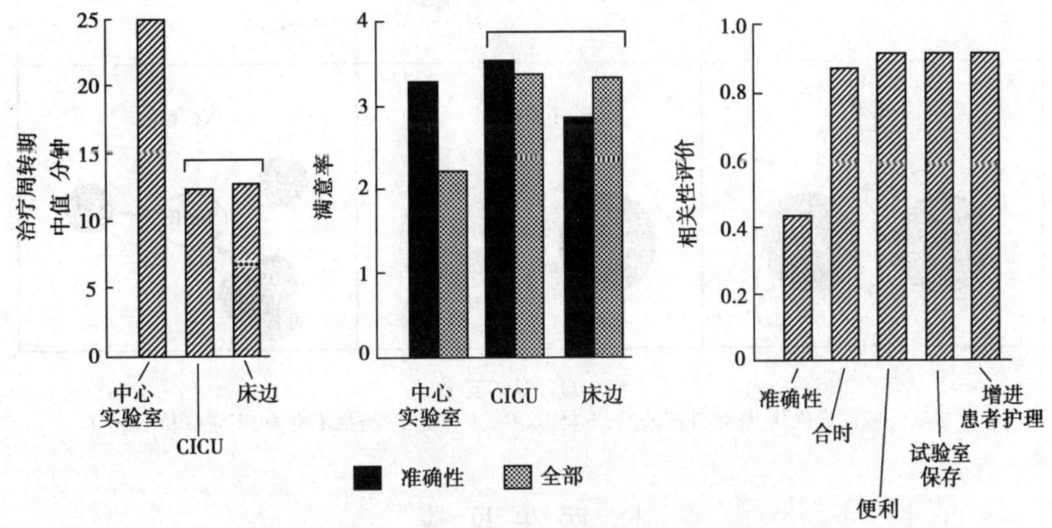

图 2-10　快速的治疗周转期（TTAT）增进了患者护理

快速的 TTAT 加快了临床决定的作出和 Dx-Rx 过程，基于快速 Dx-Rx 过程增进了中间结果。因此普通的最优化与快速反应和临床结果相关联。在这里速度不是最重要的，POCT 协调者能对每一临床单元协商反应时间，也能减少常规试验 TTAT 和减少费用。Mohammad 和同事显示了快速 TTAT 工作像企业一样就近检测患者的策略、规律和行为目的一样。

六、诊断治疗最优化

联合试验室的原则是提高诊断的效率、减少反应时间和试验群效率的增加。对一个重要的试验群来说，当分析时间和运送时间（来自患者测量距离）结合是最小时，那最佳反应时间就获得了。快速试验的结果避免了经验治疗、无效治疗、标本生理退化及不必要的试验周期。

全血分析通过除去离心和其他分析步骤而减少了反应时间。简化试验过程减少了浪费和错误。目前的指导推荐在急诊中利用仅几分钟 TTAT 的快速反应，如心肌复苏。实验结果的一般顺序按原发和继发医疗结果和他们的因果关系定义。快速的 POCT 可以使同步的短暂和 Dx Rx 过程最优化。POCT 打破了传统途径解决主要的试验过程问题。

医学知识的重新绘制改善了患者的治疗和结果。图 2-11 通过最上一排的图片的分散，实验是非最优化，不是同时的、整合和相同的。患者护理变得慢、不连续、无效和昂贵。如果试验结果不准确、完整和集中，Dx-Rx 过程将不是最优化（底排）。POCT 让知识同步和对齐能减少分流，以防止不连续和减少错误。

因此，联合实验室的另 2 个基本原理是：①试验必须是相互关联和促进的、同步的、整合和相关联的，即临时最优化；②试验结果必须准确、完整和集中于最优化 Dx-Rx 过程。

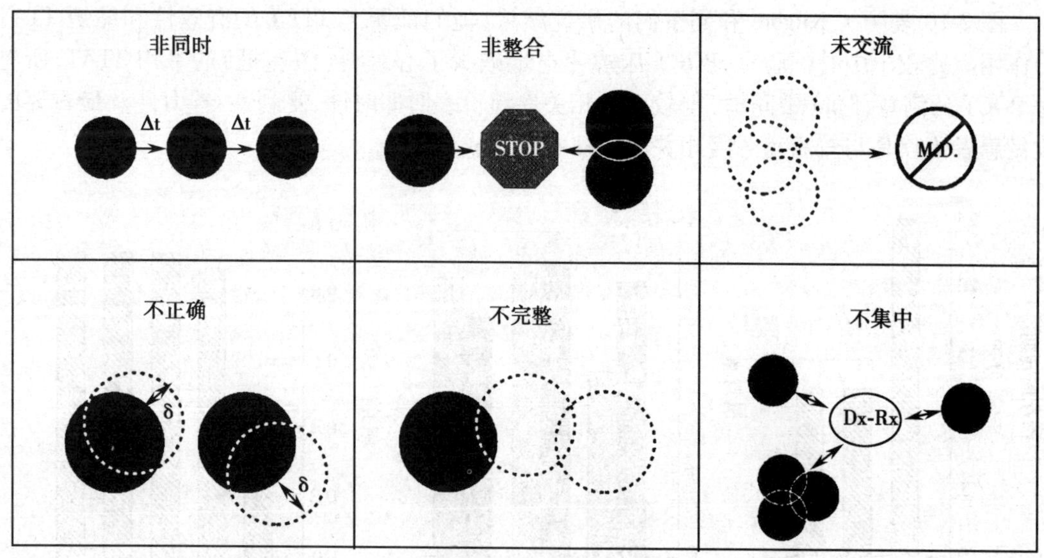

图 2-11　认识互渗

上排缺乏临时最优化,导致外部缺陷;下排 Dx-Rx 未最优化,结果不准确、不完整和不集中

七、医生反应

医生反应的目的(图 2-12)是让医生在相反的结果发生之前尽快地作出开始、停止或治疗的决定。POCT 得到的证据快得足以捕获医生的思想(在床边或其他地方)、足以同时进行生化和生理观测、足以回答他们心中的问题。图 2-12 左边的元素节约了时间(临床优化),而后边的元素是在假设试验中的推测(Dx Rx 过程最优化时)。

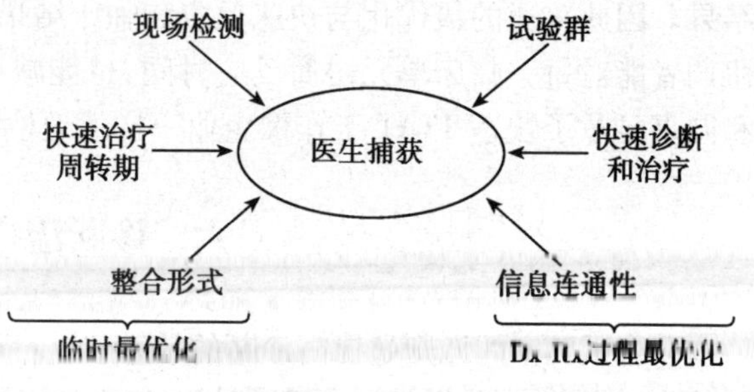

图 2-12　医生捕获——身体上或精神上

患者状态的改变率和分析水平经常决定了医生和护士的兴趣水平。快速 TTAT(图 2-12 左)能快速地进行诊断和治疗(右)。整合的体内外的状态和信息的联系可以促进床边基于证据的医学实践。POCT 形成的感性认识、调查咨询和反馈形成了一个封闭的知识环,因此,医生虏获是一个实践行动和结果的完善。

八、临界范围和工作图

重要试验的结果没有及时有效地通知医生,在繁杂的卫生护理系统中是一个严重的问题。重要试验结果紧急通知系统是所有医院要求的。临界范围根据试验室结果中生命受威胁水平的高低界限而定的。重要的结果是在这些水平的边缘。这避免了重要结果未及时紧急通知的问题。低钠血症是住院患者常见的一种电解质功能紊乱。治疗的目的是在

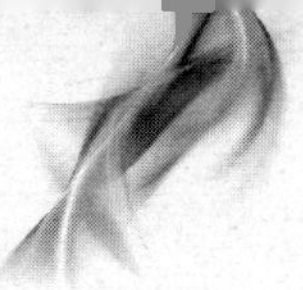

安全率水平内恢复患者钠水平和治疗潜在的疾病。下面是一个急性低血钠症中的信息流程例子(图 2-13)。犹豫不决地对低临界范围选择一个潜在机能失调顺序,可能使患者产生高危险和较差的结果。医院选择不同的临界范围阈值。即使在同一卫生系统内,其阈值也不一致。

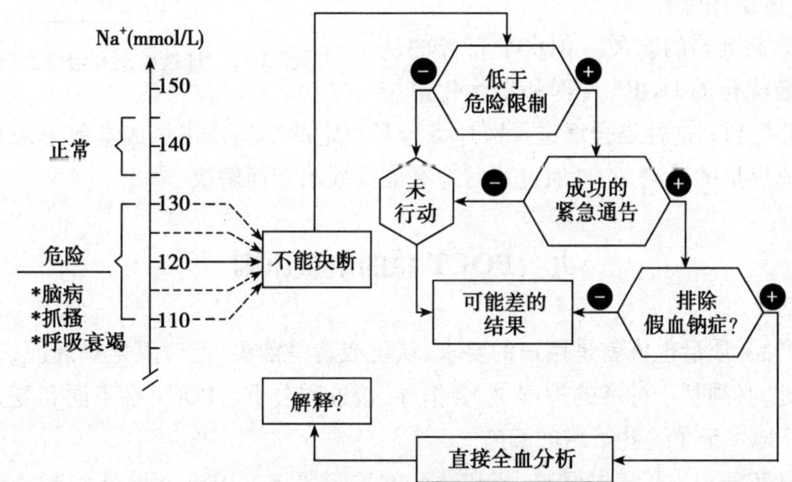

图 2-13　钠水平危险试验结果紧急通告

该流程图说明了错误发生的潜在机制

图 2-13 右边的顺序也许因为误导的假低钠血症而错综复杂,或者是由于外在缺陷,如钠水平降低而未检测到没有采取措施、医生未得到危险通知、没有能力排除假低钠血症等。这些棘手的顺序中的速度限制步骤增加了脑病、瘙痒和呼吸衰竭的变化,尤其是易受影响的患者,诸如外科手术后的妇女和儿童,这部分人也许会因此而延长住院时间,或导致较差的结果。经验治疗是危险的,应予以避免。

为手术室和重要护理设计的操作图(图 2-14),全血分析可在所处位置进行。POCT 避免了假低钠血症的分析问题,也提供了重要危险知识反馈环最优化必需的速度,直到钠水平恢复到正常或接近正常水平。Enquist、Zaloga 和其同事 Fraser 及 Arieff 讨论了合适的饱和率。相似的整合策略能用于低钠血症。

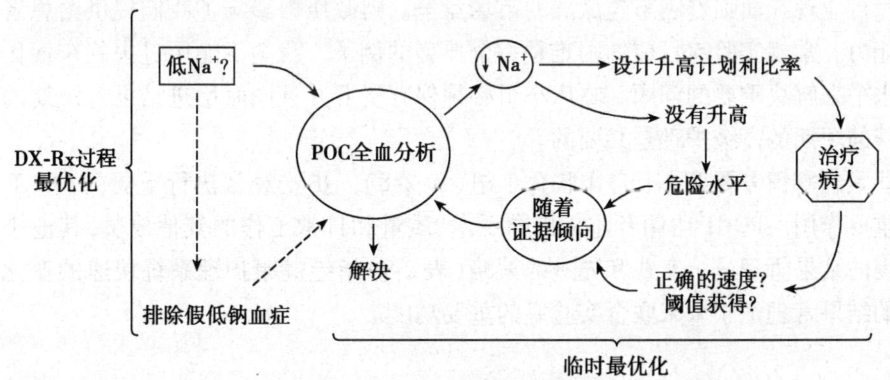

图 2-14　急性低钠血症工作图

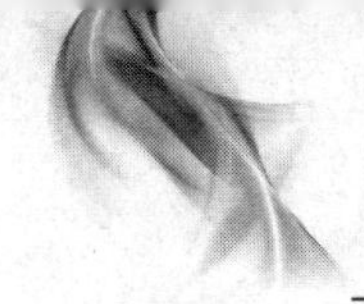

Dx-Rx 过程的最优化(左边括弧)和措施的最优化(底部括弧)有助于防止低钠血症相关的花费高的差结果。最后,反馈环将自动整合治疗程序(图 2-15)去进行检测、监测和治疗危重患者,如急性假血钠症患者。

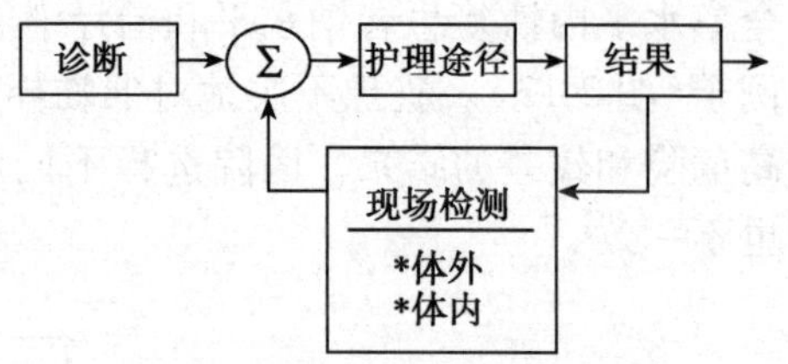

图 2-15 连续监测和治疗反馈系统

钠是医学上重要的物质。钠水平直接的认识可通过与最优化的 Dx-Rx 过程和最优化措施结合的 POCT 得到。这种结合增进了医疗综合和决定的快速作出。成本效率来自于严重后遗症的预防或早期的检测,并且通过及时地有证据地治疗而解决。

九、POCT 总的质量原则

对工业产品,质量也许就是用户的要求、认可或者是购买;但对卫生护理而言,质量就是对患者有好处,必须基于标准的护理、社会指导、接近和公平。POCT 在不同和复杂的情况中(表 2-6)很好地保证了这些策略的实施。

好的质量实践超出了美国联邦、州和当地的法定要求。1988 年临床实验室改进通知书(CLIA,1988)基于试验复杂水平("复杂性模式")提出了等级调整要求,而不是根据当地的诊断试验,所谓的中立位置。条例的修订是不可避免的,但中立的概念好像在未来要永远保留。

因此,基于中立的概念,POCT 总的原则意味着授权于专业人员,他们整合 QC、进行质量监测、不论试验在什么地方进行,能熟练地进行试验和能符合患者需要。

POCT 总的质量原则的目的是改进诊断试验综合结果。这一原则通过质量管理来执行,形成有组织的比较。每一个机构都设计了自己的操作改进、监测和疏忽预防程序。质量监测调查、不断评估和不断地发现新的方法去改进质量将增强 POCT 的有效执行。

十、策略最优化 POCT

医疗行业现在面临着越来越激烈的市场竞争。财政压力影响了我们提供给患者高质量护理的能力。常规实验室目前的困难是一个典型的例子。我们不能用过去的东西作为同样的思考水平来解决重要的问题。临床小组必须保存资源并且同时增进结果。短期的住院治疗和特殊的短期的高级护理是必要的。

这些紧急事情需要 POCT 合作联合小组(表 2-8)。护士经常执行重要的 POCT 并且对小组有重要作用。POCT 协调者监督指导手术、质量和日常工作的其他成员,其他小组成员作为警惕的结果管理员。实践和先进的策略(表 2-9)指导健康护理系统快速的变化。在所有水平的结果管理适于未来联合实验室的重要功能。

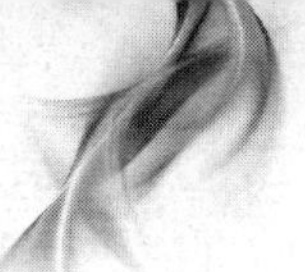

表 2-8　联合实验室组和领导

名　称	功　能
POCT 主任	设立目标、有权威性和负责任
POC 协调者	管理操作者、质量和职员
连接咨询者	支持计算机化和无线通讯
生物工程研究组	研制新的测量方法和仪器
多学科策略委员会	保证临床界面和最小化风险
合格有效的联合工作人员	执行 POCT
结果(工作)管理者	最优化医疗和经济结果

表 2-9　POCT 策略实践和进展

建立危急护理和以患者为中心试验群	预防医学错误
选择关键试验完成临床目的	培训合格的 POCT 仪器操作员并每年换证一次
结合试验到群以增进效率	完成保险、确认、工作和紧急系统
用诊断重点监测生命功能	保证安全和隐私
选择仪器设计 POCT	最优化系统以改进工作
用直接全血方法	遵循 POCT 总的质量原则
减少离心	使临时和 Dx-Rx 过程最优化
保存血液	归纳和综合去最优化认识
最大化连接性及最小化反应时间	瞄准关键机会
采用连接标准	确定亚致命性和致命性事件代理人
接近患者以减少标本转移时间	为了效率和效果遵循质量量度
及时报告结果	增进医疗和经济效果

十一、POCT 未来

1. 发现挑战　POCT 未来将出现令人激动的挑战(表 2-10)。一些里程碑,诸如无线通信已经出现,而其他的诸如无人监视也将开始采用。POCT 建立了一些快速试验诊断标准,希望越来越多用于有危险的医疗护理中,也包括其他特殊医疗部门。试验结果的立即性对急诊尤其有价值,这是因为对患者的医疗状况知之甚少。

表 2-10　POCT 的未来

POCT 的未来	意义	POCT 的未来	意义
没有试剂	连续的	效果	整合
没有标本	非侵入性	费用-效益	利润>费用
没有延迟	实时监测	有效地增进	结果
没有不连通	无线连接		

2. 治疗周转时间标准　在抢救和危险急诊中,5 分钟的 TTAT 代表了护理标准。除了快

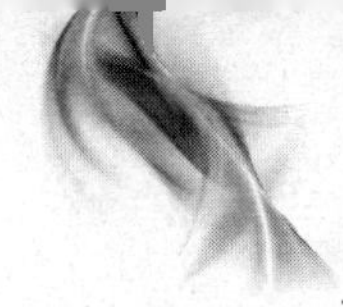

速,POCT的目标是处理致命的事件而减少不健康状态和死亡率。POCT保存了患者血液容积而减少了输血、消除了危险反应和感染,也排除了不可预知的“下游”和“掩藏”花费。预防不利的结果有利于整个健康系统。因此,POCT提供了更多的正确选择。

3. 全面监测　通过体外试验产生的连续的或几乎连续的信息流增加了对体内或体外的监测。监测发现在一些急救场所限制了离散和无关联的资料的快速聚集。许多研究需要自动闭环式反馈系统,用于体内体外监测来指导治疗。最终,这些特征的明智和有效花费相结合,除了技术上的突破,也会通过生化和生理观察来增进患者护理质量。

4. 人员操作　对一个医生来说,增强个人的操作水平依赖于知识的积累和作出决定的积累,也依赖于消除差的、不必要的和陈旧的资料。认识拼接(图2-11)说明了试验如何去同时进行、整合、交流、正确、完整和目标明确。为了更加有效,医生需要归纳和综合信息,以便最佳的诊断和治疗。

5. 全球合作　最有用的POCT是基于医疗的需要。当试验的关联增加时,整个试验的内容就会减少。需要激发新的合适的POCT诊断(例如,血小板功能试验、中风生存指示器)、危险决定阈值和增加结果避免过多花费策略等事物的发现。有效花费问题的解决在发达国家和发展中国家都是需要的。

6. 联合实验室　最优化直接的POCT不仅是分散的,也是整合的。它很容易在危险护理的地方调节POCT的用途,有效花费主要来源于竞争珍贵的资源。在手术室、ICU和其他危险地方POCT有利于立即给出基于证据的医疗决定。结果管理者能首先在这些地方绘出POCT图,评估实际模式结果的改变的有效性。

7. 适应性POCT系统　临床最优化来自于一些认识,包括危险混乱、生命功能和代理品转变如危险性升高(如心律不齐时的K^+)、不可预知的变化(如脑病时的Na^+)、临时变化(中风时的乳酸)、特殊生物标志(冠状动脉闭塞时的cTn1)、Dx-Rx模式(钙分解时的Ca^{2+})、外科终点(甲状腺瘤时的副甲状腺激素)和治疗监视器(抗凝时的凝血酶时间和激活部分促凝血酶原时间)等。POCT治疗原则、实施图、综合策略、护理途径和新的知识结构有利于适应性POCT系统中信息的快速综合。

8. 认知转移　结果的最优化对建立先于危险护理支持的POCT形成了坚固的基础。未来的医生-实验员作为联合实验室的结果管理者,将提供直接的健康护理。挑战是如何更有效地综合及时的诊断信息。关注点转移到及时的认识和模式。POCT是一种认知技术,POCT新知识的其医学价值在于危重护理和其他医疗病房。

十二、认知最优化

让我们应用一个简单的原理:结果整合先于效果。因此,整合增进了结果。患者的POCT是有效的,当它整合了工作图、治疗措施、护理途径和其他明智的策略,合适地应用目的试验群调整到危急限制之前(图2-16A)。系统也应该调整时间和步骤最优化、基于证据的患者护理(图2-16B)。最优化预期地综合知识组成。所以,归纳和综合优化了认识(图2-16C)。

临时最优化跟踪疾病的发展并压缩了决定,基于生化变异是成对的事实,根本上是在细胞水平病理生理学的改变和最终患者的生存和结果。最优化Dx-Rx过程通过早期的准确检

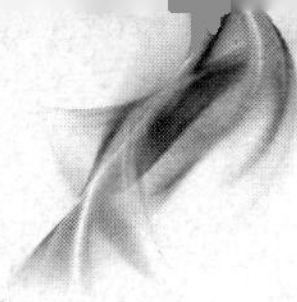

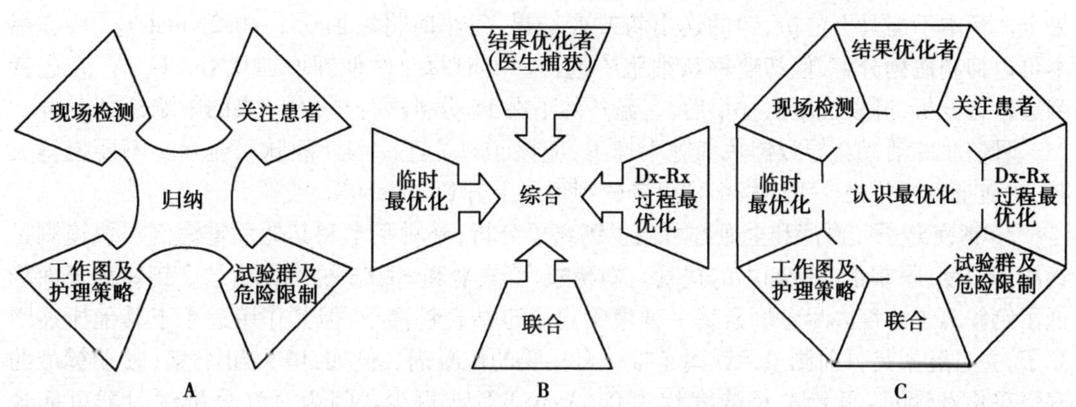

图 2-16　归纳及综合导致认识的最优化

测预防了危险的发生。集中、归纳和综合增强了诊断，管理和治疗。POCT 表明了简单效率对医学实践中认识最优化的作用。

第三节　POCT 分析标本的采集与运送原则

对满意的试验结果及分析报告的需求不断增加，而在标本收集和运送中出现的问题依然存在，新的问题也在不断出现。图 2-17 中是一些易犯错误的情况，本节将对此进行讨论。

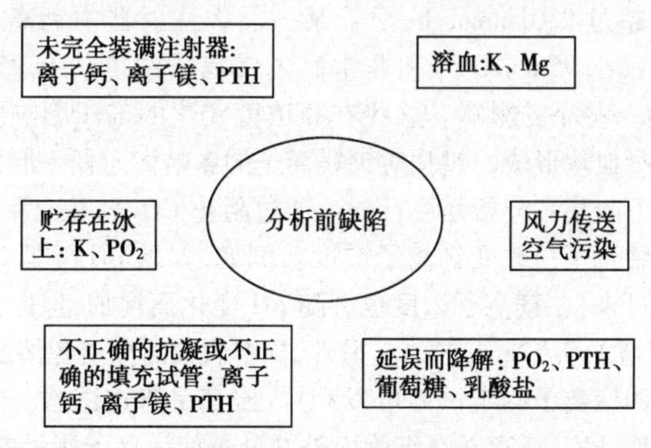

图 2-17　分析前缺陷

一、电　解　质

1. 钠和钾　尽管血清、肝素抗凝血和全血都可用于钠和钾分析，但肝素抗凝全血是 POCT 分析的最合适标本。因为红细胞中钠浓度仅为血浆的 10%，溶血不会导致血浆钠结果的明显改变，除非溶血非常严重，这种情况会导致钠结果的减少。

众所周知，细胞内钠浓度远高于血浆。因此溶血时，每增加 10mg/dL 血红蛋白，会导致血浆中钾浓度增加 0.6%。血凝集、温度和糖分解也能影响钾测定的结果，但很少注意到。血液凝集过程中血小板破裂将会使钾浓度增加 0.1% ~0.7%，这依赖于血小板的数量。如

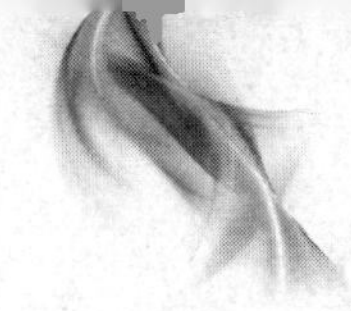

果全血标本不能马上分析,钾的逸出将改变结果,每小时将增加0.1~0.2mmol/L。冷冻标本可以抑制血糖分解,但却使钾从细胞中逸出,4℃时每小时使钾增加0.4mmol/L。在患者旁边进行分析,肝素抗凝血采集后,室温条件下在15分钟内分析,对结果的影响是最小的。

骨骼肌的活动会导致钾从细胞中逸出,应该予以注意。因此静脉采血拳头不要握得太紧,止血带也要放松。否则极个别患者的钾可以上升到2mmol/L。

2. 钙镁离子　血清和全血都可用于钙离子分析,外科手术和其他危重病例需快速测量钙离子浓度,限制了全血标本的抗凝。枸橼酸、草酸盐和EDTA抗凝因为结合钙镁离子而降低了钙镁离子浓度。尽管肝素是一种聚阴离子也结合钙离子,但其作用远小于其他所述阴离子,并且肝素是目前测量钙镁离子唯一可接受的抗凝剂。例如,15U/ml肝素(使用标准的真空采集试管)降低钙离子浓度约为0.03mmol/L或更少。因为血气分析注射器可能含25U/ml肝素或更多,特意性改良肝素现正被采用。包括:①非常低的肝素(约28U/ml肝素),松散地分布在试管底中,能快速地溶解,以阻止血液的凝固;②包含钙和其他阴离子的电解平衡肝素,这些离子有效地占据了肝素的阳离子位点,可以将血中钙离子浓度变化降到最低,但是这些物质在非常高或非常低的钙离子浓度时会导致偏差;③肝素锂或肝素锌混合物消除了对钙离子结果的影响。尽管已报道自制的含肝素钠溶液的注射器相比于干燥平衡肝素对镁离子浓度测定影响最小,但使用者从注射器中排出过量肝素也许会导致明显的偏差。

近年有报道研究了一些肝素抗凝剂和填充容积对钙镁离子测定的影响。在填充注射器中,钙镁离子平均变化少于0.01mmol/L,超过了典型的范围。半充满注射器中,大多数注射器钙镁离子的影响不超过0.01mmol/L,尽管某一品牌注射器中钙离子低了0.03mmol/L。非常高的钙离子浓度(>1.95mmol/L)和非常高的镁离子浓度(>0.95mmol/L),在0.02~0.06mmol/L范围内有一些小的影响。这些在高浓度变化的临床影响应被降到最低。有趣的是我们注意到血清凝血块形成的过程对钙镁离子的影响大于任一肝素化注射器的影响。

标本在厌氧条件下收集和分析是可行的。通过阻止CO_2流失,标本pH变化是最小的,否则可能影响钙离子结合蛋白改变钙离子浓度。例如,如果pH降低0.1,钙离子浓度会增加约0.05mmol/L(反过来)。镁离子浓度也会随pH变化而增加,但比钙离子影响小(pH减少0.1,则镁离子浓度增加0.02mmol/L)。另外,标本收集时应避免溶血。

目前还没有有效的镁离子测定试验可以利用,尤其是床边试验。但镁离子的临床和生化重要性已经被很好地证实,镁离子在细胞内外的分布使镁离子测量的结果解释复杂化,无论是总镁浓度还是镁离子浓度。只要出现低镁离子血症,临床上都要求进行治疗。

二、碳水化合物

1. 葡萄糖　因为生理学和方法学等变化的原因,全血葡萄糖约比血浆葡萄糖低12%。而大多数床边计量器是根据全血校准,资料表明,计量器实际更接近于血浆的结果而非全血。因为POCT结果被认作实验结果,所以这是一个合理的目标。

全血标本收集后,葡萄糖将会分解,1小时内通常降低5%~7%(5~10mg/dl),葡萄糖降低的程度与血细胞数及细菌数量有关。一旦与细胞分离,血清中葡萄糖在25℃可稳定保存8小时,在4℃可稳定保存72小时。血浆中含有一定数量的白细胞,所以稳定性比血清

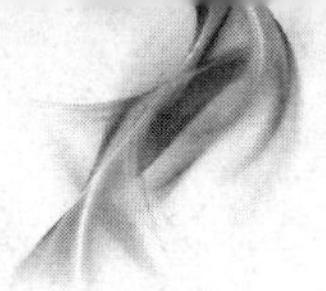

差。一些葡萄糖降解抑制剂，如氟化物，能使标本在室温稳定存放 3 天。氟化物抑制糖分解是因为其与镁离子、磷离子及酶形成了化合物。因为氟化物经常与收集管中的草酸盐抗凝剂结合，包含这种混合物的标本是不合适做一些其他的化学试验的，如酶和电解质测定。除非患者有较高的白细胞计数，如果血标本收集后在 60 分钟内分析，用含氟化物的试管收集标本是不必要的。如果患者有较高的白细胞数，每小时血葡萄糖水平可能降低 65mg/dl。

尤其 POCT 测定全血葡萄糖，血细胞容积似乎影响了实验结果。在一个研究中用 5 种葡萄糖测定仪同时对高浓度和低浓度葡萄糖标本进行测定，当血细胞容积增加时所测定的葡萄糖浓度降低。尽管偏差很小，通常的血细胞容积也无临床意义（0. 25 ~ 0. 45），当血细胞容积超过 0. 5 时，葡萄糖浓度的低估是不可接受的。尽管这种低估也许会因血糖分解而增强，因为有大量的红细胞和白细胞存在于这些标本中，所以高血细胞容积直接影响了这些葡萄糖测定计的结果。

2. 乳酸盐　乳酸盐是丙酮酸盐的产物，丙酮酸盐是葡萄糖代谢的副产物。厌氧条件下导致烟酰胺腺嘌呤二核苷酸（NAD）不足以使丙酮酸盐进入三羧酸循环和氧化磷酸化过程。

因为红细胞没有线粒体，所以乳酸盐是糖分解的一种正常产物。当没有糖分解抑制剂存在时，室温情况下全血中的乳酸盐快速增加。全血在室温中仅 30 分钟乳酸盐就可以增加 0. 5mmol/L（约增加 30% ~ 50%）。冰冻情况下乳酸盐增加变慢，每 30 分钟大约增加 0. 05mmol/L，而且氟化物和草酸盐在室温可使乳酸盐增加变慢到每 30 分钟 0. 1mmol/L。很显然，患者旁边的试验是肝素抗凝，所以乳酸盐测定应该在 5 分钟内进行。

三、血气分析

血气分析（pH、PCO_2 和 PO_2）只能用肝素抗凝的全血，通常用动脉血。这些试验中，尤其是 PO_2 分析，对分析前的准备是最为敏感的，包括标本采集技术、所用抗凝剂体积、暴露于空气和有气泡、处理标本时间长短、温度及标本的搅拌等。

无氧收集技术对成功的血气分析是必需的。因为空气中有较低的 PCO_2 和较高的 PO_2，任何时间的暴露都能改变试验结果。

血气分析的标本最好用干燥肝素抗凝的 1ml 以上注射器。液体肝素过多的容积会影响 PCO_2 结果。什么时候注射器未完全充满和什么时候有太多的液体肝素留在注射器里，这就变成了一个问题。尽管许多标本收集在小号（儿科）试管里，但有时需要较大的体积，因为小体积标本受稀释或暴露的影响大。

用注射器采血时很容易产生气泡。如果空气泡没有打乱，气泡产生的影响就是最小的，标本通过混合或尤其是用一个有空气的试管运送而产生的搅拌，这对 PO_2 的测定有明显的影响。当 PCO_2 在 70 ~ 100mmHg 范围内时影响就特别大，0. 2ml 的空气泡能使 PO_2 增加 30mmHg。对较高浓度的 PO_2，与空气泡结合和有空气运输可使 PO_2 降低 100mmHg。很显然，运送血气标本时驱除所有气泡是极其重要的。

另一个问题是血气标本在室温保留时间过长超过 15 分钟后分析，会对血气值有明显改变。放室温 1 个小时，pH 降低 0. 02 ~ 0. 03，增加 PCO_2 1mmHg，PO_2 降低 2mmHg。这些变化是因为细胞代谢和高温或标本中白细胞过多而产生。

冰冻标本可以使这些变化最小。标本收集在一个塑料注射器里，因为以下的原因而使

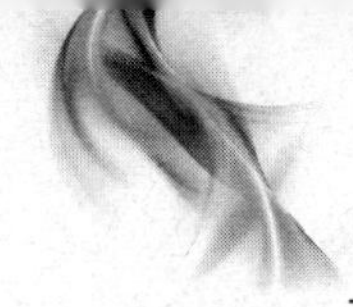

PO_2 显著增加:塑料渗透氧气、在低温血红蛋白与氧的亲和力极大增加、血最后分析是在37℃而使血红蛋白释放出氧。有报道说冰冻储存 30 分钟使 PO_2 从 101mmHg 增加到 110mmHg。这种影响依赖于最初的 PO_2。

近来有报道称标本储存在冰里比储存在 22℃,pH、PCO_2 和 PO_2 的改变大约小三倍。当 PO_2 最初在 50 ~ 250mmHg 范围内,标本储存在冰里时,PO_2 快速地增加,但 PO_2 最初高于 250mmHg 时,PO_2 是降低的。这篇报道认为 PO_2 最初在 50 ~ 250mmHg 范围内,标本储存在冰里时,标本应在 30 分钟内进行分析。这种储存在冰里的标本的 PO_2 巨大变化依赖于血红蛋白结合缓冲氧的能力,其与血红蛋白氧水平是相反的。

另一个需要考虑的因素是人工氧携带或实验室试验血红蛋白替代物。据报道,乳状液对氧测定计有较大的影响。这种浊度导致的影响可以用适当的运算方法最小化。牛氧携带血红蛋白被报道影响了一些化学试验,尽管它没有影响血液学试验、凝集试验或血库试验。如果添加剂广泛的使用,直到干扰消除,也许需要实验室告之使用了什么替代物。

四、副甲状腺激素

过去几年,副甲状腺激素(PTH)已经作为 POCT 种类的一个通常的试验。快速测定 PTH(<15 分钟)现在正用于作为外科手术切除副甲状腺组织纠正原发甲亢的指导。抗凝是重要的,因为用 EDTA 抗凝,室温状态下血中 PTH 稳定性可明显的增强。如果采血试管中 EDTA 没有完全填充(半填充或更少),高浓度的 EDTA 可能错误地降低 PTH 浓度。

五、其 他 影 响

患者床边试验的一个显著优点是标本在收集后几分钟(或几秒)中内检测,消除了一些影响因素,如标本运送时的搅动、分离细胞或分析的时间延误、温度的影响等。

注射器中的肝素填充不完全或试管中 EDTA 填充不完全将会对试验产生干扰,如钙镁离子和 PTH。新的肝素制备方法已经消除了或最大限度降低了标准肝素在一些实验室试验中的影响,尤其是对钙镁离子。

血细胞容积在 0.25 ~ 0.50 对血葡萄糖结果几乎无影响,但高于 0.5 将降低手握葡萄糖测定计的结果。PO_2 分析受空气污染物、细胞代谢和塑料注射器冷吸收的影响。而手术中 PTH 测定在一些医院已经成了一个常规,也许在外科手术程序中代表了一个统计原型。

临床实验室必须与护士、麻醉师、呼吸治疗师、医生和其他的样本采集或分析者合作,保证样本的最优化收集和随后的处理。

第四节 POCT 的分子诊断学

一、分子诊断的定义

过去的 20 年已经展示了细胞分子生物学的革命,也对人类生理学和疾病的自然史有了的极大的了解。分子生物学技术的突破导致了检测遗传物和宿主细胞与细胞外的蛋白质简

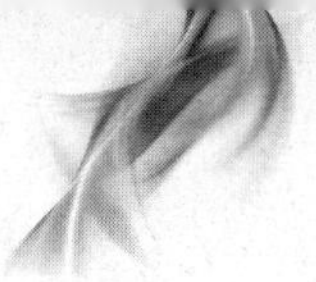

单程序的出现。广大范围内，这些分子生物学的创新通过特殊分子工具的最优化和描述，已经使重组 DNA 技术产品出现成为可能。一个技术上的发现叫做多聚酶链反应，或 PCR。这个生化反应的关键成分是 Taq 多聚酶，它的发现极其偶然，是因为了解一些微生物能在极端环境，如在热泉的高温中如何生存，就像黄石国家公园的细菌一样。细菌在热的条件下增殖，将使酶变性，最终将杀死原核细胞，这说明在极端环境中生存的细菌产生了天然试剂，能适应高精确度的生化程序。Taq 多聚酶是一种介导核苷三磷酸进入延长 DNA 链多聚化的酶，很少介导 RNA 链延长。通过反复的加热和冷却，伴随着 Taq 多聚酶的激活和灭活，双股 DNA 经历变性和退火。结果是原始 DNA 模板片段的复制成指数增长。实际上，PCR 的作用是产生一定量精确序列 DNA，足以用许多简单的实验室技术进行分析。

通过应用重组 DNA 技术，Taq 多聚酶基因被克隆，并且这种方法增进了它的有用品质，如热稳定性、核苷延伸和长期稳定性。这些试剂的分子改进方法将在后面详细讨论，继而会包装进不同的简单易用的试剂盒。今天大多数分子诊断实验室的操作模式是应用这些可靠的商业化试剂盒。

现代分子诊断的定义是，用常规技术，包括重组酶（如，Taq 多聚酶和不同细菌来源的酶）在已知核苷酸序列精确地切断 DNA，以用于常规患者护理诊断。实际意义上，表 2-11 说明了分子诊断的工作定义，通过检查核酸、DNA 和 RNA，归纳人类疾病的特点，用于患者护理。在功能意义上，分子诊断被用于检验疾病，有遗传的和后天形成的。这些疾病包括基因突变，其特点已经很好归纳，如膀胱纤维癌、苯丙酮尿、亨廷顿病和重症肌失调。获得性疾病，如癌的试验，是分子诊断王国的另一个领域。在许多机构，常规检测新的基因标志物，如与慢性粒细胞白血病相关的 bcl-abl 基因、与许多实体肿瘤相关的 ras 癌基因的点突变、并且分析 P53 点突变已经成了常规。第三是检测感染性疾病，包括细菌、真菌和许多病毒。分子诊断遗传技术诊断感染性疾病的一个明显优点它不依赖于更高的花费、更多的时间和特异的培养方法。分子诊断第四个领域叫做遗传性易感体质试验。基因分析，如胸癌基因 1（BRCA-1）就是在医学领域出现的一个例子，患者能通过试验得到信息，探索胸癌发展和清除疾病的可能性。另外，患者也可利用必要的资源去阻止它的发展。

表 2-11 分子诊断的定义

定义	分子诊断广义的定义是通过分析核酸，DNA 和 RNA，归纳人类疾病的特点，核酸是所有蛋白质的模板，核酸序列的变异会导致疾病
类型	先天性或遗传性疾病 获得性疾病，如癌 感染性疾病 遗传性易感体质综合征
价值	分子诊断增进了诊断的敏感性和特异性，但分析有特殊的要求以保证分析质量 分子诊断补充了其他类型临床试验：多态性诊断、流式细胞仪、生化分析和其他临床试验功能型别

分子诊断进入临床实验室已经增进了诊断的敏感性和特异性。基于目前的方法和仪器，这些实验花费高、时间长，并且缺乏质量检测和控制标准。实际上，只有少数实验在分子遗传前面选择产生诊断。相应地，基因诊断通常作为许多常规实验（如生化实验和组织学实

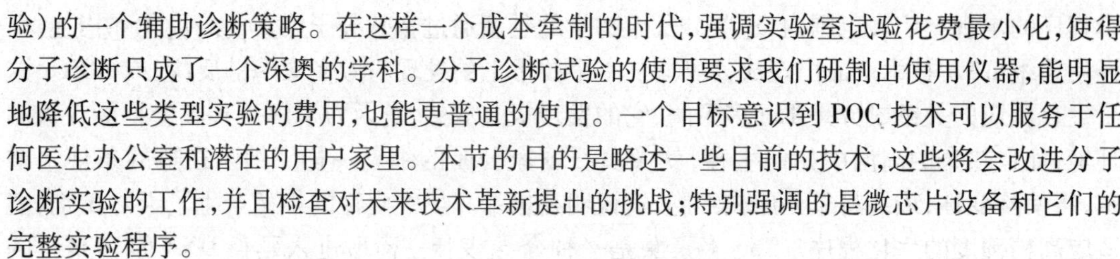

验)的一个辅助诊断策略。在这样一个成本牵制的时代,强调实验室试验花费最小化,使得分子诊断只成了一个深奥的学科。分子诊断试验的使用要求我们研制出使用仪器,能明显地降低这些类型实验的费用,也能更普通的使用。一个目标意识到 POC 技术可以服务于任何医生办公室和潜在的用户家里。本节的目的是略述一些目前的技术,这些将会改进分子诊断实验的工作,并且检查对未来技术革新提出的挑战;特别强调的是微芯片设备和它们的完整实验程序。

二、分子诊断操作分类概要

在讨论如何采用分子诊断进行 POCT 之前,我们首先必须复习以下一些分子遗传试验的基本操作步骤。对一些核酸实验来说,有 4 个明显的操作步骤:标本的获得、核酸抽提和其特性、核酸扩增和处理及产品检查和分析(图 2-18)。对这些操作的每一步,无论是传统的还是新出现的或是"擦边"技术,典型的都是以单体形式存在。对照于其他临床实验室更成熟的领域,如临床化学,分子诊断缺乏这些操作步骤重要的自动化。同时,大多数临床分子遗传实验室进行技术联合,当进行这些操作步骤的每一步时,用最有效且费用节约的方式,有一些是商品化的,有一些是"自造的"。最多,分子遗传实验在其国家能"渐进的"引进的自动化和整合策略。

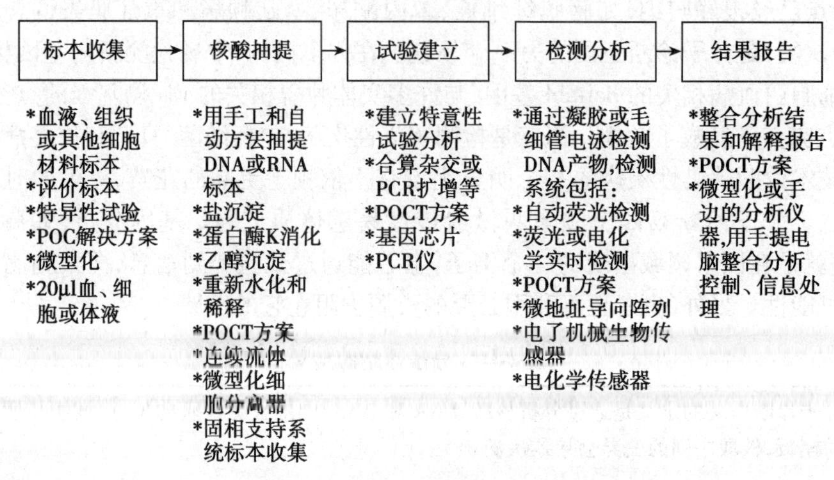

图 2-18　分子诊断实验室操作计划

1. 标本的获得　分子遗传试验的变化很大,也需要利用不同类型的标本。先天性疾病遗传学试验的许多标本中,血液是最普通的组织类型。没有特殊的原因不要用其他类型的标本。简单的细胞刮片、头发毛囊标本和许多宿主的其他体液也是有效的。另外,大多数分子遗传实验也用酶促扩增技术,例如 PCR,它也可利用常规方法固定的标本,如甲醛、乙醇或石蜡包埋的标本。对不同的标本类型,标本收集是保证得到高质量结果最重要的单一步骤。记住古老的格言"垃圾就是垃圾",仔细注意质量(高分子 DNA 或 RNA 的保存)、纯化、浓缩对增进完整实验计划分析步骤的效率和可靠性是重要的。对特殊的分子遗传实验,决定使用 DNA、RNA 或两种类型核酸都可利用,是应该考虑的。尽管大多数血液标本的保存对抽提 DNA 或 RNA 是令人满意的;许多其他的组织保存方法,包括速冻、甲醛固定和其他普遍

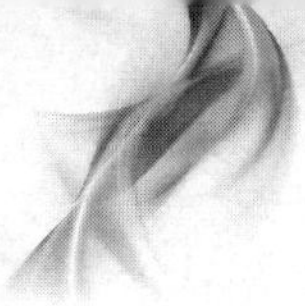

用于解剖病理学的技术,对常规提取 RNA 通常是不能令人满意的。

除了标本保存的技术应该考虑外,还要记住不是所有的组织标本都代表了疾病过程。一个例子是在有关癌的基因试验中,如肿瘤抑制基因 p53 突变分析。在恶性转化过程中,p53 基因通常在一系列编码重要蛋白功能的内含子上积累点突变。恶性组织,典型的由混合的变性和炎性细胞组成,它们都不含有 p53 突变。网络效应是与稀释相关的 p53 信号。评价癌基因的策略必须要增加目前检测方法的敏感性,或在遗传异源的标本中寻找富含靶基因的标本。这些实际的标本收集方法,还要考虑新的技术,后面将加以描述,使标本收集简单和便宜,还需要自动化和优化。

费用问题是标本保存最重要的方面。一些技术,如 PCR 和少数 Southern 转印,有天然的敏感性,一般不依赖与所收集标本的量。不管这些,实验室典型的一般采集全血 8 ~ 12ml。处理这些标本或小体积标本的费用是基因试验中最大的单项开支。包括材料,如注射器、针头、保存用真空试管,以及运送包装物质的开支,标本收集花费了约 10 ~ 12 美元(图 2-19)。标本量的问题与患者满意度和安全性有关。像有一个标本,也经常从新生儿身上采集大量血标本,什么时候不超过一滴全血(20μl)也能进行高质量的分析。未来分子遗传实验重要的是确定材料和技术可以极大地减少标本用量,继而可以减少每一步试验操作步骤中的浪费。

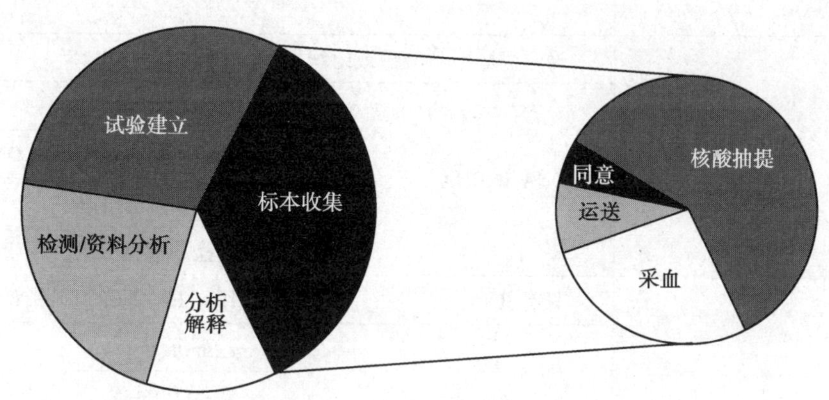

图 2-19 分子遗传试验费用分布

有许多选择性的标本收集方法,如特殊处理的滤纸,用于体液的收集,如尿,或者是特殊身体部位的擦液,不仅量足够,后面显示,而且应该首选。在未来,标本收集将设计为一个整合遗传学试验形式的一部分,包括一个简单的标本收集装置或可能有微芯片技术安装在仪器里。

基因实验采样的一个优点是 DNA 和 RNA 都非常地稳定,可以从大多数环境中回收。这种情况很容易地就联系到用 POCT 进行分子遗传学诊断,甚至可以对目前的技术、标本保存方法等加以优化。因此,血液、尿液、粪便或口腔刮片的指纹采样作为直接的收集装置,可以在医生办公室、药房或其他零星地方进行试验,这些正在实现。客户购买试剂盒在家进行实验的前景是一个例子,即如何让一个简单的收集系统能得到高品质的分析结果。

2. 核酸抽提 分子生物学新技术提供了无数的方法去处理 DNA 和 RNA,并且越来越多地用在常规医学诊断中。相应地,有关体内 DNA 和 RNA 的复制、处理和修复的知识,让

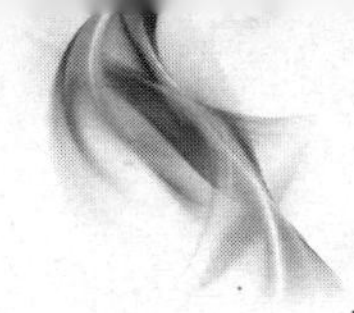

我们知道如何在常规实验中更有效地利用这些材料。在临床实验室,核酸抽提进行时考虑费用、一致性和再生性是非常重要的。因此,对基因组 DNA 细胞总 RNA 抽提的原理性步骤有一个完整的了解,让我们知道什么材料对特异性遗传分析是最好的。本节的目的是提供一个基本生化程序概要,包括临床试验的核酸处理过程,用这些过程也会首先被自动化并潜在地用在 POCT 中。

在分子诊断中,从真核细胞中抽提基因组 DNA 是最费力的和最昂贵的操作(图 2-19)。通常,全血采集是通过静脉穿刺。因为一些原因,用全血做遗传学试验比用一些理想的材料更复杂。首先,血液包含了许多废材料(如红细胞、血浆和水)。按总体积处理,全血中 10 000 个细胞,只有 1 个是有核的,它作为基因组 DNA 的来源。表 2-12 概述了全血中抽提高分子量基因组 DNA 的基本步骤。第 1 步是除去红细胞和大量体积的血浆和水分。最简单的形式就是在同源性溶液中裂解红细胞。这样就留下了完整的有核白细胞,能通过离心沉淀获得。一些类型的商品化试剂盒用低渗溶液处理红细胞。从沉淀的白细胞中完整地除去血红蛋白是必需的,因为这种蛋白是一个明确的 PCR 抑制剂,特异性地干扰 Taq 多聚酶结合到模板上。因此,任何以全血作为组织来源的技术,都必须除去血红蛋白和其他球型蛋白。

表 2-12 核酸抽提要点

<table>
<tr><th></th><th colspan="2">要 点</th></tr>
<tr><td rowspan="10">常规核酸分离</td><td colspan="2">通过静脉穿刺(血)或组织(新鲜或冰冻)</td></tr>
<tr><td rowspan="4">DNA 和 RNA</td><td>裂解细胞和核酸</td></tr>
<tr><td>从组蛋白包裹中移出 DNA</td></tr>
<tr><td>蛋白酶 K 消化蛋白</td></tr>
<tr><td>高盐溶液沉淀蛋白</td></tr>
<tr><td>只有 RNA</td><td>用无 RNA 酶的 DNA 酶处理</td></tr>
<tr><td rowspan="4">普通方法浓缩核酸</td><td>乙醇沉淀</td></tr>
<tr><td>酚-氯仿抽提</td></tr>
<tr><td>重新水化在中性 pH 缓冲液中</td></tr>
<tr><td>分光光度计定量</td></tr>
<tr><td rowspan="4">固相支持物(滤纸)抽提</td><td colspan="2">收集标本(血液小滴、接触或刮下)DNA</td></tr>
<tr><td colspan="2">干燥纸上标本</td></tr>
<tr><td colspan="2">在洗涤缓冲液中洗涤标本(移去球蛋白)</td></tr>
<tr><td colspan="2">干燥滤纸</td></tr>
</table>

核酸抽提的下一步是裂解白细胞膜和溶解细胞质蛋白和核内容物。一种温和的、非离子型去垢剂用来溶解细胞膜和变性大多数的细胞蛋白。加入螯合剂,如 EDTA,对除去二价离子是重要的,它对内源性酶的活性是必要的,否则酶会降解 DNA 和 RNA 并因此破坏标本。再下一步是加入非特异性蛋白酶,如蛋白酶 K,进一步消化细胞质蛋白和核蛋白。后者包括组蛋白,它与染色体 DNA 紧紧地结合在一起。加或不加蛋白裂解消化,充分地除去蛋

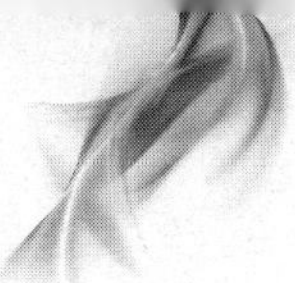

白质,都要求加热和时间(45℃ 1 到几个小时)。另外,为了获得高度纯化的核酸标本,有机溶剂,如酚氯仿和异戊醇混合物可以加进去;这一步是为了变性蛋白,并将与染色体 DNA 紧紧结合的核蛋白分离。第一代的自动核酸抽提仪是基于标准的细胞裂解、蛋白去除和盐缓冲液沉淀等标准程序,但不包括酚氯仿最后的清除步骤。这在一个设置了复杂系统的仪器中完成,当标本通过一系列的反应管时,液体管道、阀门和一些机制去搅动它们。

很显然,这些抽提步骤的要求——加酶、加热和用有机溶剂——都排除了使这些程序简单和轻松的可能性。最后,在这些步骤结束时,结果是一个变性蛋白与其他细胞物质在核酸盐溶液中的浑浊的混合物。加盐和随后离心沉淀这些物质,很容易沉淀这些蛋白成分。剩下的清亮液相就是含有 DNA 和 RNA 的溶液,最后一步是加入异丙醇或乙醇使核酸沉淀。纤维状、黄白色物质的形成是 DNA 沉淀的证据,通过缠绕(绕在一个玻璃棒上)或高速离心收集,高速离心可使纤维状的 DNA 物质沉淀在管底(图 2-20B)。标本在进行后面的实验之前,高分子量 DNA 一定要溶解在液相缓冲液中,可能需要几个小时。

总的来说,从全血和其他组织来源中抽提 RNA 比抽提 DNA 更困难。最大的挑战是避

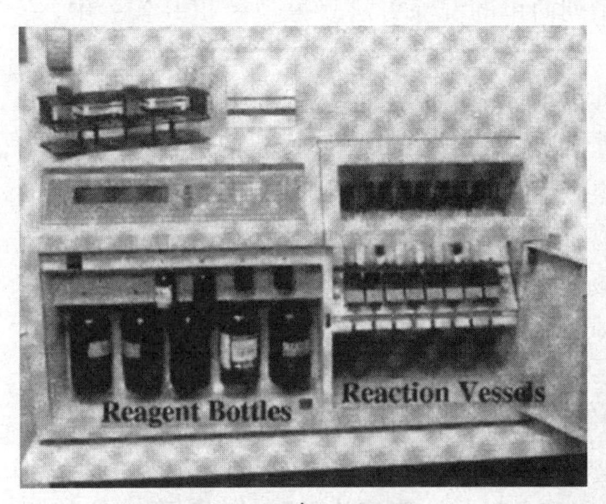

A

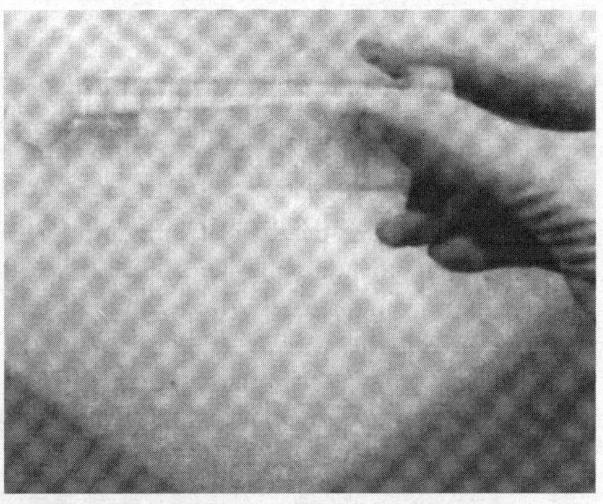

B

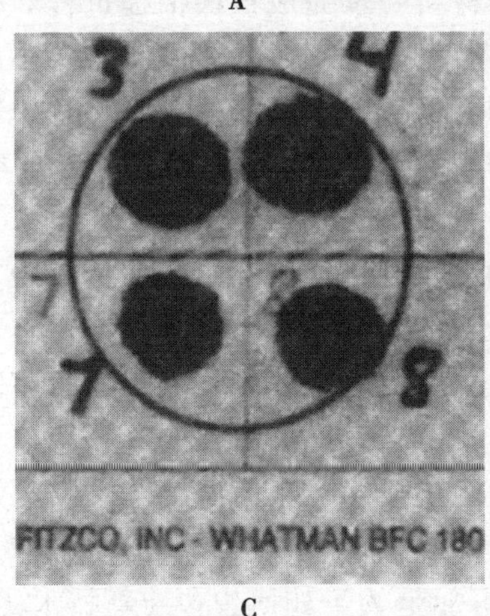

C

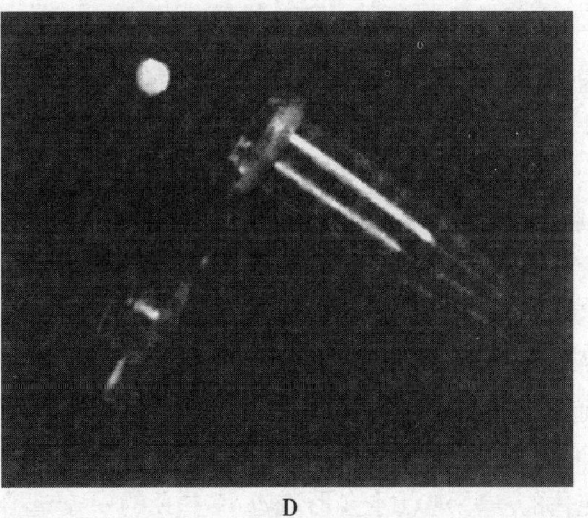

D

图 2-20　核酸抽提方法学

A. 早期一代的核酸自动分析仪(PE 公司);B. 在乙醇中沉淀的高分子量 DNA;
C. FTA 滤纸提取标本;D. FTA 处理标本用于酶促扩增

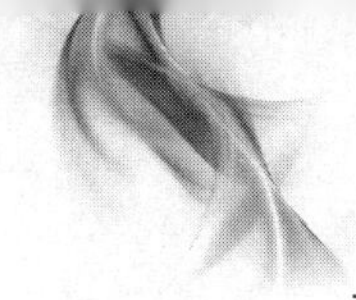

免内源性细胞酶降解 RNA,因为它的活性很高并且遍布实验室。还有,大多数程序通过不同的离心和收集从 DNA 和 RNA 溶液中移走 RNA。除去蛋白和盐分后调节抽提溶液 pH 可以做到这点。选择性地,细胞裂解液也能悬浮在氯化铯梯度中,然后离心。在这些条件下,基因组 DNA 是有浮力的会漂浮,而 RNA 将沉在管底。超速离心花费更高,劳动强度更大,但结果是获得高纯度的 RNA,极大地增加了实验的可靠性。随着扩增技术和特异的逆转录 PCR(RT-PCR)出现,对如此高纯度模板的需求已经减少了。

在临床实验室,减少核酸抽提的花费的驱动力已经产生了一些需要,即利用一些新的产品也能处理基因组 DNA 和 RNA 分离。代表性的,这些产品利用了一些特殊的试剂,如离心柱、特异性滤纸、交联葡聚糖或其他多聚化球珠,一些结合了特异的"捕获"分子。一种叫 FTA 的产品表明可以在分子诊断实验室常规应用(图 2-20C,D)。处理包括一个特异制备的滤纸,该滤纸含有一种缓冲液,能保存大多数机制和环境处理过的基因组 DNA 的完整性。湿标本应用纸水化纸上的物质,导致细胞接触裂解。纸上的多种化学制品也起了抑制内源性和污染的微生物的降解作用。标本纸干燥后,高分子量基因组 DNA 紧紧地结合在纸纤维上。在实验室,纸上的 DNA 标本很容易用一系列简单的洗涤方法获得。在 PCR 实验中,一小片滤纸足以作为模板 DNA 进行扩增反应。

这个产品的另一个用途是利用其他试剂移出高分子量 DNA,继而用限制性内切酶消化,这些标本以后可以用于限制性片段长度多态性试验(RFLP)。根据不同目的,将纸片插入到小聚丙烯离心管的液面上。当应用血标本或组织标本时,它能缠在纸上,随后的裂解和洗涤步骤在另外的一或两个步骤内。干燥纸片在离心管内进行,然后加入 PCR 反应鸡尾酒混合物、酶和引物,这样就在一个反应管里进行了标本收集、核酸抽提和 PCR 产物扩增。另外,也可以选择离心柱进行核酸抽提,它们含有不同类型的基质多聚物,可以捕获从裂解细胞中释放的核酸。通过与特殊的洗脱缓冲液孵育,基因组 DNA 从基质物质中释放出来,许多化学分析物用液相色谱柱分离。溶解的 DNA 能够直接进行基因扩增或用其他方法进行特殊的 DNA 序列分析。

一种叫 Xtra Bind™的新产品,通过固相核酸结合材料一步完成核酸抽提过程。这种核酸结合材料有专一的捕获单股 RNA 和单股 DNA 的特性。依赖于选择性缓冲液,DNA 能被优先捕获,少到 10μl 血就用于实验寻找低拷贝数的基因。这个体系一个值得注意的优点是所捕获的 DNA 是稳定地共价地连接在表面。这一特点消除了需要转移标本到新的容器进行下一步的基因扩增的过程。

RNA 抽提新方法包括细胞裂解、核酸抽提和蛋白变性在一个单一试剂缓冲液中。RNA 能从液相中捕获,随后通过包被胸腺嘧啶寡核苷酸(oligo dT)的磁珠结合而移出,因为 oligo dT 可以与信使 RNA(mRNA)的多聚腺苷酸尾结合。这种技术通过 2 个步骤的抽提程序获得了高度纯化的 mRNA。

前述技术在临床实验室的执行,需要训练有素的医学技术专家。如果考虑标本处理是为了 POCT,核酸抽提需要变得更为容易,也许简化到只有一个单一的步骤。直到那时,关于核酸纯化的一些观点才会形成这些主义的一个起点可能是关于如何去包装新技术:①核酸抽提典型地简单,不多于 2 或 3 步,大多数多元物能混合在一个单一液相里;②纯化的核酸极其稳定且赖受苛刻的环境条件,如干燥,暴露于光、热甚至是化学去垢剂;③对大多数分子遗传实验标本来说仅有少量的 DNA 或 RNA 就能成功的扩增。因此,POCT 遗传学实验总的

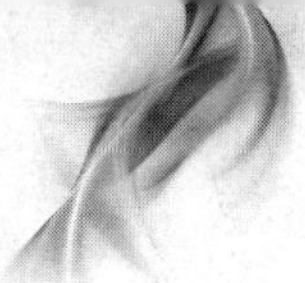

方案是核酸抽提步骤很好地适应与微型化。

3. DNA 扩增和操作　本部分提到用多种新的技术来操纵核酸，分析这些标本的特异性区段，不论它们是一个基因，还是非编码区，该区段与遗传学疾病或人类特性的诊断特异性相关。现在所考虑的常规方法包括 Southern 印迹、Northern 印迹，还有其他简单的杂交技术，像狭线印迹、斑点印迹和反相点杂交依然非常多的用于临床分子遗传学实验室。特别是在复杂的遗传性疾病的试验中，这些技术将会继续使用，因为有灵敏性高和特异性强的优点。相反，有关扩增的技术，扩增 DNA 有交叉污染的危险，依赖于仪器，加热循环仪，最常见的问题是优化每一个反应条件，但依然是实验室进入分子诊断学的一个挑战。

标本的收集处理仅用几分钟，加上通用的技术如 PCR，这将使选择的 POCT 技术方法出现。而且，现在有方法可供选择，包括连接酶链反应(LCR 或 LDR)、Q-β 复制酶、旋转环复制、侵入物和自身维持的序列复制。因此，PCR 和相关技术的出现已经改革了临床分子遗传学领域(图 2-21)。这个技术的前提是从一种叫做嗜热水生菌的水生嗜热细菌中获得了 DNA 聚合酶，它能根据模板 DNA 在一个叫做热循环仪里反复加热和冷却，用于产生指数级的特异 DNA 序列。图 2-21A 和 B 概述了 PCR 的必要成分和生化机制。今天，PCR 经验是很多的，最主要是临床实验室常规的用这个技术，很广泛地进行有用的诊断试验，包括传染性生物体检测、肿瘤标志物检测、先天性遗传疾病检测等。专科实验室也用 PCR 作亲子鉴

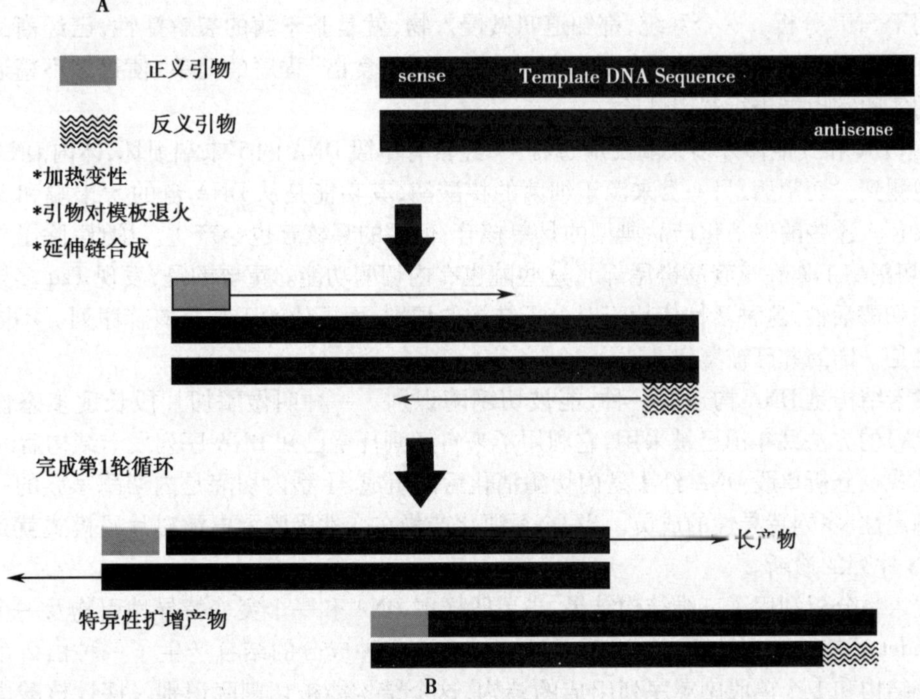

图 2-21　聚合酶链反应

A. 聚合酶链反应必需成分；B. 聚合酶链反应过程示意图

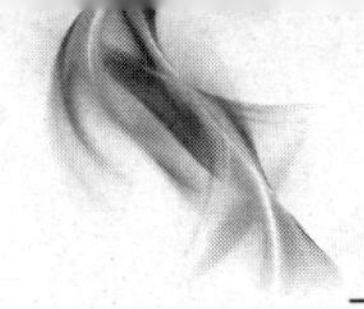

定和法医学鉴定。因为 PCR 能力强大且耐受苛刻的环境状态,所以它天然地适宜于不同的方式执行这一技术,包括引导反应在微芯片上进行。查阅表2-13,常规临床分子遗传学实验的一些条件需要优化,其他一些平台,如微芯片也是一样的。重要的是要记住,PCR 和其他相似的酶促扩增方法仅用于产生足够量的特异序列,以便随后能够分析,看是否存在疾病特异性变化或突变。

表 2-13　PCR 条件优化

反应变化	试验范围	步骤大小	注意事项
退火温度	45~62℃	2~3℃	无引物多聚体
DNA 聚合酶缓冲液(pH、KCl)	8.3~9.2pH 1.0~2.5mM	0.5U	减少了非特异性扩增
DNA 聚合酶单位/rxn	0.5~3.0U/rxn	0.5U/100μLrxn	高产量低非特异性产物
$MgCl_2$ 浓度	1.25~3.0mM		
添加剂(甘油、DMSO、明胶)	可变	0.25mM	增加了酶对模板的扩增
每个引物浓度	0.2~2.0μM	0.5μM	高产量、低引物减少多聚体

PCR:聚合酶链反应;DMSO:二甲基亚砜;KCl:氯化钾;$MgCl_2$:氯化镁

除 PCR 之外,一些其他的扩增特异 DNA 序列的方法也在讨论。完成人类基因组的测序工作后,现在关注的焦点是存在于不同个体间的核苷酸序列差异目录,以及了解这与疾病易感的关系。人类基因组的许多变异是单核苷酸多态性,或 SNPs。一些新的扩增技术可以特别地用于 SNP 分析。一个系统,都知道叫做侵入物,就是基于酶的裂解活性,已经商品化为一系列试剂盒用于一些最普通的遗传学诊断。这个"食谱"程序的简单,使很多不精通分子诊断的实验室也能进行基因试验。

在 PCR 和其他体外多聚酶反应过程中,经常有单股 DNA 的5′末端损坏,体内 DNA 复制不会观测到。切割酶,另一类来源于细菌的核酸酶,其功能是从 DNA 链的5′末端和3′末端切除核苷。这些酶促消化产品典型的是单核苷,但短的寡核苷也会产生。因此,除了外切酶活性(切割酶工作在核苷酸链尾部),这些酶也有内切酶功能。重要的是,发现 Taq 多聚酶具有5′内切酶活性,这种活性依赖于对分子结构的识别,而不依赖于某一核苷序列。不同的切割酶也是一样的并已被鉴定。

发卡结构是 DNA 构造的一种,能被切割酶识别。一种叫做酶切片段长度多态性分析(CFLPA)的方法几年前已被采用,它利用了来自切割环绕已知 DNA 序列发卡结构后的 DNA 片段模式。分析单股 DNA 经Ⅰ型内切酶消化后的组成,Ⅰ型内切酶是内切酶家族的一个具有热稳定性、序列特异性的成员。当 DNA 消化产物在变性凝胶上电泳时片段模式就是对样本 DNA 序列的诊断。

侵入物分析利用了三维结构结果,当单股样本 DNA 和一个突变特异性引物及一个所谓的 Invader 寡核苷酸探针杂交就形成了杂交体。这 3 种成分的结合产生了一种由 2 个重叠的互补结构和 1 个单股副翼序列组成的结构,这个结构能被切割酶识别。探针核酸内裂解消化在重叠位置或其附近释放副翼,进入反应相。侵入物分析在特殊情况下,该技术包括荧光标记的寡核苷酸探针,附近有一荧光淬灭分子。这种双荧光标记策略叫做荧光共振能量

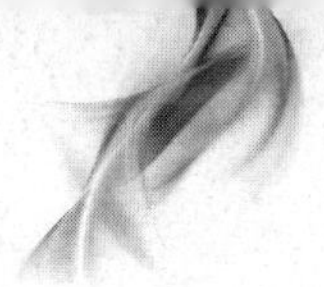

转移或 FRET。在生物分析试验中使用 FRET 正越来越多地采用。切开副翼时，荧光标记从淬灭分子中释放，导致反应液中荧光物质增加。单一的变性步骤和新的寡核苷酸重复的退火导致荧光物质线性积累，荧光物质用分光光度计测量作为终点反应。因此，侵入物技术鉴定一个特异性 DNA 序列，没有扩增模板或靶 DNA，是通过测量释放的荧光报告分子来完成的。寡核苷酸探针、侵入物引物和标本模板的关系是非常特异的，因此这个策略证明有高度的精确性。侵入物分析简单，事实上不需要专门的仪器，所以当分子遗传学从大的中心实验室应用到 POCT 时，这种类型的技术也许会成为选择方法。

4. 检测和分析　在遗传学实验室最普遍采用的分析技术是凝胶电泳。20 年来，多种制备多种聚合胶体系，诸如琼脂糖、聚内烯酰胺，已经被用于分离和制备限制性酶切的或 PCR 扩增的 DNA 了。常规凝胶电泳可以控制一些变量以满足试验要求，包括电泳温度、缓冲液离子强度和其他一些化学成分，当 DNA 迁移通过凝胶时它们或者变性或者分离双股 DNA。表 2-14 概括了一些用下面的原理检测 DNA 产品的凝胶电泳特异类型分析技术。近来已经用毛细管电泳高通量的分析 PCR 来源的 DNA。毛细管电泳相似于凝胶电泳，除了分离基质被限制在一根细的玻璃毛细管外。

表 2-14　分子诊断普通分析技术

基因组 DNA 作模板	Southern 转印——评价消化的基因组 DNA Northern 印迹——评价细胞 RNA Western 印迹——评价细胞和细胞外蛋白
基于扩增的方法	通过热稳定 DNA 聚合酶 PCR 扩增小的核酸片段 RT-PCR：用细胞 RNA 开始的 2 步扩增过程。逆转录第 1 步是 RNA 转变为 cDNA，随后用 Taq 酶扩增 cDNA 连接酶链反应/连接检测反应（LCR/LDR）-通过热稳定连接酶，2 个序列特异性引物“融合”在一起指数扩增 Q beta 复制酶：等温扩增酶，如用于侵染技术分析 DNA 测序：双脱氧核苷终止法

近来自动化技术检测扩增 DNA 的革新经常变化在是凝胶电泳或是毛细管电泳（表 2-15）。一旦片段被分离，它们能被显示。常规的程序利用一些化学试剂如溴化乙锭染色 DNA，但这些成分逐渐被荧光染料取代。荧光检测包括扫描凝胶或者当毛细管电泳的 DNA 产物通过凝胶基质时用低强度激光。检测是通过捕获电子管发射的荧光或电子对设施（CCD）。合并一些荧光染料，发射出不同的波长，也许可能同时分析多种 DNA 产品。因此，电泳分离示意和呈现，不论是手动还是自动形式，大多数基因试验都采用了。系统自动化是通过一个软件计算法则解释荧光资料，它能列出信号强度、位置、片段大小和量另有一个自动采样器，能吸取小体积的 PCR 产品并上样到基质中，最多的用于低复杂度的遗传试验，如 SPNs，结果是同一大小的 DNA 片段。

用于临床实验室大多数自动 DNA 分析仪是基于终点决定法（表 2-16）。在分子遗传学实验室的一个新的进展是 DNA 片段实时检测，它是基于重复测定荧光或在 PCR 反应时一个电化学信号。实时检测系统使定量成为可能。一个这样的技术，引自 Taqman 技术，利用了核酸外切酶活性的特性及 Taq 多聚酶。

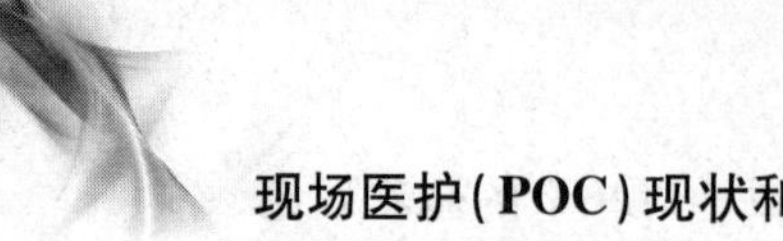

表 2-15　基于片段大小分离的分析方法

步　骤	具体方法
凝胶电泳	琼脂糖或聚丙稀酰胺凝胶电泳—分离 PCR 或其他扩增方法产生的 DNA 片段 实时荧光检测自动凝胶电泳——在变性凝胶电泳中分离荧光标记 DNA 片段 单链构象多态性——变性的双股 DNA 片段 变性梯度凝胶电泳——在胶中变性双股 DNA 片段,通过改变片段迁移模式检测
DNA 突变	异源双链核酸分析——加热变性,随后控制双股 DNA 片段再复性,非变性凝胶电泳分离,根据迁移模式检测 DNA 突变
毛细管电泳	通过单一或多个毛细管分离荧光标记 DNA 片段
原位杂交检测方法	TaqMan™检测系统 LightCycle®实时荧光检测

表 2-16　具有高度临床影响和快速转换周期的遗传学试验

试　验	临床需要	常规分析方法	POCT 优点/机会
先天性遗传病			
因子Ⅴ Leiden	静脉内凝血遗传易感体质主要因子	PCR 扩增,随后限制性消化和电泳检测	快速转换(1～5h)将影响手术后护理。也许出生控制或激素补充前需要检测
因子Ⅱ多态性	凝血遗传易感体质第 2 位原因	PCR 扩增,随后限制性消化和电泳检测	同因子Ⅴ Leiden
Rantidine 受体基因突变分析	恶性发热的诊断	PCR 扩增,序列分析高度可能性外显子和内含子	异性结合体的鉴定能用于药物的选择
病原体分子检测			
结核	体液诊断	抽提标本 DNA 做 PCR,或 Q-beta 复制酶或抽提细菌核糖体做 RT-PCR	快速和立即诊断试验将有帮助于临床治疗或人群屏检
细菌感染	诊断身体不同部位和体液,例如奈瑟菌脑膜炎	抽提标本 DNA 做 PCR,或 Q-beta 复制酶或抽提细菌核糖体做 RT-PCR	早期诊断也许挽救生命。阳性试验决定感染者或接触者接受治疗
急性临床症状相关的病毒感染	例如,鼻病毒、其他 GI 或呼吸道病毒;检测和诊断确认	PCR 或 RT-PCR 扩增保守基因序列,随后自动化电泳或凝胶电泳	败血病 POCT 能拯救生命。精确的种属检测有助于指导治疗选择
慢性临床过程相关的病毒感染	例如,丙型肝炎病毒;监测血中病毒水平	PCR 或 RT-PCR 扩增保守基因序列,随后自动化电泳或凝胶电泳	普通病毒的检测能指导医生抗病毒治疗。检测病毒滴度有助于预后
癌症分子试验			
白血病染色体转位	诊断和监测嵌合基因转录最小残基病,例如,早幼粒白血病相关 PML-RARα	抽提标本总细胞或信使 RNA RT-PCR 扩增 一般凝胶电泳检测扩增片段的大小	例如,快速诊断白血病型别(1～3h)也许在最初的治疗选择中拯救生命

PCR:聚合酶链反应;RT-PCR:逆转录-聚合酶链反应;GI:胃与肠;PML RARα:早幼粒白血病-视黄酸 α 受体

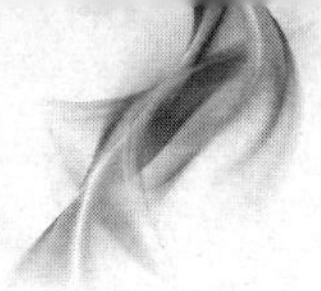

用这种方法 Taq 多聚酶结合到 DNA 引物并且开始按 5′→3′方向复制模板 DNA,第 3 种 FRET 寡聚引物/探针放在点突变位点之上。相似于 Invader 试验。只要 FRET 引物/探针保持完整,一个荧光发射光谱会淬灭其他的光谱,当 Taq 产生延长的 DNA 时,它将遇到相对的探针,Taq 酶的 5′外切酶活性将发挥作用切下一个来自 FRET 末端的终止核苷。切割释放的每一个荧光分子都进入缓冲液,同时伴随它们各自荧光发射的去抑制。与反应管或光纤维接触的荧光检测器放在反应液相中实时监测标本的荧光。

荧光标记 PCR 产物捕获到内部有颜色代码微珠上是 Luminex 技术的基础。许多珠子,每个都有不同的颜色,与特异的寡核苷酸探针相对应,因此这个体系适应于多基因或单基因突变的多样化反应。定量也是可能的,因为表面反应的量度是 PCR 产物量的反应。进行这个实验,彩色化微球,报告分子和标本结合在一起。这个混合物然后被注入装置,应用微流体去调整微球在一个行列里,激光照射每一微球表面和里面的颜色。接下来,先进的光学仪器捕获颜色信号。最后,数字信号处理翻译这些信号成真正时间,定量每个反应的资料。在一个应用中,6 个不同的病毒或对照 PCR 产物被配对为 6 个微球。表面寡核苷探针被生物素化,病毒放大了用荧光链霉亲和素检测。这种方法非常敏感并且最低限度可以检测 50 个病毒体/μl,有 3 个对数级的动态范围。

将扩增和检测期结合成单个操作步骤中的主题变化,是遗传学试验新技术改革的关键。吸取其他重组酶的优点,如热稳定连接酶和等温多聚酶,也许可以同时检测一些基因标志和可不用热循环设施。Strand 转移扩增,由 BD Biosciences 公司研制,是一个这样的系统,结合一个专一等温多聚酶和限制酶的反应,产生单股 DNA 产物。事实是一旦遗传学试验设想成至少 4 步操作计划,在分析建立时,随后分析是独立步骤,这就可以将操作结合成一步或二步体系,当这样的系统可应用时,简单和有效的遗传学 POCT 前景可能会实现。

三、报告和解释

患者护理的遗传学信息的用途仍然很新颖,有专家解释资料和形成完整的报告是必要的。大多数情况下,分子诊断实验室决定去完成复杂遗传学实验,涉及许多遗传畸形,包括点突变、删除、重排和基因缺失,由科学家或医生特殊地在分子遗传室训练。而且做好遗传学实验的解释是很容易的,每个分析操作的复杂性和在任何手动步骤的错误机会实际上使自动化解释有高度的危险。一些简单的遗传学分析有很高的临床用途,而且自动解释和报告能被检索。V因子 Leiden 是白人群体中高发突变的特殊名字。当突变发生时,患者就增加了深部静脉血栓和其他血管并发症的危险(图 2-22)。因子Ⅴ Leiden 是因子Ⅴ蛋白基因发生单点突变形成,因子Ⅴ蛋白是生化瀑布机制的一个关键组成,决定血管内凝块形成和凝块溶解(图 2-22B)。一些调查者也试图去自动化进行因子Ⅴ Leiden 分子遗传学试验,希望这个简单模型系统会导致其他 POCT 应用。

最简单的,因子Ⅴ leiden 试验包括 PCR 分析解释,应符合 3 个因素中的一个:正常纯合体(如无突变)、杂合子突变和纯合体突变。图 2-22 说明了如何用常规凝胶电流方法学,Ⅴ因子 Leiden 试验能够进行,出现或缺乏限定的分子量带;诊断每种和每 3 个中的一个潜在的遗传学结合。图 2-22D-F 也同样显示遗传学结果可适用于自动解释系统的前景方式,只要求产生是或读出不是就行。因此,排除了专业化医生解释的需要。Third-Wave Technologies

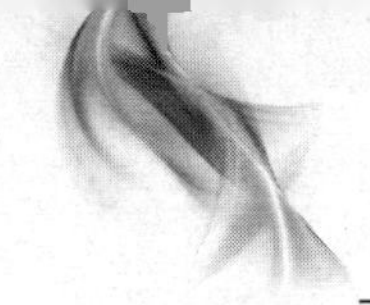

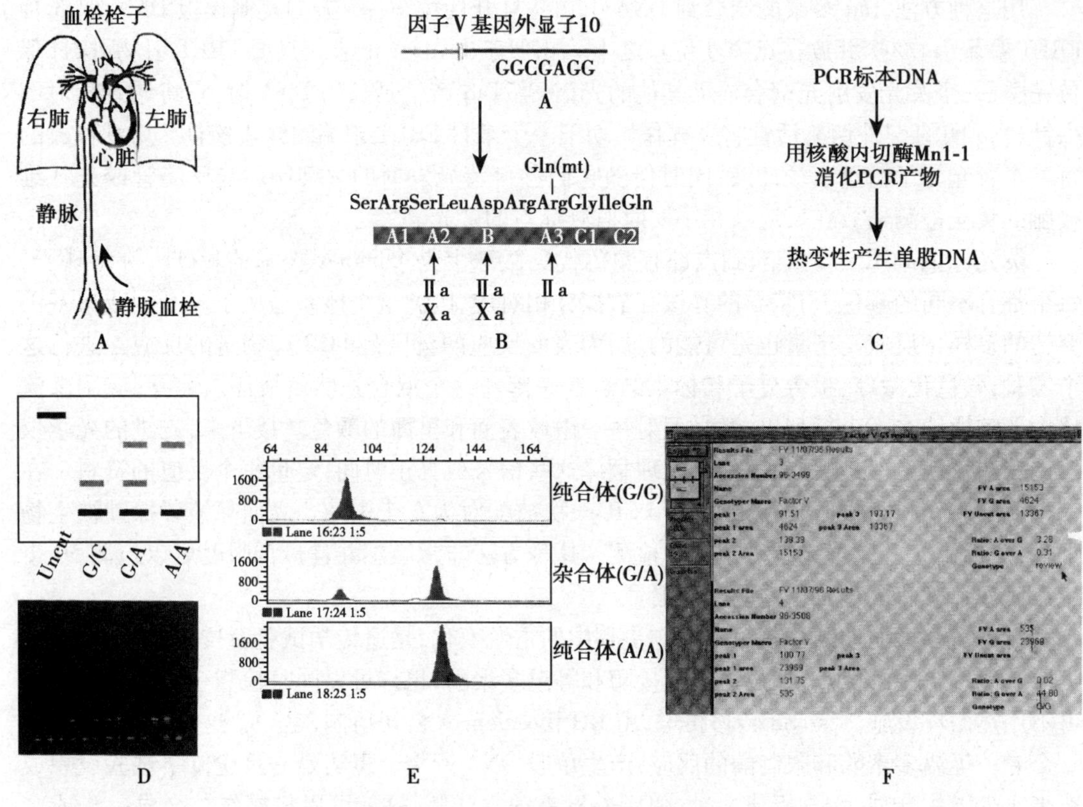

图 2-22　Ⅴ因子突变与血管并发症

A. 血栓静脉炎与形成血管内血栓易感体质普遍医学条件相关;B. 因子Ⅴ Leiden 突变是单核苷突变;C. PCR 检测因子Ⅴ Leiden 方法;D. PCR 产物检测示意图;E. 自动荧光检测系统结果输出;F. 代表了数字率单个资料,解释诊断并监视质控

(美国 Madison 公司)已经基于 Invader 试验商品化生产出简单高通量的试剂盒检测因子Ⅴ Leiden。在这里,结果是扩展单形式的出现,而一系列的软件字迹自动决定了基因的分型,这些资料能直接输出成报告形式。尽管这些资料处理方式明显的简单;比手动解释凝胶,对专业实验室职员和仪器总的要求防止了分类这个技术,为 POCT 作了准备。随后的讨论部分,一些新的或有希望的技术是集中在微型化遗传分析系统。

四、POCT 分子诊断的机遇

尽管有抽提、扩增和分析的时间和人工操作的要求,基于核酸的试验真的很简单且结果说服力强。相应地,这种简单可以在转移而广泛用于分子遗传学试验。作为材料,DNA 是非常稳定并且有耐受热、冷和干燥的能力。在许多应用中,DNA 能从非常苛刻的环境中回收并且能有效和高保真地扩增。在稳定性和有效性上,DNA POCT 的潜力是巨大的;然而,在时间、操作技术和自动化缺乏要求上,这件事又很困难。

分子诊断试验的时间是要考虑的。在常规实践中,大多数分子试验要求几天去完成,报告结果在 5 ~7 天内。有幸的是,大多数遗传疾病,分子试验转换时间很少是一个问题。比较而言,需要床边诊断临床医学领域,分子试验还没有与其他常规临床化学实验室方法竞

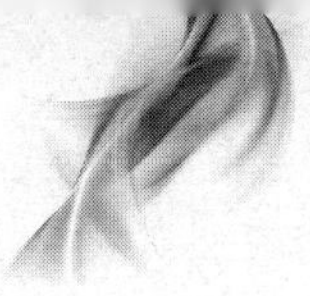

争。在这期间,我们剩下能做的是用基本操作方式进行标本收集、核酸抽提、分析实验结果并解释,通常转换时间在几个小时,不超过1～2天。表2-17列出了一系列遗传学试验特殊样本所要求的快速的转换时间和后继的可能有意义的影响到治疗决定的作出。当这些试验比较于大多常规生化测量时,这个目录并不完整,但它试图列出临床情况类型以投资遗传学诊断克服花费和转换时间缺点。

表2-17　微芯片检测形式概括

生物芯片类型	技术原理	研制阶段
毛细管电泳	PCR或其他方式扩增的DNA片段通过微细加工的直径为1～30μm的毛细管电泳分离	Cepheid和Caliper Technologies公司已商品化
DNA杂交芯片	合成或直接黏附的寡核苷酸在芯片表面。通过激光诱导荧光或杂交的PCR产物检测	Affymetrix公司已经商品化了一些诊断试验,包括HIV、P53和BRCA-1
表面声波传感器(SAW)	通过分子结合域从发射到接收检测表面声波传播的变化	加利福尼亚大学伯克利分校已研制了研究装置
表面共振(SPR)	检测从反射金属的接触面到DNA杂交处逐渐消失的波传播	发玛西亚公司的一个部门BIA-core已商品化生产了一种凳子仪器。微芯片版本正在研制
微机电系统(MEMS)传感器	检测物质装载,不论是通过共振频率的转变还是高压电子转导物的静态弯曲	一些实验室正在研制,包括Naval Research Laboratories
芯片物质光度计	电子喷射成分的减少或飞行时间物质光度计硅芯片形式	明尼苏达大学正研究最小化组成到常规仪器

PCR:聚合酶链反应;HIV:人类免疫缺陷病毒;FDA:美国食品和药品管理局

除了应用于常规的遗传病、肿瘤和感染性疾病,分子诊断学在健康护理体系中也有重要作用。一个领域是法医学试验,从犯罪现场回收的DNA可用于鉴定谁是犯罪嫌疑人。法医学实验室常用特殊的技术和简单的工具去回收标本,如血或组织,这些标本在现场可能已变干燥、加热、被水和其他化学物质稀释,或者机械断裂了。这种情况下,案例标本保存一般是将所得的材料的血斑脱水,然后收集到药签上转移到水相介质或一个固相支持体系,如FTA纸。在实验室,高质量的DNA能被回收,但一般其浓度都非常的低。所谓的卫星遗传标志的扩增,是由PCR扩增的不同长度衔接的重复DNA序列组成,随后凝胶电泳或毛细管电泳进行大小分离。为了获得更高敏感性和更高特异性的试验,法医学调查者经常领导了分子遗传的革新。它们的方法被证实是异常敏感的,甚至几分钟工作量的一个标本。特异性关系到对资料的信心去鉴定基于遗传学等位基因联合的2个个体。在起诉大多数犯罪人时,PCR扩增的DNA证据已是一个常规。在美国,差不多50个州现在接受了DNA鉴定资料结果。

分子遗传学试验在另一个领域已发现有很好的用途,那就是环境试验。最普通的环境试验是用来自污染的危险材料样本,不论是医院内或是室外环境中的。DNA或其他基因扩增技术也用于扩增来自微生物的基因片段,包括污染源中有效的标志物。在公共卫生领域,患者或护理点收集的滤纸棉签,调查耐药细菌来源,如耐甲氧苯青霉素链球菌。然后检测标

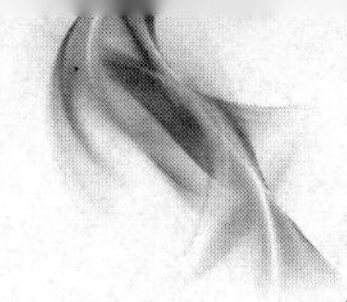

本细菌携带的质粒基因,该基因赋予了它们对最常用抗生素的抵抗。

基于相似的概念,为检测某些感染性因子设计的家庭诊断试剂盒已被用户在他们家中舒适、机密的使用。有一个这样的产品,叫 Home Access,包括一个自我收集少量血到滤纸上的采样装置。滤纸随后放入信封并送到中心实验室进行 HIV 检测,这个实验的有效性已被多次证实。在这个例子中,试验 POCT 仅仅在于标本收集。这个试验的分析成分已注册,并且美国 FDA 已批准,经过训练的健康护理人员为资料提供解释并以机密和支持的方式通过电话提供给客户。在家做 HIV 检测的发现,是基于分子遗传学方法,涉及许多其他的试验平台。值得关注的是该产品根据客户的需要而产生并使诊断试验简单和便利。

不是所有的微生物基因试验都是为了检测和预防疾病,也可以是工业应用,微生物被用来增进社会或医药制造。从投资大小看,POCT 基因技术最大的驱动是发现和研制新的药品。在 1997 年,5.4 亿美金被投入进行生物技术研究和研发,35% 以上的公司都将目标定位于基因探索或改良分子生物学技术。希望这些研究和其他可能的技术如联合化学一起,能够降低寻找新药的费用和为他带来市场。

集中在一起,这些分子诊断学应用不同的团体所长将最大地驱动技术导致 POCT 仪器化。尽管这些机会似乎很大,并且经济利润调节它们的追求技术障碍取得总体系整合是伟大的。分子诊断最有希望 POCT 仪器化的是硅微芯片的直接使用,这个技术的合适是这个设施的产生及未来 DNA 芯片和微电子、微流体和包装约束的整合。

1. 分子诊断微型化技术的到来　减少花费是促进分子诊断进行的最主要驱动力量,正如前面讨论的遗传学实验操作计划花费的积累要求整个系统分析包括标本收集。基于目前的技术,分子诊断实验室已致力于优化每一个操作步骤(图 2-18),通过努力结合包括计算机化和片块状整合,整个试验计划能被"半自动化"。与目前分子诊断的实际相当的是工程研制直接产生全整合试验系统的出现。这些研究主要导致一个结论,相对于今天计算机芯片的微型化将尽最大努力获得这些整合并在同时明显地降低费用。

过去十年,有许多研究机构努力在研制微型化设施去进行生化试验,包括 PCR。在这些努力生产的高度轻便和便宜的基因扩增和检测系统,这需要至少来自两个领域没有实际联系的专家汇聚意见。第一个是在生物技术领域,它的焦点集中在提炼分子生物学和关键生化过程的体外应用。第两个是在电子工程领域,包括材料科学和计算机,它们的兴趣是微电子成分和微电子机制系统或 MEMS 的设计。这两个群体正工作在相对新的生物工程学科。这两个学科的相互作用将导致一些令人兴奋的新思想,将在最近几年里实现一些设施商业化。

生物工程是一个很广的概念,通常是描述重组 DNA 实验室以研制更精致的生物材料和试剂为目的而发明的研究工具的应用。Taq 聚合酶就是一个发现在自然地方如热泉的细菌中的生物工程产品。用 Taq 聚合酶作比方,许多有价值的特性已被加工成为商品化的酶。

Taq 聚合酶来源于嗜热杆菌,它是生活在 70 ~ 75℃ 水中的一种细菌。与原核细胞 DNA 多聚酶相比,Taq 聚合酶在高温中有最优的活性。多年来,Taq 聚合酶已经用于研究实验室高保真地扩增模板 DNA 片段。过程包括反复加热变性双股结构的天然 DNA 和随后中度冷却期以结合叫引物的短链 DNA,引物能结合到模板启始模板的复制。这是接着一个中温加热的步骤到某个温度,使酶有最优的活性。这个反复加热和冷却的过程,叫做热循环,是 PCR 的基础。PCR 的经验表明许多化学添加剂可以加到反应混合物中,极大地增进了酶的作用。一些特征如向前延伸,或者是处理大段或重复 DNA 序列的能力,可以通过加入一些

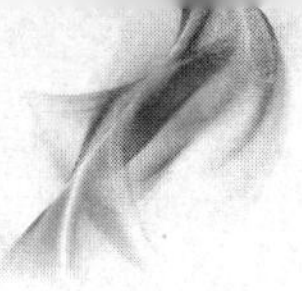

试剂,如非离子变性剂和中性变性剂而改进,它们增加了酶结合剂 DNA 链的能力。商品化缓冲液有优化的 Taq 的工作环境和其他相似的酶,加入了二甲基亚砜(DMSO)、甲酰胺和十二烷基硫酸钠(SDS)等。其他观察也指出 Taq 聚合酶也具有某种“外切酶活性”。一般来说,外切酶活性是这种酶的一个不利的特点,因为它通常破坏或去除了 5′→3′方向延长的 DNA。Taq 聚合酶基因的编码外切酶活性部分基因操作,导致重组酶的产生,增进了其延伸和消除了外切酶活性。利用 Taq 酶固有的外切酶活性是设计 Taqmam™技术的基础。其他 Taq 聚合酶的遗传学改良增进了天然酶的阅读 DNA 模板的精确性,这叫校正阅读,其修复能力允许产生非常长的扩增 DNA 或扩增子。这种热稳定聚合酶有明显的能力用于诊断领域。长期以来,人们也正致力于改进 Taq 酶的长期贮存和耐受力以改变反应条件。这种改良的重要性在于酶可能在制备包装好的反应溶液中更有用,仅要求标本模板 DNA 是好的。这些试制将被严格地装配到一步反应 PCR 试剂盒中,能够在简单的凳子上或 POC 基因试验仪器上进行热循环。

探索的第二个领域是开发硅微芯片为平台,建立整合的基因试验系统。个人电脑控制器的融合,这个工作导致 POCT 分子诊断。许多进展已经发生在 MEMS 领域,这意味着制造微型化激发器和传感器,通过处理鉴定这些用于纤维微电子芯片物理传感器最初级的商品化 MEMS 应用,尽管新的用途是结合 MEMS 的机制特征和生物学材料,这是组成全新类型传感器的根本。MEMS 和微电子电路结合是指作为一个灵巧的传感器系统,因为他们能根据能力完善,容易操作的原则受到控制,是有高度的便携性和低花费性的凳子仪器。

许多 MEMS 技术的进展都是借助于整合电路技术领域和微型化及成批纤维化的技术优化实现的。MEMS 传感器纤维化是基于影印石版术工艺,表面微细加工、沉淀新的材料在硅上。一个类似于 MEMS 设施的创作物可能在房屋结构中被发现。造房之前,结构的蓝图需要起草人画出,他将勾画出临时设计的墙的布置和结构中的其他关键元素。同样,影印石版术导出了一系列面具,每个勾画出了 MEMS 结构中的一层。每一个图像面具被投影到硅芯片表面,导致形成阴影模式和光亮区域。光电子管是环氧型物质,用于影印石版术以保护硅芯片的不同区域。特殊波长的光暴露导致这些环氧通过交联“治愈”,在阴影区域易受有机溶剂攻击而溶解。影印石版术的结果是为每一个连续步骤留下脚印,并且精确地定位物质位置在芯片上,更像砖匠第一次放基础砖和水泥制造垂直的墙基。

MEMS 纤维化的另一过程是放薄的膜片。一般情况下,它包括用高温和气体混合物洗涤硅芯片的表面,这是为了精确地定位时间和压力。结果是材料沉淀,它有电子的或结构特性用于完成的设施。微细制造指用不同的技术,包括干燥或湿蚀刻过程,从硅芯片或以前铺的薄膜上移去不同的物质。微细制造涉及一系列影印石版术去产生复杂的细节,包括垂直墙和独立的梁或横隔膜,还需为随后的金属或生化层沉淀准备平的表面。

产生一个整合的基因设施 MEMS 的作用,高度聚集于两个宽广的领域。一个是生产微型化区域以完成生化反应,如 PCR。接着的部分代表了对不同技术的回顾,包括基因扩增 MEMS 或 MEMS 样设施。第二个领域是 MEMS 利用了专用传感器。提到生物传感器,在整个生物技术学工业领域,微地址阵列或 DNA 芯片的出现是它们中最著名和最令人兴奋的。除了这些 DNA 芯片,许多类型的传感器技术正被改革成为潜在的生物传感器。在用其他 MEMS 传感器的一个特别令人兴奋的机会是它们与整合的微电子电路的兼容性,为了产生一个整合基因试验体系的目标,它能成比例地做成一个设施,不大于一个邮票,需要提供这

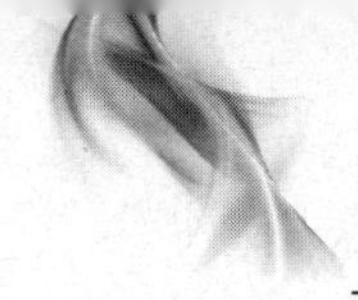

些感应或刺激元件的控制和任命同等大小的控制单元。这些高密度传感器系统,或"灵巧传感器",也是与普通控制软件兼容的,正如某些个人机算机中的元件。随后的部分对工业传感器技术作了回顾。

2. DNA 芯片技术　作为经常的技术革新例子,有许多围绕着微米甚至纳米级芯片技术的发展,特别是基因芯片。在这些例子上,许多这种乐观证明是正确的,考虑到仅是几年短时间的基础研究,已经导致了许多产品处于或接近于它们发展的商品化期。在本节,焦点是在 DNA 或 POC 医学基因试验其他形式的递送。DNA 芯片的研制者认为在不远的未来,这些技术将能够让医生和一些患者自己去快而不贵的检测很多的遗传疾病和健康状况,包括 AIDS、早老性痴呆、膀胱纤维癌等。在其他领域,这项技术也将使研制不昂贵地进行新的药物筛选和发现迄今未清楚的疾病成为可能。同时,相当多的工作需要进行以使这项技术变得有用和强壮,但价格不再昂贵。今天,许多公司已经有商品化的 DNA 芯片产品,在这些设施用于常规临床使用前,许多潜在的科学原理还有待去发现。随后的部分概括了一些根本的技术原理,如微纤维芯片,并对它们在今天和不远将来的前景能力作了评述。

前面的部分已经讨论过了,许多 DNA 芯片技术是基于 MEMS 和微电子的进步。这个混合技术第三个成本包括对生化试剂和流体在微型环中相互作用、如何作用的洞察力,特别强调生物兼容性和当限制在非常小的空间时流体简单物理特性的改变。

3. 毛细管电泳　第 1 次应用微细加工技术作生物分析是企图证明,包含某些关键分析物的液体流通过由玻璃或塑料制造的毛细管道。微细加工设施作用方式等同于中尺度的多道毛细管电泳,毛细管测量直径在 1 ~ 3mm。这些芯片由玻璃、塑料和硅构成,并且微管一般直径是 50 ~ 100μm。用常规影印石版术和表面微细加工,一些调查者已显示了他们如何能限制微细加工 2mm 的毛细管到一个不大于一张邮票的空间。这些微毛细管的最接近尾端是一个液体库,连接的微电极提供电子移动力。通过交叉在 2 个电极电压的应用,液体会流过微通道长度,并且可溶分析物会按照它们的电泳能力分离,并使电子渗透性电流达到平衡(图 2-23)。由厚度测量技术 Calipe Technologies(mountain View 公司)研制的技术合作应用叫动电流。电流包括液体柱同样地移动电泳超过横断微毛细管,通过每个横断电极特异电压不同的应用。用这种方法, 些流动性贮液槽能被联合,每个含有独立的缓冲液和样本

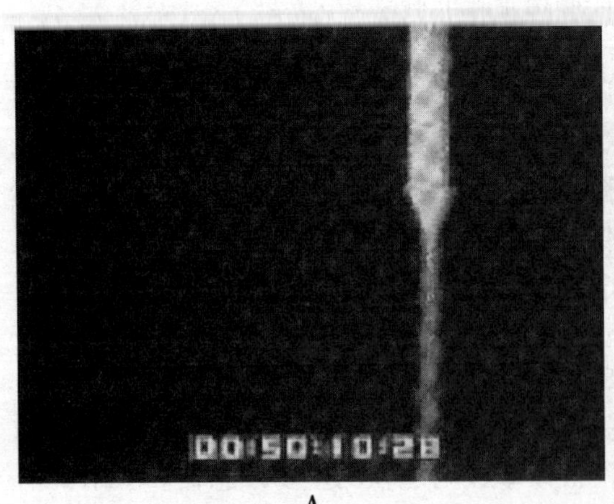

A

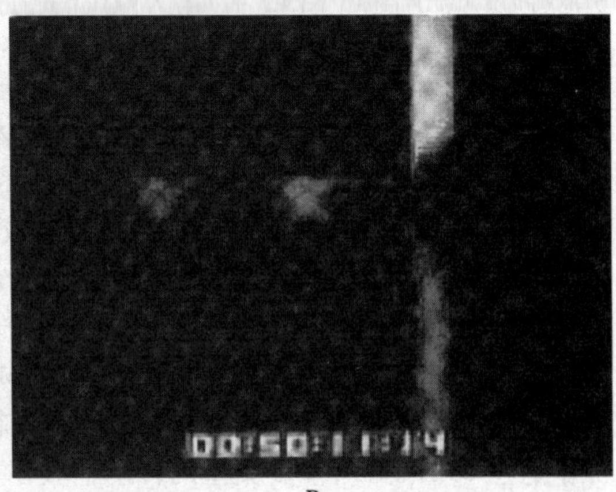

B

图 2-23　微毛细管电泳(A)和电子动态流(B)

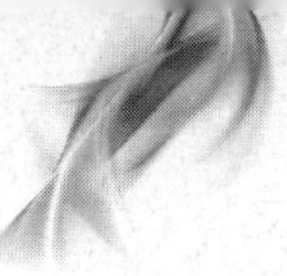

库。通过同样地应用电泳到每一个电极,可能合适的混合了一些缓冲液,标本在同样的流体中导致电泳分离通过最长的毛细管。这种方法叫做“芯片实验室”,并且有潜力包含一些分析物试验结合在一个非常小和低费用的平台。图 2-24 是一个 Calipe 实验芯片的说明,现在已被商品化。

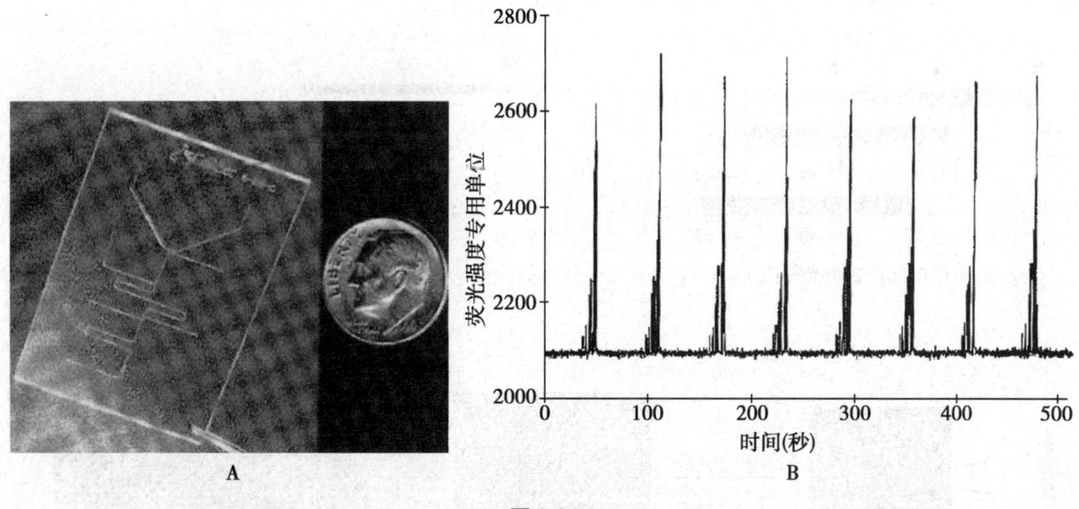

图 2-24

A. 来自 Caliber Technologies 公司的 Labchip;B. 该图说明噬菌体 OX174DNA 经 HaeⅢ消化后片段产物的分离

毛细管电泳设施的一个简单版本已经用于一些重要的临床分析,包括检测 bcr-abl 基因转录物,其相关于慢性粒细胞白血病,因子Ⅴ Leiden 实变分析,还有多元反应去检测膀胱纤维癌基因突变。每一例子,毛细管电泳明显的优点是它的高通量毛细管。表 2-17 概括了不同 DNA 片段检测形式。一些适用于硅芯片平台,应注意的是,仅毛细管芯片和微地址阵列设施是目前临时实际可用的。

4. 微地址导向阵列　当人们提到 DNA 芯片时,大多数指的就是不同形式的微地址导向阵列(图 2-25)。微地址导向阵列或 DNA 阵列是一个专有结合技术,硅微纤维与固定基因探针结合到固相支持系统上。这种技术的先锋是基于 Fodor 和其同事在 20 世纪 80 年代中期的研究,常规的平版影印被用于直接在硅微芯片表面构建寡核苷 DNA 探针。这被称为光导化学合成,包含了半导体平版影印和固相化学合成两个成熟的技术。合成连接物图像化学改良可移动保护群被粘到硅底物上(图 2-26)。光直接通过平版影印面板到合成表面的特定区域,影响该位置图像去保护化。第 1 个系列的化学构建物,例如一个图像保护氨基酸或羟基,与表面和化学联结物的孵育就在这里,这已经在前面的步骤中进行了说明。接下来,光直接照到底物的不同区域,通过一个新的图像荫罩,化学循环是重复的。复杂的策略可以利用,以最少的化学步骤产生许多寡核苷探针。例如,仅 4×N 化学步骤可产生一套完整 4N 长 N 寡核苷或任意子集的阵列。说明模式和化学反应物次序规定了这些产品的合成和他们在芯片上的精确定位。平版图像影印也可激光直接数字化,精细地照到 DNA 芯片表面。这种方法就是无荫罩微阵列纤维。这种技术可以快速地改变芯片结构和明显地减少芯片制造成本,Affymetrix Corporation(Santa Clara 公司)用光导化学合成产生了系列微地址导向阵列,叫

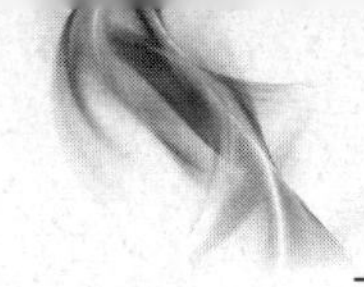

做基因芯片。Affymetrix 系统芯片平台作为一个常规的样本舱。Affymetrix 的 HIV 基因芯片设计去检测 HIV 蛋白酶突变和病毒逆转录酶基因突变。其他的产品,包括 P53 基因芯片阵列和编码蛋白用于药的基因 SNPs,现已可利用。近来 Affymetrix 集中于研制高密度 DNA 阵列,包含的探针有 64 000 个基因。低密度和多临床用途芯片作基因多样性点突变分析,如 BRCA-1 和用于细菌病原体特点归纳,正处于调查中。

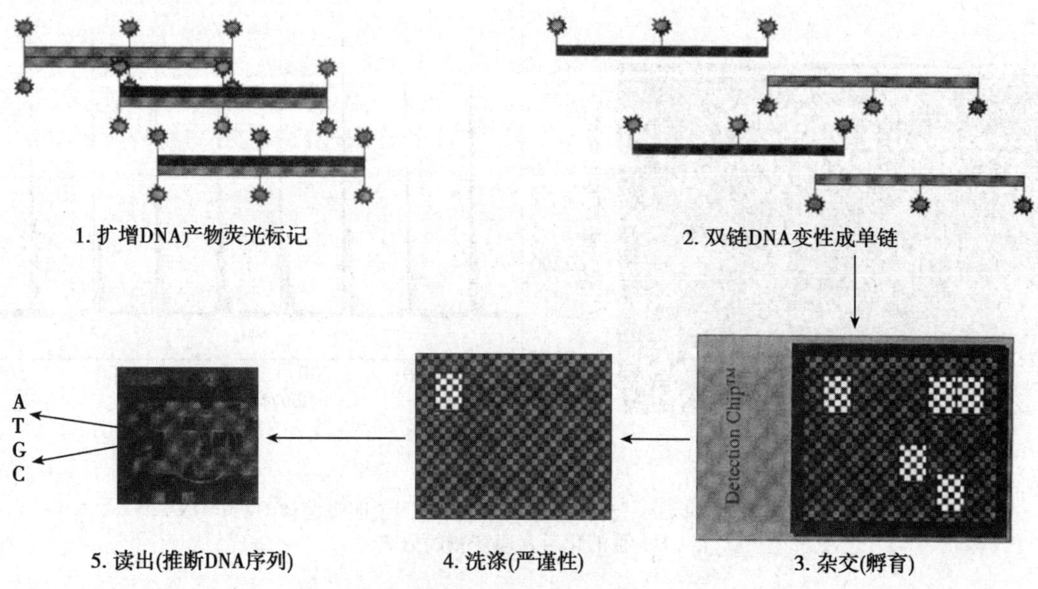

图 2-25　微地址导向阵列基因试验示意图

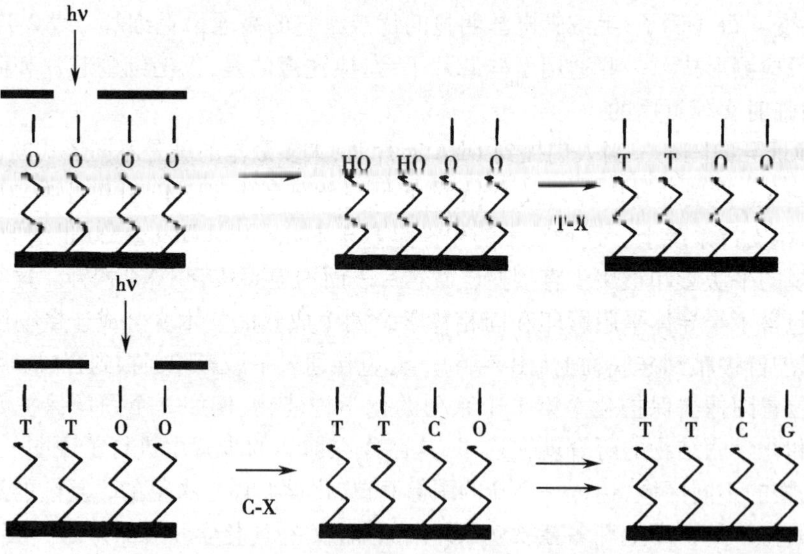

图 2-26　光导化学合成 DNA 芯片制作方法

黏附寡核苷基因探针到硅表面的另一些策略也被一些公司完成,如 Nanogen Corporation (La Jolla 公司)和 Genometrix(Wood lands TX 公司)。Nanogen 公司有寡核苷探针膜芯片结

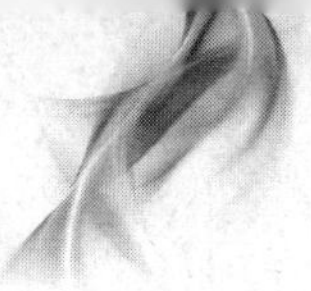

合成，是探针继发的直接通过静电吸引到微电极上。通过不同地接通每一个电极，不同的寡核苷探针能直接精确地定位在芯片上。Genometrix 的方法是脱芯片合成的寡核酸的探针，通过微喷射分散系统一沉淀，定位于芯片上。用气泡喷射打印将 5′-硫化寡核苷沉淀到玻璃片上，已表明这是一个低费用且强有力的技术，能用于家庭分析。

这些 DNA 芯片的一个问题是，事实上只有一个单一核苷差异决定是正常或突变 PCR 产物杂交到芯片同源探针上。这个结构是一个本身低信号噪声关系，并且，相应地基因分型很难解释。另一种可选方法由 Barany 和其同事研制，他们利用连接酶检测反应（LDR）系统的能力先于芯片杂交前去辨别样本 DNA 核苷序列差异。在这种情况下，一系列双引物在点突变位置调整单股 DNA。LDR 化学通过热稳定连接酶，仅当核苷酸充分匹配时，结合 2 个引物在一起。结合到一个连接酶引物的末端是一个属寡核苷酸，叫拉链代码。每一个拉链代码被设计以便不与标本 DNA 相互作用。同时，拉链代码文库也享有非常相似的溶化点特性。通过 LDR 反应产物杂交到芯片，这种方法极大地简化了条件的最优化过程，因为每一个拉链代码以相同的亲和力进行杂交。当连接酶反应产物通过拉链代码杂交，并且固定充分时，连接到芯片就可检测到阳性结果（图 2-27）。按这种方法，产物的芯片地理定位仅表明非常特异突变检测反应发生。基于这种通用的平台，一些诊断芯片已经被研制，证明了这个系统对一些基因在单一试验多元化分析的可行性。

尽管有许多新的研究描述了 DNA 微阵列的应用研究，但大多数方法既不简便也不便于在临床常规应用。大多数情况下，根本的困难是应用单一核苷酸差别去杂交 DNA 和探针，然后给予一个明确的基因型。为芯片自己的制造担心，然而，仍然有最好的方法来优化探针密度，吸附化学物质的持久性和探针序列本身易杂交性的影响等。当这些分析条件被很好地控制时，很可能用微阵列资料，以高通量格式来推导扩增产物的 DNA 序列。

Motorala Life Scienee（Pasadena 公司）正在研究一个系统，目标是提供芯片 DNA 杂交直接电子检测，该公司方法的精髓是 DNA 探针通过分子线（苯乙炔多聚物制成）粘到芯片电极板上。当电压升高时，可检测电流通过系统。这个方法目的是能够在原扩增系统直接对 DNA 进行检测。对典型的临床标本，将可以检测大约 10 000 拷贝的特殊靶 DNA 序列。该设施目前的原型不很敏感，检测的极限是 10^7 拷贝。

5. 核酸检测的芯片生物传感器　MEMS 技术的革命导致了许多基于生物现象物理特征的生物传感器的发展。表面等离子体共振是非扩增 DNA 样本能被直接检测的技术。表面等离子体共振（SPR）是基于传感器表面折射指数超时带走引起分子内部变化，用这项技术，一个 DNA 模板，扩增或没有扩增，在一个小池里杂交，小池里包含一个与寡核苷酸探针结合的光学分界面。通过互补杂交过程，光照射通过传感器基部时将以一个角度大于这些传感器没有杂交的角度反射。这个过程能通过变换温度而校准，有点依赖于时间。互相作用的曲线和特殊条件，转而是 DNA 模板和同源探针序列互补度的特点。Nilsson 和其同事的工作证明了 SPR 可以对临床标本 PCR 扩增作系列临床相关基因标志的检测，包括 P53。

光学路径长度的变化也证明是在硅芯片干涉仪上 DNA 杂交的有效方法。一个干涉仪是一个由一排微小柱子或指样物体组成的设施，它们通过深深地蚀刻硅晶片而产生。入射光照到微柱子区域将以一个预想的角度反射。因为包被了第 1 个 DNA 探针和随后杂交产物到 DNA 探针，当这些柱子有效厚度增加时，光的有效路经长度将发生变化，产生叫做 Perot Fabry 边缘效应。传出光角度的转变与 DNA 杂交到探针上的量成比例，因此它是一个定量

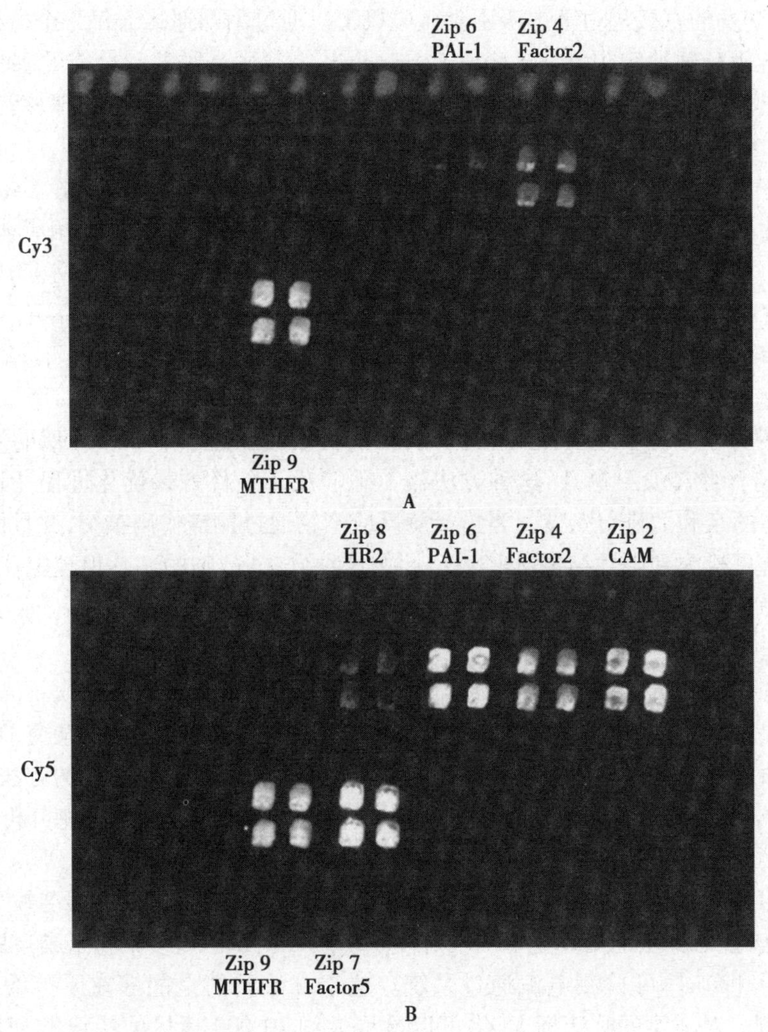

图 2-27　拉链代码 DNA 微阵列

拉链代码阵列捕获荧光检测遗传性血栓静脉炎系列基因标志物。A. 荧光 Cy-3 检测正常基因图像；B. 荧光 Cy-5 检测突变基因信号

DNA 的有效方法。因为只有当 DNA 杂交完全互补时才能维持杂交特异性。

真的 MEMS 设施近来才被证明可作为功能生物传感器(图 2-28)。在其更真实意义上，MEMS 设施利用了某些结构特性，在宏观世界有同源性。一个这样的设施叫做石英微平衡，大量单晶体石英或微细加工悬臂样结构与某些已知大量探针生物化学结合。石英有压电特性，能放入高频振荡的方式，振荡的频率依赖于结构团块。在这个例子中，DNA 探针作为受体，能与同源性 DNA 模板杂交，导致结构团块增加超过设施，不包括结合 DNA。导致设施有了共振频率，变得低于没有特异杂交的频率。石英微平衡阵列已经构建并证明显示有 DNA 杂交高度敏感性，小至 10～18M 或大约 10～12g 靶 DNA。其他研究者也利用薄膜压电材料，构建了表面声波(SAW)传感器，这个例子中，通过在相对位置的微细制造传导体，DNA 模针或其他生物分子是固定在平面表面并且设定列振动模式，这是一个微细制造接收器。一个振动信号广播穿过压电区域在已知时间会遇到接收器，这依赖于任何转移信号阻抗，诸

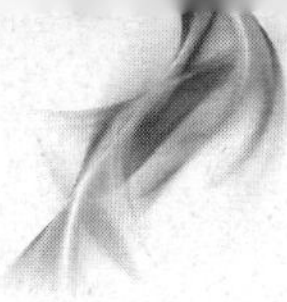

如产生的结合 DNA。Wang 和其同事构建了所谓弯曲盘波传感器法检测血清蛋白，通过它们与黏附到压电传感器表面的单克隆抗体的亲和力。Mc Glennen 和同事证明其他类型的压电薄膜如何能应用到诸如微细加工隔膜或微片等结构检测 DNA 杂交团块的变化（图 2-29）。

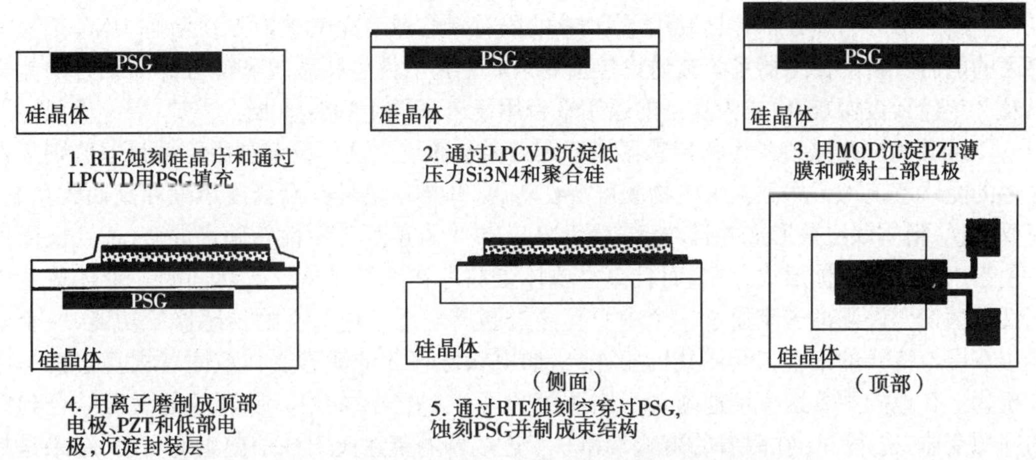

图 2-28　微机电系统（MEMS）微悬臂微细加工过程

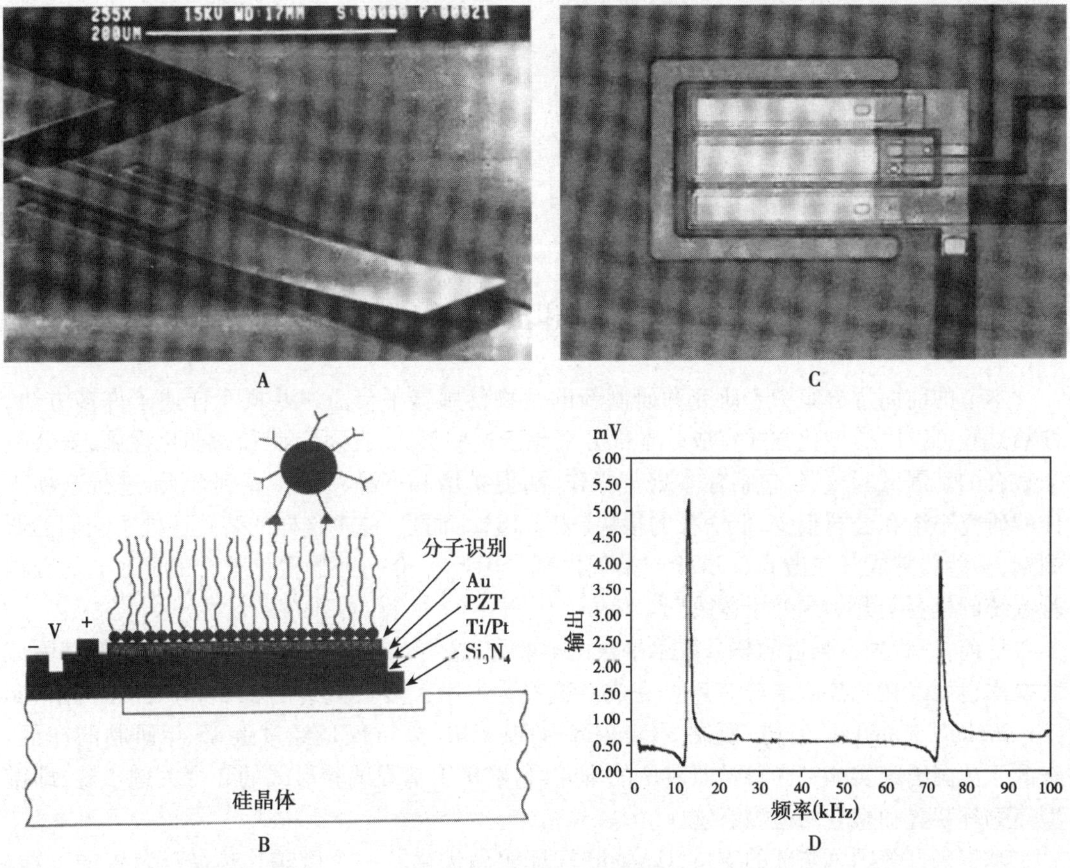

图 2-29　微悬臂传感器

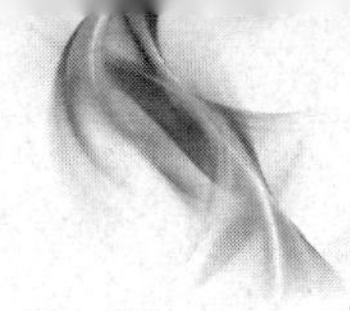

在这个例子中,微膜设置到固定振动模式,当PCR扩增的DNA和它同源性的探针杂交时,模式是可变的。这个设施对上样皮克级标本是敏感的,除了证明更多的芯片微电子电路兼容性优点外。总之,这个传感器系统以非以前观察到的导向阵列方式获得高度的敏感性,依次能被直接连接到微电子电路,有高度的压缩性和非溶低廉的操作性。

上述的每一个途径都包括利用了DNA的固有特性或者是光检测系统溶解DNA杂交分离区的能力。新的传感器系统被讨论包括复杂非生物活性生物系统和硅分界面结合的能力以及产生什么被探查,将成为真正的通用平台用于未来的生物传感器。

Cornell和同事报道了生物传感器用于人工离子通道。这个设施利用了敏感地鉴别天然发生的受体系统与天然和人工生物膜可溶性转导,和扩增信号在高密度压缩和高回收系统。简要地说,脂质双层被形成并且与已知量的人工抗生素革兰氏阳性杀菌素混合,革兰氏阳性杀菌素以同源2聚体形式存在,而且2个单体蛋白存在线性结构。天然同源二聚体革兰氏阳性杀菌素允许阳离子流通过一个中心孔穿过脂质双层。作为生物传感器的功能,一个亚单位双层与特异的细胞与受体共价相连,诸如甲状腺释放的激素受体或附着素直接抗一些分析物。其他的附着素直接地附着于脂质膜。当一个配件,如甲状腺释放的激素结合到它的同源受体,这是一个在附着的附着素和一个连接着的革兰氏阳性杀菌素的竞争,结果是打乱了革兰氏阳性杀菌素转膜孔的构成和连续性,流经膜通道中心孔,伴随阳电荷的净失去。电流中这些电荷的检测能被发现,通过一个简单电流计的连接,测量电流的绝对失去或减少,并且能记录该现象作为时间功能。

用任何上面列出的传感器的机会确实很大。通过设计,许多这种途径可以适应不同的试验形式,并且每种都可能有高度的敏感性和特异性。微型化的可能也会出现,这些技术的POCT分子诊断的商业应用将会实现。最大的挑战在于,感觉到技术和这些前面-尾部事件,如标本制备、PCR、热循环分析等的有机结合。下面的部分将讨论要如何努力去进行芯片检测系统格式整合,包括它们其他的关键成分。

五、核酸和基因POCT

本节的前面部分集中于研究和研制新的生物传感器平台。这些概念详述了许多方法,核酸试验可以以微型化方式完成。本部分聚焦于这些努力,在研究期和商业化设施,安装一个整合的基因试验仪器,包括标本处理操作、酶促扩增和产品检测。直到今天,进行这项工作的研究小组和公司很少,但增长的很快(表2-18)。而且,许多这样的装置还处于它们的研制期,一些关键成分在做beta试验或接近出现。因此评价一个微型化整合的POCT基因试验系统的机会刚开始或处于蓝图期。

目前,一些令人瞩目的整合技术平台已被装配,这清楚地证明每一个常规仪器的基因试验操作也可以在芯片或结合芯片上完成。这些努力中大多数先进的工作和产品由Cepheid Corporation(Sunnyvale公司)研制。Cepheid's MicroBE分析仪是经过近15年研制的产品。来源于美国国家实验室和科学研究所的研究,它聚焦于基因试验形式的2个关键步骤,即微型热循环装置和整合的检测系统。

基于来自美国国防部的支持,Cepheid已证实和优化了一个微芯片热循环装置的工作。这个成分起源于Lawrence Livemove Laboratories(Livermore公司),Allen Northrup博士在这个

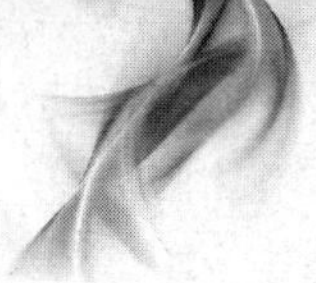

表 2-18　生物芯片公司比较

公　司	技术程序/途径
Affymetrix	基因芯片阵列、每个芯片有高密度探针
Amersham Pharmacia Biotech	分子阵列扫描仪检测 CY3 和 CY5 荧光染料
Caliper Techonologies	实验室芯片微流体技术
Cepheid	微流体用于临床诊断应用
Gene Logic	READS 微阵列技术检测表达谱
Hewlett-Packard	阵列扫描仪
Hyseq	杂交芯片测序用于表达分析和诊断
Micronics	微流体技术研制
Millennium Pharmaceuticals	分子阵列表达分析
Molecular Dynamic	中等密度 DNA 芯片(每个芯片 1500 个点)
Mosiac Techonologies	聚丙稀酰氨凝胶阵列
Oncormed	用黏附基因芯片进行 P53 肿瘤诊断
Orchid Biocomputer	三维微流体芯片用于平行综合和屏检
PE Applied Biosystem	整合基因试验系统用于单核苷酸多肽性图谱
Sarnoff Corporation	微流体技术研制
Seqana Therapeutics	不同密度 DNA 芯片
Seqanom	物质光谱学光谱芯片 DNA 诊断
Soane Biosciences	多元芯片进行 DNA 测序和片段分析
Synteni	基因表达微阵列(小或中等密度平台)
Xenometrix	微阵列基因表达谱

课题中是一个原理工程师。MicroBE 分析仪热循环原件包括纤维化硅加热元件和围绕的储水槽。Northrup 博士和其他人的早期工作证明了硅微芯片表面平整的重要性,保证了 PCR 反应混合物中反应物的相容性。随后的原形研制聚焦于塑料插入物或套筒的创造,它是一个被硅微芯片加热元件围绕着的元件。这个方法的明显优点是,硅有高度的热容量,能很快地对输入电能到加热微反应到合适的湿度,在最短时间内作出反应。相似的,因为全部装置非常之小,并因此它的加热块很微小,冷却元件有相同的速度。肩并肩地比较微芯片热循环仪和常规 PCR 仪早期资料证明这些微型化系统的质量和可靠性都超过了常规立式仪器。重要的是,常规 PCR 结果,大约由 20 ~ 35 个重复的加热和冷却循环组成,可在 30 分钟或更少时间内获得。微处理控制元件证明对某些高效 PCR,这个时间可被缩短在 20 分钟内。

许多研究小组,包括 PE 公司的研究者已经描述过硅芯片加热仪的变化了。这些小组的方法是结合硅的柔韧性,用大量和多反应房间格式制作微型装置。继而地,他们产生了一些装置,包含许多的反应池,范围从 6 ~ 48 个。这些小组还比较了不同反应体积的工作,从 9μl 到 0.5μl 总反应体积,装置也被制造,不仅用硅,也用玻璃,最近,还正在试验用某些类型的塑料,诸如多聚碳。每一个例子中,这些材料证明有效地支持 PCR 扩增模板 DNA,它们明显

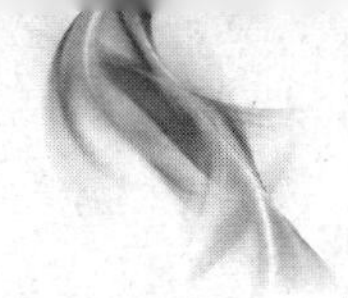

比常规仪器减少了反应时间。

Polla 和其同事的努力证明其他版本的硅芯片热循环仪，用一些混合物再次处理表面，如牛血清白蛋白和一些多聚物质，可以增加表面的疏水性，PCR 反应进行得更好。他们的工作也集中于不同热感应原件，包括微制造热块、热力偶及放置 Peltier-型冷却器等。近来，利用其他的硅处理物质，如不同类型的光阻材料用于保护和去保护硅结构在不同的化学蚀刻和金属化步骤中，也可用于精密构建定义水槽、管道、电子管和印记等(图 2-30A)。多种材料的应用提供了一种常规和高效的方式在单片硅上去连接多芯片成分和互相联络的微流体元件(图 2-30B)。

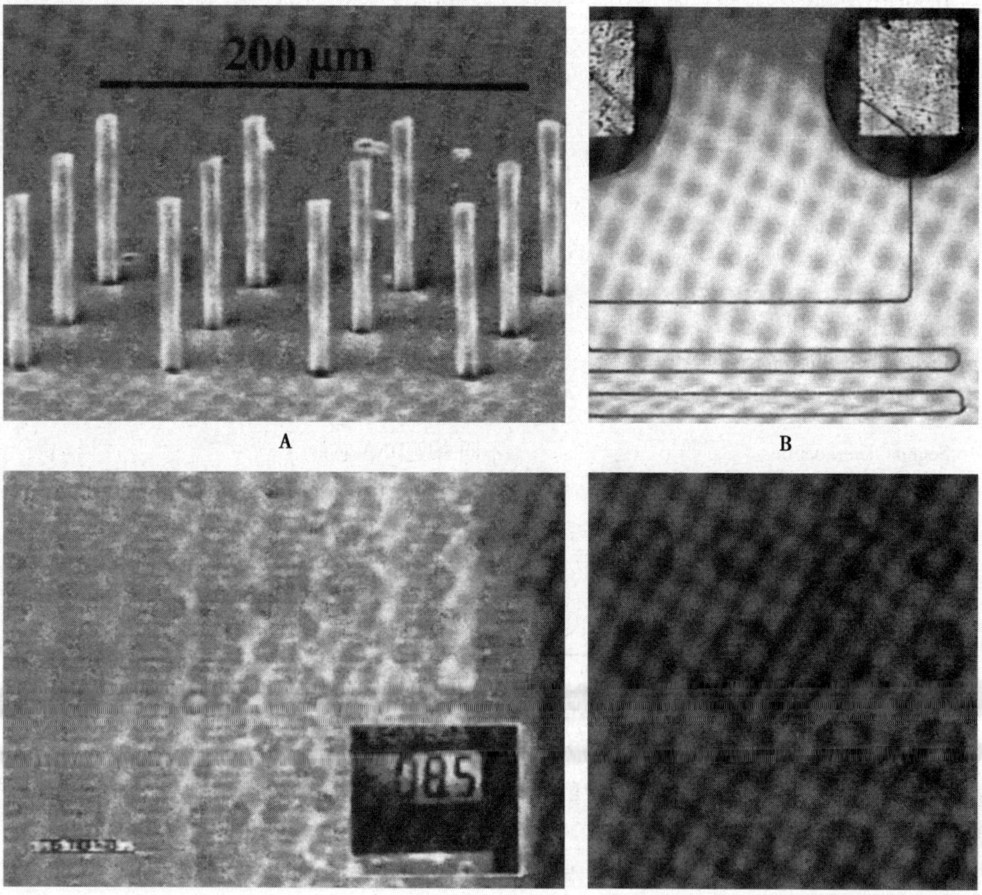

A　　B

C　　D

图 2-30　不同的微机电系统(MEMS)流体装置

不管在整合的基因试验系统中个别成分的作用，成功的关键在于商品化，因此成功地应用于 POCT 基因试验，这与标本的处理及微应用流体学有关。现代 DNA 诊断分析面对增加的要求去检测在极低浓度生物体或 DNA 突变，经常少于 100 拷贝/ml 粗生物标本，如血液和尿液，如此敏感性设定了根本的物理限制，检测最小量的起始物质，证明在临床是有用的。例如，对 PCR，50 ~ 10μl 反应包含 20 ~ 100ng 标本 DNA，一般可检测到少于 20 个拷贝的靶序列。要求获得高水平的敏感性，如经常的感染性因子分析，那么需要有新的检测形式或大量

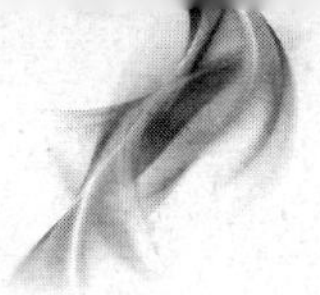

的标本被处理。对后面的例子,用微芯片仪器的优点,即它本身对少量标本处理限制,是与这些临床PCR分析高敏感性要求相冲突的。因此在微芯片整合系统中标本处理微应用流体学控制等应该进一步讨论。

在理想的条件下,微芯片热循环仪和检测系统能处理标本小到0.5μl。在临床实验室,更重要的在其他环境,如POCT在床边或甚至可能在家庭应用,人工和努力用如此小的体积工作的分界面将导致回避这些新的芯片技术。再一次,Cepheid Corporntion承担起了研制和完成流体学系统的义务,试图在容易用的大标本体积到微结构世界和微阵列的鸿沟之间建一座桥梁。他们的工作集中在解决前面的2个难题。首先,他们的芯片加热循环技术是基于对相对大的标本执行高通量PCR。他们的beta试验原型系统能工作的体积大到100μl,比较于这些用在常规分子诊断实验室(图2-30C)。这些首次通过标本处理舱完成它能在流体通过时处理大体积液体标本。特别是,他们还研制了一个DNA捕获芯片,由稠密的显微制造硅柱阵列组成。Carlson和其同事早期的工作证明抗凝全血通过这样一个结构将倾向于消极地允许红细胞流通过微结构,在这里他们将被捕获和当作废物移走。白细胞因为固有的黏性发现在硅表面是不正常的,将倾向于被保留,并且实际上是粘在表面(图2-30D)。这个过程包括一个简单的流通步骤,全血明显地增加,仅仅是有核细胞成分被保留。第二步,包括用裂缝缓冲液激活芯片,电偏转保留了阴性电荷DNA,还有冲洗步骤,全被引入装置经预包装或贮存的抽提试剂。净结果是保留了高分子量和高完整性DNA,标本体积范围从1~10ml。

抽提后运送富含DNA片段和其他流体成分已被许多小组注意,包括Caliper Technologies和Aclara Biosciences。正如以前讨论的,Caliper的商标"Labonachip"方法是基于常规微细制造技术,蚀刻玻璃和硅产生划分好的微细管网络。Caliper还致力于流体动电学控制的电泳,流体流过芯片传递标本到不同的生化位置,个体分析在微水池中进行。Aclara Bioseiences研制的仪器致力于信号用易弯曲96孔微板,每个孔与系列微毛细管相连。公司专卖的微流体学技术能准确测量、分散和微量混合体积小到10~0.1μl液体。塑料微芯片也用于控制元件和贴上Lab card ™商标。

这种小规模流体动态特性了解的挑战也有明显优点。总体上,微毛细管道的产生和一个交叉部分小到100μl定义流体在一个环境,流体流动以层流方式(非狂暴的)。因此,流体以很高的速度流动,这种现象对这些整合装置的工作情况有深远的冲击,不仅是因为分析速度,还因为这种模式的某些益处,某些分子在层流环境中是散布的,可以被利用。特别是某些分子有差异地移出层流导致某些分子种类的富集。在阴性端,层流消除了样本和试剂混合的机会,而当紊流发生在大体积溪流中时这种情况很容易发生。对这种问题的一个解决办法即所谓叠层流,或多羽毛流形成,这增加了不同离子浓度和黏度溶液的相互作用。

最后,微流体管道和水池固有地伴随着一些气泡形成困难。不论PCR反应物是在热循环室,或者是流体传导在整合装置的芯片成分之间,气泡都能阻止和关闭系统。因此,研制这些系统的中心挑战是装置的操作和流体成分之间产生最优化界面,努力阻止或排除各种类型的气泡从而吸取移动流体。

计划POCT仪器进行基因试验时,用户界面的设计是与内部成分功能一样重要的。在这点上,一些研究小组集中于用少量流体去微型化基因试验系统。Cepheid和其他人的方法承认通过人之手操纵少量的流体,事实上是一个非常困难的任务。而且他们的系统强调标

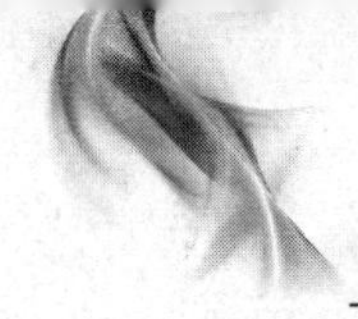

本体积与后面的分析步骤有关;他们的方法接受了连续流体上样的概念。这说明处理的大体积标本只有用的材料被收集。从标本主要流体中分离获得的仅是有用的细胞成分;滤过的剩余物是废水。这个概念相似于其他制造工业中连续流体的处理。在这个设施中,系统将标本流体分成更小的溪流或部分,诸如在热度交换器、喷口、阵列或打孔板(因为流体处理策略一定是基于保证每个液体分子处于同样的微环境)。这种同样的方法也能应用于微芯片方式的生化分析。在基因试验中,小部分流体流出样本可以在每一处样本流经过反应环境时被作用或处理。在这个例子中,这也许代表了最小化的热循环装置。试剂可以沿流经途径在适合的位点加到样本流中。一些调查者证明这个工作是用 MEMS 或微细制造的微泵进行的。完成热循环过程时,PCR 反应流体允许沿流路途径远流,也许会通过荧光检测器的前面或在其他例子中可以在 DNA 阵列检测芯片上反应和杂交。结合这些形式,连续的微流体流通过程被产生,每一个操作步骤包括基因试验可以完整自动完成,人工退出的平台。

不考虑微流体学,微芯片基因试验系统明显的优点是它对样本操作控制元件的适应能力。大多数情况下,普通个人电脑就足够了。MMS 和其他微电子芯片装置可以被普通的软件包控制,如 LabView™ 由 National Instruments 出售,或通过程序员熟悉计算机代码,如 C++ 语言编写控制程序。用这种方法,许多版本的控制程序可以低廉的研制并很容易地适应特殊的应用。通过一系列简单驱动按钮控制,芯片的感应元件能被控制并按程序去满足生化反应的最优先条件。其他进行完整基因试验的原型装置,包括能源供应,标本传递口和每一个微芯片成分,可以方便地包装进一个信用卡大小的装置,也可包装进个人计算机记忆卡国际协会(PCMCIA)卡形式,PCMCIA 典型地用在计算机传真——调制解调装置。这已经被证明了,并能很便宜的生产(约 100 美元),在许多应用中也许少于常规医院分子诊断实验室基因试验的费用。

六、总　　结

尽管整合的即将到来的基因试验装置看来像是在手边,但在这些系统准备用于患者护理环境时,许多试验还需要做。POCT 分子诊断的第一步已经精炼和减少以使核酸抽提和 DNA 扩增的基本方法更加简单。DNA 抽提已被简化在纸上并且仅在微量板上一步进行。在很大程度上,DNA 扩增方法的改进与体外酶生物工程的良好进行及利用酶特殊的功能特性相一致。这是一个更新的化学平台,包括切割酶、链取代和更有效的 PCR。第二步新的仪器革命导致了 POCT 遗传学,新仪器的使用更简单并作了一系列整合,分离过程已在基因试验之中。这里强调了检测系统的微型化,最显著的是微地址导向阵列的形式。尽量 DNA 芯片非常之小,每个系统一般要求应用庞大而昂贵的仪器。一些商品化芯片已用于临床分析,但没有任何明显的优点超过室内版本微阵列,后者价格明显较低。用工业工序的前景类似于电子芯片的制造,后者正以 MEMS 生物传感器的形式在研究。这些装置正处于它们发展的早期阶段,但已潜在地被构建成微型化的分析系统,并结合了基因试验中的所有操作步骤,因此将被用于 POCT。类似微阵列的装置目前缺乏临床应用能力且仍处于作为研究工具阶段。

POCT 分子诊断之路仅处于计划阶段;但大的参比实验室应用分子遗传学的经验建议第

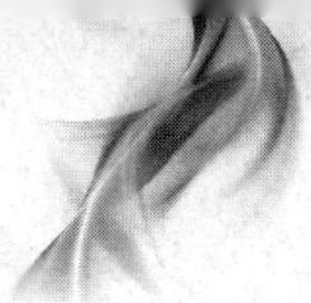

一步是介绍这些技术，并常规平行应用这些试验在许多大的低复杂度的临床实验室。正在成熟的基因分析到易用的试剂盒和仪器微型化的不断改进、分子基因试验在医生办公室的应用和甚至用户在外面使用，也许仅有几年的路要走。

第五节　干试剂法检测凝血酶原时间和其他凝血酶方法

POCT 检测凝血（血液凝固）在近年已变得越来越重要。本节对近来在临床应用的许多不同的凝血诊断实验给了一个概要。然后我们集中概括了一些技术、质量控制、临床和最普遍使用的凝血试验、凝血酶原时间（PT）试验。

一、凝血生化回顾

凝血是一个复杂的生化过程，可被许多不同疾病状态和药物治疗所扰乱。快速评估患者的凝血状态在许多临床情况下是必需的。因此，凝血 POCT 正成为现代健康护理的常规部分。

凝血被许多生化途径所控制，主要包括蛋白裂解酶。有内源性凝血途径（肝素敏感性表面触发，由Ⅻ、Ⅺ、Ⅸ和Ⅶ因子组成），外源性凝血途径（肝素不敏感性凝血素触发，由Ⅶ因子组成），还有普通途径（由Ⅹ、Ⅴ因子，凝血素和纤维蛋白原组成）。这些途径和它们相关的凝块形成及降解，是依次受许多其他凝血相关酶调节的。

因为凝血是复杂的，它能用不同的试验监测。每一个试验监测不同的部分凝血途径的过程。图 2-31 概括了凝血的生化反应，并表示了一些试验用于监测凝血。

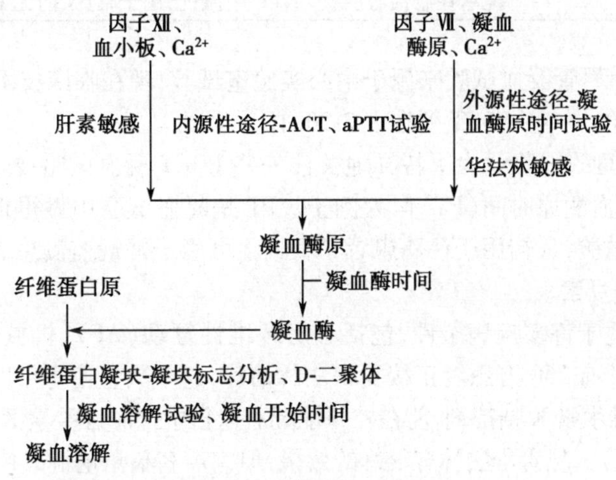

图 2-31　凝血内源性途径和外源性途径简单示意图

二、常用的凝血试验

依赖于临床迹象，不同的诊断试验可以被用。表 2-19 概括了不同类型的凝血诊断试验的迹象、应用和限制。

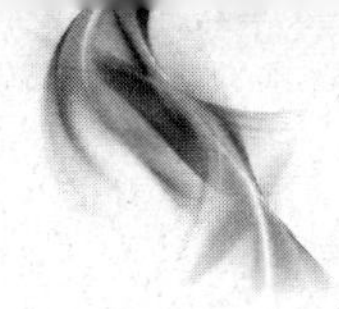
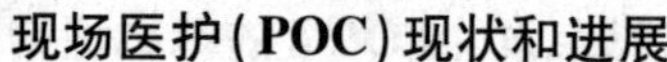

表 2-19 普遍用于凝血、溶血和血栓形成的试验

诊断重点	指示、应用和限制
激活凝血时间(ACT、ACT+)	外科、非侵入性程序、血液透析、动静脉和静脉透析 CPB、PCTA(高肝素水平强接触试剂中激活物)
ACT≥阈值(如 400s) ACT≤阈值	ECMO、stents、导管鞘切除、药学试剂(低肝素水平、温和激活物)
激活部分凝血活素时间	肝素抗凝监测——指示列于上面(低肝素水平)、自然凝固屏检和治疗监测(血友病 A)
血栓标志分析(CSA)、TEG、其他	移植手术、CPB、拖延外科
D-二聚体	仅定性、定量在研制;DIC、PE、深静脉血栓、惊厥、反应纤维蛋白溶解
纤维蛋白原	分析前处理要求、正研制 POC 全血试验、溶血治疗;10(先天)和 20(获得性消耗凝结——DIC、肝病)、低纤维蛋白原血症;外科手术后、ECMO
肝素剂量反应	增进抗凝监测精确性和相关血液稀释和低体温的不敏感性;不同肝素管理系统/面板
血小板计数和功能	输血治疗、药物影响、先天性和获得性血小板问题屏检
凝血酶原时间(PT)、INR	Warfarin 抗凝监测、外在凝血屏检——床边、临床、医生办公室、实验室、家庭监测、其他地点
凝血酶时间(TT、HNTT、HiTT)	监测或预测溶血反应、追踪裂解状态;溶血试验(如链激酶、TPA、尿激酶)和正在研制或临床试验的溶解开始时间
溶血	监测或预测溶血反应、追踪裂解状态;溶血试验(如链激酶、TPA、尿激酶)和正在研制或临床试验的溶解开始时间
血栓形成	提示在急性心肌梗塞、PE 中风;已用于临床,尚无 POCT

1. 凝血 POCT 尽管凝血试验来源于中心实验室试验,现在临床技术也能用 POCT 试验完成许多这样的试验。一些 POCT 列在表 2-20 中。

2. 凝血酶原时间的试验 为了特异地关注一些 POCT 凝血试验技术,质量保证和调节思考,我们选择了凝血酶原时间(PT)作为例子。PT 是凝血试验中做得最为频繁的试验,因为不像其他的凝血试验,最初用于住院患者,PT 试验可用于常规监测患者口服抗凝剂,如华法林(Warfarin)或香豆素。

华法林被表明适于许多疾病条件,包括心房纤维性颤动(AF)、机械性心瓣膜和深静脉血栓。目前美国大约有 250 万患者正接受华法林治疗,这个数量正每年以 15% 的速度增加。

华法林是一种维生素 K 拮抗剂,能在外源性凝血途径中抑制维生素 K 依赖的凝血因子活性(如Ⅱ、Ⅶ、Ⅹ因子)。尽管华法林有很好的效果,但它声名狼藉地挑战使用。它的治疗范围较窄,并且需要频繁地监测和作剂量调整。它的药代动力学半衰期是可变的,平均约 2 天。

凝血酶原时间试验是一个重要的 POCT,因为花费高且效率低的中心点试验使频繁的 PT 试验受挫,它要求优化抗凝管理,而因此连累了患者的结果。例如,1995 年政府患者结果研究小组(PORT)研究估计,单独使用房颤,每年有 40 000 个中风患者能被预防,如果 AF 患者合适地使用华法林治疗。因此,有明显的医学兴趣对便携式、低费用、易使用的 PT 装置适于 POCT 环境,并且也适于患者在家庭环境自我试验。

表 2-20 POCT 凝血技术

制造商	试验	设备	原理	检测血凝参数
American Diagnostica	D-二聚体(定性)	SimpliRed	血液凝集	抗体结合红细胞凝集
American Labor	PT、aPTT、血小板功能	CoaCARD APACT	浑浊度	机械混合期光学密度变化的检测
Avocet Medical	PT	AvoSure PT	荧光光学观测	荧光底物凝血酶的产生
Boche/Boehringer Mannheim	PT、aPTT PT	CoaguChek plus 和 Pro Coaguchek	光学模式识别	红细胞运动变慢激光干扰模式的变化
			顺磁性铁氧化颗粒运动光学观察	脉动磁场顺磁性铁氧化颗粒运动变慢
Cardiovascular Diagnostics	PT、PT-ONE、aPTT、HMT 血小板功能	TAS	顺磁性铁氧化颗粒运动光学观察	同上;溶血释放颗粒和 LOT 运动恢复
Dade International	血小板功能	PFA-100	压力	血小板凝集堵塞开口时穿过多孔渗水孔压力的变化
HemoSense	PT	INR(研制中)	电化学	检测标本凝集时电化学改变
LifeScan	PT	Rubicon(研制中)	光学	标本凝集时光学改变
International Technidyne	ACT、FIB、AMS、PT、aPTT、TT、HNTT、HiTT、ACT+和 LR PT、aPTT	Hemochron 系列	磁体位置	检测缓慢转动试剂添满试管中磁体位置的变化
		Hemochron Jr. Pro Time	流体振动	在一个试验道中光学检测振动变慢
Medtronic HemoTec	PT、aPTT、AMS HMS、LRACT、HRACT、HemoSTATUS	ACTII HepconHMS	活塞运动	光学检测活塞升高和降低的变化

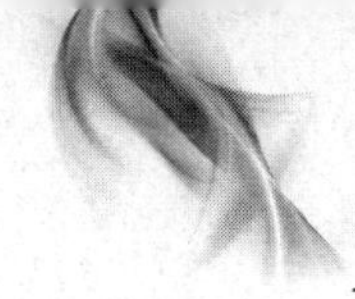

应该注意到在20世纪80年代早期就存在着POC(家里)血糖试验,21世纪初出现了PT的POCT。家庭血糖试验有许多方法是原型POCT。20年前,当他们第一次被介绍时,他们在某种程度上在临床社会是有争论的,并且不得不克服有关它们安全性和有效性的问题。糖尿病控制和并发症试验(DCCT),还有其他大规模临床试验,清楚地证明这些装置明显地增进了患者的结果。因此,超过20年的时期,家庭血糖试验变成了糖尿患者的护理标准。尽管DCCT样试验极其复杂和昂贵,很可能超出了私人工业资金,但DCCT样试验已经在家庭PT试验中存在。

3. 凝血酶原时间POCT　PT的POCT发展已经落后了血糖的发展几乎一代;这有许多因素的原因。血糖试验测量单一的、定义好的、非温度敏感分析高浓度水平。相反,PT测量的是一个更复杂的酶促通路功能,每种酶都存在可变化量,也有温度敏感反应谱,其水平也远低于全血中葡萄糖水平。毫不奇怪,PT的POCT的发展遭遇到了来自技术的挑战。

另一个因素是更困难的调节环境。血糖试验第一次研制时,政府要求的安全、准确和易用变得很迫切,超过了当时该领域的可利用技术的发展速度。尽管在某种程度上有更迫切的要求应用到血糖监测仪,这些监测仪能发展到一个相对成熟的阶段。相反,PT的POCT必须有更高的成熟度才能进入市场。

三、技 术 原 理

POCT的一些原理是普遍的。手指标本的试验工作,很可能由未经训练的用户获得。因此,标本应用和最少标本大小的功能利用是应重点考虑的。PT试验本身通常发生在塑料容器或试纸反应条上。反应条一定不能歪曲凝集反应并且一般由凝集中性材料组成。因为PT试验是温度敏感的,保持反应条在室温对增强试验精确性是非常重要的,因为反应动力学一般在37~40℃处于最高。在反应最大速度时,温度小的扰乱仅对PT反应产生小的影响,因此温度的影响是最小的。

反应元件一般含有凝血素(对启始凝集是必需的),其他的试剂调节PT反应,检测系统和合适仪器阅读反应。

不同的PT POCT仪器有许多元件是共同的。这些装置一般用了一个热光学电阻,一个微处理器并显示输出的试验结果。选择性地,这个装置可含有时间和日期钟,装载的资料库储存了过去患者的结果、打印接口、一个调制解调器或者是计算机接口。通常显示促进和用户界面是简单化的、有利于使用。为了促进其便携性,该装置还有交流电源适配器和电池作为电源。

相反,用于不同PT POCT试剂之间存在着较大差异。每个试验有稍微不同的生化反应,它能影响分析的准备性和临床利用。一些生化问题将在下面的部分讨论。

1. 凝血活素　凝血活素是细胞损伤时由内皮细胞释放为一种天然出现的脂蛋白。它和凝血因子Ⅶ相互作用而刺激外源性凝血途径。所有的PT试验都依赖于凝血活素和因子Ⅶ的相互作用。PT POCT用的凝血活素以干燥形式贮存在反应元件中,并因此经常作为干试剂试验。

尽管在理论上手指组织损伤将导致天然凝血活素的释放,会干扰干试剂PT试验,但实践中没有观察到该效应。

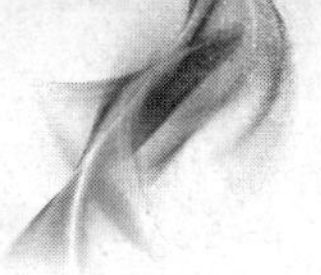

在一个重要方式上这些干试剂PT试验不同于液相PT试验。在液相PT试验中,凝血活素预溶解在液相里,并且标本的因子Ⅶ成分与完全水化、稳定的凝血活素接触。相反,干试剂PT试验中,凝血活素贮存于干燥状态,当与标本因子Ⅶ成分暴露于广大的中间凝血活素结构状态,凝血活素再水化。这些“中间过度状态”能影响扰乱PT反应,除非体系和凝血活素被选择去最小化这种影响。合成的再脂质化重组DNA(r-DNA)凝血活素通常由非常一致的胶态离子组成,每一个离子都可以用稳定方式从干燥状态过渡到液体状态。对这种反应,r-DNA凝血活素有助于增进PT POCT的准备性。

目前,一些PT POCT装置用r-DNA凝血活素,一些用天然的凝血活素(图2-32,图2-33)。

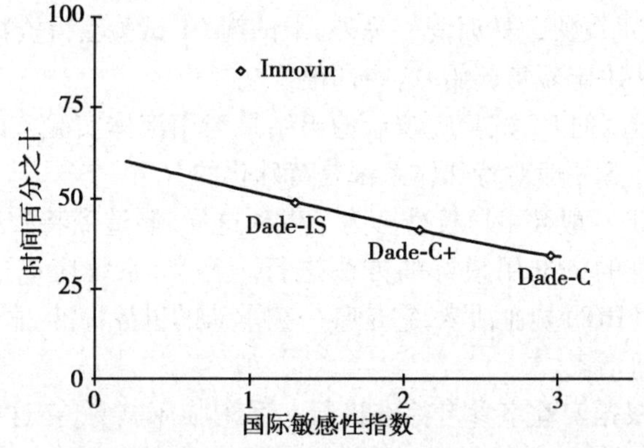

图2-32 r-DNA凝血活素对POCT凝血酶原时间敏感性的影响

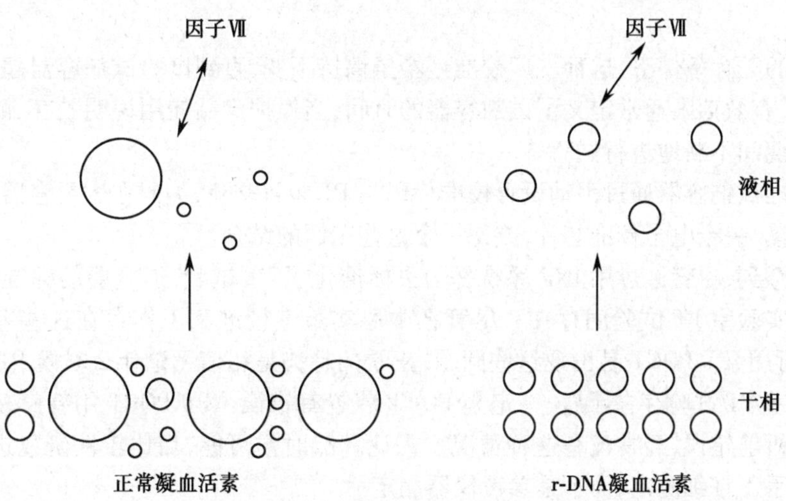

图2-33 r-DNA凝血活素对干试剂凝血酶原时间试验的影响

2. 钙 新鲜的手指标本中一般都含有足够的钙以起始凝血反应,不需要在反应容器中添加钙,如果是枸橼酸抗凝标本,血浆或静脉血被要求额外的钙也许要加到反应容器中,以克服枸橼酸的抗凝作用。一些PT PICT装置含有添加的钙,一些没有。

3. 肝素拮抗剂 许多患者接受口服抗凝剂也许从肝素治疗过渡,肝素可以干扰PT反应。为了减少肝素的这种作用,反应容器也许含有拮抗剂。如Polybrene(Sigma公司生产)。

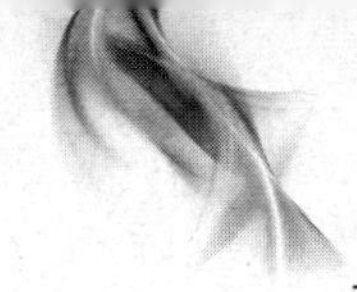

不同的 PT POCT 可能含有不同类型和水平的肝素拮抗剂,这是因为它们对肝素干扰的易感性不同。

4. 血凝检测方法 血凝检测方法包括手指标本细胞为源性、磁性微粒、纤维素介导的黏度改变、荧光凝血酶底物和电化学试剂等。它们都有共同的目的,就是凝血发生时该方法都能去检测。检测方法有激光散射、磁游动微胶离子光学观察、压力诱导移动、荧光和电化学变化等。

5. 规则系统 规则系统需要将资料从干试剂 PT 试验转换到国际正常化率(INR)值,也许或不必安装经典的液相 PT 反应等式。这是因为资料控制也许很困难。经典的 PT 反应测量凝血开始到第 1 次明确检测血栓活性之间的时间。相反,因为凝血活素再水化效应,干试剂 PT 试验可能有较长的凝集起始时间。另外,干试剂 PT 试验获得资料超出了凝集起始,然后通过外推法或内推法决定凝集起始,这些都很普遍。

尽管所有 POCT 干试剂 PT 试验应该让输出结果与用液体实验室的参比 PT 试验一致,但每个分析用的内部计算一般对特殊体系都是特殊化的。

6. 校准 PT POCT 一般被工厂校准。为了做到这样,制造商将校准相关的一个标准实验室参考系统,它本身的校准用最好的方法进行。确实,系统应该追随于世界卫生组织(WHO)国际参考制备(IRP)凝血活素,它是唯一被承认的世界标准,官方的 IRP 和 RTF/95,是纯化合成重组人凝血活素。

每一批试剂都要根据实验室参考标准进行一系列临床试验,在这些试验中,POCT 仪器所得的患者手指血标本结果,应该与新鲜枸橼酸抗凝血浆(同一患者静脉采血获得)按实验室参考标准获得的结果进行比较。仪器校正要根据参考标准选择来自 PT POCT 装置匹配最好的结果。

在适当的贮存条件下,这种工厂校准是希望保持不变,直到试验试剂容器超过了它的有效期。确实,有效期限通常定义了试剂容器的时间,当根据产品使用说明贮存,耐受范围内,在工厂校准期间不断地进行试验。

工厂校准试剂容器通过手动设置校准代码与 PT 装置交流,编码在试剂容器上光学模式图像光学阅读、一个电子校准芯片,或是一个这些东西的结合。

应该注意到,尽管通过用 INR 系统努力去标准化了 PT 试验,但重要的标准和工作差异仍然在中心实验室 PT 试验间存在。尽管在中心实验室校准和工作存在这些差异,即使无 POCT 装置可用,PT POCT 易出现这些问题,正常的趋势是相信无论什么时候 PT POCT 装置和中心实验室 PT 试验存在矛盾,一定是 POCT 装置有错误。PT POCT 用新鲜标本,因此避免了更多分析前错误,经常没有这种情况。无论什么时候可能,当比较性研究进行时,推荐参考标本是手工仔细测定,而不是参考仪器测定。

四、质量控制

1. 科学因素 尽管实验室 PT 试验,每日试验 2 个水平液体质量控制(QC)试剂(每日液体质控)是正常的,这种试验可能要求高于 3 倍的费用和时间去做一个 PT 试验,因此增加了一个相当大的负担给 POC PT 用户。所以,值得去考虑找出一种可选择 QC 方法,能保证试验质量且减轻用户负担过重。

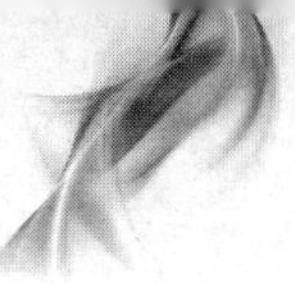

在一个抽象水平，QC在试剂—仪器系统进行，失败可能发生在试剂、仪器或用户操作模式。如果每一个体系统成分功能能被充分证明而没有每天液体QC试验的时间和花费，那么每天的液体QC试验就是多余的。这样一个说明全系统失败模式，检查它们的根本原因和检测方法的过程叫做故障模式和影响分析（FMEA）。美国食品和药品管理局（FDA）现在要求FMEA分析作为设计所有现代医学装置控制的必须部分。为了说明每天液体QC是多余的且可选择的QC方法是足够的，一个完整的FMEA分析应该被传导给试剂、仪器和多种用户相互作用模式。通常一些FMEA分析会说明综合的可选QC程序一定对所有成分提供了独立试验。

目前使用的QC方法学包括统一"高—低"对照建成试剂库，利用电子对照和利用电子对照与辅助QC对照的结合来评估试剂状态，如整合时间和温度计及湿度计。

2. 试剂质量控制　干试剂，如典型的PT POCT，来自于不同的液体试剂。液体试剂通常冻干贮存在小的玻璃瓶里，每个玻璃瓶通常含有足够进行20～100次试验的试剂。每隔几天，一个新的玻璃瓶被打开，医生加一些测量用的水或缓冲液，让试剂再次水化。因此，液体试剂可以每天改变，依赖于特别用户的吸取技术和每天试剂贮存条件。标准实验室实际上每一批每天的试剂至少做2次质控试验。通常地，这将是一个"低"QC液体对照试验，然后是一个"高"QC液体对照试验。这有助于认出重建错误和对仪器不合适的调节。

相反，PT POCT干试剂被造成了很多批（通常有50 000次或更多试验量），并且服从于高度制造商室内QC和过程对照（通常包括1000次QC试验）。

制造商对一批试剂进行连续试验并对它们给予有效期限，这有高度统计学必然性，所有试剂试验在一批内将贴上制造商的标签，必须准确，直至它的最后有效期。通常地，制造商会分别地包装每一个试剂到箔纸里，以保护试剂免受环境因素影响，如光和湿度。

在这样的条件下，干试剂试验不必由用户日复一日地重建，并能避免这些工作。实际上，仅仅2个因素——过高的贮存温度或破坏了包装的完整性，这都是因为不合适的操作，将会超出制造商的控制，一般可降低干试剂的单位包装量。

过去，过高的温度的处理办法是将最高贮存温度警告和过期时间打印在试验盒上，简单打印警告可能失效，如果用户不知道，推荐的贮存温度可能在运输或贮存中超过。如果试剂被漫不经心地留在装货码头、放在汽车里，这些就可能发生。近来，一些制造商已经整合时间和温度批示在他们的试剂上。这样整合时间和温度批示给用户一个可见的指导，无论什么时候推荐的贮存条件超过了。为了做到这点，试剂的温度稳定性特点首先要广泛试验，合适的时间温度指示剂要紧紧地匹配于试剂的热稳定性，适当地设计指示剂在试剂明显地损害前给了一个可见的警告。

用相同的方法，一些制造商现在也在包装上说明产品要保持干燥，警告用户不合适的操作会损害包装物，导致干试剂失效。

3. 仪器的质量控制　早期的电子控制没有完全模仿标本试纸条反应，因此没有完全试验所有检测计功能的所有方面。相反，更多的现代电子控制试图去模仿试纸条反应的所有方面，包括反应运行在不合适温度的一些敏感变化。尽管使用简单，这个技术后面的这些控制是相当复杂的。一个示意图说明了现代PT POCT电子控制（EC）运行原理，如图2-34。

图2-34显示了现代EC与Avosure PT计光学电阻相互作用的一个示意草图。Avosure PT计光学电阻由一个电子加热支持块27组成，它包含一个光学窗30，从仪器的光源21发

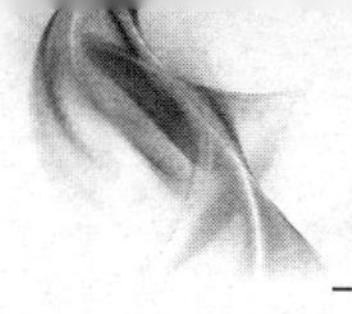

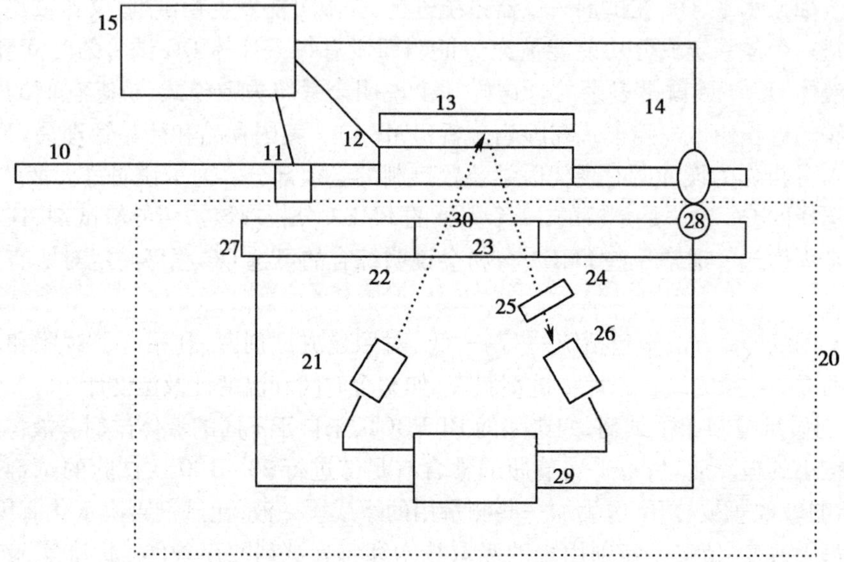

图 2-34 POCT 仪器电子控制模式

射的光 22 通过这里。仪器另外还有一个可选荧光滤光片 24 和一个图像探测器 26。正常使用时,光 22 穿过光学窗 30 并照射到 EC 的荧光试剂靶位。荧光 23 通过滤光片 24 并在过滤后照射到图像检测器 26 上。这个仪器由微处理器 29 控制,试纸检测和标本检测电极 28 的输入信号由它启动。

EC 有一个光学快门 12,放在一个电路板 10 上,它与 Avosure PT 仪的光学电阻接触。另外 EC 还包含电极 14,它与纸条检测和血液在 Avosure PT 仪光学电阻上的检测电极 28 相互作用。EC 也含有热藕 11,执行独立的仪器加热光学电阻 27 的温度检测。

光学快门有一个背景器 13,由玫瑰红颜料 110 与环氧树脂混合而成。玫瑰红颜料 110 保留了它正常的荧光活性,当与环氧树脂混合时,环氧树脂提供了方法使玫瑰红颜料 110 持续永久地黏附到光学快门 12 的背景器上。

电路板上的活性元件由 Texas 仪器 TSS400-S3 传感器信号处理器 15 控制,它由一个组合微控制器、液体石英显示驱动器和 A/D 转换器组成。TSS400 另外含有 2K 字节程序化 EEPROM,它包含系统驱动所需运算规则。

当打开(开关没有显示)时,EC 首先打开光学快门到全昏暗模式。连着电极 14 在仪器光学电阻 20 上的细长片传感器 28,被切换到传导模式(电极降低),允许仪器检测,试纸带被插进光学电阻,仪器开始一个预热程序。

达到合适的温度后,仪器通过它的传感器电极 28 传递一个信号到 EC 电极 14,告诉 EC 仪器预热了。EC 被告之仪器已准备好了之后,EC 就减少电阻穿过第两个电极 14a(未显示),与仪器光学电阻上血标本传感器 28a(未显示)相互作用。这种正常地降低被用于发信号通知血标本应用到试纸带。甚至非血标本有时也被应用。

EC 微控制器 15 磋商运算规则和选择性转换液体石英光学快门 12,到一个逐渐增加的透明模式,作为一些可变的功能,包括时间、EC 设置(例如水平 I 或 II 控制等),由温度传感器 II 测定仪器光学层 27 温度。仪器光学系统 20 通过光学快门 12 观察到荧光背景 13,也观

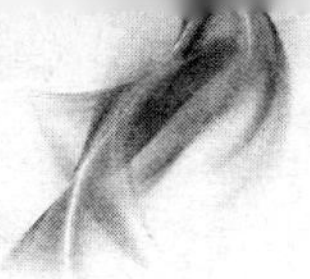

察到作为时间和温度功能的总荧光进行性增加。

4. 美国专业试验和家庭试验质量控制　FMEA可选QC方法一般已被大多数调节代理人所理解,并且也被接受作为美国以外的家庭PT试验(加拿大、欧洲和其他地方),作为PT POCT在美国也被健康护理人员所指导。通常地,如一个FMEA可选QC方法也要求有每天的电子质检和每天的试剂时间-温度指示剂和湿度指示剂观察(即便要)。最少的频率,一般每个新的试剂,整个系统检查还需要有2个水平的液体对照。

5. 美国家庭凝血酶原试验质量控制　FMEA方法的缺点是这种分析要求对每一个体系特殊技术有很深的理解,尽管体系制造商也许使之有一些了解和有一些文献详细解释了,但这种文献是复杂的评论。另外,FMEA方法的接受要求"信赖",例如,一个设想,系统制造商事实上将依法指示进行内部制造过程控制。因此,不论任何形式的科学FMEA分析,大多数家庭PT装置的高频控制,目前,被美国调节代理人所指示。要求家庭用户花费66%以上的他们的试剂进行每天的QC试验,已有了净利效果。计算液体对照的花费,这些规则增加了每天的试验花费6~26美元。

尽管这些规则有很好的意义,但它不清楚是否目前美国QC规则在家庭PT系统是最好关心全体公众健康。为了说明这点,用烟雾检测器作类比也许是合适的,当他们工作的时候,烟雾检验器拯救生命,但烟雾检测器有时是失效的。假设的烟雾检测器QC规则要求每个人每天试验他们的烟雾器。首先用小的火源然后用大的火源,这将发现这些故障的部件。如此QC试验的负担,将几乎使每个安装烟雾检测器的人很快对产品失去信心。因此,用这个例子说明,这样一个QC规则将意想不到地影响整个公共安全。

很显然,一个合理的QC规则方法应考虑制订QC协议的负担(花费,QC界线到由于检测引起的伤害频次)和利益(能被QC预防的伤害频率)。

作出计划应考虑两个因素,应寻找一个平衡点并最好地促进整个公共健康。

五、临床形式

目前,有3个初级的方法去管理凝血酶原时间试验:①常规护理:没有PT试验和华法林管理专门训练的医生所做的稀少护理;②抗凝临床:高容积的PT试验由经过特殊PT试验训练和华法林管理医生完成;③患者自我试验:用POCT试验。每一个试验模式的结果,按照频率,典型患者试验在临床范围,来自于Chiquette和同事及Bernardo的工作,如表2-21。一些其他的研究也表明患者自我试验增加了时间百分数,患者正确治疗范围从50%(常规护理)到80%,Samsa和Matchar综述了这个领域的工作。

表2-21　在INR 2-5常规护理、临床抗凝和患者自我检测间患者试验百分比

	常规护理 (Chiquette)	临床抗凝 (Chiquette)	患者自我检测 (Bernardo)
平均试验频率	10.7次/年	12.6次/年	52次/年
%试验低于INR2.0:中风危险	23.8%	13%	12.3%
%试验在INR2.0~5.0之间	57.2%	72%	86.6%
%试验高于INR5.0:出血危险	19%	15%	4.6%

INR:国际标准化率

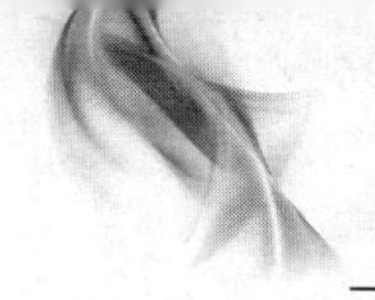

资料表明患者自我试验优于其他试验模式,主要的原因是自我试验能够高频率地进行PT试验。这种高频率更匹配于Warfarin,保证偏差很快引起注意和改正。

六、规 则 模 式

在美国,PT POCT的规则模式是很复杂的。相对于第一个血糖监测装置,于1976年前被研制并完成了FDA医疗装置改良,因此有规则"祖父"之称,PT POCT的调节更迫切。

历史上,PT POCT装置在美国已经要求通过2~3个FDA 510(K)循环评估。第1个510(K)循环,专业使用通行证,通常设计去证明装置有足够的相比于能力预言装置和参考体系,还有技术、培训及医学人员,一旦获得通行证,这些装置就会出售到大的医院和实验室遵从临床实验室改进行动通知书(CLIA)规则对一般的复杂装置。

标记为医生办公室用,或规定家庭使用,PT POCT装置过去已经要求通过第2个510(K)临床试验周期。这第2个510(K)是设计去证明大量用户能熟练使用装置超过重要时期。这个实验也用于证明这个装置能力足以在家庭条件下超期操作并反馈为临床可接受的结果。第2个510(K)预测市场通过,装置可通过家庭使用。在CLIA 1988规则下获得弃权专职员使用,第3个510(K)也被要求。这第3个510(K)结合第2个510(K)服从于一个文件。在这点上,产品被CLIA拖延,它也许被一般健康护理职员使用。以前,完全赞同通过的路还很长、困难且不确定,很少有公司成功完成。幸运的是,FDA近来已经开始试图带更多的规则和连贯性到该领域。

PT POCT装置补偿目前正处于改变阶段。尽管其他的国家,如德国,补偿患者用PT POCT装置,美国政府的补偿还有很多的困难。以前,美国的卫生保健财政管理局(HCFA)的补偿政策起始于医院和临床PT试验。补偿已经被规定所强迫,PT试验被做无论是在实验室完全联系着医院(在医院地上或通过一个连接通道),还是在实验室在治疗医生监督下进行,许多其他强迫措施已很严重地妨碍了灵活性。过去,家庭PT试验没有HCFA的补偿,这种补偿的缺乏被Roche公司引用,作为原始的原因,在它的2000年底的决定后面,从美国市场撤回家用Coag-uchek PT装置。HCFA目前正在回顾它在这个领域的政策。在不远的将来,希望实际中不包含国家的政策,从1997年同意第一个家庭PT装置到2001年,其影响将被改正。

七、总　　结

因为血液凝集有重要的医学意义,也因为血液凝集也能被许多治疗方法和疾病状态调节,所以POCT检测血液凝集对未来医学越来越重要。这种实验有很高的技术要求和高度的规则检查。因此进展可能没被承认。为了促进该领域的工作,重要的是医生和患者的需要被翻译成合适的技术和合适的规则要求。在美国,该领域已清楚地遭受到过高规则,施加了明显的障碍给改革,限制了拯救生命的技术发展。

尽管PT POCT在美国受到了许多规则障碍,但它已开始在欧洲走上高速路,特别是在德国。1997年有大约14 000个德国患者做PT自我检测,2年以后到1999年,大约增加到53 000个患者,并且增长至今连续不断。

早期德国人采纳这种实践已经被许多因素简化了,包括政府补偿,快速的规则许可和规

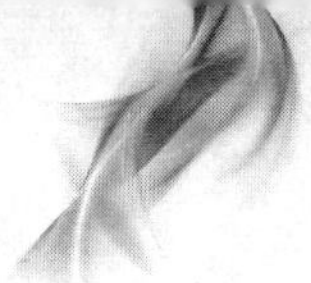

则允许患者自我管理，不要求每天做液体 QC 试验。

通常的研究表明低剂量抗凝，患者自我试验有助于移动大比例的抗凝患者从亚治疗范围到治疗范围。对高剂量抗凝，患者自我试验能防止患者转移到过多的抗凝范围。

其他的一些新技术也遇到最初的规则障碍，现已克服。POCT 凝血试验的临床优点，特别是家庭 PT 试验，是令人瞩目的。到下一代，PT POCT 很可能与血糖试验过去一代有同样的倾向。因为 PT POCT 能监测控制抗凝，很可能成为口服抗凝护理的未来标准。希望其他的 POCT 血凝将得益于 PT POCT 开拓性努力。如果技术上同意，规则将更顺畅，补偿问题也会解决，下一代抗凝诊断将更多地为医疗护理作出重要贡献。

第六节　POCT 仪器

POCT 仪器的定义是用于患者护理点或附近的诊断医疗装置。位置包括患者床边、手术室（OR）、急诊科（ED）、重症监护病房（ICU）和卫星实验室或非医院环境，诸如户外和家里，POCT 仪器提供了就近的实时分析和快速的试验结果。即时的结果减少了治疗周转期，缩短了住院时间并且潜在地增进了患者结果。POCT 仪器设计成用户友好并且通常可被非实验人员操作。仪器通常配备了试验菜单，能对患者健康提供生动的生理学指导。试验菜单和多种 POCT 仪器群也许包括电解质分析、血细胞容量计、血气[部分氧压力（PO_2）和部分 CO_2 压力（PCO_2）]、pH、代谢物（肝酸酐、葡萄糖、乳酸盐、尿素氮），心脏损伤标志物，凝血指示，药物滥用，感染性疾病标志和分子诊断。这些仪器经常用于诊断病症和监测治疗效果。本节的目的是描述 POCT 仪器的特点和形式，讨论它们的分析原理，提供总的操作准则，对 POCT 仪器给予选择和评价以及概括新出现的技术。

根据仪器形式和检测原理，POCT 仪器可以被分成不同的种类。表 2-22 比较了 POC 仪器形式的共同特点，表 2-23～表 2-26 列出了不同种类的仪器例子；然而，所列仪器也只是大致分类。一些可以被分为更多的形式。表 2-27 概括了体内、体外和非侵入性仪器。表中仅列出了样本，并不包括所有仪器。

表 2-22　POCT 仪器特点

特点	可移动性仪器	便携式仪器	手提式仪器	免疫检测装置
大小	大	中等	小或微型	中等到微型
电源	常规	常规或电池	电池	可变到无
移动性	低	中等	高	高
试验选择/菜单	操作者定义/多试验	固定/单一到多试验	固定/有限	固定/单一到多试验
标本类型	WB、P、S、U、CSF	WB、P、S、U	WB	WB、U、唾液
标本体积	可调	不可调	不可调	不可调
上样方法	自动	自动/手动	手动	手动
校准	运算法则	定期或试验前	内置	无
连接	有	可能有	限制	无
口令保护	有	可能有	限制	无
废液储存	自含生物危险储存	自含生物危险储存	依赖生物危险储存装置	依赖生物危险储存装置

WB：全血；P：血浆；S：血清；U：尿液；CSF：脑脊液

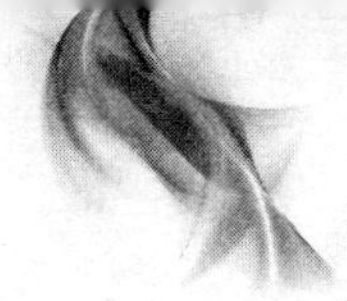

一、POCT 仪器类型

1. 可移动性仪器　表 2-23 列出了可移动性仪器,这些仪器一般重而且大,它们能放在工作台上或手推车上移动使用。可移动仪器要求有常规交流电源,但可能也要求有后备电池作短期使用,如无交流电时可进行几分钟的操作,可移动仪器的大小允许有多个传感器和检测器合作共用一个大的试验菜单。一些分析测量可用单个标本进行。大多数可移动仪器平台允许操作者定制试验,从该批试验中选择自己的试验。这种试验的定制可最小化和保存每个分析周期所需血液体积。可移动仪器运行需要液体试剂、校准品和缓冲液。一些可移动仪器包含血气分析,也许有或没有额外的气体槽用于血气校正。

可移动仪器可能利用不同的标本,包括全血、血浆、血清、尿液、脑脊液或其他标本。这些标本一般被自动吸入仪器的试验池,因此减少了对操作者技术和手工样本处理的依赖。一些可移动仪器手册样本介绍。例如,血气分析仪要求操作者流入标本到样本池,分析仪自动地抽取适量进行实验。

不同的分析原理用于分析不同的分析物。这些包括电位计(离子选择电极)、电流计(底物特异性电极)、导体计(电导电极)、光学方法(光学传感器/光电极)和免疫化学(表 2-23)。试验方法学和原理将在本书的有关部分作进一步讨论。电极和传感器,如钠和 PO_2,是分开的可移动的,允许操作者或制造商更换,定制或者扩增仪器的仪器试验群。

表 2-23　可移动仪器

仪　器	分析项目	分析原理	制造商
Piccolo	Na、K、CK、TCO_2、UA、葡萄糖、胆固醇、ALP、ALT、AST、GGT、AMY、ALB、TP、Tbil、尿素氮、CRE	分光光度计	Abaxis
Micros CRP	C 反应蛋白、HB、WBC、RBC、Hct、血小板	免疫比浊计、分光光度计	Abx Diagnostics
AVL OMNI	PO_2、PCO_2、pH、Na^+、K^+、Ca^{2+}、Cl^-、Hct、Hb、尿素氮、葡萄糖、乳酸盐、肌酐、Co-血氧	电位计、电流计、电导计、分光光度计	AVL Scientific
Rapid Lab 800 series	PO_2、PCO_2、pH、Na^+、K^+、Ca^{2+}、Cl^-、Hct、Hb、尿素氮、葡萄糖、乳酸盐、Co-血氧	电位计、电流计、光学反射	Bayer Diagnostics
RapidPoint 400	PO_2、PCO_2、pH、Na^+、K^+、Ca^{2+}、Cl^-、Hct、葡萄糖	电位计、电流计、电导计	Bayer Diagnostics
Synthesis 35	PO_2、PCO_2、pH、Na^+、K^+、Ca^{2+}/Cl^-/葡萄糖、Hct、葡萄糖、Co-血氧	电位计、电流计、电导计	Instrumentation Laboratory

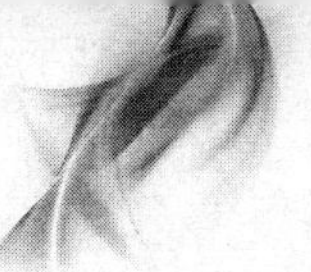

续表

仪　　器	分析项目	分析原理	制造商
EasyBloodGas　PHOX	pH、PO_2、PCO_2	电位计、电流计	Medica
plus C	pH、PO_2、PCO_2、SO_2、Hct、Hb、Na^+、K^+、葡萄糖、Ca^{2+}、Cl^-	电位计、电流计、电导计、光学反射	Nova Biomedical
PHOX plus L	pH、PO_2、PCO_2、SO_2、Hct、Hb、Na^+、K^+、葡萄糖、乳酸盐、Ca^{2+}/Cl^-	电位计、电流计、电导计、光学反射	Nova Biomedical
Stat Profile M/M7	PO_2、PCO_2、pH、Hct、SO_2、Na^+、K^+、尿素氮、乳酸盐、Mg^{2+}/肌酐、Co-血氧	电位计、电流计、电导计、光学反射	Nova Biomedical
Nova Series	Na^+、K^+、Cl^-、Hct、TCO_2、Hct、尿素氮、葡萄糖、肌酐	电位计、电流计、电导计、光学反射	Nova Biomedical
ABL700	PO_2、PCO_2、pH、Na^+、K^+、Ca^{2+}、Cl^-、Hct、Hb、尿素氮、葡萄糖、Co-血氧	电位计、电流计、光学反射	Radiometer America
NPTTM7	PO_2、PCO_2、pH、SO_2、Hb、Co-血氧	红外光谱学、磷光衰减、光学吸收	Radiometer America
YSI 2300 Stat Plus	葡萄糖、乳酸盐	电流计	Yellow Springs Instrument

可移动仪器有自动化内部1点和2点校准刻度，定期进行检测。一些仪器，如ABL700血气/化学分析仪（表2-23）用低压内部气体槽，用液体校正。用其他诸如$pHOx^+$，清除了气体槽，用液体校正，有一些仪器用电位计化液体校正物质，而其他校正血气测量用电子归零和室内空气，低压内部气体槽的仪器以加大体积，这减少了仪器的可移动性，低压内部气体槽不仅减少了外用的成分，也减少了危险。一些仪器提供1点或2点校正选择，这是基于操作者的要求。他们在校正周期期间，也有一个中断选择权，允许操作者立即使用仪器进行标本测量。可移动仪器一般是免维护的，只是偶尔的补充试剂，如缓冲溶液和校正溶液。

内置生物危险容器可以容易地处理废物和最小化操作者暴露于生物污染物。可移动仪器装备了先进的资料管理软件，保证结果直接与医院计算机化资料库相连，例如，医院/实验室信息系统（HIS/LIS）。可移动仪器一般被放置于OR、ED、ICU和卫星实验室。

2. 自动化和智能质量控制　质量控制（QC）试验的目的是监测和评估试验过程的整个质量，以保证患者试验结果的可利用性和准确性。QC材料包含了用于试验的分析物。浓度可能是低、正常和高。不同的浓度超出仪器工作范围，也许会在患者标本观察到。液体QC溶液安瓿最常用。QC试验常规方法是液体QC溶液手册外部介绍。一些最新的可移动仪器装备了自动QC试验特征。这些仪器按操作者定义的程序，从随机携带的安瓿和瓶中自动吸取标本。自动QC试验使仪器的维护更友好。自动QC保证了QC试验常规的执行，有助于减少操作者的工作量。

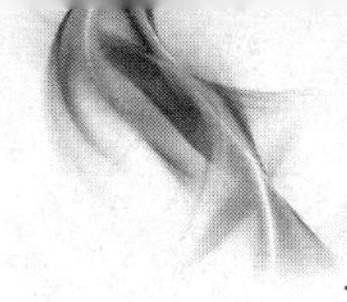

智能质量控制(iQC)是一个新的QC检查特征例子。这种技术用在Piccolo系统(表2-23)。iQC在每轮试验中校验了分析仪的化学、光学和电学功能。因为没有操作者相互作用要求,QC标准不能独立于操作者的水平。全血、血浆或血清标本直接介绍到单用途、自含试剂试验碟,在这里准备标本,包括分离全血,操作都是自动化的。所有的反应,包括分析物、试剂和仪器QC实验都发生在试验碟外面的试管中。Piccolo产生了全谱白光脉冲,并在多个波长测量每个反应的吸光度,从紫外光到近红外光。IQC校验了试验碟中参与反应(化学)所有物质的成分和传送,确认了光产生和检测成分(光学)的工作,检验了用于数学计算法则的光吸光度到数字值的转变(电学)。Piccolo系统的iQC特征可监测标本溶血、多脂血症和黄疸。如果这些水平超过了仪器的操作极限,测量的准确性将受到影响。仪器会禁止给出结果并打印星号,随后是一个或更多的字母表明干扰的来源。另外,打印的结果卡显示了标本溶血、脂血和黄疸的水平。如果有未知特征的工作被检测到,那么单一化学特征或全部面板都会抑制,一个错误的信息会显示在仪器的显示屏上。每一轮系统QC资料被编辑并储存在在分析器的记忆卡中,这些资料可被调出和打印。

NPT7分析仪内建的QC质量保证和质量保证系统自动监测与试验结果相关的参数(表2-23)。质量保证由系统检查、测量检测和2水平检测三个成分组成。系统检查评价电源供应、电压、随机电脑系统、分光光度计和测量室温度、分析仪连续机械传送系统。测量检查评价瓶的质量、测量过程、检测标本堵塞和空气泡。2水平检测特征是在2个水平模仿定量值。模仿值在测量前通过光学检测确定。通过这三个检测,质量保证就能确定NPT7分析仪是否正被合适的操作。

3. 便携式仪器　表2-24列出了便携式仪器。便携式仪器的大小范围从个人电脑到一些手提设备。适当的大小增加了移动性并且很容易接近患者。仪器操作使用电源适配器或电池。大多数便携式全血化学分析仪用一次性试剂瓶技术。电极/传感器和试剂设置和包装在试剂瓶中。和可移动仪器不同,试剂瓶、电极和试剂是一次性使用的。利用的试剂瓶试验的种类和数量,依赖于装置上和容器上电极/传感器和试剂/化学试剂/酶。试验菜单的扩展要求购买这些可利用电极的容器。这些试验菜单可能包括电解液、代谢物、血气和凝血指示剂。容器被包装成单个或多个使用单位。一个多用途的容器也许提供了几百种测量。

表2-24　便携式仪器

仪　器	分析项目	分析原理	制造商
Ultegra RPFA	快速血小板分析	微颗粒凝集	Accumetrics
IRMA SL(series)	PO_2、PCO_2、pH、Na^+、K^+、Ca^{2+}、Cl^-、Hct、Hb、尿素氮、[葡萄糖]	电位计、电流计、电导计	Agilent Technologies
CoaCard APACT	PT、aPTT、血小板功能	浊度计	Anerican Labor
TAS	PT、PT-ONE/NC、aPTT、HMT、LOT	颗粒运动	Cardiovascular Diagnostic
AVL OPTI/OPTI-R	PO_2、PCO_2、pH、Na^+、K^+、Ca^{2+}、Cl^-	光学荧光	AVL Scientific/Roche
Rapidpoint Coag	PT、aPTT、HMT	颗粒运动阻抗	Bayer Diagnostic

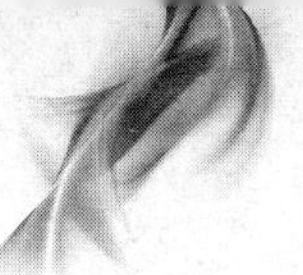

续表

仪器	分析项目	分析原理	制造商
DCA 2000	HbA1c	乳胶凝集抑制	Bayer Diagnostic
Clinitek 50	白细胞、葡萄糖、胆红素、酮体、硝酸盐、pH、蛋白、尿胆原、血、白蛋白、肌酐	光学方法	Bayer Diagnostic
CareSide Analyzer	Na^+、K^+、Mg^{2+}、Cl^-、尿素氮、碱性磷酸酶、T CO_2、胆固醇、CK-MB、肌酐、葡萄糖、LDH、总胆红素、甘油三酯、尿酸、乳酸盐	光谱传送、反射、电化学	CareSide
LDX system	总胆红素、HDL、甘油三酯、葡萄糖、脂、ALT	光反射	Cholestech
Whole blood aggreometer	血小板功能	阻抗	Chronolog
PFA-100	血小板功能	压力	Dade international
Stat-site	对乙酰氨基酚、血酮体、葡萄糖、总胆红素、血红蛋白	酶促、比色计、反射光度计	GDS Technologies
HemoSite	血红蛋白	比色计、反射光度计	GDS
HomoCue B-Hemoglobin	葡萄糖	吸收光度计	HomoCue
HomoCue B-Glucose	PO_2、PCO_2、pH、Na^+、K^+、Ca^{2+}、Hct、葡萄糖、乳酸盐	吸收光度计	HomoCue
Gem Premier 3000	PT、ACT、aPTT、ACT-LR	电位计、电流计、电导计	Instrumentation Laboratory
Gem PCL	PT、aPTT、ACT、HiTT、TT、HNTT、FIB、HRT、HMT	机械终点凝血检测	Instrumentation Laboratory
Hemochron series	FIB、AMS、PT、aPTT、TT、HNTT、HiTT	机械凝血检测	International Technidyne
Hemochron Jr. Signature	ACT-LR、ACT^+、aPTT、PT、柠檬酸盐PT	磁体位置	International
Pro Time Microcogulation	PT、INR	流体震荡/光学凝血检测	International
ACT II Plunger HepconHMS	PT、aPTT、HMS、ACT-LR、ACT-HR、HR-HTC、Homo-STATUS	运动	International
Alc Now	HbA1C	光学反射	Medtronic HemoTec
NycoCard	HbA1C	光学反射	Metrika
ABL 70 Series	PO_2、PCO_2、pH、Na^+、K^+、Ca^{2+}、Hct	电位计、电导计	Primus

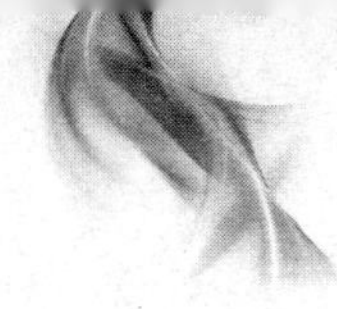

续表

仪　器	分析项目	分析原理	制造商
Chemstrip 101	白细胞、葡萄糖、胆红素、酮体、硝酸盐、pH、蛋白、尿胆原、血	反射光度计	Radiometer America
CoaguChek Plus	PT、aPTT	识别模式	Roche Diagnostic
CoaguChek Pro DM	PT、aPTT、ACT	激光光度计检测血流变化	Roche Diagnostic
CoaguChek	PT、INR	颗粒运动/反射光度计	Roche Diagnostic

试验用全血标本进行。标本的进样用自动化方法或手动方法。手动进样时,试验的质量和品质依赖于操作者的技术和程序。试验模式可选择成人模式或新手模式,它影响试验要求标本的体积。便携式仪器的测量原理包括蛋白测定计、安培计、电导计、光学方法和免疫分析系统。

全血化学系统校准在单用途容器和多用途容器间存在差异。对单用途容器系统,如立即反应可移动分析(IRMA)血气分析仪(表 2-24),使用之前每个容器都需要校准,这与可移动系统的频繁校准相反。另一方面,多用途容器系统的校准,如 GEM 首要血气分析仪,与可移动仪器紧密平行。多用途容器系统的校准根据预定义的时间间隔和在患者标本测量间定期进行,直到所有有效试验已在容器上进行。一旦耗尽了所有的试验,容器瓶就被拔除丢弃。多用途容器一般用一个安瓶包装,内有校准试剂和供患者检测用的试剂(大约可做 150～300 次试验或可用 2～3 周)。便携式仪器进行血气测量一般缺乏内和外气池供校准。代替的,容器也许用储存在一个密封袋里的蛋白校准溶液包装。一些系统,如 GEM Premier,气体校准用室内空气。

便携式仪器一般装备了资料管理软件,允许试验结果下载到医院资料库。便携式仪器用在 OR、ED 和 ICU,也能用在医生办公室、救护车和救护直升机,由于空间限制,电源应使用较小的电池操作装置。

4. 电子质量控制　电子质量控制(EQC)试验独特的技术特征利被用在许多便携式仪器和手提式仪器上。EQC 是一个质量管理工具,补充了传统的液体 QC 程序评价光学、电子和系统计算成分。EQC 用一个代理品或参考容器模仿分析过程去评价传感器的反应,如彩色滤膜或溶液光学传感器。EQC 不能证实用于试验容器的工作和功能。EQC 不是设计去代替液体 QC 试验,但它的功能是检测内部体系的失效,如电子或传感器反应,潜在地使整个试验过程失效。

5. 手提式仪器　表 2-25 列出了手提式仪器。这些仪器有很高的移动性用于患者床边护理。全血标本用于试验。这些仪器的试验菜单根据试验条带设计、试剂和传感器可利用率。仪器有限的试验,一般仅对特殊的分析(如葡萄糖或凝血酶原时间)。电极和传感器构建在试验条带里。干试剂化学技术经常被用于葡萄糖仪试验,在试验条带上催化裂解酶是以不移动的干燥形式存在。通常,稳定剂被加入以维持合适的 pH 和酶的催化活性。试验条带上的干试剂在试验标本重构时被激活。

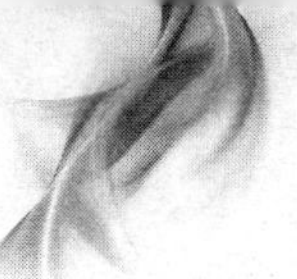

表 2-25　手提式仪器

仪　器	分析项目	分析原理	制造商
i-STAT	PO_2、PCO_2、pH、Na^+、K^+、Ca^{2+}、Cl^-、Hct、尿素氮、葡萄糖、硝酸盐、肌酐	电位计、电流计	Abbott Diagnostics
Precision PCx	葡萄糖	电流计	Abbott
Precision Xtra	葡萄糖、酮体	电流计	Abbott
At Last	葡萄糖	电位计	Amira Medlcal
Glucometer Elite XL	葡萄糖	电流计	Bayer Diagnostics
POC PT	PT	电化学	Homosense
INRatio	PT、INR	阻抗/电化学	Homosense
SureStepFlexx	葡萄糖	反射光度计	LifeScan
SureStepPro	葡萄糖	反射光度计	LifeScan
One Touch Hospital	葡萄糖	反射光度计	LifeScan
FastTake	葡萄糖	电流计	LifeScan
In Charge	葡萄糖	反射光度计	LXN Corporation
ExpressView	葡萄糖	反射光度计	LXN Corporation
BioScanner 2000	葡萄糖	反射光度计	Polymer Technology System
Accu-Chek Advantage H	葡萄糖	电流计	Roche Diagnostics
Accu-Chek Comfort Curve	葡萄糖	电流计	Roche Diagnostics
FreeStyle	葡萄糖	电流计	TheraSense
Prestige Smart System	葡萄糖	反射光度计	Walgreens

手提式仪器没有内部校准，但有一些电子校准步骤。EQC 检测被用在一些手提式仪器。液体对照被用于评价仪器、操作者和试验条带工作。一些手提式仪器缺乏容量和(或)资料管理软件兼容性接口和下载结果到医院资料库。由于手提式仪器缺乏废液储存器和安全容器，操作者可能暴露于生物危险品中。手提式仪器用于医院，因为它们特殊的大小，也能方便地用于家庭和所有地方。

6. 免疫检测单元　表 2-26 列出了卡式或试验条带式免疫分析 POCT 装置。这些试验单元的形式可被归纳为小型化或大小等同于手提式仪器。这些装置，当内部检测器系统用于定量结果时，也可以大的像便携式仪器。免疫检测装置有单立式或检测器依赖格式。单立式被应用于定量试验，阳性或阴性结果经指示器可阅读。检测器依赖系统，标本申请定量后，试验卡或试验条带被插入检测器系统。指示剂，如颜色标记或荧光标记抗体或抗原，用肉眼分析。许多免疫分析方法被用于 POCT 装置，诸如荧光免疫分析、色谱免疫分析和酶联免疫吸附试验。指示剂的强度获得与分析物的浓度相一致。分析可以用全血、血浆、尿液或唾液标本。

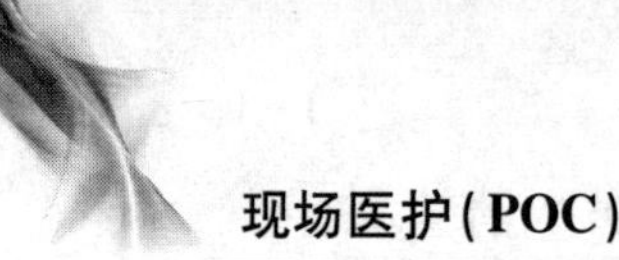

表2-26 免疫检测装置和试验

仪 器	分析项目	分析原理	制造商
Murex SUDS HIV-1	HIV 抗体	酶联免疫吸附试验	Abbott Diagnostics
ACON DOR	吗啡、海洛因、大麻、可卡因、安非他明、甲基安非他明、苯环己哌啶		ACON Laboratories
ACON HBsAg	HBsAg	色谱免疫分析	ACON Laboratories
ACON HIV1/2	HIV 抗体	色谱免疫分析	ACON Laboratories
ACON Syphilis	TP 抗体	色谱免疫分析	ACON Laboratories
Microtiter(poc test pending)	血栓前提蛋白(TpT)	酶联免疫吸附试验	American Biogenetic Sciences
SimpliRed	D-二聚体	血细胞凝集	American Diagnostica
MiniQuant	D-二聚体	免疫比浊计	Biopool International
Triage			
Drugs of abuse panel	安非他明/甲基安非他明、巴比妥、苯二氮草、可卡因、美沙酮、鸦片、THC、三环抗抑郁剂	竞争免疫分析	Biosite Diagnostics
Cardiac panel	肌钙蛋白 I、CK-MB、肌球蛋白	免疫荧光	Biosite Diagnostics
BNP test	B 型营养肽	免疫荧光	Biosite Diagnostics
Stratus™ CS	肌钙蛋白 I、CK-MB、肌球蛋白	放射免疫	Dade-Behring
EZ-Screen	安非他明、可卡因、鸦片、THC、PCP、巴比妥	固相酶免疫分析	Editek
Alpha-Dx	肌钙蛋白 I、CK-MB、肌球蛋白	免疫荧光	First Medical
I. D. Block	安非他明、可卡因、鸦片、巴比妥	固相酶免疫分析	International Diagnostic systems
BioSign PSA Ⅱ-WB	前列腺特异抗原	固相酶免疫色谱分析	Princeton BioMeditech
Osteomark NTx	骨吸收标志物(NTx)	竞争免疫色谱分析	Ostex International
Poly stat			Polymedco
Strep A	A 组链球菌抗原	2 点夹心免疫分析	
Mono	单核细胞增多症异嗜性抗原	夹心固相金结合物免疫分析	Polymedco
H. pylori	幽门螺杆菌特异性 IgG	色谱免疫分析	Polymedco
hCG	hCG	色谱免疫分析	Polymedco
BTA Stat	膀胱肿瘤抗原	色谱免疫分析	Polymedco

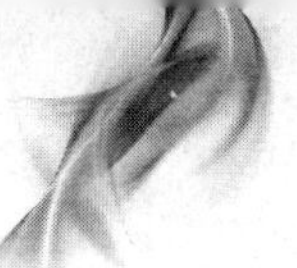

续表

仪　器	分析项目	分析原理	制造商
QuickVue	流感、A组链球菌、幽门螺杆菌、衣原体	侧流免疫分析 抗体标记免疫分析	Quidel
CARDS	单核细胞增多症	彩色色谱免疫分析	Quidel
Metra BAP	骨特异性碱性磷酸酶	酶联免疫吸附试验	Quidel
CardiacT Rapid Assay	肌钙蛋白T	单克隆抗体、链霉素-亲和素捕获系统双抗夹心法和金标法	Roche Diagnostics
Testcup-er	安非他明、可卡因、吗啡、鸦片、巴比妥、苯环己哌啶	微颗粒捕获抑制	Roche
Chemstrip Micral	微球蛋白	色谱免疫分析	Roche
Abuscreen Ontrak	安非他明、可卡因、THC、PCP、鸦片、巴比妥、苯环己哌啶	乳胶凝集抑制试验	Roche Diagnostics System
Cardiac STATus	肌钙蛋白I、CK-MB、肌球蛋白	固相色谱免疫分析	Spetral
First Check	安非他明、可卡因、鸦片、THC、PCP、巴比妥、苯环己哌啶	微颗粒捕获免疫分析	Worldwide

免疫检测装置用于试验和筛选感染性疾病的抗原或抗体(如HIV)、内源性物质(如人绒毛膜促性腺激素hCG)、心肌损伤标志(如心肌钙蛋白I和T、肌球蛋白、肌氨酸激酶MB)、骨再吸收标志(如交联N-肽端一型胶原,或NTx)、肿瘤标志(如前列腺特异抗原PSA和膀胱肿瘤相关抗原hCFHrp)和药物滥用(如安非他明)。因为免疫分析装置用于筛选和试验,所以经常推荐在执行治疗之前,阳性结果要用已建立的实验室技术证实。

来自于检测器系统的免疫分析单元可分离性允许操作者带检测单元到患者跟前。标本被收集和应用并返回到检测器系统进行定量。例如,肌钙蛋白T快速分析/阅读系统(表2-26),操作者加血液标本到卡上,然后放卡到阅读器进行定量。试验卡的可分离能力增加了试验的灵活性和应用。检测器系统可以留在患者房间前面的柜子上,而护士和医疗技术专家可以带试验条带或卡进入患者房间。单立试验系统不需要校准。免疫分析试验单元用于临床、ED、法律强制设施和患者房间。

7. 体内体外非侵入性POCT仪器　表2-27列出了体内体外非侵入性POCT仪器。不像体外诊断仪器,体外和体内(在线)监测器分成一个独立种类的仪器。体外和体内监测器能潜在的连续高频地监测患者。体外和体内监测器的传感器和电极在室内,要么在患者外面的“设备控制中心”,或者在一个微孔管连接到动脉去监测。体外和体内监测器的校准最初是在体外进行,随后在体外和体内间断循环。对于一些装置在第一次校准后没有另外的校准。全血或缝隙液体标本进行体外和体内监测。

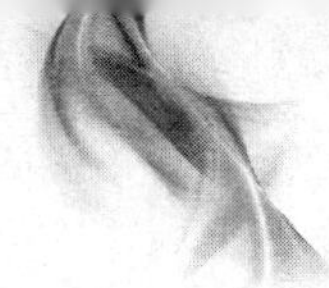

表 2-27 体内、体外和非侵入性 POCT 仪器

A. 体内和体外和 POCT 仪器

制造商	仪器	监视类型	测量	分析原理
Agilent Technologies www. agilent. com	Trendcare Paratrend Neotrend	体内 血管 血管	pH、PO_2、PCO_2 温度	光纤化学
VIA Medical www. viamedical. com	VIA ABG	体内	pH、PO_2、PCO_2、Na^+、K^+红细胞容积	电化学
	VIA LVM	收回/再灌注	葡萄糖	
	VIA GLU			电化学
MiniMed www. viamedical. com	连续葡萄糖监测系统	体内 通过皮肤	葡萄糖	电化学
Optical Sensor www. opsi. com	SensiCath	体外	pH、PO_2、PCO_2	光纤化学

B. 新的非侵入性 POCT 仪器

制造商	仪器	试验点	测量	分析原理
Optical Sensor www. opsi. com	Capno Probe SL	舌下	舌下 PCO_2（灌注试验）	光纤
Cygnus www. cygn. com	GlucoWatch Biographer	经皮肤（腕表型）	葡萄糖	反相离子电渗电化学
Aspect Medical www. aspectms. com	Bispectral Index	经皮肤（前额传感器垫）	脑电波(EGG)	能量分布光谱和相位分析
Nonin www. nonin. com	Pulse Oximeter 二氧化碳检测器（9840 系列）	经皮肤（手指适配器） 通风孔适配器	氧状态 二氧化碳水平	光学吸收
SpectRx www. spectrx. com	BiliChek	经皮肤（前额）	胆红素	多波长光谱分析

非侵入性仪器提供了一种方法监测血液化学，不必通过静脉穿刺或手指针来收集血液。表 2-27 列出了新的非侵入性仪器的例子。一个装置是 GlucoWatch Biographer，通过皮肤监测缝隙液中的葡萄糖水平。另一个装置是 Bilichek 系统。它是一个用来监测胆红素的非侵入性仪器，已用于监测新生儿高胆红素血症发展的危险。还有一些装置用来测量汗液排除膀胱纤维变性。应用于体内体外非侵入性仪器的试验原理包括了一些新的方法，如反相离子电渗、联合电位计、电流计和光学方法。这些系统的一些分析试验包括血气、pH、钠、钾、葡萄糖、胆红素和氧状态。体内体外监测能用于 ICU 和急诊科监测代替一系列体外血液试验。除了医院，非侵入性仪器也可用在家里。

二、POCT 仪器分析原理

本节的目的是讨论一般的分析原理，包括电位计、电流计、电导计、光学方法和免疫分析。

1. 电位计 电位计是测量一个电化学槽两个电极间电位的差异。电位差异是电解液

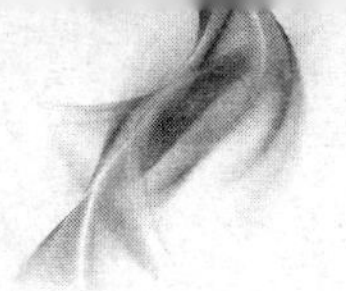

活性(浓度)对数电位。一个电极作为参考值,另一个(r 如离子选择性电极,或 ISE)是特异性、选择性测量离子。离子选择性电极一般在电极尾部有一个膜。膜含有离子载体,对离子有选择性。当膜表面与标本接触时,离子载体选择性地作用于电解液(离子)。理想地,电极膜应该有一个高选择性地系数对一种特殊类型的阳离子或阴离子。低的选择性表明膜对离子的测量没有特异性并且有其他离子潜在的干扰。离子交换在标本和内部标准溶液之间产生了跨膜电位差异。通过参考电路和离子选择性电极,可以测量膜电位。

离子选择性电极可用于电解液和 pH 测量。pH 测量是用氢离子(H^+)—选择性玻璃电极。血标本中 H^+扩散进 H^+—选择性玻璃膜,缓冲液和试验标本之间产生电位变化。相对于参考电极常量电势的电位变化被测量。Nernst 等式[$\Delta E=(RT)/(ZF)\ln(H^+)/(H^+)ref$],$R$ 是气体常数;T 是温度;Z 是离子常数;F 是 Faraday 常数,用于联系电势的变化和在内部标准溶液中 H^+的变化率。pH 通过 Henderson-Hasselbalch 等式进行计算:$pH=pKa+\log[H^+]/[H^+]ref$。pH 电极可以用不同的膜制造,如聚合膜。聚合膜含有亲脂性胺成分(如 3-十二烷胺)。3-十二烷胺作为一个膜间的选择性质子离子载体。实验原理相似于 pH 玻璃电极。

血 PCO_2 也可通过 H^+选择性原理用 Stowe-Severinghaus 电极进行测量。溶解在血中 CO_2 分散通过一个半透膜覆盖的玻璃电极。膜下面缓冲液 pH 的改变被测量。pH 的改变被校准到血中 PCO_2 水平。PCO_2 也能用聚合膜 H^+—选择性电极检测。

总二氧化碳(TCO_2)用相似的方法检测。TCO_2 的测量,包括一个酸化步骤,导致血标本中不同形式的 CO_2 释放。释放的 CO_2(气相)分散穿过电极半透膜进入缓冲液中,CO_2 起反应形成 H_2CO_3。碳酸(H_2CO_3)游离出和碳酸氢根(HCO_3^-)。缓冲液中 pH 的改变用前面的方法检测。pH 的改变被校准到血中总 CO_2 水平。临床上,离子电渗计可以用于测量一些其他的电解液,如 Na^+、Ca^{2+}、Cl^-、K^+和 Mg^{2+}。

2. 电位计的错误来源　电位计中,电位与测量的电解液活性成对数比例。因此,测量电位的小的错误可以导致产生结果大的错误。这些错误将影响到结果的准确性和精确性。例如,如果有离子浓度(活性)的改变,将会有相应的电位的改变。如果 $\Delta E=E2-E1$,它来自于 Nernst 等式 $\Delta E=[(RT\ \ln10)/(ZF)]\log$[活性比率],$R$ 是气体常数(8.31431JK-1mol-1);T 是绝对温度(K,Kelvin);ln10 是 10 的自然对数(2.303);F 是 Faraday 常数(96487Cmol-1);Z 是离子价(电荷)。当 ΔE 是 1mV,T 是 310.15K(37℃),Z 是 1,活性比率将等于 log-1[1mV/61.54mV]=1.038。因此一个电势测量+/-1mV 的改变,将等于一个大约±4% 报道值的改变。参考电极单独也能导致不确定+/-0.5mV 的来自结合电位、标本基质、电解液进入标本流路径分界面现象的上升。对单价离子,等同于大约±2% 的准确性改变(例如,$Z=1$,log-1[0.5mV/61.54]~1.019),对双价离子大约是±4% 的改变(例如,Z=2,log-1[0.5mV/30.77mV]~1.038)。电化学槽电势测量的不稳定性(ISE:参考电极)和来自电极模式的电子噪声或体外探针改变了电解液阅读的精确性。

ISE 对自由阳离子和阴离子的反应。自由离子的活性受 pH 影响,pH 影响自由离子和蛋白结合离子的平衡,这是因为 H^+和自由离子竞争蛋白结合位点。例如,pH 改变影响了 Ca^{2+}平衡和 Mg^{2+}平衡。pH 的增加能降低自由 Ca^{2+}或 Mg^{2+}的浓度,结果导致降低了自由 Ca^{2+}或 Mg^{2+}的水平。pH 离子化的水平的依靠通过用 Siggaard-Andersen equation 来表达:i Mg^{2+}(pH)= i Mg^{2+}(7.4).10x(7.4-pH),X 是 pH 改变校正因子。这个等式为标本中 pH 改变导致的 i Mg^{2+}偏差提供了一个修正。等式修正,对一些危重患者是没有必要利用的。其他

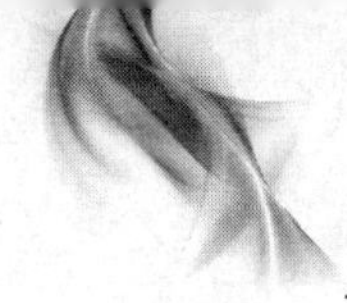

影响 Mg^{2+} 测量的因素是膜离子电渗载体缺乏选择性。其他双价离子,如 Ca^{2+} 和 Zn^{2+},也可以结合到离子电渗载体。另外,直接全血分析避免了排除假高钠血症的必要,高脂血症或假高钠血症会导致直接测量的错误上升。

3. 电流计　电流计用于测量电流,当恒定的电压施加到电极时,流经电化学传感器电路的电流被检测到。电化学传感器由两个电极组成,阳电极发生氧化反应,阴电极发生还原反应。一个选择性透过性膜包围着传感器末端。膜有两个功能:防止蛋白和氧化物粘在其他阳极表面及限制扩散区域。膜可用不同的物质制造,如醋酸纤维素或 nafion。底物和电解液从膜扩散到电极中。氧化还原反应释放电子。在电势作用下电子形成了电流。电流的强度与槽中底物水平成线性比例。临床上,电流计方法已经用于测量 PO_2、尿素氮、葡萄糖、醋酸盐、肌酐、酮和其他物质。

电流计的一个例子是测量用 Clark 电极测量部分氧压力(PO_2)。Clark 电极由银-氯化银阳电极和铂阴电极组成。一个电极末端覆盖着膜,能穿透氧,但不能穿透还原性离子。血标本中氧气穿过膜扩散到阴极表面。在阳极,来自缓冲液的氯离子与银电极反应形成氯化银。在分析仪提供的大约 0.6V 电势下反应释放出电子。电子转移到阴极,在此电子还原了氧。此过程中电流的产生与标本中的 PO_2 成比例。

电流试验中酶能包埋在膜中催化底物。当膜表面暴露与血标本时,酶催化标本中底物发生氧化还原反应。在化学反应发生时,电子被释放。电流形成被测量并且与标本中底物水平成比例。下面是电流计测量肌酐的反应机制:

$$\text{肌酐}+H_2O \longrightarrow \text{肌氨酸} \quad [1]$$

$$\text{肌氨酸}+H_2O \longrightarrow \text{肌氨酸}+\text{尿素} \quad [2]$$

$$\text{肌氨酸}+O_2+H_2O \longrightarrow \text{甲醛}+\text{甘油}+H_2O_2 \quad [3]$$

$$H_2O \longrightarrow O_2+2H^++2e^- \quad [4]$$

肌酐底物-特异性电极(SSE)用三种酶:肌酐氨基脱氢酶(等式[1])、肌氨酸氨基脱氢酶(等式[2])、肌氨酸氧化酶(等式[3])。这些酶在 SSE 膜表面是不移动的。当肌酐扩散到膜时,酶催化肌酐到甲醛、甘油和过氧化物末端产物的转化(等式[1]-[3])。过氧化氢(H_2O_2)然后在铂电极被氧化,这维持了连续的电压(等式[4])。电流的产生与肌酐浓度线性相关。

电流计的错误来源:电流计的测量与电子的转移相关。底物影响了来自氧化还原反应电子的产生和转移,可能影响测量。例如,对乙酰氨基酚、止痛退热剂和抗炎药能穿过渗水膜到达电极表面,在此它被直接氧化,产生的干扰电流增加了葡萄糖阅读值。抗坏血酸维生素 C 是一种强烈的还原物质,在电极表面被氧化,导致许多电子的产生并产生了更多的电流。

4. 电导计　电导计是测量流体中电流阻抗的仪器。在电压下溶液中电解液产生电流。电流由血中黏度、溶液中携带电荷的底物(电解液)的大小和浓度、和电势强度决定。电流阻抗总是与电解液浓度减少和流体中非导电或少导电物质的水平增加有关。为测量电阻,两个电子电导传感器(ECS)放入流体中和相反的末端或侧面,通过液体电流的电导(阻抗)被记录和计算。

临床上,电导计用于全血分析仪中测量血细胞容积。红细胞(RBCs)是非导电的。血中电解液是导电的。同样试验标本大小,实验中 RBCs 比例的增加将会减少试验标本中血浆的比例。因此通过血液的电流导电性是降低的。电流导电性阻抗被测定,并且血细胞容积水平被测量。重要的是注意通常电极,尤其是钠水平,应立即测量。这是重视血液中升高电解

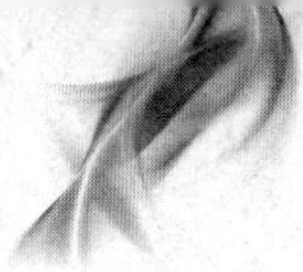

液（如钠、钾）导电性的潜在影响。

5. 电导计的错误来源　同渗重模的变化能影响电导仪的测量。同渗重模很大程度上由钠浓度决定。临床上，危险患者的钠浓度是变化的。研究表明血细胞容积电导仪报道结果低于收集细胞体积（PCV）技术结果。这些研究用的血液标本来自接受大量自体输血的患者。研究证明血细胞容积测定差异是因为自体输血患者有高水平的钠和氯。增加电解液浓度增加了导电性，降低了标本阻抗，因此导致了较低的血细胞容积水平。

全血标本蛋白浓度的变化也影响了用电导计方法对血细胞容积的测量。增加血液总蛋白浓度增加了血细胞容积的阅读值，因为血浆中蛋白分子是导电很差的颗粒。差的导电性增加了阻抗，从而增加了血细胞容积的阅读值。用甘露醇吸出血细胞中的水分可以增加血浆容积，从而增加了导电性。也就是，阻抗的减少导致了较低的血细胞容积阅读值。用电导计方法测定血细胞容积一定要干预注意危险患者，部分患者接受了静脉内治疗和血液产品。

在这些患者中另一个可选的测定血细胞容积的方法是用血细胞电子颗粒记数法（EPC）。Coulter Z1（Beckman Coulter 公司）系统是一个电子颗粒记数法例子。EPC 原理是基于测量悬浮在电解液（盐溶液）中的非导电性或低导电性颗粒电子阻力变化的。RBC 记数时，悬浮在盐溶液中的细胞被迫使通过一个微孔。当有细胞通过微孔时，穿过微孔的导电性就降低，阻力增加，这可以用 2 个放在微孔两侧的电极进行测量。这导致了电极之间电势的差异。这种方要求试验标本用等离子盐溶液稀释（稀释度 1∶6250）。标本稀释的目的是最小化血浆中蛋白和电解质成分的影响。常规的微毛细管血细胞容积试验是另一可选的血细胞容积测量方法。

6. 光学方法　光学试验技术可以用于 POCT，包括光反射、吸收、荧光和多波长分光光度计。光学反射和吸收测量在事件光和反射光或吸收光间颜色的变化。这些试验过程包括一个化学氧化还原反应。当一个分析物被氧化时产生了电子。电子氧化色原体（无颜色染料）产生了颜色。颜色强度与分析物浓度成正比。通过检测特异性波长入射光的反射光和吸收光，颜色强度被测量。光强度根据光的吸收和反射可以改变。光学反射和吸收技术已经被广泛用于葡萄糖检测。

光学荧光和发光测量分子跃进到基础状态发射出来的光子。例如，Na^+、K^+可以用光纤化学传感器（光电极）测量。光电极由荧光染料和光学纤维组成。光电极被一个半透过性膜包围，它包含识别元素（离子载体）。离子载体与荧光染料相连并选作进行分析物实验。当离子通过膜时，它们结合到离子载体上，暴露于部分波长的光时，染料分子被激发并发出光子。例如，当 Na^+浓度增加时，离子载体结合了大量的离子。发出荧光的强度变化与离子浓度（Na^+、K^+）成比例。光学反射技术也用于测量 PO_2、PCO_2 和 pH。

多波长分光光度计已经被用于比色试验。例如，NOVA pHOX Co-oximeter 用 7 个波长去检测氧化血红蛋白（O_2Hb）、脱氧和还原血红蛋白（HHb）、甲基化血红蛋白（MetHb）、一氧化碳血红蛋白（COHb）和硫化血红蛋白（SulfHb）。分析仪吸取全血标本（大约 10μl）并裂解 RBCs。包含红细胞释放的血红蛋白的流体被吸到光学槽里。传感器放在槽的相对一端。7 个预先设定的波长发射通过标本。每个波长光的吸光度被计算。标本吸光度根据比尔定律校正为血红蛋白浓度。

7. 干试剂生物传感器　干试剂生物传感器与电流计和光学试验方法的原理相同。这两种方法合并了膜技术和酶促反应。干试剂传感器还有化学试剂，如酶、试剂和缓冲液在试验条带上以非活性(干燥)形式存在。与血液标本结合后,灭活试剂被激活。这种技术已经用于测量凝血指示剂,如凝血酶原时间。体外血糖监测系统是干试剂传感器技术的另一个例子。监测器由一个仪表和一个试验条带组成。当试验条带上发生化学反应时,仪表能测量电流的产生和颜色的变化。葡萄糖仪器试验条带典型的组成包括2个电极和1个包被催化酶膜的多层机构(图2-35)。

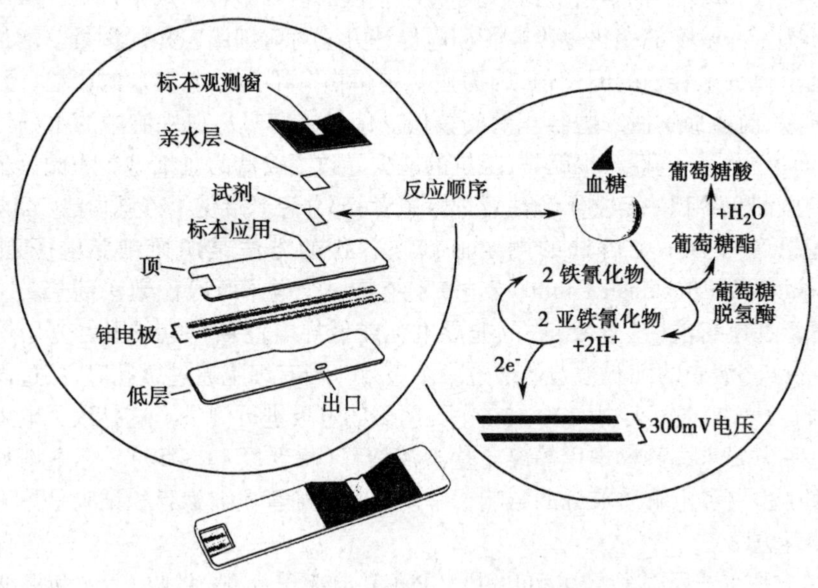

图2-35 葡萄糖脱氢酶生物传感器原理

8. 电流计葡萄糖试验条带 图2-35说明了葡萄糖脱氢酶电化学分析的结构体系和反应原理。试验条带(下左)含有多种成分:一个样本观察窗、亲水层和试剂层。顶部和底部塑料层之间是两个钯电极,一个作为工作电极,另一个作为辅助电极。亲水层功能是使标本流(血液和液体对照)覆盖试剂层。葡萄糖脱氢酶是试剂层的主要成分,催化标本中葡萄糖的氧化。反应中铁氰化物被还原成亚铁氰化物。经过一个特异性延迟后,仪器应用300mV电压加到试验条带,此过程中亚铁氰化物被氧化成铁氰化物。仪器将来自标本的电流转化成相应的葡萄糖值(通常表达成mg/dl)。

9. 光学葡萄糖试验条带 光学葡萄糖试验条带没有电极。图2-36说明了SureStepPro

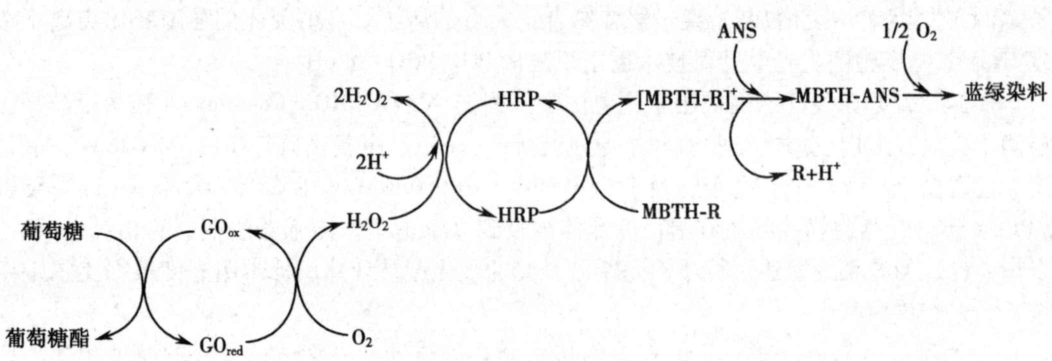

图2-36 葡萄糖氧化酶光度计生物传感器原理

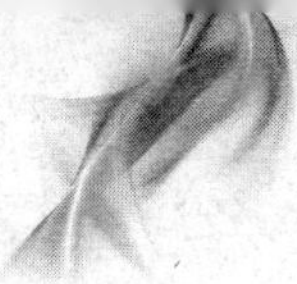

System 葡萄糖试验光度计方法的原理(表 2-25)。

葡萄糖氧化酶催化葡萄糖成葡萄糖脂。葡萄糖氧化-还原反应耦联于一个化学染料颜色的形成。用光学反射方法测定颜色的强度。仪器发射的特殊波长的光直接让试验条带显色。光反射波长的变化被检测到。初始事件光和反射光波长的差异被用于计算葡萄糖浓度。颜色强度被操作者计算成葡萄糖浓度。计算公式由代码数字决定,按试验条带包装上的说明进行。

10. 葡萄糖仪测量潜在的错误来源　表 2-28 概括了电流计和光学葡萄糖测定的反应步骤。用电流计测量葡萄糖的一个潜在的错误来源是葡萄糖氧化酶试验条带上氧的影响。图 2-37 说明了葡萄糖氧化酶-葡萄糖脱氢酶试验条带电流计测量葡萄糖时氧的影响。葡萄糖脱氢酶试验条带表明可以忽略氧的影响。对葡萄糖氧化酶试验条带,试验条带上的氧参与了反应,与酶复合物(GO/FAD+)的再氧化竞争电子中间物/梭子。竞争导致观察到较低电流。表 2-28 中的等式 20 显示了可能的氧依赖的副反应。全血中氧压力的增加导致葡萄糖测量值的降低。

表 2-28　电流计和光度计葡萄糖试验条带原理

原理名称	化学反应方程式	编号
Advantage H、Comfort Curve	葡萄糖+GD/PQQ ⟶葡萄糖酸+GD/$PQQH_2$	[等式 1]
	GD/$PQQH_2$+铁氰化物⟶GD/PQQ+亚铁氰化物	[等式 2]
	亚铁氰化物⟶铁氰化物+e^-	[等式 3]
SureStepPro、SureStepFlexx	葡萄糖+GO/FAD ⟶葡萄糖酸+GO/$FADH_2$	[等式 4]
	GO/$FADH_2$+O_2 ⟶GO/FAD+H_2O_2	[等式 5]
	H_2O_2+MBTH+HRP ⟶MBTH-R^+	[等式 6]
	MBTH-R^++ANS+1/2O_2 ⟶蓝绿染料	[等式 7]
Precision PCx、Precision QID	葡萄糖+GO/FAD ⟶葡萄糖酸+GO/$FADH_2$	[等式 8]
	GO/$FADH_2$+铁氰化物⟶GO/FAD+亚铁氰化物	[等式 9]
	亚铁氰化物⟶铁氰化物+e^-	[等式 10]
	GO/$FADH_2$+O_2 ⟶GO/FAD+H_2O_2	[等式 11]
Glucometer Elite	葡萄糖+GO/FAD ⟶葡萄糖酸+GO/$FADH_2$	[等式 12]
	GO/$FADH_2$+铁氰化物⟶GO/FAD+亚铁氰化物	[等式 13]
	亚铁氰化物⟶铁氰化物+e^-	[等式 14]
	GO/$FADH_2$+O_2 ⟶GO/FAD+H_2O_2	[等式 15]
HemoCue	葡萄糖+GD/NAD ⟶葡萄糖脂+NADH	[等式 16]
	MTT+NADH+硫辛酰氨脱氢酶⟶MTTH(蓝色)+NAD	[等式 17]
GlucoWatch	葡萄糖+O_2+GO/FAD ⟶H_2O_2+葡萄糖酸	[等式 18]
	H_2O_2(在铂表面氧化)⟶$2e^-$+O_2+$2H^+$	[等式 19]
	氧依赖的副反应 GO/$FADH_2$+O_2 ⟶GO/FAD+H_2O_2	[等式 20]

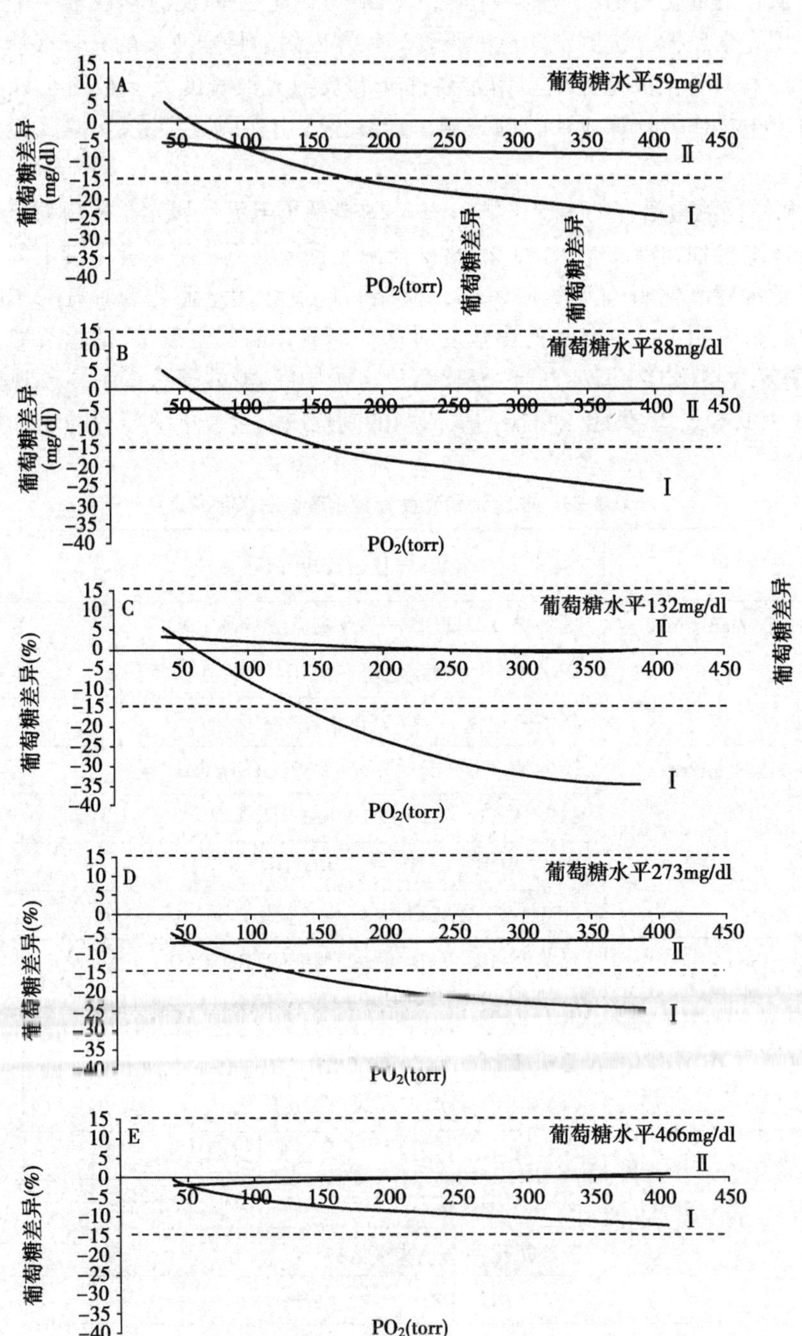

图 2-37　葡萄糖仪测量中氧压力的影响

Ⅰ线:葡萄糖氧化酶试纸条带在高的氧压力(>100mmHg)时,降低了葡萄糖的浓度;
Ⅱ线:在无明显氧压力时所测得的葡萄糖水平

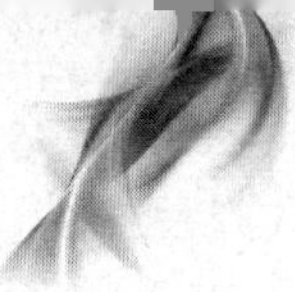

一些葡萄糖试验条带(如SureStepPro)用亲水性网从全血中分离血浆,并用微孔膜进行葡萄糖测量。红细胞容积的变化将改变全血标本中血浆的构成。因此红细胞容积的变化能影响葡萄糖仪的测量。为了最小化红细胞容积对全血葡萄糖的影响,一个便携式装置,HemoCue B-Glucose analyzer(表2-24),在实验之前用皂角苷裂解红细胞。裂解标本用吸收光度计法测量葡萄糖时标本更均一,临床研究表明用HemoCue B-Glucose analyzer测定葡萄糖时,红细胞容积对其结果影响最小。目前的葡萄糖仪器参考了全血参比方法。参比方法的差异将导致不同的葡萄糖仪阅读值。参考全血葡萄糖仪结果(如One Touch、Bioscanner 2000和Prestige Smart System)也许比血浆参考葡萄糖仪(如SureStepPro、Freestyle和In Charge)低10%~15%。这是因为血浆葡萄糖水平通常比全血高10%~15%。

11. 免疫分析　免疫分析的基本原理是检测抗原抗体反应生成的复合物。针对抗原的第二标记抗体能够并且经常用于形成夹心复合物,以增加试验的特异性和敏感性。结合到夹心复合物的标记抗体的量与标本中抗原的量成正比。为定量与标记抗体结合的抗原量,许多标记和检测技术被应用。

(1) 结构:免疫分析盒或试验条带的组建是基于干试剂技术。一个侧面淹没试验条带的典型结构由5种成分组成:标本垫、结合垫、捕获膜、吸收垫及带粘胶塑料衬背。图2-38显示了ACON HIV 1/2试验条带的基本结构(表2-26)。标本垫含有化学试剂,如缓冲液、盐、释放试剂、阻断试剂、黏性增强剂或RBC分离试剂。化学试剂的目的是它们被重新组合时,可以优化标本以利于随后的反应。玻璃纤维和非织聚酯纤维是标本垫最通用的材料。

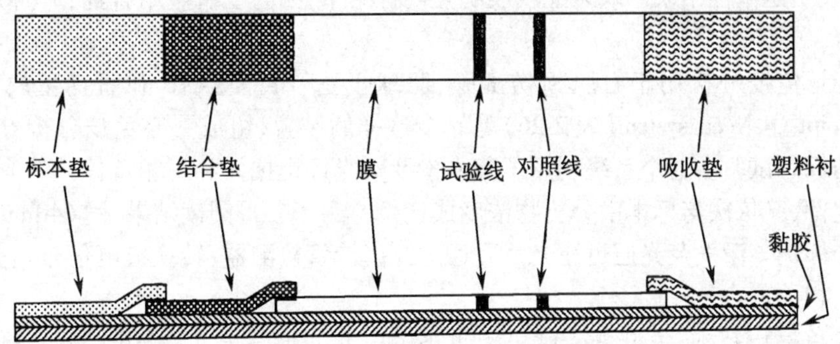

图2-38　ACON HIV 1/2免疫分析试验条带结构示意图,分别为顶部(上)和侧面(下)

结合垫含有结合物(标记抗体)、缓冲液、盐、稳定剂和阻断试剂。结合物是试验条带中最关键的活性试剂,由配对的抗体或抗原通过物理吸附、化学结合或生物素-链霉亲和素反应结合乳胶和金颗粒。乳胶颗粒提供了比金颗粒更大范围的选择性进行配对反应。玻璃纤维和非织聚酯纤维是结合垫最通用的材料。结合物溶液均匀地分布和释放,对保证好的反应是非常重要的。

底物膜由硝酸纤维或相似的材料制成。膜提供了试验区。试验线和对照线溶液沉淀在膜上成两条窄带,然后干燥。膜重要的特性包括孔大小、淹没时间、打湿能力、厚度和蛋白结合能力。吸收垫的功能是吸收溢出的标本。带粘胶塑料衬背的作用是支撑上面各层。

免疫分析可得固相成分与固定的抗体相关,捕获抗原后与标记抗体结合以做定性和定量分析。固定抗体在一个盒式免疫分析单元,也许沿检测区膜表面形成一条窄带。抗原抗

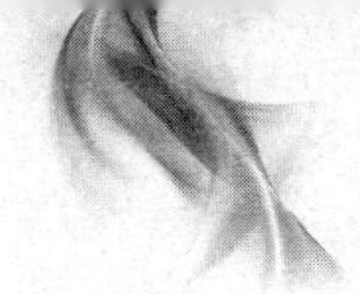

体复合物积累成一条窄带,可以进行定性或定量分析(例如,颜色和荧光强度)。

许多介质可以用于抗体的固定。用于固定抗体的材料包括包被管/膜表面和包被珠。包被珠技术可增加表面面积,方便与抗原抗体更有效的混合。

(2) 标记和试验:用于 POCT 免疫分析的普通标记技术包括金和乳胶标记、荧光标记和酶联标记。免疫分析试验中直接阅读标记的好处就是允许肉眼解释结果。这是许多独立免疫检测单元的一个特征。在 Cardiac T Rapid Assay 仪器上(Roche Diagnostic),金标记免疫分析用于肌钙蛋白 T(cTnT)检测。心特异性抗人 cTnT 抗体标记金颗粒。用生物素标记抗体和金标记抗体,CTnT 结合到不同的表位。当试验标本加到试验盒时,血中 cTnT 与高亲和性生物素化抗体及心特异性金标记抗体结合,形成夹心复合物,金标记抗体、cTnT 和生物素化抗体复合物固定在固相上。抗原抗体金颗粒复合物通过毛细管作用移动到阅读区并出现紫色带。紫色是因为金纳米颗粒的吸收特性,这不同于规则金的黄色。未反应的金标记抗体随后也许结合牛 cTnT,其末梢固定在硝酸纤维素膜的链酶亲和素带上。第 2 条带的形成,是对照线,表明试验是可靠的。没有检测器/阅读器,不能得到定量结果;然而肉眼观察可提供一个定性(阳性或阴性)结果。

金结合物竞争性免疫结合试验用于药物滥用试验。例如,滥用药物检测试验盒(Biosite Dignostics 公司)包括金结合药物和它们的特异性抗体。对尿进行药物分析,患者尿中的药物与金标记药物竞争结合抗体,形成复合物。然后复合物转移到检测区。任何未结合的金结合药物都转移到检测区,在此它们与固定抗体结合。未结合的金结合药物与抗体结合产生颜色线,表明是阳性结果。缺乏此线表明是阴性结果,因为没有金结合药物与检测区的固定抗体结合。

荧光标记免疫分析用于心肌损伤试验:肌球蛋白、CK、CK-MB 和肌钙蛋白 I(cTnI)。Alpha Dx Point-Of-Need system(表 2-26)是一个这样的装置,组成夹心免疫分析方法用于检测心肌损伤标志试验。这个系统利用了荧光素及荧光标记抗体和固相抗体。荧光强度与结合标记成比例,又依次与标本中分析物浓度成比例。为了获得阅读结果,用 640nm 二极管激光激发荧光标记。激发荧光通过滤光片并通过光度计管检测器,转换成电信号,它与特异分析物的浓度相关。

酶联显色标记技术、免疫色谱已用于肌钙蛋白 I,肌球蛋白,CK-MB 检测。每个试验都利用了两种金标记鼠单克隆抗体和生物素化羊多克隆捕获抗体。标本中肌钙蛋白 I、肌球蛋白、CK-MB 结合到它们各自的抗体形成复合物。然后该复合物迁移到检测区并与固定在检测区的链酶亲和素结合。出现彩色线代表阳性结果。对大多数免疫检测系统,要求操作者解释彩色结果。因此,所有的操作者进行色盲测试对保证结果质量是重要的。

12. 非侵入性技术　非侵入性仪器已经在 POCT 引起了很多关注。这些仪器检测分析物不用静脉血或手指血。例如,GlucoWatch Biographer(Cygnus 公司)是一个皮肤葡萄糖监视仪,它像一块手表戴在手腕上,用反相离子电渗方法测量经皮肤浓缩的葡萄糖。在反相离子电渗中,在阴极和阳极之间低水平电流通过皮肤。通过钠离子迁移到阴极电流被维持。未带电荷的分子如葡萄糖通过对流运输(电渗)而移动,并被带到了皮肤的表面。一旦葡萄糖被浓缩,就用电流计传感器测量。该装置自动间歇性(每 20 分钟)阅读,因此允许用户以一个几乎连续的状态监测他或她的葡萄糖水平。

另外的非侵入性临床装置是根据光谱和相分布分析脑电图仪器(Bispectral monitor,

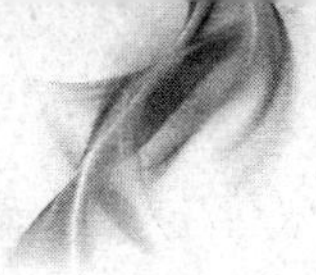

Aspect Medical 公司),用于监测患者知觉度。Bispectral 用多元统计方法处理来自患者的脑电图(EEG)信号。基于麻醉、镇静剂或昏睡状态下不同的患者反应度,患者的反应性被分成 0～100。这种监视器已经被用于 OR、ICUs 和其他临床科室。其他非侵入性装置包括新生儿胆红素水平监测、脉冲血氧计和 PO_2。

13. 芯片技术 芯片技术用微细加工技术构建生物传感器芯片。芯片的尺度可以是一个镍币大或更小,厚度是几个毫米。不同的材料和合成技术用于生产这种传感器芯片。传感器芯片含有两个主要成分,传感器/电极和通道。用影印石版术将通道浇铸或蚀刻在材料表面,诸如硅、石英和塑料。通道指导试验标本流动到传感器位置。芯片技术的一个优点是允许分析仪器微型化。

i-STAT 血气分析仪是 POCT 装置整合芯片技术到它的试验槽的一个例子。传感器是微细加工的薄膜电极,它用半导体制造工艺技术生产。根据槽的模式,不同的传感器,如 ISE 电极、SSE 电极和电导计电极被配置在化学敏感膜或用含化学试剂薄膜(www. istat. com)上进行特异试验。一旦标本被加入进样孔,毛细泵吸取样本通过塑料管并进入微通道,然后指导血标本到试验电极(如 pH、Na^+、PO_2 尿素、红细胞容积)。芯片技术使分析仪器微型化,使这些装置成手提式。

芯片技术能整合于免疫分析试验。成百上千个斑点精确地沉淀在芯片表面进行免疫学分析或分子诊断试验。捕获分子的每一个斑点匹配于互补的标记结合物。该标记结合物能与标本分析物结合,例如,ThauMDx(Santa Barbara 公司)已经应用瞬息平面波导(Evanescent Planar Waveguide™,EPW™)技术去研制 LifeLite™ Cardiac Panel 试验,一种多元免疫分析方法,在 5 分钟内同时检测 3 个心肌标志(肌钙蛋白、CK-MB 和肌球蛋白)加 3 个完整的对照,用全血作标本。图 2-39 说明了 EPW™技术的基本结构和试验原理。

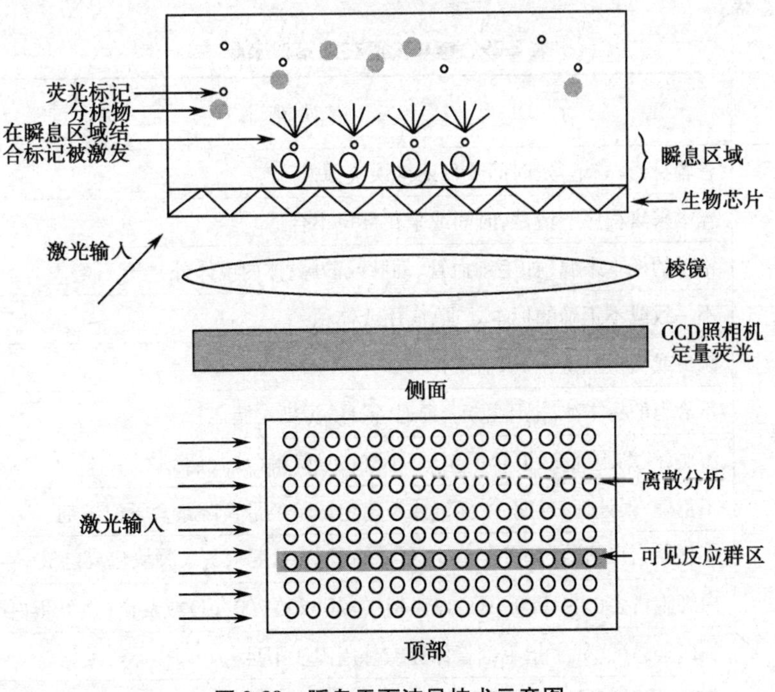

图 2-39 瞬息平面波导技术示意图

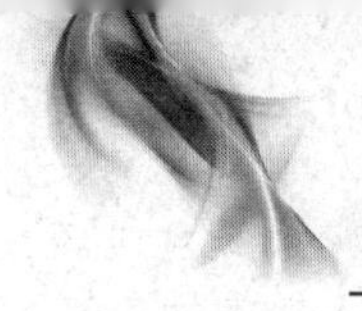

在 LifeLite™系统，应用于每个槽的样本收集管含有直接抗每一个心肌标志的荧光标记结合物。标本被收集时，结合物立即溶解并开始结合及标记患者标本中的分析物。当标本通过 EPWTM 生物芯片表面进入试验槽里面，荧光标记结合物-分析物复合物与芯片特异捕获抗体结合。激光光源和棱镜系统发射光进入精密浇铸的塑料生物芯片上。当光通过生物芯片长度时，塑料和邻近标本反射光指数差异导致光总的内部反射，在标本立即波导之上产生一个瞬息区域。瞬息区域激发荧光结合到生物芯片上，电荷耦合器(CCD)相机/光学系统精确地记录发射光的强度。因为光信号强度与分析物结合量成比例，用软件编码的数学公式可以进行分析物定量测量。

芯片技术目前用在研究实验室聚合酶链反应(PCR)核酸分析、基因分型、DNA 测序、肽和蛋白分析。基因芯片技术将允许研制出下一代临床仪器，进行基因突变、遗传病、肿瘤标志和免疫功能缺陷疾病的诊断。

14. POCT 仪器分析错误和工作标准　目前，POCT 仪器非工作标准已经建立。所有的 POCT 仪器应该遵循用在主要实验仪器工作标准，不管所用的仪器形式和分析原理。这是为了保证检测质量。仪器工作可能因为试验过程中的分析前、分析和分析后错误而受挫。

(1) POCT 潜在的错误：表 2-29 概括了 POCT 潜在的分析前、分析和分析后错误的来源。这些步骤中的任一个错误都可能潜在地影响整个实验周期并可能影响到医生的决定或患者的结果。医生和实验员应该注意这些潜在的错误来源。临床实验室标准国家委员会(NCCLS)EP18-P 文件对单一用途或单位用途装置潜在的分析前、分析和分析后错误的来源提供了一个质量管理指导。该文件提供了一个表格，全面地列出了单一用途装置潜在的故障模式。这个表格允许制造商和试验场所描述和证明装置潜在的错误。这个指导也许被应用于 POCT 仪器。

表 2-29　POCT 潜在的错误来源

错误类型	错 误 来 源
分析前错误	患者身份、登记号、时间及日期错误或丢失
	样本采集程序不清楚，时间或采集部位不合适
	错误的标本来源(如毛细血管、动脉或静脉;体内或体外)
	不一致或不正确的标本处理、应用或体积
	缺少或错误抗凝(如果需要)
	不恰当的标本冰冻、不稳定、延迟、稀释、污染或储存
	溶血、红细胞沉淀、混合不充分、小凝块或降解(如代谢)
	不正确、误处理、过期、未标记或不稳定试验条带、容器、盒子或试剂
	传感器内在问题(如 PO_2↓、PCO_2↑、pH↓、温度↑↓或凝块包绕电极
	白细胞增多(>50 000/μl)、血小板增多(>600 000/μl)或贫血(血红蛋白<7.5g/dl)
	临床禁忌证(如手指毛细管休克或外周灌注不足)
	直接或间接的输入血制品或添加物影响

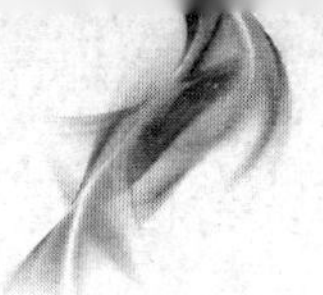

续表

错误类型	错 误 来 源
分析中错误	物理混乱(如温度、纬度、震动或湿度)
	外在的或内在的标本或吸入不规则(如气泡、黏度或块状物)
	混淆的变异(如 PO_2、PCO_2、pH 或电渗)的高、低或未改变
	基质效应(如,蛋白、脂质、染料、冷球蛋白、放射对照因子)
	本身干扰(如,异嗜性抗体或自身免疫抗体)
	干扰性稀释、污染、防腐剂或药物(药品或物质滥用)
	凝血/抗凝激活物(如,肝素、水蛭素或凝血素)
	方法未校准、校准程序不对或校准代码错误
	体内血液循环或测量问题
	校准间隔过期(如,体内传感器定期校准用于体外测量)
	线性或报道范围超期、非线性、漂移或传感器老化
	违反许可(卖主指定)范围(如,新生儿葡萄糖限制或红细胞容积)
	基本方法或仪器不准确、不精确或不一致
	缺乏质控、熟练试验或工作监督
	QC 或 PT 没有被正确的人执行或没有深究问题
	QC 试剂不稳定、易挥发、过期、未标明日期、污染或未标记
	QC 不适于临床决定阈制值(如,cTn I 低对照太高)
	进行试验不管 QC 超出了范围或没有进行定期线性检测
	操作者未受教育、无经验、不合格、无证书,或有效的试验或保养
	缺乏仪器缺省、故障、失效或异常识别
	电源不稳定(如电压过高)或电源干扰(如,停电)
分析后错误	关键值忽略、不认可、不警告
	选择不完整的试验群、删除或抑制错误
	结果没有传达到医生、或传达失败、放错地方、或延迟
	仪器或资料记忆、电源或电池失效
	抄写错误、错误单位、无参考间隔、或打印时混淆了资料
	软件延迟、错误、损坏或失效
	无结果文件或资料转移的电子病历

(2) 葡萄糖试验:表 2-30 显示了该领域的一些独立的专业组织和专家推荐的葡萄糖仪测量执行标准。错误是因为操作者的操作、仪器工作(如试验条带间的变异)和血标本的干扰等。没有统一的共识存在,然而,错误标准已经被建议。一些标准似乎太灵活(例如国际

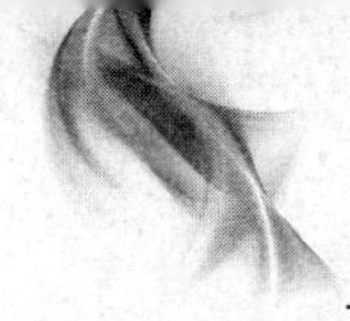

标准化委员会推荐的临床效力,要求最小可接受临床工作是±20%),而其他对目前的技术要求太高(如美国糖尿病协会推荐的总错误是±5%)。我们推荐葡萄糖水平低于100mg/dl时,误差在±15mg/dl范围;葡萄糖水平高于100mg/dl时,误差在±15%偏差允许量范围。标准避免了NCCLS标准观察到的,葡萄糖水平低于或高于100mg/dl允许错误的不连续。我们推荐的标准也适合于目前的技术。这些标准应该严格到±10%偏差允许量范围,以鼓励临床工作积极的改进。严格错误标准,在监测低血糖患者时,对预防破坏性测量错误是尤其重要的,如新生儿,通常葡萄糖水平只有50mg/dl。近来,临床化学国际联合会科学部(IFCC-SD)的一个选择性电极工作组(WGSE)提出了一个报告血糖结果的建议。该建议要求协调血浆中葡萄糖浓度(单位mmol/L),不考虑标本类型和技术。该小组推荐,当血液中水和红细胞容积正常时,血液中葡萄糖浓度转换成血浆浓度的转换系数是1.11。这个建议包括用POCT装置和方法测量全血中葡萄糖浓度。

表2-30　手提式葡萄糖仪工作标准

错误耐受方法或标准	时　间	资料来源/作者
葡萄糖≧100mg/dl　±15%	1998	POCT. CTR
葡萄糖<100mg/dl　±15mg/dl		
葡萄糖≧100mg/dl　±20%	1998	FDA
葡萄糖<100mg/dl　±20mg/dl		
葡萄糖30~400mg/dl　±5%	1996	ADA
葡萄糖>100mg/dl　±20%	1994	NCCLS
葡萄糖≦100mg/dl　±15mg/dl		
葡萄糖>70mg/dl　±15%	1994	Weiss等
葡萄糖≦70mg/dl　±20%		
错误格子分析新生儿葡萄糖监测	1994	Leroux等
葡萄糖30~400mg/dl　±10%	1992	ADA
葡萄糖≧70mg/dl　±20%(多面格子)	1987	Clarke等
其他标准见ISO/TC 212文件	1999	ISO

葡萄糖仪可以应用于医院和患者家庭。葡萄糖仪用于危急护理是有争议的。危险患者,全血标本中pH、红细胞容积、氧压力和药物的改变,用手提式葡萄糖仪系统可能错误的增加或降低葡萄糖测量值。临床从业者应该明白POCT错误的来源。

(3)心肌损伤标志试验:心肌损伤标志,诸如cTnI、cTnT、CK-MB和肌球蛋白,当心电图(ECG)不能提供明确的诊断信息时,它们对急性冠状综合征是极其有用的评价。急性心肌损伤(AMI)和不稳定心绞痛的诊断是基于患者的症状和指征、ECG监测和心肌损伤标志。近来用于心肌损伤标志的指导推荐,胸痛第一次发作后6小时内cTnI和肌球蛋白用于早期诊断,如果实验室转换时间大于1小时,POCT可以使用并可立即给予治疗。

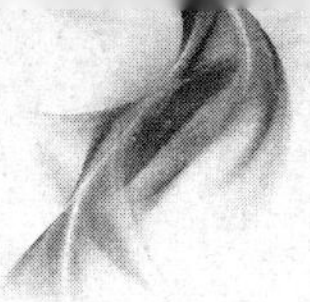

用心肌损伤标志诊断 AIM 的参考上限已经被建议。美国临床生物化学国家科学院(NACB)和临床化学国际联合会(IFCC)推荐的肌钙蛋白诊断浓度阈值是正常人群的 97.5%。美国心脏病学会/美国心脏协会(ACC/AHA)推荐的是 99%。最近,欧洲心脏病协会(ESC)、NACB/IFCC 和 ACC/AHA 达成了共识,99% 作为阈值水平,并且在 99% 水平范围有≤10% 的可接受不精密性。

POCT 仪器制造商为仪器的特异性和敏感性建立了自己的阈值。阈值指在仪器上浓度表示结果阳性;然而,阳性结果也许不代表 AIM 或不稳定绞痛的阳性临床诊断。心肌损伤标志(如 cTnI、cTnT、CK-MB 和肌球蛋白)POCT 在执行中没有共识(准确性标准)。也缺乏统一的参考方法来比较医院实验室试验方法进行的 cTnI 试验。比较方法的缺乏也许阻碍了准确性标准的建立和医院用仪器的执行。它也限制了 cTnI POCT 在 ED 的使用。为达到临床人员整合心肌损伤标志到 POCT 的目的,应该考虑以下几个方面:仪器阈值水平的临床意义;用于健康护理系统的阈值水平;这些极限的精确性以及出版文献中有关仪器敏感性、特异性和预见价值的临床评估。

15. POCT 仪器的选择和评价

(1) 选择:表 2-31 概括了 POCT 仪器的选择和评估标准。选择新仪器,一个人必须考虑仪器的特点,诸如试验群(实验菜单);准确性和精确性、标本类型(全血、血清、血浆或其他)、试验体积要求;操作、移动性、资料库连接和花费。这些选择因素是同等重要的;然而,标本体积对贫血患者和新生儿是至关重要的,他们有较少的血液体积。试验室试验采血频繁可产生无法预料的并发症(如输血获得性疾病、感染、医源性贫血)。最小化血液损失是极其重要的。因此,如何选择仪器要求全面地调查产品文献、说明及实证和评价。POCT 协调者需要比较评价或进行质量保险管理。

表 2-31　POCT 试验系统选择和评价标准

诊断、治疗和管理中的医疗功效
增进医疗决定的作出和患者结果
危急护理全貌、试验群、对患者的关注和指示
临时最优化的治疗周转期
诊断-治疗阶段最优化护理途径准备就绪
合适于抢救、急诊、工作高峰和密集试验
经济功效
专业生产力和满意度
压缩住院时间
地点、诊断或结果的花费有效性
灵活性、模块性、可交换性和超级能力
仪器、耗材和维护费用
患者血液体积保存
标本体积、类型和形式(如,全血、血浆或血清)
试验结果医疗用途半衰期
非必须输血及其危险的排除

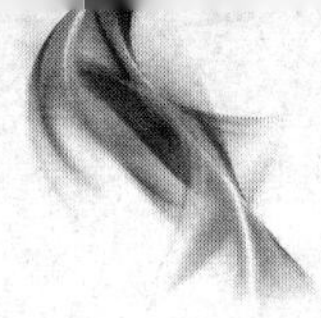

续表

安全、人类工程学、保险和风险
生物危险控制、污染和处理
快速、容易、简单和用户友好操作
操作者和患者的鉴别、有效、告知、保险
减少风险和现场错误最小化
技术和质量特征
生产量、自动校准、中断能力和分析周期持续时间
紧凑、可靠、耐久、轻、可移动和电池操作的电源效果
试剂稳定性、保存期限、份大小和变化(生物传感器、试剂容器)
持续质量改进(质量控制、质量监测、熟练试验)
分析前和分析后步骤的数量和效果
全血和其他类型标本(如,CSF 和体液)的分析
遵从美国联邦、州、授权规则和培训要求
系统工作
准确性、精确性、偏差、解决能力、再生性、稳定性(生物传感器冲洗)和反应时间
在高低极端测量中的线性和工作,包括危急限制
与父本(主要)实验室试验的一致性和关系
和其他体内、体外全血试验的可比较性
人为因素减少、错误检测、干扰警告和标记
解释和规则信息
远程评述、遥控、机械化、资料管理系统
网络、互动(双向)和无线通信
模式识别、报警、关键结果通知
信息系统、资料储存和获取能力
来自 POC 位置危急患者结果交流
与危急护理区生理学患者监视器的接口
新装置和试验的质量
对新装置和试验评价和比较(NCCLS)的协议
联邦、州和自愿授权代理人的要求说明
培训和教育来源(交互式、录像、CD-ROM、虚拟、互联网或其他)

(2) 评价:仪器应该在计划使用条件下评估。例如,如果目的是用于 OR,葡萄糖仪应该评估氧压力变化下的敏感性,因为增加 PO_2 水平(>100mmHg)可能降低葡萄糖仪测量值。用于新生儿的葡萄糖仪的选择,应该可提供高红细胞容积下的可接受葡萄糖测量值,因为红细胞容积的增加会导致降低葡萄糖仪测量值。表 2-32 概括了葡萄糖仪系统的限制。葡萄糖仪系统有较宽的分析范围(0 ~ 600mg/dl)和红细胞容积范围(20% ~ 70%)。通常,葡萄糖仪测量值在正常生理葡萄糖水平和红细胞容积水平范围内是准确的。在极端低或高的葡萄糖和红细胞容积水平时,测量用的仪器需要被校正,因为极端水平在决定仪器用于危险患者时是重要的。临床和实验室研究显示红细胞容积的变化能影响仪器的测量。

表 2-32 葡萄糖监测系统特征

试验条带名	仪器/制造商	线性(mg/dl)	酶	试验限制		
				红细胞容积(%)	PO_2(mmHg)	卖方声明参考
HemoCue Cuvette	HemoCue-Glucose（HemoCue公司）	0~400	GO	无	无	代谢物(甘油三酯和胆固醇)
Precison PCx	Precison PCx、Precison G	20~600	GO	20~70	无	标本类型、温度和相对湿度、纬度
Precison Xtra	Precison Xtra(Abbott公司)	20~600	GO	20~70	无	药物治疗(退热净和抗坏血酸)、代谢物(尿酸、未结合胆红素、胆固醇和甘油三酯)和患者状况(脱水、高渗状态和休克)
SureStep	SureStep	0~500	GO	25~60	无	患者状况(脱水)、药物治疗(抗坏血酸、血管活性剂)、防腐剂(氟化物)、高渗状态和休克)、纬度
SureStepPro	SureStepPro、SureStep、SureStepFlexx	0~500	GO	25~60(非新生儿) 25~65(新生儿)	无	同上
One Touch	One Touch Basic、One Touch Profile	0~600	GO	25~60	<45 [Glu]>150mg/dl	标本类型、药物治疗(抗坏血酸)、代谢物(甘油三酯)、患者状况(高糖-高渗状态)
OneTouch Hospital	One TouchII Hospital	0~600	GO	25~60(非新生儿) 25~76(新生儿) 25~76[Glu]≤150mg/dl >60[Glu]<150mg/dl	<45[Glu]>150mg/dl	同上

续表

试验条带名	仪器/制造商	线性（mg/dl）	酶	试验限制		卖方声明参考
				红细胞容积（%）	PO_2（mmHg）	
One Touch Ultra	One Touch Ultra	20～600	GO	30～55	无	标本类型、纬度、药物治疗（退热净、水杨酸、尿酸和抗坏血酸）、患者状况（接受氧治疗）、代谢物（胆固醇和甘油三酯）
One Touch FastTake	One Touch FastTake	20～600	GO	30～55	无	同上
Glucometer Elite	Glucometer Elite XL（Bayer Diagnostics 公司）	20～600	GO	20～60 >55[Glu]<300mg/dl	无	标本类型（新生儿血）、防腐剂（氟化物和乙酸）、代谢物（胆固醇、甘油三酯）、药物治疗（抗坏血酸）、患者状况（恶性肿瘤晚期、严重威胁生命的感染、无特征大面积水肿、急性呼吸衰竭和脱水/休克）
Advantage H	Accu-chek Advantage H	10～600	GD	25～65[Glu]<200mg/dl 20～55[Glu]>200mg/dl	无	标本类型（新生儿血）、临床试验（木糖吸收试验）、医疗程序（腹膜透析液含冰糊精）、纬度、患者状况（脱水、高血压、高血糖高渗无酮状态、休克）、代谢物（未结合胆红素、甘油三酯、胆固醇尿酸）、药物治疗（退热净）、碳水化合物（半乳糖和麦芽糖）、防腐剂（碘乙酸）
Comfort Curve	Accu-chek Comfort Curve（Roche 公司）	10～600	GD	20～65[Glu]<200mg/dl 20～55[Glu]>200mg/dl	无	同上

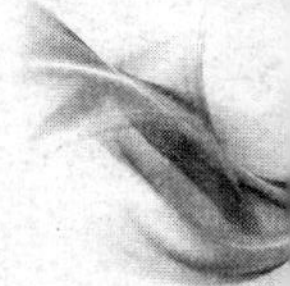

续表

试验条带名	仪器/制造商	线性（mg/dl）	酶	试验限制		
				红细胞容积（%）	PO_2（mmHg）	卖方声明参考
In Charge	In Charge	20～600	GO	30～60	无	标本类型（新生儿血）、药物治疗（抗坏血酸）、代谢物（胆固醇、甘油三酯、尿酸）、患者状况（妊娠糖尿病、严重疾病）
ExpressView	ExpressView	20～600	GO	30～60	无	同上
At Last	At Last System（Amera Medical）	40～400	GO	35～55	无	药物治疗（抗坏血酸）、代谢物（甘油三酯）、防腐剂（氟化钠）
Bioscanner	Bioscanner（Polymer Technology System）	20～600	GO	30～55	无	防腐剂（氟化物和草酸盐）、标本类型（新生儿血）、药物治疗（抗坏血酸）、纬度、患者状况（脱水）
Prestige	Prestige Smart System（Home Diagnostics）	25～600	GO	30～55	无	防腐剂（氟化物）、药物治疗（L-多巴）、患者状况（有或无酮症的高糖高渗状态和脱水）
FreeStyle	FreeStyle（TheraSense公司）	20～500	GD	20～60	无	标本类型、代谢物（胆固醇、甘油三酯）、患者状况（妊娠糖尿病、严重疾病）、膜透析液（含冰糊精）、临床试验（木糖醇吸收试验）、碳水化合物（半乳糖和麦芽糖）

GO：葡萄糖氧化酶；GD：葡萄糖脱氢酶

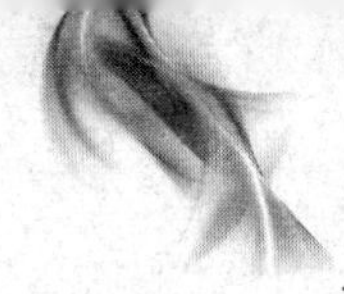

葡萄糖仪制造商也许没有声明氧压力对葡萄糖仪测量的影响。研究已经显示高 PO_2 能干扰葡萄糖氧化酶(GO)电化学试验条带测量葡萄糖。患者情况,如脱水、休克和药物治疗(如抗坏血酸维生素 C、对乙酰氨基酚),在评估研究时也能影响葡萄糖仪测量,葡萄糖仪测量结果应该与制造商特异性参考方法相比较。参考方法差异能导致葡萄糖评估明显的差异。

当评价两个仪器的工作时,重要的是仪器应该被平行比较。仪器之间试验延迟或标本温度的变化能导致差异,这也许影响了仪器的评价。表 2-33 提供了在不同试验条件和标本收集方法下,全血标本分析试验时间限制和特殊分析标本处理实践指南。表 2-33 的指南来自 Burnet 和其同事,除葡萄糖和乳酸盐外,标本处理指导是基于 Kost 和其同事报道的结果。立即意味着尽可能快,真正在 5 分钟内。当测量钾时,标本储存在冰浴被延迟超过 30 分钟,警告被建议。实验室研究允许评估者控制和操纵试验标本不同变量;这使一个人产生试验水平观测危险患者评估。临床研究能提供"真实世界"仪器工作评估。临床和实验室评估模式相结合也许提供了仪器工作的完整评估信息。

两个仪器间差异的偏差允许量应该集中于错误、不精确、线性水平或试验范围。一个仪器能在一个医院被接受,但也许不被另一个医院接受。Bland-Altman 分析被用于评价一个选出的分析仪和一个现有分析仪间测量的一致性。通过减去选出的分析仪和现有分析仪测量值计算测量差异。然后这个差异与两个分析仪测量的平均值相比较。两个选出仪器的测量差异程度远离平均值也许决定了仪器的可接受性。NCCLS 也提供了指导,用患者标本进行方法比较和偏差估计。

表 2-33 全血分析标本处理实践指导

时间限制	容器	温度	测量
立即	玻璃注射器	室温	PO_2 当>200mmHg
15min	塑料注射器	室温	PO_2、O_2 状态、乳酸盐
30min	塑料注射器	室温	葡萄糖
30min	塑料注射器	冰浴	酸碱(pH、PCO_2、HCO_3^-)、电解质(Na^+、K^+、Cl^-、Ca^{2+})
1h	玻璃注射器或毛细管	冰浴	K^+(加下面分析物)
2h	玻璃注射器或毛细管	冰浴	pH、PCO_2、PO_2、O_2 状态、血红蛋白、红细胞容积、Ca^{2+} 和其他电解质(除了 K^+)

16. 结论和未来发展　POCT 仪器作为一个重要的医疗诊断工具已经出现,它提供了快速、几近实时的试验以增进患者结果。POCT 仪器的可利用性已经改革了患者试验,带实验室试验给患者,并且在未来也许带更多的医院仪器给患者。POCT 仪器减少了标本体积,能够用全血标本进行试验,操作容易。POCT 仪器增加的可移动性和独立特征易于使患者试验分类匹配于现代健康护理系统革命。

表 2-34 列出了 POCT 未来的挑战。挑战包括增进仪器设计、非侵入性技术研制、增强工作标准、仪器的连接性、整合质量保证和先进的临床应用。

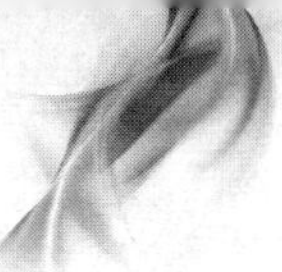

表2-34 POCT未来的挑战

项 目	未 来
仪器设计	仪器对患者位置的可移动性及更小的仪器 较大的实验菜单、尤其是小的手提式仪器 微细制造和纳米制造技术的整合
非侵入性技术	患者顺从性、用侵入性少或疼痛少的方法自我监测和管理 消除和最小化手指采血和抽血潜在的感染危险
工作标准	通用工作标准 基于证据的错误耐受 标准化参考方法
信息学	增进交流和POCT仪器与电子资料库的网络连接 改进或产生仪器和信息库间通用接口 研制无线通信技术,下载遥远地方患者结果到医院资料库
质量保证	自动质量评估特征的整合,例如智能和自动质量控制 教育和完成职员培训、重新给仪器操作者发证 加保险特征到POCT仪器
临床应用	新的快速的方法代替慢速的免疫分析 基因和分子诊断试验 应用于微生物学检测(如,脓血症)

(1) 仪器设计:仪器大小能限制在什么地方患者试验被执行,即在OR、ICU和新生儿ICU。需要更小、紧凑的、便携式或手提式仪器去改进访问。仪器大小的减少通常导致试验菜单的减少。这些限制也许通过芯片技术的应用而改进。扩大试验菜单能增进在化学、血液学、凝血和遗传学方面的访问信息。

(2) 非侵入性技术:非侵入性技术消除了手指血试验或静脉采血的需要,采血也许导致患者精神忧伤(如疼痛相关焦急、恐惧或惊慌)、感染和生物污染。该技术能改进患者依从性,因此,可增进患者的自我监测和自我管理。非侵入性技术可以整合进临床装置进行连续地患者监测。

(3) 工作标准:通常的工作标准包含了仪器错误、不精确性和临床偏差允许量。可移动性和便携式POCT仪器应该参考同样的标准。手提式和免疫分析POCT仪器也许需要独立的通用工作标准。例如,一些标准必须适宜于所有的葡萄糖仪、凝血监测仪或免疫分析单元(如cTnI、hCG)。通用工作标准促进了POCT仪器工作的可比性,利于临床评估和仪器选择。

(4) 信息学:POCT结果综合和文档保存到医院资料库或患者电子病历,对患者管理信息双向交流(患者与医生及医生与患者)是重要的。为了改进POCT仪器患者试验结果归档,需要有易访问的兼容资料管理软件停靠码头或工作站,还要有"即插即用"接口,便于将结果下载并记录到医院资料库。

仪器和医院资料库或工作站之间的无线双向交流也许消除了物理信息中转系统的需要,也节约了危急护理宝贵的空间。

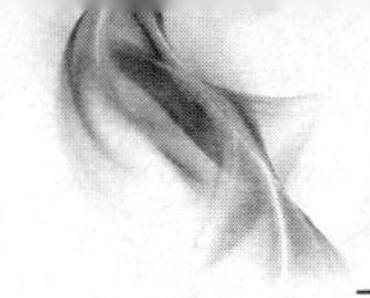

(5) 质量保证:质量保证应该包括仪器 QC(例如智能、电子)、自动化 QC、人员培训和信息处理以保证一致可靠的试验。忽略 QC 试验的快速试验是不被推荐的。然而,有时也可跨过 QC 或校准周期进行急诊试验。

人员培训能保证工作人员知道仪器的基本原理,例如可能的错误来源、操作限制和解决故障的能力。训练能减少分析前、分析和分析后步骤中的程序错误。

许多手提式或便携式仪器缺乏安全性。个人识别号(PIN)或口令对手提式或便携式仪器是需要的,这能保证患者试验结果的完整性(质量和机密性)。口令特征会保证仅培训合格的人才能操作仪器,因此保证了试验的质量。

(6) 临床应用:先进的 POCT 仪器能促进用单一步骤全血标本进行免疫分析检测。新的快速的检测方法能代替慢的手动操作免疫分析试验。直接全血 POCT 系统诊断菌血症患者可以代替耗时的细菌培养。结合芯片技术和 PCR 技术可进行遗传学和分子诊断学试验。

第七节　POCT 标准化实例

1996 年,Sentara 医院实验室整合了 4 个独立管理的医院实验室,形成了一个实验室系统,能够对整个区域提供同样的高质量试验。整合实验室最初的任务被下达到各实验室的领导和管理队伍。18 个月没有决定之后,方案最终被分配到包括各种学科的雇员队伍,代表了实验室管理、财务、药学、护理、质量管理、材料管理、人力资源、信息技术和医疗人员。他们的工作是用下面的规章“彻底改造”实验室服务:明显地减少开支和维持或增进质量、服务和循环时间测量。POCT 程序标准化和开展是达到这些目的的两个重要组成。

“彻底改造组”致力于程序和系统去保证整个文化改变能被成功实现。试验室管理、试验菜单、方法学和前景被整合进一个单一体系途径。因为服务被集中化,工作成员被重新安排到组织最需要的位置。根据新的组织结构,每一个技术学科的临床专家的作用包括 POCT/质量管理被发展了。POCT 工作成员也被分配到每个地方,并且一个医疗主管被指定去监察技术纪律。

彻底改造组也做了他们的家庭作业。组织想减少标本运送时间、降低循环时间和手递手传递、减少标本体积,POCT 正作为一个选择出现以增强患者护理服务。我们相信这将导致积极的患者结果并可能减少患者住院时间。新的 POCT 临床专家和工作人员的首要任务是让所有的血气试验在患者床边执行。这不是一个容易的任务,但计划 6 个月之后,最大的 Sentara 医院成功地执行了床边血气试验。接下来 11 个月,剩下的 3 个医院和 1 个门诊也随之进行了这个工作。

这个工作的计划阶段工作量是极大的。因为新的技术的使用对大多数人来说是一种文化改变,对部分人来说是一种文化休克!经过评价已有的实际和确定基线方法,方案被重新设计。重新设计支持系统也是必要的。确定来自每个患者护理单元的优秀成员,有助于通过这种改变的方案鼓励全体职员。优秀成员包括护士、实验员和呼吸护理者,他们维持了 POCT 的前景并认识到在患者床边提供试验结果的好处。

我们也有一个医生作为对其他医生小组的发言人。整个小组和 POCT 临床专家、全体职员一起工作,确定沿着旅程的步伐去成功完成。这个小组有助于整合新的方法到他们的常规工作。他们保证政策和程序是用户友好的,并有助于为确定用户开发培训材料和培训

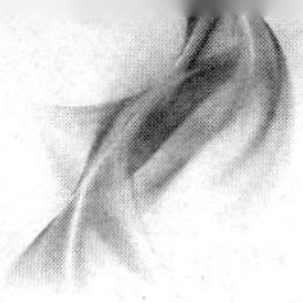

计划。在计划开始之前,这个优秀成员核心小组也开发一种正在进行的能力程序和工作改进监视器。中心血气实验室被关闭,在临床实验室POCT部分指导下,所有的实验被移走。遍及整个计划阶段,我们认识到关系正在被建立。这些关系今天还保持很强。一些最大的阻碍者成为了我们最强的支持者。

遍及这个计划过程的交流,在建立一个有效和成功的POCT程序中是一个关键因素。计划进行中,高级的管理被保持更新。在患者护理单元和在临床实验室全体职工会议上更新也被提出。不同类型的交流工具用于促进一样的信息。实验室和患者护理小组都关心他们未来的作用。实验室职员认为他们的工作正被安排给非实验室职员,他们没有必须的认证进行实验;患者护理人员认为更多的事情被加到了他们已经非常繁忙的日常工作中。每个人发现的是我们重新定义了方式提供患者护理,这种方式有惊人的工作效率。

尽管这种彻底改造实验室服务的旅程是长期且乏味的,但其好处极大。总努力实际减少已经被认识到。在床边,结果现在几分钟之内就可利用。医生和呼吸从业者能立即作出治疗决定。随同快速断念的协议一起,患者现在不久就能拔掉管子。信息技术系统允许资料转移到实验室和医院信息系统,消除了一些以前由护理单元要求的步骤。因为执行小组以终产品的形式具有积极的作用,所以一种双赢状态已成为事实。

当葡萄糖计随着资料管理和连同性被更新,标准化努力是连续的。POCT全体职员、护士、糖尿病教育家、材料和信息技术代表委员会被形成去产生一个非常详细的课题计划。计划要素包括建议、合同可磋商性、飞行员管理、培训、贯彻和继续性等要求。计划阶段花了一年半,然而在所有4个医院执行仅用了3个星期。此外,选择合适的人在一起工作去取得共同的目标是关键。

Sentara的POCT项目已经连续成长,因为我们扩展了服务范围并且增加了另外的医院到我们的组织。今天,POCT项目用户超过了30 000,并且被5家医院敬业的所有7.5小时全职人员协调。Sentara的POCT菜单由葡萄糖、血气、激活凝血时间、凝血酶原时间、化学物质、尿量计、血小板功能试验、红细胞容积、血红蛋白、链球菌屏检、pH和孕娠试验组成。超过125个护理单位执行了试验以满足他们特殊的患者和服务需要,例如,所有的门诊手术部门在床边进行化学试验。华法林门诊提供立即的凝血酶原时间结果,以便患者离开门诊前调整药物用量。这减少了医生和患者的等待时间,并增进了客户的满意率。

目前,185种有条形码扫描能力的葡萄糖计和106种床边血气和化学试验分析仪,和资料管理功能性和连通性一起,允许更有效的信息流动。被临床实验室疏忽的程序已是一个保持标准化完整性的完整成分。POCT程序由美国病理学家学会(CAP)和卫生健康组织鉴定委托联合委员会(JCAHO)授权,并且临床实验室应持有CLIA(临床实验室改进通知书,1988)执照。

POCT职员每日监测每个患者护理单元的试验工作。电子或液体质量控制以确定的间隔时间进行。POCT血气、化学和葡萄糖结果被上载到实验室信息系统并进入医院信息系统,以便在系统任何地方提取,明显的益处是因为所有的医院享有同样的信息系统。POCT职员执行所有的线性化和标准校正程序,建立室内质控范围,和患者护理单元一起工作确保工作顺畅。

POCT小组赞成程序标准化,并保证用户能胜任每一种试验。他们尽量少的每周视察所有POCT单元。他们在患者护理单元高度的可见度导致他们成为任一实验室问题可利用的

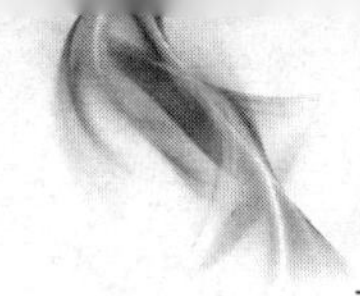

资源。努力工作正获得的赞誉维持这种类型系统,已成为 POCT 工作小组准则。Sentara 管理为他们取得的成绩不断地奖赏实验室职员和用户。

材料管理也帮助了 POCT 供应订购中的疏忽。POCT 供应的一个批准单可被患者护理单元用于订购。这种控制要点是保证患者护理单元不随意订购新产品。这个步骤对维持开始的标准化努力是关键的。

维持鉴定合格标准认识和保证整个程序的顺从性他们为所有患者护理单元准备是 POCT 职员教育家的作用的重要方面。他们准备所有的患者护理单元调节中介检测。尽管这可能挑战很多的用户,但我们能够通过团队努力获得更高的标准。最近的 CAP 检查,包括质量管理和 Sentara 实验室服务 POCT 程序,因为他们突出的结果和各部门间的合作,受到了称赞。

因为 POCT 程序换发新证,标准化的能力每年都在发展。很多教学方法用于方便成人学习者。唯一的目的是用于加强技术的同时也有娱乐。教育和研究部门提供 POCT 放弃的程序方向给新雇员,并且 POCT 职员提供中等复杂程序方向。两个团体的合作研究新雇员方向时间表,为新雇员提供频繁及时培训机会。在线登记以便时间表能被预先计划,培训远离患者护理单元。

在一个整合健康系统,如何保持如此高水平的标准化呢?仅管理资料就有大量的工作。系统范围 POCT 活动日历每年被制订。日历概括了每个月安排的任务,诸如校准效正、线性化、维护计划和熟练程度调查等。当这些任务完成后,他们就停止活动。一个标准模板被用于所有的质量控制活动和统计分析。这个模板增加了全体职工的效率,尤其当他们工作于其他设备时。护士管理者收到每天、每周或每月的报告,包括在他们单元执行的每个试验的报告。一个 POCT 顺从报告详述了每个护理单元每个设施的顺从率。为系统范围汇报,标准化工作改进报告要每月递交。

Sentara 的 POCT 程序的成功是整个健康护理专业组合作努力的结果,根本目的是增进患者的结果。当技术可以利用时,新的程序就被调查和贯彻执行。例如,近来来自连通工业协会(CIC)的提议将标准化 POCT 仪器的连通性,这提供了机会去改进资料管理。从我们的学习中每次完成都提出了挑战。在这个过程中我们也加强与其他健康护理人员和患者的关系。

我们已经学到了什么?来自管理的支持是关键。强烈的责任感和参与感保证了成功。我们也知道了变换人员前巩固和改变结构的重要性。没有支持系统,变化不能维持。我们明白在 POCT 队伍中有合适的人员非常要紧。行政管理人员和医务人员必须都有,焦点是进展。交流、交流再交流。最后,我们也学会了享受我们所做的,并为我们所完成的目标而自豪。

(John G. Toffaletti　Ronald C. McGlennen　Stephen E. Zweig
Zuping Tang Richard F. Louie　Lou Ann Wyer　Stephanie Spingarn
卢银平　刘锡光)

第三章　POCT在临床医学中的应用

第一节　POCT 在临床中的应用与质量管理

当今 POCT 产业在中国和世界的发展方兴未艾。POCT 产业作为医疗器械行业中的亮点，以高效、方便、快速的发展特点也给传统的医疗模式带来了新机遇。它是检验医学发展的新领域，其快速发展得益于当今高新技术的发展和综合应用，也顺应了目前高效快节奏的工作方式，满足了人们在时间上的需要，可使患者及时得到诊断和治疗。POCT 的快速发展说明了巨大的市场需求和良好的发展前景。

一、POCT 是检验医学发展的产物

由于高新技术的发展和医学科学的进步，检验医学同样有了突飞猛进的进展，医学检验模式从手工、操作复杂、远离患者现场向自动化再向简单化、接近患者现场的模式发展。POCT 正是检验医学发展新趋势的产物。POCT 因其实验仪器小型化、操作简单化、结果报告及时化受到人们的青睐。一方面随着社会的发展和经济的进步，快节奏已成为现代人工作、生活的主流方式，POCT 适应了人们对时间的要求，使患者能尽快得到诊断治疗信息，避免无谓的等待。另一方面，由于人口整体素质的提高，人们对健康的重视，健康理念增强，人们对自身的健康状况和疾病进展状况非常关注，希望能够即时即地得到自己想要的健康信息。POCT 因携带方便、操作方便、结果及时可靠，能满足人们对自身健康状况的了解，也满足了医生希望尽快得到患者信息的需求，因此即时即地可得的所谓 POCT 成为现代检验医学的发展方向。

二、POCT 在临床中的应用

目前 POCT 已应用于医学的多个学科领域，但主要用于急诊救护、重症监护、健康管理和家庭等场所。POCT 在急诊和重症监护病抢救和鉴别诊断中特别有效。如鉴别急性心肌梗死、鉴别发热原因是否为细菌或病毒感染、鉴别晕厥原因是否有低血糖或电解质紊乱参与或重度贫血、鉴别心脏手术和肺栓塞患者凝血功能状态等。这一特性也可以用于专科门诊，如妇产科开诊早孕检测、排卵周期监测、激素分泌水平检测等；性病门诊开诊 HIV、淋球菌、梅毒检测等；内分泌门诊开展血糖、糖化血红蛋白、尿微量白蛋白检测；心内科门诊开展

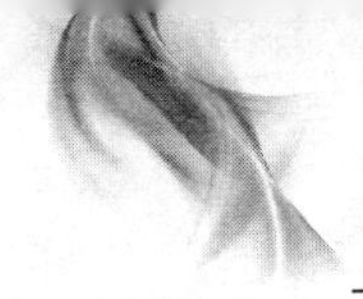

BNP、肌红蛋白、肌酸激酶同工酶质量(CK-MB mass)、cTn-I检测等;感染科门诊进行白细胞、血小板监测以及微生物检测,如疟疾、军团菌病、登革热、钩端螺旋体病等传染病快速检测明确传染源等;应用肿瘤标志物进行膀胱癌的快速检测;社区门诊开展血脂、血糖、电解质、凝血指标、早孕检测以及微生物检测等;健康管理中心开展血脂、血糖检测等;家庭开展抗凝监测和抗凝自我管理、血糖检测等。同时POCT新的应用领域正在兴起:海关、食品、防疫、军队、戒毒中心、公安部门、学校等社会部门对POCT技术的需要呼声很高,这些新兴领域的拓展在未来会带来更多的需求量。

三、POCT质量管理与ISO15189

影响POCT发展的最大因素是POCT结果的质量。加强POCT的管理,对产品生产、定标、检验的全过程进行控制,是解决问题的唯一途径。现场快速检测为患者和机构带来的风险可以被设计良好、全面实施的质量管理体系所控制。

ISO15189:医学实验室——质量和能力的专用要求,是由国际标准化组织ISOTC212临床实验室检验及体外诊断系统技术委员会起草,经过7年的时间研发出来的临床和诊断的测试体系。ISO15189提供了一个框架,从而使得医药实验室可以按照质量管理体系的思路,改进工作流程。医药实验室可以此标准为指导,建立自己的检测质量及技术管理体系并指导多方面的运作;为评估和认可医药实验室能力包括技术容量、专业服务及员工有效管理等方面提供了重要参考;有助于推动医药实验室常规质量管理及从患者的准备、确证到收集和检验样本的所有操作程序的控制;指导实验室更有效的组织工作,并能帮助他们更好地满足客户要求、改进他们为患者的服务。在中国,从2006年4月开始,要求所有的医院检验科等相关实验室必须按照医学实验室认可专业要求ISO15189:2003建立实验室管理体系才能接受认可申请。

ISO22870:2006《现场快速检测质量和能力的专用要求》是国际标准化组织专门针对POCT而制订的测试体系。ISO22870规定了适用于POCT的专用要求,并应与GB/T22576-2008结合使用。此标准的要求适用于在医院、诊所或提供流动性医疗服务的医疗机构所进行的POCT。并可适用于经皮测量、呼气分析及患者生理学参数的体内监测。不包括居家或在社区中进行的患者自测。

ISO22870对POCT的定义为:现场快速检测,即在患者附近或其所在地进行的、其结果可能导致患者的处置发生改变的检测。POCT的组织管理是指实验室服务的管理层应策划并制订POCT所需的过程,适用时应考虑以下内容:POCT的质量目标和要求;建立POCT需要的过程、文件及提供相应的资源;POCT活动所需的验证,确认和监测;提供证明POCT的过程和程序符合要求的记录。医疗机构管理者应最终负责确保有适当措施以监测在本机构运行的POCT的准确性及质量。一个医疗专业团体(如:医学咨询委员会)应向管理者负责,确定可提供的POCT范围。这应考虑到POCT的临床需求、财务事宜、技术可行性以及机构满足该需求的能力。实验室负责人或其指定人员应指定一个由多学科人员组成的POCT的管理组,来自实验室、管理部门及其包括护理的临床活动的代表组成的管理组对POCT的实施提出建议。该管理组应确保职责和权力在组织内明确规定并经过沟通。该管理组应协助评价和选择POCT设备和系统。POCT设备的性能要求宜包括正确度、精密度、检测限、使用

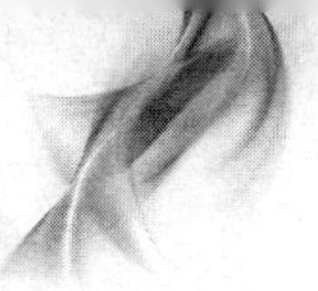

范围和干扰,并应考虑其实用性。该管理组应考虑关于引入 POCT 产品、设备或系统的所有建议。

关于 POCT 的质量管理体系,实验室服务的管理层应建立、文件化、实施及维护质量管理体系并持续改进其有效性。实验室服务的管理层应识别在组织中 POCT 质量管理体系所需的过程;确定这些过程的顺序及相互关系;确定必需的标准和方法以保证这些过程的运行及控制是有效性的;保证支持这些过程的运行及监控所必需的资源和信息的可获得性;监控、测量和分析这些过程;实施必需的措施以获得预期结果和这些过程的持续改进;指定一名接受过适当培训及有经验的人为质量主管,负责 POCT 的质量,包括审核有关 POCT 的要求。组织应按照此标准要求管理这些过程。上述质量管理体系所必需的过程宜包括管理活动、资源提供、服务配置及测量实施。此外,实验室服务的管理层应策划并实施监控、测量、分析及必需的改进过程以证明 POCT 和质量体系的符合性。

质量管理体系文件应包括:文件化的质量方针和质量目标的声明;质量手册;本标准所要求的文件化的程序;组织为确保有效的策划、运作及过程控制所需的文件;此标准要求的记录。不同组织的质量管理体系文件内容由于组织的规模及活动的类型、过程及其相互作用的复杂性以及人员的能力不同而有所差异,文件可以是任何形式或类型的媒体,其可依据地方、区域或国家的要求在特定的保留时间内被维护和进行检索。实验室负责人或指定的有合适资质的人员应确保:制订的 POCT 质量目标是可测量的;进行质量管理体系的策划,以满足服务及质量目标的要求;当策划和实施改变质量管理体系时,保持质量管理体系的完整性。

组织应制订并维护一个质量手册,其包括:质量管理体系的范围;为质量管理体系建立文件化的程序,或其出处;质量管理体系过程间相互作用的描述。

组织对 POCT 不符合的识别和控制具体要求如下:①组织应确保识别出不符合要求的 POCT 并加以控制防止其被非预期应用。在文件化的程序中应明确控制及处理不符合的 POCT 的责任和权力。组织应采取下列中一种或多种方法来处理不符合的 POCT:采取措施消除已发现的不符合;授权其使用,发布和接受;采取措施以预防其最初的误用或应用。应保留不符合的性质及后续采取措施的记录。②组织应确定、收集并分析恰当的数据以评价实现质量管理体系持续改进的有效性,所涉及的数据应包括来自监测、测量及其他有关来源的数据。③数据分析应提供以下相关信息:医护提供者/患者/客户满意度;与 POCT 要求的符合性;POCT 的特征及趋势,包括预防措施的时机;供应商。

组织应采取措施消除不符合的原因,以防止其再发生。纠正措施应与发生的不符合的影响相适应。应制订文件化程序以明确以下要求:评审不符合(包括存在于医护的提供者/患者/客户的抱怨);确定不符合的原因;评价为确保不符合不再发生所采取措施的必要性;确定并实施所需的措施;所采取措施结果的记录;评审所采取的纠正措施。此外,组织还应确定消除潜在不符合的原因的措施,以防止其发生。预防措施应与潜在问题的影响相适应。应建立文件化程序以明确以下要求:确定潜在的不符合及其原因;评价防止不符合发生所采取措施的必要性;确定并实施必要的措施;所采取措施结果的记录;评审所采取的预防措施。

质量保证计划应定期评审 POCT 的相对益处,监测检测的申请状况,实施审核以确认保存的记录,并评审危急值报告。应建立并维护记录以提供质量管理体系符合要求和有效运

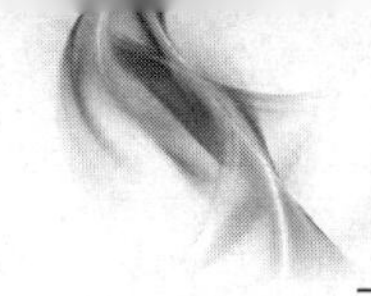

行的证据。记录应清晰、便于识别和检索。应建立文件化的程序以规定记录的识别、存放、保护、检索、保留时间及处置所需的控制。实验室负责人或指定的有适当资质的人员及多学科 POCT 的管理组应接收并审核质量保证计划报告。审核中提出的修改建议,如被批准,应纳入 POCT 的方针、过程及程序中。实验室负责人或指定的有适当资质的人员应实行定期管理评审,包括:成本-效益分析及临床需求的评价;POCT 活动的临床有效性及成本效率;识别改进时机。管理评审的输入应包括以下信息:审核的结果;医护的提供者/患者/客户反馈;过程表现及服务的符合性;预防及纠正措施的状况;前期管理评审的后续措施;可能影响质量管理体系的改变;改进的建议。实验室负责人或指定的有适当资质的人员应根据管理评审的结果修改方针、过程或程序。

在技术要求方面,ISO22870 对人员、设施和环境条件、实验室设备、检验前程序、检验程序、检验后程序以及结果报告等层面都做了详细规定,具体如下:组织应确定并提供必要的人力资源,以实施及维持 POCT 的质量管理体系并持续改进其有效性;保证为所有运行 POCT 的服务、活动及部门的人员提供必要的培训;通过满足顾客的要求提高医护提供者/患者/客户满意度。实验室负责人或其他有适当资质的人员应负责:获得、评价及选择所有的 POCT 设备、试剂及系统,包括质量控制物;制订文件化质量方针及方案,用于所有 POCT 工作及其相关的质量控制及质量保证。可指定一名合适的实验室专家全面负责 POCT 工作。管理组应分配职责并指定人员实施 POCT。各组成员的职责和责任的分配应当在操作程序中做出规定。实验室负责人或其他有适当资质的人员可以指定一名受过适当培训及有经验的人管理培训及能力评价。该主管应为所有的 POCT 人员制订、实施并维持一个适当的理论和实践的培训计划,可指定一位适合的技术专家或技术人员负责培训某一项特定的 POCT 设备/系统。只有那些已经完成培训并已显示具有相应能力的人员才应从事 POCT 工作,应保存其培训/考核、再培训/再考核的记录。培训计划的内容及知识/技能水平评价过程应形成文件。知识/技能要求包括:表明理解设备正确使用的能力、测量系统(化学和传感器)原理以及重视分析前环节,包括:样本采集;临床应用及局限性;分析程序的专业技能;试剂的贮存;质量控制及质量保证;设备的技术局限性;对超出预设限值的结果的响应;感染控制操作;正确记录及维护结果。管理组应制订一个再培训周期和继续教育计划,作为质量保证计划的一部分,POCT 操作人员的工作应受到监测。

开展 POCT 的场所及所使用的设备应符合适用的国家法律或区域性、地方性法规的要求。组织应确定并管理所需的工作环境使之达到良好的工作条件,同时符合 POCT 的要求及设备制造商的建议。

实验室设备方面,实验室负责人或指定的有适当资质的人员应负责设备、耗材及试剂的选择标准及其获取。应保留所有 POCT 设备的详细目录,包括序列号、唯一标识、制造商/供应商、购买日期及使用历史(包括停用日期)。试剂、试剂盒及设备在日常使用之前应当被验证。应有 POCT 设备维护及操作的书面程序。如果 POCT 设备或系统不满足关键要求或有安全问题,管理组应建议终止其应用。应保存购买的 POCT 耗材及试剂的记录,以便于对特定检测进行追踪核查。应监控和记录设备的定期及临时维护。

在检验前程序中,组织应当确保样本的识别及其记录可追溯到患者。当进行 POCT 的患者的样本处于组织的控制之下并为其所用时,样本应被悉心保管。组织应识别并保护分析用样本。如果样本发生丢失、损坏或被发现已不适宜使用,应向负责的专职医护人员报告

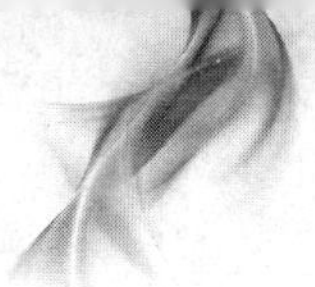

并保留记录。

检验过程中，所有使用者应能获得每个 POCT 系统的程序手册。在经过文件评审之后，可以接受制造商关于特定设备系统的质量控制最低要求的建议。只要法规机构接受，可以接受由仪器读取的质量控制结果。为了达到检验程序的质量保证，质量主管应负责设计、实施及运行质量控制以保证 POCT 符合中心实验室的质量标准。应建立并公布实验室和 POCT 数据之间的关系，或需要时可以获得。质量主管可以指定一位有适当资质的人员负责某一特定的 POCT 设备/系统的质量控制。当这些职责被指定后，质量主管仍应就所有 POCT 检测的质量对实验室负责人或指定人员负责。适用时，应参加室间质量评价，在没有室间质量评价方案的情况下，实验室负责人或其指定人员宜建立一套室内质量评价方案，包括在实验室内进行样品分发或重复检测。实验室负责人或其指定人员以及由多学科 POCT 的管理组应接受并评审外部或内部质量评价数据，由该评审所提出（质量管理体系）的改进建议应被纳入 POCT 的方针、过程及程序中。实验室负责人应确认下列服务过程：QC 计划应验证仪器的正确度、精密度，适用时考虑线性；应使用分割的患者样本或其他可接受的 QC 物质来验证在多地点使用的 POCT 系统的性能；宜规定每台设备的室内 QC 的频次；应记录对失控结果采取的纠正措施。应记录对不符合 QC 的结果所采取的措施；应记录 QC 结果，并由质量主管或其指定人员定期审核；应记录并监控耗材和试剂的过程控制；如可能，应监控住院患者用 POCT 设备进行的自测，以确认结果的准确度及其与中心实验室的可比性。

在检验后程序中，组织应根据地方的、区域的或国家法规安全地处置所有的样本、试剂及试剂盒。当临床需要重复检测时，可能时，应使用原始样本；如不可行，应采集新样本。

POCT 结果报告中应包含必要的细节并被永久性地记录在患者的医疗记录中。还应记录操作的人员的身份。该记录应能区分 POCT 的结果与中心实验室或其卫星实验室的结果。

上述是对 ISO22870 整体框架的一个概述，国内管理机构也在 ISO22870 基础上制订了适合我国国情的管理办法，并在进一步的修订当中。ISO15189 和 ISO22870 是两个独立的实验室评价体系，而按 ISO22870 标准对医院检验科等相关实验室的 POCT 质量评价又是在通过 ISO15189 认证的前提下进行的。加强 POCT 产品在临床中的应用，贯彻执行 ISO22870 测试体系，加强我国 POCT 质量管理，是当前检验医学不可遏制的潮流。

第二节　POCT 在急诊医学中的应用

随着时代的进步，检验医学的发展呈现两极分化的趋势，一方面是各种大型自动化高效率设备的使用，模块式的组合和流水线性自动化操作，并充分利用实验室信息管理和数据传送系统，使检验结果的精密度、准确性及工作效率得到了很大的提高。另一方面，临床医学对检验医学的高效、方便、准确性的要求越来越高，特别是对急危重症患者的急症检测项目要求是更快更准，从而为临床医生特别是急诊科医生对急危重症患者的早期诊断、早期治疗提供了更可靠和便捷的依据。

医学检验技术飞跃性的发展，使得许多理论与概念应运而生，POCT 就是其中之一。美国国家临床生化科学院（NACB）在其制订的“POCT 循证文件”草案中，将 POCT 定义为“在

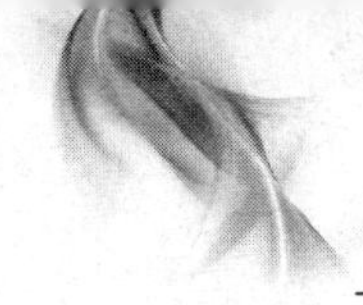

接近患者处,由未接受临床实验室学科训练的临床人员或者患者(自我检测)进行的临床检验,是在传统、核心或中心实验室以外进行的一切检验”。这个定义一方面表明POCT在本质上与传统、核心或中心实验室所进行的检验并无差异,都是临床实验室检验,两者检测结果应该是一致或近似的;另一方面两者又有明显的不同,传统、核心或中心实验室的检验由经过长期训练的专业检验人员来完成,而POCT则是由非检验专业的护士、医生或患者来完成。POCT是检验医学发展的新领域,作为临床检验一种新的检验手段,它的分析方法快速、简单,减少了样本传送流程,缩短了报告时间,实现了个性化的服务,顺应了当今社会发展。因此,POCT在急诊医学临床应用中得到了迅速的发展。POCT检验模式不受实验场地的限制,实验仪器小型易携带、操作简单、结果报告快速,能满足医疗、危重病抢救时间上的要求,使患者尽早得到诊断和治疗。国内对POCT的翻译尚不统一,使用较多的翻译名为就地检验、即时检验,然而不论是从空间上(就地检验)还是时间上(即时检验)讲,POCT都要求快速、方便的得到检验结果,这也顺应了急诊医学的发展要求。

一、POCT与急诊医学的关系

急诊医学关注的焦点是患者的生命,是运用最先进的设施和方法,以最快的速度、最有效的手段,尽最大可能挽救急危重症患者的生命和最大限度地减轻患者的伤残。这就要求一些体现患者生命指征的检验结果能够快速、准确地反馈到医生手中,帮助医生做出准确、及时的诊断,为最终的成功治疗赢得充分的时间。

急诊部门的患者人数是不可预测的,疾病谱范围广泛,患者年龄跨度从新生儿到老年患者。急诊医生通过收集临床病史资料、体格检查形成初步诊断,利用相关诊断检测做出鉴别诊断,印证初步诊断,从而做出决定。诊断检测的目的是证实初步诊断,排除威胁生命的紧急事件。任何加速诊断数据收集的措施都可改善对患者的治疗干预,改善患者预后。提高急诊患者的检测效率对急诊患者的诊断、抢救、治疗具有极其重要的作用。目前,我国多数医院急诊科都面临着人满为患的处境,如何加强医院各科与急诊科的通力协作,加快急诊患者的处理,是一个迫在眉睫的问题。缩短辅助检查的周转时间,可以提高抢救效率,缩短患者急诊停留时间,提高患者满意度,从而营造和谐的医患关系。辅助检查的周转时间是指从医生申请检查开始到最后医生实际看到检查报告并处理所需的时间,分为申请、付费、检查、报告、取报告、医生处理6个主要阶段。在整个急诊就诊期间,临床检验标本的采集和送检花费了大量时间,如何能最大限度缩短检验周转时间(TAT)就成为制约急诊医学快速诊断、快速治疗的关键因素。而POCT因省去了标本复杂的预处理程序,并能即时在现场采样分析,与传统实验室相比,极大地缩短了TAT,因此POCT在急诊医学的各个领域中的应用得到了迅速的发展。

随着物理学、生物化学和免疫学等基础学科的发展,POCT成为快速、正确、靶向诊治,提高抢救成功率的需要,其对危重病、急救医学发展的重要性是传统检验所不能相比的。常用POCT指标对特定疾病动态监测有各自独特的优势,而且其样本周转时间(TAT)缩短对临床抢救生命的重要性不言而喻。

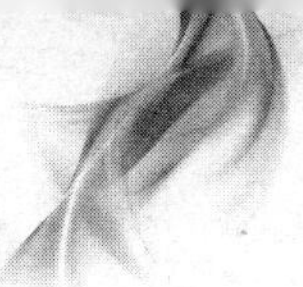

二、应 用 领 域

（一）POCT在循环系统疾病中的应用

随着ACS治疗手段的不断进步，如何早期识别高危和极高危ACS患者成为急诊医生比较关注的问题，而且与患者的预后有着密切的关系。此类患者中，50%的患者心电图改变不典型，故结合心肌损伤标志物的监测成为判断危险分层的标准之一。美国心脏病学会和欧洲心脏病学会近期的指南中都强调了心肌标志物升高在AMI诊断中的重要性。肌酸激酶同工酶（CK-MB）及肌钙蛋白（cTnI、cTnT）是心肌损伤诊断的"金标准"，而肌红蛋白（MYO）则是诊断早期AMI最重要的指标。对于ACS患者而言，心肌坏死程度的判断十分重要。高危、极高危ACS患者及急性心肌梗死患者的冠状动脉狭窄程度高，甚至是完全闭塞。越早开通血管，意味着越多的心肌可以被挽救，可显著改善患者的转归及预后。因此，对于急性心肌梗死和急性冠脉综合征的治疗，干预时间是非常关键的。NHAAP的数据清楚表明，对于怀疑急性心梗的患者，如果其治疗延误超过2小时，其治疗获益是明显下降的。因此，NHAAP的"60分钟治疗工作组报告"号召，评估患者，包括检测生物标记物，应该在30分钟内完成，其治疗包括溶栓或者血管成形术，应该在患者到达急诊室60~90分钟内开始。所以，在急诊医学科应该积极推荐发展和使用POCT来检测心肌损伤标记物。

TTAT时间普遍不能满足临床要求。面对心脏突发事件要求：10分钟完成ECG，30分钟溶栓，90分钟开始第一次介入球囊扩张。为此，按照美国心脏病发作警报程序治疗工作组报告指南（US national heart attack alert program，NHAAP）要求：从抽血到看到检验报告单时间（vein to brain time）30分钟内；入急诊到治疗开始（door to needle time）60~90分钟内，超过2小时将严重影响治疗效果。临床医生需要30~40分钟看到结果，而实际结果是100分钟，甚至更长。2006年EFCC（European federation of clinical chemistry）对8个欧洲国家220家医院（58家教学医院；63家地区中心医院；86家地区医院）调查结果发现，针对急诊样本有88%的医院TTAT小于1小时（以样本到达实验室开始计时），而非急诊样本则只有49.5%。而美国NACB和IFCC心脏标准化委员会调查结果显示，美国90%大医院的TTAT（以医生开化验单到看到结果计）为cTnI 74.5~129分钟，CK-MB 82~131分钟，不到25%的医院<60分钟。在国内没有进行过详细的调查，估计结果更不乐观，所以检验科对心肌损伤标志物的检测要提速。

2002年中华医学会检验学会文件《心肌损伤标志物的应用准则》的"建议18"指出：检验部门应根据随到随测的原则对心肌损伤标志物进行检验。样本周转时间TTAT应小于1小时。TAT是指从血样本抽取时间到临床得到检测结果报告的时间。一般来说，为达到此标准，检验部门从收到标本到结果报告时间一般不能超过40分钟。2002年中华医学会检验学会文件《心肌损伤标志物的应用准则》的"建议19"：当TTAT达不到"建议18"的要求时，可以考虑采用POCT的仪器。检验工作者应积极参与POCT仪器的选择和维护，并训练临床使用者（医师、护士等）正确地操作仪器。要定期检查使用情况以保证这些测定能达到卫生行政部门对临床检验的要求。为到达这些要求，临床检验部门必须协助POCT使用部门建立必要的规章制度，以保障检测质量。

目前已有的POCT设备可在数分钟内同时定量测定CK-MB、cTnI/cTnT及MYO的水平。

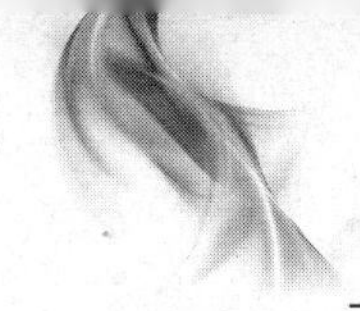

国外已经在急救车上开展了POCT检测。国内有学者研究传统检验方法及POCT对急性冠脉综合征患者心肌标志物Myo、CK-MB、cTnI的影响,并与冠脉造影结果对比,结果显示POCT检测心肌标志物可明显节约检验时间,且与检验科检验阳性率之间无显著性差异,说明POCT检测上述指标在临床中的应用是可行的,对临床医师判定是否尽早行介入手术有很大的帮助。

另一个在急诊心血管系统疾病诊断中发挥重要作用的实验室指标为脑钠肽(BNP)。人体BNP主要来源于左心室,部分来自于右心室,其合成受到左心室室壁张力和多种神经激素作用的调节,由冠脉窦以脉冲方式释放入血,主要在肾脏降解。脑钠肽可以降低交感神经的兴奋性,促进血管的松弛,降低血浆肾素和醛固酮的浓度,从而在容量负荷过多左心室室壁张力增加的时候产生利钠、利尿、血管扩张、血压下降的效应。因而在心力衰竭发作时脑钠肽分泌会大量增加。新近的研究表明,脑钠肽还可以防止心肌纤维化和血管平滑肌细胞增生,抑制血管内皮细胞组织因子和纤溶酶原激活物抑制因子Ⅰ(PAⅠ)的表达。它连续不断地从心室分泌,以适应两个心室容积扩张和压力负荷增加。其含量与心室的压力、呼吸困难的程度、神经激素调节系统的状况等相关。在各种原因造成心室壁张力和容量负荷增加时,BNP生成和释放增多。既往研究显示血浆BNP浓度与LVEF、左室舒张功能障碍程度、肺动脉高压的程度等具有相关性,心室功能障碍越重,血浆BNP浓度增高越明显。CHF的主要病理生理变化是左心室的收缩或舒张功能障碍,而急性肺源性呼吸困难与左室功能障碍无关。临床上希望通过利用对血浆BNP浓度影响的差别来鉴别急性呼吸困难是心源性还是肺源性,这是临床进行快速床旁血浆BNP浓度检测的主要目的之一。近年来已有很多学者将BNP用于CHF的鉴别诊断。有报道认为,BNP是检测心功能紊乱敏感和特异的指标,有助于心力衰竭的诊断、严重程度分层及预后。

研究者发现BNP不仅可用于AMI的诊断,还可以用于心力衰竭患者的鉴别诊断,BNP和前体脑钠肽(pro-BNP)对表现为呼吸困难的心力衰竭患者诊断敏感性分别达到97%和95%,且POCT仪器检测的BNP结果与中心实验室的检测结果相关性很好,因而通过POCT快速检测BNP水平对于鉴别急性心源性及肺源性呼吸困难有很重要的临床意义。

目前,临床上肌钙蛋白和BNP两种标志物的检测几乎都在医院中心实验室完成,所需时间一般在数小时,甚至超过一天,对于诊断和治疗策略选择的指导价值均被严重削减。两者标志物的床旁检测在国外已经开展了初步临床应用,实践证明其结果迅速,有较好的稳定性。目前,国外已有医疗机构对急诊、ICU护士进行培训,对可疑心脏患者进行上述两种标志物的床旁快速检测。据报道,与传统中心实验室检测方法相比较,该快速检测方法可以显著缩短从抽血到结果发布的时间。Elecsys 2010全自动免疫分析仪在CTNT和NT-proBNP的检测上处于世界领先地位,现新推出了Roche cobash 232便携式检测仪,可快速检测CTNT和NT-proBNP,以进行现场诊断。

心型脂肪酸结合蛋白(heart type fatty acid-binding protein,H-FABP)特异地存在于心肌组织中,是心肌细胞胞质中含量最丰富的蛋白质之一,约占心脏全部可溶性蛋白质的4%~8%,特异性强,并且在血液中不被分解。它的分子量小,可快速释放入血,导致血浆中H-FABP迅速升高。H-FABP与心肌细胞内的长链脂肪酸相结合,将其从细胞质膜向脂化和氢化部位运输,从而进入能量代谢体系氧化分解,最终生成三磷酸腺苷ATP,为心肌收缩提供能量。

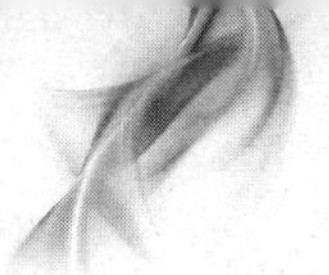

心肌缺血导致心肌细胞坏死，H-FABP 从心肌细胞渗漏到血液中，从而使外周血中的 H-FABP 上升。研究表明，其在急性心梗发生后 1～2 小时立即升高，并持续至 12 小时，保持较高水平和较高的敏感性，在 24 小时左右恢复并接近正常水平，与肌红蛋白相似。由于其在 AMI 发生早期即出现异常升高，而较肌红蛋白、C-反应蛋白更具心肌特异性，受其他组织影响甚小，国内外很多学者研究也证实了 H-FABP 与肌红蛋白在急性心梗诊断上具有基本相同的时效性，但在诊断的敏感性和特异性上优于肌红蛋白，因此 H-FABP 有望成为更理想的诊断急性心肌梗死的早期生化标志物。国外研究学者测定发现健康人血清 H-FABP 水平为 (2.1±1.1)μg/L，诊断 AMI 临界值>5.3μg/L。与其他诊断标志物相比，H-FABP 具有特异性好、敏度高的特性。Chen 等比较了 H-FABP 与 cTnI、CKMB 及 Mb 早期诊断 AMI 的价值，从诊断的可靠性、敏感性、特异性及受试者特征曲线(ROC 曲线)几个方面来评价，结果显示症状出现 3 小时内 H-FABP 的曲线下面积较 cTnI、CKMB 及 Mb 明显增加。

近年来研究者发现，心脏型脂肪酸结合蛋白(H-FABP)对 AMI 诊断的敏感性更高，且检测 H-FABP 的商业化 POCT 试纸已经问世，检测仅需 2～3 滴全血，15 分钟即可显示出结果。试纸显示的结果包括质控线和检测线，出现质控线表明检测有效，出现检测线表明 H-FABP 结果阳性。Tanaka 等评价了该 H-FABP 试纸在诊断 AMI 中的作用，发现 H-FABP 对发病 3 小时内的超急性期心肌梗死诊断敏感性为 93.1%，但特异性仅为 64.3%，远远不及 cTnT 的 100.0%，因此建议将 H-FABP 试纸应用于超急性期心肌梗死的筛选，但做出排除诊断时尚需结合 cTnT 等其他检查。

(二) POCT 在凝血功能检测方面的应用

随着血栓性疾病快速筛检及 POCT 技术在止凝血检验中的应用日渐成熟，加之抗凝治疗和使用促纤溶药物、抗血小板药物患者的增多，使 POCT 在止凝血检测中的应用越来越广泛，已有学者将其称为床旁凝血分析(POC)。凝血功能检验中，临床医生对快速报告与结果可靠的要求非常迫切，急诊或者围手术期出血时，实验室的平均周转时间(TAT)大约在 45～90 分钟，一般标准化实验室的时间大约比 POCT 长 1.5 小时。POCT 和实验室检测凝血功能时，标本处理和准备方式是有明显差别的。POCT 操作简便而且能够快速检出结果，因此这种需求为 POCT 在止凝血检验中的应用打开了大门。POCT 测定不需要血样送检，无需等待报告，可以很快给患者调整用药剂量。POCT 节省的时间可以产生一些无形价值，特别是在监护室和手术室中，手术时间的长短，处置的多少，时间往往意味着节约就医成本，而且在止血血栓检验中还能减少不必要的输血，优势明显。

POCT 还可以用于急诊常见的血栓性疾病的诊断。D-二聚体在深静脉血栓，特别是肺栓塞中的诊断得到了国内外专家的认可。用经典的 ELISA 法检测 D-二聚体虽然敏感性和准确性都较高，但检验耗时长，且在一些基层医院常无法开展，而建立在半定量红细胞凝集实验基础上的全血凝集法和免疫金标准基础上的 NycoCard 检测方法，可以完成 D-二聚体的快速 POCT，几分钟内即可完成，与中心实验室的 ELISA 法检测相关性较好，对深静脉血栓性疾病有一定的诊断价值。POCT 检测凝血功能主要在如下几个方面：①PT/INR 与华法林治疗监测：PT/INR 已广泛用于口服抗凝药(华法林)患者，包括深静脉血栓形成(DVT)、肺栓塞(PE)、机械性心瓣膜、脑梗死、风湿性房颤等治疗检测。大多数研究表明，POCT 检测 PT/INR 与中心实验室方法的测定结果有良好的一致性，其分析性能包括准确度、精密度等在临床可接受的范围内。同时 POCT 检测 PT/INR 可缩短 TAT，需血量少、操作简便、节约成本，

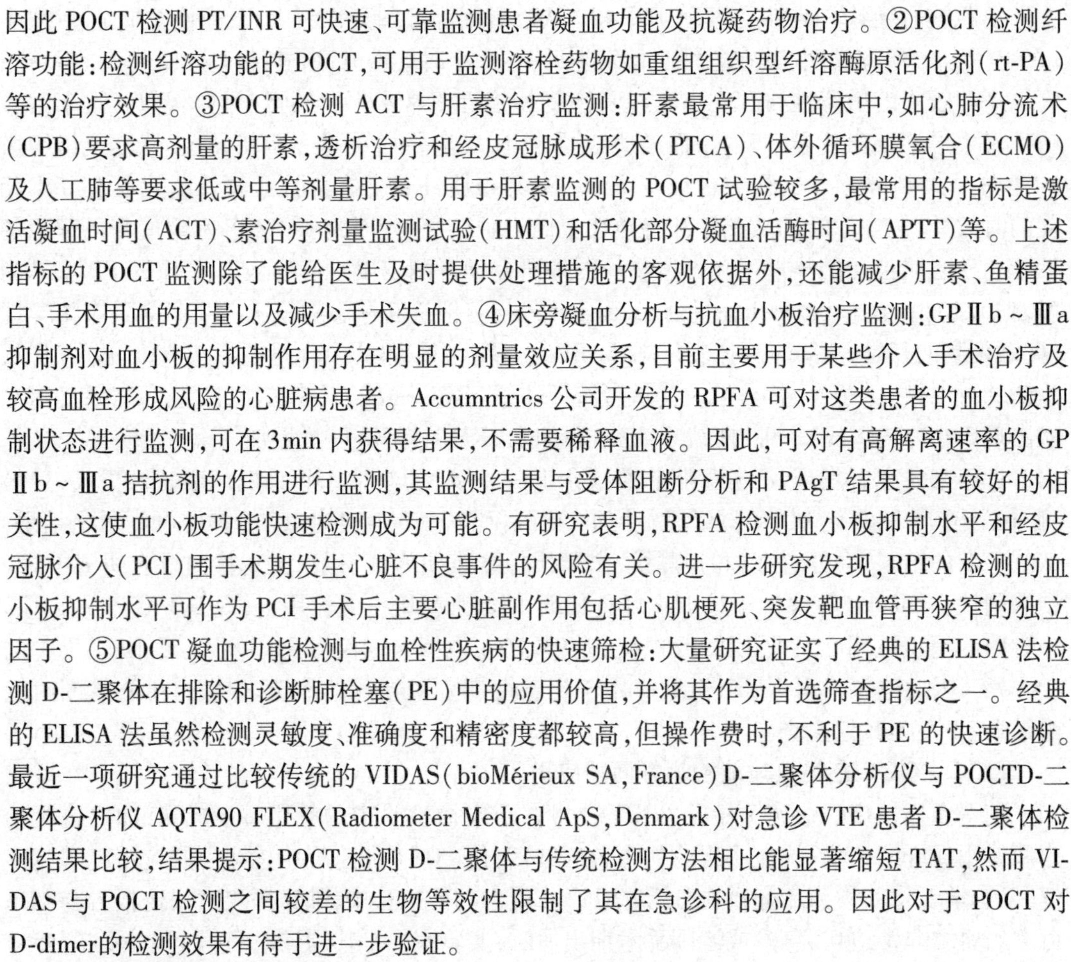

因此POCT检测PT/INR可快速、可靠监测患者凝血功能及抗凝药物治疗。②POCT检测纤溶功能:检测纤溶功能的POCT,可用于监测溶栓药物如重组组织型纤溶酶原活化剂(rt-PA)等的治疗效果。③POCT检测ACT与肝素治疗监测:肝素最常用于临床中,如心肺分流术(CPB)要求高剂量的肝素,透析治疗和经皮冠脉成形术(PTCA)、体外循环膜氧合(ECMO)及人工肺等要求低或中等剂量肝素。用于肝素监测的POCT试验较多,最常用的指标是激活凝血时间(ACT)、素治疗剂量监测试验(HMT)和活化部分凝血活酶时间(APTT)等。上述指标的POCT监测除了能给医生及时提供处理措施的客观依据外,还能减少肝素、鱼精蛋白、手术用血的用量以及减少手术失血。④床旁凝血分析与抗血小板治疗监测:GPⅡb~Ⅲa抑制剂对血小板的抑制作用存在明显的剂量效应关系,目前主要用于某些介入手术治疗及较高血栓形成风险的心脏病患者。Accumntrics公司开发的RPFA可对这类患者的血小板抑制状态进行监测,可在3min内获得结果,不需要稀释血液。因此,可对有高解离速率的GPⅡb~Ⅲa拮抗剂的作用进行监测,其监测结果与受体阻断分析和PAgT结果具有较好的相关性,这使血小板功能快速检测成为可能。有研究表明,RPFA检测血小板抑制水平和经皮冠脉介入(PCI)围手术期发生心脏不良事件的风险有关。进一步研究发现,RPFA检测的血小板抑制水平可作为PCI手术后主要心脏副作用包括心肌梗死、突发靶血管再狭窄的独立因子。⑤POCT凝血功能检测与血栓性疾病的快速筛检:大量研究证实了经典的ELISA法检测D-二聚体在排除和诊断肺栓塞(PE)中的应用价值,并将其作为首选筛查指标之一。经典的ELISA法虽然检测灵敏度、准确度和精密度都较高,但操作费时,不利于PE的快速诊断。最近一项研究通过比较传统的VIDAS(bioMérieux SA,France)D-二聚体分析仪与POCTD-二聚体分析仪AQTA90 FLEX(Radiometer Medical ApS,Denmark)对急诊VTE患者D-二聚体检测结果比较,结果提示:POCT检测D-二聚体与传统检测方法相比能显著缩短TAT,然而VIDAS与POCT检测之间较差的生物等效性限制了其在急诊科的应用。因此对于POCT对D-dimer的检测效果有待于进一步验证。

(三)POCT在感染性疾病中的应用

快速微生物学检测的益处包括:①使尽早迅速采取特异性地抗感染治疗变成可能,使治疗更具针对性;②减少不必要的抗生素使用,节省医疗费用;③减少医师做出抗感染治疗选择的压力;④检测分析前期的干扰。免疫层析技术发展的日新月异带来了POCT的革命性改变,POCT诊断试纸和仪器已广泛应用于细菌和病毒的检测,其敏感性和特异性均远远优于传统的培养法和染色法。

2004年度最具创新意义的科技成果之一是POCT用于人类免疫缺陷病毒(HIV)检测技术,如某公司开发的HIV诊断试纸可在半小时内检测出患者是否携带HIV,准确率可达99.7%,避免了实验室采用酶联免疫吸附法ELISA检验的漫长等待,目前已广泛应用于大规模的HIV患者筛查工作。另外,乙型肝炎病毒、梅毒、流感病毒、结核杆菌及一些细菌性肺炎等都可通过POCT方法迅速得到检测。在德国,大量的诊断病毒、细菌以及寄生虫感染的POCT检测已经得到了广泛的应用。

一项对2154名脓毒症休克患者的研究证实了尽早启动针对特定病原体的特异性抗生素治疗的重要性。在出现休克症状开始的30分钟内接受特异性抗生素治疗的患者,其生存率达到83%,30~60分钟接受抗生素治疗的患者其生存率小于6%,延误接受特异性抗生素治疗的患者其死亡率每小时增加7%。因此,采取POCT检测技术在患者感染早期尽早明确

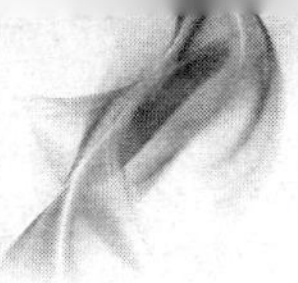

感染病因，从而尽早启动特定针对性抗感染治疗是非常重要的。

（四）POCT 在呼吸系统疾病中的应用

1. PO_2、PCO_2、pH　对于急性呼吸系统疾病的患者，急诊治疗的主要目标是保证组织内充足的含氧量和正常的酸碱平衡。氧合和酸碱平衡是动脉血气的重要指标，pH 是判断酸碱平衡调解中机体代偿程度的重要标志，它反映体内呼吸和代谢性因素综合作用的结果；PCO_2 是反映通气功能和呼吸酸碱平衡的重要指标；PO_2 可反映呼吸功能状态和缺氧的程度。这些指标对复苏患者尤为重要，这些结果与临床评估相结合，使医生明确患者是否需要输氧、插管、纠正酸碱平衡紊乱。

2. 呼吸系统感染的快速诊断系统　主要包括三个方面：流感病毒、肺炎链球菌及军团菌抗原的快速检测。呼吸系统感染的快速诊断系统最大的受益主要是与传统检测方法相比，诊断阳性率（肺炎链球菌及军团菌）明显提高，节省了明确诊断的时间。传统检测方法肺炎链球菌培养需要 24～48 小时，短期培养流感病毒检测至少需要 3 天，军团菌培养需要 3～7 天。对于肺炎链球菌肺炎患者（甚至出现菌血症的患者），大约只有 40%～50% 患者痰培养能检测到肺炎链球菌，其培养失败的原因主要是没有很好的样本采集、送检标本的时间过长以及早期进行抗感染治疗。与肺炎链球菌的传统检测方法相比，肺炎链球菌的快速检测不太容易受到干扰，一些痰培养阴性的患者其 POCT 检测也能发现肺炎链球菌病原体（敏感性 50%～80%；特异性 90%）。需要注意的是，对于儿童和婴幼儿呼吸系统感染的诊断中，大约 20% 的患者可能携带有肺炎链球菌作为共栖菌，可能导致假阳性结果。

军团菌既是社区获得性肺炎重要的病原体，也是医院获得性肺炎的重要病原体。对于免疫功能低下的患者，尤其是器官移植后的患者，军团菌感染对患者来讲可能是非常凶险的。只有少数患者标本能培养出军团菌，通常需要 3～7 天，有些医院阳性率低于 10%；另一方面，军团菌肺炎进展迅速，异常凶险，需要接受特殊抗感染治疗（大环内酯类或者氟喹诺酮类等）。在尿液中检测到军团菌抗原对其快速诊断有非常大的临床意义。目前军团菌感染的 POCT 敏感性为 94%，特异性为 99%～100%，传统军团菌培养的敏感性为 10%～80%，特异性为 100%。

自从认识到流感患者早期（48 小时内）接受神经氨酸苷酶抑制剂治疗是有效的，流感病毒的快速诊断系统迅速得到了发展。目前流感病毒检测的敏感性为 50%～96%，特异性为 72%～100%，这取决于选择的“金标准”，其他的影响因素包括检验标本的类型（鼻拭子优于咽拭子）、患者年龄等。作为急性炎症反应产物的 C-反应蛋白 CRP，其在感染性疾病中的诊断价值已得到临床医师的认可。最近的一项 IMPAC3T 研究将 CRP 的 POCT 检验用于急性咳嗽患者呼吸道感染的辅助诊断，如果 CRP<20mg/L 基本可以排除呼吸道感染，CRP>100mg/L 时表明有严重感染且肺炎的可能性极大。

（五）POCT 在创伤性疾病中的应用

对创伤患者的快速、全面评估要求尽快获得内环境相关的实验室指标，POCT 的应用满足了这一要求。现代化的 POCT 仪器可以迅速获得血红蛋白、电解质、乳酸等指标，如i-STAT 血气分析仪可以快速评估创伤患者的病情，以指导进一步治疗。有研究者评估了 POCT 在急性创伤患者治疗中的应用，发现 POCT 可以明显缩短 TAT，有利于医师提前采取更积极的干预治疗，总体病死率也显著降低。

急诊医师普遍应用血红蛋白和血细胞比容检查创伤患者是否存在活动性出血。复苏要

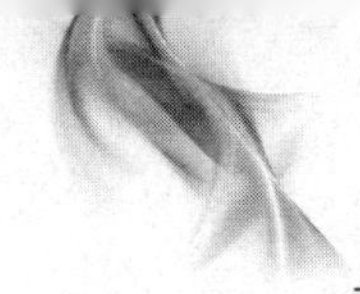

根据患者的临床状况进行,床边快速血液学检测和其他血流动力学检查相结合,有利于有效把握输血时机和输血量。

另外一种确定组织血液是否充分灌注的方法是检测乳酸盐浓度。对于局部缺氧和整体缺氧,乳酸盐是敏感的临床测试指标。它提供了组织灌注不足和缺氧的早期证据,能半定量地检测组织缺氧状态以及判断治疗效果。乳酸水平降低说明组织氧供得到改善。

(六) 其他

1. POCT与院前急救　现代的院前急救理念要求快速转运患者的同时完成基本的医疗救治,在欧美等发达国家已在救护车、救护直升机上广泛配置心肌标志物试纸、血糖仪、电解质及血气分析仪等多种POCT设备,在到达急诊中心之前能得到各种POCT检验结果。

2. POCT与野外医疗　对于军事战场、科学探测、航天航行等野外环境,因缺乏专业的医疗资源,便携的POCT设备对野外医疗的开展至关重要。美国空军医疗队已常规配备各种POCT设备,可以快速检测钠、钾、葡萄糖、血细胞比容及pH等指标,军队开发的远程POCT检测系统可以监控士兵的心率、体温、血细胞比容及氧饱和度等。

3. POCT与灾难医学　大规模地震、洪水等灾难暴发时,灾难现场常与外界隔绝,生命维持线如电力、水源及氧气供给中断,通讯系统、运输系统瘫痪。在灾难现场的医疗救治中,依赖水、电及大量试剂的中心实验室分析仪器无法使用,而临时的、可移动的、便携式实验室成为紧急医疗的首选设备,特别是体积小且便于携带的POCT仪器、无液体试剂分析仪器及POCT检验试纸条等成为最有价值的检验工具,最常检测的项目包括血糖、尿液分析、血细胞计数和血气分析等。

三、POCT在急诊医学应用中存在的问题

1. POCT的质量问题　POCT不同于中心实验室已形成的严格的质量保证体系和管理规范,POCT的质量控制自其诞生以来一直是制约其发展的重要因素。一方面,POCT应用的试剂、模块等每个检测单元都自成体系,不同厂商的POCT产品相互缺乏可比性,甚至同一批次的产品受保管条件等多种因素的影响,都可能存在误差;另一方面,单独完成的POCT缺乏标准品和标准曲线对照,难免存在一定的检验误差。而且POCT的操作者大多为未经过技术培训的人员,如操作不规范,会在无形中降低POCT的准确性,其检验结果的质量就很难保证。

2. POCT的效益分析　由于POCT以单个实验检测项目为主,每个POCT产品都是独立的检验体系,因而单个标本的POCT花费要高于中心实验室。然而对于急诊医学来说,时间就是生命,POCT极大地提高了临床诊断效率和急救成功率,可以降低患者总体医疗费用。POCT的应用不需要专用的空间、大型检验设备及专业的检验人员,节省了购置大规模中心实验室需要的巨额投资,节省了大量的医疗资源。

POCT已在急诊医学的许多方面开展应用,对检验和急诊工作者来说,当前最重要的除了探索、开发敏感性、特异性更高的POCT检验项目外,更需要优化、整合目前已有的POCT检验项目,提高POCT的治疗水平,才能真正推动POCT的高速发展,更好地为急诊医学服务。

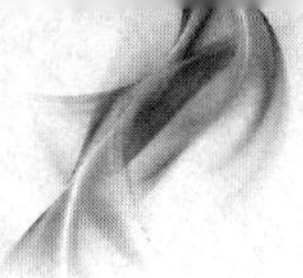

第三节　手术室 POCT

本节的目的是提出和推荐合适的系统最优化。在手术室环境中床边诊断,其指导思想是集中于准确度、速度、简单、相关联和功效。本节以在大学附属医院的手术室中实行 POCT 操作的讨论开始。这所医院是整个地区的健康系统中心及外伤水平 I 中心。每年治疗超过一万例的手术患者,是美国加利福尼亚大学 Davis 健康系统工作分派中心(UCDHS)。第一个例子描述大学医院手术室的离子钙检测和施行图。第二个例子描述了华盛顿大学手术室以现场实践为基础的床边止血检测和推荐治疗。总结了关于未来在手术室环境下对 POCT 需求的建议。

这部分描述了在 UCDHS 大学医院的主要手术室范围,首要应用 POCT 的实践方法、POCT 在手术室中使用开始于 20 世纪 60 年代活化凝血时间检测是当地的发明,随后是检测血气体和 pH 的床边的卫星实验室,再是 20 世纪 80 年代早期,增加的以全血生化传感器为基础的电解质和代谢产物的同时分析。

一、参与人员和设备

当今,一支实行 POCT,包括活化凝血时间检测的权威队伍应包括灌注者、有证书的麻醉技师、一名科学技术专家和医师。有执照的医学科学技术专家在位于手术室主要区域的 100 平方英尺的卫星实验室中实行床边检测。这个床边实验室服务于所有手术组(16 组)、一个麻醉后监护室(22 张床位)、一个外科手术前容纳区(6 张床)、一个外科手术中心(4 个房间)和产科(2 组)。加利福尼亚法规要求的医学科学技术专家缺席,取得证书的麻醉医师和住院医师在有执照的麻醉学家医师指导下实行床边检测。麻醉学家合作指导手术室中的床边检测。床边检测是手术室操作的一个方面。

二、治疗周转时间(TTAT)和试验群

医学科学技术专家携带一台便携式电子播叫器,以立即应答任何手术小组或相关领域的紧急检测指令。在床边实验室,台式全血分析的测量循环时间大约是 2 分钟,从检测指令到合适治疗的时间(即治疗周转时间 TTAT)少于 5 分钟。因为增加检测容量,应答时间的短暂间期可能接近 10 分钟,但是直接局部控制检测,允许手术室全体员工调整检测指令以实现至关重要的 TTAT 优先权,床边检测 TTAT 少于 2 分钟。

快速 TTAT 通过后援维持。后援包括:①手术室床边检测实验室第二台全血分析仪;②标本通过装满气体的管子运送,在附近服务医院监护室区域的卫星实验室进行全血检测;③通过向导送到非手术室实验室。后援很少被使用,尽管常规标本从恢复区运送是权益之计,报告结果通过困难的抄本传送,并且连接到实验室信息系统,按计划进行的计算机工作室将在手术组展示结果,检测结果将与生理学数据一同被投影仪展示。

给外科手术设计试验群是最关键的,并且有目的地被限定为一些分析物,通过可转移的台式仪器进行的全血分析的检测菜单包括 Na^+、Ca^{2+}、K^+、Cl^-、糖、乳酸、pH、二氧化碳分压、

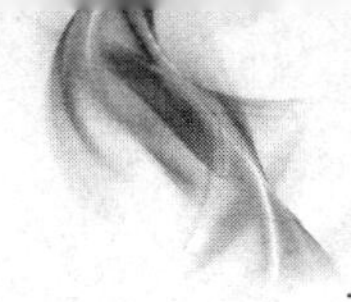

氧饱和度、氧分压和血细胞比容(通过传导性)。麻醉学家下达检测指令,试验群包括所有子集。如电解质、糖、乳酸和血细胞比容、动脉血气和 pH、静脉血电解质和血细胞比容及单一分析物(如糖和血细胞比容)。

微型离心机被用于在 K^+高度升高的标本中检测溶血。微型离心机很少用于检测旋转血细胞比容,在以传导性为基础的血细胞比容测定中,有检测人工制品的潜力。关于 POCT 血红蛋白的仪器将被引入,患者的体温被记录,如果需要,辅助血氧计在后援卫星实验室操作,并立即将结果报告给手术室。

床边检测每年的工作量是 10 000 ~ 12 000 个标本,大约 50% 在白班完成,40% 在晚班实行,10% 在夜间操作。一般,血被采进一个 3ml 的肝素化注射器或者必要时为 1ml 肝素化注射器,经充分混合,立即进行全血分析。

体外循环时,灌注者监测静脉和动脉氧饱和度及血细胞比容,调整体外全血分析仪。各种体外和体内监测装置,如:脉搏血氧计、以导管为基础的记录、经食管回声(心腔功能)和体内探针(如:Paratrend, Agilent Techonologie, Palo Alto, CA, U. S. A)被使用。原来在实验室进行的检测可在手术室进行,而且检测设备可以在现场被移动(如:床边血小板计数和功能检测)。在手术室,床边检测降低了临床实验室的检测负担,并且提高了效率。

三、认证与质控

在手术室,床边检测包含于临床实验室改进活化凝血时间授权,和美国临床病理学会认证的临床实验中。在最近的视察中,未显示缺陷,所有成员均被培训和授予证书。初次培训是广泛的,覆盖的主题有:一般预防、标本处理(包括凝集,稀释和不充足标本容量)、校准刻度线性、软件、质量控制、正确操作、证据资料、熟练检测、设备保养(包括去蛋白,电极再次装膜,换线)和技术帮助(现场或非现场)。

全体成员通过书面考试进行能力测试,并且每年颁发证书。拥有熟练操作 POCT 设施的仪器技能,一般知识如医学指示剂、输血、临界值和药物干扰的书面证明资料。安排再培训研究会和书面规则被用来增强技能。这里有单独的计算机培训和每年关于发现并修理机器故障的培训。只有经培训的操作者才可以进行床边检测。

质量控制检测每天三次,包括血气、电解质和糖的三个对照水平、高水平(>500mg/dl)药物对照、氧饱和度和血细胞比容的两个对照水平,以及当肝素化毛细血管血细胞比容实施时,血细胞比容控制以需要为基础。操作者记录使用的个体口令。临床实验监督者定期和独立审查质量控制记录,以维持客观性和有效性。

手术室床边检测实验室以美国临床病理学会危重护理/血气观测的熟练检测为准则,并且每年实施三次。手术室全血检测结果每季与卫星实验室血气体结果比较一次。因为必要,一贯进行校正。血细胞比容结果也被内在确定。仪器与实验室信息系统相连,临界值被标注并立刻被报告。手术室全体人员根据仪器使用说明书,管理患者,监测设备的质量。

手术室实验室监督者是一位科学技术专家,每天审查患者检测和质量控制结果,也是床边检测协调者。每天打印出的床边检测结果被用于创建长期不变的档案。当未实行床边检测时,监督者完成其他监督任务如:线性研究、新的对照组评估、教育资源的准备、全体人员的培训、继续教育、熟练检测、自我鉴定和创建或修正程序。

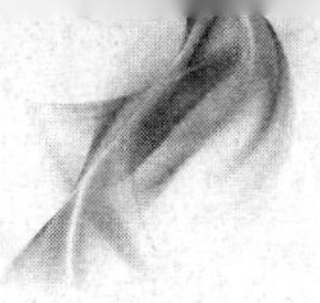

监督者最重要的，领导功能是保证快速和准确的研究结果，在至关重要的决定中被有效利用，以改善患者结局，特别是阻止手术中血液丧失和维持合适的氧合作用和酸碱平衡。因此，监督者可以对患者护理提供必不可少的团队协调。关于提高患者预后的高优越性领域包括：器官移植、心肺分流术、严重外伤、血管手术和其他危急挑战。

四、系 统 优 化

表 3-1 推荐了手术室 POCT 有效策略的一般工具箱，这个部分提出了手术室 POCT 合适系统优化的两个具体的例子。

表 3-1　手术室中 POCT 优化的系统

术前准备，手术，术后恢复小组的连接	覆盖体外循环和特殊操作
缩短治疗周转时间（≤5min）	预知大量输血和其对分析物检测的影响
随时提供检测服务	计算机数据库和展示检测结果的联合
备用设备的可利用和后援人员的效率	在患者医学电子档案中获取床边检测结果
采集标本，分析标本，处理数据的连贯性	对于标本污染和检测失败的后备准备
分析物，试验群和计算参数的选择	严格遵守法律和安全要求
体内和体外检测结构的一致性	外伤、手术和麻醉科室的整合
连续监测与生理学指标观察同步	负责多方面 POCT 融合的团队小组
使用 POCT 快速获取信息以优化生理学系统	时间、财政和医疗资源的合作优化
早产儿、新生儿和具有特殊需求患者的检测	

1. 离子钙的施行图　　系统优化提供了在手术室改善结局的机会，血中循环的钙有三种主要形式：42% ~47% 与蛋白质结合，46% ~52% 呈自由状态（离子化），4% ~8% 被小的配体分子如乳酸整合。离子钙（Ca^{2+}）是与生理学相关部分：①离子钙对于心、脑和其他器官的正常功能是至关重要的；②在心肌收缩和传导、维持血管平滑肌紧张性及代谢系统的正常功能中非常重要；③是主要的细胞内信使和生化调节物，可催化有益和有害的过程。

当大量输血时，血制品中的枸橼酸盐与 Ca^{2+} 结合，可以升高总钙水平（图 3-1）。因此，总钙与 Ca^{2+} 水平或 Ca^{2+} 变化率改变无关。床边检测中关于 Ca^{2+} 的全血分析的 TATT 为 5 分钟。在 20 世纪 80 年代早期，开始在心肝移植中心手术室放置全血分析仪。现在可提供的关键分析物有：K^+、Na^+、Ca^{2+}、糖、血细胞比容（或血红蛋白）、血气和 pH 检测。

全血分析和 POCT 有助于 Ca^{2+} 的临床病理生理学研究，并找出其治疗水平和临界值。图 3-1 呈现了的 Ca^{2+} 诊断-治疗（Dx-Rx）模式，并举例说明了临床开端、病理生理学、治疗水平、临界值和正常参考范围。如果没有指征而进行钙治疗具有相当大的风险。此外，严重低血钙可能与心搏停止有关。尽管恢复 Ca^{2+} 水平到正常，仍可发展为难以复苏的心搏停止。

Sanchez 等发现：在儿科监护室里急性病儿童 Ca^{2+} 的水平平均为 1.11mmol/L。Broner 等发现：在未存活的危重症儿科患者，Ca^{2+} 水平平均为 1.05mmol/L，其中 46.2% 有低血离子钙。Cardenas-Rivero 发现，在脓毒症患者，Ca^{2+} 水平范围为 0.88 ~1.04mmol/L，并且其中 31% 患者有低血离子钙。

Desia 等发现：在重症监护室的败血症、心源性休克或心肺停搏的成年患者，Ca^{2+} 水平平均为 1.04mmol/L，低血压患者 Ca^{2+} 的水平显著低于血压正常者。Lind 和 Carlstedt 等发现：

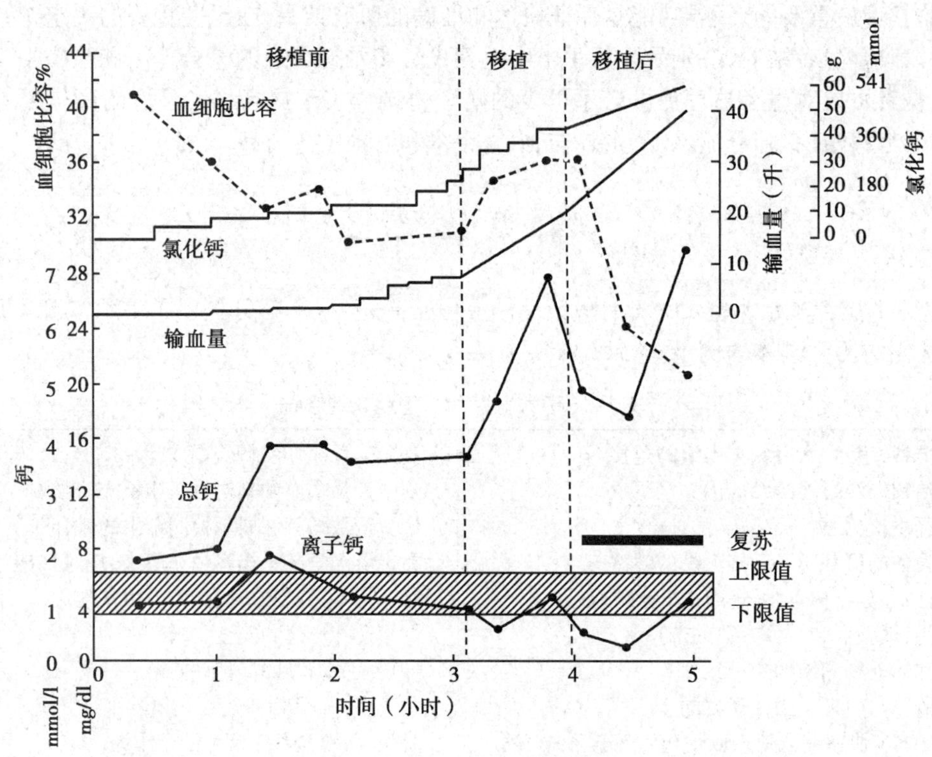

图 3-1 肝移植手术离子钙施行图

脓毒症患者在重症监护室的第一天,Ca^{2+}平均水平为 1.03mmol/L,必须承认 Ca^{2+}和甲状旁腺激素(PTH)水平脱钩,可能是细胞因子升高的结果,与炎性应答、降钙素前体和疾病的严重程度有关,第四天没有存活的患者的 Ca^{2+}水平显著低于存活者。

Taylor 等发现:在成人重症监护室,脓毒症患者 Ca^{2+}水平平均为 0.91mmol/L。Zaloga 和 Chernow 报道:具有脓毒症和低血离子钙的成人患者死亡率为 50%,Ca^{2+}水平平均为 0.88mmol/L。Woo 等发现:成人患者如果患脓毒症性休克,且 Ca^{2+}水平低于 0.8mmol/L,则死亡率为 100%。在脓毒症,全钙和 Ca^{2+}水平都下降,且 Ca^{2+}水平的下降是不相称的,是不可预测的。Ca^{2+}水平低于 0.70mmol/L 的大量输血的成人患者的死亡率为 71%。

在危重疾病,低血离子钙是多因素引起的,可能与以下因素有关:低血镁、循环细胞因子升高、暂时性甲状旁腺功能降低、维生素 D 缺乏(吸收或活化不良),对 PTH 或维生素 D 抵抗,钙结合,整合,细胞内再分配和隔离。当 Ca^{2+}水平降低至 1.0mmol/L,将会出现神经和心血管体征,包括节律不齐和低血压,被显示于图 3-2 低于病理生理学。据报道,当 Ca^{2+}值在 0.47~0.60mmol/L 时,将会发生心搏停止。尽管在其他水平,Ca^{2+}的变化速率和临床情况可产生致命后果。在危重症手术患者,低的 Ca^{2+}水平是死亡率的早期预测。因此,在手术室频繁监测 Ca^{2+}水平是必要的。

图 3-2 同样显示:低血离子钙,成人(0.82mmol/L)和儿童(0.85mmol/L)的平均临界值与危重临床现象及开始治疗一致性良好。因此,1992 年,由美国医学中心和儿童医院观测的临界值,象征着要求临床医师开始治疗的紧急公告。在具有低血离子钙症状或体征的急性危重症患者,特别是低心输出量和用容量取代或儿茶酚胺难以治疗的低血压,0.7mmol/L 的

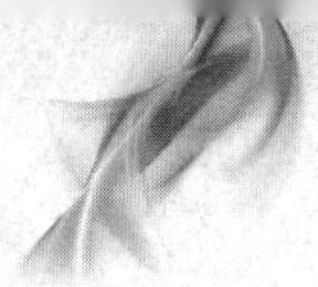

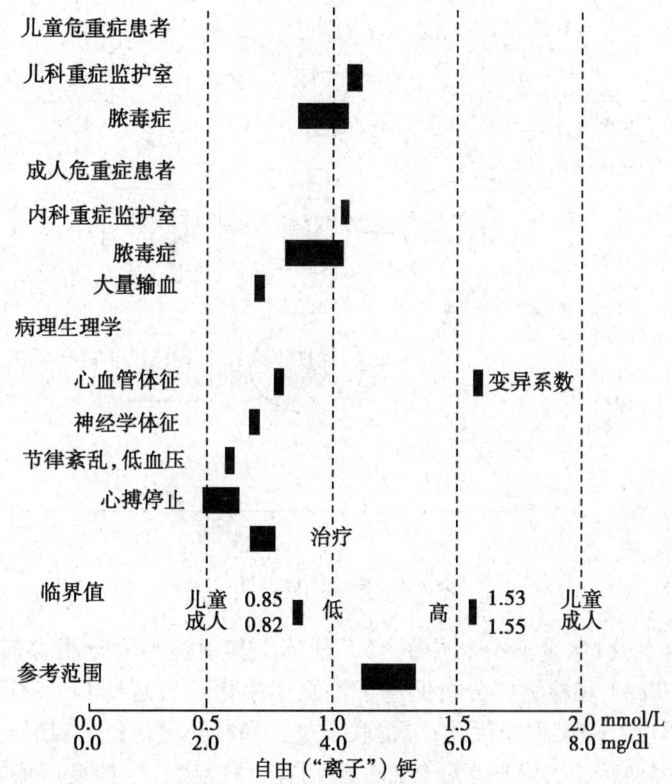

图 3-2 离子钙诊断-治疗模式

开始水平是一个明智的开始考虑补 Ca^{2+} 治疗的水平。

脓毒症,用低血离子钙的治疗可能是没有帮助的。但是,在急性炎性应答中,低 Ca^{2+} 可能是一种保护机制。可局限细胞内超载和线粒体损害。当 Ca^{2+} 水平为 0.80mmol/L 或更高,典型的 Ca^{2+} 治疗不是必需的。尽管对于无意识患者,具有麻醉含糊症状和体征如痉挛(肌肉,呼吸道)、手足抽搐和精神损害,更谨慎的决定是否开始治疗可能是必需的。因此,频繁监测 Ca^{2+} 水平必须与仔细观察患者状况相联系。

图 3-3 说明了在监测患者的反应系统中 Ca^{2+} 施行图,手术室针对 Ca^{2+} 的 POCT 系统优化目标是:①建立一个具备快速循环时间程序的反馈系统;②为快速诊断和治疗提供足够的生理学信息;③保全患者血容量和稀少缺乏物质;④探测其他相关重要分析物如钾的异常,在手术和移植中,钾可以出人意料的改变。POCT 为医学快速诊断提供了快速检测 Ca^{2+} 结果,直接全血测量淘汰了全钙测量的需求。同时,全血检测群分析方便了时间和诊断-治疗过程优化。

"检测群分析"的交叉点在施行图中心,施行图可包括 PTH、乳酸、离子钙、降钙素前体或其他可能紧密相关或关键分析物。例如,Johnson 等认为:在甲状旁腺手术,PTH 的现场检测可改善临床和经济结局。乳酸可与 Ca^{2+} 结合,在体外膜氧合作用中,知道乳酸水平对维持血流动力学稳定是有用的。同时发现,离子钙异常可导致冠状血管或脑血管痉挛,合适的系统优化方法将分析物测定和综合处理结局事件加入有效花费护理的 Dx-Rx 模式。

通过对病理生理学过程的了解,POCT 加速了诊断和治疗。但在手术室环境下,优化合

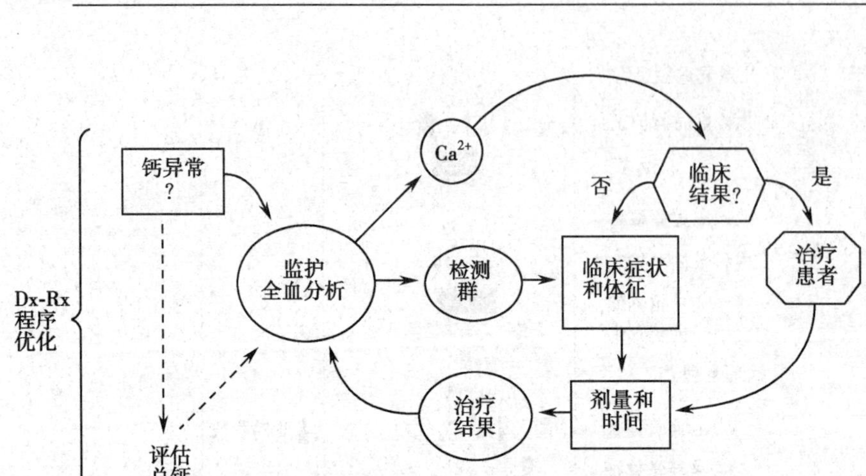

图 3-3　离子钙操作图

适系统并不是通常有效,像全血分析中的 Ca^{2+} 迁移。其他检测群分析会转移进环境检测。同时测量,最小化 TTAT 和检测群分析促进了检测集中化。一是将 Ca^{2+}-PTH 生理学反馈系统整合入患者特异性 Dx-Rx 程序优化;二是联合过程和时间优化;三是预测重症患者疾病严重度及存活;四是紧急治疗,特别是无论患者是否有心脏疾病,维持良好心功能的效率和功效最大化。因此,对于 Ca^{2+} 和其他相关分析物的合适系统优化有助于降低手术室发病率和死亡率。

2. 床边止血检测和推导治疗　适合系统优化的第二个例子说明 POCT 与治疗相整合怎样改善近期结局。心脏手术的临床问题是治疗过程中引起的出血。针对潜在的危及生命出血的优化治疗,检测是重要的,为理解其重要性,需要说明这个问题和环境的复杂特性。因此,我们就这个临床问题和与这种环境相关的止血系统及混乱的病理生理学提出了一个简单的纲要。

患者经历心脏手术及心肺分流术具有微血管出血风险。心肺分流术过量出血频率的变化是以过量出血的定义为基础的。例如:在术后第一天,5% ~7% 患者有超过 2L 的血液损失。虽然,3.6% ~4.2% 的患者会要求行再次探查术,来矫正潜在手术性出血或清除令人怀疑的血流动力学血液累积。这些患者中的大多数要求红细胞和止血输血法支持。当患者因为过量出血经历再次探查时,超过 50% 的出血继发于各种获得性止血缺陷(以后讨论),虽然仍有患者显示为手术源出血。

过量出血会导致一项或多项消极结局。两项大的研究证明:再探查与变化多样的负性结果(如:死亡率增加、肾功率、脓毒血症、动脉心律不齐、机械性通气支持要求延长、停留时间延长)相关。同种异体血或血制品输注潜在地与一些负性事件(如:血源性传染病、伤口感染发生率增高、溶血或非溶血性输血反应、死亡率增高、手术时间延长、花费增加)有关。以全国每年 50 万例成人心脏手术为基础,如果每单位血平均花费 250 美元,每人平均输血量为 4U(每人 3.9U±5.9U),则红细胞或非红细胞输血相关费用大约为每年 5 亿美元。

尽管预先存在的止血异常偶尔引起手术期间过量出血,更常见的是体外循环血暴露导

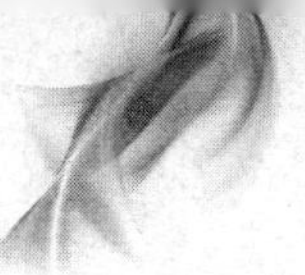

致止血系统异常和过度出血。与止血系统相关的类晶体或胶体溶液(如:心肺分流术早期或心麻痹)的管理及通过过量使用细胞抢救系统导致的血小板或凝血因子丧失可部分解释心肺分流术中凝血因子和血小板的降低。

此外,当血液与体外和心切开术负压抽吸的心电图相连时,内部和外部途径的刺激导致激活,这种激活导致血栓的产生和过量的纤维蛋白溶解。这可导致血小板及不稳定的凝血因子的消耗,甚至表现为标准高剂量肝素诱导的抗凝集。由多形核白细胞释放的弹性蛋白酶、肿瘤坏死因子、补体活化或白细胞与血小板相互影响,可损害止血。

虽然分流术中,治疗性肝素保护止血系统,但是经鱼精蛋白逆转后残留肝素可抑制凝血(主要是因子Ⅹa和Ⅱa)和血小板功能。肝素复原可发生在手术后,继发于几个肝素结合位点(如:内皮细胞,组氨酸丰富的粘蛋白)中的一个释放肝素,并且可被输送血浆催化。同样,过量鱼精蛋白可抑制凝血和影响血小板功能。实际上,几项研究证实:当鱼精蛋白减少大约50%或更多,当鱼精蛋白与总肝素比减至1以下,可以改善出血或输血结局。

过量出血与一项或多项严重获得性止血缺陷(表3-2)相关。排除不完全手术止血患者,由于各种获得性止血缺陷(如:血小板数量、大小和质量的降低),获得性血小板功能不良,血浆凝血因子减少,纤维蛋白溶解性增加,不充分的肝素中和或过量鱼精蛋白(表3-2),患者过量出血。在使用体外循环的患者,血小板异常被认为是术后早期止血缺陷中最重要的。因为急性冠脉综合征,使用新的血小板抑制剂可能与后来经历心腔手术患者的出血并发症相关。但是,如果它们降低了紧急换血管术或心梗的发生率或心肺分流术期间短期作用和维护血小板,这些药剂可能是有益的。

表3-2　心脏手术中相关的止血异常

凝血因子变性或数量减少
生理学抑制物(抗凝血酶ATⅢ,C蛋白,S蛋白)数量减少
纤溶抑制物(PAI1,α2-抗纤溶酶素)
弥散性血管内凝血(例如:凝血酶活性增加)
原发性纤维蛋白溶解
血小板异常:血小板减少症,血小板活化、脱敏或功能不良
体温过低相关的止血异常
肝素相关的止血异常
鱼精蛋白相关的止血异常

ATⅢ,抗凝血酶Ⅲ;PAI1,纤溶酶原活化抑制物1

心肺分流术期间及以后,观察到血浆凝血因子降低,因子Ⅴ和Ⅷ降低程度最大。心肺分流术期间,冯威勒布兰特因子(vWF)水平一般降低。虽然心肺分流术后,vWF血浆浓度可能升高。是这种急性期反应物分子的特征。最近的研究指出:心脏手术期间,因子ⅩⅢ的降低比曾经考虑的还要重要,这是以血液丧失和因子ⅩⅢ水平的相反关系为基础。心肺分流术期间,纤维蛋白原的水平仍保持在正常范围。但是,有时它们充分地降低,继发于血液稀释、弥散性血管内凝血(DIC)或过量纤维蛋白溶解。伴随心肺分流术增加的纤维蛋白溶解活性可能是由于组织纤溶酶原活化剂增加了纤溶酶原的激活,或者是由于纤维蛋白溶解抑制剂(纤溶酶原活化抑制物1,PAI-1)水平降低,与血液稀释部分相关。过量的纤维蛋白溶解可发生在某些患者,并且可以导致纤溶酶原的耗尽和纤维蛋白原/纤维蛋白分裂产物增加,这

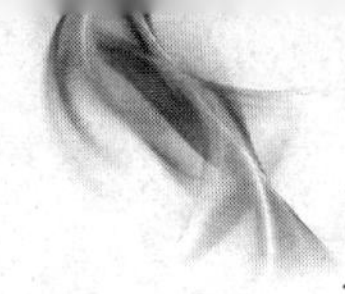

可妨碍血小板功能。最后,过量的纵隔纤维蛋白溶解活性可能导致过量出血。这得到两项研究的支持,这些研究证实:当抑肽酶被局部地应用于心脏、纵隔和心包膜,可减少胸导管排液。

心肺分流术患者和肝素治疗中和治疗后的过量出血,血液成分管理一般是靠经验。因此,对于要求心肺分流术的心脏手术患者,浓缩红细胞(RBC)、血小板和新鲜冷冻血浆(FFP)的输注在各机构间变化较大,这部分是由于FFP和血小板的预防管理。尽管没有这项实践的证据担保。这种可变性归因于对成分血(如FFP和血小板)的经验主义使用,这要求实施一种尝试来区分由止血系统损害导致的过量微血管出血与手术出血、似乎没有方法是患者治疗的合适策略。尽管以实验为基础的一系列筛查实验对鉴别诊断手术中的止血疾病可能有用,但实验室检测的临床有效性经常被长的治疗周转时间(TTAT)所限制,等待实验室凝血结果可潜在地延长手术时间和增加血液流失,延长的TTAT引导许多研究者研究这种关于出血患者治疗优化的POCT凝集检测的作用。

Despotis等研究使用心肺分流术的心脏手术成年患者,研究对象从一系列有微血管出血证据的理想患者中选择,患者被分为2组,标准治疗组($n=30$名患者)实行传统实验室检测,与之比较的是推导治疗组($n=36$名患者),实行床边止血检测。一套规则被用于指导治疗和避开无担保的输血。血小板数量、凝血酶原时间(PT)和活化部分凝血活酶时间(aPPT)是治疗过程中重点检测的项目。表3-3提供了用于评估非血小板性止血异常的一系列设备。Despotis等指出:使用POCT方便实时采用特异性止血疗法治疗微血管出血。

表3-3 评估心脏手术中非血小板性止血异常的床边检测

未中和肝素或肝素反跳
以活化凝血时间(ACT)为基础的检测:
硅藻土活化凝血时间或白陶土活化凝血时间
白陶土活化凝血时间肝素酶检测
肝素化后激活全血凝固时间(sonACT)
ICHOR活化凝血时间
非ACT检测
肝素治疗剂量监测试验(HMT)
全血肝素浓度
凝血酶时间/肝素中和的凝血酶时间
血凝分析检测抗Ⅱa/Ⅹa活性
凝血因子水平
全血凝血酶原时间(PT)/活化部分凝血活酶时间(aPTT)检测
纤溶蛋白原浓度检测
纤维蛋白溶解
血栓黏弹性(TEG)
血栓溶解评估体系(TAS)

止血输血法适用于以下情况:①出现临床止血问题(如:在鱼精蛋白逆转的手术位点的过量出血,不伴有明确手术源或术后过量胸导管排液,如超过100~200ml/h);②有重要的检测异常证据,为阻止不良结局(如;在心腔手术患者,降低自发性颅内出血风险或当使用检

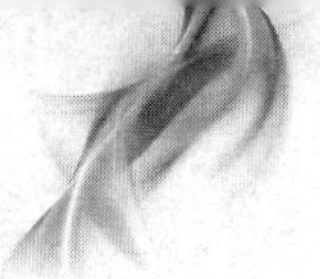

测准确显示过量出血患者,减少出血或输血)。一项关于经历冠状动脉分流术及心肺分流术的 47 名患者(46 名男性,1 名女性)的研究中,Gelb 等人发现:在指导成分输血时,实验室检测不应该孤立使用。

这些发现支持这项观点,即血小板异常和本项研究中没有评估的可能技术因素,是心脏手术后过量出血最可能的原因。Gelb 组的观察结果被几项研究支持。这些研究证实:常规凝血检测(PT、aPTT 和血小板计数)不能一贯识别术后过量失血患者。

床边检测和治疗性诊断对于近期结局产生统计学意义上的改善。图 3-4 显示,减少使用新鲜冷冻血浆(FFP)、血小板和红细胞的输注,更有效使用血制品,可使微血管出血从 326ml 降低至 158ml,手术时间从 108 分钟降低到 69 分钟。POCT 提供一个一致 TTAT,为 4 分钟,95% 为 6 分钟。与之相比,标准实验室检测所需时间为 44 分钟,90% 为 77 分钟。尽管没有统计学意义,这是一个趋势,治疗性诊断组有更少的复查。在这项实验中,使用 POCT 诊断可使医生鉴别微血管出血与手术出血,在患者为改变初始治疗。输血规则可单独使血制品使用合理化。然而,POCT 与推导治疗显著改善近期结局,降低血液捐赠者暴露,使每位患者节约 1504 美元。根据 Despotis 等人,证明在非手术凝血病出血患者,特异性止血缺陷优化以输血和药理学为基础的治疗。然而,当表现为过量出血,但凝血实验结果相对正常时,手术源患者出血加速。Nuttall 等证实:POCT 推导系统方法对减少手术室非红细胞同种异体输血及监护室血液丧失是有效的。

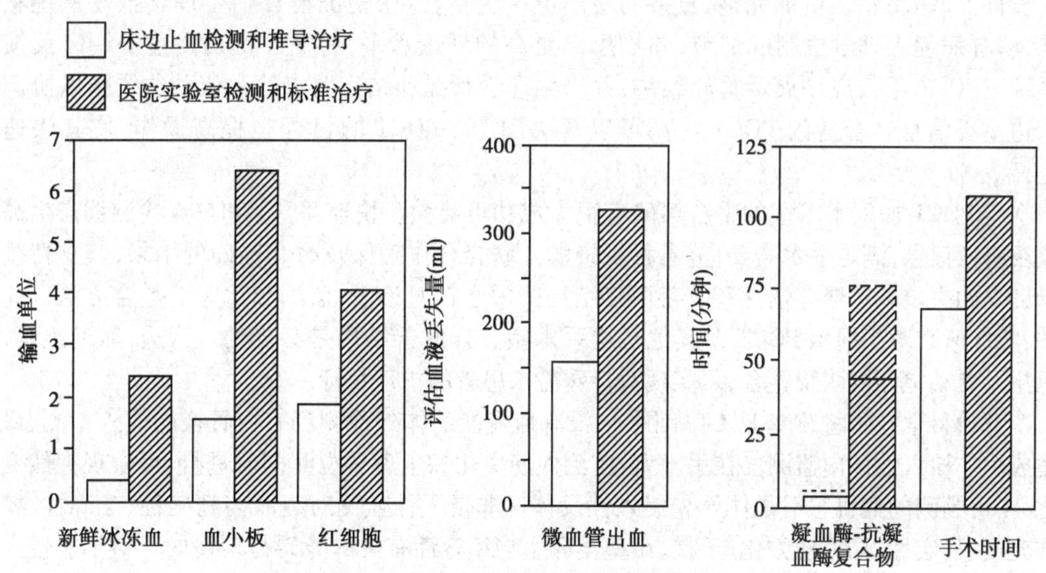

图 3-4　床边止血检测和推导治疗的影响

根据最近几项研究记录:肝素水平(更加有效抑制止血系统活化)和其他检测参数(如血小板功能,研究的一个重要领域)的床边评估对结局是有效的。由 Despotis 组和 Nuttall 组描述的联合使用 POCT 和推导与改善输血与出血的结局的发现被其他研究肯定。使用以凝血弹性描记法为基础的输血规则和一些病例中以实验室为基础的检测参数降低了输血要求,并且对一些经历心脏手术患者,可降低复查率。

当证明可能从药理学药剂如 1-脱氨基-8-精氨酸加压素(DDAVP)获益的患者具有过量

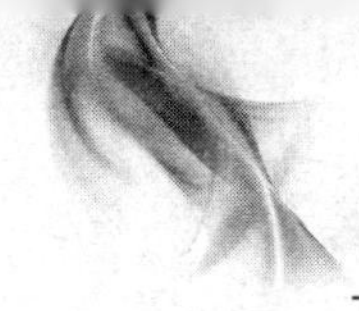

出血风险,POCT 关于血小板功能的评估可能有用。早期随访实验证实 DDAVP 可显著降低手术期间血液丧失,尽管这些发现被几项随后研究支持,其他一些研究不能肯定这些。最近,研究显示,某些患者可受益于醋酸去氨加压素。这些患者有:要求延长实验心肺分流术者,过量术后出血患者(如>1180ml/24h),使用抑制血小板药物患者或经止血功能检测证实的高风险患者。由 Czer 等进行的一项研究证实:当治疗过量出血和出血时间延长的患者时,加压素是有效的。

排除术前、术后、重症监护的其他问题,延伸可产生相等的医学利益和经济节约。在第二个例子中,止血 POCT 的系统优化成功指导了治疗。这个例子和其他止血 POCT 研究证实的重要原则包括:①使用 POCT 血液学-止血检测增强了手术期过量出血的治疗;②将 POCT 整合到推导治疗中在临床是有效的;③在手术室,快速综合检测群结果和临床观察是可以实践的,并且有效;④基于实时证据的决定是有效和花费有效的;⑤止血 Dx-Rx 程序的优化可改善近期疗效。

五、医学和经济效益

在 POCT 协调员和良好培训的全体人员指导下,在手术室,POCT 提供了主要利益,如早期检查、校正、预防和优化,这将有助于避免累积影响发病率和死亡率的亚致死和致死性事件。POCT 将从更加完整、直接的检测群中受益,这些检测群评估生理学控制系统状况,解释病理生理学机制的细节,并构思出更高的理论水平,将更广泛的受益 Dx-Rx 反馈系统。POCT 不仅应该展示检测结果,并将生理学状况和结论要点绘入流动曲线图以协调床边重要信息。合适的 POCT 协调可以解决问题。POCT 的目标是提高操作,使其快速进行。

将 POCT 加入手术室的整合策略有很大成功可能性。快速 TTAT 和焦点检测群产生高效及有效信息,满足手术需要,节省稀少资源。联合合作确保及时和准确的结果,其支持基于证据的决定。花费有效性和改善医疗结局归因于针对诊断、监测和治疗的整合方法。此外,临床研究对于揭示 POCT 在其他机构手术室怎样改善结局是必需的。床边,靠近患者,卫星及自动检测的明智整合,可实现对特殊需求患者的护理目标。

急诊科学技术将改变 POCT 范围,从没有血置换的体外检测到有血置换的体外检测,最终成为非侵入性体内监测。在手术室,监测促使生化和生理学观测同时进行,可发现突然变化、不可预测的危机。但是体外和侵入性及体内非侵入性监测对克服与精确性、准确性、校准刻度、稳定性、局限地方化、干扰、小型化和生物相容性有关的障碍是缓慢的。对于非侵入性体内监测的实践解决,基础科学研究是必不可少的。

并不仅是检测总计结果,它们在哪里和怎样实施应被整合到患者护理中。快速 TTAT,POCT-驱动 Dx-Rx 模式,施行图和治疗原则代表了针对有效患者护理的合适系统优化整合。在这种危急情况下,关于 POCT 花费有效性和改善临床结局的证据更强大。逐渐地,在未来,在手术室,POCT 将成为主要的检测方式。

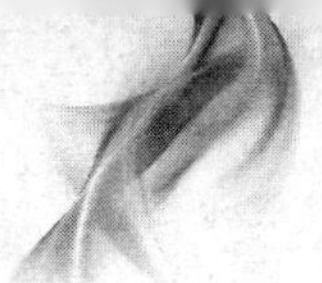

第四节　重症监护POCT

重症监护室定界的改变依赖于临床背景和卫生保健系统。临床活动的特征主要是在诊断和检测操作中最大限度地支持器官功能。这部分的主题是：要在重症监护中广泛使用POCT，至少要求POCT具有良好的记录和数据传送系统。

重症监护为POCT提供了广阔的空间，因为分析的范围、转向的速度、修正数据的速度，对患者的治疗结果和病程至关重要。为了保证最佳安全性和有效性，分析系统和实验中均要求有最高水平的科学技术和实践支持。在英国和其他具有发达的健康护理的国家，这个过程如今可描述为从儿童期末期向青春期早期转变。在某些方面，临床服务受益于新近发展，但新近发展在一定程度上受公共卫生服务事业的财政限制。财政限制不可避免地影响对危重患者的重症监护。因此，在监护室中使用POCT可能会节省花费。在重症监护室中，更多资源被应用于健康护理，其患者对诊断检测的要求变化大，但总有一部分患者为多器官功能衰竭，其症状发展快，有效的POCT可指导治疗。对于那些看到进步的人来说，POCT即将来到的青春期和成年期早期将有一个令人好奇和兴奋的前途。但是，这个成熟过程必须满足最佳质量标准，被令人信服的费用——利益分析支持，与临床要求发展一致。

本节的目的是限制床边POCT和邻近实验室血气、代谢产物、血氧计和凝血分析的范围。这将在使用POCT系统的教学医院部分讨论，其是大多数发达国家重症监护室（ICU）的代表。本节将推断ICU中POCT的未来发展方向。

一、重症监护室

典型的重症监护室是由成人工作组组成，其支持整个地区的主要医学中心的活动。ICU工作人员的责任并不仅限于ICU，因为临床工作人员对其他场所患者也有责任，如意外和急诊、血液病学、感染性疾病、肾脏小组和心脏康复病房（表3-4）。

表3-4　典型的重症监护室组成

单位
大型教学医院的成人和外科ICU，12张床位，每年大约850名患者：40%为手术患者，30%为一般医学患者，30%为意外和急诊、心脏中心和转诊患者
临床队伍
医疗——医疗顾问队伍：2名医师，3名麻醉师，1名临床麻醉师；
医疗顾问支持：1名顾问麻醉师，1名微生物学家，1名化学病理学家（专业为内科）
初级医疗队伍：10名专业登记员，6名麻醉药师，4名药剂师
护理——1名护理顾问，80名资深专业ICU护士（14名全天候均在监护室）
其他ICU工作人员——1名药剂师，1名营养师，8名物理治疗师，2名信息技术员（1名同时是资深ICU护士）
管理人员

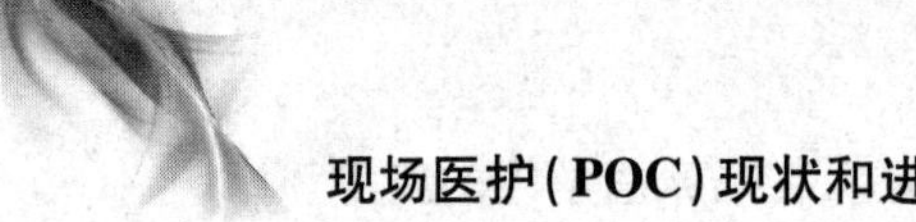
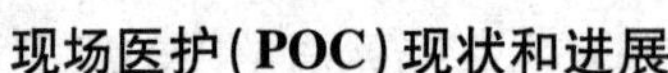

直接护理患者的团队是由一支高技能水平且态度积极的护士组成的独立监管小组，管理日常技术和护理。患者进入ICU，随后被诊断和治疗，与护士密切沟通，医疗小组也实施大量侵入性操作。每日早晨查房时，一组常规集中化的实验室检测被施行，并依赖器官功能复查附加检测。动脉血气(ABG)分析在白天由护士执行(每人每天平均7次)，主要是用于改变呼吸支持，这常由脉搏血氧计数的变化决定，检查结果见表3-5～表3-7。

表3-5　1997年和2001年重症室要求血气分析(ABG)的原因

1997年实施ABG的原因	2001年实施ABG的原因	ABG结果导致患者治疗的改变
新入院	新入院	无改变
改变通气后	改变通气后	插管
改变通气前	改变通气前	拔管
饱和度改变	饱和度改变	再插管
pH检测	pH检测	增加通气
钾检测	钾检测	降低通气
血红蛋白检测	血红蛋白检测	增加吸入氧浓度
拔管前	拔管前	降低吸入氧浓度
拔管后	拔管后	钾补给
呼吸模式改变	呼吸模式改变	输血
没有信息	糖监测	血液过滤
其他	乳糖监测	其他
	氯或钙	
	碱过量或阴离子缺乏	
	血液过滤评估	
	铀皿氧计	
	儿信息	
	其他	

表3-6　ABG检测原因构成比

指征	1997(%)	2001(%)
新入院	3	1
改变通气后	29	34
改变通气前	16	15
饱和度改变	11	13
pH监测	8	3

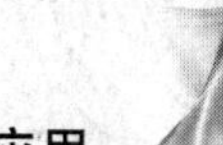

续表

指征	1997(%)	2001(%)
钾监测	19	11
血红蛋白监测	1	2
拔管前	1	1
拔管后	1	0
呼吸模式改变	1	2
没有信息	1	0
其他	9	8
糖监测	–	4
乳糖监测	–	0
氯或钙	–	0
碱过量或阴离子缺乏	–	3
血液过滤评估	–	1
辅血氧计	–	1

表 3-7　ABG 结果对患者治疗改变的影响

结果	1997(%)	2001(%)
无改变	26	38
插管	0	0
拔管	2	0
再插管	0	1
增加通气	4	9
降低通气	18	8
增加吸入氧浓度	9	9
降低吸入氧浓度	19	18
钾补给	16	7
输血	2	1
血液过滤	1	2
其他	1	9
没有信息	3	0

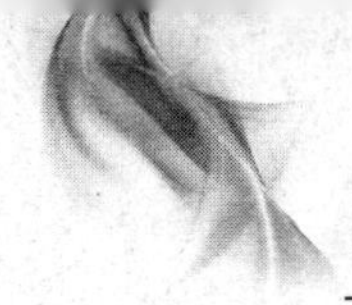

在ICU,床边计算机数据系统支持临床治疗,此系统协调来自床边检测、ICU实验室、中心实验室和手工输入的数据。每张病床均有一个终端,在监护室和邻近办公室还有几个额外的终端。床边终端是患者治疗和巡视病房讨论的中心焦点,系统记录了所有护理操作、摄入的药物、物理疗法及人口统计学数据。这个终端取代了大的A2-型纸记录仪,大多数ICU仍以其为特征。床边检测评估生理学参数(表3-8),数据可自动或手工下载,已有的床边检测仪提供了关于血流动力学、呼吸和心脏生理学参数的主要连续检测,其被POCT和中心实验室检测支持。

表3-8　床边生理学参数

血流动力学参数	自主呼吸每分钟换气量
心率	动态顺应性
动脉血压(BP)	吸气/呼气比
平均动脉压(MAP)	加湿器温度
中心静脉压(CVP)	心脏功能检测和计算
非侵入式血压	肺动脉压(PAP)
体温	平均肺动脉压(MPAP)
呼吸监测	肺动脉楔压((PAWP)
氧饱和度(脉搏血氧计)	右肺动脉压
吸入氧浓度(FiO_2)	右心室压力
呼吸频率	混合静脉血氧饱和度
通气模式(如:自主呼吸,持续正压通气(CPAP))	心输出量(CO),心指数(CI)
吸气峰压(PIP)	每搏输出量(SV)
呼气末正压(PEEP)	体循环阻力(SVR),体循环阻力指数(SVRI)
持续气道正压(CPAP)	肺循环阻力(PVR),肺循环阻力指数(PVRI)
内源性呼气末正压(auto-PEEP)	左室每搏功(LVSW),左室每搏功指数(LVSWI)
总呼气末正压(total-PEEP)	右室每搏功(RVSW),右室每搏功指数(RVSWI)
压力支持	氧供,氧耗,氧摄取率
呼吸机呼气频率	颅内压监测
总呼吸频率	颅内压(ICP)
吸气潮气量	颅灌注压(CPP)(区别于平均动脉压和平均颅内压)
呼气潮气量	

一个小的卫星实验室邻近于监护室,有2台血气分析仪,1台血糖检测仪和1台凝血分析仪。护士采集的患者标本被立即送到分析仪进行检测和分析,数据直接从分析仪下载到临床数据系统,在这儿更进一步地计算衍生参数。在这所医院,中心生化和血液学实验室位于ICU之上的3楼,有一整套关于快速追踪和计算ICU标本和直接将数据下载到临床数据库的操作规程。但每天早晨ICU的化学病理学家顾问审查生化和动脉血气体数据,这些数据对解释源于POCT的代谢数据和提出进一步要求是非常有用的。

临床生化中心实验室提供所有常规器官特异性生化分析,并可提供参数支持由血气分析仪(如糖、乳酸、碳酸氢盐和氯)提供的代谢研究。因为血气分析仪的代谢分析主要用于一般病房和门诊患者,一些分析的检验周转时间可能要求几小时。ICU的医疗小组以中心实验室血清/血浆电解质作为POCT电解质的参考。

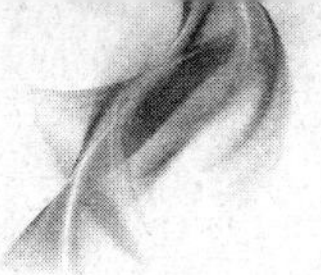

现今,床边实验室实施的 POCT 如表 3-9 所示。大多数分析由护士操作,当将血气分析与床边脉搏血氧计检测数据相结合时,护理队伍将向监护医疗队伍寻求这方面的指导。

表 3-9 监护室 POCT

测量	计算
血气体	
氧分压(PO_2)	碱剩余(实际碱剩余和标准碱剩余)
pH	碳酸氢盐
二氧化碳分压(PCO_2)	总二氧化碳
电解质	
钠	阴离子间隙
钾	—
氯	渗透压
钙,离子钙	—
镁,离子镁	—
代谢产物	
葡萄糖	—
乳酸	—
尿素	—
肌酸酐	—
辅血氧计	
氧和血红蛋白	红细胞比容(传导性)
碳氧血红蛋白	—
高铁血红蛋白	—
脱氧血红蛋白	—
硫化血红蛋白	—
胎儿血红蛋白	—
总血红蛋白	—

二、代谢监测

(一)延伸到血气、电解质和酸—碱评估

现存的 POCT 电解质检测满足了关于液体平衡、酸碱状况和细胞外离子分布的临床评估的要求,范围由有效离子特异性电解质范围决定。全血分析可评估电解质。最近引入的电解质是镁,新近发现危重患者有镁集中的现象。在研究接受心肺旁路手术的患者时,发现血浆镁离子在术后 24 小时内迅速降低,而总镁量没有改变。镁缺乏的各种症状包括低钾血症、低钙血症、神经肌肉过度兴奋、呼吸机收缩减弱和顽固性心律失常,早产儿呼吸困难、婴儿突然死亡等也可能与镁缺乏有关。此外,急性镁缺乏会导致血小板聚集、微血管充血、出血,并可引起肺局部水肿。其他的研究显示,危重患者的血清和红细胞内镁含量异常增高的

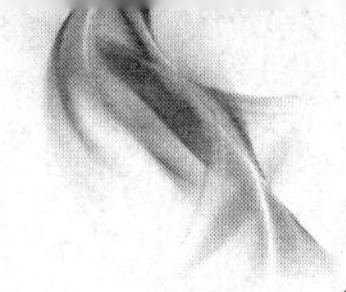

发生率很高,合并高镁血症导致死亡率升高。在钙存在的情况下,血液50%的镁与蛋白质结合,因此患者总镁含量增高可能会被误诊为另一种常见症状——低蛋白血症。

在离子的潜在价值中,磷酸盐阴离子初期涉及酸碱平衡和细胞能量,被认为是就地检验关键分析物主要候选者。磷酸化是细胞信号和代谢过程的关键成分,假定其重要是合理的。如果不是必须,血无机亚磷浓度应维持在正常范围内。血清“磷酸盐”测量是每日生化检测的一部分,但是在ICU停留期间,医师很少对磷酸盐显著降低采取措施。这种缄默的一个重要原因是对ICU患者血清磷酸盐水平的解释是复杂的。大多数患者,特别是在术后早期,在头几天仍然保持有限的营养支持。在这期间,对代谢要求有相当大增加。在某些患者,除胃肠道和肾近端小管损失外,还有可识别的体内钙平衡紊乱,可影响磷酸盐转换,这在脓毒症中多见。在这种情况下影响血清磷酸盐的其他因素很可能包括细胞因子和其他炎症介质。近来研究显示在ICU患者,高通气率在诱导低磷酸盐血症中起重要作用,药物治疗和液体替代也影响血清磷酸盐。

危重病患者低磷酸盐血症患病率特别高。低磷酸盐血症可能是增加肾排泄的结果,降低消化吸收,细胞内的转移伴有或不伴有的总磷池枯竭和极端的分解代谢状态。在重度低磷酸盐血症患者,临床表现尤其明显,包括呼吸改变、肌肉骨骼、肺和神经系统。低磷酸盐血症必须纠正,特别是有严重的症状患者。低磷酸盐血症是反映病情严重程度的标志物之一,但不能独立的预测重症病房或医院危重患者的死亡率。

关于磷酸盐的相关问题,针对体液磷酸盐浓度的规律性和快速治疗周转时间是否存在临床需要,其不能由中心实验室完全提供。ICU营养专家在每日图中记录血清磷酸盐作为营养营养评估的一部分,但是在急性状况下,其并不总是涉及严重低磷酸盐血症治疗。在许多情况下,最终目标是在关键组织中非侵入性评估磷酸盐代谢和转换,这可被循环衰竭或缺氧(如:休克状态下的脑、心脏缺血状态下的心肌、肝脏衰竭的肝、急性肾衰的肾)连累。针对这一问题发展了磁共振分光镜,但是这要求严格条件下将患者移动到设备处,并且这一过程不实用,大多数病例可能是违反规范的。因此,没有临床研究支持这项操作。关于肌间隔磷酸盐、pH、K^+和乳酸评估的一项侵入性技术,包括微透析,已经得到发展,但没有关于其在临床情况下对肌肉和其他组织是否有价值的报道。代谢病医生的合理争论:磷酸盐测定应与血气和其他电解质、代谢产物浓度一致,进行实时监测,其是代谢监测的一部分,因此在就地检验是有用和需要的。显然,在打算将其加入电解质组前,需要进行评估。

任何刺激性的炎症(如外科手术后脓毒症、急性胰腺炎、外伤、烧伤或缺血后再灌注)都可导致全身的毛细血管渗透性增加。全身的毛细血管渗透可通过监测微量白蛋白尿来监控。在各种临床情况下,如大手术、外伤、细菌性脑膜炎和急性胰腺炎,微量白蛋白尿可用来预测各种并发症,尤其是肺功能障碍和其他脏器衰竭。在绝大多数的ICU中,微量白蛋白尿被认为是检测脓毒症和多种器官衰竭的最有效指标。

由于血管通透性增加与严重的炎症刺激途径有关,微量白蛋白尿的出现可预测并发症的发生。急性炎症是多种器官衰竭的重要发病机制,毛细血管渗透性增加被称为“临床毛细血管渗漏综合征”,它是该发展进程的早期表现。因此,在床边每小时检测一次微量白蛋白尿(经尿排泄率修正)是监控患者急性炎症进程、识别患者是否发生器官衰竭的重要指标。

在ICU中,使用传统参数如阴离子间隙和碱剩余评估酸碱平衡存在困难。像Stewar或Fenal Stewar方法一样闻名,这一方法发现:决定弱电解质(H^+和HCO_3^-)和蛋白质游离的独

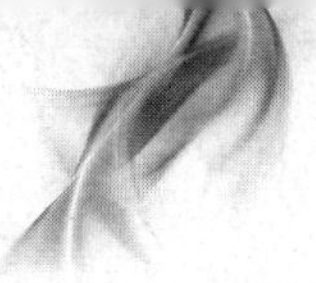

立变量是 PCO_2，弱酸总浓度及强阴、阳离子总和间的电荷差异。后者被称为强离子差异（SID），由强离子间隙（SIG）衍生。SIG是从强阳离子（钠、钾、钙、镁）总量中减去强阴离子（氯和弱酸）总量所得。这个参数（SIG）的引用参考范围为40～42mmol/L，并且在大多数情况下，其反映了代谢酸中毒中阴离子间隙的增长（超过45）和代谢性碱中毒中阴离子间隙的减少（少于35）。这种观念考虑到了酸碱状况评估中弱蛋白阴离子的贡献，并且集中于钠和氯的强有力影响。但是临床治疗中，这种方法的价值仍需被证明。有研究显示，与碱剩余、阴离子间隙和弱酸相比，这种方法对死亡率有更好的预测。在伴随低血清氯浓度的代谢性碱中毒中，可见非常高的SIG值，针对这些疾病的氯化钠代替治疗可通过SIG值变化更有效地监测。当今，大多数就地检验设施可完成SIG测量，在ICU中，其临床价值有待进一步评估。

胃张力测定法是一种相对简单的操作，可评估内脏循环或氧传递是否受累。以非直接测定细胞内pH为基础，即测定邻近组织和邻近动脉 PCO_2 的差值。推论（被许多研究证实）是：如果这项技术能准确地评估局部灌注改变，则可在其他多器官功能衰竭标记物（如高乳酸血症）出现前知道细胞内pH改变。胃肠黏膜有细胞翻转，并且对于低灌注非常敏感，故随后的黏膜坏死被考虑为多器官功能衰竭的先兆，特别在脓毒性休克中。最近的一项关于犬内毒素血症的研究得出结论：在血液减少50%时，这项检测缺乏足够敏感性和特异性。近来，最令人信服的标本来自十二指肠和回肠，但是这种采样技术上更困难。

（二）延伸到代谢检测群和心功能不良标记物

在ICU中，POCT的代谢检验群局限于糖、乳酸、尿素和肌酐，尽管很少有分析仪可同时测量以上四种。在成人监护室，胆红素的单独分析是有用的，但其效用有限。现在，对于ICU患者，线粒体功能评估引起研究者较大兴趣，与这同时发生的是评估危重症中细胞溶质和线粒体氧化还原状态。在研究实验室和一些临床环境中，通过乳酸/丙酮酸和3-羟基丁酸/前酮体（丙酮体）比例测定来判断氧化还原状态，且3-羟基丁酸/前酮体主要由细胞溶质的线粒体各自细胞内位点处降低的还原型烟酰胺腺嘌呤二核苷酸/烟酰胺腺嘌呤二核苷酸比值决定。正常比值大约为10，但是在正常浓度下对丙酮酸和前酮体的酶分析敏感性有限。因为前酮体不稳定，需要快速分析，对这些代谢产物临床评估兴趣的复活将有限的调整就地分析，较早已提化标记物，特别是肌钙蛋白的就地测量，因为适合其他临床环境，放在其他章节讨论。在ICU，其作用有限，在危重症患者，测量血酮体有相当大利益。

钠尿肽（NP）是一组具有利钠利尿作用的内源性肽。近20年来，其家族的四个成员相继被发现，其中产生于心室的B型钠尿肽（BNP）由于能够很好地反映心功能的状态而备受关注。BNP基因首先编码出含氨基酸的B型钠尿肽源前体（preproBNP）（134AA），储存于心房和心室的心肌颗粒中。preproBNP在切去N端26个氨基酸的信号肽后成为B型钠尿肽原（proBNP）（108AA），之后可进一步被内切酶切割为含N端76个氨基酸的NT-proBNP和含32个氨基酸的BNP。心室是BNP最主要的储存和释放部位，然而心室存储BNP的能力非常有限，心力衰竭时心室和心房肌细胞中的BNP浓度均会明显升高。BNP是心室最重要的利钠肽，与其他利钠肽及前体相比，BNP是心室超负荷时更敏感和特异的指标。当大部分注意放在门诊患者和紧急入院患者评估上时，BNP检测对ICU患者治疗有一定作用，并且BNP分析的就地检验是有效的，可应用于ICU。这个监测也适用于对肺动脉导管锲压测量数据的解释。

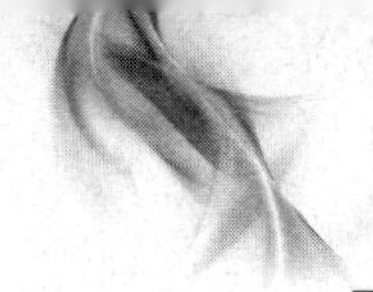

(三) 脓毒症和炎症标记物

脓毒症是最重要的并发症,也是ICU患者死亡的主要原因。一项美国的研究显示,入院者脓毒症发生率为22.6%,并且其中50.5%在ICU,6%~10%入住ICU者归因于脓毒症。脓毒症医院死亡率为28.6%,在ICU患者为34.1%。在美国,脓毒症死亡率高于心肌梗死,其平均住院时间为20天,人均花费超过2万美元。对脓毒症不良结果风险的了解使ICU临床医师对感染证据相当警惕,检测系统通常被放置在适当地方以发现早期临床和生理学体征及症状。临床医师熟知大部分传统感染标记物主要是宿主炎症应答标记物,因此缺乏特异性和敏感性,特别是在疾病早期。临床医师需要鉴别系统性炎症反应综合征(SIRS)和脓毒症,并且希望易感患者其有效标记物出现越早越好。

在一般医院,特别是感染性疾病单位,多年来急性期血清蛋白被用于诊断感染,使用最广泛的是C-反应蛋白(CRP)(表3-10)。CRP于1930年发现,是人类最重要的急性期反应蛋白,是一种能与肺炎球菌C多糖体反应形成复合物的急性时相反应蛋白,急性期浓度可升高上千倍。定量测定血清中CRP的含量,对辅助诊断细菌感染、鉴别细菌与病毒感染等有重要的临床意义。CRP在肝脏合成,是对IL-6刺激和增长的快速应答,产生于感染发作后3~4小时内。同其他急性期蛋白一样,其特异性有限,因为在许多非感染性疾病中(例如类风湿关节炎、炎性肠病、心肌梗死)也增高,其低特异性限制了在ICU的使用。对有SIRS的疾病和外伤患者,临床医师并不把CRP作为脓毒症标记物。现在使用的生理学标记物如体温、心率、呼吸频率、白细胞计数构成了常用感染组,在许多病例中作为感染标记物是令人满意的。但是同样,其对脓毒症有不可接受的低特异性。新近,推荐使用传染病可能性得分系统(IPS),IPS联合以上标记物、CRP和脓毒症相关器官衰竭评价得分(SOFA),所有均各自加重严重度。使用IPS的初步结果表明:其优于伴随令人印象深刻的接受手术特征的传统组,尽管这种方法可能需要提高敏感性。当在ICU使用时,CRP广泛有效标准化实验室分析同IPS一样被重视,通常不伴随SOFA得分的正式评估。在缺乏快速CRP治疗周转时间的医院,CRP的就地分析是有效的,特别是检测对已知感染的应答和复发的早期检测。

表3-10 脓毒症和系统炎症反应综合征(SIRS)的公认标记物

标记物	改变
体温	↑或↓
心率	↑
血压	↓
血清蛋白	↓
血清C-反应蛋白(CRP)	↑
白细胞计数(WBC)	↑或↓
血清降钙素原(PCT)	↑
血清补体因子	↑或↓
内毒素血症	↑
血清白细胞介素(IL-1,4,6,8,10)	↑

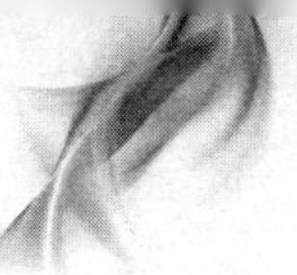

续表

标记物	改变
血清白细胞介素受体(IL-1,2,6)	↑
血清肿瘤坏死因子(TNF)和其受体	↑
血清磷脂酶 2	↑
血清弹性蛋白酶	↑
血清黏附分子:血管细胞黏附分子-1(VCIM-1)	
细胞间黏附分子-1(ICAM-1)	↑
内皮细胞白细胞黏附分子-1(ELAM-1)	↑
血清选择素:P-选择素,E-选择素	↑
血清新蝶呤	↑
B 型钠尿肽(BNP)	↑
血小板	↓
血清纤溶酶原活化抑制物(PAI)	↑
血液乳酸	↑
杀菌/通透性增加蛋白(BPI)	↑

降钙素原(procalcitonin,PCT)是 20 世纪 90 年代才发现的细菌、真菌性感染的特异性标志物。PCT 是降钙素(calcitonin,CT)的一小分子蛋白质前体,在细菌性脓毒症中可能有独立免疫功能。血清 PCT 的半衰期为 25～30 小时,在体内外较稳定,不受体内激素水平的影响,在健康人血清中的含量极低,常低于 0.1ng/ml。PCT 的表达主要受细菌内毒素和炎症细胞因子调节。在感染和脓毒症中,降钙素水平升高,且其水平是死亡率的阳性预测指标。当有细菌、真菌重症感染时,寄生虫感染以及脓毒症、严重休克、全身炎症反应综合征(SIRS)和多器官功能障碍综合征(MODS),血清中的 PCT 浓度在 2～6 小时内迅速升高,一般高于 1.0ng/ml,而且持续时间长。与 CRP 相比,血清 PCT 有更大的动力学范围,其水平升高更早。自身免疫、过敏和病毒感染等其他非细菌性感染患者中,血清 PCT 水平不升高或仅有轻度升高。局部有限的细菌感染、轻微的感染和慢性炎症不会导致其升高。PCT 反映了全身炎症反应的活跃程度,影响 PCT 水平的因素包括被感染器官的大小和类型、细菌的种类、炎症的程度和免疫反应的状况。另外,PCT 只是在少数患者的大型外科手术后 1～4 天可以检测到。目前,PCT 已作为严重脓毒症的标记和预测物。

其他具有 POCT 临床使用潜力的假定脓毒症标记物包括血清淀粉样 A 蛋白,与 CRP、IL-6、BNP 具有相似特征。对于 IL-6,有一定就地检验价值,其在感染发作后 2～8 小时间增加,并且很持久,与大多数其他前炎性细胞因子不同(其他标记物见表 3-17)。特别需要确认炎症介质和蛋白标记物,可能作为宿主特异性应答标记物最终是有用的,并且对靶向治疗有帮助。肾和血滤过清除因素在分析中应分开来考虑。可能有标记物检测可促进特异性治疗,

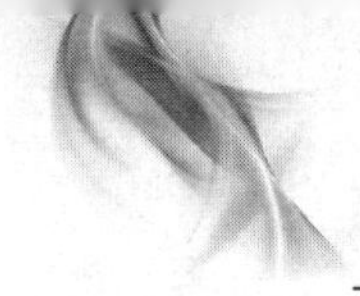

如重组活化蛋白C等,这些与CRP、PCT一样需要连续测量。

对特异性感染的宿主免疫应答的功能分析(例如:抑制单核细胞HLA-DR表达,或单核细胞对内毒素的应答功能体外分析),在脓毒症中已被研究。脓毒症可能成为适合POC分析的实用工具。

(四)连续监测

涉及固定酶的科学技术在20世纪70年代得到发展,主要针对稀释和肝素化血清中代谢产物的连续体外监测,但是未达到临床有规律使用。生物传感器与生物学识别分子(如酶或抗体)联合使用,伴有使用生理学(如热量或密度)、电化学(如电势测量或安培测量)、光学系统的换能器。这有许多发展困难,特别是聚合接触面膜的选择和数据处理,但是这些系统已可监测pH、PCO_2、钠、钾、糖和红细胞比容。一项在初生儿使用监测系统评估偏差精确性和血液丧失的研究报道了令人鼓舞的结果,但需要更进一步研究。据报道,有针对血气体和代谢产物的监测系统。

微透析技术,有检测糖、乳酸、磷酸盐和其他代谢产物,如丙酮酸、甘油、尿素和谷氨酸盐的能力,被特别发展为ICU使用。在监测脑代谢、显微外科手术缺血和组织液变化来探测器官衰竭方面,系统仍处于研究期。

三、分子监测

(一)POCT病原诊断学

我们对病原微生物范围的了解是有限的,部分是因为直到现在,诊断学检测还被培养技术所限制。ICU临床医师知道,脓毒症中大量病理学,尤其是系统病理学,与宿主对感染的炎性应答有关,在合适的抗生素治疗中和或杀死入侵病原后仍持续较长时间。但是,鉴别病原在脓毒症发作后尽可能早的进行,因为可确认和矫正抗微生物治疗,并且现在管理要求快速诊断、药物敏感性和抗药性。在标本收集之前的经验性抗微生物治疗经常限制了培养技术的敏感性。微生物病原全基因组测序的出现不仅提高了我们对许多感染性疾病的了解,而且提高和加速诊断的技术学范围。因此,多聚酶链反应(PCR)诊断方法,其作为大量病原的分子特征,被用于菌株分型和抗药性特征分析。新方法可以鉴别某些不能被培养的假定病原。来源于对感染性疾病基因组学的其他领域是针对血清学诊断和治疗目标的微生物核糖体DNA产物的鉴别,高密度DNA多重微阵列可以快速对微生物和病毒进行检测。

在正常健康个体血中有细菌DNA存在,我们需要了解这是一个混淆因素。更有意义的是关于特征变异和宿主对不同病原和不同剂量应答的动力学信息。例如,对细胞因子、化学因子、复制调解子的应答,革兰氏阴性菌和革兰氏阳性菌感染之间存在非常大差异。宿主应答的遗传变异需要被识别,因为这类型信息的阐明,通过联合宿主应答和基因组病原诊断检测可取得重症感染的特征描述。这将在计算机帮助下,快速诊断源自这些参数的就地分析,其临床价值是最大的,该领域技术的进步使这种方法实用,但这需要满足质量评估和安全标准。

(二)宿主基因分型和风险因子

宿主对感染应答的更详细的分子特征有助于进行合适的治疗。近年来,对涉及宿主炎症应答的过程取得了进步。来源于超过20次的免疫调节治疗失败实验的结果表明,内在宿主变异性，特别是内源性调节因子的产生，在决定不良结局中起重要作用。变异性的偏差似乎为前炎性(TH_1)和抗炎性(TH_2)T 细胞释放的细胞因子产生侧面图的差异，部分归因于某些基因启动区的等位基因多态性。几项研究描述了调解子的单核苷酸多态性(SNPs 或 SNIPs)与感染或不良结局易感性的联系。这些包括关于脑型疟疾风险和脓毒症死亡率的 TNF 启动子基因的 SNPs，针对脑膜炎球菌的纤溶酶原活化抑制物(PAI)和甘露糖结合凝集素(MBL)SNPs，针对严重脓毒症不良结局的 IL-1 受体拮抗剂(IL-1ra)的 SNPs。许多其他研究报道，SNP(主要集中于前炎性调节因子)与危重疾病不良结局有关，这些联合的临床关联仍不清楚(表 3-11)。在后基因组时代，大规模 SNP 扫描是可以计划的，现今证据表明 26 000基因大约有 480 万 SNPs，其中 1/3 作用不明。很可能 SNPs 和临床综合征的联系被发现。必须注意：SNP 变异和关联的知识不能推断基因产物表达的复制和翻译后差异。此外，只有当基因具有可证明的功能联系时，SNP 分析才是有利的。多种方法对 SNP 分析是有用的，一些被用于评估移植风险因子，当其变得有意义时，可适合于快速 POCT，因为 SNP 分析范围的限制，诊断试纸法是可行的。当扫描大约 100SNPs 时，可通过序列特异性引物(SSP) PCR 方法获得，其已在移植组织分型实验室使用，对成千上万 SNPs 的大规模扫描分析，Invader™(第 3 次科技浪潮，Madism，WI，美国)技术是最适用的。

表 3-11　SIRS 中宿主应答过程与已知的涉及严重脓毒症的单核苷酸多态性(SNPS)

过程	例子
感染易感性	甘露醇结合凝集素(MBL)
	维生素 D 受体
细胞因子	肿瘤坏死因子(TNF)
	白细胞介素-1(IL-1)
	淋巴毒素-α
黏附分子/共刺激	细胞间黏附分子-1(ICAM-1)
	L-选择素
细胞因子受体	Duffy 抗原(IL-8)
	趋化细胞因子受体 CC-CKR-5)
凝血/纤维蛋白溶解/动脉粥样硬化	纤溶酶原活化抑制物(PAI)
	载脂蛋白-E
	血管紧张素转换酶-1(ACE-1)
抗原提呈	热休克蛋白(HSP)
	抗原提呈运输体 1，2(TAP1，2)

(三) 药物基因组学

药物遗传学是后基因组时代的一条明确路径，已经用于制药工业，是一项被涉及用于克服个体对治疗应答变异的工具。部分努力涉及 SNPs 制图，用于识别涉及变异的遗传位点。SNPs 与一系列药物代谢系统有关，如细胞色素 P450 系统，但是仅有一小部分 SNPs 最终被证明有足够机能改变临床结局。这些 SNPs 可能是简单的，如有些移植药理代谢，导致药物半衰期和药物效果延长。但是，其他 SNPs 可能更复杂，例如：可能有多态性与药物代谢酶路径有关联，这增加了中间代谢物的产量，导致有毒代谢物。但是，如果有第二个基因型可抑

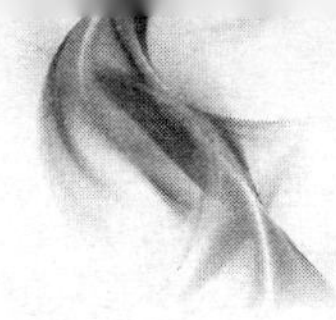

制代谢中间产物成为第三无害代谢产物的第二个酶系统,这个基因型的有害影响才能表现出来。此类信息不仅增强了有效药物的发展,也为有特别基因型患者合理使用药物提供了机会。因此,在ICU管理中,危重情况下药理治疗可能通过增加对患者基因型、胆碱酯酶基因型的了解来增强。例如,在治疗一个患有严重脓毒症,并具有TNF过量表达基因型及抗TNF抗体,则针对炎症介质表达的SNP分析可迅速通过POCT施行。

(四) 结论

分子生物学相关技术将不断应用到POCT、生物芯片的开发和小型智能化生物芯片分析系统,特别是蛋白芯片对POCT将起极大的推动作用,在病原体的快速诊断、微生物耐药性检测、遗传性疾病的筛查等方面,DNA芯片因其特异性和高通量将会有很好的应用前景。非创伤性经皮检测可能是POCT一个重要的发展方向,经皮近红外光谱分析技术逐步成熟和相应检测技术的改进将使这一领域有广泛的前景,特别在新生儿检测方面意义重大。

在ICU中,POCT进入了一个关键时期。医学科学技术的进步开始阐明预防、检测和治疗多器官功能障碍(MODS)的许多方法。合并了多靶向治疗和改善信息系统连接的费用——利益分析鼓励了该领域的快速发展。ICU临床医师和临床病理学家需要亲密合作来引导表3-12所计划的发展。诊断学工业将包括POCT及与之平行的主要实验室系统的发展,这将导致更多机会来评估POCT在ICU中提高临床护理的潜力。

表3-12 ICU中POCT未来的发展

代谢产物和电解质	尿白蛋白/肌酸酐
降钙素原	尿液电解质
脑钠排泄肽	分子学
酮体	病原诊断和药物敏感性
丙酮酸	药物遗传学
磷酸盐	宿主遗传高位因子[SNPS和(或)蛋白质组]
离子镁	病原—宿主交互作用体
胶体渗透压	

第五节 感染性疾病中的POCT

感染性疾病的实验室检测传统上是由中心实验室完成,操作费事又费时,这是由于标本运送到实验室,要经过分离培养、鉴定、结果的解释和报告。在许多特殊的医疗环境中,要求更快的处理患者,感染性疾病的POCT在评估、诊断和处理患者中占有重要地位,并且更有效。分子生物学技术推动了这个领域的发展。本节将评论和探讨这些检测方法的应用范围和效果。

一、细菌感染

(一) 下尿道感染

下尿道感染(膀胱炎和尿道炎)是常见疾病。在所有年龄组,女性发病率较高,特别是生育后的中年期。此外,膀胱炎是常见的医院性感染,主要是尿道插管患者。细菌是这些感染的主要病原体。需氧革兰氏阴性细菌是最常见的病原体,尽管一些革兰氏阳性细菌占医院

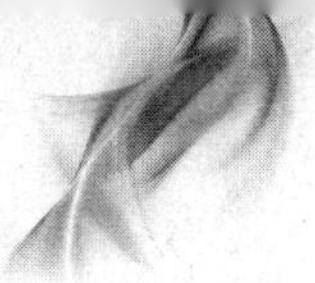

性感染的大部分。下尿道感染患者有排尿困难、尿频、尿急，偶尔有发热和耻骨弓上的触痛。但是，这些症状也可发生于生殖道感染。

下尿道感染的实验室诊断需要清洁中段尿标本培养。Kass 在 1956 年指出，诊断急性尿道炎的实验室标准是尿培养单一种群，其细菌浓度至少为 1×10^5 u/ml(CFU/ml)。其他作者指出：在某些人群，细菌浓度 1×10^2 CFU/ml 是显著的，特别在急性尿道综合征妇女。(1×10^2 ~ 1×10^4)CFU/ml 可能为导管相关感染，1×10^3 CFU/ml 可能指示男性感染。

因为定量尿培养需要 24 ~ 48 小时获得结果，需要发展快速筛查检测来识别低风险下尿道感染患者。通过光镜识别尿液中的细菌是快速经济的筛查方法。在未离心和染色的尿液中识别细菌是灵敏度最低的方法，但是尿液经离心后用革兰氏染色检出灵敏度最高。未离心、革兰氏染色尿的定量标准是每一油镜下细菌在 1 个以上，细菌浓度 1×10^5 CFU/ml。使用未离心尿的灵感度为 72% ~ 97%，特异性和阳性结果预测价值较低，阴性结果预测价值高于 99%。大约有 50% 急性症状的妇女细菌浓度低于 1×10^5 CFU/ml，限制了显微镜的使用。此外，因为尿液容易污染，如许多上皮细胞、各种革兰氏阳性杆菌和球菌以及不同型别混合细菌的存在，所以假阳性率高。

判断是否存在排尿困难可有效区分是否有细菌感染或污染。每小时尿液超过 400 000 个中性粒细胞与感染相关。在尿液中确定白细胞最准确的方法是在血细胞仪中检查未离心尿。通过显微镜检查尿沉淀物而不使用血细胞仪确定脓尿是不准确的，因为初期尿容量、离心速度和时间是变化的。

Greiss 检测被作为快速尿筛查检测。样品滴加到浸渍条上，如细菌在生长，可使浸渍条上的硝酸盐还原为亚硝酸盐。检测敏感性低(35% ~ 85%)，特异性高(92% ~ 100%)。如果感染细菌没有硝酸盐还原酶(葡萄球菌某些种，肠球菌某些种和假单胞某些种)、尿 $pH<6$、高水平尿胆原或含有抗坏血酸，可发生假阴性结果。

使用酶作用物浸渍检测条有相似的概念，其通过中性粒细胞中的白细胞酯酶来探测排尿困难。白细胞酯酶检测试纸比硝酸盐检测试纸敏感，其敏感性为 75% ~ 96%，特异性为 94% ~ 98%。白细胞酯酶检测条倾向于假阳性结果，阳性结果预测价值大约为 50%。假阳性结果可能由抗坏血酸和高水平蛋白质引起。可利用白细胞酯酶和硝酸盐联合检测条，与单独白细胞酯酶检测条性能相似：敏感性(79% ~ 91%)；特异性(60% ~ 79%)；阳性结果预测价值(23% ~ 66%)；阴性结果预测价值(93% ~ 99%)。

尿液的快速筛查有助于确定患者是否需要更进一步评估是否存在下尿道感染。下尿道感染患者群具有异质性，每一检测方法的有效性随细菌浓度、感染的微生物类型变化，没有一种检测方法在所有病例中是都可行的。对于有症状的个体，直接显微镜检查是较好的，因为白细胞酯酶或硝酸盐检测阴性不能排除感染；与之相比，白细胞酯酶检测用于无症状患者。硝酸盐还原酶检测敏感性低，不推荐作为独立检测。临床判断和采用定量培养来肯定筛查检测中可疑为下尿道感染患者。

（二）链球菌化脓性咽炎

咽炎是常见病，在美国，大约 30% 的儿童和 5% 的成人咽炎由化脓性链球菌(A 群链球菌)引起。由于 A 群链球菌感染的症状和体征没有特异性，单独以临床表现为基础的诊断是困难的。咽拭培养是诊断的主要方法，但是，获取结果需要 24 ~ 72 小时。尽管抗生素治疗将延误到 9 天，55% 的家族从业者和 75% 的儿科医生在获取结果前开始治疗。原因是：不能确定患者是否会复诊或取结果，患者渴望缓解不舒服的症状，限制细菌扩散。

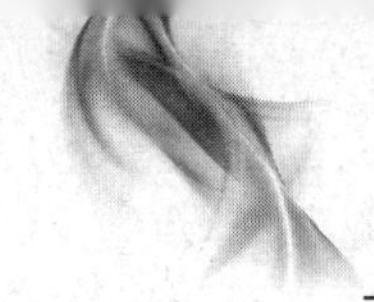

为了使临床医师及时确定患者是否需要抗生素治疗,需要发展快速系统来探查A群链球菌抗原。乳胶凝集检测是第一代快速A群链球菌检测。乳胶检测敏感性低,判断是否存在凝集具有主观性。快速探查检测要求排除步骤在分析前,通过酸或细胞壁活化酶排除A群链球菌碳水化合物。EIA适合检测A群链球菌抗原。大多数快速EIA检测是膜免疫分析,与抗体结合的链球菌抗原固定在膜上,加入酶作用物,颜色改变为阳性。几种其他形式可采用:具有脂质体相连的抗体EIA,印迹EIA,允许多项快速检测,使检测更有效。

在许多评估中,EIA优于乳胶检测,但是没有一种检测敏感性可以与细菌培养媲美。其敏感性为39%~95.8%,特异性为79%~100%,阳性结果预测价值为65%~100%,阴性结果预测价值为81%~98.3%。从两侧扁桃腺收集标本的阳性率高于一侧扁桃腺。在两项研究中,每一扁桃腺取一单独拭子,一侧A群链球菌阴性的病例有20%~28.5%。与干燥拭子相比,由于使用了运送培养基而弄湿的拭子,其EIA检测敏感性降低。

最近以EIA为基础的革新、A群链球菌快速检测是最佳免疫分析Strep A OIA。这项试验是以抗A群多克隆兔抗体吸附在一种硅薄饼的表面,在其表面形成金色亮光。提取链球菌抗原与HRP标记的抗体混合,结果免疫复合物与硅薄饼上的抗体链接,加入底物,上述复合物与酶标抗体起反应在表面形成沉淀物。结果在板层的厚度上出现改变,引起表面反射性质的改变,产生可见的紫红色。阴性结果在表面没有颜色变化。这项试验比常规的A群链球菌培养还敏感。随后证实其敏感性为81%~92.3%,特异性为89%~97.4%,PPV为77%~91.5%,NPV为93%~95.8%。

尽管这些A群链球菌的快速诊断检测允许以阳性结果为基础进行抗生素治疗,美国儿科学会推荐所有阴性结果需要经培养法肯定,因为这些检测都没有培养法敏感。因此,在大部分病例将进行培养,当决定是否应该使用时,应该考虑快速检测的附加花费。此外,没有一种方法真正优于另一种,且操作受多种因素影响,故推荐培养法,其优于直接检测A群链球菌抗原。

(三)幽门螺杆菌

幽门螺杆菌是革兰氏阴性螺旋状微需氧细菌,抑制胃黏膜分泌黏液,从而引起胃炎。世界范围感染率高,发生于不发达国家的儿童和工业化国家如美国。幽门螺杆菌引起消化器官溃疡,与胃癌和胃原发性D细胞淋巴瘤相关。在感染患者中检测病原体是重要的。有大量方法探测幽门螺杆菌的存在与否,其中一些要求侵入性操作。没有内镜活检的诊断检测包括:^{13}C和^{14}C呼吸检测,血清学和粪便EIA抗原检测。要求组织活检的方法有:组织学涂片/细胞学,培养,PCR和快速尿素酶检测。快速尿素酶检测,涂片/细胞学和血清学检测适合在患者身边开展。

快速尿素酶检测以幽门螺杆菌尿素酶产物为基础。CLO检测是第一代快速尿素酶检测,在全世界范围使用。如果存在幽门螺杆菌,尿素酶降解尿素,产生氨,使pH增加,使颜色由红变为黄。在1小时和24小时各读数一次。并且以琼脂为基础的检测可采用。新检测仅在1小时读数一次。不同的快速尿素酶检测似乎是等价的。研究证明:敏感性为71%~98%,特异性为68%~100%,阳性结果预测价值(PPV)为79%~100%,阴性结果预测价值(NPV)为79%~98%。

快速尿素酶检测产生阳性结果至少需要100 000个细菌。治疗减少细菌数量,H2受体拮抗剂感染主要位点从胃窦变为胃体/胃底。通过H2受体拮抗剂治疗,敏感性从91%降为79%。因此,不推荐快速尿素酶检测评估治疗效果。

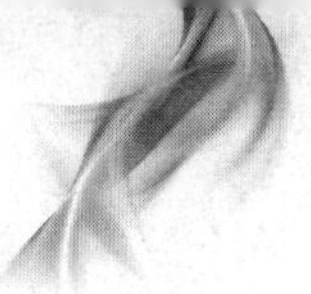

幽门螺杆菌感染在大多数成人引起免疫应答。产生 IgA 和 IgG,IgG 似乎与疾病更相关。在一些患者,血清 IgG 抗体可肯定感染存在。几种膜 EIA 和乳胶凝集检测的开展,允许在患者身边进行血清学评估。

病原体被根除后,抗体还持续存在,在 6 个月后,有 50% 的患者抗体滴度降低,血清学在评估治疗效果方面作用有限。此外,检测抗体不能区分过去或新近感染。年轻患者存在的问题是免疫应答不持续。Khana 等证明:血清学诊断感染敏感性在儿童(75%)低于成人(92%)。这些观察者还证明:血清学分析的操作变化与患者居住的地理区有关。因为世界不同地区幽门螺杆菌抗原变异不同,专家推荐在特定患者群,采用有效的幽门螺杆菌抗体血清学检测。

快速检测幽门螺杆菌的第三种方法是涂片的细胞学检查,可采用活检取材或刷过取材。每一种都有优点,取黏膜的黏液层,在组织处理中易丢失。刷过取材可获得大面积标本。涂片可空气中干燥或酒精固定,依赖于使用的染色方法。可使用各种染料,如革兰氏染色、亚甲蓝、四溴荧光素和亚甲蓝或改良的吉姆萨染色。在一项研究中,刷过取材的细胞学检测敏感性和特异性分别为 100% 和 92.5%,组织学分别为 66.7% 和 80%。在相似的一项研究中,使用烙印细胞学和改良的吉姆萨染色,敏感性和特异性均为 100%。

几种检测可用于幽门螺杆菌,选择受临床状况影响,因为没有一种方法适合于所有患者。采用多种方法可增加敏感性,推荐使用至少两种不同的方法,尤其是第一次检测为阴性时。这里描述的快速检测适合于在患者身边实施。许多快速尿素酶检测和快速血清学检测在 CLIA'88 下搁置,增加了他们的便利。

(四)肺炎支原体

肺炎支原体是细胞壁缺陷的细菌,在人类,可引起轻微的呼吸疾病、气管支气管炎和肺炎。地方性发病全年均有,每 3~7 年流行一次。10%~20% 的传染获得性肺炎由其引起,在儿童中发病率更高。抗体流行研究显示:在成人和儿童,每年感染率为 5.3%,在 5~9 岁儿童,感染率为 8.8%。尽管肺炎支原体感染是自限的,四环素或大环内酯物治疗可显著缩短病程。以临床表现识别患者是困难的,因为症状和体征与其他病原体引起的呼吸道疾病有重叠。在实验室,肺炎支原体难于培养,其要求特殊的培养基,生长缓慢,有时要求数周来分离。尽管出现新的诊断方法,如 PCR 和 DNA 杂交,诊断的主要方法还是血清学检测。大多数新的血清学检测都在实验室,基于 EIA 或 FA,不适合在患者身边检测。但是,评估患者肺炎支原体血清学状况的两种方法快速,在患者身边检测中是潜在有用的。

冷凝集试验可探测 75% 肺炎支原体感染患者的血清,数量似乎与肺受累的程度有关。在疾病的第二周,这些自身抗体直接对抗红细胞 I 抗原。在实验室,冷凝集试验涉及患者血清的一系列稀释和 O 型红细胞。但是,Garrow 在 1958 年描述一个快速床边筛查检测,其在临床是有用的。将大约 1ml 血液放入具有枸橼酸钠抗凝剂的试管中,试管在 0~4℃ 的冰水或冰箱中冷却 3~4 分钟。试管被标记后进行显微镜凝集检测,如果存在凝集,试管加温至 37℃,在几分钟后再检查凝集。如果加温后凝集消失,为冷凝集试验阳性。阳性结果与滴度高于 1:64 相关,滴度高于 1:32 是肺炎支原体感染的有力证据。冷凝集试验阳性还可见于腺病毒、RSV、CMV 和腮腺炎病毒感染和淋巴增生疾病。

肺炎支原体特异性抗体的存在可使用膜 EIA 技术快速检测。Immunocard Mycoplasma Kit 和肺炎支原体免疫球蛋白 G(IgG/IgM)抗体检测系统是当前可利用的两项检测。都是将患者血清加到标本和健康对照的卡片上,接着加入酶标抗人抗体。标本颜色的改变指示阳

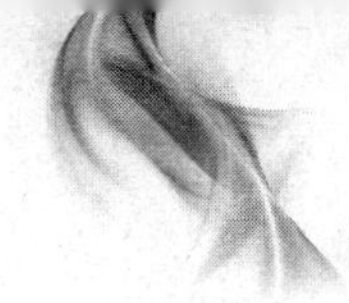

性。大约7~10分钟获得结果。Immunocard Mycoplasma Kit仅检测IgM,肺炎支原体免疫球蛋白G(IgG/IgM)抗体检测系统探测IgG和IgM。这两项检测敏感性和特异性均高于90%。

欧洲采用几项检测血清肺炎支原体抗体的乳胶凝集产品,评估证明混合结果。在美国,没有发表关于单一乳胶凝集产品的数据;但是,生产商宣称敏感性和特异性分别为91%和96%。检测IgG和IgM。

使用血清学检测作为实验室唯一诊断肺炎支原体方法存在几个问题。在疾病的头7~10天,不存在抗体,如果单靠血清学不能诊断。实验室传统使用相隔4周的两份标本抗体滴度升高4倍。仅检测IgM可漏诊,年龄超过40岁的再感染患者经常不产生IgM。虽然检测IgG和IgM在理论上可探查这组病例,推荐在一标本仅检测IgG。使用检测IgM的检测特异性最高,但是,如果是在疾病早期和高度可疑,阴性的IgM结果必需经培养或急性期和恢复期双份血清IgG滴度对比来判定。

(五) 细菌性肠炎

腹泻是世界范围的常见病,门诊和入院患者均可患病。根据致病机制将腹泻分为两种。分泌性或非炎性腹泻源自胃肠道吸收功能的改变,例子包括轮状病毒、诺沃克因子、霍乱弧菌等引起的腹泻;炎性腹泻是胃肠道黏膜破坏所致,是由病原体的入侵或产生的毒素所致。例子有志贺氏菌引起的腹泻。粪便培养可用识别致腹泻病原体,但是需要48~72小时获得结果,削弱了应用。快速区分两类腹泻是重要的。一些炎性腹泻要求抗生素治疗,知道腹泻类型可在获得培养结果前对患者进行合适的处理。此外,区分可通过确定何种患者需要培养来节省花费。

由致病细菌所致的胃肠道黏膜层破坏可导致痢疾样粪便,粪便包含中性粒细胞、黏液和血液。检测这些成分是区分两类腹泻的有用方法。中性粒细胞用于诊断源于1900s。要求新鲜标本,装入容器的粪便标本优于拭子。检测中性粒细胞最常用的方法是在一清洁玻片上加入少量粪便和两滴亚甲蓝,放上盖玻片,在油镜下观察涂片。其他方法有:革兰氏或吉姆萨染色的空气中干燥或酒精固定涂片。中性粒细胞的阳性结果未标准化。现在使用的标准包括:每20油镜1中性粒细胞,每5油镜超过2个中性粒细胞,每油镜超过5个中性粒细胞。

粪便中性粒细胞显微镜检测要求白细胞完整无缺,并非所有炎性腹泻患者粪便中均有白细胞。检测乳铁传递蛋白,其是中性粒细胞的颗粒糖蛋白,与铁螯合,阻止细菌使用铁,似乎是中性粒细胞的敏感标记物。商业使用的是Leuko-Test。但是,初乳、成熟人奶和血液中发现乳铁传递蛋白,假阳性结果可见于婴儿。

当单独使用,中性粒细胞或血液检测的敏感性和特异性均较低。显微镜检测白细胞的敏感性为31%~89%,特异性为60%~94%,粪便潜血敏感性为31%~87%,特异性为50%~94%。作为单一检测,乳铁传递蛋白敏感性最高,为85%~97%,但是特异性低,为15%~79%。两项研究报道:乳铁传递蛋白联合中性粒细胞或潜血检测,敏感性提高(84%~100%),没有特异性。这些检测单独或联合使用,阳性结果预测价值(PPV)低,阴性结果预测价值(NPV)相对较高(82%~100%)。如果乳铁传递蛋白联合中性粒细胞或潜血检测为阴性结果,粪便培养是不必要的。但是,如果临床可疑性高,粪便培养应该实施。

(六) 革兰氏阴性菌脓毒血症

脓毒血症的定义是存在肯定的感染过程,表现为全身性炎性反应综合征(SIRS)。SIRS是一群与对扰乱人体生理平衡的严重袭击进行系统应答相关的临床参数。很多因素均可引

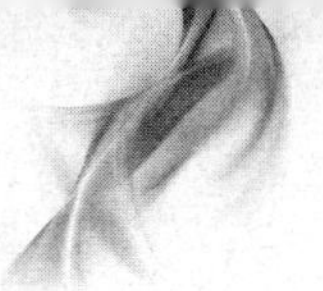

起 SIRS，脓毒血症就是一种。大约 1/2 的脓毒血症由革兰氏阴性菌引起，这些患者中又有大约 1/2 发展为败血症休克。由 SIRS 进展为脓毒血症性休克，多器官衰竭增加，可导致死亡。脓毒血症/败血症休克是监护室患者最常见的死因。

快速诊断可降低疾病率和死亡率。因为与 SIRS 相关的临床参数缺乏特异性，而血培养要求数天，实验室标记物对于脓毒血症的早期诊断是有价值的。几种物质被评估，包括细胞因子、补体、磷脂和内毒素，但是仅有内毒素与多器官衰竭或死亡率相关。

变形细胞鲎溶解产物分析（LAL）以变形细胞的溶解产物为基础，如果存在内毒素，其在血浆中凝集。这项检测技术不适合床边检测。利用其检测脓毒血症存在争议，一些人发现其与脓毒血症存在良好相关性，另一些认为仅与真菌性脓毒血症相关。此外，许多抑制物可产生假阳性。

内毒素血症患者血中的大量内毒素是结合状态，不能被 LAL 分析检测到，其仅可检测游离内毒素。为了提高敏感性和克服 LAL 分析的技术难题，Rylatt 等发展了凝集分析（SimpliRED Endotoxin Test），以多粘菌素 B 结合内毒素的能力为基础。多粘菌素 B 与可结合红细胞膜血型糖蛋白的单克隆抗体结合，混合分子将结合红细胞和内毒素，导致红细胞的交叉联合在 2 分钟内可见全血凝集。一项评估报道：这项分析对于检测患者多器官衰竭风险是有用的。

D-二聚体是纤维蛋白的降解产物，作为脓毒血症的标记物，开发 SimpliRED Endotoxin Test 的公司建立了 D-二聚体的床边检测（SimpliRED D-dimer）。以 D-二聚体的单克隆抗体为基础，如果存在 D-二聚体，2 分钟内全血凝集。对于革兰氏阳性菌，敏感性为 66.7%，对于革兰氏阴性菌，敏感性为 61.5%，阴性结果预测价值（NPV）为 96% ~98%。这项检测存在的问题是其他疾病也可发生纤维蛋白溶解，如外伤、恶性肿瘤、烧伤、肝脏疾病、心血管疾病、自身免疫性疾病和深静脉血栓。

现今，没有可信赖的快速诊断脓毒血症的检测。实际上，内毒素被作为标记物的临床价值被广泛评估，作为诊断工具是受到质疑的，因为不是所有革兰氏阴性菌脓毒血症患者都有循环内毒素，不是所有有内毒素患者均为脓毒血症。内毒素可作为预后标记物，脓毒血症可信赖的早期诊断标记物仍未找到。

（七）细菌性阴道炎

细菌性阴道炎是多微生物感染，阴道的正常菌群被其他菌群取代，包括阴道加德纳菌属、动弯杆菌属（Mobilucus. sp）、普雷沃氏菌属（Prevotella. sp）和生殖道支原体。大约 1/2 妇女有感染经历，症状包括：瘙痒、疼痛、异味、排尿困难和阴道分泌物，有些患者没有症状。细菌性阴道炎是妇女性行为中最常见的感染，导致每年 500 万 ~1000 万患者就诊。细菌性阴道炎与妊娠妇女的死胎和非妊娠妇女的骨盆炎性疾病及子宫内膜炎有关。诊断以出现 Amsel 描述的四个标准中的三个为基础，即阴道 pH 高于 4.5，阴道分泌物加入氢氧化钾后出现鱼腥味，稀薄水样分泌物和出现“线索”细胞。

阴道 pH 高于 4.5 是由于缺乏乳酸杆菌产生的正常乳酸。阴道 pH 通过将少量阴道分泌物放在检测条上，比较颜色改变来评估。但是，阴道 pH 受最近的性交、月经、冲洗和大量子宫颈黏液影响，这些均可增加阴道 pH。

胺检测，或“气味”检测，加入 10% 的氢氧化钾到阴道分泌物上，导致感染细菌产生的胺挥发，出现鱼腥味。其同样受前述因素的影响。82% ~87% 的细菌性阴道炎患者的胺检测阳性。特异性为 82% ~97%。但是，这些检测是主观的，依赖于观察者的嗅觉敏感度。

检测线索细胞，通过刮阴道壁取得标本，在玻片上加一滴生理盐水，盖上盖玻片，在显微

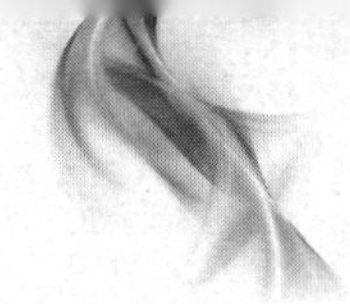

镜下观察。线索细胞是覆盖有球杆菌的鳞片状细胞。严格的吸附对于维持特异性是重要的。线索细胞表明高细菌载量,超过90%的细菌性阴道炎患者可发现线索细胞。

除了阴道pH,Amsel标准是主观的,难于统一采用。美国家庭实践学会1990～1994年发动的阴道炎的各型诊断检测的熟练检测中,医生对细菌性阴道炎的诊断准确性低(79%)。为了使检测客观和便于在患者身旁实施,实验室采用阴道涂片革兰氏染色法,这种检测满足了一些情况,是诊断的一种参考方法。

革兰氏染色涂片的几种评估方法被发展。这些系统涉及识别和定量多种细菌形态型:大的革兰氏阳性杆菌,小的革兰氏阴性杆菌,小的革兰氏阴性弯曲菌和革兰氏染色可变的杆菌。系统观察每油镜下不同形态型的平均数目,将不同类型的评分相加即为总评分(0～10)。评分高于7分是细菌性阴道炎。这个系统准确和可重复,但是,劳动强度相对大。

寡核苷酸探针技术被用于诊断细菌性阴道炎。Affirm VP Ⅲ系统采用自动处理机检测加德纳菌属、阴道毛滴虫和白色念珠菌。阴道拭子标本置于缓冲液稀释5分钟,加入缓冲液和酶作用物,溶液加入标本罐,放入处理机中。如果存在特异性核酸,与生物素标记的探针杂交,结合链霉素-山葵过氧(化)物酶捕获核酸。最后,指示剂酶作用物变为蓝色。敏感性、特异性、阳性结果预测价值(PPV)和阴性结果预测价值(NPV)分别为94%、81%、80%、94%。其他研究显示其特异性较低。有人推荐Affirm至少联合一项其他检测共同使用。

(八) 淋病

淋病是性传播或围产期传播的细菌性感染,由淋球菌引起,是革兰氏阴性双球菌。其最常导致男性化脓性尿道炎和女性子宫内膜炎,可致播散性感染,肛门直肠或咽感染,骨盆炎性疾病或婴儿(眼球)结膜感染。诊断基于从感染部位分离出细菌;但是,如果在化脓性尿道炎和子宫内膜炎采用脓液涂片镜检,快速假定诊断可先于获得培养结果。为避免错过最佳治疗时间,这一检测是十分重要的。

快速诊断采用男性尿道或女性子宫内膜脓液涂片,进行革兰氏染色,在中性粒细胞中检测革兰氏阴性双球菌。对于有症状的慢性患者,敏感性和特异性分别为89.1%～98.6%、94.9%～98.7%。PPV和NPV分别为95%和93%。对于妇女,检测并非同样有用,敏感性和特异性分别为16%～65.4%和88.4%～100%。子宫内膜涂片的PPV和NPV分别为97%和51%。子宫内膜涂片细胞内革兰氏阴性双球菌为阳性有诊断价值,但是,阴性涂片结果是不可信赖的。咽或直肠取材的革兰氏染色涂片不能用于诊断,因为存在许多形态学相同的菌属。

单一染色涂片检测优于两种染色涂片。Oxtoby等证明:与革兰氏染色相比,番红精染色的特异性和敏感性没有差异。

二、病毒感染

(一) 疱疹病毒

单纯疱疹病毒(HSV),包括HSV1和HSV2,以及水痘带状疱疹病毒(VZV),在新生儿和免疫缺陷患者中可引起高的发病率和死亡率。因此,快速探测病毒和开始治疗是极端重要的。可用于探查HSV和VZV的方法(细胞培养,免疫荧光抗体(FA),酶联免疫分析(EIA)和赞克(Tzanck)涂片中,仅有赞克涂片可在患者身边实施。涂片的准备涉及刮取可疑的疱疹损伤区的底部,在玻璃片上涂抹细胞,干燥,用莱特-吉姆萨、亚甲蓝或甲苯胺蓝染色,接着

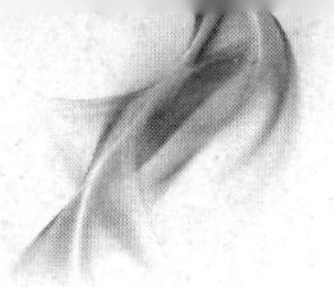

镜下观察。赞克涂片的敏感性范围为23%～70%，主要依赖于所取标本的类型。在一项研究中，血管损伤区的敏感性为66.7%，脓疱为54.5%，结硬皮为16.7%。至于特异性，HSV1、HSV2和VZV所致的细胞病理改变不能区分，偶尔会把天疱疮或接触性皮炎的坏死区涂片误诊为阳性。虽然在有些临床科室，赞克涂片阳性有用，但是其低的敏感性使其不适合在危重护理单位使用。如果时间不允许将标本送往实验室培养，FA或EIA似乎是最敏感的诊断HSV的方法。

（二）呼吸道合胞病毒和流感病毒

呼吸道合胞病毒（RSV）和流感病毒均可引起呼吸道感染，且不易区分。RSV是引起幼儿感染和儿科入院的最常见原因。此外，RSV是引起免疫缺陷患者生病和死亡的显著原因。流感病毒A和B是引起流感的病原体。快速诊断由RSV引起的呼吸道感染，允许对可能引起不良结局的婴儿使用利巴韦林治疗，阻止医院扩散，缩短非必需的抗生素的使用时间。同样，流感的快速诊断可允许治疗以减少扩散。

细胞培养被认为是诊断RSV的金标准；具有好的敏感性和特异性，但是，所费时间较长。针对呼吸道上皮细胞病毒抗原的FA检测要求荧光显微镜，并且高度主观。EIA兼具敏感性和特异性，固相EIA既不要求设备，也不要求专业培训，适合快速诊断。可利用的产品有Directogen RSV和TestPack RSV。在TestPack，加入缓冲液和过滤标本后，RSV抗体包被微粒和（或）抗体加入标本，如果存在RSV，可形成抗体-抗原-抗体复合体。溶液被送到反应盘，加入酶标抗体，冲洗和碱性磷酸酶被依次加入，紫色为“+”，否则为“-”。20分钟可获取结果。Directogen有轻微差异，病毒抗原非特异性结合在膜上，加入抗体和酶标抗体，产生紫色为阳性。其操作需要15分钟。

评估固相EIA检测，Directogen RSV敏感性范围为61%～100%，特异性为80%～100%，阳性结果的预测价值（PPV）为81%～91%，阴性结果的预测价值（NPV）为75%～93%。TestPack RSV敏感性为57%～100%，特异性为84%～100%，PPV为91%～100%，NPV为85%～96%。

标本质量和类型影响敏感性，已经指明鼻冲洗液优于鼻拭子。在一项研究中，Directogen和TestPack的敏感性分别为86.2%～64.9%、83.5%～43.6%。黏液标本可引起过滤问题，导致标本无法解释。标本稀释1∶3或使用黏液溶解剂可解决。患者病程中标本采集的时间影响敏感性。症状发作后的第一周EIA最可能为阳性，这个时期后，培养和免疫荧光抗体阳性率更高。

关于流感，快速抗原增殖检测可与床边检测一致。标本类型影响敏感性，不同生产商要求不同的标本类型。革新的快速分析ZstatFlu采用检测神经氨（糖）酸苷酶活性，其可探测流感病毒A和B。分析的敏感性流感病毒B型低于A型（40.9%∶76.4%）。

快速分析对于紧急治疗是有用的。实验室间检测的敏感性变化范围大，错误的阴性结果导致严重并发症，故这些检测一般用于筛查。阴性结果应该用培养和（或）免疫荧光抗体检测进一步肯定。

（三）轮状病毒

轮状病毒属于RNA病毒，是2岁以下幼儿流行性胃肠炎的主要病原体，流行通常发生于冬季。在美国，轮状病毒导致1/3～1/2的儿科胃肠炎入院。此外，还可引起成人腹泻。快速识别轮状病毒可阻止医院扩散和排除其他潜在的腹泻原因。

粪便的电子显微镜（EM）检查是探查轮状病毒的参考方法；但是，许多地方没有EM，并

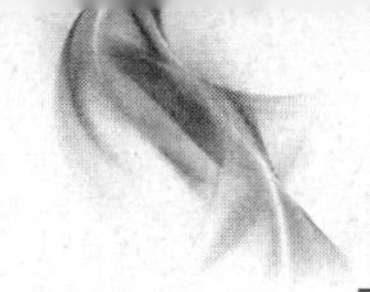

且检验周转时间没有临床相关性。在大多数病例,通过 EIA 检测轮状病毒,敏感性为88% ~ 100%,特异性为 84% ~98%,依赖于商业检测。但是,EIA 检测在实验室成批实施,需要几个小时,不可能快速获取结果。乳胶凝集检测适合于床边检测。获取结果的时间为 17 ~20 分钟,依赖于使用的产品。

市场上有几种针对轮状病毒的乳胶试剂盒,并且操作评估是变化的。与 EM 和(或)EIA 相比,敏感性为 61% ~95%,特异性为 80% ~100%,阳性结果预测价值(PPV)为 76% ~ 100%,阴性结果预测价值(NPV)为 76% ~94%。一般,Meritic 和 Virogen Rotatest 检测敏感性较高,而 Rotalex 和 Slidex Rota-Kit 敏感性较低。但是,Virogen Rotates 并不是检测轮状病毒的一种血清型,有较高的假阳性发生率。

固相 EIA 使用过滤的粪便,可采用 TestPack Ratavirus。检测与 TestPack RSV 和 Flu-A 相似。检测操作需要 10 分钟。与 EM 和 EIA 相比,TestPack Ratavirus 敏感性为 95% ~100%,特异性为 83% ~99%。Lipson 等认为,假阳性高发生率导致特异性为 83%,这低于其他研究。

ImmunoCard STAT 轮状病毒分析是一种新方法,采用免疫金,水平膜平台。使用涡流稀释的粪便标本,10 分钟后膜上出现红-紫线为阳性。最近的一项研究显示:敏感性、特异性、PPV 和 NPV,分别为 49%、100%、100%、93.4%。

以发表的评估为基础,乳胶试剂盒或固相 EIA,可作为在患者身边进行的轮状病毒的快速筛查检测。乳胶产品间的敏感性多样,在一些评估中,固相 EIA 有更高的敏感性。标本采集的时间影响敏感性,在症状发作后第一周,乳胶检测有较高的敏感性。EIA 比乳胶检测费用昂贵。

(四) 人免疫缺陷病毒(HIV)

在感染个体检测 HIV-1 的抗体对诊断感染和控制传播是至关重要的。大多数检测采用 EIA 进行初期筛查,接着采用 FA 或 Western blot 肯定检测。尽管这些检测的敏感性和特异性均很高(超过 99%),但是需要数天或数周才能完成检测,影响治疗。为了减少获取结果的时间,发展了一些新的快速分析系统,被 FDA 批准在美国全国使用。

SUDS HIV-1 检测以 EIA 为基础,标本杯中血清或血浆被稀释,乳胶颗粒依次包被 gag 和 env 抗原。混合物转移到 SUDS 柱上,柱上有结合抗体的乳胶颗粒。乳胶颗粒被捕获在玻璃纤维滤纸上。冲洗滤纸,移去未结合的物质,加入酶作用物,使溶液静止,15 ~30 分钟后在设备中心出现蓝色为阳性。SUDS 检测的敏感性为 99.3% ~100%,特异性为 96.3% ~ 99.5%。在一项研究中,周围环境温度增加到推荐温度(20 ~25℃)上 3℃,导致错误阳性结果增加 7 倍,所以在使用中注意周围环境温度是必要的。此外,尽管没有批准使用尿液作为标本,SUDS HIV-1 检测在初步实验中被用于在尿液中检测 HIV-1 抗体。尿液和口腔黏膜渗出液被证明是传统 EIA 可信赖的标本源,这些标本源的优点显示更进一步评估他们在快速检测中的使用是有益的。

(五) 水痘带状疱疹病毒(VZV)抗体

VZV 是儿童水痘的病原体。在疫苗使用前,水痘是常见的儿童疾病;成人的感染与严重疾病相关,死亡率增加 15 倍。此外,在免疫缺陷患者,VZV 可引起严重、潜在致命的扩散疾病。在妊娠的前 3 个月或分娩前感染,可分别导致胎儿先天或围产期水痘,这与新生儿高发病率和死亡率相关。免疫状况的确定对于评估预防性水痘免疫球蛋白的需求是重要的,其在暴露后 72 ~96 小时内使用,有效性最大。通过检测 IgG 抗体确定免疫状况,在症状发作后 4 ~5 天出现。

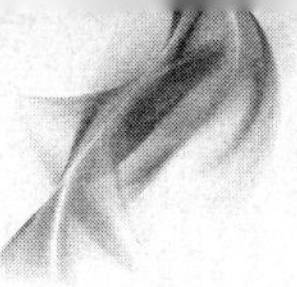

尽管血清学检测采用 EIA 或荧光抗体膜分析(FAMA),但是个体或小量标本可采用乳胶凝集分析快速检测,其采用聚苯乙烯颗粒包被 VZV 抗原。肉眼可见的聚集代表阳性。强反应、弱反应和阴性对照由生产商提供。

由于前带现象,可发生假阴性反应,因此为了避免这种现象,推荐每一患者标本可同时检测两种稀释浓度。如果检测急性期和恢复期的血清,滴度可通过双稀释法确定。如果恢复期滴度高于急性期 4 倍则表明新近感染。本试验可发生假阳性反应,尽管不常见。这与操作时超出推荐温度范围(23～29℃)和反应卡太靠近白炽灯使反应物干燥有关。与 FAMA 相比,乳胶敏感性和特异性分别为 92% 和 93%。乳胶检测的优点是:快速获取结果(15～30 分钟),花费低于 EIA 和 FAMA,操作简单。对于检测大量标本,其效率低下,且不能检测 IgM 抗体。

(六) 传染性单核细胞增多症(IM)

IM 是由 EB 病毒(EBV)引起,是常见的淋巴细胞增生的发热疾病,EBV 是疱疹病毒家族中的一员。经典型体征和症状没有特异性,包括发热、咽炎、淋巴细胞增多和肝脾增大。通常发生不典型淋巴细胞增多。许多其他病原体也可引起这些症状,包括巨细胞病毒(CMV)、腺病毒、弓形虫、甲肝和乙肝病毒、风疹、HIV 和 A 群链球菌。此外,IM 可引起非典型表现,如腹痛和咳嗽。IM 感染经常是自限性的,可发生并发症脾破裂,预防是限制患者的活动。排除其他病原体感染是重要的,因为其他病原体感染可能要求特殊的治疗和控制感染。

快速识别 EBV 引起的 IM 涉及检测异嗜性抗体。在症状发生后的第一周,大约 60%～70% 患者存在异嗜性抗体,而在第三四周为 80%～90%。但是,15%～20% 的成人不产生异嗜性抗体,大约 50% 以上的 4 岁以下儿童不产生异嗜性抗体。抗体滴度与疾病严重度没有联系。对于 IM,异嗜性抗体没有特异性,其他病毒感染(如 CMV、HAV 和细小病毒 B19)也可见。

快速检测异嗜性抗体涉及三种方法:全血、红细胞、异嗜性抗原的滑动凝集反应;纯化异嗜性抗原的乳胶凝集反应;纯化的异嗜性抗原滑动期免疫分析。凝集检测采用全红细胞抗原,需要猪肾抗原的吸收步骤。接着加入马红细胞,如果存在 EBV 异嗜性抗体,则凝集。乳胶检测更易操作,因为其不要求吸附步骤,但是两种检测操作的时间相似(5～10 分钟)。免疫分析涉及使异嗜性抗原固定在固相表面。如果血清包含异嗜性抗体,与异嗜性抗原(异嗜性抗体)和存在载体表面已标记的抗人球蛋白形成三明治,由于酶作用物或有颜色的乳胶而显色。这些检测的敏感性和特异性分别为 82%～100%、93.3%～100%。使用 EBV 特异性抗原的 EIA 检测性能与异嗜性抗体检测相比,没有差异。

异嗜性抗体检测是评估可疑 IM 患者的重要部分。异嗜性抗体是波动的。应该推荐阴性结果预测价值(NPV),尤其在儿童并不高。因此,当 IM 可疑,异嗜性抗体检测阴性,可检测 EBV 特异性抗原的抗体。

三、真菌感染

(一) 表皮霉菌病

脚癣是由三种真菌(表皮癣菌属、毛癣菌属和小孢子菌属)引起的人类最常见的感染。任何部分的皮肤均可累及,但是足、腹股沟、头皮和指甲是最常见部位。尽管临床表现有特征,为隆起的、鳞片状环形斑,但是其他皮肤病也有这些症状。此外,依赖于感染的病原体和患者的免疫状况,损伤可以化脓或患者在就医前自我治疗,故医生不易诊断。真菌有嗜角质性,感染皮肤的角质层,容易培养,但是生长和识别需要 1～3 周。

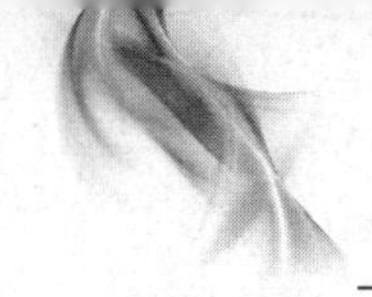

尽管真菌识别要求培养,皮肤刮片的显微镜检菌丝可快速诊断脚癣。有效看见菌丝要求溶解或清洁角蛋白。最常用的是将玻片上的标本加入10%~30%的氢氧化钾溶解10~15分钟。如果轻微加热玻片可使溶解时间少于1分钟。用于清洁的其他溶液有:10%的硫化钠(皮肤1分钟,指甲5~10分钟),5% SDS(10~20分钟)和二甲苯(立即去除)。硫化钠被认为是最有效的,但是,其产物 H_2S 的气味讨厌。各种染色用于增强看见菌丝,有墨汁、亚甲蓝等,不能增加敏感性。尽管氢氧化钾检测普及,曾有一些研究观察其诊断脚癣的准确性。其敏感性为77%~88%,特异性为62%~95%,阳性结果预测价值(PPV)为59%~73%,阴性结果预测价值(NPV)为79%~98%。用于检测皮肤表皮酵母菌感染,敏感性仅为25%~50%。

(二) 念珠菌阴道炎

几乎所有女性均经历过念珠菌阴道炎。超过80%的感染由白色念珠菌引起。临床体征和症状有:稠的分泌物,脓液,阴道和阴门红斑,偶尔表现为阴门龟裂,具有特征但不能确定诊断。除了下面讨论的某些情况,没有必要培养,因为15%~20%的白色念珠菌感染妇女没有症状,酵母菌的分离并不指示感染。

诊断念珠菌阴道炎即证明有假菌丝和酵母菌。涂片的制备同表皮霉菌病,但是,标本最常取自阴道侧壁,采用拭子摩擦方法,接着涂片,玻片混有10%~30%的氢氧化钾。敏感性为19%~91%,但是大多数研究显示的范围为70%~85%。美国学会1990~1994年家庭实践熟练检测计划中,氢氧化钾涂片敏感性为82%~97%。特异性为90%~99%。如果涂片阴性,但还是高度怀疑白色念珠菌感染,可进行阴道酵母菌培养,但是,白色念珠菌的定居是不常见的,还要排除其他感染。

自动核酸探针系统(Affirm VP Ⅲ)在诊断白色念珠菌感染时比氢氧化钾涂片准确,其敏感性为75%,特异性为96%,PPV为82%,NPV为94%。这项研究中,氢氧化钾涂片的各项指标依次为40%、90%、51%、86%。在探测多种病原体感染时,核酸探针系统特别有效,这项研究中发病率为14%。氢氧化钾涂片敏感性为17.5%,而Affirm VP Ⅲ为55%。

四、寄生虫感染

毛滴虫病阴道炎

阴道毛滴虫是一种寄生虫,通过性交传播,是妇女阴道炎、尿道炎和男性尿道炎的常见病因。经典症状如泡沫状难闻分泌物和"草莓宫颈"仅在一小部分妇女中可见,大约25%~50%的感染妇女没有症状。诊断这种疾病最敏感和特异的方法是培养,但是,这要求2~7天。常规涂片可检测毛滴虫,但是这种方法的敏感性受到质疑。

最常用快速诊断毛滴虫的方法是1836年Donne描述的涂片法。通过拭子获取分泌物,混合生理盐水涂片。放置盖玻片后显微镜检毛滴虫。需要立即制作和读片,或维持标本为37℃直至观察。敏感性为57%~83%,特异性为97%~100%,PPV为64%~100%,NPV为94%~99%。各种染色,如亚甲蓝,被利用以提高敏感性,但是未见识别率升高。其敏感性受妇女检测前冲洗影响,敏感性从57%降为21%。

Affirm VPⅢ DNA探针系统探测毛滴虫比涂片法敏感,敏感性为83%~87%,特异性为99%~100%,PPV为82%~100%,NPV为94%~99%。

结论见表3-13。

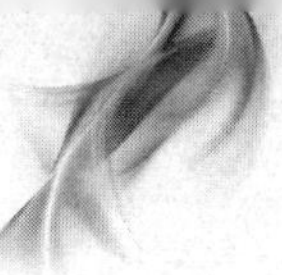

表 3-13　感染性疾病 POCT 的总结

感染	检测方法	评估
病毒感染		
单纯疱疹病毒/水痘带状疱疹病毒	赞克(Tzanck)涂片	
	固相酶联免疫分析(EIA)	敏感性依赖于所取标本的类型
呼吸道合胞病毒	固相酶联免疫分析(EIA)	感染早期较敏感,鼻冲洗液优于鼻咽拭子
A 型/B 型流感病毒	乳胶凝集检测	喉和鼻咽拭子与鼻冲洗液敏感性相当(成人)
轮状病毒	固相酶联免疫分析(EIA)	敏感性随设备变化
	固相酶联免疫分析(SUDS)	一些研究显示敏感性高于乳胶凝集检测
人免疫缺陷病毒-1	乳胶凝集检测	FDA 仅同意血浆或血清检测
水痘带状疱疹病毒抗体	全血红细胞凝集试验	仅检测 IgG
传染性单核细胞增多症(异嗜性抗体)	乳胶凝集检测 固相酶联免疫分析(EIA)	三种方法敏感性相似,对于儿童,阴性结果的预测价值较低
细菌感染		
尿道感染	光镜识别尿液中的细菌	离心和革兰氏染色增加敏感性
	硝酸盐检测	敏感性低
	白细胞酯酶检测	比硝酸盐检测敏感性高
	固相酶联免疫分析	检测敏感性具有波动性,故推荐培养法
A 群链球菌		不推荐用于治疗评估
幽门螺杆菌	快速尿素酶检查	不能区分过去感染和新近感染
	IgG 的固相酶联免疫分析	比组织学敏感
	痰液涂片	
肺炎支原体	冷凝集试验	并非所有感染者均有冷凝集,没有特异性
	抗体的固相酶联免疫分析	敏感性低于实验室 EIA 方法
	抗体的乳胶凝集检测	没有已发表的评论
	白细胞镜检	没有建立阳性判断标准
细菌性肠炎	乳铁传递蛋白	敏感性高,特异性低
	大便潜血检测	联合这些检测可提高敏感性,但没有特异性
	内毒素凝集检测	作为诊断检测没有价值,但可以预测预后
革兰氏阴性菌脓毒血症	阴道 pH 检测	受许多因素影响,可能不准确
细菌性阴道炎	胺检测	高度主观性
	线索细胞检测	高敏感性,要求显微镜检技能
	阴道分泌物涂片革兰氏染色	要考虑参考方法,要求显微镜检技能
	寡核苷酸探针(Affirm VP Ⅲ)	敏感性高,特异性低
淋病	革兰氏染色	男性尿道脓液涂片有用,宫颈内膜、咽、直肠标本涂片不可用
真菌感染		
表面癣菌病	氢氧化钾溶解检测	广泛使用,一些研究显示有效,不易诊断皮肤酵母菌感染
念珠菌阴道炎	氢氧化钾溶解检测	广泛使用,如果结果为阴性,依赖于培养法诊断,要排除其他病原体引起的阴道炎
	寡核苷酸探针(Affirm VP Ⅲ)	敏感性高于氢氧化钾溶解检测
寄生虫感染		
(毛)滴虫病阴道炎	拭子涂片法	广泛使用,要求立即镜检
	寡核苷酸探针(Affirm VP Ⅲ)	敏感性高于涂片法,适合于多种病原体感染

用快速试验检测感染性疾病,可更早对患者进行合适的治疗和处理;
与实验室检测相比,这些检测敏感性较低,经常仅为假定的;
阴性检测后经常要求合适的实验室检测;
校正临床图片是必须要做的;
频繁的出现阴性反应,需要进行实验室试验证实;
许多以分子为基础的快速检测花费相对高于实验室检测,高花费与早期治疗患者而节省的费用可以持平;
在各种传染病的季节或流行时,PPV 和 NPV 在实验中是有差异的,因此,试验的效用,使得管理层决策也应不同

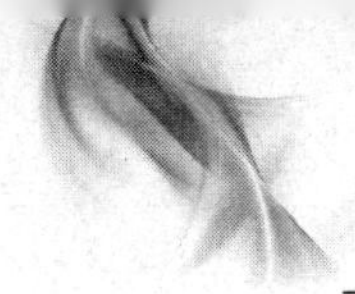

第六节 现场医护血液学

血液学和血凝领域中的现场检测拥有较长的历史,并且由于临床和科技的进步发展很快,美国临界护理学会成员的一项调查显示:凝血检测已是床边检测中第二位常见的。现场凝血检测最广泛的应用是心脏手术和导管插入术,监测抗凝和指导输血治疗是其典型目标。事实上,关于凝血检测的临床结局研究是所有床边检测中最成功的。并且,血红蛋白/血细胞比容作为大多数情况下输红细胞的指征有很长历史。这一节将讨论关于检测法则、分析操作和临床适应证的各种床边检测和设施。

一、血液 POCT

全血计数(白细胞、血小板、血红蛋白、血细胞比容及红细胞等指标)和白细胞分类计数都是使用自动细胞计数仪完成。现在这些检测可通过小型桌面自动细胞计数仪实现床边检测。这项技术用于医生办公室、急诊部门和重症监护室,快速检测、快速治疗都是其主要目标。使用血小板计数来指导输血越来越广泛,特别是在肝移植时和心肺分流术后。在这些情况下,缩短检验周期是必需的,所以当患者疾病快速变化后,输血必须及时进行。最近一项关于重症监护室心脏手术中现场细胞计数的评估证明与实验室设备相比,其可接受。另一现场血细胞计(Ichor,分析医学,Somerville,NJ)提供不包括白细胞分类计数的全血计数,比得上其他实验室和 POC 自动细胞计数仪。

一种提供血象(血细胞比容、白细胞计数、血小板计数、粒细胞和单核细胞计数)的不同的 POC 方法涉及定量淡黄色条层分析。这项方法使用在特别设计的毛细管中离心来分离各种细胞片段和进行吖啶橙染色,对白细胞及血小板分类和定量。使用来自血液学/肿瘤学患者、急症室患者、随机患者的标本的三项研究已经检查了这项操作。通常,标准化细胞计数器和临床上可忽略的偏差有良好的相关性,但是,5% ~23% 的标本由于分离不良或超出可报道的测量范围不能被分析。非技术人员也可像实验室工作人员一样成功操作,尽管不精确性有点高。其检验周期明显快于实验室(与实验室 40 ~70 分钟相比,平均少 20 分钟)。关于急诊室医生的一项观察显示:20% 的医生认为快速出结果可缩短患者在急诊室停留时间,85% 的医生肯定了他们的临床印象,但是,43% 的医生认为结果不影响患者治疗。

血红蛋白浓度和血细胞比容可能是床边检测中最常使用的血液学参数。有很多方法可用于床边这些参数测定。以离心为基础的血细胞比容使用了很多年,与标准化细胞计数器相比,已得到临床广泛接受。也可使用传导性方法来测定血细胞比容,其利用红细胞对标本电传导的抗性。这种传导血细胞比容技术用于单机血细胞比容设施或多参数设施,典型地是联合血气体和(或)电解质分析。在血中蛋白质和电解质浓度正常的患者,血细胞比容的准确性是好的。但是,传导血细胞比容由于血产物中蛋白质极端低水平而错误地降低。在患者标本中,总蛋白的相似影响是明显的,钠和氯的浓度升高也可错误降

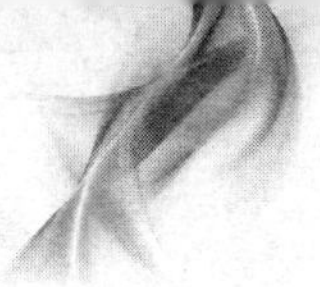

低传导血细胞比容。一些设备有方法来调整这些情况;但是,代偿是不完全的,解释结果应注意。在常规医疗中,血红蛋白测量源于标准化实验室血细胞计或整合于血气体分析仪的血氧计。在现场,HemoCue血红蛋白分析仪(HmeoCue诊断AB,Ängelholm,瑞典)使用改良的通过光度计定量的高铁血红蛋白检测通过快速血红蛋白检测。关于这个设备的许多评估显示:与标准血细胞计相比,其是可接受的。在外科、产科、儿科患者,平均偏差范围为0.1~0.6g/dl。该方法不受蛋白质或脂质影响,为防止错误结果,应避免测量试管中的空气泡,Hb-Quick血红蛋白测量仪(Avox系统,Fair Oaks,TX)使用分光光度方法测量全血标本的总血红蛋白浓度。与氰化血红蛋白技术相比,Hb-Quick显示优秀准确性,误差可忽略,不精确性低,良好线性。

现场血红蛋白或血细胞比容检测的临床适应证聚焦于手术期间的输血治疗和急性血液稀释。当前推荐的输注红细胞的血红蛋白浓度临界值成人是6~7g/dl。并发心脏、血管或肺部疾病时,临界值会升高。心脏手术中,急性血液稀释发生在心肺分流术期间,并且这种情况下,血细胞比容是输注红细胞的主要指征。在许多型手术中,进行急性等容血液稀释是保持血量的好策略。这项技术涉及手术开始后自体同源血的收集及随后回输,尽量避免同种异体输血或使其最小化。收集的血量依赖于患者最初的血红蛋白、基本医疗状况和可接受的最小血红蛋白。对这种操作,实时监测血红蛋白是必需的。

二、血凝检测

(一)活化凝血时间(ACT)

ACT与活化部分凝血活酶时间(aPPT)一样,是全血凝集检测项目。在这项检测中,凝血通过接触催化剂(如硅藻土或高岭土)开始,因此该检测对内源性通路凝血因子(Ⅻ、Ⅺ、Ⅸ、Ⅶ)和最后共同通路凝血因子(Ⅹ、Ⅴ、Ⅱ)缺乏敏感。在检测管或柱管新鲜全血或枸橼酸化血(某些分析)中加入催化剂,开始计时。当设备检测到血凝块出现,计时终止。凝血块探测方法包括泵血活动通过毛细血管时的改变,采样时对活塞运动的抵抗,样本磁性的改变,顺磁铁颗粒摆动的改变。代表性的凝血时间结果≥100秒。

大多数活化凝血时间方法使用强催化剂(如硅藻土或高岭土),为了使分析可探测患者血中大量肝素。高剂量的肝素治疗,1~6U/ml,用于心肺分流术、血管手术、心导管插入术和介入放射学研究。其他操作如血液透析使用低剂量的肝素,治疗静脉血管栓塞要求低剂量肝素,范围为0.2~0.8U/ml。一些生产商提供具有不同催化剂(如玻璃珠)的活化凝血时间反应物。对患者的研究显示:高剂量反应物对低水平循环肝素不敏感;在血管手术中,肝素水平为0.18~0.85U/ml的患者,17人中仅有4人ACTs被考虑为异常。因此,正确利用反应物是非常重要的。

现今,可提供ACT检测的现场设备可进行多凝血检测,依赖于柱管或反应试管的选择。一些适用于高剂量肝素水平的设备列于表3-14。这些设备中的一些正在被整合入现存的血气体和电解质设备中,以提供更广泛的菜单;其他生产商针对他们非凝血现场设备发展新的检测活化凝血时间的方法。

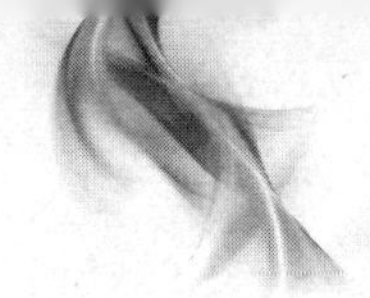

表3-14 大剂量肝素治疗中检测活化凝血时间(ACT)的设备

设备	生产商	检测分析	催化剂	标本量	标本类型	重复检测
Actalyke	Helena 公司	1. ACT	硅藻土或高陶岭土	2.0ml	新鲜全血	否
	POC		硅藻土,高陶岭土			
	Beaumont,TX	2. MAX-ACT	高岭土	0.5ml		
HemoTec	Medtronic 公司	ACT	硅藻土	0.4ml	新鲜全血	是
ACT Ⅱ/Hepcon HMS	Parker, CO					
CoaguChek	Roche 诊断公司	ACT		1 滴	新鲜全血	否
Pro DM	Indianapolis,IN					
GEM PCL	使用仪器实验室	ACT	高岭土,	1 滴	新鲜全血	否
	Lexington,MA		硅磷脂			
Hemochron Jr	International Technidyne 公司	ACT+		1 滴	新鲜全血	否
Signature	Edison, NJ		硅藻土或			
	International Technidyne 公司		高岭土			
Hemochron 系列	Edison, NJ	ACT		2.0ml	新鲜全血	否
(401,801,8000)	Abbort 实验室		硅藻土			
	Bedford, MA					
ISTAT	Bayer 诊断公司	ACT	硅藻土	40μl	新鲜全血	否
	Tarrytown, NY					
Rapidpoint Coag/溶栓评估系统(TAS)		肝素治疗剂量监测		1 滴	新鲜或枸橼酸化全血	否

活化凝血时间主要设计用于高剂量肝素治疗。体外研究显示:在1U/ml以上时,检测对肝素浓度呈线性应答。尽管分析抗凝患者的血液时,肝素应答的线性很难维持良好,但是,在每个患者,针对ACTs延长部分的应答程度是变化的(图3-5)。某些患者显示对肝素的抗性,在这些患者,尽管有多剂量,ACTs并不非常延长,这可能是由于患者血中抗凝血酶Ⅲ低水平。对固定剂量肝素,患者应答的可变性正是治疗中监测ACT的基础。

并不是所有的ACT都与催化剂相当,展示对肝素的变化的应答。对用于监测高剂量治疗的硅藻土和高岭土,这尤其真实。几项研究显示:在同一患者,与使用高岭土相比,使用硅藻土其结果有显著延长(图3-6)。ACT+分析使用高岭土,硅和磷脂作为催化剂;当与硅藻土ACT比较,ACT+分析结果有10%~20%的延长,差异范围为-100~+150。尽管成对标本的差异达到80秒,但是肝素治疗检测仍与Hemochron ACT相关。包含硅藻土、高岭土和玻璃

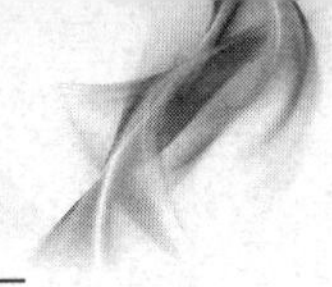

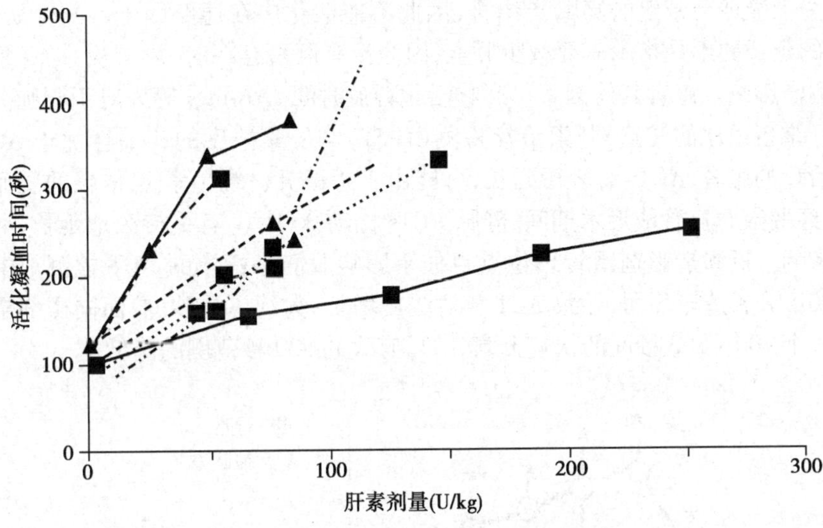

图3-5 活化凝血时间中肝素的应答

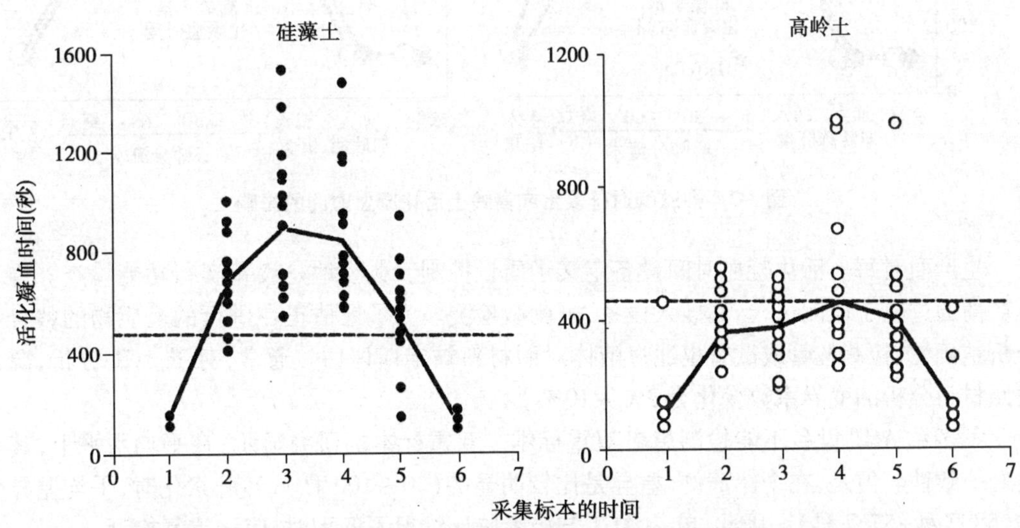

图3-6 采用硅藻土和高岭土作为催化剂获得的活化凝血时间结果的比较

珠的MAX-ACT检测用于最大化活化因子Ⅻ。尽管在心肺分流术期间,MAX-ACT趋向于与ACT平行,由于对肝素和体温降低敏感性较低,其结果趋向于更短。因此,分析/设备的鉴别在建立患者的监测协议和解释公共调查研究中十分重要。

当患者使用抑肽酶治疗时,硅藻土和高岭土间分析间的差异被增强。抑肽酶是丝氨酸蛋白酶抑制剂,在心肺分流术中可降低血液损失,减少输血要求;被提议的活性机制包括体外循环时,防止血小板活化,抑制凝血级联反应激活,抑制纤维蛋白溶解。许多研究显示:当肝素存在时,抑肽酶显著延长硅藻土ACT,包括体内和体外(图3-7)。当使用高岭土监测时,这种影响不明显。关于这种影响的基本原因仍存在争论。Dietrich认为:抑肽酶自身通过抑制缓激肽具有抗凝活性,硅藻土ACT的延长反映了这种影响作用于内在通路。在高岭土

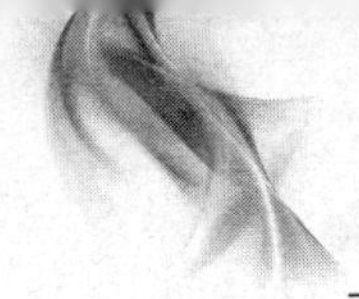

ACT,抑肽酶消极地与带电的高岭土结合,因此不能活化内在通路因子。其他研究认为,硅藻土ACT的延长并不是指示需要减少肝素,因为没有肝素存在时,影响极小,并且对其他肝素敏感检测没影响。患者其他因素可影响活化凝血时间。Owings等人对于心肺分流术期间具有较低纤维蛋白原的儿童,肝素治疗检测(HMT)与肝素浓度的相关性优于ACT,单独使用杀鼠灵治疗的患者,ACTs有轻微延长,可能由于杀鼠灵对维生素K依赖的凝血因子的作用。经皮、经腔冠状血管成形术期间,静脉ACTs比动脉ACTs有更持久地延长,尽管显示对治疗没有影响。肝素造影剂团管理位点也似乎影响股静脉标本的ACT检测。中心大动脉管理10 000U肝素造影剂团,导致ACT相对缓慢增长,大约300秒,然而同样剂量用于股动脉可产生一个700~800秒间的快速升高,随后有大约300秒范围的降低。

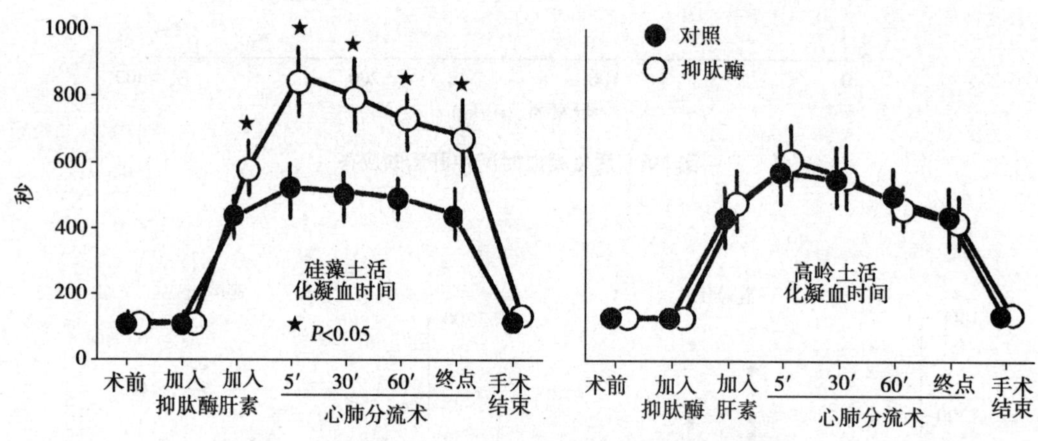

图3-7 抑肽酶对硅藻土或高岭土活化凝血时间的影响

生产商对每一活化凝血时间设备定义了质量控制。典型地是设备实行功能检查。许多生产商通过电子监测仪,当其插入设备,可刺激检测。为了评估正在进行的反应物的整合和分析精确性,检测柱管或试管也通过液体对照材料被定期评估。通常,对于ACT分析,源自对照材料分析的变异系数变化为3%~10%。

大多数ACT设备不能检测患者双重标本。双重标本的研究显示:在平均水平上,其有良好一致性。但是,在个体病例,差异是比较明显的(50~100秒),当肝素化时,平均差异变大(58.7秒±57.7秒)。因此,单一ACT与患者临床情况不匹配时,应该重复检测。

ACT分析方法的有效性将被挑战,因为没有"金标准"作比较,并且要求新鲜全血作标本。高剂量ACT不能与aPPT比较,由于不同的肝素敏感性。知道加入全血标本的肝素量来评估分析线性。最多,任何新方法可与现存分析平行,目的是了解患者标本中肝素的应答。与aPTT比较,低剂量治疗最可能被考虑为评估治疗范围的方法,至少一项研究显示两者之间的良好相关性。

(二) 肝素分析

监测肝素治疗可选择的方法涉及患者血中肝素水平的确定。以前的数据显示:心肺分流术中,肝素剂量应答的可变性,肝素半衰期的可变性和ACT及血浆肝素水平间缺乏相关性。研究证明尽管ACTs(高岭土和硅藻土)在肝素造影剂团开始后仅逐渐降低,肝素水平显示快速的初期降低,随后渐进(图3-8)。抗凝的连续高水平暗示:分流术期间,通过ACT可

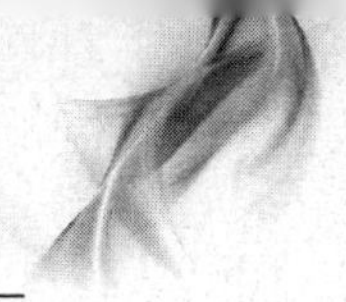

以部分反映并发的血液稀释和体温降低，而不是肝素功能。因此，完善肝素治疗剂量监测是必需的，两个 POC 系统被发展：Hepcon HMS（Medtronic HemoTec，Parker，CO）和 Hemochron RxDx（International Technidyne，Edison，NJ）。

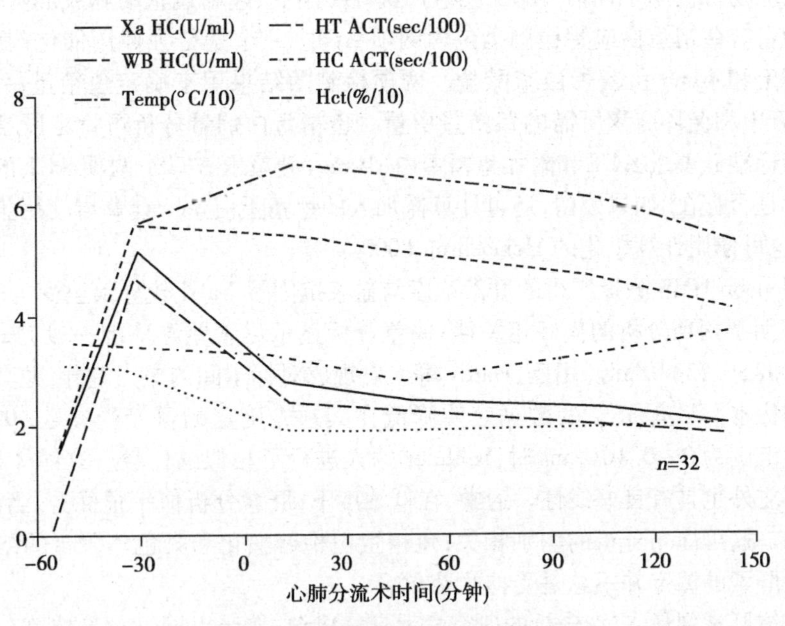

图 3-8　心肺分流术各指标变化图

Hepcon HMS 是用于凝血检测的便携式设备，使用与 HemoTec ACTⅡ相同的凝血检测原则。具有自动标本传送系统和随车携带的计算机，最大有 6 个通道可检测。四型分析可进行，作为肝素治疗原理的一部分：肝素剂量-应答检测、肝素检测、高范围 ACT 和肝素酶 ACT。肝素剂量-应答管包含 6 个通道，每个通道包含高岭土催化剂和足够肝素以产生 2.5U/ml、1.5U/ml 或没肝素（每两个通道）。新鲜全血标本的收集先于肝素化，标本被加入，检测凝血时间。从结果计算剂量-应答的斜度，ACT 超过 480 秒的肝素浓度可以通过图形外推得到。如果患者的具体信息如身高、体重和体外容量被输入设备，也可计算肝素造影剂团量。

肝素分析柱管通过鱼精蛋白滴定方法提供循环肝素水平的半定量检测。每一通道包括同一经稀释的促凝血酶原激酶量和变化的鱼精蛋白量。新鲜全血加入每一通道。众所周知，鱼精蛋白中和肝素的比例是每 1.3mg 中和 100U 肝素。过量的鱼精蛋白或过量的肝素在通道中均可延长凝血时间；拥有最短凝血时间的通道其鱼精蛋白剂量与患者血中肝素量最匹配。11 个不同柱管可以被使用，测量肝素的范围可达 0～8.2U/ml 或 0～0.6mg/kg。如果测量的肝素浓度低于肝素剂量-应答分析所计算的，设备将计算所需附加肝素的量。设备也可计算为逆转肝素化所需加入的鱼精蛋白量。

肝素酶 ACT 被设计用于检测鱼精蛋白逆转肝素后的残留肝素。包括两通道的柱管；一通道有催化剂高岭土和肝素酶；一通道仅有高岭土。如果新鲜全血标本包含残留肝素，肝素酶将消除其功能，导致该通道测定的 ACT 低于不含肝素酶通道所测值。两通道测定的凝血时间相似则暗示不存在有意义的残留肝素。

Hemochron RxDX 是使用 Hemochron ACT 设备（401 801 或 8000）整合药物与检测的系

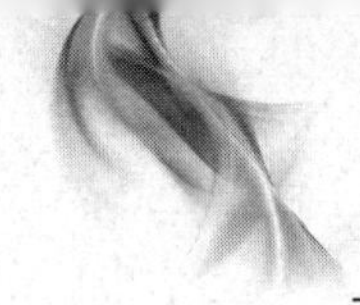

统。检测系统使用的肝素和鱼精蛋白与患者注射的肝素和鱼精蛋白相匹配。肝素应答检测包括两项 ACTs;一个是单独使用催化剂硅藻土;一个包括硅藻土和 6U 肝素。两项检测的结果决定肝素剂量-应答曲线,并可计算 ACT 超过 480 秒(心肺分流术适应证)所需灌注的肝素量。其他反应物可被用于评估 ACT 至少为 300 秒(经皮、经腔冠状动脉成形术适应证)所需灌注的肝素量。鱼精蛋白应答检测也包含两项 ACTs:一个是单独使用催化剂硅藻土;一个是使用硅藻土和 40mg 鱼精蛋白硫酸盐。两项检测的结果用来确定鱼精蛋白剂量-应答曲线,并可计算中和循环肝素所需的鱼精蛋白量。鱼精蛋白剂量分析可肯定肝素的中和。这项检测包括标准硅藻土 ACT 和附加鱼精蛋白(10mg)硅藻土 ACT。两项 ACT 的比较应该确定残留肝素是否存在,如果残留,还可计算需加入的鱼精蛋白量。计算可使用生产商提供的手工工具,也可使用计算机化的 Hemochron 8000。

使用 Hepcon HMS 测量所得的肝素浓度与血浆抗因子 Xa 比较导致至少 3 项研究。Despotis 等人证明了两项分析的良好相关性;偏差分析显示尽管差异范围一般为±1U/ml,平均差异为(0.002±0.53)U/ml。相反,Hardy 等人发现成对标本间的更大差异,尤其是心肺分流术中获得的标本。只有 35% 的数据表明降低在其预先确定的可接受参数±0.7U/ml 范围内。在肝素范围为 0~0.16U/ml 时,Schluter 等人进行了相似的比较。这些体外研究显示:在检测范围之外也具有良好线性。通常,在低浓度下,肝素分析似乎很优秀,当浓度增高,其可变性增加。这可能与分析的型别相关;鱼精蛋白枸橼酸化和染色体分析的结果并不总是等价。全血肝素的测定并不总是受抑肽酶影响。

正常个体肝素剂量-应答分析的研究显示良好成绩;接受以肝素剂量应答分析结果为基础的 10 名患者中,9 人测定的峰值 ACT 在想得到峰值的 20% 以内。在心肺分流术患者,Despotis 等人肯定了住院患者肝素应答的可变性,并发现 Hepcon 自动分析与手工方法相比,对所需肝素的剂量计算值偏高。

在肝素化前、中、后,肝素酶 ACT 在 19 名心肺分流术患者中被评估。检测结果可预测肝素是否存在。

从肝素分析和 ACT 的生产商处可得到可被利用的冻干的对照材料,对肝素剂量-应答分析,没有商业上的质量控制。依照生产商的数据,分析的精确性为 5%~12%。肝素和肝素酶检测方法的确认可通过在全血标本中加入肝素完成。

RxDx 系统的操作数据在定期评论刊物文章中不能被利用。关于这些分析的临床成绩的两项研究在随后的部分中将被讨论。这个系统的弊端之一是使用硅藻土作为催化剂;抑肽酶对硅藻土 ACT 的影响也可显著影响这些分析。在这些检测中,肝素或鱼精蛋白必须手工加入到检测所用的商业对照血清中。

(三) 凝血酶原时间(PT)

PT 是检测凝血级联反应(图 3-9)外在通路功能的。血液标本,典型的是枸橼酸化血浆,与促凝血酶原激酶反应物混合,凝血时间被确定。不同组织原(脑、胎盘、肺),种类原(人或动物)及准备,促凝血酶原激酶是高度变化的。结果使对来自不同实验室的结果的解释是有疑问的。国际规格化比例体系(INR)系统已经尽力使 PT 结果标准化。INR 是凝血素比值,当国际参考反应物被用于检测,其被校准为标准结果,并可立即获得结果。计算 INR 的公式是:INR=(患者 PT/平均正常 PT)ISI。针对每种反应物的国际灵敏性索引(ISI)被确定,通常由生产商完成。ISI 代表了凝血因子浓度改变时促凝血酶原激酶的敏感性;反应物越敏感,ISI值就越低。ISI值为1表明敏感性与国际参考反应物敏感性相同。尽管*INR*的使用已经提高了许多实验室结果的相容性,但是在某些患者,仍存在差异。

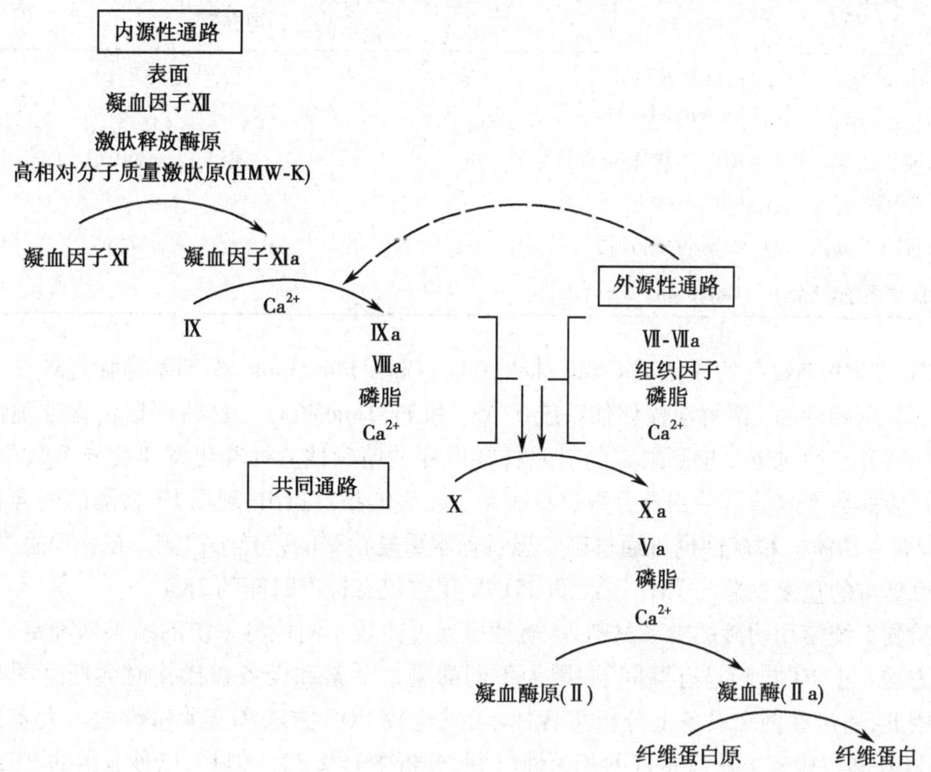

图3-9　凝血反应

关于PT检测的各种POCT系统是可利用的(表3-15)。它们包括具有装载各种凝血活素反应物的单独使用的柱管的便携式设备。这些设备以微量新鲜全血为标本;某些情况下使用枸橼酸化的血液标本。这些标本可从毛细血管、动脉或静脉获得。凝血探测的方法学包括毛细血管或泵血活动的停止,顺磁性颗粒摆动的改变和荧光的改变。结果以秒和INR表示。

表3-15　用于凝血酶原时间检测的POCT设备

设备	生产商	标本类型			标本量	凝血活酶的ISI
		新鲜全血化血浆	枸橼酸化全血	枸橼酸		
CoaguChek	Roche诊断公司 Indianapolis, IN	是	否	否	10μl	2.0
CoaguChek pro DM/Coaguchek plus/Biotrack/coumatrak	Roche诊断公司	是	否	否	25μl	2.0
GEM PCL	设备实验室 Lexington, MA	是	否	否	25μl	2.0

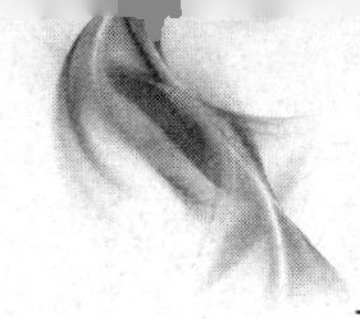

续表

设备	生产商	标本类型			标本量	凝血活酶的 ISI
		新鲜全血化血浆	枸橼酸化全血	枸橼酸		
Hemochron Jr Signature	国际科技公司 Edison,NJ	是	否	否	25μl	2.0
ProTime 微凝血系统	国际科技公司 Edison,NJ	是	否	否	60μl	1.0
Rapidpoint Coag/溶栓评估系统(TAS)	Bayer 诊断公司 Tarrytown, NY	是	是	是	25μl	1.0 1.6

PT 的 POCT 设备的评估被 CoaguChek、CoaguChek Plus/Biotrack 512 凝血监测仪、Coumartrak、Hemochron Jr、溶解血栓评估系统(TAS)和 ProTime 执行。这些评估包含准确性和精确性的研究。通过重复检测限定的对照材料可评估精确性。标准化背离变异系数(CV)被重复试验的均值划分。并用百分数进行表示。发表的报道指出,现场 PT 检测的变异系数范围为2% ~10%。精确性也可通过确定患者标本重复检测的差异来检测。在一项报告中,毛细血管标本的重复试验与 INR 一致,0. 25INR 单位仅有标准时间的28%。

检测系统使用明确的参考材料,准确性可通过比较不同检测系统的结果来确定。但是,这种方法对于 PT 检测是有疑问的,因为不同的凝血活素和设备在操作时会产生明显的变化。因此,通过在两个设备上分析患者标本,可比较 POC 方法和实验室方法。大多数研究显示 POC 和实验室方法有良好的相关性(回归分析中 r>0. 8)。但是,以秒显示的 PT 结果在不同方法间有明显差异,除非凝血活素的 ISIs 值非常接近。在大多数病例中,INR 结果的比较显示更好的一致性。

使用差异图或 Bland-Altman 统计检查数据是非常重要的。差异图可揭示方法差异的大小和任何方法偏差,其是系统的(一定程度地贯穿监测范围)或成比例的(变化程度通过测定范围)。许多研究提示对于口头抗凝(*INR* 2.0 ~3.0),在治疗范围内,POC 和实验室方法一致性良好,但是 POC 检测趋向于有 2.0 以下的阳性偏差(高估 *INR*)和 3.0 以上的阴性偏差(低估 *INR*)。*INR* 值越大,则阴性偏差越大。其他研究显示与 90% POC *INRs* 在 0.5U 内实验室结果一致,或显示一致的系统误差。其他造成 POC 和实验室结果差异的因素包括使用毛细血管标本(其在收集期间易受技术变化影响)和使用全血标本,其凝血时间比血清标本长。

评估方法相容性的另一方法是寻找临床上的重要差异(使用 POC 和实验室结果作不同的治疗决定)。最近的研究证明成对结果的临床决定差异是2% ~50%;POC 设备显示更高比例的显著阳性偏差。

对临床使用者,了解 POC 和实验室方法的可比性是很重要的。POC *PT* 或 *INRs* 虽然与实验室结果差异显著,但其是可用的,只要使用者正确解释正常和异常;比较数据有助于解释。如果打算使用 POC 或实验室方法检测患者标本,比较数据有助于解释。尽管比较信息可从文献获得,设备特异性数据仍是至关重要的,因为机构间使用的检测设备和检测试剂是

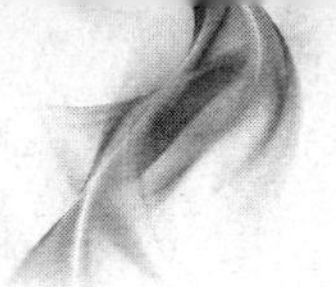

不同的。

（四）活化部分凝血活素时间（APTT）

APTT 反映了凝血级联反应的内在通路的功能（图 3-9）。在实验室环境中，包括血小板磷脂、钙和因子Ⅻ表面催化剂（如硅藻土或高岭土）的反应体系中加入枸橼酸化血浆。内在因子（Ⅻ、Ⅺ、Ⅸ、Ⅷ）和最后共同通路因子（Ⅹ、Ⅴ、Ⅱ、纤维蛋白原）缺陷将导致 APTT 的延长。血浆标本中存在肝素将导致异常 APTT。生产商使 APTT 反应物对因子缺陷和肝素的敏感性不同。因此，每一机构应评估其检测系统以确定正常范围临界值和肝素的治疗剂量范围。各方法间的差异是显著的，APTT 没有标准化系统。患者 APTT 与平均正常 APTT 的比值被推荐为解释结果的一种方法，尤其是指导输血治疗。近来的工作显示肝素治疗应通过比较实际肝素水平 APTT 的结果来确定，肝素测定方法有抗-Ⅹa 或鱼精蛋白枸橼酸化方法。

APTTS 的 POC 系统如表 3-16 所示。它们由具有单独使用的柱管的便携式设备组成。它们均使用微量新鲜全血为标本，在某些病例中使用枸橼酸化血液标本。这些标本可能源自毛细血管、动脉和静脉。凝血检测的方法学包括毛细血管或泵源行活动的停止和顺磁性颗粒摆动的改变。

表 3-16　用于活化部分凝血活素时间检测的 POCT 设备

设备	生产商	标本类型			标本量
		新鲜全血	枸橼酸化全血	枸橼酸化血浆	
CoaguChek Pro DM/ CoaguChek Plus/ Biotrack 512	Roche 诊断公司 Indianapolis, IN	是	否	否	25μl
GEM PCL	设备实验室 Lexington, MA	是	否	否	25μl
HemoChron Jr. Signature	国际科技公司 Edison, NJ	是	否	否	25μl
Rapidpoint™ Coag/ 溶栓评估系统	Bayer 诊断公司 Tarrytown, NY	是	否	否	25μl

涉及 POC-APTT 设备的方法评估研究证明：以液体对照材料的重复检测为基础的精确性范围为 3%～9%，这与关于 PT 的研究相似。Despotis 等人使用患者双重标本检查设备间的精确性，发现成对标本间的平均差异为+1.8 秒（范围为-4.4～+8.0 秒）。在大多数研究中 POC 和实验室方法的比较显示了良好的相关性（$r>0.8$）。但是，在医院间和同一医院的不同监护室，这些相关性是可以改变的。这些差异反映了检测操作者和实验室检测系统的可变性，强调了在现场情况下评估 POC 检测系统的重要性。

研究同样显示在许多情况下，POC 和实验室 APTT 结果在秒单位上并不匹配。平均差异高达 9～13 秒，POC 检测结果显著延长。差异的临床意义依赖于 POC-APTT 的使用。Werner 等人分析肝素治疗中以 POC 或实验室结果为基础的决定治疗的一致性。在股动脉鞘切除术的两步列线图中，两种方法的一致性为 93%。但是，在溶栓肝素治疗的六步列线图中，临床仅有 53% 与结果一致。更多的新近研究发现：病例中，临床决定于 POC 和实验室结果一致的比例为 59%～68%。因此，对于上面提及的 PT 检测，每一设备应评估两种方法的

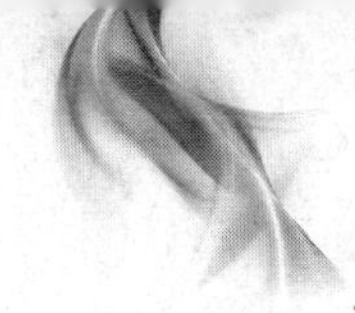

可比性,并且必须发展针对 APTT 的特异性列线图。

(五) 血小板功能检测

许多努力都集中在血小板功能的 POCT 上。知晓心肺分流术后的血小板功能缺陷是一驱动力。如果有可靠的方法检测血小板功能不良,在发展为过量出血之前,问题可被发现和治疗。在急性冠脉综合征中,对血小板作用的了解导致血小板抑制剂的使用;血小板功能检测给病理生理学和治疗带来了希望。劳动密集型血小板凝集检测是金标准,但是其检验周期长,故不适合紧急治疗。出血时间也是血小板功能不良的常规检测之一,但是在相对短的时间内,在同一患者进行多次检测,其标准化及实际功能不良是有疑问的。出血时间也不能预测外周出血风险。

血小板活化凝集时间(PACT)(HemoSTATUS,Medtronic HemoTec,Parker,CO)是针对血小板活化因子(PAF)缩短高岭土活化凝血时间来评估血小板功能。这个检测使用新鲜全血标本,由 Hepcon HMS 完成。六通道检测柱管包括高岭土、肝素和浓度不同的 PAF(0 ~ 150nM)。凝集时间被用于计算凝集比例[1-(ACT/对照 ACT)]和最大百分比应答(凝集比值/正常对照凝集比值)。研究显示:高浓度 PAF 的凝集比值在心肺分流术后显著降低,在加压素或血小板治疗后显著改善,与猜想的术后血小板功能不良一致。但是,未进行与标准血小板凝聚检测的比较。增加阿昔单抗 7E3Fab(Abciximab)即一种糖蛋白Ⅱb/Ⅲa 抑制剂的剂量,在体外引起凝集比值剂量依赖性降低,暗示这种检测不能反映血小板功能。但是,PACT 被严重的血小板减少(少于 50 000/μl)和白细胞计数异常(低或高)影响。

血小板功能分析仪(PFA-100,Dade Behring,Miami,FL)用于刺激小血管损伤后的初步止血。检测柱管是由枸橼酸化全血、毛细血管和胶原被膜组成。当血液通过血管时,膜上兴奋剂(肾上腺素或二磷酸腺苷 ADP)和高剪切率刺激血小板活化,黏附和凝集。仪器测定孔径全部关闭的时间。内在血小板缺陷,即温韦伯疾病(von Willebrand disease,vWD)和血小板抑制剂应该引起胶原/肾上腺素柱管关闭的时间(正常关闭时间低于 170 秒)。胶原/肾上腺素柱管关闭的时间延长,但是胶原/ADP 柱管关闭时间正常(低于 114 秒)可探测阿司匹林对血小板的影响。

标准血小板凝集检测的比较研究显示在多种血小板缺陷患者,其敏感性(94.9%)和特异性(88.8%)是相当的。其他研究证明:在证明初步止血中血小板相关的缺陷,尤其是温韦伯疾病,PAF-100 优于出血时间。温韦伯疾病中,加压素的治疗效果是清楚的。设施探测阿司匹林的能力似乎良好。阿昔单抗 7E3Fab,糖蛋白Ⅱb/Ⅲa 抑制剂,产生关闭时间剂量依赖性延长。不精确性在 15% 以下。

凝集信号分析仪(CSA,Xylum,San Diego,CA)在生理学流动和体温情况下,评估全血的止血功能。血液通过精密穿刺针通道和胶原反应通道灌注。在打孔通道,针刺穿灌注管;仅当梗阻发生时(腔压恢复),血液流出合成洞(降低腔压)。从穿刺到止血的时间为血小板止血时间(PHT)。最终,由于凝血,血液停止流出管外。腔内流动停止的总时间为凝血时间(CT)。在胶原反应通道,Ⅰ型牛胶原纤维沿着血液流动方向位于内腔。当血液流过,血小板黏附于纤维形成血栓,并最终完全堵塞内腔,压力降为零。血液开始流动到腔内压降低 50% 的时间为胶原诱生血栓形成时间(CITF)。初步研究证明:当血液包含糖蛋白Ⅱb/Ⅲa 和糖蛋白Ⅰb 的抗体及 von Willebrand 因子时,PHT 和 CITF 延长,与血小板黏附和凝集的主要作用一致。肝素导致 CT 的延长,指明这个参数反映了凝血因子的活性。

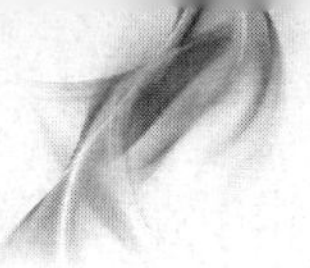

快速血小板功能分析(Ultegra,Accumetrics,San Diego,CA)用于检测糖蛋白Ⅱb/Ⅲa 抑制剂的效果。设备的反应物柱管包括涂上聚苯乙烯纤维蛋白原珠子和肽段,可活化血小板凝血酶受体。当枸橼酸化全血加入两个反应小室内,标本中的血小板和珠子黏着。阿昔单抗 7E3Fab,抑制糖蛋白Ⅱb/Ⅲa,引起剂量依赖性抑制黏着。分析结果与标准化血小板聚合检测(r=0.98)和非闭塞的糖蛋白Ⅱb/Ⅲa 的百分比(r=0.96)高度一致。阿司匹林或肝素不影响结果。

血小板工作机(Helena Laboratories,Beaumont,TX)是全血血小板凝集分析。向患者采集两份血标本,一个收集管包含乙二胺四乙酸(EDTA),另一个包含血小板催化剂(ADP 和胶原)。设备主要是细胞计数,两份血标本均进行全血计数。在 EDTA 管,所有患者血小板被循环和计数。在兴奋剂管,存在血小板凝集,因此血小板计数应该较少。凝集百分数通过两份标本的结果计算。生产商声明:正常个体胶原凝集为 63% ~87%,ADP 凝集为 80% ~97%。检测结果与传统的使用血小板丰富血浆的集合度仪一致。

(六)凝血块形成的黏弹性检测

凝血弹性描记器(TEG)由 Hartert 在 1948 年发明,最近应用于临床,作为止血系统多方面评估的一种方法。随着时间的过去,设备监测由凝集和纤维蛋白分解产生的生理力量。全血标本放入被加热的标本杯,活塞悬浮于标本和杯上,旋转 4.45°角,当凝血进行时在杯壁和活塞形成纤维绳索。这种连接引导活塞向杯子移动,移动被转化为曲线(图 3-10)。最初,标本杯是金属的,在使用时必须小心清洗,现在采用可降解的塑料杯,使用塑料注射器收集全血标本与 TEG 开始间的时间延迟超过 3 分钟,似乎并不明显改变结果。也使用枸橼酸化全血,假定在检测开始时加入钙,结果的差异可能依赖于标本贮存的时间和温度。

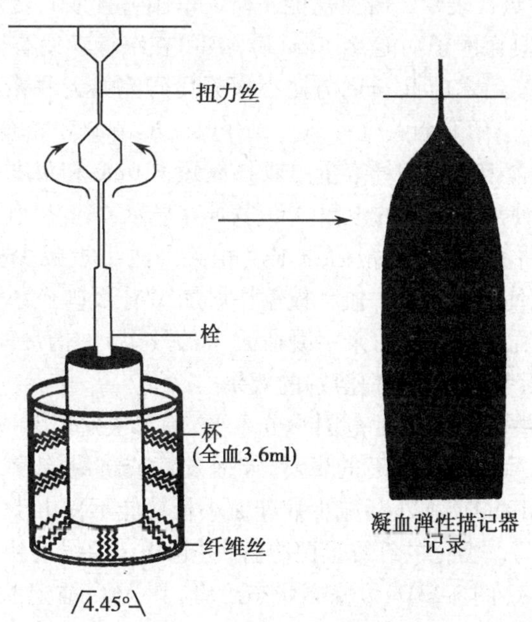

图 3-10　凝血弹性描记器作用机制

通过 TEG 描记曲线,参数(图 3-11)可被测定,采用手工或者计算机软件记录:

1. 反应时间(R time)　开始描记到凝血块形成的时间,被定义为 1-mm 偏差。

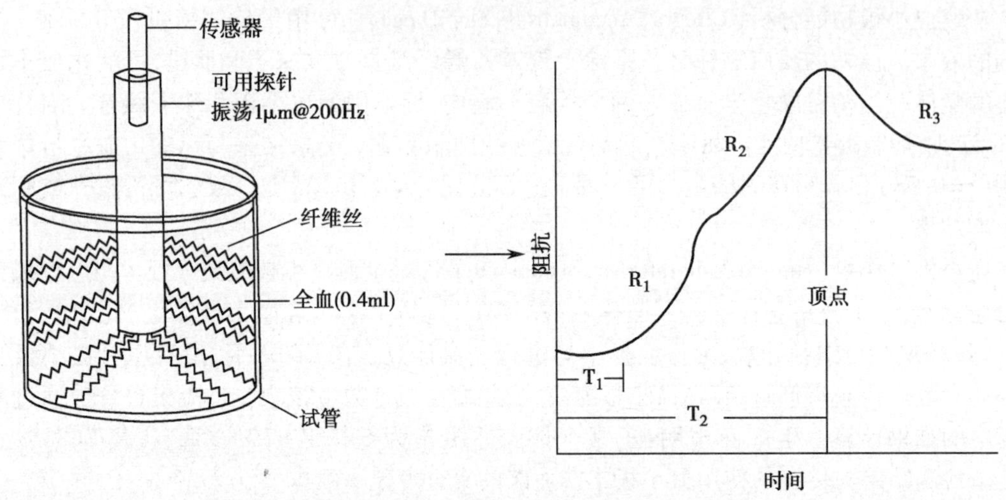

图 3-11 超声血块凝结和血小板功能分析仪的工作原理

2. 凝血块形成时间(K time) 最初的血块形成到凝血块稳固到一定程度,被定义为描记曲线 20-mm 偏差。

3. 角度(α) 最初凝血块形成到描记曲线侧翼的最大范围。

4. 最大振幅(MA) 描记曲线在其最宽点的宽度。

5. 凝血块分析(Ly30) MA30 分钟后,MA 降低率。其他计算值反映凝血块分析的程度,过去使用的包括 MA30+、MA60+和 A60。

这些变化的 TEG 参数代表什么凝血功能?研究试图直接或间接回答这个问题。R time 似乎反映内源性通路的凝血因子功能,R time 和 APTT 在统计学使有显著相关性。Tuman 等也指明:在心肺分流术患者,术前 R time 与血小板凝集研究并无联系,但是在硅藻土催化剂存在时被缩短,与建议的 APTT 相关性一致。APTT 与 K time 和角度间的相关性相似。并且,输注冷凝蛋白质(包含因子Ⅷ和纤维蛋白原),缩短 R time 和角度。

MA 可能是 TEG 中使用最广泛的参数。许多研究显示:MA 与血小板计数、血小板功能(被定义为血小板凝集研究)和纤维蛋白原浓度相关。血小板减少症,血小板功能降低和(或)低纤维蛋白原血症使 MA 减少。血小板输注增加 MA[反映血小板计数和(或)功能]和角度,缩短 R time(反映血小板产物血浆中凝血因子的效果)。消散时间与血红蛋白消散时间相关,暗示其代表检测系统纤维蛋白溶解的效果。

尽管计算和定义这些参数的正常范围十分重要,临床决定通常以描记曲线发展的特征模式为基础(图 3-12)。凝血因子缺乏的患者,如血友病或抗凝治疗,R 和 K time 趋向于延长,并且角度减小(图 3-13B)。血小板减少症和血小板功能不良由于 MA 的绝对降低产生一狭窄描记曲线(图 3-13C)。活化的纤维蛋白溶解,引起描记曲线的快速变窄,有时因为凝血块消散非常快限制了 MA(图 3-13D)。高凝状态患者,其 TEG 描记曲线 R 和 K time 明显缩短,角度显著增加(图 3-13E)。

在某些临床情况下,标准化 TEG 操作的修正被推荐为收集更有用数据的方法。最常见的修正是添加硅藻土作为改变结果的方法。硅藻土提供更快的结果,同样改变测量参数,R 和 K time 降低,同时 MA 和凝血块消散百分数增加。肝素酶被加入以探测肝素的存在。既

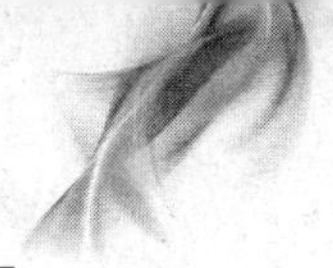

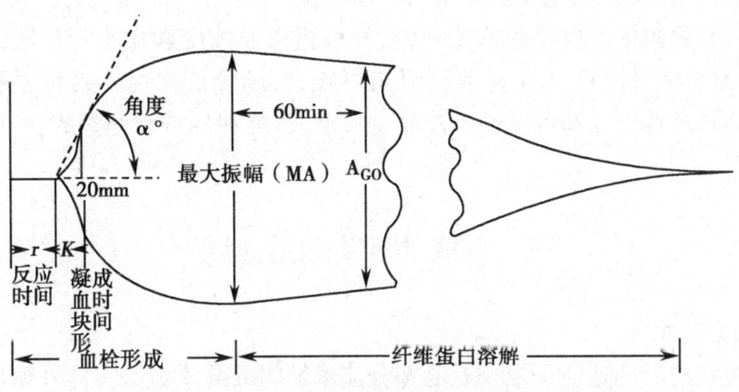

图3-12 凝血弹性描记法治疗

然这样，标准化TEG与肝素酶TEG平行，如果没有肝素，两者结果相似。肝移植手术再灌注期间，为检测鱼精蛋白治疗后的残留肝素和研究心脏手术后低剂量肝素的作用，这项技术被用检测肝素的作用。近来，修正的TEG操作被发展以监测血小板糖蛋白Ⅱb/Ⅲa阻塞治疗。

另一项评估止血系统多方面的POC设备是超声血块凝结和血小板功能分析仪（Sienco，Morrison，CO）。止血功能通过形成的凝血块的机械阻抗解释。塑料探针悬浮于装有新鲜全血的加热塑料试管上（图3-13）。探针系于传感器，其振荡振幅和频率被限定。当凝血块形成时，要求许多能量来保持探针振荡在设定频率内；阻抗的改变被转化为正常模式描记曲线（图3-13）。随后是参数的测定：SonACT（T1）：检测开始到凝血块开始形成。初级向上范围（R1）：从基线到变形点的初始凝集率，被考虑为初始凝血块回缩。继发向上范围（R2）：从变形点到最高点的凝血块形成率。到达顶点时间（T2）：从检测开始到顶点的时间。顶点：凝血块形成期间阻抗的最大量。初级向下范围（R3）：凝血块回缩率。

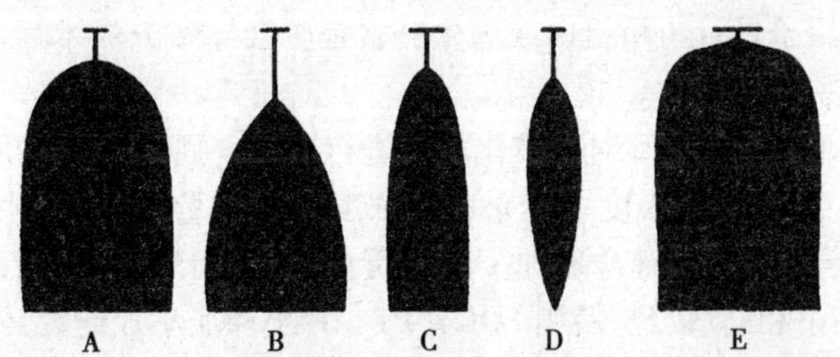

图3-13 凝血弹性描记法诊断模式

A. 正常；B. 血友病；C. 血小板减少（症）；D. 纤维蛋白溶解；E. 血凝过快

超声血块参数与常用凝血检测的直接相关性未被指明。关于超声血块的研究大多集中于其描绘血小板计数和功能的能力上。关于超声血块的早期评估研究使用再钙化血小板丰富血浆，血小板稀少血浆或枸橼酸化全血作标本。Saleem等证明：在血小板稀少标本中，不可见R2和R3，描记曲线仅包括SonACT、R1和变形点，其成为一个平台。血小板丰富血浆产生更典型的描记曲线，增加血小板浓度导致SonACT缩短，R1、R2、R3增加，顶点更高，到达顶点的时间缩短。经历心肺分流术的患者，术后的异常描记曲线在输注血小板后可恢复为正常，并且出血减少。在整形外科患者，大多数超声血块参数（R1、R2、R3，到达顶点的时

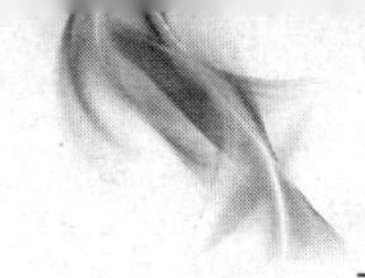

间等)与血小板计数相关。在这项研究中,有些参数还与年龄和性别相关。到达顶点的时间与心肺手术患者胶原诱生的血小板凝聚研究,纤维蛋白原浓度和血小板计数间显示明显的负性相关。SonACT 似乎反映 ACT 并且被肝素影响;心肺分流术后的延长可被鱼精蛋白治疗正常化。个体间及其内在的可变性可能有重大意义,特别是对频率参数,一项研究发现变异系数高达41%。

三、血液 POCT 的适应证

(一)心肺分流术

POC 凝血检测的早期适应证之一是心肺分流术期间的肝素监测。体外循环要求患者血液广泛肝素化以避免凝血,同时要求结束后快速逆转,减少术后出血。高肝素浓度(1~6U/ml)远远超出 APTT 的灵敏度,要求快速评估和治疗以阻止负性结局。1966 年,Hattersley 全血活化凝血时间,其成为肝素监测的常规检测。1975 年,Bull 等建议一种简单的监测规则,从此,这种改良方法开始应用。

分流术中典型的肝素监测规则有:制备基线 ACT。在分流术患者,硅藻土 ACT 低于 190 秒。以体重为基础的肝素使用静脉输入。当目标达到至少 480 秒时,另一 ACT 被执行以确定。若不是,给予肝素。体外循环包含 5000U 肝素以防止分流术开始时肝素浓度降低。分流术期间,每 30~60 分钟执行一次 ACT,如果 ACT 低于 480 秒,给予肝素。在分流术结束时,给予鱼精蛋白硫酸盐,以肝素总量为基础(0.8~1.3mg 鱼精蛋白对 100U 肝素)。执行 ACT 判断是否回到基线结果,其指示肝素中和成功。若没有,输入附加鱼精蛋白。

如以上所讨论,患者对肝素剂量的应答和清除是变化的。设置 480 秒的开端有些武断,因为体外循环中,适当肝素化的唯一金标准缺乏凝血。动物研究暗示:至少 400 秒的 ACT 可阻止纤维蛋白单体的形成。分流术期间,ACT 与肝素浓度不相关,部分由于血液稀释和体温降低。问题仍然是:给予过量鱼精蛋白或过量肝素是否会导致分流术后出血。Hepcon HMS 和 Hemochron RxDx 系统被评估。

Despotis 等使用 Hepcon HMS 对标准化规则进行比较。研究组初始肝剂量由肝素剂量-应答检测结果确定。通过肝素浓度及如果肝素浓度低于剂量-应答检测确定的最佳浓度时给予的剂量来评估肝素化的实时合理性。鱼精蛋白浓度的计算以分流术后肝素浓度为基础,肝素酶 ACT 评估中和的适当。使用 POCT(PT、APTT 和血小板计数)评估术后出血,输血以规则为基础。研究组接受的肝素剂量显著多于对照组(612U/kg±147U/kg 对比 462U/kg±114U/kg);但是,分流术后鱼精蛋白剂量并不相同。不管肝素治疗剂量的最佳,分流术后 PT 和 APTT 在研究组显著降低,尽管术后 24 小时胸导管排液量差异不显著。这组同样接受较少的血小板、血浆、冷凝蛋白质输注,并且关闭的手术时间缩短。更进一步的工作显示:结局改善由于抑制止血的活化,反映为凝血因子的消耗降低和纤维蛋白肽段 A 及 D-二聚体产物的减少。在经历心肺分流术的儿童治疗中,得到相似的结果。

Delaria 等使用 Hepcon HMS(无肝素剂量-应答检测或肝素酶 ACT)为对照,比较 Hemochron RxDx 监测规则。RxDx 规则的组成包括:由肝素应答检测决定的初期剂量,维持肝素浓度为 3.0~3.5mg/kg,由鱼精蛋白检测(见前部分肝素分析)确定的鱼精蛋白剂量。两组的输注依照具体标准。RxDx 组鱼精蛋白平均剂量显著低于 Hepcon 组。RxDx 组患者 12 小

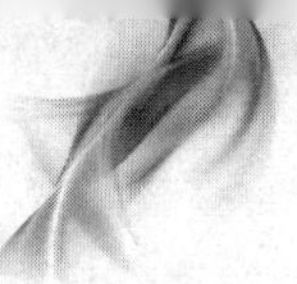

时胸导管排液量和输血量均更少;RxDx 组少有患者因为术后出血要求再探查。结局的改善归功于较低的和较正确的鱼精蛋白剂量,这可以通过使用整合药物和检测系统实现。

Jobes 等将 RxDx 规则与传统的监测方法比较。RxDx 规则的附加部分包括中和适当性的评估。在鱼精蛋白初期剂量后,ACT、TT 和肝素中和凝血酶时间被测定。如果残留肝素大于 0.05U/ml,TT 延长,但是肝素中和凝血酶时间正常。RxDx 组接受更多的肝素和更少的鱼精蛋白,但是 24 小时胸导管排液量和输血量较少。相反,稍后的研究发现:使用 RxDx 系统在术后出血和输血要求上没有改善。

在心肺分流术中使用阿司匹林减少血液损失,在肝素监测中引入另外的复合体,因为其可影响硅藻土 ACT。在这些情况下,推荐三种方法:在传统监测规则中使用高岭土 ACT;在传统监测规则中使用硅藻土 ACT,但保持硅藻土 ACT 多于 750 秒;使用高岭土肝素测定系统。

传统监测规则仍占主导地位,由于其在心肺分流术中长期成功存在。但是,一些关于肝素浓度方法的研究很有诱惑力,应进行更进一步的临床研究来确定最佳肝素治疗系统。

在狼疮抗凝剂或肝素诱生的血小板减少症患者,心肺分流术中的抗凝血尤其有疑问。狼疮抗凝剂延长 APTT 和 ACT。高岭土 ACT 检测受影响的程度大于硅藻土 ACT。尽管肝素仍被作为抗凝剂,使用肝素治疗监测可能是必要的。相反,肝素诱生的血小板减少症患者,在心肺分流术中不应该接受肝素。在那种现况下,水蛭素可作为抗凝剂,使用一种海胆毒素 CT 来监测。

(二）分流术后出血和输血治疗

心肺分流术(CBP)的重要并发症是术后过量出血。发生率为 5% ~25%,易患风险因子为再次心脏手术,长时间分流,先前华法林治疗,体温降低,纤维蛋白溶解。体外循环产生的止血异常是多方面的,包括:血小板减少症,血小板功能不良,凝血因子缺陷。血小板减少症,通常轻度或中度,术间发生,血液稀释和血小板活化/黏附均导致较低的血小板计数。BT 延长和异常血小板凝集显示血小板功能改变。这种缺陷的性质并不完全清楚,体温降低,血小板活化和去颗粒,肝素,血小板膜受体分子的改变,内在抑制可能均为诱发因子。分流术间,凝血因子浓度显著降低,与体温降低和消耗有关。可发生显著纤维蛋白溶解,但是,在大多数患者,可能为低水平纤维蛋白溶解导致凝血因子缺陷,特别是低纤维蛋白血症。

并发的术后出血给治疗带来挑战。在过去,大多数实验室检验周期太长,不能用于手术室;具体的缺陷不容易被识别和治疗。因此,心脏医生和麻醉学家必须使用一般方法治疗:如果发生出血,评估可能的手术源,输注血小板和新鲜冰冻血浆。如果出血持续存在,应输注冷凝蛋白质和附加的血小板及血浆。但是,手术室中 POCT 的可变性显著修正了这种策略。

Despotis 等评估 POC 凝血研究和血小板计数在 CBP 术后微血管出血患者血液丧失和输血治疗中的效用。患者随机分为标准治疗组和规则治疗组。规则治疗组其 PT、APTT 和血小板计数检测有快速检验周期,故可利用。这些结果可以指导依照实践纲领进行输血治疗。标准组没有快速检测结果利用,依赖于传统的输血指征进行输血。在规则组可见显著差异,输血减少,手术时间缩短,纵隔胸导管排液减少。最近 Nuttall 等在术中输血使用 POC(血小板计数、TEG、PT、APTT)结果,得到相同的结果。他们还发现术后血液丧失减少,输注血小

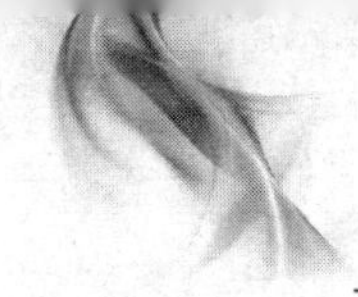

板和血浆减少,因出血再次手术率降低。这些结果表明:输血指导纲领和快速检测联合使用可显著提高分流术后出血的诊断和治疗。

但是,设计输血规则时,应考虑检测方法(实验室和POC)和结果水平的差异。在两种不同研究中,Nuttall等证明:针对最佳预测正在进行的出血风险的相关的各种凝血实验,接受者-实施者分析可用于确定决定点。他们还发现:分流术后异常PT和APTT是常见的,最敏感和特异性的决定点超过参考范围的上限值。并且,其他血液保存策略的现在影响也被考虑。例如,阿司匹林以剂量依赖方式延长全血APTT值。

新的POC血小板功能检测在预测和治疗CPB术后出血中的作用被评估。在重症监护室,血小板活化凝集时间(PACT)与术后4小时纵隔胸导管排液显著相关。但是,其他研究证明:与常规凝血检测相比,新的POC血小板功能检测与术后血液丧失有弱的或无相关性,不能提高预测。其他工作表明:对于CPB后采用加压素治疗的出血和输血要求,PACT将使一部分人获益。Wehba等发现术前PAF-100血小板功能检测和血液总量有中度相关;但是,相关性于术前血小板计数及CPB持续时间相关。其他研究者发现:PAF-100与手术前后血液丧失无相关性。心脏手术中关于Hemoyne凝血回缩测量仪的一项研究证明:血小板力量发展(血小板凝集回缩功能的测定)在分流术中被废除,在鱼精蛋白治疗后恢复。恢复百分数与术后12小时和24小时胸导管排液量相关,与ACT或APTT无关。

TEG作为分流术后出血的指示剂及输血治疗的指导也被研究。Tumn等将TEG和超声血块与常规凝血检测(ACT、PT、APTT、血小板计数及纤维蛋白原浓度)比较,探讨它们预测42名CPB患者经历严重出血的能力。肝素化前,这些患者所有参数的平均值均在正常范围,但是9人在术后有出血。在鱼精蛋白治疗后,仅有MA的均值可区分出血组和非出血组。对于超声血块,有区别的变化是R2,顶点,R3。以每一患者为基础,常规凝血检测的预测精确性为33%,TEG为88%,超声血块为74%。出血患者没有完全正常的TEG或超声血块。这组与以前报道结果相似。相反,其他两项研究证明:TEG结果与术后、术前或分流术后血液丧失无相关性。

手术前后,TEG也被成功用于指导输血治疗。心肺分流术后加压素治疗的一项安慰剂对照实验显示:MA小于50mm证明患者有血小板-纤维蛋白原相互作用异常,将从加压素治疗中获益。Shore-Lesserson等建立分流术后输血规则,以硅藻土TEGs为基础,伴或不伴有肝素酶,血小板计数和纤维蛋白原浓度。与使用常规凝血检测(ACT、PT、APTT、纤维蛋白原和血小板计数)的不同规则相比,这一随机实验显示:以TEG为基础的规则显著降低患者新鲜冰冻血浆和血小板的输注。Royston和von Kier使用R time和MA指导CBP患者新鲜冰冻血浆和血小板的输注,有别于肝素酶校正及硅藻土活化TEG。实验对象为60名患者,尽管胸导管血液丧失没有显著差异,但规则组接受输血者显著减少。

(三)肝脏移植

同位肝脏移植是止血象快速改变的另一种临床情况,可从POC检测结果获益。术前,这些患者由于其基础肝脏疾病有多种凝血异常。凝血因子缺陷,血小板减少症,血小板功能不良和纤维蛋白溶解均可见。移植时,在无肝期,血小板计数和凝血因子浓度进一步降低,纤维蛋白溶解增加,可发生巨大变化。可同时出现血液稀释,体温降低,低钙离子血症及酸

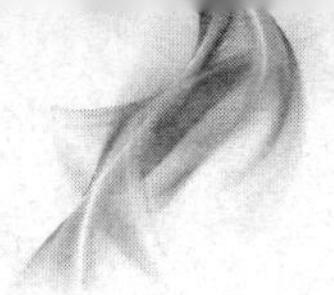

中毒。当新肝脏有功能时，凝血状况明显改善，尽管术后凝血病持久存在。因此，多种血制品的输注是常见的，治疗具体异常时，快速检测结果有利于选择合适的成分血。

19世纪80年代，在这种情况下，TEG变得常用。Kang等研究移植期间发生的TEG模式的改变，使用各种TEG作为决定点发展输血规则。TEG参数与其他凝血检测间的关系在这节前面叙述。规则指导新鲜血浆（当反应时间>15分钟）、血小板（MA<40mm）、冷凝蛋白质（角度<45°）的输注。与历史对照相比，规则组治疗患者较少接受红细胞和新鲜冰冻血浆的输注，更多的接受血小板和新鲜冰冻血浆的输注，手术期间输入液体总量减少。每位患者同种异源捐赠者暴露的数目没有显著差异。这种方法被Plevak等延伸到术后期。它们发现：当使用TEG参数，患者接受较少的新鲜冰冻血浆和冷凝蛋白质输注。同种异源捐赠者较少暴露，减少花费。其他调查者在移植操作期间，比较TEG、超声血块及传统凝血检测，手术中，超声血块的敏感性不及TEG。

（四）心脏导管插入术

应用高剂量肝素治疗的另一情况是经皮经腔冠状动脉成形术和其相关的心脏插管操作。要求抗凝以阻止继发于导管插入循环引起的冠脉内血栓。具有ACT的POCT变为常规监测，由于操作时需要快速检验周期及相对高剂量肝素超出了APTT检测范围。

成人的典型规则包括：每一剂团1000U肝素或以体重调整肝素（100U/kg），超过300～400秒的ACT被操作期间注射肝素维持（193，194）。ACT的最佳范围未定义。最近的整合分析显示：在术后7天，350～375秒提供了针对缺血的最佳保护，并不增加出血的风险。但是，一些调查者推荐：每一剂团2500U肝素和平均ACT值185秒是足够的。各种ACT分析间的差异在这些患者是明显的，为了足够抗凝，使用设备特异性极限是必要的。一般不进行鱼精蛋白逆转，在操作后，患者可以继续进行低剂量肝素注射，对抗凝程度的监测，APTT优于ACT。股鞘膜切除术依赖于ACT，当ACT低于180秒，可进行切除。

近来，血小板糖蛋白Ⅱb/Ⅲa受体阻滞已经成为一种可接受的治疗方法，以降低经皮冠脉换血管术后的缺血并发症发生率。作为受体阻滞的结果，纤维蛋白原不能与受体结合，阻止血小板进一步凝集。剂量、血小板抑制程度、临床结局间的关系没有很好的详细说明。使用POC血小板功能监测可揭露这些联系，并且监测这种治疗。但是，主题分析未被确定。PAF-100，快速血小板功能分析，和凝血信号分析仪使用混合结果分析。并且，这些反应物中至少一项，阿昔单抗7E3Fab，似乎延长ACT，其增加了关于抗凝剂和抗血小板活性的疑问。现在的研究显示：肝素剂量可更低，并且ACT保持更低水平来减少出血并发症，降低风险。

四、抗凝监测

（一）肝素

在治疗血栓形成、不稳定绞痛及急性心肌梗死时，通常使用肝素提供快速抗凝。在心脏手术（心肺分流术）、血管手术和心脏插管术操作前，也使用肝素抗凝。肝素，尤其是皮下注射，被用于风险患者阻止血栓症和栓塞。肝素通过与抗凝血酶Ⅲ结合来发挥其抗凝作用，因此增加凝血酶，因子Ⅸ、因子Ⅹ的失活。

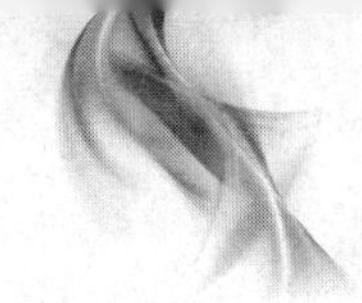

非部分肝素治疗挑战多种原因。肝素的半衰期相对短。如果给予太少的肝素,有血栓症风险,若给予太多,有出血风险;因此治疗范围狭窄。肝素皮下注射抗凝效果是变化的,源于分子大小、多聚糖链长度及生物学变异的差异。患者对肝素的应答也各异。混乱的是针对 APTT 反应物的肝素的可变应答,因为没有可利用的标准方案。

典型肝素治疗包括:连续灌注后的初期静脉内剂团和周期性监测;肝素治疗的标准剂量和随后以 APTT 结果为基础进行调整。监测目标考虑为 APTT 比值至少为 1.5,从而阻止血栓症。一些研究显示:肝素治疗是更好的监控器,但是此项分析不能广泛使用。现在的推荐是:每一个体治疗范围的确定通过 APTT 方法。理想地,这个范围应该与肝素水平 0.2 ~ 0.4U/ml(鱼精蛋白滴度法)或 0.3 ~ 0.7U/ml(抗Ⅹa 法)一致。

过去,剂量调整以体重为基础的列线图(表 3-17)。列线图和固定剂量表的随机比较实验显示:列线图组达到 APTT 治疗范围值快于固定剂量表组,且血栓症再发的风险低,为增加出血的风险。其他研究显示相似的结果支持这种方法。Hull 等最近的研究证明了快速达到肝素治疗水平的重要性。他们指出:初期治疗后 24 小时内未达到 APTT 治疗范围值的患者血栓症再发的风险高。

表 3-17　以体重为基础调整肝素剂量的例子

初始剂量	每剂团 80U/kg,接着 18U/(kg · h)
APTT<35s(<1.2×对照)	每剂团 80U/kg,接着 4U/(kg · h)
APTT 35 ~ 45s(1.2 ~ 1.5×对照)	每剂团 40U/kg,接着 2U/(kg · h)
APTT 46 ~ 70s(1.5 ~ 2.3×对照)	没有改变
APTT 71 ~ 90s(2.3 ~ 3×对照)	降低灌注率:2U/(kg · h)
APTT>90s(>3×对照)	保持灌注 1h,接着降低灌注率:3U/(kg · h)

尽管以前大多数工作使用实验室 APTT 方法,关于相同的问题也有使用 POC APTT 的。1994 年,Becker 等证明:使用 POCT 显著降低从检测到剂量调整的时间(平均 14.5 分钟比 3 小时,$P<0.001$)和取得 APTT 治疗的时间(平均 8.2 比 18.1 小时,$P<0.005$)。近来一项多中心随机实验进行体重调整和非调整肝素剂量,实验室和 POC APTT 检测的比较,肯定了体重调整和 POCT 可改善近期疗效。在全球使用链激酶和组织型纤溶酶原活化剂(TPA)治疗闭塞性冠状动脉(GUSTO-I)研究中可见相似结果。

因此,对于常规入院患者肝素监测,POC-APTT 检测在改善结局中起重要作用。但是,POC-APTT 检测在不同个体有显著差异,也与实验室结果相差较大。POC 方法在使用前必须评估以核实 APTT 治疗范围值。持续使用 APTT 方法监测可能在患者取得较好结局中起重要作用,尤其是使用多剂量列线图时。

(二) 华法林

华法林(warfarin)是需要长期抗凝治疗患者更喜欢选择的药物,又称酮苄香豆素。其通过对抗维生素 K,最终降低因子Ⅱ、Ⅶ、Ⅸ、Ⅹ的凝血活性实现抗凝作用。因此,PT 对华法林效果非常敏感,常规用于监测。规律监测是重要的,因为治疗强度是严重负性事件的主要风险因子,且结局被患者特异性特征影响。但是,针对因子缺陷的对不同反应物-仪器的可变应答要求 PT 转换为 INR。表 3-18 包含华法林抗凝监测的指征和治疗 INR 范围。

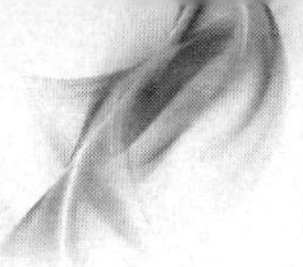

表 3-18　华法林抗凝治疗推荐的 INR 范围

适应证	治疗剂量范围(INR)
治疗静脉血栓栓塞	2.0~3.0
预防静脉血栓症	2.0~3.0
阻止系统栓塞(急性心梗,瓣膜性心脏病,房颤)	2.0~3.0
心脏瓣膜组织	2.0~3.0
主动脉双小叶机械瓣膜	2.0~3.0
机械心脏瓣膜(高风险)	2.5~3.5

传统地,患者接受口服抗凝药治疗,周期性地就诊,经常为每月;进行实验室检测,被给予关于调整剂量的建议。因为实验室治疗周期长,患者必须在就诊室等待结果,医生在后来还要联系患者。作为替换,专业抗凝门诊部的发展以提高医疗和方便患者为目标。护士、药剂师、医生与华法林检测专家组成这个门诊部。检测结果快速返回是临床服务的重要部分,所以可以直接给予剂量调整建议,使等待时间最小化。因此,在某些抗凝门诊部,PT 检测由便携式 POC 设备完成。根据现今研究,患者服药剂量在治疗范围内,有较少的血栓症和出血不良事件发生。观察者还发现:患者就诊的花费显著降低,其是改善抗凝控制的结果。

口服抗凝药监测的最新进展是患者自我检测和治疗。在这种模式,患者使用 POC 设备测定自己的 INR,将自己的结果报给保健组织,从医生处获得以工作为基础的剂量调整建议。被选择的患者可以精确执行操作,使用指导纲领做结论。许多研究证明:在治疗范围和出血、血栓症上花费时间可获得较好的抗凝控制。花费有效性分析显示:尽管医疗花费增高,但是患者花费降低,当考虑可避免的负性事件的花费时,实际上节约了费用。

(三) 其他抗凝剂

低分子量肝素皮下注射经常用于预防和治疗急性血栓症。近来整合分析显示:低分子量肝素使用安全,非局部用药有效。源自非部分肝素的混合物是其分子量的1/3。通过活化抗凝血酶Ⅲ达到抗凝目的。因为这些混合物在血浆中有较长的半衰期,并且对体重调整剂量的应答可预测,其有每日剂量表,并不需要常规进行实验室监测。

水蛭素治疗跟随 ECT。一种海胆毒素是金属蛋白酶,活化凝血素形成强凝血素,其使纤维蛋白原转变为纤维蛋白。水蛭素与强凝血素形成 1:1复合体,因此抑制其对纤维蛋白原的作用,延长 CT。研究还显示:水蛭素浓度和 ECT 的长度之间有良好相关性,ECT 在心肺分流术期间可成功监测。POC-ECT 是有用的。

五、整合检测纲要的管理指导方法

凝血检测对 POC 纲要提出了一些独特的挑战。主要争论的是由于设备导致的结果的变化。不同的设备-反应物组合对凝血因子缺陷和抗凝治疗有不同的敏感性。尽管 INR 努力矫正 PT 的这些差异,但差异仍然存在,尤其是 INR 超出治疗范围。相似的标准化方案不能被 APTT、ACT 或其他功能检测利用。因此,POC 和实验室检测不能互换,为临床医师解释

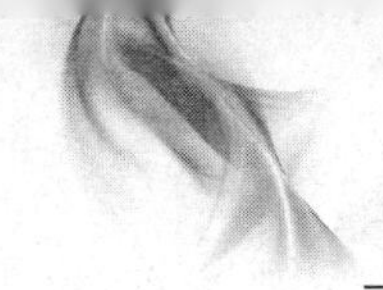

结果带来困惑。应该选择结果接近参考方法的POC设备,设备的差异应达到最小化。

对于成功方案,另一重要点是操作者知道检测结果中预分析变量的影响。标本类型(毛细血管与静脉,新鲜全血,抗凝全血与血浆)、标本量、采集时间均显著影响结果准确性,尤其是凝血检测。没有实验室知识的检测操作者不了解这些关系,实验室在提供这些专业技术上起重要作用。

新鲜全血标本必须马上分析以获得准确结果。尽管获取标本时凝血系统被活化,但是凝血需要一段时间,依赖于使用的催化剂类型。即使是新鲜全血,一些检测(如:TEG)允许采集标本和开始检测之间有一段时间间隔,但是,间隔应该最小化。如果选择的标本是抗凝全血,则应该选择合适的抗凝剂。细胞计数设备使用EDTA,凝血检测要求枸橼酸化,血小板功能检测需要特异性抗凝剂。抗凝剂溶液的浓度、抗凝剂溶液与血液的比值是关键决定点,这对抗凝检测的枸橼酸化标本尤其重要。凝血检测结果不准确的常见原因之一是枸橼酸化的血液采集试管装得过于满或浅。尽管实验室可通过拒绝明显不正确的标本来避免这些错误,但是POC检测操作者可能不了解那种错误的重要性和潜在的影响。

对于许多检测,血液标本可以是毛细血管、静脉、动脉血。如果是毛细血管,为确保结果准确,采集技术十分重要。如果采用过量靠按摩来获取毛细血管血液,标本将被组织间隙液体稀释,导致不准确的细胞计数和凝血时间。相似地,实施静脉和动脉穿刺时应使损伤最小化,所以凝血系统不会大规模被活化。

标本量对于凝血检测的准确性也是至关重要的。这些检测的反应物系统采用特异性的催化剂与血液比值。标本量过少可使凝血时间缩短,标本量过多可使凝血时间延长。幸运的是,许多POC检测设备可探测标本量的异常,在此情况下,进行报警。

对于POCT方案,各种设备预分析变量相关问题,结果的解释和检测操作者的培训十分重要。操作者资格应该被评估。

对于任何POCT方案,患者的管理和质控数据变得越来越重要。培训、资格评估、实施操作、患者检测、质控检测要求调整和审批机构。患者检测结果,具有合适的参考范围,需要以一贯方式在患者医疗纪录上记录,所以治疗患者的所有保健人员有通路获取信息。由于操作者、设备和临床地点的数目增多,手工记录—保存系统变得繁重。自动数据捕获,下载到数据管理系统,接口到电子记录和账单系统,使许多POCT可以利用这些;但是,对于血液学和止血检测,那些系统都处于幼年期。

六、结　论

对于提供血液学和止血参数的快速结果,POCT是一种已经建立和相对常见的方法。一般,在特别情况下(如:心肺分流术期间的肝素监测),这些检测有适应证,而不是在入院和门诊患者中广泛使用。详细的结局研究显示:使用POC监测,可提高抗凝和输血治疗。

血小板功能评估是当今的焦点,由于引进新方法阻止操作后血栓症,评估血小板功能的大量设备正在发展。因为凝血块形成中,血管、血小板和凝血因子的相互作用复杂,所以挑战是找到准确的检测,可真实反映抗血栓的效果特征,指导治疗的适应证和强度。由于血小板功能异常可导致出血,这些设备在确定输注血小板方面也有用。

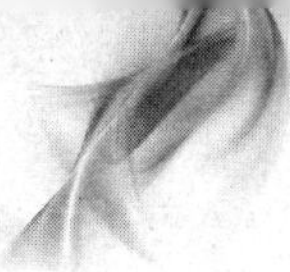

第七节　社区医疗中的POCT

一、社区医疗POCT管理

（一）设计、目录和反应时间

由于进入广大社区医疗网向保健组织(HMOs)提供服务的重心不断增加，临床实验室也被分为更多的功能区。把医院并入综合传输系统(IDSs)具有的组合门诊患者人群及便利促进和增强了这种分布的趋向。在许多情况下，特别是在Geisinger保健系统(GHS)，被管理的患者描述了具有IDS优势的HMO保险事业。由于如此庞大的IDS网不断扩大，实验室将面临如何在不断增加的社区医疗网点保持统一分布运行和多种服务的挑战。POCT在动态医疗管理中肯定占有一席之地，但是也面临着经济状况和技术依赖方面的课题。

本节介绍了这种实验室分布发展形式，即Geisinger医学实验室(GML)。这种形式分担了保持统一运行15年期间的拓展，合并和多样化的经验。这一节强调了POCT的形式，认识这种实验方法如何适合整体服务系统是非常重要的。分散或集中实验室试验不互相矛盾，反而在做决定时可以互相补充。

关于如此分布实验室的发展的直接报道很少，因为这种模式相对是新的并位于恒定变化的中心。正如技术使得远离传统实验室的地区的POCT成为可能一样，正在协商寻求更多如此分布实验室运作形式作为成功模式。和实验室全部自动化(TLA)可以形成中心实验室一样，POCT可以使试验分散进行。由于相反的趋向冲击着如何在不断扩大的IDS里组合分布实验室或合理布局的决定。

在GHS发展阶段的POCT继续在动态改革中寻求有价值的环境。事实上，POCT已在多种情况下提供了“流行”的快速解决问题，作为相对成熟的实验室布局，从历史和现代观点来看，在GHS里调整稳定的POCT基础是很有帮助的。

（二）区域性整体服务系统网POCT模式设计

目前GHS里，美国宾夕法尼亚州IDS由两所医院和70个社区网点组成，证明了实验室分布网的发展。2001年GHS社区网点已设立分布的实验室，在这里医师办公实验室(POLs)和医院都进行标准化的POCT。

1984年，确定了在Geisinger门诊设立Geisinger区域实验室(GRL)的计划，然后，190个医生组在中心宾夕法尼亚农村区开业，重新组织成各种形式的社区医疗网点，为它自己的HMO(即Geisinger健康计划)提供服务。这一有远见的计划，使得实验室能在医生诊所重建时，即确立运行或由医生感兴趣而获得运行。这个积极的计划为15年期间实验室基础整合入不断发展的服务网赢得了时间。为分布的GRL实验室打下的基础发展为65个网点，一个社区医院和Geisinger Wyoming Valley医疗中心，加入了Geisinger组织。这一基础围绕方便雇佣领薪水的Geisinger医生及其团队而创建。在1995年，Geisinger健康计划(GHP)在宾夕法尼亚的中部22个县为200 000人次提供服务，并且扩展转换为和(或)选择医生和其他供应者签约为GHP患者服务，社区保健网拓展的时间表如表3-19所示，实验室在把自己的服务特别是POCT服务整合入这个多种多样的服务网时的设计和计划详细列在以下章节。

1997年7月Geisinger门诊与Hershey医疗中心合并为宾夕法尼亚州Geisinger保健服务

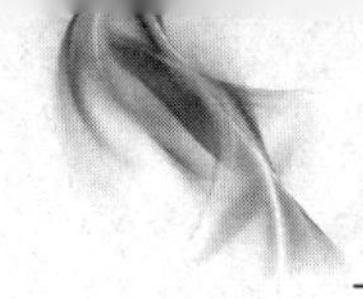

系统(PSGHS)。虽然整合了,实验医学仍然保持 PSGHS 部分自主运行。重新命名为宾夕法尼亚州 Geisinger 医学实验室(PSGML),分布实验室自组形式如图 3-19 所示,已经发展为 GRL 的实验室配置网显示为扩大的所有重新命名的宾夕法尼亚州 Geisinger 健康组实验室,或称 HGL,虽然与三家医院整合,仍保持相互独立运作。基础技术和信息系统基础实质上仍保持合并的 PSGML 模式。在 1997 年 7 月任命了 PSGML 独立的病理学主席,并开始了该系统两部分(即以前的 Geisinger 和 Hershey 组织)的标准化。

表 3-19 美国宾夕法尼亚州 Geisinger 保健组织实验室网发展情况

时间	主要事件
1984	Geisinger 区域性实验室(GRL)任务权力会议。商业实验室接合投机目的减少。保健组织(HMO)、Geisinger 健康计划建立
1985	GRL 计划组支持第一个医生办公室试验室(POL)。随着实验室技术咨询会议(LTAC)形成,对简单的现场检测开始标准化。POL 网作为社区网点开始购买和建设
1986	8 个 POLs 和两个医院标准化现场检测点。在宾夕法尼亚实验室司支持下开始 POL 教育程序
1987	14 个 POLs 和两个医院由通信系统联结。开始 24 小时参考实验室试验。医学检验师规定了 GRL 质量监督和支持的责任
1988	建立了由检验师监管的 5 个 POLs 组。颁布规章制度包括先前使 GRL 获得很大知名度的 CLIA(临床实验室改进通知书)88
1990	在两个医院和 28 个 GRL 网点安装了普通实验室信息系统(LIS)。在 LIS 建立了标准化方法、质量保证、领导结构和财政关系
1992	建立了与 LIS 联结的第一个现场检测电子界面。50 个 GRL 网点和两个医疗中心的现场检测由合组购买组织增加贴现 25 万美元而使之充分标准化
1993	两个医院和 GRL 正式巩固中心实验室 24 小时检测。成立全系统顾客服务科,统一 Geisinger 医学试验室独立指导病理医师
1995	在 65 个 GRL 网点安装广域网(WAN)统一信息系统。整固试验方法,减少现场检测试验 20% ~30%,开始合法的利益扩展程序
1997	把 Geisinger 系统与 Hershey 医疗中心合并形成宾夕法尼亚健康系统(PHGSH),增加了 8 个 POL"组",恢复了从 HMO 患者的试验,家访护士,和熟练护理机构增加活动的 5 个 GRL"组"监管者。HMO 有 250 000 名成员和每年 180 万的门诊患者
1998	83 个 POL GRL 和 3 个医院现场检测活动重新组织作为宾夕法尼亚州 Geisinger 健康组织实验室(HGL)。普通的 LIS 在广域网上得以扩展。HGL 网点的试验涉及 100 万人
2000	PSGHS 分为原来的 Geisinger 和 Hershey 组织,重新组成的 GRL 减少为 70 个 POLs 和两个医院。在大多数 GRL 网点建立了具有 Sunquest LIS 结果界面的综合医师实践管理方案

注:CLIA'88:1988 年临床实验室改进通知书

虽然合并了 POCT 和 PSGML 运行通常来说是很大的成功,但是合并的母体组织在 2000 年 7 月决定解散。尽管 PSGML 运行解散,叙述成功地巩固 PSGML 的基础和动力仍然是重要的,然而,作为 GHS 的一部分,注意到 HGL 术语已回转到先前已存在的 GRL 术语。这种分布实验室已经发展到 2000 年 7 月,为了描述这种分布实验室的基础全貌,HGL 和 GRL 两

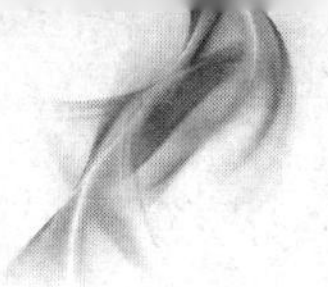

种称呼可以交替使用。

POCT 服务,包括那些 HGL 网点和三个医院的 POCT,和分布的实验室信息系统自从 1984 年以后有了很大的持续性发展。涉及分布实验室试验职员的"设计组"很快合并了该系统的宾夕法尼亚州和 Geisinger 区域 POCT 活动,两者仅在开始时略有不同。三个医疗中心的 POCT(包括门诊和住院患者),在各个医院由一个临床实验室改进通知书(CLIA)许可证管理,这种医院试验与 HGL 里 83 个获得 CLIA 许可证网点的 POCT 依次被标准化。

HGL 的发展有点像"机体"一样并适合市场的需要,表明医生行为模式的改变。人们发现当在选择的 POLs 里,试验需要集中或分散或快速展开时,POCT 标准化系统非常合适。IDS 里条件不断改变,POCT 组合也必须相应变化,变革不仅仅包括找到解决实验室试验问题的新方法,而是令人不解的破除旧的牢固的基础。然而目前的 Geisinger——分布实验室在过去的 15 年期间,特别稳定。15 年的改革管理告诉人们:加大改革步伐——合并、分离甚至再合并。

HGL 系统中心由 83 个拓扑学网点组成。在 HGL 网络里,决定是否集中或分散实验室检测,已经在适当场合应用 POCT 和较重要的标本转至医院参考实验室之间达到稳定的平衡状态。来自 HGL 网点这种分派的试验也有相似的增加(>30% 每年),经历了在 PSGML 的 Hershey 医疗中心和 Geisinger Wyoming Valley 医疗中心网点经验。在 HGL 扩展的数个网点分布的实验室的仪器设备促进了分派的试验数量增长现象。在 IDS 里保持 POCT 质量控制只是分布实验室进步的一个方面,因为对顾客服务的许多方面运作时与诊所试验点密切相关。POCT 的量仍然是 PSGML 试验总量的一小部分,但是 POCT 的使用正在增加。

在 GRL 发展期间始终保持着"场所试验"的重要法则。POCT 在临床需要的地方进行,这里实时实验室检测结果是临床和财政的需要。运作效率的主流和经济标准仍然是增加向 24 小时工作的医院实验室转送标本,和传统的商业实验室一样。此外,相反的趋向共同存在于实际的平衡中,和现实中许多形形色色的 POCT 和强化的综合实验室自动化普遍存在一样。随着 POCT 技术更加可靠(即准确、精密、便利)和一体化(即与 LIS 电子化联网),它越来越成为标本收集过程基础的一部分。随着取得标本和检验结果的效率改善,POCT 的场所使用将会越来越成为主流。我们的 GRL 组织策略是适合 POCT,当这样做时就实质地从经济和技术上作了调整。我们达到管理 GRL 运作的标准化和"组织",当命令改进程序时将有助于方便 POCT 以主流布局。

(三)区域性整体服务系统网 POCT 目录

在分布的实验室中,常常有不同水平或"层次"的实验室检测,使它们执行不同大小的诊所或不同专长医生的检验工作,这些实验室检测水平把它们引入与 POCT 有关的不同运作模式实验室。当医生诊所加入 GHS 一周左右时,简单的第一水平和第二水平实验就会很快被使用。分布实验室已经预先规定了被批准方法目录的模式,当医生诊所加入 GHS 时已经清除了混乱状态并给予清楚的介绍。这样预先包装的实验室模式达到类似一个法国绅士并被归于"Mclab"一样的亲情。

在 83 个网点分布的实验室中主要形式划分为一级水平,这些网点中的一部分只做很简单的实验项目,如试纸条尿液分析、潜血试验、妊娠实验等(表 3-20)。划入这一水平的 68 个网点中约有 20 个网点用 HemoCue 仪器做血糖定量和血红蛋白测定。在指定的模式范围内

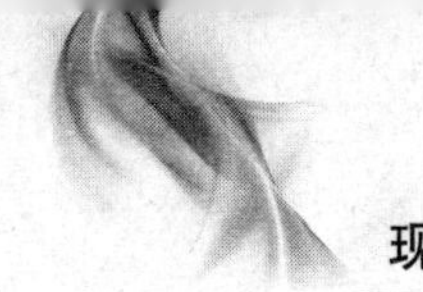

建立操作规程,并根据临床需要选择性应用。在规定的实验室模式里被“批准”使用的方法不自动证明执行该方法的费用。应该给需要进行 POCT 的基层单位临床使用者做详尽的解释(即资料记录、操作技术、质量控制、预防性维护等)。因为实验者主要为护理人员,用于护理门诊患者的时间已经算入佣金内,开展 POCT(费用)的需求已经很恒定。在网点进行的试验正式写入网点 CLIA 证书中,由 HGL 技术杠杆充分支持。通常存在的担心是如果某些 POCT 设备可以制造,它们将会被滥用,希望这点在 HGL 网络里不要出现。事实上,1997 ~ 1999 年,在 HGL 进行的 POCT 试验次数因为每天两次信息处理增加了集中分派人员而下降了 20%。此外,PSGML 已经达到了 POCT 和集中分派人员的平衡。

表 3-20 Geisinger 地区实验室网中 CLIA 医师办公室实验室网点的主要形式

CLIA 医师办公室实验室水平网点形式	检 验 项 目
“一级水平”或“次要”的方式	血糖定量(HemoCue)
	血红蛋白测定(HemoCue)
	尿的试纸条分析
	快速链球菌试验
	妊娠实验
	提供者实施的显微镜(PPM)
“二级水平”方式	在第一级基础上增加如下检验项目:
	血尿素氮(Ⅰ型急诊仪)
	电解质(Ⅰ型急诊仪)
	细胞计数(WBC、RBC、H/H、血小板)
	凝血酶原时间
“三级水平”或“组”实验室点	检验项目在第一级和第二级基础上增加:
	ALT
	AST
	ALP
	钙测定
	总蛋白测定
	白蛋白测定
	总胆红素测定
	血清肌酐测定
	血气分析

(四) 区域性整体服务系统网点 POCT 的反应时间

对于分布在医疗网点上的 POCT 这一接近临床需要的试验,在急诊或方便临床工作基础上已经广泛地使用了 15 年,经过选择的实用试验项目,几乎服务于我们的医疗网点上所

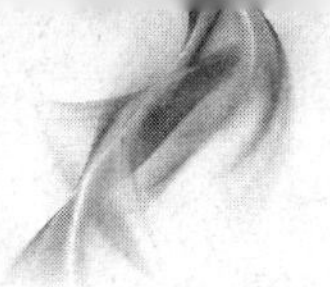

有急诊的需要，在我们的网点用于替代POCT的包括如下两方面：首先，分派到一个医院实验室；其次，委托非GHS的社区医院实验室。开始时由GHS信使或传递急诊的PSGML实验室信使，能够常规地每天进行两次，后来包括把患者委托给区域的急诊科或实验室帮助采集标本。某些社区医院与GHP签约提供贴现实验室服务，因此，与区域服务者合作是另一个冲击在IDS社区医疗网点开展POCT的因素。

不支持患者的治疗安排或需要检验的标本在GML以外的医疗单位进行（通常称作渗漏），除非为了方便患者就医或急诊情况，已经发现在负担这些分派的试验，甚至在贴现价格上，消费都大大超过GML。例如，单一介绍一个儿科患者作脱水诊断的电解质检测，可能造成服务系统数百美元外流（即急诊科费用、静脉输液治疗、专业费用等）。在选择的二级网点和三级网点一型急诊仪电解质检验的使用已经比照服务系统以外的价格调整了价值——成效比，这种“负荷回避”的原理已经进入了展开某些“二级水平”POCT的决策里。

当决定在什么地方开展POCT时，医疗需要是我们从管理角度已经严格遵循的条件。我们在社区医疗中心站或技术条件许可的网点建立医疗保险检验项目（即，肝功能试验、电解质检测、基础代谢、综合代谢项目）。在较大规模的三级医院或“组”实验室点，这些项目用4个Roche Cobas MIRAS仪器现场检测，该仪器可提供基础代谢［糖、尿素氮（BUN）、肌酐、Na^+、K^+、CL^-、CO_2］和综合代谢［天冬氨酸氨基转换酶（AST）、碱性磷酸酶（ALP）、钙、总胆红素、白蛋白、总蛋白］等基础项目的检测。通常，我们避免把这些项目分解，进行做为POCT某些组合项目的检测和进行仍然在医院实验室检测的项目的检测。从记账角度看可能产生一些问题，存在把某些检验项目重复记账的潜在可能。在GRL网点，试验项是分开进行的，例如葡萄糖测定。如果医疗需要的话，剩余其他项目必须分别进行，在IDS里使用POCT必须包括这些综合的记账条件。捕捉正确的记账信息，包括国际疾病分类（ICD）-9编码和医疗需要的证明文件，在综合医疗网点进行POCT时这是另一项费用负担。

总之，所需的应答时间已经不是在GHS里分散POCT的基本驱动因子。患者期待提供一些更方便的POCT。在非常紧急的情况下，门诊患者可以介绍到社区医院做急诊检验，或者把标本转送到GHS医院做急诊检验。实质上分散POCT的最大量源于“负荷回避”和系统整合结果。

二、贯穿社区医疗统一体的综合现场检测

在严密的IDS，医疗统一体网点数目日益增加，这些增加的网点不仅实验方法需标准化，而且患者准备、标本收集和信息处理都要标准化。标准化方法是综合对全部实验程序并主要根据医疗网点的特点。贯穿于这一统一体的医疗保健社区场所包括患者的家庭、熟练护理技术的机构、学校、社区服务组织、工厂、医生办公室、诊所、静脉穿刺站，以及在医院设立的医学实验室。

使用贯穿于社区医疗统一体的现场检测点，是我们把重心从GHS机构的实验室场所、雇佣领薪酬的GHS职员，扩大到“系统以外”的实验场所的动力。实验室发展的三个领域

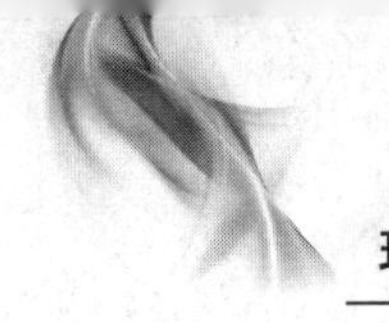

是:具有各种服务功能的 GRL 实验室,包括呼吸系统疾病治疗(RT)和家庭护理;GHP 患者的实验室检验的支持是将医师办公室"列为审判员名单"(即签约的对 GHP HMO 患者的医疗服务),熟练护理技术的护理机构,或签约的医院;赢利"范围"的试验,包括市场较好的各种服务项目。支持 GHS 所属的实验室的基础服务传输系统已经扩大很多并精练的开始参与地区性市场竞争。发展定向服务范围的教育和组织所需的时间,随着布局的实验室与自己的基础医疗网的成长而缩短。要充分描述以医院为基础的服务到充分成熟的市场区域性服务的转变过程(即类似于三步转换的市场化实验室运作)不属于本节的范围。充分说来作为布局的实验室把自己扩展为贯穿全部社区医疗统一体(即具有快速信使或拨号上网的个人计算机系统),进入商业区域的机会很多。

在 GML 里,医疗保健社区的术语和某些不同级别的现场检测,已经扩展为包括医疗统一体的所有实验室工作。早期在基础医疗网点设立的 POCT,向检验师提供重要的信息公布使其掌握理解在医疗统一体需要的信息。早期从来自 POCT 方法实际产生的结果学到的虽然很重要,但是与 GLR 全面成功的过程相比较是较小的部分。因为是信息产生了 POCT 活性,把信息整合入 IDS 以满足临床和信息的需要的重要性已经超过了在 POCT 设备上"按键"的实际操作。在医疗统一体的所有场合,从家访护士测定血糖到中心实验室检验师测定糖化血红蛋白(HbA1c),信息整合的质量与试验本身同等重要。

现场检测资料必须严格的整合入 IDS,广大的医疗统一体就是以这种方法产生检验结果,这种检验结果可以和中心实验室的试验互换。中心实验室的管理规则适用于所有使用检验结果的网点。CLIA 管理,医疗保险规则,和临床通道必须以标准的方式整合入贯穿于社区整体医疗系统实验室试验系统。在 GHS 系统,这一信息整合曾经是令人恐惧的任务,但是目前 GHS 系统已经把检验结果电子存档,在相当程度上达到标准化。

因为统一划分的实验医学已经建立了贯穿在 GHS 里发展了 10 年的社区医疗统一体实验室基础,现在有一个非常严密的系统。在过去 10 ~ 15 年里帮助建立 POCT 检验基础的检验师现在正经历扩展操作系统,并在 PSGHS"系统分析"里担任扩展任务。"系统分析"任务包括向委员会指派和安装新信息系统(即记账和流动医疗医生开业系统)的设计队伍,改进接收和相对次要的区域(即门诊患者用药过程中的血凝试验)的操作效率,以及在局部社区开展活动。

在医疗保健社区开业的检验师,认识贯穿于医疗统一体的这一扩张功能是非常重要的。在 IDS 里对指定专业的 POCT(即血液学的血凝试验,临床化学的血糖测定)的总的应答不能分开纳入专业实验室本身,但必须组织进入信息流。检验师必须避免僵硬的思路,即 POCT 应该像医院实验室建立的工厂产品那样产生相同质量,分析前的质量保证和分析后的信息属于保健社区信息流的一部分,为全部实验室的成功做出了极大的贡献。实验室分布的术语把 GRL 里的新实验室结构恰当地描绘作 POCT,相关的信息过程不断进入医疗统一体。

某些基于 POCT 的活动例子列于表 3-21。这些活动必须在贯穿医疗统一体的分布实验室内计划。对于这些活动,分布的 HGL 实验室操作存在于各种水平的成熟期实验室。

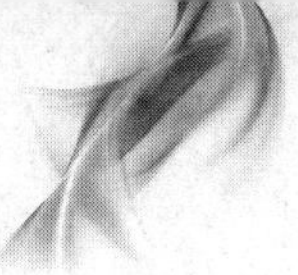

表 3-21　在综合传输系统里与 POCT 有关的活动

活动编号	活动名称	备　注
1	支持以社区为基础的 POCT	即糖尿病筛选
2	在 POCT 网点收集和处理来自家庭健康护理的标本	
3	向家庭保健和 SNFs 提供静脉穿刺服务	
4	向家庭保健和 SNFs 提供试验服务（即血气分析）	
5	保证护理应用的适当供应	即设计供应顺序方式
6	保证适当的供应分布	即分配家庭试验
7	指导患者进行下一步治疗	即在 PT 试验后到药物抗凝诊所
8	对患者家庭血糖仪进行质量检查	
9	保证坚持临床通道的 POCT 和标本处理	
10	对实时治疗提供实时结果交流	即向家庭吸氧提供具有 FiO_2 的 PO_2

注：SNF，熟练护理机构；PT，凝血酶原时间；QC，质量控制；PO_2，氧分压；FiO_2，吸氧的成分

系统 POCT 标准化如何用于医疗统一体所需的试验的典型例子是人们使用 HemoCue 全血血糖测定仪保证“健康”。来自 GHP 统一体健康改善程序（GHIP）的护士，请求实验室帮助证明它使用具有宾夕法尼亚说明的试验程序，这样的试验需临时批准场所的证书。Danville 的 Geisinger 医疗中心 POCT 协调者为 GHIP 护士提供使用的 HemoCue 仪器；这些仪器的模数盘有资料管理器储存可随时使用。实验室提供配套的表格用于记录各个血糖测定结果（供诊所使用）和归档下载电子结果（供实验室用）。实验室为 25 美元报酬帮助 GHIP 记录每次具有说明的试验，并把每个电子下载的试验记入 GHIP 程序 1 美元抵偿耗材费用。实验室为 GHIP 训练几名经过挑选的护士并保持其胜任和质量控制记录能力，所有这些程序在 2 周内完成，在 6 个月内筛查血糖试验达到每个月 1000 例左右（平均每月测 10 次，每次测 100 人次），这一快速实施的类型已经很好地检验了医疗统一体 POCT 程序，是目前对正在成长过程中的 IDS 的服务需求和 GML 已经学会提供优质服务的很好例证。

所有这些例子包括理解基于广阔的系统而不单是 POCT，检验师需要达到的最重要的新理解存在于实验程序方面的试验前和试验后。加入 POCT 网点的检验师应该被授权可做出影响实验室试验的决定，该试验属于这些试验程序的一部分，以后的章节描述说明在 PSGHS 里为工作在 POCT 网点的技师作为授权而获得的动力。

三、POCT 标准化

IDS 内在统一实验室试验中首先要做的工作，是标准化技术方法，特别是在合并以后，包扩那些在医疗保健社区使用的方法。在达到技术标准化时存在几个具有小危险因素的潜在利益。为了克服使用者抵抗改革的惰性，发展一个标准化策略是有用的，这个策略包括通过合组购买组织（GPO）合组购买。以下因素促进了由有影响的检验师和使用者的快速组合

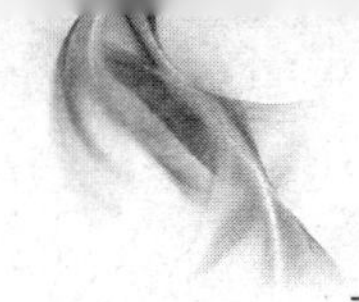

决定:①通过组合量的折扣观察到供应的节约方案;②GPO 的更多选择卖主的机会;③供应需求的更高效率;④保证选择卖主产品的依从性。在 IDS 里高资历的领导和实验室产生的命令以及在指定的 GPO 准则下的供应商选择期限都是很重要的,这样的组合决定过程的动力常常被作为绊脚石来引用。如果达到从积极的和实际出发下决心从 GPO 需要选择供应商不会产生不一致。

来自实验室标准化组的领导以及高年资领导的鼓励应该产生一个“我们共同在这里”的同志情谊,设计很好的促进训练程序能够共同产生决策过程,但是大多数实验室有自然领导,如果被高资历领导受权,他应该能在供应商选择中保持一致。清楚的理解关于 IDS 高资历领导的存在是重要的,并且 IDS 实验室必须做出供应商选择并与之保持紧密的和开放的关系。

常常是医院系统被合并和主要的实验室系统标准化过程快速启动,例如化学分析仪;血液学分析仪和实验室信息系统。如果给予足够的时间(1 年),POCT 方法标准化的启动大多能产生,POCT 标准化被受到影响的医院检验师很好的观察到,他们共同改善已经理解的 POCT 质量。例如,要使从 GPO 供应商同意的两个来源定性孕检标准化,应该得到标准化小组共同建设性地工作,并且选择相对容易的。一旦作出了选择,标准化小组可以支持这个决定,立即帮助完成变革。

涉及每天执行工作的检验师加入到标准化质量的妊娠试验那样简单的变革中是必要的。认识到实验室最终将负责支持标准化的 POCT 和 IDS 需要数年时间把专业技术整合入临床通道也很重要。供应商不能期望对资料管理或采购科单独工作而影响他们的产品分布。产品分布需要来自实验室的实质的努力(即建立跟踪消费到适当的实验室成本中心的适当的实验室供求关系)。

一旦选择了某一 POCT 产品作为标准,围绕它必须建立大量基础工作。正在进行的使用者的培训,供应分配,CLIA 管理的依从性和信息系统的输入是必须支持的少数几个实验室基础的细节。因为这个理由,选择长时间(3~5 年)的供应商是重要的,这样基础才会稳定,在 IDS 里每隔几年的改革以使每个试验节约少量成本的短期决定,或者获得操作的少量改善是不明智的。

把 POCT 整合入 IDS 里的真正工作仅仅是把 POCT 的服务提供给广大的顾客。一旦决定标准化某一个 POCT 方法,结束整合细节至少需要 1 年时间。在庞大的 IDS 里有数百个成年反复的 POCT 使用者,正在使用的稳定的方法应该重复训练。IDSs 确实有经济比例和 GPOs 标的中心,但是也遭受来自执行方面如此大比例的不灵活。在 IDS 里的 POCT 做点改革,就像驾驭一条巨型油轮,如果要在方向上做改变需要很长时间和努力才能达到目标。前边提到的妊娠定性试验的例子,PSGML 已经在过去的 10 年里使用相同的试验方法而没有明显损失节约或性能。

标准化的 POCT 产品也必须考虑到 IDS 的大多数,这个产品整合进了广大临床实验室试验系统了吗(即尿微量白蛋白试纸条定性和尿微量白蛋白/肌苷比值)? GPO 指定的供应商有支持疾病管理的产品发展范围策略吗? 产品会最终被用于家庭试验吗? 产品会由 HMO 和医疗站药房分配吗(即 HMO 供应家庭使用的血糖仪而不是门诊和床边使用的)? 这个产品在 5 年里都能从供应商得到吗(即供应商与 GPO 形成战略或共同的合股企业吗)?

在 PSGHS 里与 GPO 经理建立的关系是“首要的共同合作”关系。在这个关系下,向

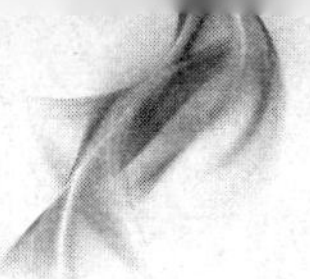

PSGHS提供的财政激励不仅为我们自己的组织内的依从性而且也是为经理的财政成功。PSGHS 实际上已变成这个 GPO 的商业合作伙伴。这一坚强的联盟更坚定了与选择的供应商合作的决心。这样乍一看似乎是从实验室抢走了供应商的选择权，但是事实上这巩固了联合实验室的地位。在选择供应商的任何情况下，POCT 和其他方面，我们已经标准化的供应商提供作为 GPO 经理的选择。在过去的十年里通过选择较大的"主流"供应商，我们已经把我们自己无痛苦地定位到 GPO 领域里。表 3-22 列出了过去 5 ~ 10 年里我们购买技术的 POCT 供应商（我们先前的标准），我们从主要的合作伙伴里选择的供应商，也有由经理在单方面或三方面同意情况下指定的。

在非常适当的时侯可做出标准化决定，因为他们已使能够有非常积极的时间方式在 HMC 安置 sunquest 实验室信息系统（"MULhos"在广域网即 WAN 上的组合）。使用普通 LIS 试验软件执行标准化方法的优势将在以下章节中展开。完全有理由说达到方法标准化（从简单的 POCT 开始）产生了达到统一分布实验室的要素，对支持严密的 IDS 非常重要。事实上，在 PSGFS 里 PSGML 被当做实际的例证和整合临床操作及信息系统的驱动力。

表 3-22　合组购买组织对 PHGHS 使用实验室产品的效果

产品范围	首选后	首选前	原始资料
葡萄糖检测仪	Lifescan	Lifescan	Lifescan
妊娠试验	Abbtt	Abbott	Abbott
链球菌试验	Abbtt	Abbott	Abbot
尿液分析	Bayer BMD	Bayer	Bayer
血气分析，POCT	1—stat	1—stat	1—stat
血气分析	Chiron radiometer	Chiron	Chiron
化学分析	Roche Ortho	Roche	Roche Ortho
血凝固	Dade pacific HS	Dade	Dade Ortho
血液学	Sysmex Coulter	Sysmex	Sysmex Coulter

PSGHS：宾夕法尼亚州 Geisinger 保健系统（Penn State Geisinger Health System）

第八节　儿童医院的 POCT

一、儿科 POCT

儿科 POCT 最重要的作用是监测危重症患者和改进患者护理条件。儿科快速获取实验结果是必需的，因为患者经常不能提供可信赖的病史，体格检查不能反映疾病的严重程度，并且患者疾病快速改变。在非紧急状况下，当患者和其家属均在时，利用试验结果可方便诊断，提高患者对治疗的依从性。大多数 POCT 要求少量标本，特别适合婴儿和小孩，分析设备的便携性方便对门诊和入院患者进行检测。

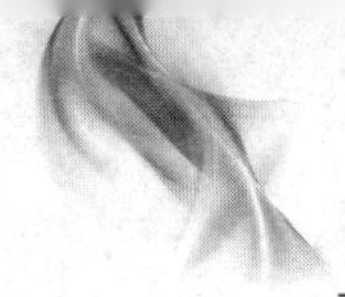

二、初级儿童保健中心 POCT

初级儿童保健中心(PCMC)的 POCT 包括:临床实验室批准的检测和靠近患者检测。委员会考虑关于所需服务、中心实验室检测的可利用性和不同途径检测的花费引起临床争论。在一些病例,要求会被批准。在另一些病例,将会被推荐使用针对特定患者群的检测,其将会被不同工作人员实施。

实验室指导者有责任实施批准的 POCT。实验室有责任书写标准操作程序(SOPs),进行操作 POCT 工作人员的培训和资格论证、保养设备和评论结果。在患者医疗记录上记录检测结果是实验室和检测人员的责任。基本原则是:全院实验室检测有一个标准,这个标准包括检测质量、收集患者医疗数据和进行财政记录。最初,由拥有 CLIA 执照的实验室指导者实施 POCT,但是,在某些情况下,作为临床服务,应该取得自已的执照。这些情况在随后部分将详细讨论。

三、设　　备

儿童医院和相关设备是综合儿科护理的中心,其经常作为儿科系或儿科医学和手术附属专业的基础。当地的医疗历史、政策、金融条件和设备决定了入院患者和急救服务。记录实验服务需求的计划(包括靠近患者检测)受实验室服务机构、实验室和医院信息系统的质量、机构内有空气试管系统的可利用性和联合机会或分享区域实验室服务。这些因素在比较实验服务模式时也很重要,包括不同机构的 POCT。

Utah 位于盐湖城第三位的儿童医院,PCMC 服务了美国大部分的儿童医院,包括 Utah 和 Montana 等。IHC 所属的医院,为非营利机构,在 Utah、Idaho 和 Wyoming 有超过 60 个便利点。PCMC 位于 Utah 大学校园,,与州所属的医院相邻,距离 ARUP 实验室 2 英里。PCMC 是大学儿科系的主要教学点。

在 2000 年,PCMC 接纳 9849 名患者,实施手术 10 359 次,门诊就诊超过患者 120 000 人,空运 1363 名危重症患者,急诊患者超过 33 043 名。医院有 232 张病床,包括 35 张新生儿 ICU 病床,26 张儿科 ICU 病床,8 个手术室和内镜和心脏插管单位。许多附属专业组管理乡下门诊,其中的一些距离医院几百里。

建筑物建于 1990 年,共 4 层,总面积为 4800m^2。装有空气试管系统连接护理单位、实验室、药房、门诊和医院供给单位。这个系统每日 1000 ~ 1500 件事务中的 56% 涉及实验室。系统每次处理一个试管,除高峰期外,平均等待时间为 5 ~ 10 秒,很少超过 2 分钟。试管按送来时的位置依次运输,但是紧急检测的试管可超越其他试管。为了避免滥用这一点,急诊血液制品的传输受到限制。

在 2000 年,实验室实施检测 567 153 项(入院患者 414 908 项,门诊患者 152 245 项)。实验室接受指令和报道结果均通过医院信息系统(HIS),其与实验室信息系统(LIS)相连。现在实验室设备包括 Vitros 950 和 250 化学分析仪;MaxM 自动血液学分析仪;ABL520 和 725 血气体分析仪和许多更小的设备。主要设备与 LIS 相连,结果在每一护理位点或床边的 HIS 终端展示。通过装满空气的试管系统将标本快速运往实验室,使用全血分析仪或肝素

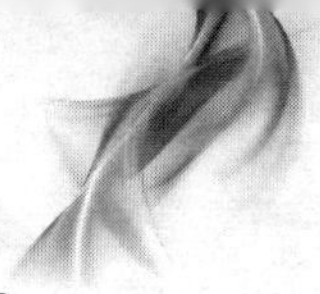

化血浆进行大多数化学分析，立即报道结果到 HIS，使关键检测的检验周转时间在 5～30 分钟，消除了许多状况下对靠近患者检测的需求。

四、质量保证

监督医学技术专家掌管 POCT。监督者负责书写每一批准检测的程序，开展工作人员的培训和资格认证，记录质量控制和患者检测的结果，获取允许直接向 LIS 和 HIS 报道结果的计算机密码。尽可能少的人员来实施检测，以节约培训和记录费用；我们喜欢选用有实验室检测经验的人员。最近，我们在高密度区培训一小支队伍专门穿刺和实施 POCT。POC 监督者回顾结果包括检测人员资格修正。更新的手段包括多种观点以确保实施对照及操作者是有资格的。

所有 POCT 的结果都输入 LIS。这个过程被电子连接设备方便化。例如，在 I-STAT 分析仪上实施检测的结果储存在分析仪中，直到他们可卸载在中心数据站，个人计算机与 LIS 连接。实验室监督者每日回顾质量控制和患者结果。对于不能连接的设备，由操作人员获取数据，将其输入 LIS。所有检测的账单由 LIS 获取。

许多 POC 方法使用传统的液体对照，其他的使用电子和传统对照的结合。在某一病例，检测人员实施每日对照。例如，当生产商推荐每日电子对照，非经常的液体对照，以修正新的反应物的整合，检测人员也实施液体对照。外在熟练检测的标本是重新设立的，否则由实验室 POCT 监督者和实验室检测人员准备。POC 和中心实验室使用标本的相关性由每日血气体和电解质检测确定。

五、儿科住院部 POCT

（一）在新生儿重症监护室确定血气和电解质

PCMC 新生儿重症监护室（NICU）收治其他单位转运来的婴儿。实验检测的快速检验周转时间尤为重要，因为这些小患者是危重症，病情会快速恶化。过去许多年，我们在 NICU 旁设立卫星实验室，每天 24 小时有医学技术专家值班。技术专家每一小时实施两次血气分析，每一个班实施少量血糖检测和潜血检测。卫星实验室花费很高，但是确实需要。

我们第一次减少花费的尝试是培训所选的呼吸治疗家在晚班、夜班和周末实施血气分析仪。技术专家实施设备保养，在白班实施检测。这种方法较好，但是减少花费的压力持续增加，由实验室、NICU、呼吸治疗和临床工程的代表组成一个小组。这个小组推荐的计划是：NICU 成批的血气通过试管系统送往实验室，一台 I-STAT 分析仪留在 NICU，当需要时提供快速检测。培训被选的呼吸治疗家和 NICU 抽血者实施 POCT。

施行为期 6 个月的前瞻性研究以确定这种方法是否满足临床需要和降低花费。赞同标准包括：试管系统的可信赖性、中心实验室血气检测检验周转时间、I-STAT 系统的操作和在床边终端及时展示结果。在研究期间，进行 4679 次血气分析，仅有 102（2.2%）次在 I-STAT 分析仪上操作。装满空气的试管系统的等待时间为 5 分钟。通过气动管道输送系统将标本送往中心实验室检测的平均时间为 3 分钟，分析和在线报道结果的平均时间为 4 分钟，I-STAT 上的平均时间为 2 分钟。一般，中心实验室检验周转超过 10 分钟，这是因为同时接受

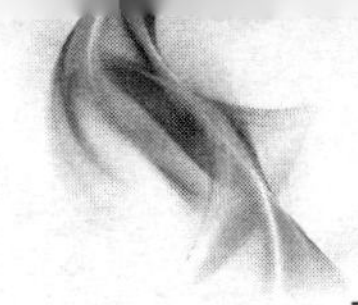

了两个或更多患者的标本。对于大多数标本,中心实验室检测的检验周转时间是可以接受的。每年节省花费20 000美元,主要是由于将血气分析仪从卫星实验室移到中心实验室,淘汰旧的设备。

用气动管道输送系统和POC分析仪取代卫星实验室说明:对于加快检验周转时间的要求,并不是仅有一种解决方法。气动管道输送系统通过加快标本运输节约时间。没有那个系统,卫星实验室将是最好的选择。但是,即使有气动管道输送系统,有些患者要求的检验周转时间仅有POCT可满足。

(二) 接受胰岛素治疗的患者血糖的床边检测

在PCMC,并不使用糖检测仪。这个决定在十多年前制订,因为儿科的危重症有低血糖症,那个时候的糖检测仪在低血糖症范围内没有足够的准确性和精确性,并且源自这些设备的结果不能载入LIS。尽管自那以后,糖检测仪的操作提高了,我们在PCMC中仍不使用,因为关注其与LIS的连接、质量控制程序和结果的相容性。因为具有气动管道输送系统、全血分析仪和整合的信息系统,实验室对于糖检测的检验周转时间为15~30分钟。当需要更短的检验周转时间时,可使用I-STAT分析仪。为了避免培训和资格认证的花费,由实验室抽血者实施POCT。

(三) 潜血床边检测

曾经,需要实验室供给的检测卡和反应物。随着CLIA'88的出现,当检测在实验室操作时,必需以系统的方式控制检测。实验室最初的努力是将检测卡和反应物分配到各护理位点,发展培训和记录程序。随访观察显示:这些操作的依从性差,每一位点没有努力限制为一小部分护士实施检测。一个没有预料到的结果出现:实施床边检测后的1~2小时还没有记录结果。因此,POCT是不连续的。中心实验室在调整后,可满足检验周转时间要求,并且花费大大减少,因为不需要培训大批的护士。

(四) 床边检测胃肠分泌物pH

测定鼻胃管抽吸物的pH以确定鼻胃管是放置在胃还是小肠。将这种标本放进试管送往实验室是困难的,因为临床医师在床边放置试管,等待几分钟获取结果是不实际的。因此,实验室采用pH试纸(范围为4~8),书写操作规程,培训少数技师在儿科ICU实施床边检测pH。因为检测人员必须会识别颜色以准确解释结果,所以必须有初期和随后的资格认证。

六、儿科手术中的POCT

(一) 手术室血气和电解质检测

先天性心脏病手术时,多次检测血气,当患者除去旁路或确定分流程度时,在短时间内收集源自多个位点的标本检测。在每一手术室放置试管是不可行的;为了满足这些结果的快速转向需求,实验室在手术室放置具有推车的血气分析仪,培训少数麻醉技师实施检测。以前已经讨论过,每天用这种设备实施一些检测是昂贵的,并且让技术专家每日保养设备是困难的。解决的办法是I-STAT分析仪。培训麻醉技师操作设备。在手术时实施血气分析,提供印刷结果给麻醉学家,将结果输入HIS。在一天结束时,分析者返回实验室,结果下载到LIS,由实验室监督者回顾。这种方法可满足需求,并且使每次检测费用由40美元减为5

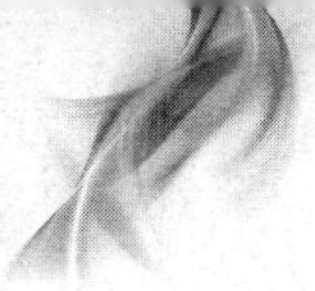

美元。

（二）心脏插管时的血气和血氧计检测

为了确定插管位置是静脉血的血气体和血红蛋白氧饱和度，插管技师使用 I-STAT 分析仪和血氧计，均由实验室保养。

（三）活化凝血时间

进行心脏插管、血液透析和体外膜氧合（ECMO）时的活化凝血时间（ACT）用于监测肝素抗凝患者，其只能在现场医护检测，因为要求在收集标本后立即加入反应物。试管必须被连续观察。儿科这种检测最常用于心血管手术和体外膜氧合作用。体外膜氧合作用使用的灌注设备与用于心脏手术的相似，但是他们与外周血管连接几天以具有可逆急性呼吸衰竭患者的肺恢复。经历心脏插管和血液透析的患者较少要求 ACT 检测。在 PCMC，采用 Hemachron 分析仪实施 ACT 检测，培训少数手术室人员使用 I-STAT 分析仪，培训心脏插管实验室人员实施血气分析和血氧计。我们评估了要求更少标本量和具有广泛线性范围的新设备，发现其与患者分流时的标本结果很难相关。这部分是由于血库血液的干扰。灌注盐水将导致显著的稀释。

（四）肝移植时的凝血弹性描记法

凝血弹性描记法连续测定凝血块形成过程，在多种凝血疾病中可见特征性异常曲线。在儿科这项检测的唯一适应证是肝移植。全血标本放置在设备的一个杯中，探针降低进入标本，当凝集时，移动探针所需的力量被绘图，有时高达 90 分钟。图是凝血形成和溶解的可视表现。凝血弹性描记法 3000S 在标本为全血时为中度复杂检测，当标本为修正的全血或血浆时，则为高度复杂检测。在 PCMC，临床实验室操作和保养设备。两名医学技术专家被培训，并随呼随到。当需要时，设备被移往手术室。曲线由麻醉学家解释。

七、儿科急诊和门诊的 POCT

（一）支持空运的血气体、电解质、糖、离子钙和血红蛋白

山间的保健空运系统，LifeFlight，使用直升飞机和航空运输机将危重症患者从偏僻的地区送往主要医院，包括 PCMC。在运送危重症新生儿前，运输小组要求在提交医院确定血气分析。在乡村地区，这将产生延迟，并且因为召集下班的技术专家而增加花费。在空中，运输小组只能依靠临床发现和脉搏血氧计监测患者。运输小组使用 I-STAT 分析仪测定血气、离子钙和血红蛋白。检测的花费低于延迟运输的花费，并且分析仪结果在患者到达 PCMC 时下载到 LIS 中。

（二）急诊部门的血气体、电解质、糖、离子钙和血红蛋白

PCMC 急诊室（ED）每年看诊 30 000 例患者，并且 PCMC 是西部山区唯一的儿科外伤治疗点。因为装满空气的试管系统和整合的信息系统，支持 ED 患者的大多数实验检测可在中心实验室实施。小组中包括以 I-STAT 分析仪为目标的穿刺家。除了递送急诊血液制品、辅助血液标本的收集外，其还实施紧急血气、电解质、糖、离子钙和血红蛋白检测。在引言中已经提及，关于 POCT 对急诊室患者停留时间的影响的研究显示：要么无影响，要么显著降低停留时间。Kendall 等发现：即使不缩短停留时间，POCT 的快速检验周转时间可以缩短作出决定的时间。Aximos 等研究 POCT 对门诊外伤患者治疗的影响，结论是：血红蛋白、糖、血

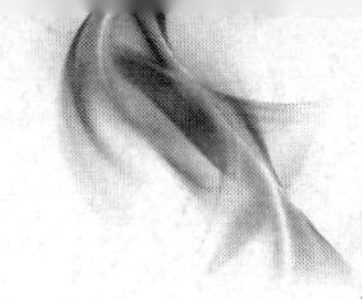

气和乳酸检测可影响治疗,电解质和血液尿素氮检测不影响治疗。因此,POCT 在急诊室的影响依赖于从中心实验室获取结果的速度和门诊患者的急性程度。

(三) 糖尿病门诊的糖基化血红蛋白检测

PCMC 糖尿病门诊每年看诊 1200 例患者。血红蛋白 A1c 是长期血糖控制的关键指标,在门诊就诊时提供结果可让临床医师区分患者是否需要附加教育或监护干预。这在偏远地区门诊尤为重要,那儿标本必须被送往 PCMC 实验室分析,发生几天的延迟。现在,临床医师被实验室培训使用 DCA2000+检测血红蛋白 A1c。对于乡村患者护理,POCT 的标准与医院门诊相似。检测会昂贵,但是现场医护(检测)方法的优点包括:临床医师可根据结果初诊,节省临床医师电话要求患者复诊取结果的时间。

(四) 肾病门诊的显微镜尿液分析

在 PCMC 实验室,显微镜尿液分析由有证书的实验室分析者(CLA)使用自动设备(Clinitek200+)完成。在医院儿科肾病门诊,临床护士实施显微镜尿液分析,为肾病学家显微镜检玻片作准备。因为仅有一个护士需要培训,并且护士有足够的时间实施操作和每日质量控制,所以以这种方式实施检测花费较低。

(五) 血液学—肿瘤学门诊的血细胞计数

PCMC 血液学—肿瘤学门诊每年就诊 7000 例患者。为了提高对患者的医疗,临床指导者要求具有自动细胞计数和医学技术专家的卫星实验室。工作流程和金融分析显示:这使每年花费超过 100 000 美元。并且,卫星实验室的全职医学技术专家将经历相当大的工作载量的改变,中心实验室工作人员将减少,使其不能满足高峰时期的需求。因为流程门诊在几小时后关门,放在这儿的设备不能返回中心实验室被利用。Galloway 等报道:由护士专家操作血液学门诊后援设备可使检验周转时间在 30 分钟内,然而使用气动管道输送系统和电子传输不能达到这个目标。我们发现:全血计数最大的延迟发生于实验室接受标本之前。实验室检验周转时间(接受标本到给出结果)平均为 8 分钟。改进患者注册、收集标本后快速送往实验室将确保大多数检测在规定时间内完成。没有这些改变,即使设立卫星实验室也不能取得预期的检验周转时间。

(六) A 群链球菌咽炎的快速诊断

普通儿科要求的实验检测非常少,现场医护检测就更少。但是,最重要的例外是快速诊断 A 群链球菌咽炎。立即诊断允许临床医师在初期就开始治疗。尽管其特异性较高,但是快速检测的敏感性低于培养,现在推荐运用血琼脂培养来肯定阴性结果。我们培训微生物学实验室的工作人员,使其值白班,晚班和夜班由中心实验室人员执行。喉拭子培养装入试管,送往实验室,并快速实施检测。结果打电话告知临床医师,并输入 LIS。如果检测结果阴性,需要再次喉拭子培养。

(七) 幽门螺杆菌感染检测

幽门螺杆菌是儿童胃炎的主要病因,早期诊断和治疗可缓解症状,阻止更严重的并发症。可通过培养微生物来诊断,也可通过快速检测胃活检标本确定是否存在尿素或微生物的特异性抗原。在内镜收集标本后,必须快速放入检测试剂盒中。因此,临床实验室和检测工具生产商共同培训 8 个内镜护士,操作时总有一个护士在,可实施检测和解释结果。

(八) 急救儿科的其他 POCT

POCT 的优点适用于儿科。长期治疗的儿童和成人患者要求经常监测的药物日益增加,

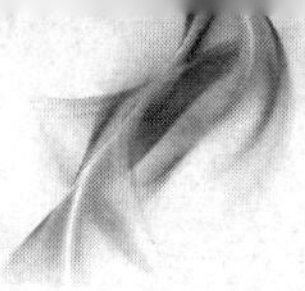

在就诊时就获取检测结果可方便治疗。针对贫血、血尿和蛋白尿、中毒和遗传疾病的筛查 POCT 方便及时有效的就诊和治疗。

我们的经验允许儿科 POCT 的普遍化。POCT 可提高对儿科门诊和入院患者的诊疗,并且其影响超出医院范围,即将婴儿和儿童送往地区中心医院。现场医护服务的管理方向是确保医院实验检测的单一标准,并且尽可能将 POCT 扩展到中度和高度复杂检测。POCT 的操作应限于一小部分人员,既可维持熟练程度检测,又使实施和维持检测的花费和时间最少。选择检测和反应物的基础是使检测结果与中心实验室相似检测的结果相容,使非实验室人员操作简单,整合质量控制,连接到 LIS。质量控制和患者检测结果应该输入 LIS,靠近患者检测的结果应该记录在患者医疗记录中。

第九节　心肌损伤生物标记物

急诊室(EDs)急性胸痛患者的评估对医生的诊断是一个挑战。不管患者有无诊断性心电图(ECG)的提示,心肌损伤生化标记物在临床医师确诊急性心肌梗死(AMI)中都非常有用。在不稳定型心绞痛(UA)或急性冠脉综合征(ACSs)患者,ECG 通常不能提供结论性诊断信息,生化标记物成为可信赖的短期和长期不良结局的风险预报器。技术的提高和免疫分析中单克隆抗体的使用导致具有快速检验周转时间(TATs)设备的发展。此外,设备发展为允许在全血、血清、血浆中进行心肌损伤多种标记物的定性和定量检测。这些新设备广泛用于中心实验室、卫星实验室提供检测,甚至在床边,即 POCT。

临床需求不断变化的几个患者组是心肌损伤标记物 POCT 的最佳对象。这些患者组如下:①高风险,ECG 诊断 AMI 患者,需要溶栓治疗;②高风险,非 ST 段升高 AMI 患者;③中度风险 ACS 患者(UA 患者伴胸痛);④低风险,非心脏性胸痛患者。在本节,临床研究是回顾可不可以在每一组推行 POCT 的使用。

本节的目的是讨论心肌损伤生化标记物 POCT 临床和分析各方面。首先,讨论心肌损伤和并发症的病理生理学及其使用标记物诊断。其次,讨论最近发布的指南和共识,再定义 AMI 和 ACS 患者再分类,也涉及非 ST 段升高 AMI 或不稳定型心绞痛(心脏生化标记物高度预测)。再次,使用临床研究评估胸痛的目标和基本原理是心肌损伤标记物 POCT 的作用。讨论获取结果的紧急和结果怎样影响患者的护理、创伤分类、诊断和治疗。推荐的临床路径是采用多个唯一心脏标记物。最后,回顾特异性 POCT 平台原理和设备,讨论 POCT 和中心实验室被选标记物测定的差异。

一、心肌损伤的病理生理学

急性心肌梗死(AMI)的主要病因是冠状动脉粥样硬化疾病(CAD),其造成冠状动脉狭窄、粥样斑块瓦解和血栓形成。心肌缺血到随后的心肌梗死均从心内膜蔓延到心外膜。如果完全闭塞超过 15 ~ 20 分钟,将会发生不可逆转的损害。但是,在 6 小时内恢复血流可抢救心肌。发病率的一个主要决定因素是心肌损害的程度。

在急性心肌梗死诊断中,病史仍有实质价值。50% 以上的急性心肌梗死患者的首发症状是静息或极小活动量状态下的绞痛。胸痛强度可变,通常持续 30 分钟以上。在某些患

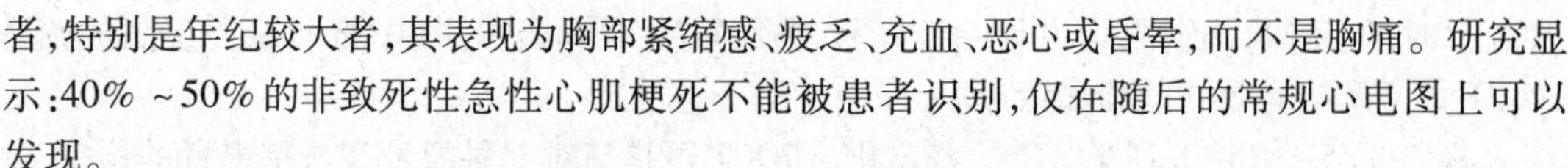

者,特别是年纪较大者,其表现为胸部紧缩感、疲乏、充血、恶心或昏晕,而不是胸痛。研究显示:40% ~50%的非致死性急性心肌梗死不能被患者识别,仅在随后的常规心电图上可以发现。

急性心肌梗死在心电图上的表现为缺血。T波和ST段的改变及Q波的出现反映心肌细胞的损伤和坏死。心电图的诊断特异性为100%。如果心电图意义不明确,则临床医师必须依赖于心肌损伤标记物。大约15% ~20%的AMI患者初期心电图没有改变。对于有陈旧心梗的患者,心电图的诊断较困难,尤其是没有最初急性期迹象时。

大多数患者很难确定预测因素。急性冠脉综合征(ACS)被定义为包含广泛的缺血性心脏疾病症状,其包括不稳定型心绞痛和非ST段升高的急性心肌梗死。血管损伤和血栓形成是冠心病(CAD)的发病和进展及ACS的发病机制的关键事件。病理生理学上,血管损害分为三个阶段:内皮细胞的功能改变,不伴随后的形态学改变;内皮裸露和严重损害,但是内在弹性膜完整;内皮裸露且内膜和中层均有损伤。

大多数急性心肌梗死源于冠状动脉粥样硬化,其可发展为冠脉血栓形成。大量因素有助于评估动脉粥样硬化斑块,其可快速破裂,释放凝血酶原物质,介导血小板活化、血栓形成和纤维蛋白溶解缺陷。新形成的血栓阻断血流,引起心肌缺血性损伤,导致心肌坏死。斑块破裂导致免疫学改变和激活血栓形成。介导血浆中断的酶如胶原酶和白明胶酶,由斑块的细胞内成分释放。在急性心肌梗死,凝集反应的初步活化通过因子Ⅶ的活化,开始于破裂斑块释放的组织因子。

在患有稳定性冠脉疾病的患者,心肌氧需求超过阻塞的冠状动脉所能增加的供应,就会产生绞痛。相反,不稳定型心绞痛(非ST段升高急性心肌梗死)和ST段升高急性心肌梗死代表了疾病发展过程的继续,以冠脉血流的突然降低为特征。在不稳定型心绞痛,斑块破裂处血栓形成产生栓塞,导致静息状态下的绞痛。这种易变的血栓仅能阻塞血管10 ~20分钟。在非ST段升高的急性心肌梗死,损害的形态学与不稳定型心绞痛相似,血管造影术证明1/4的非ST段升高患者动脉完全阻塞。这种完全动脉阻塞发生于头2小时自发性再灌注后。在非ST段升高急性心肌梗死,斑块的损害比不稳定型心绞痛严重,因为更持久的血栓阻塞,即更多的心肌损害。在ST段升高急性心肌梗死,斑块破裂会导致溃疡,严重动脉损害及高的凝血酶原风险。这导致固定和持久的血栓形成,其引起心肌灌注的突然停止和所涉及的心肌组织坏死。血栓形成似乎是影响冠状动脉粥样硬化疾病(CAD)预后的重要的因子,在斑块破裂后从慢性变为急性。

二、心肌梗死的重新定义

欧洲心脏病学协会(ESC)和美国心脏病学学会(ACC)最近联合发表的文件中提出:只要有心脏生化标记物(心肌钙蛋白I或T,或肌苷激酶-MB)升高,心肌梗死(MI)就应被重新定义为任何大小的心肌坏死。此外,ACC和美国心脏协会(AHA)最近也发表了关于ACS重新分类的方针,心脏标记物升高者被视为非ST段升高心肌梗死,心肌钙蛋白正常者被视为不稳定型心绞痛。两个文件都强调:在临床指标(缺血)发生后的头24小时内心肌钙蛋白的最大浓度曾经超过上限应定义为心肌梗死。重新定义非常重要,因为如果肌钙蛋白阳性,以前被诊断为不稳定型心绞痛的现在会被诊断为心肌梗死。临床医师和实验室工作人员应该

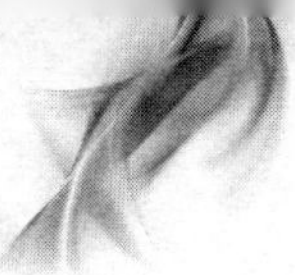

记住文件中的几个关键论点。第一,急性、进展和新近期的诊断标准应该包括肌钙蛋白的典型升高和降低及有下述表现之一者:缺血症状,心电图上 Q 波的发展,心电图指示缺血(ST 段升高或低压),冠状动脉干涉。第二,心肌钙蛋白(或 CK-MB)可检测到的升高指示心肌损害,但是与缺血机制并不同义。第三,心肌钙蛋白的升高可能反映不可逆转的损害。第四,心肌钙蛋白分析的多样性,尤其是肌钙蛋白 I(cTnI),已经导致实质混淆,大多数归因于缺乏标准化分析。因此,心肌钙蛋白的每种分析的临床和分析信息应该被确认。第五,具有缺血损害患者,心肌钙蛋白升高与预后相关。第六,排除心肌损害,需要在症状发作后 8~9 小时获取血标本。第七,心肌钙蛋白分析的生产商需要阐明潜在干扰源,包括异嗜性抗体,凝血,血浆与血清可变性,cTnI 游离、复合物、退化、磷酸化和氧化形式的抗体识别肽多样性。第八,被修订的推荐决定点,应该少于 10% 变异系数(*CV*)。生产商需要记录 10% 和 20% 变异系数时的浓度。最后,心肌钙蛋白升高,经历动脉成形术的患者的分类和护理应该个体化。在心脏手术患者,例如冠状动脉旁路移植,没有标记物可以用于确定心肌梗死。

三、胸痛评估

(一) 纳入和排除心肌梗死的策略

对于临床医师,急诊部门胸痛患者的评估仍是耗时和具有诊断挑战性的。在过去五年,随着科技进步,新的和传统的心肌细胞损害标记物在帮助临床医师方面变得重要:①避免让心电图非诊断性 AMI 患者(美国每年达 30 000 例)出院;②有助于对高风险和中度风险 ACS 患者分类进入监测或重症监护床位;③安心让低风险心脏病因学患者出院。将来,心脏标记物利用的新策略将为临床医师提供强大和独立的关于入院和出院患者近期和长期心脏意外事件风险的信息。

国际上,大量医院仍然使用总肌苷激酶(CK)(由于费用约束)在胸痛患者中纳入或排除 AMI,尽管总 CK 和它的同工酶 CK-MB 有局限性。这些包括缺乏绝对心肌特异性,同时受肌肉、运动、性别、种族和年龄影响。有限的花费经常限制 CK-MB、cTnI、cTnT 等较昂贵检测的应用。但是,心肌梗死(MI)的重新定义和不稳定型心绞痛(UA)再分类的指导方针沉重地支持 cTnI 和 cTnT(如果肌钙蛋白不可利用,CK-MB 作为可接受的替换)在诊断 AMI 上的同等地位。心肌钙蛋白 100% 的心脏特异性支持这些结论。因为非常了解 CK-MB、cTnI、cTnT 不是心肌损害的早期标记物(在胸痛症状发作 3~8 小时后,可以记录到这些指标超出上限),肌血细胞素和 CK-MB 异构重整产物等早期标记物被研究,用于对 ACS 患者进行早期敏感探测和分类。图 3-14 证明;接受者运行特性(ROC)曲线,肌血细胞素、CK-MB、cTnI、cTnT 的临床敏感性和特异性在进入急诊部门得到提高。此外,ROC 曲线显示:肌血细胞素是最敏感的早期标记物(症状发作后 6 小时内),CK-MB、cTnI、cTnT 在症状发作后 6~12 小时敏感性和特异性高于 90%。但是,临床医师必须了解早期标记物缺乏心脏组织特异性和后果研究。

大量的纳入和排除 AMI 规则被公布以帮助临床医师在患者胸痛症状发作后 12 小时内进行分层。通过这次讨论应该记住:用于急诊部门早期诊断 AMI 的决策树是以患者到医院的事件为 0 小时,而不是症状发作的时间为 0 小时。这样设计的原因是:可信赖的时间仅为患者需要到医院的时间。不幸的是,病史中患者胸痛发作的时间经常不可信赖,因为超过

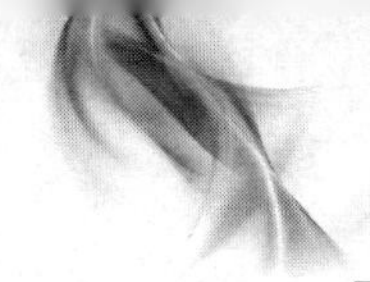

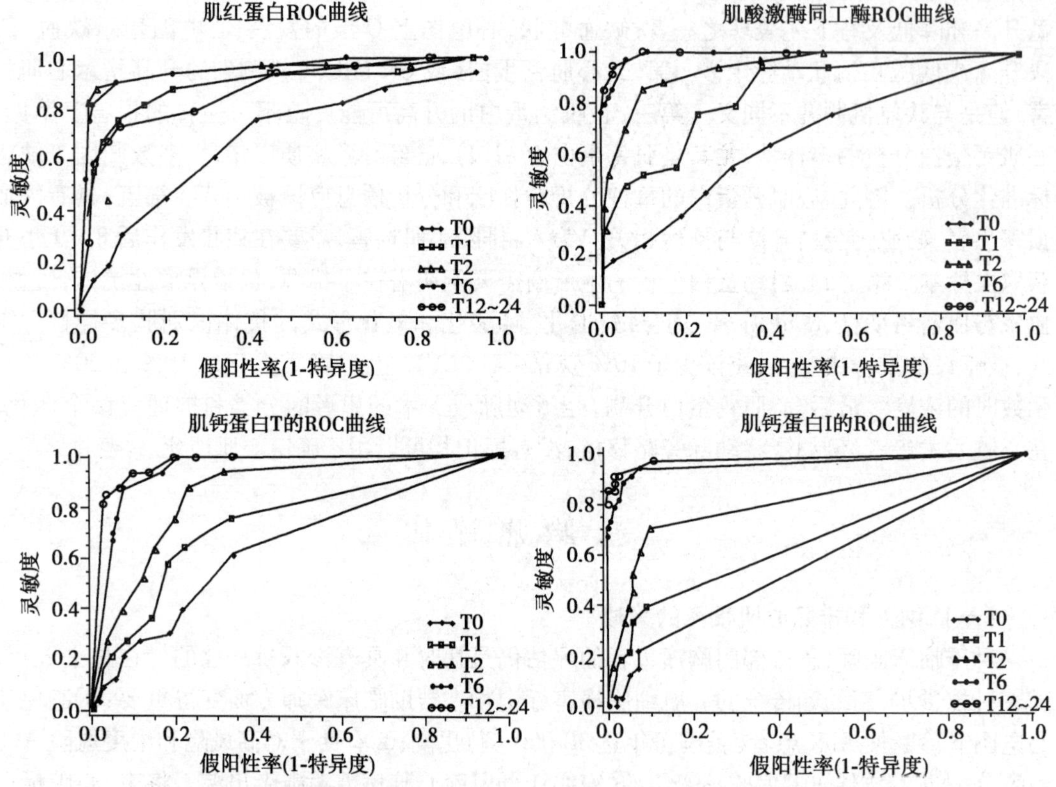

图 3-14 检测心肌梗死中肌红蛋白、CK-MB、cTnT 和 cTnI 的 ROC 曲线
曲线显示患者到急诊部门 0、1 小时、2 小时、6 小时、12 小时、24 小时的状况
ROC,接受者运行特征;CK-MB,肌酸激酶同工酶;cTn-T,肌钙蛋白 T;cTn-I,肌钙蛋白 I

50% 的胸痛发作时间是不准确的。

用于快速评估较低 AMI(发作时非诊断性心电图)中间可能性胸痛的心脏急症程序协议似乎是临床研究中常用的模式。临床上任何胸痛或不适与急性心肌缺血或 AMI 一致的患者在发作后 9 ~ 12 小时被评估。以心脏急症程序协议的发现为基础,在入院后 9 小时内每 3 小时监测一次 CK-MB,一致认为对于纳入和排除 AMI 的敏感性和特异性均高于 98%,而连续心电图监测、超声心动图和分级运动检测的敏感性均小于 50%。

依照心脏急症程序协议建立的指导方针(在症状发作后的 12 小时内监测心肌损害标记物),心肌钙蛋白用于快速评估较低 AMI(发作时非诊断性心电图)中间可能性胸痛。其他研究在症状发作后 24 小时内监测标记物。对于 cTnI 和 cTnT,最广泛的研究用于 700 名胸痛发作后 12 小时内具有非诊断性心电图(非 ST 断升高)患者。在入院(胸痛发作后 2 小时内)时和入院至少 4 小时后检测血(cTnI 和 cTnT 定性检测),所以至少有一份标本在获取时是在胸痛发作后至少 6 小时。6% 的 AMI 患者,cTnT 阳性的临床敏感性为 94%,cTnI 敏感性为 100%(无统计学差异)。此外,在三百多名 UA 患者的 30 天病程中,cTnI 或 cTnT 升高是心脏事件、AMI 或与心脏相关死亡的强的和独立预测因子。CTnI 或 cTnT 检测阴性结果表示低风险,允许患者快速和安全返家。

胸痛评估协议,利用定量 cTnI 和 cTnT 分析(全血 POCT 设备或可提供快速 TATs 结果的

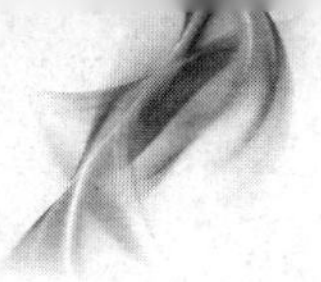

中心实验室设备),证明症状发作后至少 12 小时临床特异性和敏感性均大于 90%。几项有代表性研究中的一项将 cTnI 和 cTnT 与 CK-MB 进行比较,在 0、1、3、6、9、12 和 24 小时获取标本,证明在症状发作后 6 小时,心肌钙蛋白与 CK-MB 价值相当,在 12 小时其敏感性和特异性均超过 90%。与预测一样,两者心肌钙蛋白对于早期诊断 AMI 均没有帮助。

一些研究使用联合标记物检测方法,在胸痛评估协议中使用肌血细胞素、CK-MB、cTnI、cTnT 的定性和定量 POCT 设备。几项实验已经证明:这些标记物中肌血细胞素是最敏感早期标记物,这种发作后的 0 ~ 3 小时内敏感性高于 90%。但是,没有已经发表的研究可以肯定证明增加肌血细胞素检测的附加投入在改善患者治疗和结局上的帮助。但是,肌血细胞素是心肌损害的早期阴性预测子,两例早期、成功的阴性(经常分别在 1 小时和 3 小时)结果在排除 AMI 上的肯定性大于 95%。这型检测将使乡村医院或需要转诊严重病患的临床医师受益。但是,在更大的医学中心,在 8 ~ 12 小时获取标本,监测心肌钙蛋白,已经获得相当大利益。

使用 CK-MB 异构体作为推荐的早期标记物,Puleo 等发现,CK-MB1/MB2 比值可在发作后 6 小时诊断或排除 AMI,其敏感性为 95.7%,而 CK-MB 仅为 48%。一项关于急诊部门胸痛患者多中心研究,比较 CK-MB、CK-MB 异构体、cTnI、cTnT 和肌血细胞素的敏感性和特异性。研究发现,CK-MB 异构体和肌血细胞素早期(6 小时内)诊断 MI 更有效,cTnI、cTnT 有高的心脏特异性,6 小时后诊断 AMI 更有效。但是,没有统计学数据分析在任何时间点被描述。海伦娜 REP(电泳)系统(海伦娜实验室,博蒙特,TX)似乎是目前唯一可进行 CK-MB 异构体检测的,其作为 POCT 设备不能很快被引进使用。这在中心实验室外尤为真实,其要求非实验室人员操作。

利用全血定量和定性 POCT 系统的临床研究,其合并多标记物于一台设备或并排使用多台设备,证明 CK-MB、cTnI 和 cTnT 的敏感性和特异性,研究发现在症状发作后 9 ~ 12 小时其特异性和敏感性均在 90% 以上。最近的一项研究评估定量系统 Biosite Triage(Biosite Diagnostics,San Diego,CA),其证明联合多标记物(CK-MB,cTnI 和肌血细胞素)不能提高纳入和排除 AMI 的特异性和敏感性;单一标记物 cTnI 检测是三种标记物中最敏感的(这项研究没有评估 cTnT)。在评估 Biosite Triage 研究中,在症状发作后 12 小时,cTnI 敏感性为 93%,与之相平行的 CK-MB、肌血细胞素和 cTnI 检测证明敏感性为 97%(没有统计学差异)。在评估 First Medical Alpha Dx(First Medical,Mountain View,CA),一可同时测定 CK-MB、cTnI、肌血细胞素和总 CK 的 POCT 设备中,在症状发作后 12 小时,CK-MB、cTnI 敏感性均超过 90%。但是,这项研究中为进行敏感性或特异性的多变量标记物分析。但是,Biosite 和 First medical 研究没有设计合适地从事这些,因此,需要更进一步的研究来了解多标记物的作用。

现在,几项研究正在评估 Dade Behring Stratus CS(Dade Behring,Miami,FL),其实评估的是 cTnI 的全血 POCT 系统(这一平台也可测定 CK-MB 和肌血细胞素)。以 ROC 曲线分析为基础,探测 MI 的诊断界点是 0.15μg/L。在 ACS 患者到达急诊部门 4 小时,在切点 0.15μg/L,MI 敏感性为 98%,而更老一代的 Stratus Ⅱ 分析敏感性为 85%。健康人群的 97.5 百分位数是 0.08μg/L。UA 患者中的 42% 其 cTnI 不小于 0.08μg/L。进行 30 天结局分析,死亡或 MI 的发生率在 cTnI 阳性患者为 25%,在 cTnI 阴性患者为 3%。因此,证明第二代 POCT 系统分析准确、敏感和临床可信赖。

全血定量床边 cTnT 分析是中心实验室 Elecsys cTnT 分析的补充,最近被评估。使用不同方法比较 140 例标本,cTnT POCT 与 cTnT 酶联免疫吸附分析(ELISA)有良好相关性($r=0.98$)。在 MI 患者症状发作后 4~8 小时,91% 的标本为阳性。ROC 曲线判定 MI 切点 0.1μg/L 下的面积与 POCT 和 ELISA 方法比较。64 名健康个体 99 百分位数低于 0.05μg/L。因此,床边 cTnT 分析准确、敏感、可信赖,在 15 分钟获取结果,现在有可能用于可疑 ACS 患者。

越来越多的文献认为:在急诊部门使用心肌损害标记物的快速评估协议,有助于准确对高度、重度和低度风险患者分层及安排合适的治疗和监护。但是,任何协议的实质成分均涉及采血的时间。图 3-15 是一推荐表格,适合于采用标记物帮助对患者进行风险分层。需要记住的是,心肌钙蛋白 I 或 T 被用来替代 CK-MB,除非合适的文件可用于支持这额外花费,肌血细胞素(作为早期标记物)不能被推荐。此外,总 CK、总 LD 和 LD 同工酶(这一节未讨论)从不被推荐作为策略的一部分。图 3-15 支持最近发布的 ESC/ACC/AHA 指导方针。

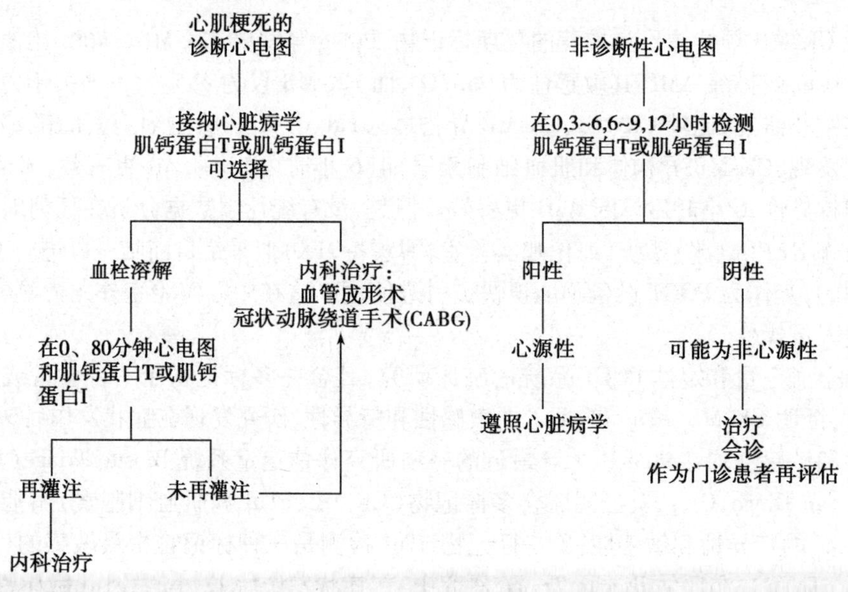

图 3-15　使用肌钙蛋白帮助临床医生识别或排除胸痛患者急性心肌梗死的评估表

(二) 风险评估心脏标记物作用的策略

对急诊部门可能心肌缺血的 ACS 患者,大量前瞻性和回顾性临床研究评估 cTnI、cTnT 和 CK-MB 可否用于风险分层和临床结局评估。表现为胸痛和其他暗示 ACS 症状的患者,被安排在发作后 12~24 小时进行几次抽血以替代单一抽血。表现为 UA 的患者有较大比例的不同种类的 ACS 患者。在这组,高达 50% 患者在第一年内进展为 AMI 或心源性死亡。

研究证明:UA 患者和 ST 段升高心梗患者预后相似。使用标记物不仅仅是简单纳入或排除 AMI,同样重要的是经历急性冠脉操作(高度和中度风险)和慢性或稳定性冠脉疾病(低度风险)患者的医学治疗。因此,在没有 AMI 的 ACS 患者监测心脏标记物的目标是识别可能的非稳定冠脉疾病和选择合适的治疗。这可能允许临床医师向患者提供可替换的医疗和操作选项如抗血小板或抗血栓治疗,冠脉血管造影、心动超声心动图、放射核素扫描和运动分级检测可能,识别心肌损害标记物从组织释放的病理病因学。

被排除 AMI 的 UA 或胸痛患者的 1/4~1/3 显示 cTnI 和(或)cTnT 血清浓度升高。cTnI

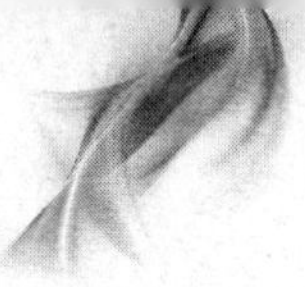

或 cTnT 升高是 ACS 患者负性结局的预测因子。评估 21 项研究和计算伴或不伴 ST 段升高患者和 UA 患者短期(30 天)和长期(5 个月到 3 年)相对比(ORs)(终点为死亡或非致死性 MI)。包括大约 18 000 例患者,在 30 天对于升高的肌钙蛋白,负性结局的 OR 值为 3.4。肌钙蛋白阳性患者,UA 患者的负性结局 OR 值(9.3)高于 ST 段升高患者。因此,cTnT 和 cTnI 提供了最好的风险评估,这些检测需要被加入 ACS 患者诊断和治疗的实践指导方针,作为有用的风险分层工具。新的 ESC/ACC/AHA 纲领支持这种方法。但是,当评估关于预后意义的个体研究时,必须小心。心脏标记物检测中获取标本的时间至关重要,因为症状发作单一时间获取的标本测定的结果与症状发作后 24 小时内连续测定的结果有争议。对于没有纳入 AMI 的 ACS 患者,推荐获取两份标本(cTnI 或 cTnT 检测),一份在症状发作时,一份在症状发作后至少 9 小时。这允许表现为近期急性冠脉伤害患者心肌钙蛋白基线升高。但是,这应该不能被忽视,即肌钙蛋白水平正常并不能排除所有风险。早该推荐的是:在 60 分钟内向临床医师提供心脏标记物结果,或者使用 POCT,或者使用中心实验室设备。

(三) 再灌注非侵入性评估策略

用心电图诊断 AMI 患者并不需要常规使用心肌损害生化标记物,有确定的原因是有用的。此外,标记物并不能作为患者是否接受溶栓治疗的指征。但是,对指示应接受溶栓治疗的患者,有证据显示早期监测标记物在非侵入性再灌注评估中是有用的。在 AMI 发作后的头几个小时,早期和完全明了与坏死相关动脉是一个重要的治疗目标,标记物可帮助临床医师制订治疗策略。AMI 发作后循环中心肌蛋白的动力学依赖于坏死区域灌注情况。早期成功再灌注的特征是标记物的快速增长和早期达到峰值。但是,通过生化梗死测径评估不可逆转损害数量是困难的,因为再灌注后出现在循环中的冲失蛋白数量是可变的。当早期频繁的血标本与心肌损害标记物快速分析相联系时,在溶栓治疗后,实验室可被用于评估再灌注情况。几项回顾性研究证明:使用三个标准中的一个,使用治疗前与治疗后 60~120 分钟标记物增长率来确定倾斜度(1),绝对增长(2)或 90 比 0 分钟的比值(3),具有高度准确性,可预测再灌注的成功或失败。研究现实:血清 CK-MB、肌血细胞素、cTnI 和 cTnT 的快速升高被证明对于预测成功的 TIMI3 流回有高敏感性(超过 75%)。

总而言之,治疗 AMI 采取系统的,逐步的方式,使用抗凝剂、抗血小板制剂和溶栓剂都起到关键作用。因此,本节的重点是心肌损害生化标记物(如 CK-MB、肌血细胞素)的监测,凝集和血小板活化分析物像和血管危难标记物可为近期心梗患者的治疗提供重要信息。UA 和非 ST 段升高患者治疗的提高快速进行。最近的几项研究显示:糖蛋白Ⅱb/Ⅲa 血小板抑制剂可改善 UA 患者的结局。因此,治疗的方向是阻止 UA 向 AMI 进展,因为 AMI 患者的预后更差。但是,UA 患者并不需要溶栓治疗。因此,在患者到达门诊部门后,快速区分 UA 和梗死患者十分重要。临床研究支持临床医师使用心肌钙蛋白来进行鉴别诊断。但是,临床医师继续使用多标记物来确定 AMI,因为要寻找存在的峰浓度或确定梗死大小。

(四) 心肌损害标记物现场分析

如表 3-23 所示:两项定性和四项定量快速(TAT 少于 20 分钟)全血 POCT 设备被 FDA 评估和认可,其测定的标记物为:肌血细胞素、CK-MB、cTnI、cTnT 和总 CK。此外,三项正在研究的定量 POCT 设备被记录。大量其他平台(一般由中心实验室创立)也可用于血清和血浆中这些标记物的定量检测。这些中的大部分 TAT 在 20 分钟内完成。但是,这部分的焦点是全血设备。目前,大约 10% 的实验室使用 POCT 设备,被 2000 名服务于 CAR-C 的病理学

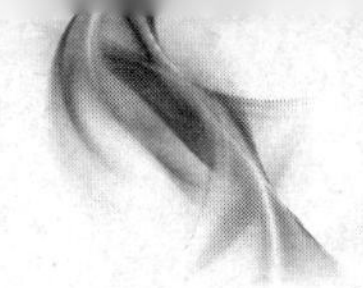

家所确定。由于FDA的正式批准和释放定量全血POCT设备,值得跟随这种趋势。

表3-23 全血POCT检测平台和心脏损害标记物分析

生产商	平台	标记物	标本量(μl)	周期(min)	检出下限(μg/L)	检出上限(μg/L)
定量检测						
Dade-Behring	Stratus CS	肌红蛋白	200	13	1.0	82.0
Glasgow, DE		CK-MB	200		0.3	3.5
		cTnI	200		0.03	0.6
First Medicala	Alpha Dx	肌红蛋白	250	20	5.0	180.0
Mountain view, CA		CK-MB			0.5	7.0
		cTnI			0.09	0.4
		总CK			10.0	190.0
Biositea	Triage	肌红蛋白	250	10	2.7	107.0
		CK-MB			0.75	4.3
SanDiego, CA		cTnI			0.19	0.4
Roche	CARDIAC	cTnT	150	12	0.1	0.1
Indianapolis, IN	Reader	肌红蛋白	150		30.0	70.0
定性检测						
Spectrala	Cardiac	cTnI	200	15	1.5	1.5
Toronto, Canada	STATus	肌红蛋白	200	15	100.0	100.0
		MB	200	15	5.0	5.0
Roche	Rapid Assay	cTnT	150	20	0.18	0.18
Indianapolis, IN		肌红蛋白				
正在研究的定性检测						
Thau MDxa	Lifelite	肌红蛋白	-			
Santa Barbara, CA		CK-MB				
		cTnI				
Quantecha		肌红蛋白	-			
Eagen, MN		CK-MB				
		cTnI				
Response Biomedical		肌红蛋白	-			
Vancouver, BC, Canada		CK-MB				
		cTnI				

注:CK-MB:总肌苷激酶同工酶;cTnI:心肌钙蛋白I;CK:总肌苷激酶

随着全血快速POCT设备的发展,CK-MB、cTnT、cTnI和肌血细胞素传统上在中心实验室大型仪器上测定,重要的是讨论不同仪器测定相同标记物绝对浓度是否有差异。在不同生产商,标准化分析中识别肽的抗体可影响结果。当前,对于肌血细胞素、CK-MB和cTnI,没有国际普遍接受的标准,因为cTnT只有一个独立的定性或定量平台可使用,全血、血清或血浆与cTnT结果应该高度协调。对于肌血细胞素,尽管现今没有可接受的参考标准,但分析间的浓度差异不大,可能因为商业抗肌血细胞素抗体识别肽非常普通。心肌损害科学委员会国际临床化学联盟(IFCC)标记物正在建立肌血细胞素的参考标准。对于CK-MB,AACC(美国临床化学协会)标准小组委员会已成功建立初步参考标准,在超过10项商业免

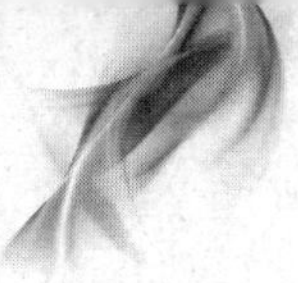

疫分析中,消除40% ~60%的差异。对于cTnI,AACC在IFCC的帮助下,成立一个标准小组委员会来建立初步标准。初步的发现表明:三种材料(二元IC或三元TIC复合体)被识别,所有cTnI免疫分析生产商正在进行确认。

现今,对于cTnI,仅有Dade Behring有全血POCT设备(Stratus CS)和中心实验室设备(Dimension RxL)可测定和给予同等结果。在其他cTnI方法中,公布的衰退方程式斜率反对Dade Behring Stratus Ⅱ范围为0.10~3.50。血中cTnI和使用的多种抗cTnI抗体识别的多肽区具有多种形式,以及缺乏标准可部分解释斜率变化范围大。关于每一cTnI分析的临床数据库的建立变得强制,尽管分析间的临床趋势是可以比较的。对于cTnT,Roche有FDA批准的POCT方法(心脏阅读器)和中心实验室方法(Elecsys)得到同等结果。关于全血POCT设备的解释见下文。

(五) 心脏仪一组实验对象生物位点分类

心脏仪一组实验对象分类是荧光免疫分析法,用于定量检测肝素化全血和血浆CK-MB、肌血细胞素和cTnI。将标本加入标本端口后,通过设备的过滤器将细胞与血浆分离。预定量血浆在小室与变化的荧光抗体起反应。在孵育和流过探查道后,分析物和荧光抗体的复合体在离散区被捕获,导致针对每一分析物的特异性分析。每一分析物的浓度直接与探测到的荧光成比例。CK-MB的单克隆和多克隆鼠抗体,肌血细胞素和cTnI的单克隆和包被多克隆抗体用荧光染色标记并固定于固体相。在15分钟内获得结果。对于床边空间质量控制,每一分类设备包含两个内在的阳性对照。在分析物医学判断临界值时,设置低对照与第一分析物相一致。高对照与剂量-应答曲线最大信号的75%对应。此外,测定有以下性能:设备要求的质量控制程序,非正式工作人员的停工,实验室信息系统(LIS)连接。三种分析物各自判断临界值浓度的不精确低于13%。系统刻度是电子实施,有特异性。生产商证明:cTnI的所有形式(游离,复合,氧化或简化)可同等测定。

(六) 第一医学Alpha Dx系统

第一医学公司(FMI)Alpha Dx系统整合了自动固相印迹免疫分析和荧光探测。其用荧光免疫试验检测肌红蛋白、CK-MB、总CK和cTnI。系统包括分析仪和检测试剂盒,试剂盒包括检测纸片、安全-T-连接器单元、液体盒和校准纸片。检测纸片包括所有的检测特异性反应物,伴随每一检测稳定染色形式的双水平质量控制。安全-T-连接器单元将血液收集管装在分析仪上。液体盒包含稳定的缓冲去垢剂溶液,用于与染色反应物杂交。校准纸片包含大量特异性标准数据和质量控制临界值。系统可自动进行标本测定、反应物杂交、混合、孵育、信号检测、数据管理,并在20分钟内获取结果。结果可显示和打印,可与LIS连接。Alpha Dx检测每一分析使用三种抗体:固相多克隆抗体、荧光标记抗体和抗荧光抗体的抗体,可增强分析的敏感性。荧光密度与分析物浓度成比例。检测纸片也可测定血细胞比容和收集细胞体积,其被用于从全血标本转换等量血清标本,以测定分析物浓度。四种标记物各自的终止浓度的不精确低于8%。

(七) 用树状体增强自由基颗粒免疫试验(Dade Behring Stratus CS)

Stratus CS stat荧光测定分析仪是定量分析CK-MB、肌红蛋白和cTnI的全自动系统。系统安装有抗凝全血封闭收集管。通过离心将血浆和红细胞分离。不同检测方法采用不同的固相免疫EIA。患者标本被内在杆状密码阅读器识别,同时通过内在杆状密码阅读器识别针对CK-MB、肌血细胞素和cTnI的固相免疫EIA。一直到四种固相免疫EIA被引入每一测

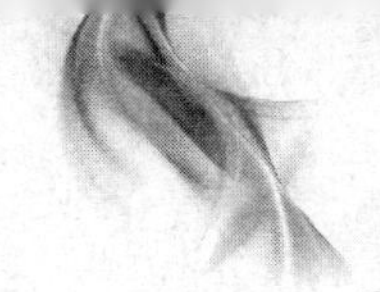

定标本。标本分析所需的所有反应物均在固相免疫 EIA 中。稀释被自动进行,可在 13 分钟内获取结果。

所有液体转移可使用任意的吸头完成。在检测中利用放射分割免疫分析技术,其整合抗体与 STARBURST 树枝仪,是捕获特异分析物的一种方法。包含在固相免疫 EIA 中的物质有树突状抗体反应物,碱性磷酸酶标记的抗体反应物,酶作用物洗脱反应物和一片玻璃纤维过滤纸。Lot-特异性刻度参数作为固相免疫 EIA 杆状密码信息的一部分。为每一反应物建立刻度曲线,通过引进单一 CalPak 和三种固相免疫 EIA 来周期性更新。三种标记物各自重点浓度的不精确低于 7%。

(八) Roche-Boehringer 曼海姆心脏阅读器系统

Roche 心脏系统分析仪可用于 cTnT 的定性和定量检测。这个试验包括两种单克隆 cTnT 特异性抗体,一种是金标记,另一种是生物素化。在全血标本中,cTnT 与 cTnT 抗体形成三明治复合物。全血作为标本,通过分离区时,红细胞从标本中去除,血浆通过检测区,此处 cTnT 三明治复合物沿着链霉素累积,显示为红色条纹。过量的金标抗体沿着对照线堆积显示检测有效。检测信号密度的增加与 cTnT 浓度成比例。心脏阅读器的光学系统识别这两条线,测量信号线的强度,经过内在软件系统整合转化为定量结果(没有阅读器,对于线的视觉观察得到阳性/阴性结果)。报道为低于0.1μg/L 的探测临界值。每一检测条带的校正与第二代定量 cTnT 分析对比。对于每一检测条带,密码芯片程序有唯一的校正数据。在 15 分钟内获取定性和定量结果,但是,只要信号强度超过终点 0.1μg/L,心脏阅读器通过红色 LED 指示剂显示为阳性结果。当 cTnTn 浓度高时,指示剂将显色 2~3 分钟。关于质量控制,每一新的设备应该备有 cTnT 阳性和阴性对照检测,即使每一设备附带对照以确保合适的技术操作。绝对终止浓度的不精确低于 8.0%。

(九) 光谱心脏状况快速检测

心脏 STATus 快速检测分析提供肌血细胞素、CK-MB 和 cTnI 定性检测结果。当是 cTnI 时,分析使用固相色析法免疫分析技术来探测,人血液、血清和血浆中 cTnI 在建立的终止点上。将标本加入标本井后,血浆或血清被转入含有单克隆抗 cTnI 染色抗体和生物素化兔多克隆抗 cTnI 抗体区。通过反应带时,这些抗体与标本中的 cTnI 形成复合物。抗原/抗体染色复合物被 TnI 区固定的链霉素捕获。在 TnI 区未发现附加染色蛋白,其随后在对照区被捕获。如果 cTnI 浓度在建立的终止点上,可见的略带紫色的水平带在 TnI 和 CON 区出现。在对照区出现紫色条带说明分析正确进行。如果条带仅出现在对照区,结果为阴性。如果对照区没有条带,不管 cTnI 结果均应重复实验。应该在 15 分钟时看结果,因为过长的时间将导致不正确的解释。高 cTnI 标本阳性检测结果在5 分钟内出现。推荐在规律间隔时间进行外在的质量控制检测,尤其是使用新的 STATus 检测吸头。心脏 STATus 肌钙蛋白 I 被校正,以 Dade Behring Stratus cTnI 分析作对照,同等的 Stratus 1.5μg/L 浓度被作为阳性 STATus 结果。相似的设备可用于肌血细胞素和 CK-MB。

(十) 现场医护检验分析评估

POCT 的临床特异性和敏感性应被评估,需要在合适的人群中建立决定终止点以纳入或排除急性心肌梗死(AMI)(在发作去医院,随着时间的过去使用 ROC 曲线),同样需要在急性冠脉综合征(ACS)患者中建立危险分层决定终止点。但是,新的 ESC/ACC/AHA 指导方针支持使用参考人群第 99 百分位数作为检测 AMI 的上限值。实验室和心脏病学委员会支

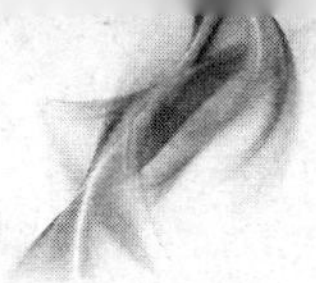

持这个新的决定点，强调其不精确低于10%。目前，较少的生产商分析接近这个不精确目标。例如用台式 Eci 肌钙蛋白 I 检测 10 份样品的灵敏度资料，其样品范围在 0.025 ~ 0.97μg/L 之间（图 3-16），生产商应显示在 20% 变异系数及 10% 变异系数处关于不精确的计算，此处的不精确值与第 99 百分位数决定点有关。现今使用的 FDA 批准的 510K 规则似乎不满足这些需要。实验室和临床委员会均游说 FDA 重新修订关于肌钙蛋白（CK-MB）免疫分析的不精确标准。

具体的医院和临床位点选择最合适的 POCT 设备高度依赖于这种中大量的临床和分析观点，包括快速检测 TAT 需求、花费，影响临床医师对患者的治疗，POCT 结果与中心实验室结果的可比性等。所有观点实质上均与临床需求有关，即评估 AMI，ACS 患者的风险评估，再灌注评估和实验室和医院经济。最近两项使用 POCT 分析的发表文章尝试记录在 ACS 患者使用单一及多标记物床边检测纳入或排除 AMI 或风险分层中的作用（Stratus CS；Biosite Triage）。小心回顾他们的方法，两篇报道仍不能证实分析观点，即这节讨论和强调的中心实验室和 POCT 涉及的医学决定终止点的不精确。

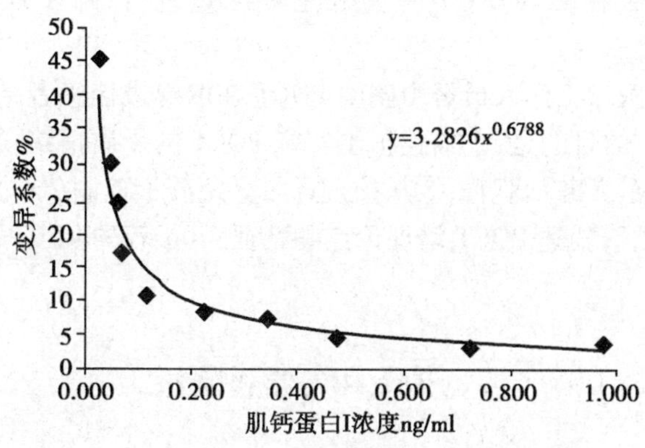

图 3-16 肌钙蛋白浓度与变异系数的关系

（十一）结论

技术的进步和单克隆抗体应用于 POCT 和中心实验室设备允许检测心肌损害的几种生化标记物。新的 ESC/ACC/AHA 指导方针重新定义 MI，并预测心肌缺血时心肌钙蛋白升高。

POCT 设备可在 20 分钟内提供全血定性和定量结果，可与使用血浆和血清的实验室系统比较。这减少标本处理、运输和结果报道损失的时间，在某些情况下为 2 ~ 4 小时，逐渐缩小实时作出结论检测的价值。

在胸痛就诊急诊部门的患者，使用同等 ECG 诊断 MI，心肌损害标记物对于评估心肌损害至关重要。尤其是，胸痛患者去急诊部门 12 小时内 cTnI 或 cTnT 升高，其纳入或排除 AMI 的特异性和敏感性均超过 90%。cTnI 或 cTnT 应该替代 CK-MB 和总 CK。早期标记物，如肌血细胞素，其测定并不是必需的，除非早期实施（少于 6 小时）并证明提高患者治疗。此外，心肌钙蛋白为临床医师提供信息，可提高他们对 ACS 患者进行合适风险分类的能力（有助于预测临床结局），有助于作出治疗结论，监测成功再灌注，区分骨骼肌和心肌损害。

在重症监护室，急诊部门或救护车里，评估床边检测是否可以及时提供诊断信息，改善

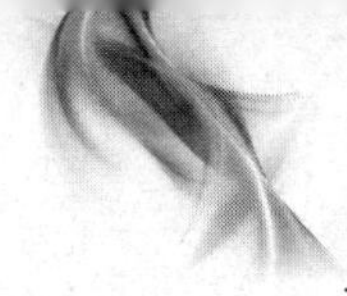

患者治疗和结局是必需的。目前,不论在冠脉监护室或急诊部门,没有研究可证实 POCT 取代中心实验室可节约医疗费用。

第十节 POCT 的护理对策

一、POCT 护理观察

市场要求服务不仅要有效率和花费低,还要有改善患者结局的价值。由保健系统提供的患者护理日益增多,患者结局与一系列学科有关。最近的趋势是将许多实验室检测改为 POCT。POCT 即在或靠近患者医疗点检测。床边检测一般由护理队伍实施,是 POCT 的一部分,一般在患者房间或卫生间。“实时”捕获 POCT 提供的实验数据可潜在方便地使临床医师快速作出临床决定。这也潜在消耗了致力于 POCT 的护士和工作人员的大量时间。依据 1988 临床实验改进通知书(CLIA '88),不论在哪检测,对质量的期待是相同的。不管检测是否在实验室、卫星实验室或床边进行,对于质量的不懈追求是必需的。

当实验室、护理和医疗工作人员努力阐明 POCT 在取得最佳患者结局中的作用时,他们正形成新的关系。这节的目的是:①描述护士实施 POCT 的矛盾情绪;②回顾当代的保健安置中原则、职责、所有权、义务和监督;③从护理远景介绍质量控制(QC)和熟练检测;④描述 POCT 增强执行的作用;⑤描述 POCT 培训论点和特征;⑥推荐的 POCT 优化执行的策略和患者结局评估策略。

二、护士和各学科队伍

(一) 原则、职责、所有权、责任和监督

这部分介绍关于 POCT 既定利益的各种原则、职责和责任的简短的总的观点。强调了 POCT 程序相关的各学科间的特征,略述了各种保健单位的检测指征。最后,描绘了组成各学科间 POCT 小组的实验室人员和医疗队伍。

在美国,所有的医院、门诊和私人诊断实验室都必须遵守 1988 临床实验室改进通知书(CLIA'88),其要求医疗保险和医疗补助服务中心(CMS)以证书形式授权给各检测单位。POCT 程序是实验室工作人员的职责,因为临床实验室人员熟悉 QC,熟练检测和相关的记录保存,以满足要求。当实验室勘漏 POCT,医院仅需要申请单一的 CLIA 证书。

POCT 在患者床边或附近进行。在急性和长期护理位点的 POCT 经常依靠床边检测。这些检测由护理人员完成。在急性护理医院,尤其是危重护理,由呼吸治疗家实施 POCT。在门诊,诊断实验检测也采用 POCT。在流动外科、筛查中心和专业护理中心,分析者往往是护理人员。护士和急诊医学技术专家在急诊运输直升机上实施 POCT。在医生办公室和其他没有持续护理存在的地方,POCT 由医疗人员完成。

最终,护士执行者负责护理实践的质量。当 POCT 整合入护士的实践,护士领导者与实验室领导者分享责任。不管责任列表中的学科,QC,增进操作和协作实施对于成功操作 POCT 是至关重要的。

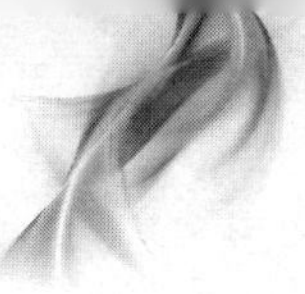

各学科间 POCT 队伍,委员会或任务力量的发展被广泛推荐来管理 POCT。这个小组被 POCT 合理使用、监测和评估的标准指示。

检测从中心实验室转到分散卫星实验室或床边,很大程度是为了满足更快获取结果的需求。对每一组织的需求、设备、传统和任务,满足更快的 TTAT 结果是唯一的。重症监护中,设备靠近患者。POCT 设备在这些区域是需要的。

(二）危重护理和急性护理点

POCT 可改善患者结局,降低患者急性率、严重率、疾病率和死亡率,尤其是危及生命的危机和急诊复苏时。没有比重症护理区域(医疗、外科、神经外伤和新生儿重症监护室;心胸手术恢复区;麻醉后监护室;急诊部门和手术室)更需要 POCT 的。最近的一项多中心研究发现,在重症监护室,非实验室人员和医疗技术专家对 POCT 的操作是同等的。

在监护室里进行检测主要有两方面利益。首先,由 POCT 技术提供的快的检验周转时间(TAT)对于临床诊断、治疗和管理是更快和更有效的。在急诊复苏和危及生命的危机时,5 分钟或更少的应答时间是可取的。在监护室,实验室检验周转时间长是一个阻碍。其次,患者护理的附加价值可能不源于更快的 TAT,而源于使用需要较少标本量的检测方法。在危重护理中,血容量的损耗是严重问题,尤其是新生儿。评估危重症患者医源性血液丧失量为 25 ~125ml/d。POCT 方法学提供使用微标本技术的能力,可减少与穿刺相关的血液损失,立即恢复患者血容量。

在危重护理区,POCT 有两个好处。首先,POCT 可减少手术操作的延迟或取消和减少由于实验结果不可利用导致的手术室等待时间。其次,更快的检测结果促进诊断和治疗,有显著的经济利益。在保健费用攀升的时代,就地(检验)技术减少停留时间和加速转移,有潜力减少花费。权衡 POCT 的花费及其潜在利益时,机构应采取多方面的经济分析。

研究与重症护理区中 POCT 花费有效性相关的工作流程复杂性刚刚起步。这些分析考虑三个因素:①及时将检测结果报给结论决定者;②从其他关键检测收集来的信息可同时利用;③有效的工作流程,如床位的利用和患者的转移。

(三）床边检测

POCT 存在于卫星实验室或床边或患者护理的其他位点。尽管一些危重护理区是由该位点或附近的卫星实验室提供服务,这些微型实验室限制了某些危重检测。这些有限性是由于空间或资源的限制。

急性护理位点可能没有通路到危重护理卫星实验室,或急性护理位点的检测并不由卫星实验室提供。在过去的十年,入院患者对临床的需求已经改变,反映了综合保健的需求。对于急性护理和危重护理患者,诊断和治疗患者应该尽可能的快。因此,床边检测在急性护理区是常见的。

最常见的床边检测是血糖检测。美国大约有 1600 万人有糖尿病,占美国人口的 5.9%。在普通入院患者中,糖尿病的发病率是 10%。毛细血管血糖监测增强了糖尿病患者的管理。立即检测结果方便治疗决定的制订,可缩短入院停留时间。患者可避免穿刺,住院时可对患者进行自我检测教育。

患者的内在和外在因素可增加血糖检测仪结果的变化,因此解释结果时,临床医师应该小心考虑:取样、患者特征和检测仪限制性。患者特征包括:疾病情况、血细胞比容和水合作用。分析者因素包括多操作者技术和使用非毛细血管标本。程序的标准化对于结果的稳定

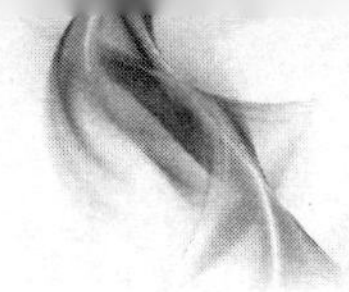

至关重要。

动脉血气体分析在危重护理中成为标准化操作还需要很长一段时间。在危重护理的一项研究中,第二常用的POCT是动脉血气体分析。多种设备可利用:如包括最佳传感器或直接在患者或试管系统允许血液循环到体外设置的传感器。这些技术被用于评估呼吸不足患者的通气是否足够、确定低氧血症患者的最佳通气设置、评估对代谢疾病治疗的有效性以及在临床症状出现之前识别不稳定的心肺状况。

凝血分析仪,尽管没有血糖和动脉血气体分析仪常用,但在危重护理和门诊也常用于床边检测。活化凝血时间(ACT)和活化部分凝血酶原时间(PTT)常用于监测肝素抗凝和鱼精蛋白中和肝素治疗。护士,医疗技术专家和呼吸治疗人员在患者经历心脏插管术、冠状动脉旁路移植手术、器官移植、经皮膜氧合作用和血液透析时实施抗凝检测。

监护室患者常发生危及生命的电解质异常。床边全血分析仪常使患者受益,其可及时确定电解质状况(离子钙、钾、钠、氯和镁)、氧饱和度(PO_2,SO_2)、通气度(CO_2)、灌注(SvO_2,乳酸)和酸碱平衡(pH、碳酸氢盐)。

血红蛋白水平检测是临床实验室常实施的检测,是监测术后患者血容量不足的一个指标。在外科监护室快速探查容量消耗可更及时管理静脉内液体和血制品的使用。血红蛋白浓度用于贫血、红血细胞增多(症)、溶血和其他血液疾病的筛查。早期使用可缩短患者住院时间和降低花费。

胃内容物检测常用于危重护理和急性手术护理单位。在危重患者使用胃pH和潜血检测已经建立。显著的生理学压力如多发性外伤、人工通气延长、革兰氏阴性脓毒血症和手术,可导致上消化道出血和溃疡形成。

(四) 其他情况

在急诊部门,POCT为保健提供者提供及时的信息。当患者越早出院,复杂医疗问题的评估和探查在门诊变得更重要。最近的研究显示:POCT减少需要肾检测患者等待时间,而需要凝血检测的患者的等待时间的减少需要整个流程的改善。

POCT方便早期诊断和处理。POCT在援救和其他特别环境中的使用包括:空间穿梭和空间配置、患者运输的直升飞机和飞行器、船,潜水艇和其他航海的场所、急救地面交通工具如急救车以及军事手术室。

(五) 实验室工作人员和医务人员的作用

POCT的职责反映了每一规则,组织结构和程序的培训和专门技术。实验室工作人员了解POCT分析前、分析中和分析后的局限性,有助于解释临床结果。在评估技术,使方法相互关联、协调补给、提供后援方面,技术人员是有经验的。实验室工作人员承担QC检查的职责、下载患者结果、预防维修和排除机器故障。此外,当实施中度或高度复杂POCT分析时,实验室工作人员监督这些检测的实施。

医务人员必须限定POCT提供合适的患者护理的情况,其通过改善患者结局来增加价值。根据C. Gresham Bayne,最主要的争议是:什么检测对于及时作出医疗决定是至关重要的?医生是结论的作出者,应该积极参与就地(检验)系统的发展。此外,医生直接监督实施POCT的医疗辅助人员。

(六) 质量控制和熟练检测:护理远景

这部分介绍总的质量管理(TQM)规则。POCT检测有五个方面:设备确认、QC、熟练检

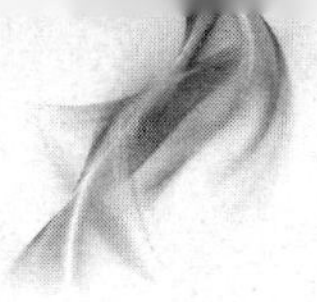

测、机构程序依从性以及回顾医疗结局。描述监测实验室检测的两种方法(QC 和熟练检测),讨论其对护理的影响。最后,对护士领导者的推荐是确保质量保证(QA)的质量使患者结局最优化。

(七) 总的质量管理、质量控制和熟练检测

总的质量管理确保实验室检测的所有步骤:分析前(如:标本的收集、储存和(或)运输),分析(如:分析者资格、分析硬件和(或)软件的准确性和可信赖性)和分析后(如:患者结果的记录和结果的整合)。护士一般熟悉分析前和分析后步骤,特别是标本的收集和结果的整合。他们不太熟悉分析步骤,这些通常发生与远距离的实验室。当接受床边检测的责任,护理人员有接受实验室操作的所有步骤的责任。

QC 和熟练检测是评估实验室操作的两种方法。QC 通过与已知浓度标本的比较来确定准确性(校正的假定结果和真实结果的关系)和精确性(相同标本重复分析的一致性)。熟练检测比较未知浓度标本在不同实验室的检测结果。QC 和熟练检测都用于评估分析者的资格。

视察的定期时间表对维持设备依赖检测的高质量是必需的。许多 POCT 程序依赖于实验室人员的每月监测。这些检查包括:①正常范围的 QC,如果不正常,记录合适的校正;②分析硬件的清洁,如糖或血红蛋白检测仪;③分析软件的合适存储,如检测试纸;④大量检测试纸和对照溶液的正确标记;⑤仅限被鉴定的分析者使用分析硬件和软件;⑥被鉴定的分析者实施 QC 和熟练检测。最近的技术进步导致可使分析硬件将 QC 和熟练检测数据输入实验室信息系统。这允许报道数据的减少和产生。一些项目仍要求视觉观察,如检测仪的清洁,但是,数据管理系统允许 QA 测定。此外,如果没有实施 QC,许多新设备可能暂不启用。

(八) 护理中质量保证(QA)的影响

在繁忙的护理单位实施 QA 是护理人员的艰难任务。许多实验室人员推荐轮流式 QC,要求分析者记录 QC 结果,当失败发生,记录校正过程。在护理单位,QC 的轮流并不容易实施。在检验界,实验室人员有严格的任务,然而在床边检测,分析者有更广泛的责任。

由于一天工作 24 小时,一星期工作 7 天,所以需要培训大量护士来实施 POCT。混合队伍(注册护士和其他有执照或没执照的护士)和轮流表每天改变。实施特别检测的机会每个时刻都在变,依赖于患者群的特征。对于较高频率实施的检测,这个趋势是不成问题的。但是,对于偶发实施的检测,实施 QC 和熟练程度检测的机会是有限的。非经常分析者将从熟练程度检测中获益,熟练程度检测为护理队伍训练技能提供了机会。

POCT 的花费分析显示:在护理人员实施检测相对较少的单位,花费较高。这部分由于分析者的培训和资格要求。这要求机构应该限制糖检测的分析者。不幸的是,这是不可能的。

实验室工作人员在 QC 程序中训练有素。对于分析概念(刻度校正,精确性和准确性),他们是熟悉的。对于护士和其他非实验室人员,这并不是主要的。许多护士考虑精确时间的最佳使用多于 QC,其认为时间应该直接用在患者身上。这些护士过于信赖 POCT 设备、检测试纸和反应物。一旦怀疑论者确信使用仪器并不是十分安全的,其将承认 QC 的重要性,但是仍然倾向于实验室人员实施这些操作。尽管一些机构将 QC 操作委托给实验室人员,卫生保健财政管理局(HCFA)预测,实施检测也应该实施 QC 和熟练程度检测。HCFA 还

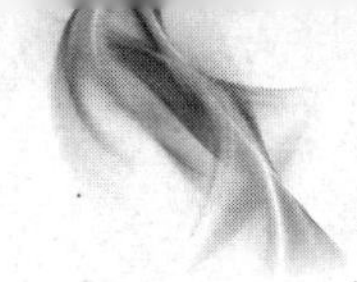

详细说明实验室的功能是为就地(检验)提供顾问。

(九) 总的质量管理(TQM)中护理领导者的作用

如果护理领导者没有关于POCT如何增加护理价值的先见之明,则任何程序的实施将失败。使用QC和熟练检测的重要性和适当性应该作为增强操作的关键工具。护士领导者应该与实验室领导者合作使QC和熟练程度检测的花费降低。

(十) 操作增进

这部分介绍卫生保健组织鉴定委托联合委员会(JCAHO)识别的操作的九个方面和POCT的适应证。总结调整要求和使用TQM作为增强操作的策略被讨论。

JACHO建议:完整POCT程序的最重要的部分是整合改善操作的程序。JACHO定义POCT许多要求以及满足要求的操作的九个方面。通过聚焦于这些方面,学科间的POCT队伍可测定调节要求的依从性和追踪改善程序。质量包括检测方法和使用设备的选择,人员的选择和培训,设备保养,写作程序,设备刻度校正和检测操作。每一选择影响护理质量和渴望结局的取得。

(十一) 做正确的事

目标是简单的,做正确的事。JACHO要求POCT的医学使用定义。通过观察POCT对特殊患者群的效率和合适性,机构要求确保操作与患者临床需求相关。临床医师努力限定POCT的临床适应证。这些定义包括POCT改善临床决定和患者结局的情况。

(十二) 做好正确的事

机构怎样做好他们该做的。一旦确定正确的POCT被实施,机构需要确保检测被做好。合适的检测应该被需要的患者所利用。检测是否以正确的方式被实施将影响检测的有效性。检测应该提供必须时间,导致治疗周转时间(TTAT)最优化。操作的其他方面包括:患者复苏的比例或POCT的有效性、随着时间的过去检测的连续性、检测的各方面,包括消除不必要的重复时间。

调节要求有助于确保检测以持续、合适的方式进行。这些提供包括:①书写代检测各方面责任的政策,包括操作和监督操作;②书写描述正确实施检测和QC的程序,包括合适的记录;③分析者的培训;④QC的实施;⑤监督患者检测结果和质量监测。

(十三) 在分散环境建设小组

了解消费者的关键步骤是定义每一学科对POCT系统的要求。糖检测仪的小组评估为每一学科代表讨论其学科对POCT需求提供了机会。护理系统渴望便携、耐用、可信赖、易于操作和使用、低保养和最低感染控制风险的设备。其也希望易于患者自我检测的仪器。实验室人员渴望准确、精确、记录QC和患者结果以及可追踪QC依从性的设备。

联合作业和交流是联合工作的基础。了解各学科间队伍的重要性可确保患者结局最优化。当联合作业时,团队领导者和成员必须了解各学科专家的意见。护理、医疗和病理学代表识别和支持各学科带入团队的技能和品质。成员乐意相互交换信息,向各自领域的权威人士咨询。

假定我们机构的分散特征,更重要的是每一成员必须遵守自我管理和职责规则。护理和医疗成员遵守与POCT有关的政策和程序,负责设备和资源的使用。他们还负责正在进行的POCT临床相关性的评估。

相互关系被作为相互作用模式展示。每一成员都相信:其他人有助于临床决定的作出。

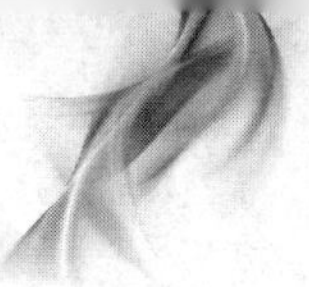

讨论反映了互让,观念的交换,创造和幽默。对于改善患者结局的一般目标,我们每个人都有贡献。

机构的主动策略和 JCAHO 的质量策略的连续操作和改善,在我们的文化中变得根深蒂固。每一功能单位和专业以机构模式为基础,良好定义操作改善程序。这种模式中的操作改善循环包括以下活动:计划、涉及、测定、评估、改善、交流和监测新的改善。机构高度鼓励各学科间的操作和改善活动。

(十四)在定义 POCT 作用中护理的领导能力

护理临床操作改善程序有三个目的:最大限度为患者服务、改善患者护理程序、为满足这些目标有效利用资源。这些原则对于改善临床操作和患者结局有巨大潜能。护理指导者负责计划在每一功能护理单位的实施。

临床相关性的讨论经历了数月。每一功能单位的护士管理者分享彼此的观点,并讨论他们单位医疗指导者与特殊患者群需求的相关性。

在许多被比较的机构,仍保留床边糖检测。国内实验室和临床科室的评估导致选择单一血糖监测系统,其使用的是与手提式、数字化、电池供能的设备相连的糖生物传感器。这些设备在急性护理和危重护理科室均有用。这实践和推荐一致,推荐要求在危重护理科室使用以糖脱氢酶为基础的生物传感器来指导糖尿病患者的胰岛素治疗。药物、酸碱失衡、高渗透压、超高黏度可降低检测的有效性。

其他设备依赖性检测仅在选择科室使用,更少数量的患者将从这些在床边实施的检测中获益。例如:床边血红蛋白检测仅在一些科室使用。这些科室中的五个属于外科(心脏手术监护室、手术监护室、立即护理单位、麻醉后恢复单位和心脏进步护理单位),一个在门诊部门(麻醉后恢复科室)。实验室和临床科室评估导致选择单一血红蛋白监测系统。

ACT 检测在手术室(通过心血管灌注)、肾透析单位(通过护士)、心血管诊断实验室(通过技术专家和护士)和儿科监护室(通过呼吸治疗家)实施。PT 检测在临床心脏门诊患者和家庭保健护理中实施。在家庭保健护理中,护士实施 aPTT 检测。

在 POCT 制度上的再评估之前,许多护理单位实施尿比重检测。一些护理单位使用尿监测仪获取结果,而另一些单位要求更精确的确定,如儿科使用总固体折射测定仪。实验室评估确定总固体折射测定仪更精确,QC 花费更少,感染控制风险更低。因此建议各单位使用总固体折射测定仪。在向儿童实施化疗的单位,快速确定尿比重起到关键作用。其他要求尿比重检测的治疗周转时间(TTAT)在 1 小时内的单位,通过 STAT 信使将患者标本送往核心实验室。

尽管在床边实施这些检测减少,胃和(或)粪便潜血测定是 POC 中最常用的非设备依赖性检测。临床单位和实验室的再评估导致选择单一产物检测潜血。成人急诊部门将标本送往卫星实验室。

胃液 pH 检测在许多手术室使用,采用标准化产物。这项检测在儿科急诊室和内镜室也使用。

另一项不常使用的手工检测是尿试纸检测。实验室和床边评估导致选择使用两种产物。这包括允许血糖、蛋白、pH、血、酮体和胆红素检测的检测试纸,另一选择的检测试纸仅允许糖和蛋白检测。大多数手术科室和儿科认可这种检测。

最后,尿妊娠试验在有限机构实施。实验室和临床位点评估允许选择单一产物。妊娠

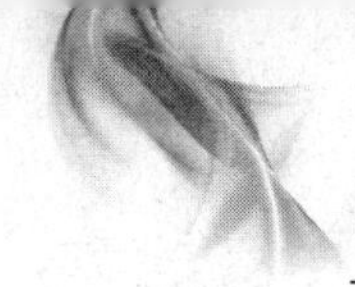

的早期确认在门诊手术恢复室、妇女保健中心、糖尿病中心和两个医疗门诊是重要的。

当引进新技术,要求将其整合入 POCT,护理领导阶层位于作出结论的最前线。护理指导者和功能单位指导者的特别关系,可评估实验室实施床边检测的临床价值。护理领导阶层和实验室领导阶层的合作方便 POCT 的实施。

三、培训计划

(一)培训内容

培训是 POCT 总的质量计划的关键部分。关于床边检测人员的教育包括:初期定位、连续教育和适应证的再培训。学习需要和教育计划涉及被检测的复杂性、机构需要和人员所在学科。人员培训经常被认为是 POCT 花费高昂的原因。

(二)培训目标

POCT 培训计划的主要目标是:确保工作人员有资格实施检测,从而确保患者结果准确。因为 POCT 一般由护理人员实施,充分培训对于提高操作和阻止错误是必需的。护理人员有时犯错是因为不了解检测系统和技术的复杂性,更常见的原因是分心或不注意细节。培训有助于使操作者了解不遵守操作程序对患者诊疗的影响。

培训计划的次要目标是:增强医院和实验室对操作规程的依从性。美国临床病理学会(CAP)要求所有人员了解程序的内容以及他们检测的范围、检测人员有足够的培训和定位、并且要有记录以确保操作人员实施 POCT 维持在满意水平。

为了达到这两个目标,POCT 培训计划应该包括以下内容:合理使用和检测的范围、标本的收集和处理程序、患者检测程序、患者结果的报告和记录、QC 的重要性和 QC 程序、安全性检测(标准预防、生物危害废物处理、急速处理)、设备保养、故障处理和资源、异常结果的处理。

(三)POCT 培训的挑战

与 POCT 相关的培训存在挑战。这些挑战包括培训大量操作者,培训时间有限,教育水平广泛变化,抵制 POCT 程序的人员的处理。克服这些障碍的策略是建立教育程序。

护理人员负责患者护理的许多方面。如果护士仅当护理需要时实施 POCT,这可作为重要的活动。在许多机构,人员培训和教育时间并不包括在工作时间内。这个因素及患者急剧增加、人员短缺,使培训时间有限。克服这些阻碍的策略包括:①使培训内容简短,集中于需要知道的;②选择教室培训,如自我学习,以计算机为基础的模块和光盘;③在停工期开课。

当机构实施新的 POCT,大量工作人员需要培训。为了向学习者提供合适水平的培训,必须提供多种教育方法和程序。例如:护士和医生通过阅读自我学习手册学习,但是,对于没有执照的辅助人员,具有亲手实践机会的教育更有效。

在 POCT 培训中最大的挑战是处理对 POCT 程序的抵制。护理人员仅有有限的实验技术经验,不熟悉实验室检测的 QC 和 QA。护士经常认为质量与设备有关,由于缺乏技术培训,不知道由操作者技术产生的检测可变性。教育意在校正这些错误的观点,指出不正确操作对患者结果的潜在影响,是克服这些阻碍的最有效方法。

(四)培训负责人

美国临床实验科学协会(ASCLS)在 1996 年对 POCT 的评价是:实验室必须维持合适培

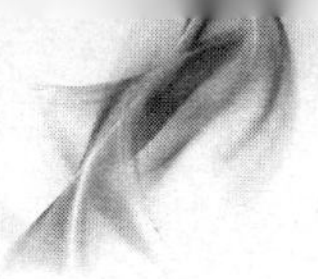

训程序的责任。个人资格的评估建立在这些程序上。

但是,大多数 POCT 由护理人员实施,护理服务负责检查这些检测,包括直接监督操作者、护理单位的每天操作、单位成员/预算和全部患者护理质量。实验室人员经常难于理解床边检测对护理科室的影响。由于一些原因,在许多机构,护理系对 POCT 培训负主要责任。对于这种困境,最有效的方法是建立和实施教育程序。

(五) 成人教育原则

POCT 培训计划以成人教育为基础,将学习者的需要整合入计划的设计和实施。描述成人教育原则的文献较多。适用于 POCT 培训的原则有学员必须知道自己的需求、学员希望学习经验以问题为中心,实际,可立即使用,不要太多理论;学员来时已具备一些知识和以前的经验,这需要识别,建立;学员有自我尊重需求。总之,当学员积极参与时,学习效果最好。

(六) 培训方法学

用于 POCT 教育的方法有许多种,包括教室培训(文献/文件)、在职培训、使用印刷材料、多媒体和计算机辅助教育程序自我学习。培训方法的选择由学习的类型、可利用的时间和教育文化确定。幸运的是,教育方法的联合是有效的。

教室教育,包括说教和实践信息,是床边检测常用的教学模式。使职员离职学习是昂贵的,但是许多机构喜欢这种方法。POCT 班的执教者包括最好的生产商代表、护理服务教育家和(或)实验室服务人员。每一类型的执教者都各有利弊。一些机构现在开始采用新的教育方法来增强和提高培训。以网络为基础的教育(WBI)是一种新方法,是床边检测的有效模式。WBI 被认为是非常及时的教育。新的教育方法如 WBI 在克服 POCT 培训的一些问题方面是非常有效的。不管 POCT 选择何种教育方法学,补足的教育资源对于使用者是易于使用的。这些包括印刷和(或)在线的参考资料、操作手册、光盘、海报和实验室人员的电话号码和电子邮箱。

(七) 培训花费

有报道 POCT 可节省花费,但是在这些分析中是否包含培训费用?培训花费经常是隐藏的。即使其不在预算中显示,但是机构付费了。培训最显著的花费是培训时间,包括学员和教师。这些包括:初期开始教育、更新、再培训和每季资格证明(JACHO 要求)。采用平均薪金加 22% 职工福利来计算薪金花费。附加费用包括教学设备/补给物,印刷材料和视听教材。床边检测教育计划花费的改变依赖于设备的复杂性和采用的教育方法。

初期工作人员的培训是普遍接受的,但是,连续教育经常被错误地认为是解决操作问题的方法。如果有操作问题,培训是昂贵的,可能并不是对问题的真正解决,实际上,操作问题很少是由于技能缺陷。导致操作问题的其他因素包括缺乏标准、动机和激励。培训不应该用来解决非培训问题。

确定使需要培训的人员得到培训。如果被证实存在知识或技能缺陷,教育是必需的。床边检测设备可下载和分析 QC 数据,可查明需要再培训的职工。以大量职工为目标的培训是昂贵的,确保需要培训的人员获得培训可以节省费用。

使职工尽可能脱离教室。花费最高的培训是使员工离开工作岗位到教室。选择培训方法,使用足够及时模式可使花费更有效,并且使用合理,与教室教育一样有效。这些选择包括光盘、自我学习手册、计算机模块、工作帮助和在职培训。

POCT 被视为科技的进步,受多数调整、管理、质量问题影响。快速了解 POCT 结果对于

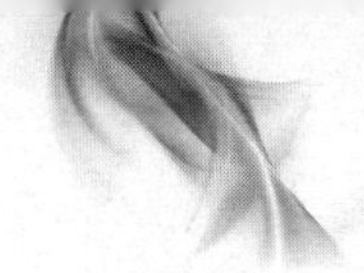

立即诊断和治疗是有价值的。

结局分析对于得出结论是必要的,特别是与POCT相关的。建议分析结局的五个原因如下:患者需要护理传输结果的信息、结局是刻度校正的完整部分、消费者有权知道护理结局、调整机构要求结局信息、结局代表了管理医疗的基础原因。

如果实施POCT,需要克服一些阻碍。可改变质量的阻碍有机构没有依从性、缺乏精确管理支持、轻视QA、缺乏各学科间队伍以及教育,培训,技术,供应物和QC花费。在制订合理利用、监测和评论POCT标准时,护士和其他人员有同等作用。尽管护士在大多数POCT中是主要操作者,但是最终的成功并不仅是因为护理。POCT跨越机构界限,代表对各学科的特别挑战。护理服务,医院实验室和医疗队伍间有协作的关系。为了取得患者护理质量的普通目标,方法和交流可自由跨越机构内界限。

护士领导阶层可通过以下机制改善患者结局:积极参与和协同领导作出决定,考虑何种POCT适合特别患者群;承担义务以确保护理人员发展和维持合适的技能和技术来实施POCT;与实验室领导阶层协作来改进QC和其他操作,监测使用最少量的资源来达到渴望的结局;与实验室人员协作来拟定培训计划;在评估时强调患者结局;了解影响POCT需求的技术进步、保健政策、市场和其他潜在因素。

第十一节　药物监测POCT

在急诊室(ED)、监护室和医院的其他区域实施分析物的现场医护检测(POCT),可缩短关键试验的检测周转时间。这些结果用于确定初期治疗策略,对患者需要的医疗水平进行合适的分析,监测危重患者的重要生理学指标。POCT对于为医生提供实时实验数据是重要的,这有助于临床医师在患者还在就诊室时就作出治疗决定。POCT适合药物监测有同样的原因。这节的目标是使读者了解药物检测的基本原理以及POCT怎样提供检测。先开始是描述现在药物检测的范围。接下来证明需要快速药物检测是正当的。POCT并不适合每一药物检测。焦点是医院急诊部门的检测和在工作场所的药物检测辩论。接着描述针对酒精和滥用药物的具体POCT设备。最近,商业上可利用的检测设备急剧增多。尽管治疗药物的POCT需求没有滥用药物的大,仍有商业上可用的针对茶碱和抗惊厥药物的POCT设备。因为调节机构开始了解现场医护检测的优点,POCT有光明的未来。新颖药物的滥用也刺激新的药物检测市场。

一、滥用药物检测范围

在美国和整个西方世界,药物滥用仍是主要问题,是疾病率和死亡率的重要原因。在工作场所,药物检测用于识别暴露人群,因此可以安排合适的劝告和(或)处理。在急诊部门,药物检测被用于诊断和治疗管理那些表现为急性药物过量,或药物相关问题的患者。对于许多常见的滥用药物,有特异性拮抗剂和解毒剂可使用。儿科入院患者在周末或假期返回时,被检测是否滥用药物。对于依从性和察看程序,康复削弱工作人员签署赞成表格,根据他们恢复工作的条件进行尿液滥用药物检测。在运动赛场,药物检测是必需的。几乎所有的运动机构都禁止药物的非医疗使用。这一规则并非适合于所有运动,例如棒球职业联盟

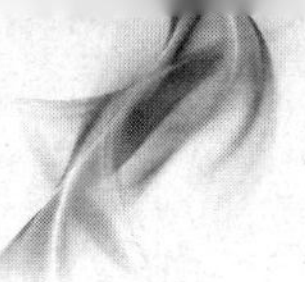

允许使用合成代谢的类固醇。

从适应证的范围和多样性可知药物检测是价值数十亿的产业。大多数药物检测在医院实验室或商业参考实验室实施。对于法院检测,标本必须在严格的保管链条件下从收集位点送往实验室。对快速检验周转时间的需求导致 POCT 设备的发展。药物滥用的 POCT 的利弊总结见表 3-24。

表 3-24　滥用药物 POCT 的利弊

利弊	具体原因
优势	检测周转时间短
	减少或消除一切与本试验有关的签名文件
	检测结果为阴性的标本不需要送往实验室做进一步确认检测
不足	POCT 平台不能利用确认信息
	可能误解检测结果
	现在未被 FDA 正式批准
	花费昂贵

二、体育运动中的药物检测

除"娱乐"药物(如可卡因、海洛因或四氢大麻酚 THC)之外,药物和激素也可用于提高运动员的表现。合成代谢的类固醇和人生长激素可增强力量和改造肌肉,使参加某项运动的人获得竞争力。(促)红细胞生成素和其他血液麻醉药物通过增加红细胞数量改善持久力,被运动员滥用于高度依靠氧气的运动,如游泳。利尿剂用于要求快速减轻体重的运动,如拳击。β-受体阻滞剂改善心脏节律和提高在需要坚定的手的运动,如箭术的竞争力。尿液药物检测随机进行。

POCT 设备不能用于检测运动员滥用的所有药物和激素,因为药物数量众多,难于取得准确结果。并且,报道结果长的检测周转时间是不适合的关键问题。这种情况不可能改变,因为那种设备的商业市场太小。内源性激素的 POCT 会更进一步复杂化,因为需要定量结果来区分自身和外源性激素的使用。例如:尿液中睾丸激素与表睾(甾)酮的比值超过 6∶1,表明使用外源性睾丸激素。没有建立确定外源性物质(如生长激素)存在的指导方针。

三、滥用药物快速检测

(一) 工作场所药物检测

对于工作场所滥用药物的所有检测,物质滥用和精神卫生服务处(SAMHSA)要求一切与本试验有关的人员签名文件(COC)的严格记录。COC 包括:涉及检测的所有人员的签名,即标本收集,送往检测实验室,添加,处理部分,筛查和肯定分析,有证书的科学家和医学评

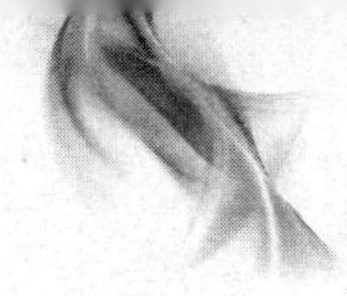

论官员(MRO)回顾结果。通过律师,COC 记录的中断可导致结果无效。采用 POCT 设备进行尿液分析,应该较少 COC 必须记录量,尤其是收集者实施检测。阴性结果可节省将标本送往药物检测实验室的费用。POCT 的主要缺点是:当今大多数设备没有整合掺杂物指示剂或特异性掺杂物。因此,解释可视 POCT 终点的错误更有可能发生。目前,SAMHSA 不允许使用 POCT 设备实施强制尿液药物筛查检测。

(二) 急诊部门药物检测

在急诊部门,生长抑制剂药物检测在兴奋或服药过量的管理中是重要的。急诊部门医师了解与特别药物兴奋性相关的症状。中毒综合征的例子包括:类胆碱(功)能的(如有机磷)、抗胆碱能的(抗抑郁剂)、交感神经(可卡因)、鸦片类(海洛因)、镇静剂-催眠药(苯二氮䓬类)和迷幻剂(安非他明)。引起这些症状的特异性药物的识别可确定是否使用特异性拮抗剂或解毒剂。表 3-25 列出了急诊部门一些常见药物的对策。这些治疗中的一些,如纳洛酮,并不特别有害,可在实验室确定结果前使用。但是,使用其他解毒剂,需要考虑副作用。因此,具有快速检验周转时间的尿液药物筛查检测结果有助于确定需要拮抗剂治疗的患者。

表 3-25　药物急性中毒的治疗

药　　物	药物治疗
安非他明	阿片类拮抗剂(纳洛酮)
可卡因	抓获和控制兴奋(苯二氮䓬)
大麻	无(没有急性临床问题)
苯二氮䓬	氟马西尼(flumazenil)
巴比妥酸盐	如果通气降低,给予纳洛酮
苯环己哌啶	抓获和控制兴奋(苯二氮䓬)
对乙酰氨基酚	N-乙酰半胱氨酸
水杨酸盐	腹膜或血液透析
三环类抗抑郁剂	毒扁豆碱
挥发性液体	腹膜或血液透析

直到最近,在急诊部门,还是不能实时获得尿液药物检测结果,治疗决定以临床表现为基础。医师必须依赖于他们的临床判断和以前的经验。良好培训的列出毒物学专家经常不要求药物暴露的实时肯定。但是,大多数服药过量的表现发生于夜晚或周末,急诊部门医师很可能是没有经验的住院医生,因此需要药物检测。现在,药物筛查分析可利用以实验室为基础的化学分析仪。对于拥有从门诊向实验室快速运送标本系统的医院,结果可在 1 小时内报道给门诊医师。尽管这可能不理想,但是是有效的。对于没有高效运送系统的机构,或需要更短的检验周转时间,卫星实验室或床边 POCT 可能是最好的选择。

ED 医师最大的关注是快速出结果。尽管近年来服药过量的发生率降低,1993 年在美国,超过 90 000 例对乙酰氨基酚患者和 20 000 例水杨酸盐患者被治疗,并且 1996 年报道有 228 人死于止痛剂注射。表现为急性水杨酸中毒的患者在代谢性酸中毒后的头 12 小时表现

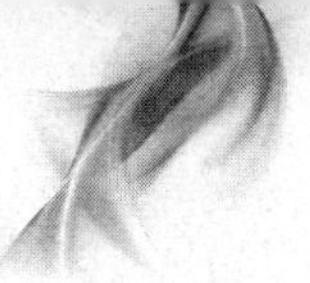

为呼吸性碱中毒。对乙酰氨基酚服药过量者可发展为急性肝坏死的延迟发作。这些药物的快速检测方便于早期分类和治疗中毒。例如，对乙酰氨基酚中毒，应该采用N-乙酰半胱氨酸治疗以替代肝谷胱甘肽水平（表3-25）。

因为毒物影响，表现为自杀或精神状态改变的所有门诊患者都需要血筛查。Sporer和Khayam-Bashi发现没有症状的患者水杨酸和对乙酰氨基酚发生率分别为0.16%～0.30%。如果实验室不能在合理、短的检验周转时间内报道结果，POCT是有用的。

四、结论和未来考虑

POCT平台从单一分析物乳胶分析到多分析物纤维素片分析。如果POCT称为工作场所药物检测可接受的实践，新一代的毒物学纤维素片可能整合针对体外尿液掺杂物的最新检测。也考虑使用手握式反射系数阅读器来进行阳性结果的定量或半定量分析。尽管最近滥用药物的免疫分析不可能提供定量结果，但可获取半定量结果。SAMHSA要求取得证书的实验室提供定量气（相层析）质（谱）联用法（GC/MS）结果。筛查实验的半定量数据常规由实验室使用，以确定在萃取法前是否需要稀释标本。

POC平台的新药物分析必须有涉及滥用药物检测的考虑。麦角酸酰二乙胺现场医护（LSD POC）分析被保证，因为年轻人使用这种药物增多。芬太奴和其类似物在美国是暂时流行。分析敏感性的提高要求多测定这种药物，因为在一些病例中预料的尿液浓度非常低，不能通过可视的POC探测计划测定。其他标记物，如荧光，有敏感性的需求，但是这些方法没有被定量POCT采用，因为必需采用检测试纸阅读器。可能下一代POCT设备会利用扩增信号。

美国联邦职工工作场所现场药物检测的观点更接近现实。药物检测建议会议（DTAB）推荐保健和人类服务部门（HHS）现场医护检测。现今的推荐是：收集者和实施操作者必需有HHS-批准证书程序颁发的证书。收集设备必需满足收集位点的所有要求。并且，POCT设备必须由HHS认证。质量控制材料的推荐由DTAB制订。一旦规则被政府工作者颁布，操作者将从实验室检测向POCT发展。

第十二节　新生儿和早产儿的POCT

一、新生儿POCT目标

从开始到现在，医学的目标是传送高质量的以患者为中心的服务，这也将继续延续下去。虽然生化分析技术发展使医学实践增加许多，但是这些进步并不是必然地增强患者护理。直到最近，大多数生化分析物在中心实验室检测实施，距离床边检测还很遥远。标本要求多步处理，并且成批实施。尽管在实验室立场上有效率，但是那些步骤导致不可接受的长的检验周转时间。在危重护理中更关注这个问题。因此，POCT变得日益流行和令人兴奋。尽管床边检测各方面的技术使用只有30年，全血分析的发展方便POCT的使用加速。这些进步对危重护理的实践是关键的，这节评论使用POCT的特别重要性，在婴儿和新生儿危重护理中，要求特别小心（表3-26）。

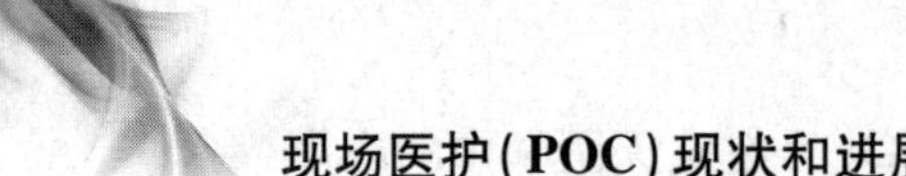

表3-26　新生儿和早产儿POCT指征

项　目	指　征
一般	快速获取检测结果 联系患者病情解释检测结果 消除患者活动所带来的风险,如:气管拔管
生化分析	减少由抽血导致的血液丧失,降低对输血的需求
葡萄糖	筛查以预防新生儿低血糖症和妊娠期糖尿病,改善新生儿结局
钙	新生儿癫痫,快速检测低血钙症,避免心肺分流术手术(CPB)时发生低血钙症
乳酸	围产期评估,评估对休克的治疗,需要体外膜氧合(ECMO)
凝血	在CPB和ECMO期间评估凝血状况
脑功能	在窒息后预测患者结局
脑电图(EEG)	诊断新生儿脑死亡,评估机械通气时是否充分使患者镇静,脑电双频谱指数(BIS)
脑灌注	诊断新生儿脑死亡
机械通气	连续与短期监测,预应式管理与响应式管理
非侵入性	均为连续监测,减少抽血和动脉血气体分析,记录气管内插管后状况
实时动脉血气体分析	减少抽血和动脉血气体分析,其检测频率高于体外动脉血气体分析
光纤技术	连续监测,减少抽血和动脉血气体分析,如果不能使用动脉通路,可采用静脉通路

二、生化分析

(一)全血分析的利益

全血分析的发展已经使生化分析从中心实验室转到床边。全血分析的原理和优点被广泛评论,可在三个方面总结。首先,减少处理步骤,如标本运输、离心和数据输入中心计算机,使中心实验室30~60分钟的检验周转时间减少到床边检测的几分钟。其次,全血检测允许报道更多生理学相关指标和避免可导致错误治疗的以血浆为基础的检测的缺陷。最后,全血分析可减少标本量。

(二)保持血容量

全血分析对于新生儿最大的利益是需要更少的标本量。平均血容量为80~100ml/kg,这种标本量的减少是重要的,特别是发展迟缓的婴儿,其血容量为40~50ml/kg。实际上,对于早产儿,在生命的头几个星期,与实验检测相关的血液丧失是贫血和需要输血的主要原因。这也使新生儿维持循环红细胞数量的能力相对降低。新生儿,尤其是早产儿,在合成(促)红细胞生成素方面相对缺陷,其低于贫血成人的25%。并且,新生儿红细胞的寿命为60~90天,是成人红细胞寿命的1/2~2/3。因此,贫血是新生儿重症监护室(ICU)中正在关注的问题。多随机实验显示:(促)红细胞生成素有效促进红血细胞生成,可能减少这些患者

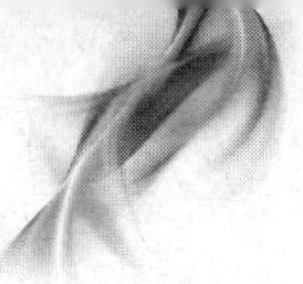

的输血要求，这也将是新生儿护理的重要部分。但是，减少非必要的血液丧失是至关重要的。因此，为了使高风险患者的血液丧失最小，可以减少实施检测所需的血液量和减少分析的数量。

（三）新生儿关键分析物

现今，全血分析的分析物谱变得非常广泛，许多将在这节讨论。但是，在新生儿和早产儿，代谢的复杂性扩大了某些分析物的重要性，这节的焦点限于这些分析物。

1. 血糖　新生儿是唯一易患低血糖症的。在发育中，80%的胎儿营养来自于糖。其仅靠经胎盘传递获取糖类物质，胎儿开始产生胰岛素。在出生时，夹断脐带，糖供应停止，在出生后的60～90分钟血糖水平显著降低。这些水平自发性恢复，但是在出生后的一些天，其标准仍为40～50mg/dl（2.2～2.8mmol/L）。尽管胎儿肝脏包含葡萄糖合成和存储的所有酶，直到妊娠末期才发生葡萄糖沉积。这些使新生儿相对糖缺乏，尤其是早产儿和发育迟缓婴儿，出生时的糖存储快速耗尽。新生儿增加的基础代谢率更进一步加重耗尽。低血糖症也是新生儿许多代谢性疾病的重要组成。因此，在这些人群中，快速和准确监测血糖水平尤其重要。

新生儿低血糖症的血糖水平低于35～40mg/dl（1.9～2.2mmol/L）。低血糖症早期（24小时内）发病率为35%～73%。尽管这些水平被良好耐受，但是会发生无症状的低血糖症。症状可能轻微或危及生命。虽然这些症状没有特异性，但是会导致神经和神经发育后遗症，因此快速诊断和治疗是必需的。此外，有证据显示低血糖症可影响神经发育。

因为门诊患者糖监测的广泛需求，便携式现场医护糖监测仪被广泛使用。第一代监测仪使用半定量反应物检测条带，在检测低血糖症上是不一致的。现在的分析仪使用光度计或电子化学生物传感器技术来快速产生定量结果。因为红细胞存在相对的葡萄糖缺陷，所以全血糖水平平均比血浆水平低10%～15%。在新生儿这点特别重要，因为血细胞比容水平在出生时特别高。四种反射系数光度计糖检测仪用于新生儿，即HemoCue、HemoCue-B（Mallinkrodt）、Ames Glucometer3（Bayer）和One Touch II（Lifescan）。这些设备都仅要求一滴血，在1～4分钟内获取结果。第一代HemoCue持续高估血浆糖水平2.5mmol/L(45mg/dl)。对于这项设备，持续报道范围低值为40mg/dl（2.2mmol/L），在最低糖水平，这些差异最大，研究者认为这些设备不能安全用于新生儿。Deshpande等使用113份标本评估HemoCue-B，发现尽管也高估血浆糖水平，但差异低于HemoCue设备。与之相反，Schlebusch等发现：HemoCue-B和血浆糖水平有良好相关性（$r=0.965$），这项设备安全并适合用于新生儿。因为这项研究中仅有少量标本血糖浓度低于40mg/dl(2.2mmol/L)，准确糖检测的范围是最重要的，解释结论时必须小心。Kirkham和Watkins用源于30名新生儿的50对全血和血浆标本评估Ames Glucometer3的准确性。他们发现：Ames设备持续高估血浆糖水平的值为（0.7±1.1）mmol/L[（12.6±19.8）mg/dl]，这可能限制其在新生儿中的使用。这些结果有点让人惊奇，因为全血糖水平值应该低于血浆值。与之相反，在327对标本，One Touch II糖检测仪持续低估全血糖水平，低于血浆水平10%。差异的大小不随血糖浓度改变，这项设备用于检测新生儿低血糖症是可信赖的。

关于新生儿使用以电子化学生物传感器为基础的糖检测仪的数据更少。在50分血液标本，YSI糖检测仪获取的结果与血浆值良好匹配，平均差异为3mg/dl(0.17mmol/L)，差异范围为2～94mg/dl(0.1～5.2mmol/L)。Innanen等使用Ames Glucometer Elite分析188份标本，与血浆值相比，变异系数仅为5%。最后，Demers和Smith用74份标本评估Precision-

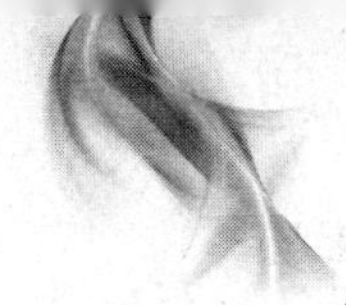

G glucometer。Precision-G 低估全血糖水平,比血浆值平均低5.6mg/dl(0.31mmol/L)。有14份标本血糖浓度低于40mg/dl(2.2mmol/L),这些标本的差异更小。尽管有些不同,这些研究显示:以电子化学生物传感器为基础的现场医护糖检测仪更准确,并且在低血糖范围内还是很准确。

与之相反,对于糖尿病妊娠,出生前的现场医护糖检测仪似乎对围产期的结局有肯定影响。虽然新生儿低血糖症是妊娠糖尿病的风险,这些婴儿的先天异常、心肌病、肾静脉血栓形成、呼吸窘迫综合征等的风险增加。这些问题的发展与妊娠时血糖控制相关,暗示怀孕的糖尿病母亲在家庭监测血糖水平是至关重要的。Goldberg 等随机选取 116 名糖尿病母亲,有些进行传统的妊娠糖尿病管理(糖尿病饮食和每周进行餐后的血糖检测),有些实施家庭血糖监测[包括在空腹血糖水平>95mg/dl(5.3mmol/L)或餐后血糖水平>120mg/dl(6.7mmol/L)时进行胰岛素治疗]。这种管理有利于监测:平均出生体重显著降低和先天性肥胖巨大儿和过期妊娠婴儿的发生率。

2. 离子钙　传统上,医院中心实验室检测报道总血清钙,经常与其他分析物检测一起实施。特别在重症监护环境,全血离子钙测定更具临床相关性。钙仅在离子状态具有生理学活性,在许多重要的生理过程中起关键作用。在重症监护环境中,特别重要的是其在心肌收缩和舒张、血管平滑肌强度和中枢神经系统(CNS)神经功能/止血的重要作用。血中钙的存在有三种形式:离子(50%),与蛋白结合(40%～45%),与乳酸、重碳酸盐或枸橼酸盐等形成复合体(5%～10%)。这些百分比的改变、蛋白水平或阴离子浓度,误导对总钙水平结果的解释。虽然发展了许多方法从总钙水平来预测离子钙,但是没有一种是持续有效的。这在危重症儿童特别真实。血管内膜功能不良、毛细血管瘘和肝肾功能不良降低血清蛋白和总钙水平,但对离子钙的影响是可变的。因此,在危重症,解释血清钙水平是困难的。

胎儿出生后,其钙代谢显著改变。尽管胎儿具有钙调节所需的酶,胎儿钙的主要来源是靠胎盘传递。实际上,新生儿的钙水平高于其母亲。在接下来的 24～48 小时,离子钙水平开始下降,在 48～72 小时达到成人水平,在早产儿和足月儿没有显著差异。这可能因对钙的摄入和吸收均降低。在早产儿和足月儿,离子钙的正常水平为 1.05～1.40mmol/L,如果值低于 1.0mmol/L,应该考虑低钙血症。

使用离子选择电极在全血中检测离子钙。必须谨慎,因为 pH 的变化可改变钙与蛋白的结合,当 pH 降低时,引起 Ca^{2+} 水平升高。这在危重症患者尤其显著,他们的 pH 变化广泛。在静脉穿刺时使用止血带可导致 pH 降低,Ca^{2+} 水平升高。尽管 Ca^{2+} 检测技术在 20 世纪 80 年代开始使用,但还是需要全血电极和随后的 POCT。因此,全血钙检测对于危重症护理是关键的。快速、相关结果方便临床决定,低离子血钙预示并发症。

在新生儿,低钙血症的临床危害大于高钙血症,当钙水平低于 1.0mmol/L,开始出现症状。低钙血症最显著的是影响中枢神经系统(CNS)和心血管系统(CVS)。神经过敏是早期体征,但在新生儿没有特异性,与钙水平不相关。低钙血症是癫痫的病因,大约 12%～34% 的新生儿癫痫与低钙血症相关。报道的癫痫临界值以总血清钙水平为基础,但是,新的研究是以离子钙水平为基础的。低钙血症癫痫相对少见,危重护理从业者最常遭遇的低钙血症的副作用是心肌功能。Ca^{2+} 水平低于 0.7mmol/L 与低血压相关,低于 0.6mmol/L 可引起心脏节律不齐和心搏停止。Venkataramen 等在 15 名新生儿中测定血清钙和离子钙对心肌功能的影响。有 8 名血清钙水平<6mg/dl(1.5mmol/L)的新生儿,钙为 18mg/kg 对心率(HR)、血压(BP)和超声心动图评估没有影响。但是,这些婴儿的平均 Ca^{2+} 水平为 3.8mg/dl

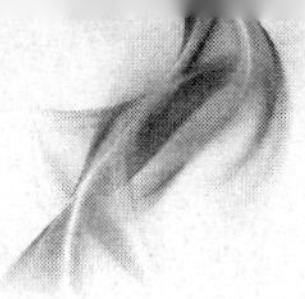

(0.95mmol/L)，这个水平不可能引起心肌损害。与之相反，Bifano等在10名具有持续肺低血压和低钙血症(<3mg/dl,0.75mmol/L)的重症新生儿中评估200mg/kg葡萄糖钙的影响。灌注后Ca^{2+}水平增加到3.7～6.1mg/dl(0.93～1.53mmol/L)，虽然HR和BP没有改变，但由超声心动图确定的左心室功能改善。最后，Broner等在98名重症儿童中比较总钙和离子钙。离子低钙血症的发生率为12.9%，这组的死亡率(55%)显著高于正常血钙或高钙血症患者。如同预测的一样，总钙和离子钙之间没有相关性。因此，在特定患者群中测定离子钙是重要的。

3. 乳酸　在重症患者，代谢性酸中毒相对常见，这与阴离子间隙升高相关，经常是由于乳酸堆积。在新生儿，必须附加考虑代谢的先天障碍，尽管乳酸酸中毒的最常见病因是循环衰竭或氧运输缺陷。在任何病例，氧运输不能满足氧耗。尽管传统理论是当细胞缺氧时，乳酸产生暗示代谢由需氧向无氧转变，但是有证据显示：线粒体和丙酮酸盐脱氢酶复合体在休克时，仍然有作用。因为乳酸经历了肝脏代谢，休克状态下的肝衰竭加重乳酸酸中毒。

在20世纪90年代早期，电流计的酶作用物特异性电极生物传感器是可以用少量全血确定乳酸水平。这种生物传感器被整合入手提便携式设备。Accusport便携式乳酸分析仪仅需一滴血来检测全血或血清乳酸水平。60～90秒后可获取结果，范围为0.8～22mmol/L。

在围产期，针对胎儿的许多监测是非直接的。当胎儿心率异常时，Scalp pH检测是最常进行的。但是，这种方法是未达最佳标准的，因为不能区分是呼吸还是代谢引起的酸中毒。Scalp乳酸检测可能是更有用的。Smith等对215名胎儿同时测定的Scalp pH和乳酸，发现两者的异常与恶兆的胎儿心率异常和低Apgar评分良好相关。需要更进一步的研究以确定测定是否导致改善产科和围生期结论的制订。

相反，新生儿乳酸酸中毒与结局的相关性被证明。出生时缺氧的婴儿乳酸水平增加，升高程度与结局相关。Da Sliva等对115名具有缺血缺氧脑病(HIE)症状和体征的新生儿在出生后30分钟测定乳酸水平。在出生后的3天，当乳酸水平低于5mmol/L，HIE为轻度或没有，乳酸水平高于14mmol/L的婴儿80%有中度或严重HIE。没有更进一步的随访，早期升高对于神经学的长期结局的影响不确定。

4. 凝血评估　在成人，凝血的快速评估有大量应用，包括诊断和治疗。溶栓治疗可降低冠状动脉、肺血管和脑血管疾病的疾病率和死亡率。但是，这些治疗的并发症是灾难性的，要求紧密控制抗凝。在这些患者，止血的就地评估可早知道结果。相反，这些疾病在婴儿和儿童是极度少见的，体外使用心肺分流术手术(CPB)和体外膜氧合(ECMO)时，现场医护凝血评估是不常用的。在CPB或ECMO，分流循环的致栓性要求高水平抗凝，增加了出血并发症的风险。在新生儿，ECMO期间血管内出血值得特别关注。在新生儿和婴儿，肝素的需求是广泛变化的，妨碍准确评估肝素的标准剂量。因此，在这些状况下，快速和准确评估凝血状况是必需的。在新生儿ECMO和CBP时，最常用的凝血评估是活化凝血时间(ACT)。缺乏抗凝剂时，活化凝血时间的范围是81～133秒，ECMO期间，要求活化凝血时间超过400秒，虽然对于阻止凝血块形成，活化凝血时间为160～220秒似乎是足够的。有趣的是，当ECMO时，50名婴儿中的7名发展为颅内出血，暗示凝集状况是颅内灾祸的预报器。

(四)其他分析物

预测讨论不能包含新生儿评估分析物的范围，这些分析物的详尽讨论超出了这节的范围。许多重要分析物将在这节的其他地方讨论。

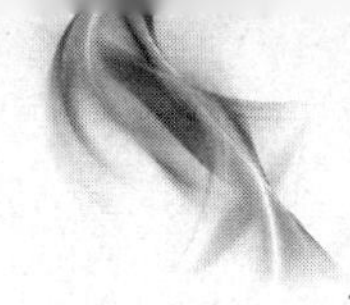

1. 钠　新生儿肾的特征是肾小管细胞不成熟、肾小球发育不完全、激素表达降低和调节低效和盐运输蛋白不成熟,使钠调节能力降低。由于早熟,盐水平衡受损,胎龄低于30周的胎儿高达40%发展为低钠血症(血清钠<130mmol/L)。这增加癫痫风险,为预防和阻止发展为严重低钠血症,要求严格控制水和钠的摄入,包括经常评估电解质水平。是以离子选择电极测定全血钠水平,这通常与其他电解质测定同时进行。I-STAT是便携式血液分析仪,可实施电解质和血液学评估,要求标本量为全血0.06ml,2分钟内获取结果。

2. 钾　虽然机体钾的98%在细胞内,许多临床努力是维持细胞外钾水平在生理学范围内。钾的水平主要由肾调节。与年龄较大的儿童或成人相比,新生儿大多数钾分泌发生在Henle管的远端。此外,分泌依赖于钠的远端输送;所以,在低钠血症使时,新生儿分泌钾的能力受损。这归因于远端分泌机制的相对不成熟,钠钾ATP酶活性降低,肾对钾载量排泄能力降低。钾平衡疾病可增加疾病率和死亡率,主要通过高钾血症的影响。在年龄较大的儿童或成人,显著的高钾血症(血清钾>6.5~7mmol/L)一般发生在少尿或无尿状态下,因此在危重护理,可预测高钾血症的可能性。与之相反,在早熟婴儿,高钾血症是常见的,发生率为30%~52%,经常不发生少尿。酸血症,在危重新生儿也相对常见,与高钾血症的发展相关。死亡率是很高的。Leslie等报道:26名早熟婴儿中10名血清钾高于7mmol/L。这些婴儿中的5名发展为心脏节律不齐,这在4名婴儿是致命的,这些研究者推荐早期和频繁钾分析。虽然中心实验室检测分析的结果存在溶血,但是使用I-STAT不会发生,解释结果时应该小心。

三、脑功能和灌注的现场医护评估

在严重脑损害,预测结局是重要的。患者经常要求结局预测,并且因为回答缺乏肯定而失望。有用的诊断信息是关键。尽管影像研究如CT或磁共振成像(MRI)可提供关于中枢神经系统(CNS)结构损伤程度的信息,但是这些信息并不是一定与长期功能结局相关。此外,许多婴儿不能耐受从ICU到CT室进行检测。相似的是,新生儿和小儿科的脑死亡宣布存在争议。在这些患者,准确诊断脑死亡是重要的。提供脑功能缺乏的证据是解决问题的好办法。POCT已经被用于评估脑功能和灌注,在作出预测和诊断方面是有用的。

脑电图(EEG)的发展超过100年,EEG分析颅内特定区域活动的模式和振幅,对脑活动状态作出结论。这技术对于评估具有神经疾病的危重症儿童是重要的。尽管全功能、便携式EEG监测仪已经使用了一段时间,还是可利用更简单的设备,其允许高质量的EEG记录。在新生儿,背景EEG活性模式对于预测围产期窒息的神经学结局是有用的。

动态脑电图(aEEG)记录来自顶(骨)电极的信号通路EEG,与标准EEG良好相关,可在床边实施。Hellstrom-Westas等在具有分娩期窘迫体征的47名新生儿出生的6小时内记录aEEGs。随访2.75年后发现:26名aEEG正常者25名神经正常,但是7名aEEG严重异常者均有残疾。

这儿有一致意见,即在大多数情况下,成人脑死亡的诊断是可信赖的,但是,妊娠后期和婴儿早期的快速神经发育使其在年轻儿童中的应用变得可疑。

最后,在重症监护室(ICU)中,EEG技术对于监测可能是有用的。机械通气婴儿经常要求镇静。虽然体格检查和生理学参数的改变对于评估镇静是足够的,但是使用神经肌肉阻滞剂使评估困难。在这种情况下,使用BIS公司生产的修正的EEG是有用的。

除了EEG,肯定脑死亡的补助监测包括脑灌注评估。实际上,这种形式由于EEG。虽然

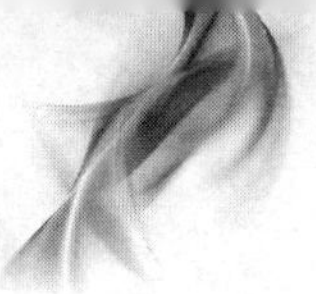

ECS或EEG不能绝对预测脑死亡，特别对于婴儿，持续缺乏脑血液流动绝对与脑死亡发展相关。评估脑灌注的金标准是四条脑血管的直接动脉造影，这对新生儿和早产儿是不实际的。

四、经颅多普勒

经颅多普勒（TCD）的基本原理是：动脉血流是脉动的，如果缺乏脉动，指示脑血管缺乏血流。在新生儿，这项技术特别有用。由于TCD操作简单，结果准确，使其在今后的应用更广泛。

五、放射性核素动脉造影

评估脑灌注时，便携式，床边γ计数仪使放射性核素动脉造影（RA）成为直接动脉造影的安全替代。这项技术操作简单和快速，通过静脉注射锝-99m-酶作用物。尽管缺乏预期数据，通过RA证明的缺乏脑血流在诊断新生儿脑死亡中是有用的。对于TCD技术，更进一步的研究是重要的。

六、机 械 通 气

1. 体外评估

（1）非侵入性方法：非侵入性方法用于评估危重症新生儿和儿童的氧合和通气状况。脉搏辅血氧计技术用于评估氧化血红蛋白饱和度，同时提供动脉CO_2水平。

（2）脉搏辅血氧计：微操作的进步方便了脉搏辅血氧计技术的传播，现在脉搏辅血氧计广泛用于连续监测氧饱和度。尽管在大多数现况下，脉搏辅血氧计操作简单，便宜和准确，实施者还是被鼓励将其用于有特别需要的患者。

（3）经皮监测：经皮监测的优点是同时评估氧合和通气状况，对插管或非插管患者均有效。皮肤表面的周围温度、O_2和CO_2水平必须为0，因为皮肤层缺乏代谢活性。使皮肤表面增加到42～43℃，破坏角质层，增强毛细血管气体到皮肤的扩散。

（4）侵入性方法：实时全血气体分析技术的应用有局限性，多用于成人。许多研究者得出的结论是：在新生儿重症监护中常规使用这项技术在减少输血方面是重要的。

2. 体内评估　纤维光学技术为连续监测，可减少抽血和动脉血气体分析，如果不能使用动脉通路，还可采用静脉通路。

生化和其他诊断技术的进步继续革新医学实践。特别在重症护理环境，快速获取检测结果是必需的。对于新生儿和早产儿，POCT应用是可行且准确的。对于新生儿的特别价值是实时评估电解质和血气体，降低抽血所致贫血的发生。

第十三节　医生办公室实验室的进展

一、办公室实验室和CLIA'88立法

在过去的十年中，办公实验室发生了显著的改变。本节将回顾一下实验室的变化历程

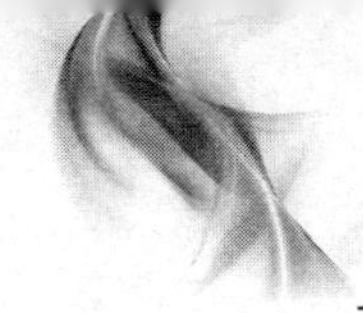

以及变化的促进力。对办公室实验室的复杂性和人员要求进行必要的解释。本节也将对实验室安装、实验室安全、建立实验室需要遵循的9个步骤以及如何在实验室进行测试进行讨论。本节旨在为读者提供办公实验室的真实情况以及实验室如何开展工作和维护。

1988年,美国国会递交了临床实验室改进通知书(1988)(CLIA'88),以取代当时的、适用于实验室全部样品测试的单项医疗保险制度和公共医疗补助制度(CLIA'67标准)。CLIA'88制订了实验室人事标准和基于试验复杂程度和危险性的质量管理(QC)和质量保证(QA)标准。首次根据操作程序的复杂程度把实验室检测进行了分类。共分豁免型(waived)、中度复杂型和高度复杂型等三类。1993年,显微镜检测(PPM)被归到中等难度检测。美国卫生部(DHHS)秘书处宣布了执行1988临床实验室改进通知书(1992年2月28日)的最后规则。

对于从事中度和(或)高度复杂检测的实验室来说,要求熟练掌握实验室检测技术,有书面的质量管理(QC)程序、全面的质量保证(QA)计划和人员标准。人员标准包括实验室主管的资质、技术顾问、临床顾问和测试人员。另外,CL1A'88规则要求制订收费的支出计划。被整改的实验室需要支付的费用有:发放的资格证书;CL1A'88要求进行的特殊学习和检测人员培训;两年一次的现场检查。费用的多少取决于实验室的检测量和专业数目。检测量不包括进行质量控制和专家检测。

二、检测的复杂程度

(一) 豁免型(waived)检测

CLIA'88提供了美国卫生部秘书处关于把错误结果不会造成危险的检测定为豁免型(waived)检测。豁免型检测包括供家用的、被食品及药品管理局(FDA)批准的检测;采用方法简单和准确以至于不可能给出错误结果的检测以及那些秘书处确定了的如果操作不正确对患者没有危害的检测。

最初的豁免型检测项目包括试纸条和片剂尿分析、排卵测试(对人黄体酮激素的视觉颜色测试)、怀孕尿液测试(颜色对比测试)、红细胞沉降率(非自动的)、血红蛋白硫酸铜、便血、眩晕、微量红细胞比容和用FDA批准的家用葡萄糖检测仪进行的血糖检测。在2000年,豁免型检测数量已经从原来的8个增加到26个(表3-27)。

所有同医院无关的办公室实验室和实验室在进行任何豁免型检测之前,必须获得豁免型操作资质证书。申请检测证书要先填写DHHS规定的表格并送到DHHS。表格应由实验室拥有人或实验室全权代表签字,证明实验室将进行与CLIA'88要求一致的检测。申请表内容包括实验室检测的特性和名称,每年实验室的总检测量,实验室检测的程序与检查项目。如果申请被拒绝,实验室可以申请QC、QA或熟练检测。每个实验室程序的方法学或执行的检查项目必须说明。教育背景、训练以及指导和监督实验室的人员的经历以及那些进行实验室检查项目操作的人员的经历必须特别说明。

实验室为了符合简单测试的要求,必须事先咨询DHHS或DHHS的代表。实验室也必须接受DHHS通知的或未通知的检查。另外,当对公众投诉实验室进行评价时,或确定实验室的检测是否为豁免型试验时,实验室必须保证接受DHHS的检查。

豁免型检测资质证书有效期不超过2年。汇款地址是HCFA实验室计划处,邮政信箱849036,达拉斯,TX 75284-9036。

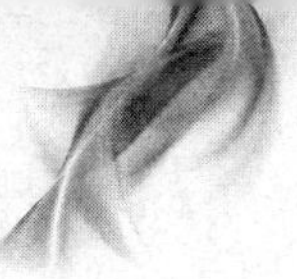

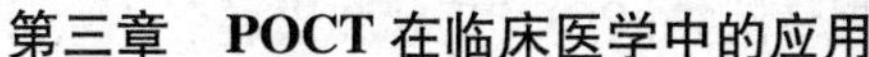

表 3-27　豁免型检测(2002 年 1 月)

分　　类	分析项目名称
细菌学和(或)病毒学	幽门螺杆菌(Helicobacter pylori)
	A 群链球菌
	A 群流感病毒和 B 群流感病毒
内分泌学	HCG 尿
	排卵测试(视力颜色比较测试)
	尿 hCG(视力颜色比较测试)
	氨端多肽(用于骨质疏松症)
	FSH 和 LH
	3-葡萄糖酸苷雌激素酮精液(用于雄性不育筛选)
常规化学	胺
	乳酸
	胆固醇
	粪便潜隐血
	果糖胺
	胃潜隐血
	葡萄糖(葡萄糖检测)
	血红蛋白 A、C
	微小白蛋白
	甘油三酸酯
	高密度脂蛋白胆固醇(HDL)
	血酮和尿酮
	Lyme 病抗体
	膀胱瘤相关抗体
	阴道 pH
	丙氨酸转氨酶(ALT)
常规免疫学	幽门螺杆菌(H. pylori)抗体
	传染性单核细胞增多症
血液学	沉降率
	红细胞比积
	血红蛋白
	凝血酶原时间(PT)
毒物学	烟碱(尼古丁)
	乙醇(唾液乙醇)
	可卡因
	代谢物
	大麻
	鸦片剂
	五氯酚
尿分析	尿过氧化氢酶
	尿浸测试条
	定性尿浸测试条(自动)

hCG:人绒毛膜促性腺激素;HDL:高密度脂蛋白

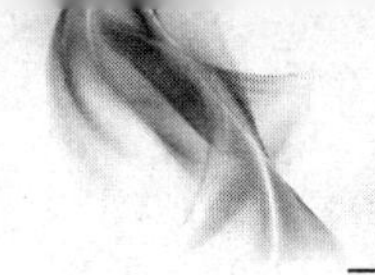

(二) 显微镜检测(PPM)

显微镜检测(PPM)实验室的资质认证条件包括:实验室必须有内科医生或中级医师或牙科医生。实验室除了进行显微镜检测之外不准进行任何其他的检测,但可以进行豁免型操作资质列表中的一些特殊检测。中级医师是指助产士,护士或具有美国州政府从业执照的、在州内从业的内科医生助手。

PPM 必须由以下从业者之一亲自进行:当采集了他或她本人患者的标本后,或是采集了该医生是其中的一个成员或雇员的治疗小组的患者的标本后,患者在此期间可以对其进行咨询的内科医生;中级医师在内科医生或者州府授权医生的监督下,可以在患者访问时进行样品检测,样品来自他或她本人的患者、临床患者、医学实验小组或者该中级医师是其中一个成员或雇员的其他保健部门的患者;牙科医生可以在患者访问期间从他或她本人的患者那里或者从牙齿治疗小组(牙科医生是其中一个成员或雇员)的患者那里获得样品。十项 PPM 试验列举在表 3-28。尽管 PPM 试验不需要检查,仍被列为中度复杂检测。实施 PPM 试验的主要仪器——显微镜限定于亮视野或相差显微镜。进行 PPM 的实验室必须获得 PPM 试验资格证书。

表 3-28　显微镜检测

潮湿分泌物样品制备,包括阴道的、子宫的或皮肤的样品
所有的氢氧化钾的制备
蛲虫检查
蕨类检查
性交后阴道或子宫颈黏液的直接检查、定性检查
尿分析:仅限于显微镜下
尿分析:尿浸渍测试条或便笺式试纸条使用显微镜非自动化检测胆红素、葡萄糖、血红蛋白、酮、白血细胞、亚硝酸盐、pH、蛋白质、特殊重力、尿胆素原
尿分析:浸渍测试条或便笺式试纸条使用显微镜自动化(豁免型)检测胆红素、葡萄糖、血红蛋白、酮、白血细胞、亚硝酸盐、pH、蛋白质、特殊重力、尿胆素原
排泄物白细胞检查
精液分析:除胡纳实验(性交后检查精子)外,精子运动与否
嗜酸性细胞和粒性白细胞的涂片检查
潮湿分泌物—前列腺分泌物的检查

(三) 中度复杂检测

为了加快患者的诊断与治疗,内科医生可以选择在他们的办公室进行几次中度复杂的试验。中度复杂检测包括一些细菌学、显微细菌学、真菌学、寄生物学、有限病毒学、免疫学、常规化学、尿分析、血液学和有限免疫血液学的测试。其他中度复杂测试如精液分析、体液潜血、关节液晶体分析和黏性分析。一些办公实验室中常规中度复杂检测,见表 3-29。

实验室进行中度复杂检测必须使用仪器、试剂盒,或 FDA 在市场前期认可批准的测试系统;而且实验室必须遵循制造商关于检测系统操作和仪器性能的使用说明。另外,实验室必须有描述检测过程和报告患者结果的实验手册。实验室仪器必须进行校准并存档,至少每 6 个月进行一次校准;执行和存档应用每天至少两个水平的对照材料的对照程序;执行和存档可用特殊程序及其特殊对照程序;执行和存档有问题或错误时采取的重复的医疗行为;

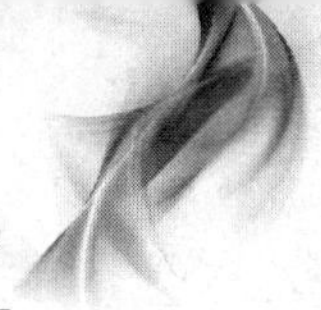

记录和保存所有的质量控制至少 2 年时间。免疫血液学、血液以及血液制品记录的质量控制,必须在检测完成后保存 5 年时间。

表 3-29　中度复杂检测的例子

全血细胞计数
鉴别实验
网状细胞计数
咽喉拭子培养
自动化学分析
血气分析
尿培养:仅仅鉴定阳性或阴性
有限的革兰氏染色
链球菌抗原的一些快速检测
血浆或血清中传染性单核细胞增多症的快速涂片检测
血浆或血清中幽门螺杆菌(H. pylori)抗体的快速检测
A 群流感检测;A 群流感病毒和 B 群流感病毒检测
铅水平检测
对加德纳菌属、假丝酵母(candida)、毛滴虫(trichomonas)的 DNA 探针检测
T_4、T_3 甲状腺激素吸收的免疫检测,人体绒毛膜促性腺激素的定性检测

(四)人员要求

与豁免型检测对实验室人员的要求不同,进行中度复杂检测的实验室必须对以下人员有相关要求:实验室主管、技术咨询员、临床咨询员和检测人员。

实验室主管必须是病理学家或医学博士或验光医师,具有 1 年指导或管理非豁免型检测的经历,或者至少有 20 个计算机测量和评价(CME)信用小时的作为主管进行的实验室评价,或者有与上述等值的住院医生实习期的实验室培训经历,或者有血液学和(或)肿瘤学资质证书。实验室主管可以是具有学科知识和实验室相关资质证书的或有 1 年管理非豁免型检测经历的博士。主管也可以是具有 1 年实验室培训或经历和 1 年管理经验的科学硕士。有两年实验室培训或经历和两年管理经验的硕士也可以担任实验室主管。

技术顾问对实验室技术方面的错误负责。符合以上要求的实验室主管也可以担任技术顾问。临床顾问可以提供实验室检测是否正确的信息以及办公室实验室如何影响诊断与治疗的信息。临床顾问必须是具有实验室资质的医学博士或验光医师或者是担任实验室主管的哲学博士。

检测人员必须具有大学毕业文凭或同等学力,并且档案记录有适当的实验室操作和培训经历。还需要有关于收集样品、仪器使用、患者检测结果有效性分析等方面的知识。

进行中度复杂检测的实验室必须支付注册资格证书、依从证书以及相关的费用。进行中度或高度复杂的检测的实验室必须允许和接受不通知的检查和至少两年一次的管理指导,除非实验室位于被药物治疗和公共医疗补助服务中心(CMS)批准的州里面。实验室可以是药物治疗和公共医疗补助服务中心(CMS)信任的、私营的、非营利的机构,像美国病理学家实验室鉴定合格项目学院或类似的由卫生保健组织鉴定委员联合委员会提供的项目。只进行豁免型检测和(或)PPM 法检测的实验室不接受例行检查。美国卫生保健财政管理

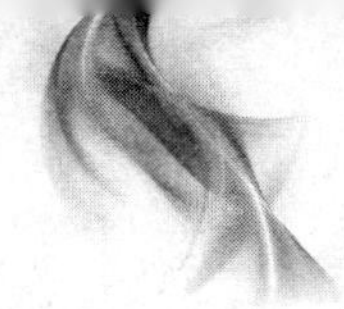

局(HCFA)保留调查投诉或者进行指导性检查的权利。未能通过检查的实验室,立即终止其医疗保险和公共医疗补助赔付,并且撤销其实验室证书。

三、影响办公室实验室的因素

(一) CLIA'88 对办公室实验室的变革性影响

临床实验室改进通知书(CLIA'88)的通过给私人医生团体带来了冲击。最初的立法语言是十分严厉的,对很多医生限制其检测单(办公室实验室中进行的检测数目)甚至关闭其实验室。例如,1995 年对 1030 名从业者的调查发现,72% 是儿科医生,69% 是家庭从业者,14% 或者是修改其检测单的医学小组或者是已经关闭其实验室的医学小组。医生对调查列出的原因是费用昂贵、繁重的文字和 CLIA '88 的惩罚方法等,以及管理治疗的效果。

近几年,CLIA'88 原来的惩罚性方法大多被教育性的方法所代替。实验室仍受到 QA 的严格检查,但严厉的制裁已不多见。早先立法中缴纳惩罚金或者勒令其关闭实验室的制裁,现在变成检查监督者给实验室人员提出正确的忠告。例如,原来的立法规定:如果一个专业办公实验室在三次专家检测中有两次没有通过,就不能再进行相关的分析检测。现在,当办公室实验室发生错误时,立法要求实验室人员上交书面材料以显示其为改进检测结果所作的计划。在整改的这段时间内,实验室可以照常运转和进行分析测试,如果改进后通过专家检测,那么不再需要做进一步改进。在过去几年中,这种以教育为目的的政策鼓励了那些早期因 CLIA'88 而关闭其办公室实验室的医师重新开业,并且扩大了他们的检测项目。美国家庭医师联合组织在 1992 和 1997 年间编辑的信息显示,家庭从业者进行办公室实验室检测的人数从 1992 年的93% 下降到 1993 年的 88%,再降到 1994 年的 79%,但在 1995 年上升到 82%,1996 年与 1997 年再升到 92%。因为 CLIA'88 的检查着重强调质量保证(QA),办公室实验室的检测更准确而且结果更具有重复性。很多出版物都证实实验室检测最近几年有了进步。尽管医师在 CLIA'88 第一次通过时有(否定性)关注,总体来讲,这个立法促进了办公室实验室检测的发展,并且因此导致了办公室实验室的主要进步。

(二) 被管理的患者对办公实验室的影响

近几年第二个对办公室实验室有重要影响的是受管理患者组织的影响。20 世纪 90 年代早期,少有行政性团体支持医生在其办公室实验室进行检测。他们的理由是,如果一个检测能以较低的价格在相关实验室中进行,那么允许一次一付医疗费的检测项目在家里进行检测没有多少意义。然而近几年,受管理患者与内科医师的办公实验室之间的关系发生了巨大变化。很多受管理患者现在明白办公性实验室使内科医师作早期诊断和较早地开始治疗处理,这样避免了严重疾病的恶化甚至住院。换句话讲,代替把办公性实验室看成是费用中心,很多受管理患者现在把办公室实验室看成是费用节约者。1996 年,一个有 14 个受管理患者参与的小组只允许每个办公室实验室以(一次一付)医疗费为基础原则,进行平均 6 个项目的检测;1998 年,允许检测的项目增加到了 14 个。并非所有受管理患者都改变了其对办公室检测的态度,而一些内科医师也没有意识到她们可以与受管理患者就这个话题进行磋商。然而,受管理患者支持使用办公室实验室检测的大趋势已经帮助内科医师就扩大规模或重新开张打开了通道。

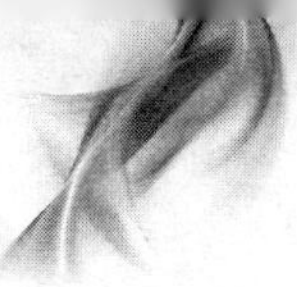

（三）技术对办公室实验室的影响

除了 CLIA'88 的调整变化、受管理患者的新觉醒，第三个促进办公室实验室发展的重要因素是实验室仪器装备技术的膨胀。制造商认识到：相对于中度复杂检测要求更多的文书工作和由结果引起的更高的检查监督费用，内科医生更喜欢豁免型（waived）检测。过去几年中制造商的努力是成功的。当 CLIA'88 在 1992 年首次强制实行时，只有 8 个检测项目是豁免型的；到 2000 年，达到了 26 个。技术以新型办公室仪器的形式为这种增长负责。另外，美国联邦政府通过使用疾病控制和预防中心分支实验室来的人员，加快了新型豁免型实验室仪器准入许可的办事程序。

实验室新技术不仅准确性更高、更易于使用，而且价格比先前使用的仪器更低。如检测胆固醇和 HDL 的仪器价格是 1800 美元，检测指端采血血红蛋白的仪器价格为 600 美元。中度复杂仪器的检测费用最近也变得更可接受。一些全血细胞计数仪器从前在 20 000 ~ 25 000 美元之间，现在花费 7000 ~ 12 000 美元即可购得。还有，以前中等复杂的台式铅测定仪价格在 10 000 ~ 15 000 美元之间，现在只需花费约 1800 美元即可购得手提式的铅检测仪。

有了这些技术进步，豁免型办公室实验室的大量增加就不必惊奇了。在 1997 年，豁免型实验室总数为 29 749 个；到了 1999 年，数量增加到 37 730 个。在 2 年时间内，豁免型办公室实验室占全部办公实验室的百分比从 34% 增高到 41%。而中等复杂实验室占全部实验室的比例从 34% 下降到 20%。

预期 CLIA 进一步的调整变化将在近几年内进行以进一步支持强化办公室实验室。1999 年后期，CLIA'88 调整的一项主要检查预期包括质量控制（QC）方面的变化（对豁免型检测进行分类以使其指导性程序更容易操作）和对中度复杂实验室的检查程序简易化。在 1999 年 2 月，Bill Archer（R-TX）再次在国会提交法案，举荐免除对全部办公室实验室测试的 CLIA'88 要求。1995 年相似的提案未能获得通过。

（四）显微镜检测分类的发展对办公实验室的影响

第四个促进办公室实验室发展的因素是 1993 年的显微镜法（PPM）分类的创造。像上述描写的一样，当 PPM 实验室必须具有与中度复杂实验室一样的人员标准时，只有 10 个检测是不受监督检查的。在 1999 年，办公室实验室检测的、不受监督的项目数量（加上 26 个豁免型检测项目）现在达到了 36 个，这与 1992 年的最原始的 8 个检测项目显著不同。1997 ~ 1999 年间，PPM 实验室的数量从 22 861 个增加到 28 446 个，代表了那个时期 PPM 实验室占全部办公实验室的百分比由 26% 增到了 31%。1999 年，全部办公实验室中有 72% 是豁免型的和 PPM 实验室；在这两年时间内，两者联合增加了 16%。

有了这些背景知识，我们现在可以讨论组建一个办公实验室需要遵循的九个步骤，并概括办公室实验室中经常进行的一些检测项目。将展示一些临床情况用以说明在办公室实验室进行这些检测的优势。

四、办公室实验室的建立

（一）建立办公室实验室的步骤

办公实验室大小不一，并位于办公室内。无论空间受多少限制，大多数办公室实验室被分成三个区：接诊区、医师检测区和管理区。管理区是唯一的清洁区；实验室的其他区被认

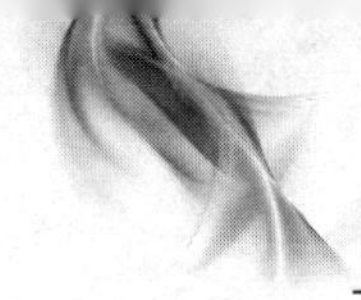

为是非洁净区。如果空间允许,每间实验室至少应有两个洗涤槽、两个冰箱和储量大的贮存橱和抽屉是合乎需要的,并且全部应该提供足够的通风。实验室办公室应该遵循职业安全与健康管理局(OSHA)的安全规章,包括那些洗眼水的可用性、一个灭火器和材料安全记录单。存档记录和报告中应含有化学药品和废物的部署、实验工作人员连续的医学教育信用和预防免疫工作的内容。

据估计,每位技师在实验室进行检测试验的空间为10.59~20.44m²。平均而言,办公实验室有13m² 就足够进行多种检测实验。很明显,如果仅仅进行红细胞比积或尿浸试纸条分析,面积显然有点多。不过,随着内科医生实践的增多,检测种类和程序复杂度也倾于增加。因此,在医师办公室建设实验室时,未来扩大的可能性必须加以考虑。如果内科医生打算雇用一个合作者或者合伙开业,必须计划扩大实验室,因为数量、种类和操作程序的复杂程度都将以几何指数增加。

因为访问办公室的患者中有许多要求一个实验室程序,所以我们强烈建议内科医生将办公室实验室、特别是样品采集区,建在一个既方便办公室人员同时也方便患者的地方。实验室应该集中以便提高技术人员的效率。

最简单的小实验室有一个直长凳,它至少应该1.52~1.83m长和0.76m宽(图3-17)。那些长凳应该高出砖地面0.71~0.76m。应该有腿空间,通常是0.61~0.66m宽和0.61~0.66m高,使技术人员舒服地坐在那里使用显微镜和书写。应提供一把背面有支持的、能滚动的椅子。

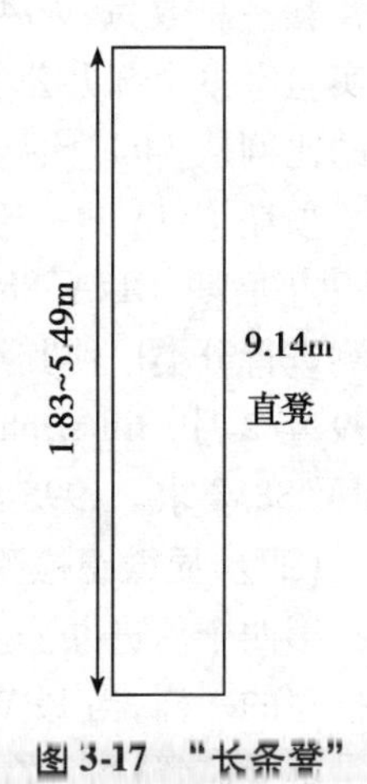

图3-17 "长条凳"实验室

对稍微大一些的"L"形实验室来说,因为它适应一个角落,因此它将是非常有效率的(图3-18)。L的一部分可以用作一静坐区,其他部分可提高到0.91m,这个高度方便直立工作。这个柜台应该是0.76m深度和最少1.52~1.83m长。在柜台下面考虑提供腿空间的是明智的。在长凳旁坐下工作要求一个重心点较高的、稍微有点危险的、酒吧高脚凳类型的椅子。可用五个脚轮的高凳子代替更易倾斜的、底座上有四个脚轮的凳子。

"C"形实验室(图3-19)是非常有效率的,并且很适合操作几个不同程序的技术员。C形台的每个边都至少应有六英尺的空间,这将导致整个需求空间为8.69m²。这显而易见地少于先前指出的恰当的13m² 的说法;不过,它提供了进行两大类程

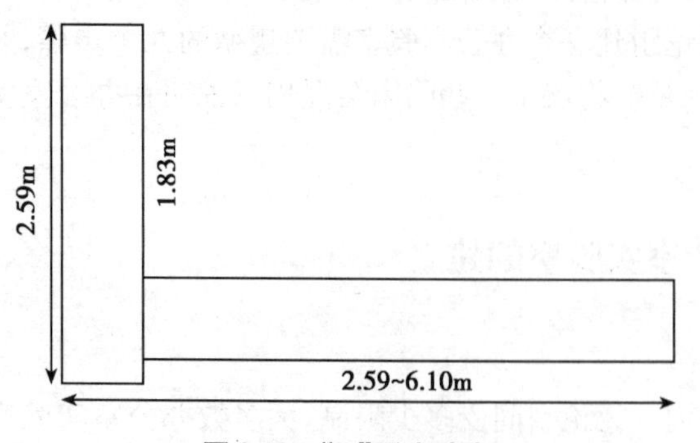

图3-18 "L"形实验室

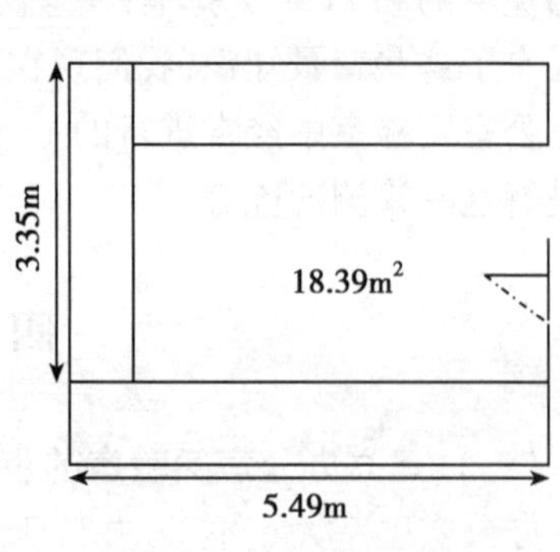

图3-19 "C"形实验室

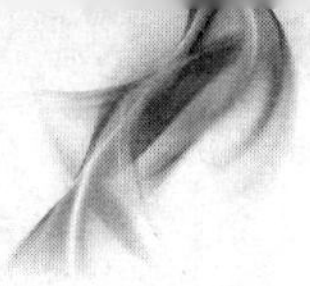

序以上的最小的功能空间需求。最重要的是空间必须是足够的。例如一台离心机不应该被安置在显微镜旁边,因为离心机运行时的振动会影响显微镜的使用。还有,挨着冰箱不能安置化学或微生物学培养箱,其明显原因是冰箱散热会传导到培养箱。

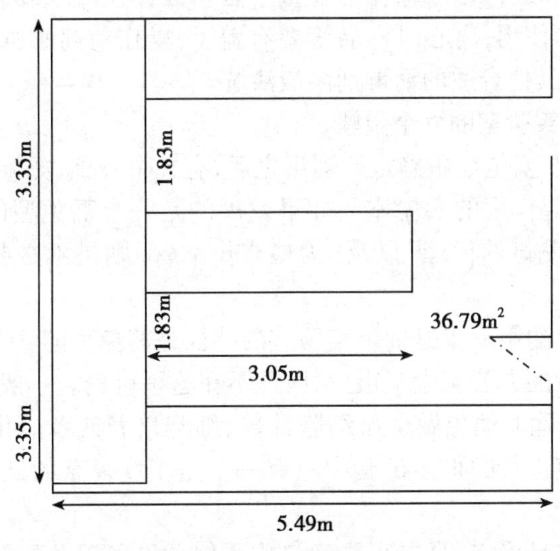

图 3-20　"E"形实验室

随着实验室的增大,冷藏将需要更多空间。直立长凳下面可放置一台柜下式的冰箱。不过,一般这样做会比在地方廉价商店买一个小尺寸或中等尺寸的家用冷藏/电冰箱组合更昂贵些。建议在实验室的最初设计时为今后添置的冰箱预留一个空间。但是样品存放的冰箱中不可储存食品、药和其他消费品,因为含有肝炎病毒的样品污染雇员午餐的可能性是非常大的。同样,一个忙碌护士拿起一只安瓿试剂、不经意地把内容注入一个患者体内的可能性是应该认真地加以考虑的。

如果办公室工作量需要两位技术员同时在实验室工作,计划者很可能会考虑需要 18. 39m^2 空间的、一个 3. 35m×5. 49m 的大的 C 形模型。这样的安排将需在 C 形长凳背面开出 1. 83m 和在顶部和底部开出 4. 72m 的两个部分。如果需要三、四名技术员执行日常工作,计划者将要考虑将两个 C 形长凳模型联合成一个 E 形实验室(图 3-20)。这种结构实验室需要的最小面积为 36. 79m^2。这里又一次产生了低于每位技术员合适空间量的问题(每位 13m^2,或对四名技术员来讲 52m^2)。同时,需为像大冰箱、作永久记录的文件橱、存储那些批量折扣购买的试剂和供应品准备另外的空间。

(二）实验室安全

下列实验室安全规则应公布于每个实验室工作区。护士、每个实验室技术工人和访问实验室的办公室人员都应熟记实验室安全规则目录,并且签名或姓名大写首字母承认读过这样的规章。以下规则要严格执行:实验室禁止吸烟,禁止食品和饮料;禁止使用化妆品。处理氢氧化物或有毒材料时,必须穿戴安全眼镜或面罩。处理血或其他可能含有感染因子的样品时,必须穿戴眼睛保护装置;在实验区工作时需要穿长袍、围裙或工作服,鞋应覆盖整个脚,建议不穿帆布鞋。头发应完全离开肩膀、拢向背后,防止它与受污染的材料接触,并预防头发在工作区脱落。头发和长胡子必须躲开像离心机那样处于工作状态的设备。离开实

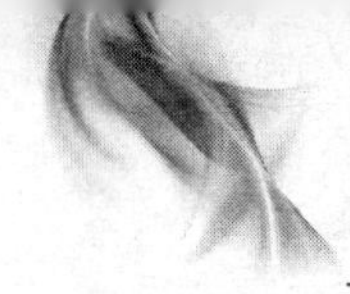

验室之前、和患者接触前与接触后并在吃东西前和吸烟前,脱掉手套后手应该被洗干净。使用过酸、氢氧化物、腐蚀剂和其他危险化学品的地方,应备有洗眼水;洗眼水每周都应检测以保证其适当的起作用和冲洗停滞水。禁止用嘴吸取移液管。从患者那里获得样品时应始终戴手套;处理患者样品和进行程序操作时要戴手套。丢掉损坏或碎裂的玻璃器皿。离心机要盖好盖子后才能操作使用;离心时样品管要有盖子;操作前离心机必须平衡;离心机应定期用1∶10次氯酸钠或其他合适的消毒剂溶液清洗。

(三)建立办公室实验室的九个步骤

选择与准备好房间、安全措施确定并列出之后,有九个步骤,如果遵循,将帮助确保建设一个平稳运转地、顺利起作用的实验室。如果发展的是一个豁免型的或者PPM型实验室,有些步骤如"选择精通测试的代理"以及"为检查作准备"则是不必要的。九个步骤概述于表3-30。

建立办公室实验室的第一步是确定实验室的特征是豁免型的、中度复杂的、PPM或者是高度复杂的。高度复杂的办公实验室很少,因此不在这里讨论。一般来讲,大多数医生会选择豁免型或者PPM法,除非他想做全血细胞计数、细胞培养或者血化学这几项要求中度复杂的实验。即使实验室进行的很多试验中只有一个是中度复杂的试验,实验室仍将被归为中度复杂型。

进行检测的菜单一旦确定,第二步是确定购买何种设备以及如何付费。医生要对办公室实验室将要进行的检测、每项检测的费用(试剂成本、对照试剂成本、专家检测成本、人员时间成本和其他一般管理费用)作一下预算;预算一下每次检测的成本最可能的来源和数量是多少。大部分设备的购买费用最好在使用12~18个月后再支付。在购买仪器前比较一下仪器的租赁成本。任何实验室设备在购买之前,医师必须确保设备可以在办公室实验室进行测试,并且也应该让已经使用该仪器的其他医师确认仪器检测技术是易于使用和可靠的。可以利用表3-31中的工作进行一下金融计算。

表3-30　组建办公室实验室的九个步骤

步　骤	短　评
1. 确定实验室的复杂程度	豁免型、中度复杂型、PPM型或高度复杂型
2. 确定购买何种设备及其付费方式	参看工作表,确定是买还是租赁
3. 决定哪些人员负责做测试	医疗专家或高中毕业生:考虑正面的与反面的
4. 选择认可的代理: 医疗保险和医疗补助服务中心 或办公实验室委员会认定中心	给地区内的其他办公室打电话,对他们进行核查
5. 选择专家测试的代理	多数内科医师与其学院总部的代理签约参加工作
6. 填好医疗保险和医疗补助服务中的表格	必须完成即使办公实验室委员会认定中心(COLA)认为合格
7. 为检查作准备	中度复杂型和高度复杂型需要
8. 检查后的改进	考虑到通讯和会议
9. 做一个财务分析	实验室将为自己支付吗

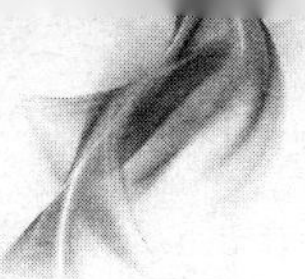

表3-31　金融检查表:费用与赔偿单

提示#1:大多数仪器应该在12～18个月为他们自己支付 #2:在获得仪器之前,应与管理照顾公司核对 费用与赔偿名称	金　额
全部仪器的费用/月	
购买或者租赁仪器的费用/月	
仪器维修费/月:10%×购买价/年/12	
考虑CLIA每月检查的费用	
每个月的专家测试费用	
每个月人员费用:包括全部好处	
空间成本:随仪器大小和租金而变化	
每个月全部试剂、控制对照、校准的费用	
实验室需要的结构上的费用,如果有的话	
实验室每月的总费用	
计算收入	
每次检测[a]的赔偿	
每月预期的检测数量	
每月的每次静脉穿刺图表费	
每月赔偿数:检测数目×赔偿+每月制图费	
总收益(或损失):每月赔偿减去每月费用	

a需要计算管理照顾赔偿、医疗补助方案制度或者医疗保险赔偿、私人保险赔偿来决定每项检测的多少百分比适用于你的实践

现在,仪器制造商与办公室实验室人员的关系同过去相比更接近合伙人的关系。制造商为办公室实验室提供购买新仪器可行性的详细费用分析,为办公室实验室提供在办公室使用他们的仪器的训练、为办公室实验室示范CL1A'88规章要求的文书工作以及允许办公室实验室在购买其设备之前在办公室中对设备进行测试。制造商提供已经写好的包裹插件以便他们能成为操作程序手册的一部分。换句话说,这些公司使CL1A'88对内科医师的办公室实验室的影响降到了最小。

建立办公室实验室的第三步是决定哪些人员将负责做测试、控制和全部文书工作。在中度复杂办公室实验室执行测试的最低要求是高中生,并且很多内科医生在工作中训练她们的实验室人员。另一方面,其他组选择雇佣医学技术专家。这种决定常基于权衡实验室有知识渊博人士的优势大于租用技术专家的费用。较大的医生(3～5名医生)团体通常比小的团体能有能力支付医学技术专家的薪水和福利金。

另一决定是内科医生或实验室工作人员是否应该成为实验室主管。有2年训练经验和2年监督经验的医学技术专家适合担任中度复杂实验室的主管职务。在1992年2月28日前没指导过实验室的内科医师,必须在实验室实践中获得20小时CME才具备资格指导一个中度复杂实验室。现在大多数私人办公室指定人负责整个实验室的监督指导工作,即使

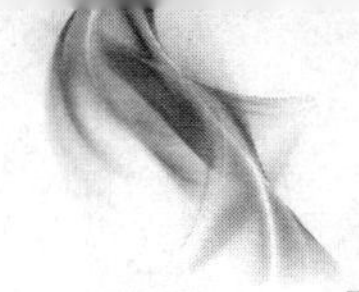

有很多人执行测试。

在决定了要检测的项目单、使用的仪器和实验室人员之后,建立办公室实验室的第四步是选择认可的代理;或者是政府代理机构-医疗保险和医疗补助服务中心(CMS),或者是办公室实验室鉴定认可联合会(COLA)(一个私营的内科医生指导组织)。令人糊涂的是即使一个办公室选择 COLA 监督其实验室,它仍然必须向 CMS(见以下第六步)登记。两个代理的费用相似,但是代理的选择常取决于去办公室实验室检查员个体的方法。新近数据表明需要监督检查的中度或高度复杂办公室实验室有 35 000 个。CMS 代理的数量大约三倍于 COLA 代理的。

在建立一个办公室实验室过程中的第五步实验室将选择专家测试代理。专家测试即通过一个中心代理的、未知样品的测试和报告。专家测试帮助确定在办公室实验室做的测试的准确度。除了蛲虫测试,豁免型和 PPM 实验室不需要进行专家测试。只有中度和高度复杂实验室需要专家测试。在大多数专家测试计划内,未知样品被寄送到参加这项检测的办公室实验室每年 3 ~6 次。通常 10 ~14 天后测验结果被报告到专家测试提供者那里。表明一实验室已经合格还是不合格的概要报表被传递到每个实验室。如果专家测试失败,必须起草一个改正的行动计划,立即实施并向提供者报告。做专家测试最重要的原因是它能证明一实验室能得到重复的测验结果。通过获得这样的可靠结果,患者接受的服务就好。近几年,办公室实验室在他们的专家测试上改进很多,这意味着患者得到了更多的可靠测验结果。

现在有超过 20 家被许可的办公实验室专家测试代理。美国儿科科学院、美国家庭医学科学院和美国内科科学协会,他们每一个都有自己的专家测试组织。内科医生选择代理。大多数组织的费用是相似的。

建立办公室实验室的第六步是填写 CMS 的表格 116,他要求实验室填写人口统计学的信息、实验室主管的名字、请求的证明书水平(豁免型、PPM 法,或有规律的)、实验室的操作小时数、实验室是否被非 CMS(认可代理)认可。如果你有一个合用的实验室,这个实验室只需要获得一份证明书。

建立办公室实验室过程中的第七步是为检查作准备。实验室检查时特别强调质量保证和 QC。必须仔细做好实验室里的全部活动的文档编制。全部执行的试验结果必须存档,包括走对照、仪器校准、专家测试和错误的修正。另外,过去 2 年中全部实验室结果必须顺序排放,并且详述全部测试过程的一个完整操作程序手册必须能让检查员翻看。包括乙型肝炎接种疫苗或稍有不同疫苗的示范、职业安全与保健管理局血源病原训练记录、毕业证书和其他教育证明书继续教育记录、职务说明和能力评估评价形式的人员信息,也必须存档或是可得到的。

书面自我调查现在可以从 CMS(交替质量评价调查)、办公室实验室鉴定(基于性能的调查)委员会获得。这些调查应用于在他们最初现场调查上有很少或者没有缺点的那些实验室、从他们的上次调查至今没有专家测试失败记录的;并且在每隔 2 年的周期里能代替现场调查。

咨询员为内科医生准备实验室检查时提供帮助。有许多非常合格的咨询员,但是内科医生发现有办公实验室实践的与只有医院实验室经历的人员相比较,前者更有帮助。

很少有办公室实验室由于检查失败被制裁或关闭。当一个实验室被强制关闭时,通常是由于漠视实验室测验结果的质量和拒绝执行认可代理有关改进的建议。

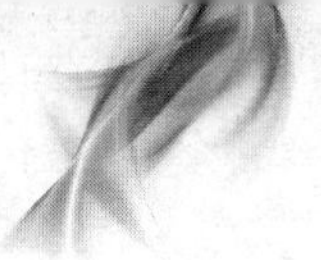

第八步是检查后的跟进。不管是书面还是现场的复验将每2年进行一次。在这期间办公室实验室可能发生的变化是内科医生的职责。咨询员能通过呼叫COLA免费电话号码(1-800-298-8044)分享这些变化;或者通过参加办公室实验室主题会议来分享。另外,像华盛顿G-2报告(Washington G-2 Reports)(1-800-LAB-REGS)那样的时事通讯对内科医生了解新近立法的变化是有帮助的。

建立办公室实验室的第九步是把前八步的所有信息聚集起来做一个财务分析。这将帮助确定实验室是一个成本中心或是一个盈利部门。即使它代表一个成本中心,有些内科医生还将继续拥有办公室实验室;大多数将放弃开始一个实验室。这些内科医生认为办公室实验室对医学的实践如此重要,尽管花费她们一些费用它们仍愿意来保持其正常运转。其他人则对运转一个实验室的盈利更感兴趣。

把全部费用加在一起,从收入中减去预支,剩下的就是收益。按月计算支出和收入是最容易的。当建立一个实验室或者考虑在办公室实验室增加检测项目时,可利用表3-16提供的工作表。当确定运转一个办公室实验室的费用时,下列项目需要考虑:①设备费用。必须作出是购买还是租赁仪器的决定(为每一台仪器计算每月的费用)。②每台仪器每月维修费用。典型的维修协议费用是仪器购买费用的10%。如果每年的维修协议被获得,那费用12等分得到每月花费。③取决于代理的CLIA或检查费用。这些费用随实验室大小、执行检测的数目和检测的特异性而变化。登记费用基于执行的试验的量而定;数量越高,费用越大。每个实验室应该计算每月的数字报给CLIA和检查。④中度复杂和高度复杂检测的每月的专家检测费用。在选择专家测试代理之后,每月费用很容易获得。⑤人员的费用。这个计算必须包括月薪之外更多的费用。一个雇员的实际成本包括:健康保险、养老金计划、休假期、病假、继续教育费用等(整个费用的计算:从雇员全部费用中计算每月数量)。⑥用于实验室的房间的尺寸和空间。从估计的租金数量中可计算出房间每月的使用费用(计算公式:平方英尺×美元/平方英尺每月)。⑦试剂和对照的费用。这数字依据于实验室中执行的检测项目的数量且必须确定把实验室中全部仪器都计算在内(计算:全部试剂和对照的每月费用)。⑧实验室需要的结构的费用,如果有的话。当为实验室安装仪器时,一些制造商将忍受额外的容纳他们仪器的橱柜、支架等的负担。如果制造商不提供,需要将这些数字包括在内。⑨报废费用。任何花费计算都必须考虑报废的数量。有些管理照顾公司对内科医师在其实验室进行的一些特殊检测费用不予以偿还。这些花费需要考虑在内。例如如果×公司是20%患者的管理照顾公司,公司对在办公室实验室执行的CBC检测不予以赔付,那么20%预期收入将被列为成本。此外,如果医疗保障制度支付偿还的数量少于账上所计的数字,那么这个数字也需要确定(计算方法:报废的每月花费)。

然后要确定一个办公室实验室的收入。当然,收入将取决于内科医生组的大小:医生的数量越多,预订安排的试验检测越多,将可能有更多的利润回报。一般的经验法则是一个办公室实验室能赚钱的最小的医生组是3位内科医生。下列项目应该被归入收入的计算:①每个检测项目的赔偿数额和每台仪器预期的程序数量。赔偿数额通过适当的保险公司很容易就能获得,但是那些程序的数量可能是要预言的更多;例如,如果决定买加拿大广播公司的仪器,那么要确定加拿大广播公司一个月以前执行的程序数量;然后程序数量乘以每次检测的美元数量,就得出一个月的收入数字。实际上,多数组发现一旦仪器买回到他们的办公室实验室里,他们会预订安排比过去预计的要更多的检测项目。不过,应该使用保守的估

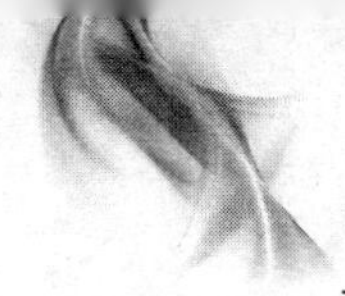

计(计算方法:检测数量/月份×美元/每个检测)。对在办公室实验室的每项检测都必须考虑进行这样的计算。②医疗保障制将为每次静脉穿刺赔付3美元。将预期进行的静脉穿刺的数目乘以3美元,就可获得一个月收入数字。③计算实验室预期利润或损失。月收入减去月开支的数字代表每月利润或损失。

五、检 测 项 目

(一) 项目的选择

这部分集中了一些最常用的办公室实验室检测、临床上典型的、重要的可在办公室实验室执行的项目以及一些最常使用的仪器类型的讨论。讨论豁免型的、PPM和中度复杂的检测。大多数以前是中度复杂的检测现在只能算是豁免型;而有些中度复杂和豁免型种类的检测仍然可在办公室实验室中进行。

讨论的特殊实验室仪器的例子并不打算包括全部,并且不能解释为是对这些具体仪器的认可与支持。进一步,这里提出的费用是基于当今的还在变化的信息,且只反映了的检测费用不包括人员费用和实验室空间费用;只能被作为指南使用。

在为患者的疾病选择合适的探测或排除程序后,内科医生应选择那些患者可接受的和易得到的程序。程序应以低的假阴性结果(举例来说,一个人患有疾病但结果是正常的)对适当患者的疾病进行分类。在多数实践中,可接受的假阳性结果(得出一个健康人的异常结果)水平设置得比假阴性结果高一些。这是因为假阳性结果在随后的评价中能够被发现并排除,而一个假阴性结果可能会带来如误诊和失去治疗机会等严重后果。

对一项测试合适度的评价能通过对其灵敏度和特异性的检查完成。灵敏度能使内科医师对在一个患者或一群患者中探测疾病所使用的检测项目进行评价。

特异性是指一项检测在特殊患者或特殊人群中排除疾病的能力。一项检测的特异性也可以描述为在整个问题患者人群中得到真实的阴性(或阳性)结果的百分比或频率。有阳性检测结果的患者也许没有疾病。

阳性结果预期价值是一种可能性陈述:一个止在接受检测的他或她的阳性检测结果患者确实有病的可能性;可表示为百分比。通过将真实阳性结果患者数乘以100,除以真实阳性和真实阴性患者总数可获得阳性结果的“预期价值”。阴性结果的“预期价值”也可以用百分比表示,它表明正在接受检测的实际上没有疾病的患者的确是阴性结果的可能性。

诊断测试的效率以百分比表示,它是指正确地反映正在接受评估的患者的疾病状态的诊断结果的可能性;是阳性还是阴性。

流行或者一种疾病在接受调查的人群中发生的频率,它在评价探知疾病存在与否的一项检测的有用性时是最重要的。流行是规定的时间内人群里患病的人数。例如,如果实验室在一天内发现不同来源的患者中有三或四例异常高钙结果,内科医生就要怀疑实验室的技术或者文书是否有问题;副甲状旁腺异常的流行率为在1000位患者中大约有一个。如果流感季节患者对医生诉说有疼痛、痛苦、发热和寒战的历史,内科医生可正确地怀疑其有流行性感冒。然而如果患者在住院和接受输血后有这些症状,内科医生将更多怀疑是输血反应或败血症。

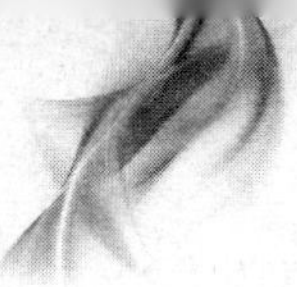

（二）办公室实验室可考虑开展的一些具体检测项目

1. 链球菌抗原检测　临床典型病例：一名喉咙疼和发热的5岁小孩走进儿科医师的办公室。除了红喉咙，体检结论没什么特别的。拿过来一个喉咙药签，通过5分钟链球菌快速检测，迅速诊断为链球菌咽炎；在他/她离开办公室之前，孩子的父母被予以一个抗生素处方。

办公室中链球菌快速测试的来临使内科医生照顾喉咙疼痛患者的方法得到简化。在链球菌抗原快速测试技术应用之前，医生必须做临床判断，或者给患者开并不需要的抗生素；或者延迟治疗；直到24~48小时以后得到喉咙培养物后才能作出准确诊断。链球菌抗原快速测试使得内科医师只要患者需要就可立即开出处方；这样避免了抗生素不必要的过多使用。这是现在一个有关抗性生物的重要话题。

链球菌抗原快速测试可在5分钟内操作完成、价格廉价且敏感性在90%~95%的范围内。建议链球菌抗原快速试验的阴性结果全部进行一个晚上的喉咙分泌物培养，这是一个中度复杂检测。很多内科医生把喉咙培养物寄给医院或参考实验室以避免他们被认定为中度复杂实验室。

在1999年1月，A群β-溶血链球菌的简易型检测有九个不同的商标名称。虽然这是一个长的目录，实际上，所有九个快速检测只有三种不同的方法学原理。这种混乱的原因是一个公司开发出一项检测后给它起一个名字，然后将其行销权出售给其他公司，这个公司重新命名这个相同的试验，然后在不同的名字下销售它。例如，Smith-Kline公司买了销售Binax NOW的权利并把它重新命名为ICON Fx。此外，Wyntek OSOM的市场销售权利被七家公司购买；这样一项试验现在被重新命名为Biostar Acceava、the Abbott Signify Strep A test、Surestep Strep A Test from Applied Biotech、Remel RIM A. R. C. Strep A tcst、Meridian Diagnostics Immuno Card STAT Strep A、Jam Pharmacal AccuStrip Strep A、Mainline Technology Strep A Dots Test和the Link 2 Strep A Rapid test。第三个不同类型的链球菌抗原快速检测被命名为the Quidel One-Step。

包括在中度复杂检测列表中的链球菌抗原快速检测有Smith-Kline公司的ICON、the Biostar OIA Max、the Abbott Strep Plus、和the BD Directogen。像豁免型检测一样，这些中度复杂检测也能在大约5分钟内简单地进行并给出结果。结果的敏感性和特异性有所变化，但变化幅度与那些试验相似，并可与中度复杂检测相比较。菌落数低时，全部检测敏感度都有所降低。费用/赔偿比值数字显示：每项试验的利润变化非常大。豁免型检测赔付与中度复杂检测赔付之间的差异最小。由于这个原因，现在大多数医生正选择利用豁免型试验为链球菌抗原快速测试。

2. 幽门螺杆菌检测　临床病例：一名22岁男子来到办公室抱怨自己肚子疼已经有好几个月了。其他医生已经执行过胃肠上部系列检测发现一切正常。用两滴血迅速做一个5分钟的幽门螺杆菌测试，结果呈阳性；马上对感染进行治疗。

令人遗憾的是，当幽门螺杆菌检测结果呈阳性时应该采取什么行动没有普遍共识。一些内科医师使用这项检测作为一种筛选手段，而将患者介绍到专家那里作进一步的幽门螺杆菌感染确认；另外一些内科医师则依据于检测的阳性结果进行治疗。特别在孩子身上，筛选试验中几乎没有幽门螺杆菌假阳性的基线信息。每位内科医生都需要决定是否将幽门螺杆菌的快速测试作为一个临床上有用的办公实验室测试项目。

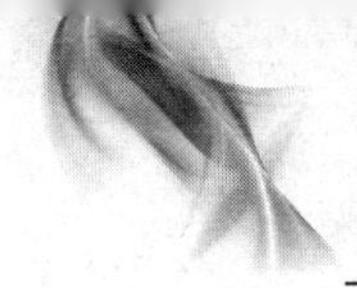

主要有三类豁免型幽门螺杆菌快速检测可在办公实验室中进行:Quidel Quick-Vue One Step H. Pylori Test、FlexSure HP Test、和 the Abbott FlexPack lqP Test。这些豁免型检测与中度复杂检测之间的唯一差异是豁免型检测用的是全血,而中度复杂检测用的是血清或血浆。其他方面,豁免型检测试剂盒和中度复杂检测试剂盒是完全相同的,操作方法相同,检测都需花费 5 分钟时间并有相同的灵敏度和特异性(分别为 93% 和 89%)。这两种检测的花费/偿还信息是相似的。

3. 传染性单核细胞增多症检测　典型临床病例:一名 18 岁大学生第二天将要返回学校。下午快下班的时候她进入你办公室抱怨说自己很累并且喉咙有点疼。物理体检显示喉咙发红并伴有液体流出。一个快速单核细胞增多症检测被执行;5 分钟以后阳性测验结果出来,内科医生与患者一起分享诊断并且给予患者适当的今后一些注意事项的指导。

传染性单核细胞增多症的诊断经常很难。症状与上述例子中的一样,经常是含糊的和非特异的,它们最经常地发生在忙碌的青少年身上,而他们谁也不想承认其症状的强度。在这种情况下,预想型指导可能是预防长期这样下去的后遗症的关键。有一个在办公实验室内可以进行的检测可使患者得到迅速诊断并与患者一起分享诊断。自 2000 年 7 月起,可提供的豁免型快速检测有 9 项:Genzyme Contrast Mono、Color Q、Biostar Acceava、Mono Test、LifeSign UniStep Mono、Princeton Bio-Meditech BioSign Mono WB、Quidel CARDS O. S. Mono、Seradyn Color Q Mono 和 Wampole Mono-Plus WB。中度复杂传染性单核细胞增多症的快速检测的例子包括 Wampole Mono-Plus Serum Test、Seradyn Color Slide Mono II test 和 Card QS Mono/Quidel test。像 H. pylori 的快速检测一样,豁免型检测使用全血而中度复杂检测使用血清。其他方面,试剂盒相同、费用/赔偿比相同且只用 5 分钟得到检测结果。同链球菌的快速检测和幽门螺杆菌测试一样,大多数内科医生更愿意使用豁免型的传染性单核细胞增多症检测试剂盒。

4. 全血细胞计数检测　典型临床病例:一名体温 105 度(华氏)的 9 个月大的孩子被带到办公室。他的体检是正常的;没有检查出可能被感染的地方。一个全血细胞计数被执行,10 分钟以后,白细胞计数为 38 000×10^6 并有 92% 的分叶核白细胞。初步诊断是一个肺炎球菌的菌血症,进行血培养,并且给予抗生素。第二天将看到孩子感觉良好并且没有发热。

全血细胞计数是在办公室实验室里频繁进行的一项中度复杂检测。现在大多数全血细胞计数仪器进行的检测包括总白细胞计数、血红细胞计数、血红蛋白、红细胞比积、红细胞指标、红细胞分配宽度、血小板计数,并提供或三项一组或者五项一组。从办公实验室全血细胞计数检测获取的信息对诊断患者病情有很大帮助。

QBC 全血计数仪器是最便宜和最经常在办公实验室内使用的仪器。它提供三项一组(粒性白细胞、淋巴细胞和单核细胞的百分比)的检测,并能用指端采血样品一小时内做多达 30 项的检测。QBC 在小些的办公实验室中是最经常使用的。

Coulter 计数器是另一在办公室实验室受欢迎的 CBC 检测仪器。有不同的型号可选择:MD16、MD11、ACT8、ACT10 和 ACT。与 QBC 或 Coulter 相比,一个类似的、新近增加的 Spirit 型号进行 CBC 计数时更廉价。还有许多其他的 CBC 仪器可供选择,例如 Sysmex、Abbott Cell-Dyn 和 Baker。

如果内科医生想在他们的办公室实验室里使用全血细胞计数仪,在实际购买前几周应对该仪器进行考验。希望在不久的将来,血小板计数和白细胞计数将被分类为豁免型检测。

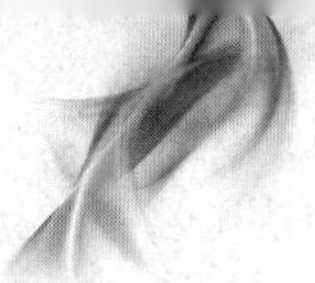

5. 办公实验室中的胆固醇检测　典型临床病例:一个45岁的人进入办公室来关心他的胆固醇含量;他已经避免让人检查他的胆固醇,因为他不想要改变他的生活方式;他说明他父亲和他兄弟的胆固醇水平都超过300mg%;他最后下决心检查自己的胆固醇并想立即要一个答案。5分钟测试之后,他被告知自己的胆固醇是正常的(180mg%),他不需要为此担心。

胆固醇筛选已经在医生的办公室里做了许多年。现在,公众意识这项测试对他们是容易和有用的,医生应该能在他们的办公实验室里做这项检测。一些患者甚至请求关于他们的占胆固醇一小部分的低密度脂蛋白水平的信息。现在胆固醇测试已经能在像沃尔玛(Wal-Marts)和药房这样的、没有内科医师设置的地方做,当然也可以在办公室实验室里做。

1999年,在内科医生的办公室实验室为胆固醇测试有三种豁免型技术。第一种试验方法是一次性的试剂盒 Choles Trak。以前叫 Accumeter,这与胆固醇确认试验命名为“Advanced Care”的检测是相同的。操作它只要求两滴血;在15分钟内可得到结果。赔付只比检测费用稍微高些,但是这项技术可能会被那些胆固醇测试需求量很小的内科医生考虑。

第二台测试胆固醇的豁免型仪器是 Accu-Chek 胆固醇检测仪,它也只需要几滴血进行检测并在3分钟内给出结果。

第三种正在办公室实验室里使用的、也在药房和沃尔玛(Wal-Marts)使用的豁免型仪器是 Cholestech LDX。这台分析器在1996年是豁免型的并且能进行葡萄糖、HDL、甘油三酸酯以及总胆固醇检测。可换的储存器(盒)能对任何或所有这些分析物进行测试;结果在5分钟内可获得结果。这台分析器的赔偿是错综复杂的:当总胆固醇单独检测时,检测的费用比赔偿的大;当脂类物质(胆固醇、HDL和甘油三酸酯)都进行检测时,利润也可能是可观的。因为大多数内科医生进行筛选工作时仅仅只检查总胆固醇,像其他的豁免型胆固醇检测仪一样,这台仪器在办公实验室里可能是不赚钱的。

有许多中度复杂的检测适用于胆固醇测试。这些仪器的例子有 Vitros DT 系列和 Reflotron Plus(参见在办公室实验室里的化学测试的讨论。)

6. 血红蛋白和红细胞比积的检测　临床典型病例:一名33岁的妇女在生完孩子2个月后去拜访其家庭医生办公室。因为那段时间她感到异常疲劳。体检时她看起来很苍白,静息状态时心率很快。在检查室检测血红蛋白为7.2gm%。做出的初步诊断为缺铁性贫血,寻找病因并开出补铁剂处方治疗。

血红蛋白或红细胞比积的检测时常在办公室实验室中进行。现在可得到便携式检测仪器,血红蛋白或红细胞比积的筛选能在乡间办公室或商场里进行,当然也可以在标准办公室实验室中做。由于贫血的诊断只是鉴定潜在问题的第一步,因此有一个可诊断贫血症的仪器对于患者的照料是十分重要的。

使用全血毛细管离心技术可决定红细胞比积。主要有三种豁免型血红蛋白检测。使用最普遍和第一个被用作豁免型检测的仪器是 HemoCueB 血红蛋白分析仪。这种容易使用的方法只需要将一滴血放入一次性微小离心管(microcurette)中,并将之放进仪器中;45秒即可得到结果。在1997年,HemoCue 公司增加了一个一次能贮存多至1000分记录的数据管理系统。另一血红蛋白检测豁免型方法是 Wampole 实验室提供的 stat-crit 检测仪。

7. 糖化血红蛋白的检测　临床典型病例:一名55岁的妇女进入办公室想询问她的糖尿病的进一步治疗。她已经患糖尿病多年,但是应用胰岛素进行控制一直是一个问题。

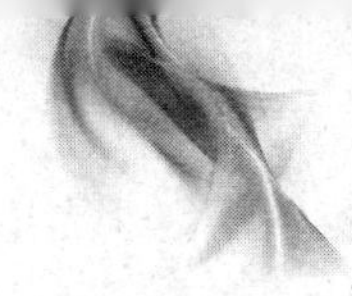

即使她说明她的血糖最近控制得很好,内科医生仍想得到她的控制的客观测量。取得一个毛细管样品,进行糖化血红蛋白检测并在6分钟内得到结果。结果发现患者糖化血红蛋白升高,这暗示糖尿病的不良控制。有这些证据,患者同意去看营养师并改进她的饮食习惯。

糖化血红蛋白测量肝抗胰岛素物质在过去90~120天控制糖尿病的长期效果。这是一项对糖尿病长期控制的客观措施;对糖化血红蛋白的检测已经成为幼年人糖尿病和成年人糖尿病随访的指标。有两台豁免型(waived)糖化血红蛋白测量仪器:Ames2000和Bayer DCA 2000。仪器一次可贮存多达16个结果。对所有糖尿病患者的随访对内科医生来讲,在办公室实验室中装备这种仪器将是十分有用的。在使用仪器的内科医生与使用肝抗胰岛素物质控制之间有明确的相互关系。

8. 凝血酶原时间检测　临床病例:一位忍受肺栓塞痛苦的58岁男子使用药物疗法防止血凝结的产生。他回到办公室寻求下一步的治疗。取一血样,5分钟内可获得凝血酶原时间的结果,并调整药物剂量。

内科医师为许多病因开抗凝剂治疗处方,这些病有:绞痛,中风和心肌梗塞以及先天性凝血障碍,如蛋白质S缺陷、蛋白质C缺陷和抗凝血酶Ⅲ缺陷。香豆素衍生物通过降低维生素K依赖凝血因子Ⅱ、Ⅶ、Ⅸ和Ⅹ的合成速率而起作用。口服药物的合适剂量有时很难控制;如果凝血酶原时间太长,就有可能出血;如果凝血酶原时间没有延长,不能保证患者不再次出现血凝块。在使用香豆素的患者中,对这项检测的监控是十分重要的。

有两类豁免型检测可应用于办公室实验室中:CoaguChek Plus系统和ProTime微凝血系统。请求赔付时需要输入两个检测项目的CPT密码:CPT 85610QW和CPT99211(分别为内科医师的评价和管理费用)。如果没有后来增加的费用,赔付将与检测费用一样。即使进行这项检测在经济上没有收益,很多内科医师考虑到它易于操作和其临床价值而仍然乐意在其办公室实验室中执行这项检测。大量的研究证实办公室使用这些仪器随访与在医院里使用这些仪器随访一样好。

中度复杂检测也可用于办公实验室中凝血酶原时间的计算。这些包括Coag-A-Mate(800-682-2666),这是一台廉价的仪器,能检测凝血酶原时间、部分凝血活酶时间和凝血酶时间,并可以进行凝血因子检测。对照是昂贵的。目前,费用/赔付的信息还没有。

9. 葡萄糖检测　临床病例:一名感到眩晕并寒战的糖尿病患者被带到办公室。她说她的糖尿病最近控制得不好,而且一直弄不清楚她自己到底应该注射多少的胰岛素。这天早上,她将胰岛素注射量提高了2倍。用一滴末梢血迅速获得她的血糖水平是35mg%,患者开始进行葡萄糖静脉点滴。2小时之后她感觉很好并回家了。在她离开办公室前的再次血糖检测的结果是75mg%。

无论是对低血糖还是高血糖来讲,办公室进行葡萄糖测试都是极其有价值的。尤其当来到办公室的糖尿病患者症状混乱不清时,迅速获得患者血糖水平能帮助医生确定患者是注射了过多的胰岛素还是过少的胰岛素。

市场上有两种豁免型血糖分析器。HemoCue B公司除了它的血红蛋白仪器之外,还生产葡萄糖测试仪器。它也要求一小滴末梢血进行检测并在40~240秒之内得出检测结果。另外一种豁免型血糖检测仪是Accuchek血糖检测仪,它类似于过去常使用的胆固醇的测试仪器,也能在办公室里安置并在12秒内迅速得到血糖结果。患者在家里监测血糖经常使用

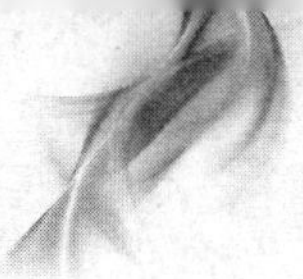

Accuchek 血糖检测仪。

除这两台豁免型葡萄糖分析器之外，2000 年 3 月以来，有 128 台其他型号的简易型葡萄糖检查设备被允许用于家庭使用。例如，豁免型 Cholestech LDX 胆固醇检测仪能将葡萄糖检测作为其一部分的功能。另外，也有许多中度复杂的血糖检测仪器可以使用。如 i-STAT（i-STA1；East Windsor，NJ）、Vitros DT、DT60、DTSC 和 Ortho-Clinical DTE 以及 Reflotron Plus。由于检测结果的波动取决于操作者，因此使用这些仪器进行葡萄糖 POCT 结果是可靠的。

10. 生化检测　临床病例：一名 40 岁的妇女在一次新疲劳发作时来到办公室。她的体检显示肝脏稍微增大。用指端采血做肝功能检测。15 分钟后得到测验结果。基于这些结果被诊断为肝炎并且进一步将样品送往相关实验室进行肝炎病因鉴定。

通常，家庭开业医生和内科医生只在较大的办公室实验室中执行像肝功能研究、肾功能研究、钙、磷、淀粉酶、胆红素和电解液等这类生物化学测试。全部生化测试都属于中度复杂类型。只讨论少数几个提供检测的仪器例子。i-STAT 是一台手提式的仪器，它用两滴血进行气血检测（pH、PO_2、PCO_2、HCO_3^-和氧气饱和度）、电解液、葡萄糖和红细胞比积的检测并在 90 秒内产生结果。它已经被广泛地用在急救室、加护病房和新生儿运输系统中。它能一次储存 50 个结果。在办公室实验室对这些检测数值感兴趣的话，这台仪器应该被考虑。

Vitros DT 系列是一例可被应用于办公室实验室的桌面型仪器。用 3 分钟时间把指端血样装进仪器，结果在 6 分钟或更少的时间内可得到。在一块嵌板上，它一次最多可以检测包括肝功能测试、肾功能测试、类脂测试以及电解液测试等在内的 18 项检测。

另一例可考虑用于办公室实验室的台式仪器是 Refiotron Plus 生化检测仪，它能进行包括一组肝功能、淀粉酶、甘油三酸酯、高密度脂蛋白胆固醇（HDL）在内的测试总数多达 16 个的检测。

11. 在办公室实验室中进行尿分析检测　临床病例：一名 30 岁妇女来到办公室抱怨说她患有尿烧灼、尿频和夜尿症。以前她从未有过泌尿道传染病。执行浸渍测试条和显微镜尿分析，结果显示她尿中含有很多白细胞和少量白细胞脱落物。得到尿培养结果后，做出是泌尿道传染病的诊断；并开始对患者用抗生素进行治疗。

大多数办公室实验室如果不进行显微镜尿分析，则至少执行一项浸渍测试条尿分析。2000 年 3 月，有 144 种豁免型尿浸渍测试条或便笺式分析条（tablet analytes）商品。很多尿浸渍测试条能进行葡萄糖、酮类、蛋白质、尿比重、白细胞、尿亚硝酸盐、红细胞和尿胆素原的测试。显微镜检查的目的是查看非离心尿或离心尿；一些技术专家使用亚甲蓝分析样品，其他人则不进行染色实验而去查看其沉淀物情况。

最近，CLINITEK 50 自动分析仪器被确认为豁免型仪器。除了浸渍测试条被放入 CI-INITEK 50 仪器外，其他检测的技术与前面描述的相同；仪器对浸渍条进行阅读分析，并将结果进行硬拷贝作为仪器的一部分永久记录。尿的显微镜检查按上面描述进行。其他型号的 CLINITEK 仪器，如 CLINITEK 100 更大些、能做更多数量的检测，且主要在医院实验室使用。这台设备也能用来进行人体绒毛促性腺激素和肌氨酸酐和（或）白蛋白的测试。

最近另一豁免型自动化尿检仪是 Roche/Boehringer Mannheim Chemstrip 101 尿分析器，它在 1999 年下半年上市供应。

12. 提供者执行的显微镜法检测　临床病例：一名 14 岁女孩来到乡村的门诊部抱怨说阴道有分泌物排出。对她进行体检发现除了有分泌物外，一切正常。进行阴道滴虫的湿片

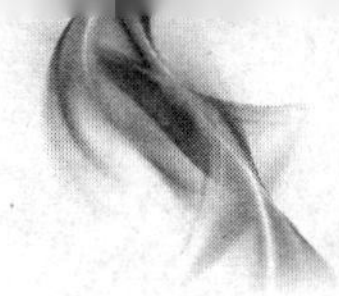

检查法检测显示是一种毛滴虫感染;给患者必要的指导,并写处方对患者的感染进行治疗。

即使PPM类型进行的检测像豁免型一样不需接受检查,PPM法实际上可划到中度复杂种类中的一个分组里去。其原因是对人员要求更严格的中度复杂类型要求也适用于PPM法。开始于1993年的PPM法现在包括十项试验;进行这些试验的实验室也不需要检查,但是他们需要符合存在于中度复杂检测中的全部QA标准的要求。

在PPM种类中最常用的试验包括显微镜尿分析、阴道滴虫的湿片检查法和氢氧化钾制片预备。阴道滴虫的湿片检查法是通过安置一滴样品于预有一滴生理盐水的载玻片上,在盖玻片下,酵母、出芽菌丝、毛滴虫和线索细胞(用于细菌性阴道炎的诊断)可以得到鉴定。观察酵母感染时,再加上去一滴氢氧化钾液;或者做判断是细菌性阴道炎的,细菌性阴道炎检查法(胺)测试。做得较少的检测是蛲虫检测(一项寻找蛲虫卵的涂片检查)、蕨类植物检测、精液分析、前列腺分泌物检查、鼻黏膜和直肠涂片分析(鼻黏膜涂片用于可能有过敏反应的嗜曙红细胞的检测)、直肠涂片用于粒性白细胞的检测和性交后直接检测等。

13. 实验室应考虑的其他检测项目

(1) 豁免型的检测项目:还有许多其他的豁免型检测可以在办公室实验室中进行。到2000年12月,有255项尿孕检;33项粪便潜隐血检测;38项通过可视性颜色比较的排卵检测;红细胞沉降率测定;白蛋白检测;胃潜隐血检测;流感检测(ZymeTX公司的Zstat Flu甲、乙型流感病毒快速检测仪)和通过唾液分析的乙醇检测。

(2) 中等复杂程度的检测项目:有许多中等复杂程度的检测可以在办公室实验室中进行(表3-14)。尿培养和喉咙黏膜分泌物培养可以在很多办公实验室中做。办公室实验室中做的尿培养只能做阴性或阳性判断,具体的生物体的鉴别只能在高度复杂的实验室中进行。随着许多进行尿培养的系统的出现,大多数内科医师在EMB平板(曙红和亚甲基蓝)和McConkey平板上进行尿培养。内科医师可考虑购买用于儿童铅水平检测的便携式仪器ESA,价格为1800美元;这个检测只需要几滴血,并且结果快速。其他的中度复杂检测包括检测假丝酵母(candida)、加德纳菌属(gardnerlla)和毛滴虫的Affirm VPⅢ、检测人体绒毛膜促性腺激素(hCG)与甲状腺激素的免疫诊断检测系统(immunodiagnostic testing system,IOS)。

许多相对新颖的用于办公室实验室中的中度复杂检测已经开发出来。例如鉴别流感A和流感B的检测(最近的豁免型仪器Zstat Flu和中度复杂仪器Biostar AB FLU OIA)。尽管在随后的检测中只需二三分钟的时间,但第一次进行检测时需要多达一个小时的时间。Biostar检测仪需要15分钟的时间。2000年下半年,新开发生产出一种中度复杂的流感检测仪(Directogen influenza A+B),它能特异地(高准确度)鉴定A型流感或B型流感。随着A型流感(Amantadine)和B型流感(Oseltamivir)特异性治疗药物的出现,这些检测可鉴定出感染患者的流感的专一亚型。

其他最近可执行的检测包括具有93%灵敏度和95.8%专一性的轮状病毒检测、测量胸部氢气量的氢呼吸监测仪和测量婴儿胆红素的无侵害的彩色色彩科学技术。

六、总　结

在过去十年中,办公室实验室取得了不小的进步:1990年上半年,CLIA'88和管理照料

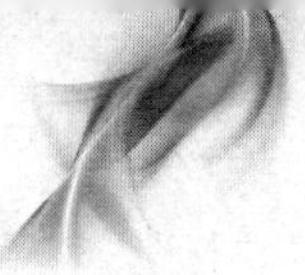

对办公室实验室的影响不是正面的:许多试验室关闭,残存的削减了他们执行的检测数目。然而,最终办公室实验室从这些影响中受益。制造商对这种形势的反应是制造出很多廉价、易用、快速和准确的适用于板凳办公室实验室的检测仪器。很多这种检测仪器最终被列为豁免型的或PPM法,而非中度复杂型。随着技术的剧增、CLIA'88的不断成熟和对管理治疗的适应性,办公室实验室重新开张,检测项目不断增加。代替大多数实验室被归类为中度复杂类型,现在72%的办公室被归类为豁免型或PPM型。在不需要检查的办公室实验室执行的检测项目总数从8项增加到36项(26项豁免型和10项PPM型)。指导者发现文书工作需要量的降低和实验室检查费用走低的影响是正面的。内科医师现在能用仪器进行廉价、准确、易用、需要少量血样的检测,而且在几分钟内得到结果。CLIA'88和管理照料对办公室实验室最终的长期影响是有益的。

本节概括了办公室实验室开始筹建的方法、建议了许多可以执行的检测项目。发展实验室的最后一步是确定它的财政上的可行性。提供了一个工作单去帮助内科医师计算实验室是盈利中心还是费用中心。因为易用技术的出现,一些内科医师决定在其办公室实验室进行检测,这样做可节省部分成本。他们及其患者发现利用办公室实验室进行较早的诊断是可能的和有益的;患者可得到较快的诊断和治疗并早些感觉健康和早些回到工作或学习中去。内科医师发现他们的医生有办公室实验室时患者会得到更好的服务。

可以预测办公室实验室创造的这些进步在将来还会得到进一步的发展。目前,许多公司正在进行简化检测技术的研究,以期使他们的仪器成为豁免型的。可以预测将来的办公室实验室将成为内科医师及其患者的一个更有价值的资源。

第十四节 家庭自检的POCT应用

一、家庭自检来源

POCT检测产品大部分用于临床市场,它除了适合大型医院的快速检查和计生服务站、社区诊所,还有一个应用领域——即"家庭自检"领域。随着社区医疗深入社区深入家庭,POCT技术还在不断扩展它的功能和应用。本节我们将重点关注POCT在"家庭自检"中的应用。

"家庭自检"的概念来源于美国,20世纪90年代的美国兴起"一步法"胶体金快检技术,并成功运用于早孕检测中,即只需要加入检测样品这一步操作,之后就能直接用肉眼看到显示结果,该技术实现了家庭自我检测早孕状况,这是医疗自我检测诊断领域的重大突破,早孕金标试纸是世界上第一个一步法快检技术类家庭自检产品,也是世界上应用最广泛的家庭自检产品之一。

下面就让我们来认识家庭自检的相关内容,探讨"家庭自检"的未来。

二、家庭自检种类

家庭自检,主要是指人们在家中就可以按说明书独立完成一些疾病的检测操作的家庭医学模式。它涉及面宽泛,是患者床边检验、即时检测(POCT)这一理念在家庭应用领域的

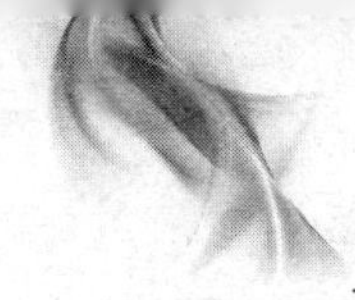

延伸,将独立成为一种家庭自检产业形态。它大致可以分为以下几类:疾病自我诊断(传染病、胃肠道疾病、肾早衰、女性激素类等);健康自我监测(如血压、血脂、血糖、女性下生殖道健康、骨健康);营养自我评价(微量元素、维生素和矿物质检测)。

以上家庭自检产品不是都能随意购买的,每个国家和地区对医疗器械管理要求不同,购买途径也受限制。就中国的目前情况来看,家庭自检的广泛应用还有较长一段路需要走。

曾有报导统计,某省有高达72%的家庭成员普遍不知如何监测家人健康,家庭健康自检意识薄弱。但随着生活水平与生活质量提高,人们越来越注重自我保健。此外,生活节奏的加快,使得长期处于亚健康状态和患轻病的工作人群没有充分时间去医院进行治疗,因而家庭疾病筛查监测的医疗器械市场潜力巨大。

家庭自检试剂概念的提出将引导 OTC 市场的变革,这类产品的发展符合新医改的要求,随着医改的深入,试剂产品将会得到更多关注。

三、家庭自检技术

家庭自检产品的消费和使用对象为普通百姓,因此对检测仪器和试剂要求操作快速、简单、易判读、结果可靠,人们利用它随时可以监测病情和筛查病因,既有效对就诊患者做初步分流就诊,又有效保障了患者的就诊舒适度,是众多国家和地区正在推行和探讨的社区医疗模式之一。

常见的家庭自检仪器有血糖仪、血压计,而常见快速 POCT 家庭自检试剂如血糖试纸、早早孕试纸、排卵试纸等大都是采用可直接目测结果的免疫金标技术和干化学技术等,而免疫金标技术作为新兴发展起来的技术,在所有诊断类型中发展最快,应用最广,俨然已成为快速诊断 POCT 技术的主角。免疫金标试纸的优点在于:①一步法易操作;②结果易于判读;③特异性优;④常温保存、效期长;⑤价格低廉、无污染;⑥医院临床大量验证适于疾病早期筛查。该技术已在传染病、肿瘤筛查、激素检测等多领域疾病临床快速筛查中广泛应用。

免疫金标定量检测在医疗临床上得到广泛应用,如 C 反应蛋白、尿微量白蛋白、HCG、心肌钙 I 等项目,快速有效,成本低廉,适合在广大社区和基层医院应用,对慢性病急性病症的监控很有帮助,金标定性和定量产品因为其对样本的无创微创特性也非常适合家庭应用的自检产品,更可以在多渠道领域为广大用户提供产品和服务。

四、我国家庭自检的应用背景

在我国,常见病、慢性病对公众的危害愈发显著。卫生信息公布的中国疾病死亡率排名前三的分别是:心脑血管疾病、恶性肿瘤、呼吸道疾病。心脑血管病死亡已占我国总死亡构成的46%,高血压更是严重危害人类健康的常见病,也是心脏病、脑卒中、肾脏病和糖尿病发病和死亡的最大危险因素,高血压问题俨然已成为重要公共卫生问题。而糖尿病发病率亦呈逐年上升趋势,患病率高达9.7%,患病总人数已经超过了9000万。

高血压、高血脂、高血糖这类慢性病在中国目前呈现出暴发流行的严峻态势,面临如此重大的公共卫生问题,我国卫生部启动全面推进全国慢性病防治示范区的建设和慢性病防治规划的实施,动员全社会的力量,预防和控制包括糖尿病、高血压在内的慢性病的高发

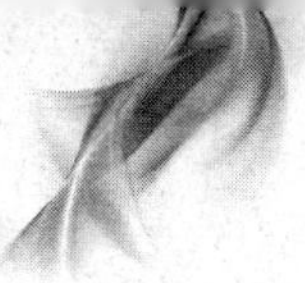

流行。

对慢性病的控制，早发现常监测显得尤其重要。人群高血压的知晓率、治疗率和控制率很低，分别为 30.2%、24.7% 和 6.1%。据 2003 年统计，我国高血压直接医疗费为 300 亿元人民币。高血压治疗率和控制率低的原因是多方面的，但与患者未测量血压密切相关。如果患者使用便携式血压计在家经常监测血压，及时判断血压水平，进而及时治疗和控制高血压，可降低心血管事件，大大减轻患者的经济负担和社会负担。此法可重复性强，不受环境限制，对于高血压病的危险评估及预后有着重要意义，是积极推广的有效方法。此外，有资料报道因高血压、糖尿病等引起的肾功能损害已占到 35% 以上，绝大多数起病隐匿，进展缓慢，多年后可引起全身性全身性的小动脉硬化，传统的肾功能检查敏感性低，对肾功能早期轻度受损难以检出。更不能了解肾脏损害程度、部位及早期发现肾损伤，一旦尿常规出现大量蛋白尿，肾损伤往往已经非常严重甚至不可逆转。长期监测肾损伤早期标志物（如尿微量白蛋白和胱抑素 C 等）对于延缓慢性病的恶化有积极意义。

心脏病、高血压等慢性患者需要长期服用药物控制病情，谁来监测用药的有效性？事实上长期服用药物带来的人体器官的负荷（肾脏是主要受累器官之一）亦需要长期细致的监测监控，大家肯定想到的是去医院看病监测。可是中国的国情是患慢性病的老年人口众多，优良的医疗设施集中在大医院，慢性病的日常监测如果光靠医院单一的就诊方式显得势单力薄，增加患者的就诊负担，病情监测势必就被忽视了，而 POCT 检测技术在家庭中可以有广阔的发展空间，它将降低医疗公共设施占用比率，减少国家开支，将宝贵床位留给真正需要的患者。随着家庭自我检测（慢性疾病）的普及，自我健康监测意识增强，全民健康认知素质和生活质量也会有所提高。而通过宣传引导，慢性患者群在家得到长效监测，而发患者群在家能第一时间筛查病因，争取宝贵的救治时间。

五、家庭自检在其他国家的应用状况及法律法规

在欧美国家有大约 40% ~60% 的 IVD 诊断试剂通过长期的临床应用和验证，由于方法简单易于操作无需对人员进行专业的培训就可以让使用的金标试纸进入家庭，以下是 FDA 批准家用体外诊断检验的种类：过敏测试、胆固醇、毒品滥用、大便潜血、血糖、遗传病、HCV、糖化血红蛋白、HIV、更年期检测、排卵检测、怀孕检测、凝血酶原时间、TSH、尿试纸及阴道 pH。

具有预测初筛作用的金标试纸如大便隐血、尿试纸等可以在美国家庭中自检使用，既节约自测者的时间，又能够节约医疗资源。但是家庭自检产品的发展并不是一帆顺风，尤其是针对特殊检测项目，2012 年美国食品及药物管理局（FDA）批准出售备受争议的艾滋病自检器，该仪器让普通人像使用验孕棒一样，在家中自行检测是否感染艾滋病（HIV）。检测者只需要在家抽取唾液，进行抗体测试，等待 20 ~40 分钟就能知道是否感染。该产品在全美 3 万间药房、杂货店及网上有售。美国疾病控制及预防中心（CDC）估计，全美 120 万 HIV 感染者中，有两成不知道自己带病，每年均有逾 5 万宗新感染个案。HIV 感染者若尽早服食抗逆转录病毒药物，将减少最多 96% 的传染机会，因此新测试加上治疗，变成预防扩散的重要一环。专业测试准确度可达 99.98%，而家庭自检测试最多只能达到 92%，原因之一是 HIV 感染至发病间存在 3 个月“空窗期”。

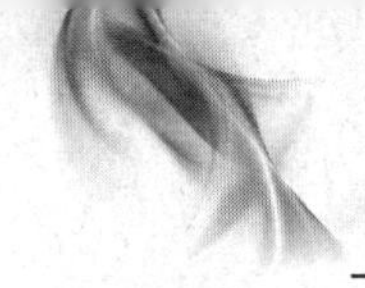

事实上,HIV自检器获准在全美上市经历过一番波折,24年前FDA就接到过类似HIV自检产品的审批申请,但却出于种种考虑,拒绝受理。首先,FDA担心的是,患者在测试前后都要获得适当的心理辅导。患者要意识到检测结果有可能出现假阳性,以免如果真的出现假阳性时造成不必要的恐慌。同时他们也要意识到,检测结果也有可能呈假阴性,这样他们就不会自以为逃过一劫,再去危害他们的性伴侣。另外他们也要知道,如果他们真的感染了HIV,有哪些方案可以选择,有哪些"病友会"可以参加。同样也担心有些人会对家庭自检的检测结果做出不理智的极端情绪反应等。种种原因使得HIV自检产品一度不允许研制出售,但随着治疗艾滋病的药物不断涌现,人们对艾滋病的恐慌也不再那么歇斯底里,各方的阻力也日渐减轻,在很多情况下甚至倾向于支持HIV自检。因此家庭自检产品在广泛的宣传和正确认识下,已经逐渐突破管理的限制,越来越被人们接受。2012年HIV自检器在美国的获批上市就是大家对家庭自检的最大认可和肯定。

由此分析,以艾滋病自检器为例,POCT在家庭自检应用中还存在以下不足:

1. 检测的准确性还有待提高。

2. 缺乏支持体系和检测前后的咨询　检测前中后的咨询是HIV检测一个非常重要的组成部分,而HIV家庭自检却缺少这一环节。自检者不一定具备解释结果的能力,他们对于有反应、无反应、弱反应结果的错误解释往往会造成一些潜在的危险后果,自检者也会因为缺乏专业咨询支持使其自杀风险增加。

3. HIV感染有可能会脱离医疗视线　如果HIV家庭自检广泛普及,那么人们会形成一种观念,即HIV检测不需要在医疗点进行。无论是家庭自检还是采集医疗机构都不容易对检测人员进行随访。但是医疗点仍然是诊断新发HIV感染的最佳渠道,HIV家庭自检的广泛普及会使HIV脱离医疗的视线,因此,做好相关的教育工作对艾滋病的控制来说非常重要。

4. 自检费用影响项目普及性　艾滋病自检的普及性引起了研究者的争议。研究表明HIV家庭自检使得HIV检测率低的低收入人群、高危人群和年轻人群等获得HIV检测机会,他们因各种原因不能经常去医疗机构。但是当检测费用升高时,人群对检测的感兴趣程度会降低,这也表明是否普及关键取决于自检产品的价格。

任何一个诊断检测其预测值的好坏取决于两方面的因素:一个因素是该检测的自身准确性;另一个因素是该检测在人群中的使用率。

六、家庭自检产品购买途径及规范管理

家庭自检产品一般在药房和网络中可售,但是不同国家对不同自检产品的药房和网络销售的准入和限制不同。如在美国HIV、毒品滥用自检产品大多在药房、网络和杂货店都能买到。而中国还不允许在药店和网络出售如HIV自检产品。

在我国,根据《医疗器械经营企业许可证管理办法》有关规定,国家药监局发布了《关于公布第一批不需申请〈医疗器械经营企业许可证〉的第二类医疗器械产品名录的通知》(2005年)和《关于公布第二批不需申请〈医疗器械经营企业许可证〉的第二类医疗器械产品名录的通知》(2011年),规定以下19种产品的经营不需要申请《医疗器械经营企业许可证》:体温计、血压计、磁疗器具、医用脱脂棉、医用脱脂纱布、医用无菌纱布、医用卫生口罩、

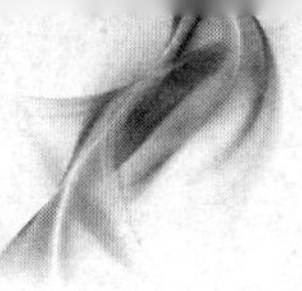

家用血糖仪、血糖试纸条、妊娠诊断试纸(早早孕检侧试纸)、避孕套、避孕帽、轮椅、电子血压脉搏仪、梅花针、三棱针、针灸针、排卵检测试纸、手提式氧气发生器。

获得 CE 认证的产品中激素类(HCG、FSH、LH)、大便隐血(FOB)、尿微量白蛋白(MAU)、幽门螺旋杆菌抗原(HP-Ag)属于自检产品(self-testing),而目前在中国药房早孕、排卵激素类产品属不需医疗器械许可证即可销售,而隐血系列和微量白蛋白检测等必须具有二类医疗器械 6840 范围方可合法销售。办理该类零售范围,不需有仓库等条件。

家用检测试剂产品实际已有很多,除血糖仪、血压计等仪器外,试剂类主要就是早孕、排卵,其他试剂极少见零售,但是不可否定的是金标试纸取样方便、使用简单、判读准确,是家庭自测的理想产品。

七、家庭医生制度和社区医疗推动 POCT 技术

"家庭医生制度"是指通过签约方式,具备家庭医生条件的全科医生与签约家庭建立起一种长期、稳定的服务关系,以便对签约家庭的健康进行全过程维护的服务制度。与私人医生差别:家庭医生按国家政策提供基本医疗和基本公共卫生服务,一般 1 个医生要服务 800～1000 户签约家庭,所以家庭医生并不是以提供上门和个性化服务为主的私人医生。

家庭医生制度的构建是上海医改的一项重要举措,也是上海社区卫生服务的第二次革命。上海从 2011 年起,在长宁、闸北等十个区域率先开展了家庭医生制度的试点。上海计划将于 2020 年基本建立起家庭医生制。

家庭医生制度的建立使得一些常见病、多发病可以在社区卫生服务体系内加以解决,减少了患者奔波往返于各家医院的无序情况的出现。居民在家庭医生处可以享受到有针对性的健康管理服务;在基本医疗保障制度调整的基础上,初步实现家庭医生首诊、有序转诊与卫生经费的有效管理,居民就诊、转诊将更加顺畅,提高就医费用有效利用。

家庭医生受到很多国家的重视,在国际上通行的家庭医生制度下,家庭医生在整个医疗卫生服务体系中处于核心地位,建立与居民稳定的服务关系,实行严格的首诊制度。家庭医生制度在国外已经发展得很成熟,保险公司只负责经过家庭医生同意的继续治疗费用。医生、保险公司、医院之间为了保护自己的利益互相制约。

无论是社区医疗还是家庭医生制度的实施,都是在改善患者的就医环境,达到资源的有效利用,社区医疗和家庭医生制度深入家庭同时,家庭自检产品的成熟和便利能有效促进和辅助医生的诊断治疗,而家庭医生亦可以提供家庭自检产品的专业操作和判读,对患者的疾病在家中做到真正的床旁检测。

八、探讨未来适合家庭自检的项目

我国慢性病、常见病防治治疗工作严峻,就诊人数和医疗机构紧缺矛盾,家庭自检可以为部分百姓解决就医不便的问题,可以在分流就诊前期就做好在家的疾病自我监控检测。当然许多疾病的家庭自检产品检测率没有专业检测设备高,比如早孕试纸的检测率不到 80%,也有一定的误差。而且还可能受使用方法、环境影响等因素的影响,但是只要公众清楚家庭自检产品的局限和特性,正确看待检测结果,理智面对疾病带来的心理压力,家庭自

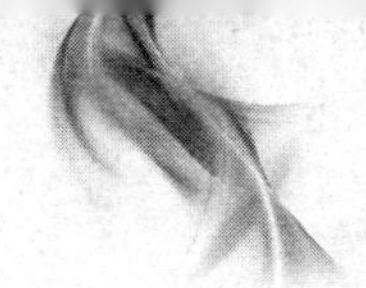

检产品就有重要的存在意义。下面来介绍几种适合家庭自检的产品和项目。

胃幽门螺旋杆菌(Hp)抗原检测(金标试纸)——检测幽门螺旋杆菌现症感染,幽门螺旋杆菌感染能引起的胃炎、消化道溃疡、淋巴增生性胃淋巴瘤等。幽门螺旋杆菌病的不良预后是胃癌。15% ~20%的Hp感染者会发展成消化性溃疡。HP感染者发生胃癌和MALT淋巴瘤的风险较未感染人群增高了2~6倍,发展中国家成年人感染居多,如感觉胃部不适,可以在家取粪便做幽门螺旋杆菌快速金标检测,以便尽早用药,及早从消化道清除幽门螺旋杆菌,以防止发展成严重的胃部疾病。

1. 大便隐血(FOB)金标检测　是可以筛查多种消化道疾病的一种手段,通过隐血检查能够了解胃肠系统疾病和消化道功能、肝脏和胰腺的疾病或功能异常,也是当今大肠癌等消化道肿瘤普查中使用最广泛而且评估最多的一项试验。胶体金免疫法测定隐血方法简单、快速,对人体无害,具有很高的灵敏度和特异性,不受饮食及药物限制。在产品说明书指导下,可以在家庭取粪便自测,免去医院排队之苦。此项目在美国已获批成为家庭自检产品,在药房和网络中有售。

2. 尿微量白蛋白(MAU)金标快速检测　尿微量白蛋白作为早期肾损伤、小血管病变标志物,是能预测糖尿病、高血压、心血管疾病血管损伤敏感指标,定量的MAU检测对早期治疗、分析病程进展、评估治疗效果(用药的检测和辅助治疗)有积极意义,快速MAU检测,可以使广大老龄患者在社区或家庭就能享受病情检测。

肾功能的判断不能单凭血肌酐,即使血肌酐值在化验单所给的正常范围内,也一定要结合每个人的年龄、性别、体重等情况进行精确的计算。对于糖尿病、高血压等引起的肾脏病,必须做一些特殊的尿液检查如尿微量白蛋白等,才能发现早期病损。因此,建议有条件者每年或每两年做一次健康体检。糖尿病患者如果出现蛋白尿、水肿、高血压、贫血等表现,说明已经是糖尿病肾病晚期了。早期糖尿病肾病做尿常规检查是测不出尿蛋白阳性的,只有通过精密的方法才能检测出尿里的微量白蛋白。疾病贵在早诊断、早治疗,因此糖尿病患者定期监测尿微量白蛋白意义重大。尿微量白蛋白试剂检测适合社区医院和家庭自检。

家庭自检产品丰富的同时,我们需要加强对慢性病常见病早期检测与预防的宣传,在实体药店及网络药店设立慢性病早期检测与预防产品新品科普宣传,而家庭自检产品的生产厂家尽量采用无创方式检测疾病,如使用人体分泌物,粪便,尿液等易于取样的试纸,操作简单、判读清晰。如果厂家在提供家庭自检产品的同时把用户可能出现的有疑虑判读等问题及时给予专业解答,考虑用户的细节需求,家庭自检还可以衍生更多更好的服务项目。

第十五节　特殊环境中的POCT

一、战伤病例和航空医学

目前,在前线医院使用POCT已经取得了一定的成功。例如在1995年,赫尔登及伯特等使用直升飞机上的POCT检测仪,指导在急诊部门到达之前进行的输血管理。Asimos等显示在外伤急诊管理中,POCI设备有时会降低发病率或者保存资源。心脏受伤者的前线医院测试提供了识别患心肌梗塞的高危险患者的可能性,他们将受益于前线医院决定性的治疗。前线医院POCT的未来使用能改进重症患者的监护。因为美国空军(USAF)在世界范围内

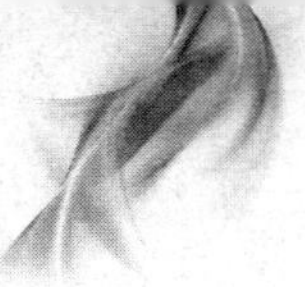

的经常远离医院的严峻环境里部署,它需要将最小化延迟决定性的危险。美国空军(USAF)认识到POCT在前医院医疗决策以及改进患者结果和资源管理方面的惊人的潜在影响。

美国空军(USAF)医疗队一般涉及四类任务:作战关怀、灾难减轻、人道主义救济和在领域内部署的单位的初步关怀。他们是由25个人组成的、执行任务的基于EMEDS(远征的医学支持/空军移动医院)单位,是依赖便携式POCT设备的、最小的、迅速的、可部署的医学单位。借助于POCT设备,重症患者得到鉴定、稳定化并立即通过危急患者的空运小组(CCAT)运送到远方的权威治疗单位。在别处,POCT设备用来冒风险区分谁不需要撤退而需返回其领域内尽职责。

基于EMEDS和CCAT医疗队使用的生命再生和检测装置包括通风设备、血流动力学监视器、心电图学、电震发生器、手提式的超声波检测仪和迅速灌输泵。基于EMEDS能执行多达10项较大的创伤手术或者20项非手术关怀的生命复活。最终的治疗不是其目标,其目标是撤退前的抢救手术。外科医生将控制威胁生命的出血现象、固定外伤并为烧伤受害者提供暂时的血管支路抢救或筋膜切开术。非手术关怀包括航线和通风设备管理、胸廓造口术、血流动力学的复活和对威胁生命的医学病(如急性心肌梗塞)的处理。

重症伤病员随后被送往CCAT医疗队进行决定性的治疗。它包括医学医生、麻醉师、急救医学内科医生或监护室医师、紧急护理护士和呼吸治疗学家。为航空医学的转运雇用的飞机包括洛克希德C-130、洛克希德C-141和其他飞机。C-130能运输多达92名走动患者、74名担架患者或者两者的结合。C-141能运输多达103名担架患者。

基于EMEDS和CCAT医疗队明确表达了使用几个POCT设备可以进行野外诊断和处理。他们都使用了i-STAT便携式血分析仪检测pH、PCO_2、PO_2、钠、钾、电离钙的可换的存储盒,或使用确定钠、钾、葡萄糖和血细胞比容。好像是基于医院加护病房的立场,这样的数据能用来评价血流动力学复活、输血需求、通风设备管理、呼吸衰竭严重程度、电解液异常和恶化患者的再分类。

目前,i-STAT是USAF阿姆斯特朗实验室证明的供乘军用飞机飞行使用的唯一的便携式血分析器。然而,这个设备野外使用时有限制。例如可换的存储器保持6个月的储存期需要在2~8℃冷藏,在室温18~30℃时,可换的存储器拥有2周的储存期。如果暴露在热的地方,如在沙漠里或者气候温暖的地方,可换的存储器就会无效。在冷气候里,在测验结果之前,可换的存储器必须达到室温。另外,i-STAT的软件每6个月必须更新。当被部署时,虽然可以通过因特网或者更换另一包含软件的i-STAT设备来执行更新,但是这也许会成为问题。

POC设备也能冒险区分使能够返回职责的患者返回尽责。例如定性检测心脏肌钙蛋白I、肌酸激酶同工酶和肌球蛋白帮助一位内科医生对非典型的胸痛患者分类。心电图正常和心脏损伤标记物的患者可能允许其返回其岗位尽责,而变态值时就得紧急启动航空医学运输以进行心肌梗塞的治疗。与此类似,具有深静脉血栓征兆和正常D-二聚物水平的患者可能恢复到原状,需进一步照料。使用尿量油尺使急性膀胱炎的诊断和肾盂肾炎防止变得容易。阴道出血的冒险分类使用定性的β-hCG怀孕测试和红细胞比积水平。变化的精神状态的筛选通过对酒精和毒品进行定性尿筛选完成,包括苯丙二氮、安非他明、四氢大麻酚、鸦片剂和巴比妥酸盐。更进一步的筛选能力包括单点和粪便潜隐血。总之,POCT使患者分类优先、帮助复活和在可以返回职责或者需要航空医疗撤退之间的区分变得容易。

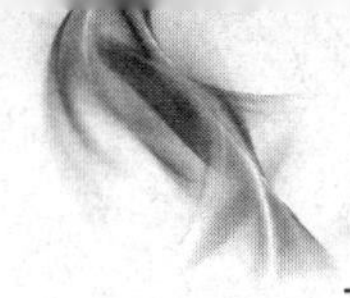

USAF 医疗小组仍在继续探索户外救护的方法。目前野外和前线 POCT 是他们致力研究的领域之一。我们相信 POCT 的应用将改善伤员的治疗效果。当远离治疗地点但仍坚守在岗位上的重伤员得到适当的处理、稳定和疏散时,现有的条件会得到更好地利用。

二、POCT 在太空和高空飞行中的应用

太空航行和微重力空间环境为 POCT 带来了新的、地球上从未遇到的技术挑战。因为发展供陆地环境使用的器械操作通常依靠重力而得到适当的操作,任何分析设备的性能在太空器上使用之前必须在微重力环境里批准和证实有效(表 3-32)。仪器和设备在太空器上遇见的废气排放、电磁干扰、振动/重力的忍耐力和其他相关参数必须有严格的构造标准。航天器的其他环境参数例如大气压、周围气体的部分压力、周围环境温度、振动和辐射,也可能影响 POCT 设备的操作。操作器械一定是小而轻便的,并且用于操作时电耗低;因为发射重量、存储空间和动力是航天器的额外资源。在太空航行期间的 POCT 主要用于评价机组人员健康、飞行期间对可能出现的潜在疾病的治疗、生命科学探索研究。因为先前存在要求监控的疾病在宇航员严格体格检查时被排除掉。

表 3-32　空间飞行硬件的设计/性能标准

标准	限　制
功能	无重力时所有过程都必须工作
材料	必须是被鉴定过的、飞行许可的、无毒的、低/易燃的材料
环境	必须顺利通过毒气毒害,电磁干扰,振动/地球引力忍耐的规定必须在航天器环境中起作用(大气压、周围气体部分压力、温度、湿度、射频干扰、振动和辐射)
动力	必须使用航天器典型的低电压直流电或批准的电池类型
仪器尺寸	体积和质量必须最小化
液体操作与传递	在微重力问题情况下必须能够收集和转移的生物样品
试剂	受调控的贮存(冷藏)是有限的 有限的储存期限在长时间飞行任务时成问题

1. 短期飞行　短期任务(不到 30 天)中的 POCT 检测一般地说还没有进行。不过,已经在卫星上安排 POCT 技术的研究已确定飞行期间的常规临床测量的变化情况。这样的一个研究安排了检查指尖血样的血糖水平。这台仪器看起来在三次太空穿梭飞行上正常工作。另一研究实施在太空穿梭飞行中的是一个便携式临床血分析器,包括飞行前、飞行中和飞行后的实验样和对照液的分析。获得指尖血样,并用毛细管处理和转移样品。该实验中一次性使用的筒状装置可用于钠、钾、钙离子、pH、葡萄糖和红细胞比容的测量。一般来说仪器能正常工作,很少出现问题。

2. 长期飞行　显然长期太空飞行(30 天到一年)的 POCT 检测和在轨道上的医学评估更需要。俄国太空计划在米尔任务中使用原位测试,但其主要用于研究而非医学体格检查测试。指尖血样已经使用 Reflotron(伯林格・曼海姆)和一台“Biokhim”分析器(Labotron,德

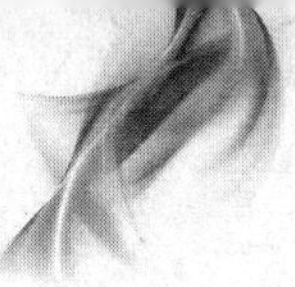

国)分析。毛细管离心机也已经在米尔和飞行任务中提供实时的红细胞比容数据。米尔18任务包括一个与许多实验有关的广大的生命科学研究计划。这项首次任务中,一台便携式临床血分析器用于提供钙离子和pH数据。这些分析用静脉血,使用Monovette注射器(Sarstedt,牛顿,NC)对样品进行收集和传递。

俄国调查者已经在米尔上使用一台小的、手提式的乳酸盐分析器(Accusport,Hotftnan-拉罗什,瑞士,巴塞尔)作为科学研究的一部分。尽管它的使用目的基本上是用于研究,但这是小巧、便于携带、电池提供动力设备能在像空间一样遥远的环境提供有用的POCT结果的另一例子。那些国际空间站将组建一个国际家庭队伍,其中的成员将在太空中保持平均3~4个月时间。与参加任务的全部队员在同一固定时间的飞行任务不同,国际空间站任务将以全体人员补足、替换方面的频繁变化为特点。因此,国际空间站环境将不太好对潜在的世界范围起源的新病原体的预防控制,需要使宇航员更精力充沛的健康监控和反应系统的预防,包括诊断性的POCT检测。因为传染病是主要关心的事,因此仪器提供诊断感染的、炎症性疾病的、在持续长时间空间飞行或行星探索期间的贫血的血液学分析的能力是极为重要的。

美国国家航空航天局(NASA)目前正评价一台使用定量黄色层(quantitative buffy coat)分析方法的、现成的商业仪器(Becton-Dickinson Primary Care Division,Sparks,MD)在潜在的太空航行的使用可能性。这个系统在NASA KC-135抛物线飞行飞机上已经进行过水平飞行测试、微重力测试和超重力测试。毛细管在全部状况下表现良好,但在微重力阶段毛细管飘浮到了分析器的操作平台之外。通过与制造商合作,对系统进行了几次修改,并且通过改进微量加样器已经找到了微重力条件下在管内混合血与干燥化学制品的方法。在两次随后的KC-135飞行中,改进后的分析器和离心机都非常成功,在两个主题上都给出与地面分析一致的、可重复的结果。

3. 太空POCT的前景　在执行星际任务期间对POCT的需要是非常关键的,因为太空飞行员要在传统的保健系统控制以外度过很漫长的一段时间(或许几年)。例如在火星的表面上执行任务和建立一个遥远行星的基地,都将与有效的无线电通信隔离开。另外,由于火星的旋转,将长期无法通讯。远距离医学和POCT检测将是提供医学监控、诊断和疾病干预的唯一方法。通讯的限制将进一步影响远程医学的效力。因此,POCT是执行太空任务的一个组成部分,是非常关键的诊断工具和治疗形式。全体宇航员都应该学会使用这个工具。

三、在偏远和极端环境中的POCT技术

在缺乏专业的医疗资源和完善的后勤设施的偏远环境里,POCT是非常关键的。这些环境包括军事战场、科学和探测的远征、空间航行、灾难现场和偏远独立的人群。通常,利用诊断信息的都是非专业人员。例如战场军医、远征的急救人员、突发事件或灾难医学技师、或者护士。由于他们能力有限,必须使用适当的即时的信息。利用远程医学将位于中心的医学专家同在第一线工作的回应者连接起来。在过去5年中,美国国防部高级研究方案机构(DARPA)已在探索远方战场中进行POCT检测的先进医学技术的开发。过去200年的战场伤亡分析显示,有约90%的伤员在远方战场上死亡。如果伤员病情被稳定后撤到后方的医院,死亡率会减少。因为他们有30%~40%能治愈。伤员死亡的原因通常是流血过多、不懂

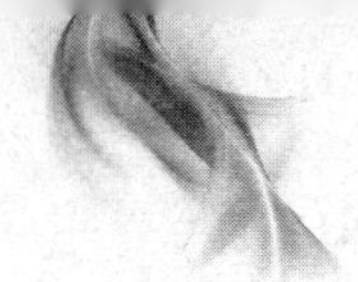

医学救护常识和无法找到伤兵。

1. POC 系统　为减少战场上的伤亡,一个革命性的计划得到发展,它通过一个战场远程医学网络将信息技术和像微型化电子机械系统那样的先进医学技术结合在一起。其结果是通过安全的电信网络通信的综合系统设备的诞生。中心之一是被称作全体人员状态监视器(PSM)系统的、可携戴的通信、计算和监测设备组合。PSM 是一个复杂的系统:传感器穿戴在身上并连接到中央处理器,中央处理器传送信息到收音机输送组件,从而接替军医或中央单元。系统由士兵携带的三个组成部分组成:将信息处理并传送回最亲密的军医或者指挥员的一个电信系统;一个确定士兵在战场上位置的全球卫星定位系统系统;一个至关重要的从身体各部分获得的心率、温度、呼吸、运动和颤抖等信号的监视器。在 1966 年 7 月,系统与军队一起在美国佛罗里达 Camp Rudder 的一个丛林站点经历了的现场试验。5 名士兵在野外漫游训练练习期间穿戴系统连续 5 个日子。位置、心率、温度和运动被监控。整个训练时间内,生命信号和位置被成功跟踪到在 3 米内,包括通过沙地爬行或在水深过颈时。在练习结束时,穿戴传感器的士兵没有皮疹或磨损伤等异常。配合“漂亮的 T 恤”PSM 系统,把信息送到 PSM 的全部重要信号监视器被织进衬衣。我们的目标是为安装传感器提供一个更多的便于用户操作的平台并且附加提供关于伤员的信息。服装被用三维纺织并以像栅栏样图案把光纤和压电纤维编进真实的织品中。当服装如在伤病员情况时的那样被刺破时,刺入伤口和刺出伤口的位置立刻被计算出来,且可以估计出可能受伤的器官。另外,DARPA 开发一个生命与外创伤支持和运输系统(LSTAT),它包括有基于典型医院全部零部件的便携式重症病房担架和重症病房。使用现代微电子机械系统技术,设备的尺寸和重量微型化到这样一个程度:空调机、氧气发生器、抽气机、IV 流动管理、计算机、电信系统和传感器能全部建在一个 6 英寸平台上,这些组件在一个标准的北大西洋公约组织担架上,并为伤员提供整套的监控、空调供应和心肺支持。1998 年 6 月,生命与外创伤支持和运输系统(LSTAT)被食品和药品管理局(FDA)批准应用并且不久将是商业上可提供的。

2. POC 仪器标准　在极端环境下,对 POCT 提出了更特别的要求。在大多数情形下,检测装置必须便于携带。不论是在战场上、探险中还是其他危险的场所,仪器必须具备以下几个特点,每一个特点都应该是最佳的。这些特点包括(对于标准 POCT 仪器并不仅限于这些):①重量轻、体积小:因为它们必须被携带在身,必须具有像救生的武器和食品那样的特点;②耗能低:因为电池太重又很费电,在偏远的环境下通常无法充电;③安全耐用:因为没有当地部门的支持,仪器必须能在最困难的条件下工作;④操作简便:使用者在极端环境下进行关键性的检测时,不会对其他的问题注意太多;⑤能远距离通讯:在偏远环境下的检测效力必须受到监控。

3. 其他环境下的 POCT 技术　实际上在极端环境里不可能得到医学数据,在立即需要时应该授权其获得数据的优先权。军队开发的仪器是用于监控士兵的健康并鉴定受伤的士兵。因此,需要的数据主要是能反映子弹或榴散弹导致的创伤,尤其是严重出血的那些内容。另一方面,在珠穆朗玛峰探险需要测量稍微不同的参数,因为在高山上,主要威胁是组织缺氧、体温降低和筋疲力尽。可穿戴仪器的测量项目已经研究出来,包括心率、单铅心电图、呼吸比率、温度、运动、血色素、红细胞比容和氧饱和度。便于携带和手提式的仪器测量项目包括电解液、肾和肝功能测试、血糖、血气体、心输出量、肺功能、各种动脉的多普勒流动和三维便携式电视超频音响。

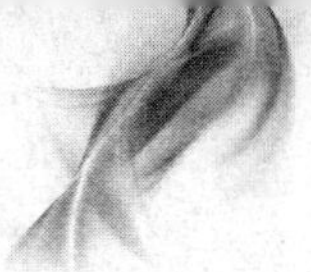

4. 结论 现在 POCT 技术正在显现出可用于战场、科学探险甚至最偏远和富于挑战性环境的趋势。除军队用于监控战斗伤亡的用途外，慢性病如气喘病（支气管扩张水平）、糖尿病（胰岛素和葡萄糖）、类风湿关节炎（水杨酸盐或类固醇水平）等都将受益于 POC 诊断和即时医学信息；它们不仅提高照顾患者的质量，而且它将与预报和预防联合起来。

第十六节 心肌梗塞和充血性心衰的 POCT

一、心肌标志物在快速诊断中的作用

在美国，每年有 600 万人因胸痛就诊。在 400 万住院患者中，150 万为急性心肌梗塞（AMI）（WHO 诊断标准），100 万人为不稳定型心绞痛。每年，仅在美国就有超过 50 万人死于 AMI。

“低度诊断”或未能诊断出 AMI，导致发病率与死亡率上升，同样诉讼也上升。如果属实，急诊科医生的治疗不当中 1/5 是关于治疗心肌缺血和 AMI 的。

“过度诊断”的结果也一样严重。最近的一项研究显示，许多 MICU 的胸痛患者没有明显疾病、病情不紧急、不稳定型心绞痛。每年这类患者住院花费达 10 亿美元。而且，当对 MICU 患者使用各种线缆、静注和药物治疗时，他们会变得焦虑。许多人变成“心脏损伤”，过度关注无意义的胸痛并去医院急诊科做大量不必要的诊疗。他们的生活方式和工作也因此受到影响，而且在 MICU 的住院病历可能会影响他们获得保险。

（一）AMI 诊断指南

美国心脏病学会（ACC）和美国心脏协会（AHA）发行了 AMI 诊断指南。如果符合以下 3 条标准中的至少 2 条，即可诊断 AMI：胸部不适史；心电图改变；血液中心肌标志物浓度暂时性改变。

ACC/AHA 还建议，对初发患者应在就诊 20 分钟内进行评价，因为心肌标志物的达峰时间在 30 分钟内，而且，如果需要，可在 60～90 分钟内做经皮腔内冠脉成形术（PTCA）或其他治疗（例如溶栓）。

心电图（ECG）检测是评价胸痛患者的第一步。根据 1993 年的报道，同时检测 CK、CK-MB 和 ECG，有 28% 的 AMI 患者漏诊。只做心电图，AMI 的漏诊率将近一半，因为不是所有 AMI 患者都存在 ST 段的改变，或者，即使有 ST 段改变，也可能是非 AMI 引起，例如束支传导阻滞、电解质紊乱、应用洋地黄。至于只检测 CK 和 CK-MB，会有一半以上的 AMI 漏诊。

越快作出诊断，AMI 患者受益越大。但是，根据 1994 年的估计，40% 的 MI 患者由于诊断太晚而得不到及时的治疗。这与最近的一项调查结果一致，调查表明，80% 的医生认为更快的报告心肌标志物检测结果会提高临床诊断。以往，心肌标志物的检测包括许多步骤，出错的机会就很多，而且报告结果需要几个小时，对医生来说依据这些结果判断患者是否需要进入 MICU，这段时间往往太长了。诊断和治疗被耽搁或根据经验做出，这让患者和医生都产生不必要的焦虑，更不用说不必要的住院开支。随着 POCT 全血检测仪的出现，结果能立即出来。医生可为根据危险性优先选出的胸痛患者结合心肌标志物作出诊断和制订治疗原则。快速诊断、及时治疗和不必要耽搁的减少，使住进 MICU、病情复发、住院时间延长、发病率增加等减少。

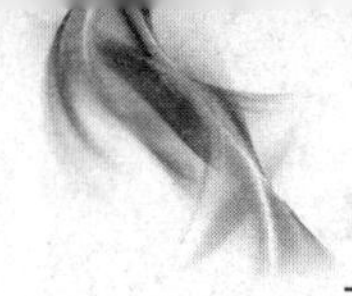

POCT 在检测变化快或变化突然的物质方面有显著优势,结果报告及时,医生能立即采取措施,让患者有最大的受益。由于离心、样本传递和处理往往使用全血,不再存在结果报告延迟的情况,而且需要的工作人员很少。

(二) 心肌标志物

虽然现在没有一个有用的、很理想的心肌标志物,但是全血中这些标志物的一系列检测为快速、准确诊断 AMI 提供了一种有希望的方法。心肌标志物包括 CK-MB、肌红蛋白、肌钙蛋白 I(cTnI)。

1. CK-MB　在 ACC/AHA 指导“金标准”中,众所周知的 CK-MB 在诊断 AMI 中历史悠久,但当骨骼肌同时受损时就可能不可靠,如意外、外伤、心脏手术、严重的烧伤、训练过度。而且,AMI 早期,CK-MB 水平只轻微升高,因此就很难作出解释。最后,由于 CK-MB 升高持续时间短暂,胸痛发生后数天来诊的患者就不能采用它来诊断 AMI。例如,若患者在 MI 发生后四五天来诊,CK-MB 水平已恢复正常。如果这个患者同时还有肺水肿和心衰病史,这些症状加上正常的 CK-MB 水平,会导致医生不恰当地应用利尿剂。

2. 肌钙蛋白　心肌肌钙蛋白有两种基本存在形式,cTnI 和 cTnT。与 CK-MB 不同,肌钙蛋白对心肌高度特异,在心肌组织中的浓度远远高于 CK-MB。正常情况下血中不存在肌钙蛋白,因此,血中出现肌钙蛋白即明确提示心肌受损。肌钙蛋白水平在 MI 发生后 3 小时内升高并且持续保持升高 14 天,比 CK-MB 升高持续的时间更长。骨骼肌受损不影响根据肌钙蛋白水平对 AMI 的诊断。使用连续性采样检测,这种标志物对 AMI 的诊断有 100% 的敏感性。

因为 cTnI 保持高水平的时间很长,就为诊断 AMI 提供了一个很好的方法,并为急性冠脉综合征(ACSs)提供了一个很好的预后指标。肌钙蛋白检测与 CK-MB 相比对不稳定型心绞痛也有更高的敏感性,而且,cTnI 和 cTnT 浓度升高对 MI 患者住院期间和出院 30 天内发生不稳定型心绞痛具有同样的预测价值。在一项对不稳定型心绞痛或无 Q 波的心肌梗塞患者的多中心临床试验中发现,cTnI 逐渐升高与死亡危险性增高相关。

骨骼肌中不含 cTnI。因此,cTnI 浓度可用来鉴别伴 CK-MB 升高的 MI 患者和骨骼肌受损患者。cTnI 水平升高也见于充血性心衰。恶性疾病也可引起肌钙蛋白轻微升高。而且,cTnI 可作为由于导管射频消融术引起的轻微心肌受损的标志物,也可作为出现 ACSs 后 30 天死亡率的预测因子。

与 CK-MB 相同,肌钙蛋白也不是“早期”标志物,而且它以多种游离和结合形式存在,这就对现行的检测方法提出了挑战。虽然提倡用肌钙蛋白的一种存在形式肌钙蛋白 T 来诊断 AMI,有研究却报道它对心肌缺乏特异性。最近有研究显示,cTnT 在杜兴型肌营养不良、多发性皮肌炎、横纹肌溶解和肾衰时升高,因此与 cTnI 相比,它的心肌特异性受到了质疑。而且,cTnT 的细胞液池(6% ~8%)比 cTnI(3%)更大,研究显示胎儿骨骼肌中也存在 cTnT。

cTnI 检测的心肌特异性在许多研究中都有报道。有报道它应用于评价溶栓治疗后冠脉再灌注、ACSs 患者的危险度分层和无 ST 段抬高的 ACSs 患者的长期预后。

总之,肌钙蛋白水平检测比 CK-MB 检测有更多的优越性。首先,CK-MB 在检测微小梗死或“损伤片段”时特异性和敏感性低。其次,肌钙蛋白检测的信号噪声比较 CK-MB 检测好的多。对肌钙蛋白来说,只要分析系统检测到高于参考水平的值,心脏必定受损,因为正常情况下血液中没有肌钙蛋白。最后,轻微 CK-MB 升高可能会与并存的疾病混淆。

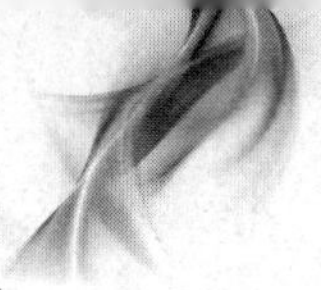

3. 肌红蛋白　肌红蛋白在心肌和骨骼肌中高表达。发生 MI 时，血清肌红蛋白水平在 1.5 小时内升高，比 CK、CK-MB、肌钙蛋白早几个小时。肌红蛋白浓度在外伤、烧伤、肾衰、肌肉功能紊乱、轻微肌肉损伤时也可升高。

作为一种早期检测 MI 的指标，肌红蛋白的价值在许多研究中都有介绍。在没有骨骼肌损伤的情况下，肌红蛋白水平在 2 小时内升高超过 100ng/ml 或两倍（而且要超过 100ng/ml），对诊断 AMI 有 90% 以上的敏感性。在 Tucker 等的实验中得到了证实，他们的实验发现，在 22 例 1～2 小时内肌红蛋白水平增加超过 2 倍基线值的 MI 患者中，有 21 例患者肌红蛋白对 MI 有高度特异性。在 Davis 等的研究中，分别在 1 小时、2 小时、出现 MI 时检测了肌红蛋白水平。肌红蛋白水平超过 100ng/ml 或改变 50% 及以上，即认为 MI 试验阳性。应用这种方法，诊断 AMI 的敏感性达到 93%。

肌红蛋白对 MI 也有很高的阴性预测价值，发生 AMI 2 小时后分两次检测肌红蛋白水平如均阴性，超过 90% 无其他合并症的患者可排除 AMI。另一项对一组患者的研究发现，肌红蛋白水平对 MI 的阴性预测价值可达 89%，远远高于疼痛出现后 3～6 小时 cTnT 和 CK-MB 的预测价值。

发生 MI 后肌红蛋白水平 4 小时内达峰，6～12 小时内恢复正常。正是这些快速动力学反应，肌红蛋白为实行溶栓治疗和 PTCA 患者的冠脉灌注提供了一个很好的非侵袭性标志物。肌红蛋白水平还可用来监测心肌坏死的扩展和复发。

ACC/AHA 建议从患者入住 ED 到开始治疗之间的时间不能超过 30 分钟，以使患者最大程度受益。虽然肌红蛋白在许多患者中是 MI 的早期诊断因子，但如果 3～4 小时未出化验结果，它们的值就会下降。有了床边心肌标志物检测，检测报告时间就显著缩短，加速了诊断。而且，床边检测降低了实验室 24 小时工作的成本。

最近的一项调查发现，美国在 1998 年最后一季度，对心肌标志物的选择为肌钙蛋白（56%），其次为 CK-MB（34%）和肌红蛋白（10%），并且当年对肌钙蛋白的使用显著上升，然而肌红蛋白的使用却保持不变。假如肌红蛋白对胸痛患者具有快速和准确分层的价值，则其检测低使用率是出人意料的。

（三）心肌标志物诊断方法

在一项为期 6 个月的前瞻性研究中，505 名胸痛提示 MI 的患者参加了试验，检测 cTnI、CK-MB、肌红蛋白，来诊断和排除 MI 患者。采用 POC 系统对心肌标志物进行定量化验。0 小时，取样得到 3 种标志物的基线值。2 小时，取样检测肌红蛋白水平，在 6 和 12 小时，取样检测 cTnI 和 CK-MB。cTnI 浓度在任一时刻升高（低于 1.5ng/ml）或肌红蛋白水平高出基线 2 倍即为 MI 试验阳性。随后的 CK-MB 浓度升高为进一步诊断 MI 提供了依据。

使用这三种标志物，49 个心肌损伤患者中有 37 人在住院时被发现（敏感度 76%）。加测 2 小时肌红蛋白可增加 6 个梗塞患者，因此，心肌损伤发生 2 小时内，49 个患者中有 43 人可被测出（敏感度 88%）。这种方法要求血样至少在 12 小时研究期间取得。然而，在 6 小时，这种方法检测出了所有的 49 例心肌损伤（敏感度 100%）。联合检测这些标志物的阴性预测价值在 0 小时为 97%，在 2 小时为 99%。

心肌损伤发生当时，49 个患者中 37 个 cTnI 升高，随后证明为 MI（敏感度 76%）。与此相比，只有 24 个患者检测到 CK-MB 升高（敏感度 49%，$P<0.001$）。在 0 时和 6 小时联合检测 cTnI 和 CK-MB 特异性和阴性预测价值达 90%。cTnI 在 6 小时的阴性预测价值达 100%。

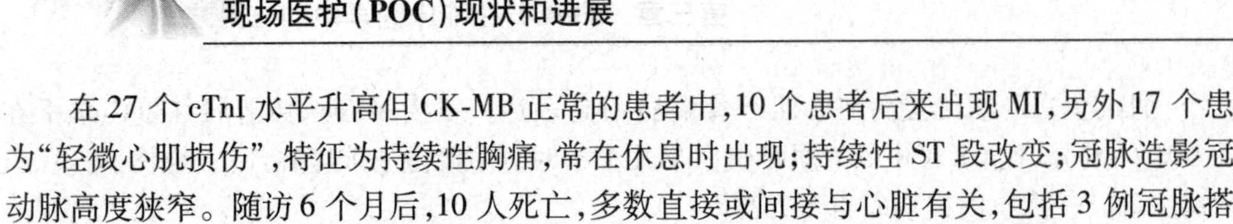

在27个cTnI水平升高但CK-MB正常的患者中,10个患者后来出现MI,另外17个患者为“轻微心肌损伤”,特征为持续性胸痛,常在休息时出现;持续性ST段改变;冠脉造影冠状动脉高度狭窄。随访6个月后,10人死亡,多数直接或间接与心脏有关,包括3例冠脉搭桥术患者和1例后来出现MI的患者。

在胸痛出现短于6小时的患者中,0时cTnI或CK-MB是阴性,以后2小时再次取样检测肌红蛋白。在12个心肌受损患者中有6人2小时肌红蛋白为正常的两倍(敏感度50%)。这些患者中许多“假阴性”患者有2小时肌红蛋白升高不到原始值的两倍,但比他们自身正常值高出很多。这些患者至出现症状常有一段较长的时间。所有后来诊断为MI的患者,在6小时内出现心前区痛并且肌红蛋白在基线者,随后2小时肌红蛋白为正常的两倍。2小时肌红蛋白检测的特异性为100%,并且阴性预测值为99%。

对每一个患者成本节省额按保守的3天住院时间估算,医疗监护室1天,无线电遥测监护室1天,病房1天。ED住院医生完成了一项调查以说明如果每个患者只有CK-MB升高,应采取什么样的措施。调查结果表明,如果没有进行所有心肌标志物的检测,50%住进监护室、病房或出院的患者,本应进入MICU。估算出的成本节约与入住MICU患者减少50%有关。

(四) 心肌标志物在加速诊断方法中的应用

在前一种方法中,第一步是建立三种标志物的基线值(0时)。如果cTnI水平达到了诊断心肌损伤的标准,医生可忽略CK-MB或肌红蛋白的结果,而诊断为ACS(这组患者可能有心脏受损或持续的轻微心肌损伤,许多将住进MICU)。如果胸痛出现短于6个小时,应在30分钟、60分钟、90分钟重复取血样立即检测。如果肌红蛋白浓度在90分钟时段内升高超过基线的150%,医生可诊断为ACS。如果肌红蛋白在这时没有升高,医生可在3小时和6小时取血样继续观察这些标志物的趋势。如果CK-MB或cTnI水平阳性,医生应让患者住进MICU。如果CK-MB或cTnI阴性,为MI的可能性很低。90分钟后,如果心肌缺血的可能性很低,医生可让患者出院或住非MICU病房。

本试验中应用严格的方法,所有被“诊断”为AMI的患者都可在90分钟内检测确定。联合检测三种心肌标志物,早期重复检测的阴性预测值为100%。虽然,不是所有的患者在90分钟出院,本试验的研究结果表明,在90分钟内对所有患者进行快速危险度分层,包括高和低危险度患者,是可能的。这种严格的方法降低了40% CCU(心脏监护病房)住院率,同时分出极度严重的患者进入CCU。这种降低和包括ICU在内的成本节约,可能会被低估,因为实际上,我们试验中的一些时间点,重复利用床位(DOU)的不足可能会导致CCU住院率的假性升高。虽然我们估计如果地方允许,大约有将近10%的CCU患者应入住DOU,但是统计这些数目简直是不可能的。在最后出院回家的患者中,90%的出院决定是医生根据90分钟结果作出的。在为期30天的随访中,只有1例患者在出院后12天,由于急性无Q波型MI再次来诊。另外12人因“不稳定型心绞痛”入院。

虽然,许多心肌标志物在早期和准确诊断MI中具有巨大价值,但进行许多生化检测作为常规诊断MI的一部分,花费是很大的。临床医生已经致力于寻找可选择的、划算的方法以排除低危险性MI患者。在一项研究中,使用小型POC设备和快速回报时间设备同时检测三种心肌标志物,以便于诊断急性MI。结果与最近的CHECKMATE研究一致,在这项研究中,对6个胸痛病区的1005个患者进行了床边标志物定量检测,并与当地实验室结果相

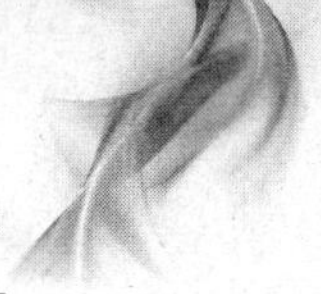

比较。研究发现,快速分析三种标志物,能更早发现阳性患者,并且死亡危险度分层优于地方实验室单一标志物检测方法。另有研究证实了这种观点,并且这种观点为国家临床生化学会所推荐。

由于肌钙蛋白在诊断冠脉综合征中呈现出日益上升的优势作用,鉴别阳性、假阳性和偶发心肌肌钙蛋白升高越来越重要。在一项大样本研究中,1000 名患者参与了试验,112 个肌钙蛋白水平升高的患者中有 50 人在心肌受损期间,后来发现有单独的、假性心肌肌钙蛋白升高(称做“肌钙蛋白增多症”),而不能诊断为 MI。Logistic 回归分析显示,当肌钙蛋白升高时,分级分析心电图变化、同时检测 CK-MB、肌红蛋白,不管肌钙蛋白升高是否预示 MI,诊断的准确性为 91%。“肌钙蛋白增多症”是一个常见现象,如果考虑不到,可能会导致 MI 的误诊数量升高。早期频繁取血进行多种标志物检测是发现“肌钙蛋白增多症”的一个最好方法。

1. 病例 1　男性,60 岁,糖尿病患者,有高血压病史,因呼吸不适和进行性呼吸短促,到美国圣地亚哥退伍军人事务卫生保健系统就诊。患者否认有胸痛。ECG 发现 ST 段抬高。心率 121 次/分,呼吸 22 次/分,血压 127/79mmHg。

患者入组加速诊断方法组。使用心肌标志物分层检测仪(生物诊断仪,圣地亚哥,CA)检测心肌标志物水平。最初的 CK-MB 和 cTnI 升高和 ECG 发现证明发生了 AMI,而且标志物水平的升高在就诊前 6 个多小时。然而,30 分钟后,肌红蛋白升高接近 2 倍,强烈证明一个新的 AMI 发生。

急诊心导管检查表明,患者冠脉左前降支高度坏死,并且右冠状动脉近端有一个新形成的血栓。顺利地进行了血管成形术。5 天后,患者出院,1 个月后状况良好。在这个病例中,对三种心肌标志物都做了检测,而且结果报告迅速,因此很快发现了新的 AMI。这种方法也阻止了不恰当的溶栓治疗,从而为获得良好的预后奠定了基础。传统方法需要将血样送往中心实验室检测,可能就不会发现新的梗塞,从而延误治疗。

2. 病例 2　男性,66 岁,医生,无冠心病史,因偶发右胸烧灼样疼痛就诊。疼痛放射至右臂,持续 2 周。服用抗酸剂疼痛可减轻,12 小时后,因持续性疼痛伴呼吸短促、恶心来诊。ECG 示 ST 段抬高,V2 ~ V4 导联病理性 Q 波。

因为 MI 样症状持续了 12 个小时(因此,排除溶栓治疗),给予肝素和硝酸甘油,疼痛未被控制。

采用加速诊断方法治疗本患者。入院时血样分析显示 cTnI 和肌红蛋白水平正常(分别小于 1. 0ng/ml、24ng/ml)。但是,2 小时后取样检测发现,肌红蛋白浓度大于 500ng/ml,表明有新的损伤发生。心导管检查发现有 3 支血管病变。给予组织纤维蛋白溶解酶原激活剂,30 分钟疼痛减轻。顺利进行了三支旁路术,7 天后正常出院,射血指数正常,30 天随访时状况良好。如果心肌标志物水平没能立即检测出,患者就不会接受侵袭性的治疗。

3. 诊断依据　以下是应用加速诊断方法的指南:①在 cTnI 浓度诊断 MI 为阳性时检测标志物水平。如果在 0、30 分钟、60 分钟、90 分钟或 3 小时或 6 小时出现阳性,让患者住进 MICU。②根据临床经验—单独的心肌标志物水平阴性,不一定就意味着患者不必住进 MICU。③如果肌红蛋白浓度升高应怀疑 AMI。④如果肌红蛋白水平在 90 分钟后仍没升高,并且胸痛出现不到 6 个小时,如果症状高度可疑,应在 3 小时和 6 小时重复检测肌红蛋白。如果不怀疑冠心病,可考虑出院或让他(她)住到非监护病床。⑤考虑让低度危险患者

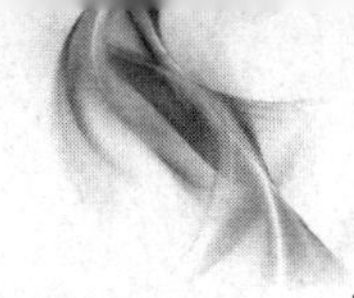

住一般病房或出院。⑥如果患者有以下一条或多条表现,让患者住 MICU:胸痛伴 ST 段抬高、胸痛伴 ST 段压低、用标准方法胸痛不能缓解、任一时刻 cTnI 浓度阳性、3 小时或 6 小时 CK-MB 水平阳性、肌红蛋白水平持续上升超过 90 分钟。⑦ACS 患者在 MICU 期间,每 6 小时应测一次三种标志物,直到酶水平逐渐降到正常。

(五) POC 法检测心肌标志物

ACC/AHA 提出以下观点:"一些标志物对发现早期出现的 MI 很有用(如:肌红蛋白),而另一些则对发现后来出现 MI 的患者很有用(如:心肌特异性肌钙蛋白 T 和 I)"。此外,肌红蛋白、肌钙蛋白 I、CK-MB 被推荐用于诊断 AMI。同时还强调,如果需要,生化指标检测必须在 20 分钟内出结果。

为达到这些要求,全血检测仪应易操作、出结果快速可靠、只有最小的校准变异。并且对试剂、维护、生物危害处理和质控都应有合理的要求。这些结果应和已有的设备所做结果比较,该系统应和实验室的信息系统互相衔接。

美国圣地亚哥退伍军人事务医院在方法研究中使用的心肌标志物分层仪符合这些要求。加几滴血,插入电池分层仪中,15 分钟内肌钙蛋白 I、肌红蛋白、CK-MB 的定量检测结果在液晶显示屏上显示,结果可被打印或保存以便下载到实验室信息系统。

这个系统应用免疫荧光法检测心肌标志物,荧光染色吸收和放射的稳定波长分别为 670nm 和 760nm,不受全血中的胶状物质干扰。这个系统可被用于 POC 病房和中心实验室。

将全血加入样本孔中,内置滤器将血细胞从血浆中分离,在反应室,通过毛细管作用,干燥的免疫分析试剂与血浆接触。毛细管通过仪器调节液体流动,并且微毛细管的时间一选择器装置控制着保温时间。预定血浆总量与预测的免疫荧光抗体反应形成反应复合体。保温完成后,反应复合物通过微毛细管流入检测管,检测管包括 3 个不相关联的、固定的抗体带,在那里与免疫荧光试剂结合并被计量仪器检测。由此产生的荧光强度与分析物的浓度成正比。

每台仪器都装有质控带(低和高)以核实样本量足够可用、试剂有活性、仪表工作正常。低控带设定在分析物产生荧光信号的临界点,高控设在剂量一反应曲线最大信号的约 75% 处。如果每个质控的结果不在预定界限内,实验必须重做。

Triage Cardiac 系统已经在多中心试验中得到了评估,192 例因 AMI 入住 ED 的患者参与了研究。Triage Cardiac 监测仪的检测与现行的免疫试验相比,作用良好。多中心试验的作者认为,"Triage 仪为临床医生提供了一种多种心肌标志物的全血 POC 分析,为发现急性 MI 提供了优良的敏感度和特异性。"

(六) 结论

这些研究表明,使用美国圣地亚哥退伍军人事务卫生保健系统的加速诊断方法,可快速、准确发现 AMI。这种方法的应用原则是使用 POC 仪器快速、定量、准确检测所有 3 种心肌标志物。这种方法可有效地筛选、减少住院,节约大量年度成本费用。

二、B 型利钠肽水平的诊断和治疗潜力

寻找一种简单的、能帮助诊断和治疗慢性心衰(CHF)患者的血液检测方法能明显降低与疾病有关的费用。如果没有白细胞计数,难以想像诊断和治疗致命性感染的困难。如果

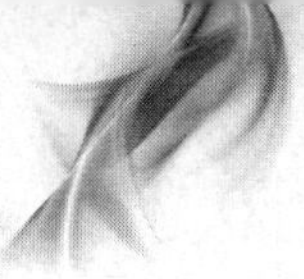

不能检测PSA水平,诊断和治疗前列腺癌就会困难重重。然而,至今还没有公认的血液检测可有助于诊断和治疗CHF患者。

(一) B型利钠肽

B型利钠肽(BNP)是一个含有32个氨基酸的多肽,包含一个NP家族共有的由17个氨基酸组成的环状结构。与A型利钠肽(ANP)不同的是,ANP主要存在于心房和心室,而血浆中的BNP主要来源于心室,这表明,与其他NP相比,BNP可作为心室功能不全的一个更敏感和特异的指标。BNP的释放似乎与心室扩张和压力负荷过重成正比。BNP是左心室、心脏舒张末高压的独立预测因子,比ANP或去甲肾上腺素在评价CHF患者的死亡率方面更有用。

(二) BNP在正常人和CHF住院患者中的水平

BNP水平随年龄增长。BNP均值在55~64岁人群中为(26.2±1.8)pg/ml;65~74岁为(31.0±2.4)pg/ml;75岁及以上为(63.7±6)pg/ml($P<0.001$)(FDA文件统计数据,Biosite诊断学)。而且,同一年龄组中,没有CHF的女性BNP水平比男性稍高,75岁及以上女性BNP平均水平为(76.5±3.5)pg/ml。虽然原因未明,可能与高龄女性左心室比同龄男性僵直有关。

(三) 诊断CHF的BNP临界值应是多少

ROC曲线表明BNP临界点为100pg/ml,升高见于老年人,并可很好的鉴别CHF和非CHF患者。这个水平对CHF的敏感度为84.2%,对NYHA分类Ⅵ级敏感度高达99%以上。当区分非CHF和CHF患者时,BNP检测的特异性达95%,在所有的子研究中为93%。100pg/ml的水平足以取消“BNP病”的诊断,即因BNP水平是假性升高而误诊为CHF的患者。但是,实际上,高临界值和低临界值都会被使用——高值(大约为100pg/ml)具有特异性和阳性预测价值,低值(40~60pg/ml)具有高度敏感性和阴性预测价值。

(四) 急诊室BNP的POCT检测

POCT允许诊断化验在现场进行,如急诊室或ICU,在那里根据化验结果做出治疗决定和进行护理。我们使用最近的方法即快速BNP免疫分析(Triage Cardiac,Biosite诊断学,圣地亚哥,CA),完成了一项试点研究,评价因胸痛伴呼吸困难入住美国圣地亚哥退伍军人事务卫生保健系统急救护理病区的250名患者。

诊断为CHF的患者($n=97$)平均BNP浓度为(1076±138)pg/ml,而非CHF组($n=139$)的平均BNP浓度为(38±4)pg/ml。病情越重,BNP水平越高。最重要的是最后诊断为肺部疾病的患者BNP值(86±39)pg/ml比最后诊断为CHF的患者低(1076±138)pg/ml($P<0.001$)。

BNP临界点为80pg/ml对诊断CHF有高度的敏感性(98%)和特异性(92%)。BNP低于80pg/ml,诊断CHF的阴性预测价值为98%。多元方差分析显示,在所有有用的诊断工具被ED医生考虑后(病史、症状、体征、放射线检查、实验室检查),BNP水平可不断提供有意义的诊断信息,这些信息不会从临床其他可变因素中得到。因此,血BNP浓度检测似乎是在急救监护中识别CHF患者的一种敏感和特异的方法。至少,对急救医生而言,它是一种有价值的、有成效的诊断物质。

(五) BNP作为左心室功能不全的筛查因子

虽然,超声心动图(诊断左心室功能不全最常用的方法)是心脏病学中快速发展起来的

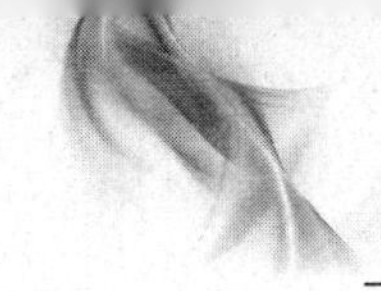

一种方法,但是其花费大且不便于在社区医院中使用。这些使它不能成为最好的筛选方法,尤其是对发生左心衰可能性低的患者。

最近有研究发现了患者超声心动图和 BNP 水平的关系。在没有 CHF 和左心室功能不全史的患者中,51%有异常超声心动图发现。这组患者 BNP 水平(328pg/ml±29pg/ml)比另外 49%无 CHF 病史、超声心动图正常患者显著增高(30pg/ml±3pg/ml,P<0.001)。在有已知 CHF 史的患者中,以前有左心室功能不全的,所有患者均有异常发现(n=102),BNP 水平升高(545pg/ml±45pg/ml)。BNP 水平在心脏收缩和舒张功能不全时均升高,在心脏收缩功能不全时最高,且在二尖瓣减速时间段有一个低谷。

在舒张功能不全的患者中,有限制性充盈障碍的 BNP 水平(428pg/ml)比损伤减轻的患者(230pg/ml)高。在 CHF 收缩功能正常的患者中,BNP 的 ROC 曲线下面积通过超声心动图发现舒张功能不全为 0.958。BNP 值为 71pg/ml 对诊断舒张功能不全有 96%的准确性。BNP 水平低于 57pg/ml,对发现临床上显著的舒张功能不全有 100%的阴性预测价值。而且,多元方差分析表明,在 CHF 和左心室功能正常的患者中,BNP 是超声心动图发现的舒张功能异常的强烈预测因子。

因此,BNP 可作为左心功能不全的一个很好的筛选工具。低 BNP 水平在某些患者中可不做超声心动图,尤其是那些虽然有高危因素但没有心衰症状的患者。另一方面,BNP 水平升高,明确表明左心功能不全,不管患者是否有症状,均应做进一步心脏检查。很明显,在诊断 CHF 时 BNP 不能取代影像技术,因为这些方法可提供补充信息。

(六)BNP 能作为心衰治疗终点的标志物吗

CHF 在人群中的患病率为 2%,是美国成人住院最主要病因的第四位,也是 65 岁以上患者住院的最常见病因。虽然,因失代偿性心衰住院的患者常通过各种治疗症状有所改善,但仍没有好的方法评价短期治疗的远期疗效。实际上,CHF 患者的住院死亡率和再住院率极高。传统的心脏功能检测耗时多,且常常与患者的症状变化不符。因此,大多数患者当"感觉良好"时即出院,这就可能延误了进一步的治疗。

BNP 在因失代偿性 CHF 住院的患者中的作用:在一项研究中,随访了 72 个住院患者,他们为 NYHA Ⅲ~Ⅳ级 CHF,每天测一次 BNP 水平。然后,比较了初始 BNP 和出院前或临死前 BNP 与后来的不良预后(定义为死亡和 30 天再次住院)之间的关系。

在 72 例因失代偿性 CHF 住院的患者中,22 例达到了终点(死亡,n=13;再次住院,n=9)。在这 22 例患者中,BNP 水平在住院期间上升(平均上升,233pg/ml,P<0.001)。没达到终点的患者,BNP 在治疗期间降低(平均降低 215pg/ml)。预后好的患者特点为住院期间 NYHA 分级和 BNP 水平都下降,而那些出院 30 天内再次住院的患者在住院期间 BNP 水平只轻微下降,尽管 NYHA 分级有所改善。最后,住院期间死亡的患者 BNP 水平逐渐升高并且症状变化不大。

虽然住院时 BNP 水平和住院期间 BNP 水平变化是预后的重要预测指标,最后一次 BNP 水平检测是一个单独的变量,与患者达到一个预先指定终点前关系最紧密。达到终点的患者与 CHF 得到成功治疗的患者相比,平均 BNP 浓度显著升高(1801pg/ml±273pg/ml 对 690pg/ml±103pg/ml,P<0.001)。经治疗,出院时 BNP 水平降至 430pg/ml 的患者,在离开医院时可能会有一个理想的良好状态,并且在随后的 30 天内不会再次

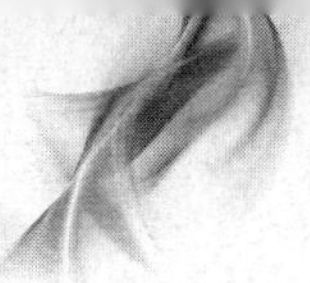

住院。

（七）BNP 与治疗中的 CHF 患者楔压下降相关

在一项研究中，因失代偿性 CHF 住院的患者，血流动力学（肺毛细血管楔压、心排量、右心房压、全身血管阻力）和 BNP 水平检测在第一个 24 小时内每 2～4 小时检测一次，在第二个 24～48 小时每 4 小时检测一次。患者由 ICU 医生斟酌判断进行治疗，按标准方法，联合静脉应用利尿药、扩血管药、强心剂。15 个有反应者（肺毛细血管楔压头 24 小时降至 20mmHg 以下）的初始 BNP 水平为（1472±156）pg/ml。治疗后 24 小时，55% BNP 水平降至（670±109）pg/ml。从基线开始每小时肺毛细血管楔压的变化与 BNP 的变化显著相关（$r=0.73$，$P<0.05$），BNP 平均每小时下降（33±5）pg/ml。BNP 水平和其他心脏功能指标——心排量（热稀释法）、混合静脉血氧饱和度、全身血管阻力无显著相关性。在 5 例无反应者中，肺毛细血管楔压变化很小，BNP 水平只下降了 8%。

（八）心衰的治疗——BNP 在临床有作用吗

BNP 水平下降与患者住院期间症状改善（预后）之间的关系提示，BNP 指导的治疗可使“特定治疗”在门诊更有效。最近，Troughton 等随机抽取 69 个患者进行 N-BNP 指导治疗与症状指导治疗对比。接受 N-BNP 治疗的患者 N-BNP 水平降低，同时心血管死亡率、再次住院、新出现的失代偿性 CHF 减少。

因此，虽然研究有限，BNP 水平还是有助于指导门诊治疗的。在这个领域还需要进一步的研究。

（九）结论

寻找一种简单的、能帮助诊断和治疗 CHF 患者的血液检测方法能明显降低与疾病有关的费用。BNP 在心室合成，与左室压、呼吸困难强度、神经激素调节有关，使它成为最可能的诊断心衰的“白细胞计数”。实际上 BNP 的 POC 检测最近已被 FDA 批准，使临床医生有机会探索它的使用价值。我们的数据和其他研究数据表明，BNP 的系列 POCT 将对因呼吸困难到紧急监护诊所就诊的患者有极大帮助。而且，BNP 适用于做超声心动图患者的筛选。BNP 检查也可成为改善因失代偿 CHF 住院患者治疗的方法。在某些情况下，BNP 水平可避免侵袭性血流动力学监测，并且，一旦使用这种监测，可帮助失代偿患者恰当治疗。最后，BNP 在门诊患者和初级医疗诊所对患者进行输液治疗和评价神经激素代偿状态起着至关重要的作用。BNP 和心肌损伤标志物检测强烈表明 POC 给予患者改善预后的重要机会。

（康熙雄　方邦江　徐卿　秦海军　宁勇　童巧霞　肖乐义　杜迅　王勤　刘锡光）

第四章 POCT的信息集成与管理

第一节 信息和资料的管理

一、信息管理的必要性

众所周知，POCT 的特点就是能快速检出结果、操作简便、容易使用和检测设备小型化。POCT 所使用的仪器允许使用者不受医院中心资源的限制，自由地选定一个实验场所开展实验。但是，个人的自由在某些方面会与所在的医疗机构的统一要求产生冲突，例如，POCT 文件的管理、POCT 结果如何应用于临床诊断等，特别是在一个 POCT 仪器广泛分布的医疗机构，要达到协调一致是十分困难的。要克服这些困难所需要的花费可能比购买这些 POCT 设备更昂贵，特别是在电子医学记录日益流行的今天。为了满足这种要求，POCT 所使用的仪器必须具备最起码的信息管理功能，然而，遗憾的是由于考虑到仪器的制造成本及技术方面的复杂性，前十年生产的 POCT 仪器大多缺乏此类功能。近年来由于技术上的突破，实验室信息整合到更广泛的医疗卫生信息系统已经势在必行，所以，现今的 POCT 仪器必须具备能将其检测结果整合到信息系统的功能，信息的管理功能已是考量 POCT 仪器性能的关键因素之一。

概括起来讲，POCT 的信息管理功能主要包括三个方面：对患者身份的确认，将患者身份与对应的结果链接并上传至主机的管理系统；以及用工业标准协议和代码表述信息。

（一）患者身份的确认

大多数信息系统都要求有患者身份，以便能与相应的实验结果链接。患者的身份可能会有相似之处，患者姓名的细微不同也会造成系统的识别困难（如 John、Jack、Johnny 等）。对于 POCT 仪器而言，一般讲有两种方法去获取患者信息：①仪器操作者手工输入患者信息；②通过某种自动识别系统自动捕获患者信息。

手工输入患者信息，无疑工作量是很大的，可借助的手段有键盘输入、触摸屏系统。随着现代通讯业的发展，也出现了手写识别系统如个人信息助手（personal data assistants，PDAs）及声音识别系统等。一旦患者的信息进入了系统，下一步就是确认这些信息并使之生效。就目前而言，无外乎两种方法：一是通过所谓的奇偶校验；二是与中心数据库的资料进行比较。奇偶校验又可分为单向奇偶校验和双向奇偶校验，单向奇偶校验（row parity）由于一次只采用单个校验位，因此又称为单个位奇偶校验（single bit parity）。发送器在数据祯每个字符的信号位后添一个奇偶校验位，接收器对该奇偶校验位进行检查。典型的例子是

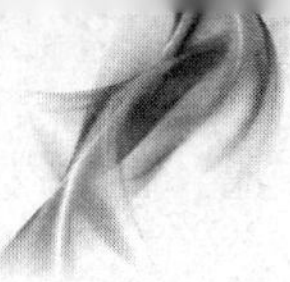

面向 ASCII 码的数据信号祯的传输，由于 ASCII 码是七位码，因此用第八个位码作为奇偶校验位。单向奇偶校验又分为奇校验和偶校验，发送器通过校验位对所传输信号值的校验方法如下：奇校验保证所传输每个字符的 8 个位中 1 的总数为奇数；偶校验则保证每个字符的 8 个位中 1 的总数为偶数。显然，如果被传输字符的 7 个信号位中同时有奇数个（例如 1、3、5、7）位出现错误，均可以被检测出来；但如果同时有偶数个（例如 2、4、6）位出现错误，单向奇偶校验是检查不出来的。一般在同步传输方式中常采用奇校验，而在异步传输方式中常采用偶校验。为了提高奇偶校验的检错能力，可采用双向奇偶校验，也可称为双向冗余校验。

通过校验位，POCT 仪器可执行相关的运算并将运算结果与校验位进行比较，如果正确则可使患者信息生效。在大多数情况下，患者信息中单个数据错误或数据错位都能通过校验位运算而检测出来，然后仪器提示操作者有输入错误。校验位对于 POCT 仪器十分有用，一旦患者代码有错误则患者信息便不能生效，从而避免患者与数据库发生错误链接。

在过去三十多年里，许多医院已经将校验位从患者信息中除掉了，部分原因是由于其不太了解校验的好处及在缺乏校验位时患者信息出错的机会有多大，另一个原因则是校验位的使用必须要求仪器制造商在仪器中添加较为复杂的运算单元。

如果患者身份信息中含有字母（这种情况在除美国之外的其他许多国家里经常碰到），校验位仍然能发挥其作用，但情况更复杂些，输入患者身份也更难些，并要求在 POCT 仪器的面板上加入字母按键，这样对设计的要求也提高了。

如果患者身份信息中不使用校验位则有两种补救措施，一是身份代码中加入出生日期，另一种则是身份代码中加入患者姓名的字母，这样患者身份信息如传入到主服务器上时便能识别其中的错误，但是这种错误的识别只能是在事后进行的，不能校正传输过程中的错误数据；另一种方法就是所谓实时校正，当患者信息与主服务器中患者数据库链接时，患者的姓名能立即反馈给操作者。但不幸的是，经验告诉人们这种方法也不如使用校验位可靠，因为操作者在核对患者姓名时也会经常犯错误，同时，实时与主机联结必然增加了 POCT 仪器的复杂性，也不便于随身携带，这种实时联结要求仪器有无线上网的功能。

如果可能的话，自动捕获患者身份信息则比手工输入法更好，目前最切实可行并已被广泛应用。其中技改费用较低就是在 POCT 仪器上安装条形码阅读器，有一种棒式阅读器可以安装在仪器的手柄上，其制造成本低于 100 美元。另一种选择就是在患者臂章上装上条形码，这样医院工作人员就不会在患者身份识别上发生错误了，遗憾的是现今大多数医院并没有使用这种方式来识别患者身份，结果是很少有 POCT 仪器制造商能提供具备这种性能的仪器。

使用生物医学特征的患者身份确认方法也可以将检测结果与特定患者联系起来，其中指纹识别正在快速发展并被广泛使用，虹膜扫描的方法分辨性能也十分理想，这两种方法由于其安装费用高及使用技术难度较大，故不太可能应用于 POCT 仪器上。无线微波识别系统（RFID）或者是利用无线微波技术制作的可读可写半导体芯片均可安装于患者臂章上用于身份识别，由于其识别性能好并能贮存大量的信息故有很诱人的应用前景。RFID 在兽医学实践中已将其置于动物皮下用于识别动物，但不太可能用于人，因为这种方式无法被人们所接受。现今大量的医学研究已将注意力转向由于患者身份识别错误而付出的代价方面，这样就迫切需要使用一种技术来尽可能减少这种错误。不幸的是，由于人们习惯于追求短

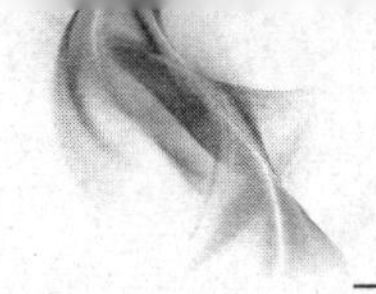

期目标而忽视那些往往很简单的技术(如校验位的使用)。因而研究人员要去探索一种切实可行的患者身份识别方法可能还需很长的时间。

(二) 患者结果及患者身份信息的电子传递

一旦POCT检测出患者的结果,那么下一步便是将患者的结果连同患者的身份信息传入到患者的医学档案里,当今POCT仪器制造商们使用了许多用于结果传输的方法,如批量传输就是等POCT仪器完成检测后将仪器与护士站的基站或扩充端口连接,另一种就是将POCT仪器实时与信息系统联结起来,至于联结的技术将在其他部分作详细介绍。

(三) 用工业标准协议及代码来提示实验信息

实验结果要传入到中心信息系统,最有效的方法就是使用工业标准协议而不是采用不同仪器制造商们提供的私人专利性质的传输协议。ASTM E1381及ASTM E1394分别是由美国实验及材料协会组织建立的,用于实验分析仪器与信息系统之间通讯的低水平及高水平通讯协议。观测指标标识、符逻辑命名与编码系统委员会规定要明确并且统一标识实验名称及其结果,这套标准是否适用于POCT仪器将在后面进行讨论。

二、电子医学记录及数据库

床旁检测的结果在电子医学记录中的重要性在前面已经作过介绍了,有许多原因,例如为了便于医学记录的保存及更好地为患者提供医疗服务,现今,电子医学记录有逐步取代用纸记录的趋势,特别是当电子记录的费用已大幅下降的今天。有许多大的医疗集团已经证明了在医学实践中用纸记录的局限性,特别是当一个患者正在多个医学部门接受检查或治疗时,临床医生很难获得该患者的一整套完整的记录。为了有效利用那些较为昂贵的医疗设备,患者有时需要在多个医学部门接受检查或治疗,即使这些医学部门处在同一家医院,要获得这些完整记录都是困难的,更何况分散在各地的医学部门,医生要获得一整套患者的记录则更难了。如果采用电子医学记录则是十分容易的,通过信息系统,多个医学中心能同时获得患者的完整临床及管理资料,例如关于患者的口授的手术记录或出院病历摘要。在大多数的电子医学记录中,实验室数据占据了相当的比例。

一个收集并贮存了大量数据,主要来源于其他计算机系统的信息系统称为数据仓库,与电子医学记录不同的是,数据仓库是用来为临床医生实时提供患者的数据资料,大多数数据仓库还能提供数据库分析,又称为数据采集。执行数据仓库分析就必须知道怎样收集数据及收集的数据之间的关联性。现今医院的数据仓库可能只是收集了患者的管理数据资料,如患者的账单信息或者是管理数据集合了部分临床数据。譬如医院要对患者开展某个外科手术,如冠状动脉旁路术,进行费-效分析以便知道开展这类手术医院的收益情况,一般来讲,健康维护组织允许医院对治疗各类疾病进行效益分析。总的来讲,医院数据仓库中管理数据要多于临床数据,这是因为临床数据中有较多描述性、文本的及定性数据,而目前尚缺乏能对这类数据进行有效分析的工具。

数据仓库的最大优点就是能够提供即席查询并从中提取定量信息,从而可能从中找出这些数据之间的关联性。尽管目前只有较少单位在采用数据仓库,但据报道,有84%的使用单位认为能较好地满足其设计初衷。当前数据仓库的建设成本在下降,但平均费用仍然在几百万美元以上,并且还不包括社会公共机构的资源。数据仓库的运作必须有客户化的软

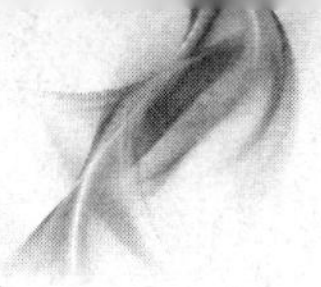

件系统及临床专门知识,不幸的是,目前只有半客户化的零星软件出现并且费用不菲。由于其建设成本高并要求有临床专门知识,所以只有在大型医疗机构才有可能使用数据仓库。在一个拥有多个科室的综合医院里,建设一个数据仓库的费用中相当部分是从其他数据仓库中获取数据,最后,由于只有极少软件工具能够阅读患者临床数据中的文本化信息,故很难对其进行分析。

三、连 接

床边检测的最大优点是为临床医生提供快速的检测结果从而避免因标本运送及结果报告所延误的时间。为了使仪器的制造成本更低廉,仪器制造商们尽可能地压缩仪器的各个功能单元,再者由于仪器操作者们一般对 POCT 仪器发送结果的功能并不作特别的要求,故大多数 POCT 仪器不具备传送结果的功能。因而用户必须将结果抄到患者结果登记本上或者手工输入到计算机里,这样就要花费较多的时间,并且抄有结果的登记本由于未能妥善保管而经常不知去向。

一个经过精细设计的 POCT 仪器接口可以省去为保管患者结果而操心,现今许多掌上 POCT 仪器都有这样的接口,通过它与资料管理站连接,以这种方式一个主系统可以同时与多台便携式仪器相连接。在大多数情况下,这种连接是基于通讯标准的。计算机网络充当数字化信息高速公路,相互联结的计算机以及通过无线通讯接点相连的便携式计算机等已经使得这种联结变得很容易实现。下面将就通讯联结的内容作一介绍。

(一) 标准及目的

早期的实验室仪器与实验室信息系统之间的通讯采用了各种各样的软件和硬件系统,彼此之间各不相同,这样具有鲜明供应商特色的私有化软件和硬件及非理想化的仪器设备与计算机信息系统之间的联结变得十分困难且联结的成本过高。这种混乱状态导致了在美国检测与材料学会下成立了一个专门制订仪器通讯标准的组织,1991 年左右通过并颁布了三个标准方案:ASTM E1381-95 是以 RS-232 系列接口为标准的低水平信号传输方案;ASTM E-1394-97 是关于临床仪器与实验室信息系统之间信息传输的方案;ASTM E-1466-92 是关于在仪器上使用条形码来识别样品的标准方案。这些方案充分考虑了仪器接口之间的通用性,适用于临床实验室中—高数据容量的分析仪器,特别是 E-1466 是与 POCT 密切相关的通讯标准。由于当时自动化标本操作还不十分普遍,这些标准是随着需要的改变而逐步发展起来的。例如美国临床实验室标准委员会(NCCLS)及其所属的自动化委员会起草了一个新的关于临床实验室自动化的标准,其下属的关于标本识别的分委会已经提交了一个新的用于患者标本识别的条形码标准,其适用于在 POCT 仪器上用于标本的识别,后来也用于在中心实验室对于追加样品的识别。

床边检测的工作流程明显不同于临床实验室,ASTM 仪器通讯的标准仅与 POCT 仪器的某些需要相吻合,例如,在临床实验室里,患者的确认及实验项目的安排往往在接到标本时就已经确定并输入到实验室信息系统中,故在分析仪器上就可省去了这些步骤;而在 POCT 操作中,这些患者身份信息及实验项目则与实验结果一同输入到实验室信息系统中。健康水平 7 标准(HL-7)及其子集 ASTM E-1238-97 均涵盖了这些功能,它包括了在卫生保健领域里关于信息系统通讯的接口及患者数据的管理、传输等各方面的内容,然而由于健康水平 7

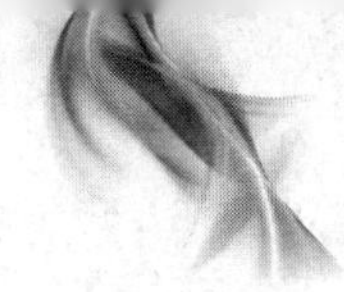

标准的复杂性,使得人们不太愿意在小型仪器上使用该标准。

连接工业协会(CIC)是一个由POCT仪器制造商、用户、信息系统供应商等在2000年成立的一个组织,该协会计划用12~15个月的时间起草一个能在仪器与信息系统之间较好通讯的行业标准,其发展过程及结果在本书的其他章节里将作介绍。由于有许多供应商都参加到这个计划里,故认为它是一个能被广泛接受的标准,这个计划已被美国临床实验室标准委员会通过并将获得持续支持。

(二)数据下载站及其与计算机信息系统的通讯

由于数字键盘及大显示屏将使POCT仪器不便于携带,所以仪器生产商采用了嵌入式数字操作单元。如果数字操作单元有数据传输接口的话,往往仅限于将数据下载到一个外挂的数据管理站。所有的数据要么通过仪器的数据传输接口传输,要么通过手工输入,最后都集中在数据管理站(DMS),DMS能提供额外的数据处理能力,如编辑、质量保证、数据分析、数据报告或者将数据上传到医院信息系统或实验室信息系统中。如果一个数据管理站与多台POCT仪器相连则是十分节约的,因为其消耗并不会增加,而数据管理站与医院信息系统或实验室信息系统的连接费用是十分低的。在通常情况下,POCT仪器只有较少的数据容量,能贮存患者的样品编号、样品测试时间、测试结果及操作者代码等,而数据管理站能整合这些信息并与患者的身份信息链接,且能较长时间贮存这些信息,最后,在数据管理站,操作者还能给测试的结果一些注解,而这项操作往往被操作者遗忘,除非当仪器一完成测试就将结果下载到数据管理站。

由于电子病历的出现,使得实验室数据的电子化越来越重要,这要求POCT数据能够上传至医院信息系统或实验室信息系统中,为了实现这个过程,数据管理站至少应具备两个功能:①收集合并从各仪器来的数据;②确认并传输这些数据到LIS或HIS。除了接收结果外,主机还要能提供患者账单信息及质量保证。传统的LIS与仪器的连接是基于ASTM或HL-7标准的,这也适用于POCT仪器,但要求从仪器及LIS供应商处购买相关软件,这类连接的费用可能要超过1000美元,由于这项工作必须有用户、仪器供应商及LIS供应商三方的合作,故工作往往拖得很久方能完成。由于POCT仪器的数据传输速率低,故常要用到所谓的"流程积木技术",有的也用"抓屏技术"或"终端脚本工具"。微软公司的Visual Basic及Access Database操作软件能在微软视窗下模拟将数据输入到终端,更成熟更复杂一些的脚本工具还可从其他供应商如Microscript等购买。基于大多商业提供的通讯引擎也可构建脚本工具。一种简单、初投入少,无需LIS供应商的通讯系统是极具吸引力的,用PC机模拟终端,通过一系列接口与主机相连或采用仿真模拟软件用网络模拟终端。

为了执行下载,数据管理站启动屏幕捕获软件,脚本软件模拟用户。如果数据管理站是连接在医院网络上,而脚本工具与主系统相连,则可直接进行在网络上连接主机的操作。如果数据管理站是属于某个网络,则要经过调制解调器,通过拨号上网,脚本工具模拟向主计算机拨号,启动在网络上连接主机的操作。完成主机的接入后,数据管理站的脚本工具要查验患者的身份,如果患者的身份信息不在主计算机里,数据管理站能暂时贮存结果,等稍后再传送其结果。同时启动接收患者入主计算机或简单地发出一个错误信号。如果需要,主计算机能够编排实验项目及其实验结果。脚本软件的缺点就是主计算机软件、硬件的任何改动都会影响到提交到终端显示屏上文件的格式及顺序,如果一个试验名称的改变或者实

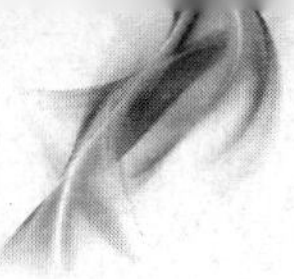

验室信息系统软件的更新均要求脚本软件有相应的改变,否则,脚本软件将不能正常工作。此时,POCT 设备供应商有责任进行适当更新,此外,连接主机的信号线如果存在较大的噪音信号时,捕获/脚本软件也不能很好地工作。大多数脚本软件在实验室信息系统或医院信息系统下载失败时几乎不给用户提供任何错误信息。

当大多用户不经常操作 POCT 仪器时,对数据处理可能就稍困难些,除非设计者已经考虑到出现不可接受的实验结果或者较差的结果是不可避免的,一个较好的设计应有试验时间的记录。对于 POCT 仪器而言,仅有十分有限的按键及小的显示装置,要使仪器很容易使用是尤其困难的,如果在仪器上设置一个能与数据管理站通讯的接口,则可借助数据管理站解决 POCT 仪器在数据处理方面的一些问题。不过,数据管理站在多数情况下还要考虑到市场对其需求。

四、计算机的质量控制和计算机网络

对 POCT 仪器的质量控制类似于其他自动化仪器,定期对仪器及试剂的质量进行检查是由临床实验室管理人员完成的。有些仪器在不需要操作者资格校验及测试试剂或测试条批号情况下就能对试剂或测试条自动完成质量检测。

对质量保证的一系列运算法则可以编辑到 POCT 仪器里,在仪器里输入试验编号、测试频率及质控品的标本类型,例如一份高、中、低值的质控品必须每 24 小时测试一次,如果没有进行质控或质控结果出控,仪器将锁定患者样品直至完成质控品检测,数据管理站或实验室信息系统能对质控数据进行维护并对其跟踪分析。

在美国及世界上许多发达国家里广泛分布的计算机网络已经改变了人们获取信息的途径,在美国的许多地方,医院或家庭已经能够上网,这主要取决于光纤传导技术的发展及人们对快速获取信息的渴望,这种技术的社会及科技影响力是巨大的并将持续显现。有了网络,POCT 仪器或实验室信息系统便能够与网络连接,从而能为患者提供关于自己疾病及治疗方面的信息。

POCT 仪器可以直接与网络连接,但在大多情况下 POCT 仪器是通过数据管理站间接与网络连接。一个计算机网络就是用两台或多台计算机相互连接,彼此之间能够进行信息交流。物理上的有线网络,通常在 2~3 英里之内,称之为局域网(LAN),将两个或多个局域网连接用以覆盖更大范围的网络称为广域网(WAN),广域网可以借用公共通讯设施如电话公司,大多医院所有的广域网能为当地提供医疗服务,大的医疗集团通过广域网将多家医院及其附属机构联系起来。广域网或局域网能对较为分散的机构进行有效的统一管理,在这种管理模式下,随着多个实验室的参与,对这些实验室的集中管理就变得相对重要了,这样能大大提高实验室的效能。许多公共的通讯设施能提供较好的服务,如:高速信号传输线路(T-1 或 OC-3)、模拟线路(拨号电话线路)、低速传输线路(如数字用户线路或 DSL)。

小型局域网的建设费用较便宜(每台计算机连接的费用应在 50 美元以下)并可由用户自己安装,以太网是在办公环境中最为常用的局域网,通过以太网,人们可以共享公共文件、打印机、上因特网或收发邮件等。现今大多数计算机都可以经过简单安装后便能上网,根据

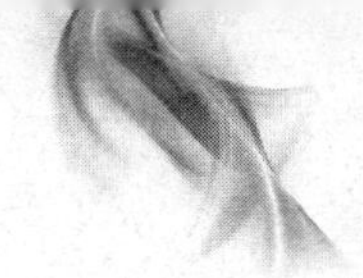

以太网类型的不同,网络传输的速度可以在10~100MB/s甚至更多。

用非屏蔽双胶线连接的以太网称作CAT5UTP,其中10Base T是传输速度为10MB/s的双绞线以太网,100Base T是传输速度为100MB/s的双绞线以太网,1000Base T是传输速度为1000MB/s的双绞线以太网,CAT5UTP支持连接距离在100m以内,传输速度为10MB/s,或者距离在30m以内而传输速度为100MB/s;细线10Base 2以太网(10MB/s,最大距离为200m)采用的是类似于电视信号传输的细同轴电缆线,粗线10Base 5(10MB/s,最大距离为500m)用的是粗同轴电缆线,不过这种类型的电缆线现在已不常用。光纤对信号的传输速度较非屏蔽双绞线更高,传输距离也远,这种优点能补偿投入到光纤建设中的费用。

(一) Web概念

Internet的前身是美国国防部高级计划研究署通讯网络,该网络是在1969年建成为改善美国政府与国防研究机构之间的通讯联系,命名为APPANET。在1987年该网络由美国国家科学基金会接管,到1995年,该网络开始向公众开放并投入商业运行,从而成为全球性网络。

网络浏览器十分方便于人们在Internet上传递或接收信息,从而广为流行,用这种手段,用户可以与网络服务商产生关系。在网络上,只要使用一种超文本标识语言就既能使用文本文件又可使用图形文件,有研究指出,用超文本标识语言还可从网络服务器中显示实验数据。浏览器软件几乎能与所有的台式电脑或网络主机兼容,浏览器也可以作为硬件的一部分安装到网络的终端中使其具备浏览功能,网络浏览器在医院里特别适用,方便用户随意查询患者结果。

随着网络的兴起,一大批网络服务商应运而生。人们可以通过拨号上网,借助网络,人们可以很方便地为远方用户提供实验室数据或直接进入到储存有POCT结果的主数据库。同样的,远方的数据管理站通过网络还可以从中心数据库中下载数据。当然也有部分人还不太习惯使用网络进行通讯而宁愿使用电话通讯(考虑到网络的安全性),但不管怎样,将网络应用到POCT中已成为一种趋势,因为它使人们在家中就能很方便地获取POCT的结果,或者根据自己的要求获取相关的医学信息,患者之间也可以相互交流就医心得。

(二) 基于医院或卫生保健系统的无线通讯

大多数计算机网络都是通过铜线或光纤来连接的,现今一些医疗机构也使用无线通讯设备从而能为用户提供移动通讯能力,例如一个带着心电监护器的患者可以在医院内行走,随身携带时刻与网络连接的计算机的医护人员也能在医院里活动。移动通讯能力使得POCT仪器能在移动过程中使用并始终与网络的主机连接,这样,POCT操作者无论是在行走中抑或在病房里均能完成实验并立即下载结果,同样的,借助无线通讯技术,医务人员可以在患者家里执行POCT实验并与医院的中心计算机网络通讯。在无线通讯系统中,习惯上将固定的通讯站点称为无线通讯节点,无线通讯能改变通讯节点与移动设备之间的距离,例如移动电话能在距通讯节点几英里的地方完成通讯,而红外线数据协会推荐的红外线通讯设备仅限于距通讯节点1~2m的距离内操作。在无线通讯网络中将通讯节点能覆盖的区域称为服务区,对大多数网络而言,可能同时有多个服务区,彼此之间由分配系统而连接(图4-1),从而形成一个局域网。

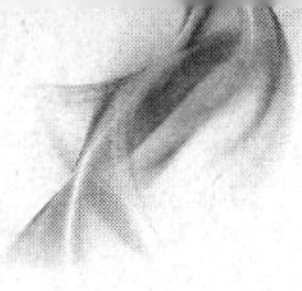

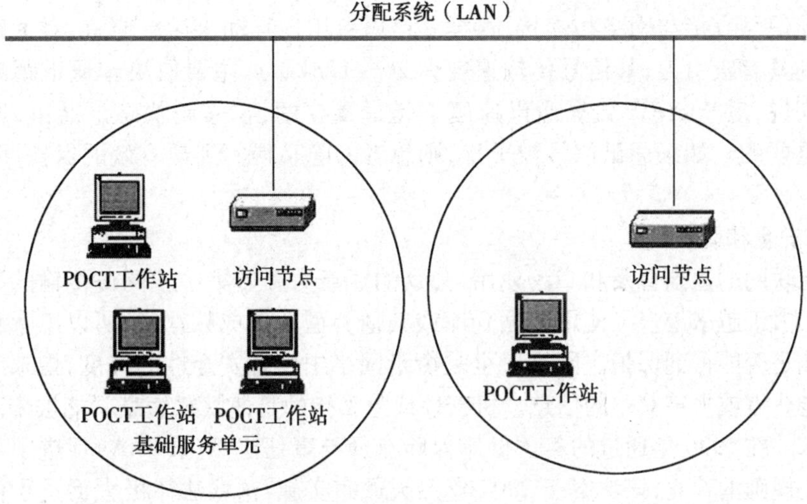

图 4-1　无线网络的拓扑结构

在医院的无线网络中要用到两种技术，红外通讯技术及无线微波扩频技术（SSRF），红外线通讯设备是在红外线数据协会通讯标准的基础上发展起来的，它可以用作便携式 POCT 仪器与一个网络之间的通讯，由于其价格较低（1～2 美元），多个红外线通讯设备可以同时与一个网络通讯接口连接，红外线通讯设备十分类似于家用的电子接收器，其传输速度在 115kB 以下，传输距离在 1～2 米，尽管它们还不足以支持一个局域网，但它们还是能够收集数据并将其传到网络的通讯接口上。

SSRF 的最大优点是不受物理障碍物的限制，而红外线通讯设备则不能。常选用的微波频率为 2.4GHz，大多数通讯距离限制在 100～800 英尺，覆盖大约 50 000 平方英尺的范围，那么一家大型医院则可能需要多个服务区才能完全覆盖。建立一个无线通讯接点（固定的信号发射—接收站点）的花费估计在 150 美元以下，一个移动网络的连接费用在 50 美元以下，尽管其费用还在下降，但较有线通讯网络而言其费用要高出很多，如果计算花在线上的花费可以拉近其费用上的差距，在大型医院可能要建 50 个以上的服务区及数千台移动通讯设备，使得其总费用仍然很高。但如果考虑到有线网络中投入到电缆线及对电缆线的维护更新上的花费，则无线网络的价格还是十分诱人的。为了确保通讯安全及传输过程中的信号冲突，则网络中应使用跳频技术或扩充带宽，经典的信号传输速率为 1～2MB/s 或 10%～20% 以太网信道。不像许多大功率移动通讯设备，低功率的 SSRF（其功率低于 1W）可以大大减少医院其他电子设备对通讯信号的干扰，这对于 POCT 仪器来说是一个理想的选择。总之，如果 POCT 仪器使用了 SSRF 技术则使其通讯更方便，可以广泛安装并适合于移动。无线网络总是能够满足无线通讯设备的需求，特别是在无线通讯节点与移动通讯设备之间距离还在不断增加的情况下。随着移动通讯设备数量的增加，信号传输的速度要比设计的最大传输速度慢。

移动电话、寻呼机等公共通讯设施使得用户能在医院外就能随时与医院网络连接，就像一个局域网，医院可以购买一个移动信号的调制解调器，这样，患者或医疗服务对象在医院附近就能与医院的中心数据库链接。在发达国家里，这种通讯方式是从事家庭医疗

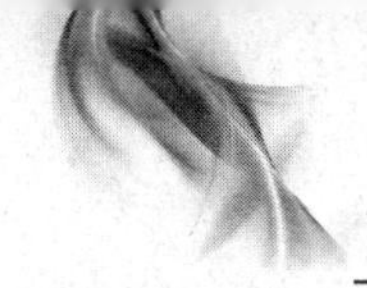

服务工作人员的理想选择。在许多大城市里,有的通讯服务商能提供移动信号的调制解调器使移动信号直接与网络相连接,这样其通讯费用比移动电话更便宜,对远距离通讯用户来说特别具有吸引力,其信号传输速度为20~128kB/s,主要取决于通讯距离及信号质量。总的来说,对于POCT数据通讯速度不是最重要的,在移动状态下通讯,通讯的质量才是最为重要的。如果通讯信号被干扰,则患者的隐私得不到最有效的保护,除非对传输信号加密。

(三)安全和隐私

随着互联网的逐渐普及和广泛使用,公众的注意力开始集中于网络传输的数据安全性上,同样的,由于越来越多人使用数据仓库或其他类型的集成数据库,所以患者就开始担心他们的隐私是否能得到保护。网络安全是衡量网络中信息安全性的尺度,指未经授权的人或机构不能获得或损害其中的信息。机密性或隐私指的是使敏感信息不能被未获授权的人打开的技术。在1996年通过的美国健康保险流通与责任法案(HIPAA)促进了对患者隐私保护的相关规则的建立,该法案于2003年春天颁布实施,这项法律极大促进了信息提供者对患者隐私的保护。

网络和信息系统极大方便了医疗卫生机构获取患者的结果,同样也极大方便了某些未经授权的机构或恶意使用者获取患者的结果。连接在医院网络上的POCT仪器随时都有可能遭受到侵袭,他们能通过使用一种类似于病毒的软件改变仪器的校正参数或仪器的某些功能。数据管理站也有被恶意入侵的可能,从数据管理站到实验室信息系统传输的有关某些名人的信息有可能被截取,然后散发或卖给杂志社。

要使网络传输中的隐私信息进行有效管理并保证其安全就须使用一些技巧或安全技术。要维护信息安全最常用的技巧就是给传输的信号加密,如果密码选择不恰当也很容易被破解,因此,要时常更改密码或巧妙地设计密码使之不易被猜到,例如安装在护士站的POCT仪器由于大家共用一个密码,故其数据的安全性就得不到有效保护。

对于网络或信息系统而言,也须使用适当的技术来保证信息的安全,其中包括前述的加密技术。此外,网络还需要设置防火墙或电子屏障以防外来者入侵。当然,这些防火墙或者电子屏障还是难以防止从内部入侵,自然也增加了网络或计算机系统的管理难度。

使用监视系统能有效提高网络数据的安全度,但需要经过严格专业训练的网络管理人才。HIPAA规定在互联网上必须使用加密技术,因为互联网是一个开放的网络,私人信息很容易被窃取。

网络安全的最大问题是许多能破解网络的技术的不断涌现,因而要求有更先进的网络维护措施。譬如,可从Internet上随意下载的自动化网络破解工具能让一个高中生就可入侵到一个防护得很好的网络中去。这样,网络信息的管理者就必须不间断地监视自己的网络。此外,还有一些网络病毒也在不停释放,它们可以攻击办公软件系统或计算机系统。因此,要求POCT设备中必须安装有效的网络防护软件,仪器使用者也应制订相应的措施,有效保护系统中隐私的安全。

五、自动化和远程医疗

Felder已描绘出一些自动化的POCT设备,这些仪器是部分自动化的并能被远距离监

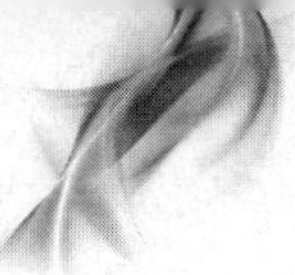

视，常常是一些颇有经验的实验室技术人员坐在中心实验室内对这些 POCT 仪器进行远距离监视。事实证明，一些自动化的机械手臂能将血液样品自动放入的血气分析仪其使用过程中的费—效比并不划算，而使用人工加样，可远距离监测的且能释放结果的分析仪更经济。能床旁检测并带有远距离监视器的仪器既避免了样品运输，又满足了床边检测的要求，这种类型的仪器现今已有许多公司能够提供。

在 POCT 仪器产生结果并将其在临床上应用之前，远距离控制仪器并远距离查看结果对于操作较为复杂的仪器来说是十分重要的，例如多参数血液化学分析仪及血细胞计数仪。然而，大多临床工作人员在使用仪器结果之前不可能确认仪器功能是否正常，而实验室工作人员主要关心仪器参数是否正确，有没有检测错误发生，并不太关心实验结果的临床应用。对每一个区域的 POCT 仪器不可能专门配备一名技术员，最经济的办法就是将多个区域的 POCT 仪器参数及实验结果传输到中心实验，由实验技术人员确认仪器的工作状态并查看结果后再发回至各自的检测点。

六、POCT 结果的管理

一旦 POCT 完成检测后其结果应立即整理到患者档案中，当然最好的办法就是进行实时通讯联结，这样临床医生就能及时获知患者的有关信息。对于有些患者信息，如危急值则意味着对患者要立即采取对应的干预治疗措施。在这种情况下，如果实验是由非实验技术人员完成的话，他们可能并不知道这些危急值意味着什么，这样，POCT 仪器或与其相联结的信息系统若能识别危急值并向实验操作人员发出警报，就能及时通知临床医生并随即将结果传给他们，确认结果被收到并了解其临床意义，否则患者将处于十分危险的状况也得不到及时的救助。对于 POCT 仪器而言，最简单有效的办法就是在仪器中设置危急值的自检程序并发出警报，当然后面的工作就取决于实验工作人员及临床医生了。作为一种选择，人们还可借助于一种更复杂的、实时与医院信息网络相连的设备，通过它，能将检测的危急值通知给实验技术人员并向相关医生发出警报。

（一）POCT 结果的通讯策略及对结果的分类

通过 POCT 设备检测的患者结果一进入到患者的资料库，决定其价值就在于立即让临床医生知道结果并采取相应的措施了。当然，同时检测的结果可能有很多，所以有可能这些结果就会被延迟通知给医生或等到医生偶尔查看患者档案时才会发现这些结果。

许多年前，美国波士顿大学的 Metriplex 进行了一项有益的尝试，他将一个能查看文本信息的寻呼机与该大学医院门诊患者的实验室信息系统相连，由医生设置一定条件，将能满足该条件的实验信息系统中的结果自动传给寻呼机，这样极大地改善了对患者的治疗。这项成果最后演变成了实验警报系统，一种小型的掌上电脑联结一台寻呼机，经过多年的使用，它已能对患者发生脓毒血症时及时向在家休息的医生发出警报。

价格便宜的数字式及文字—数字式寻呼机已解决了老式警报系统的许多问题，当今的文字—数字式寻呼机能通过电子邮件接收信息，同时，发出信息更灵活，发出的信息量也大。数字寻呼机对设备及软件的要求最简单，使用也几乎不受限制，但其信息有时容易出错，或

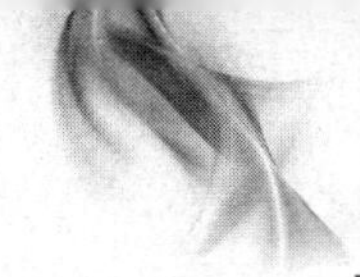

被丢失、延迟等。对于这种寻呼机,发出信息的人总不能知道信息是否被收到,对于更复杂一些的寻呼机,也有信息延迟的现象。

寻呼机最大的问题是太过频繁地使用,如果寻呼机接收的警报信息太多则医生往往会疏忽它,这样它也失去了它应有的功能。最好是能装入一个信息过滤系统,能满足条件的信息才发出警报,这个信息过滤系统最好能满足不同的需求,适合不同的人。例如神经科医生选择抗惊厥药物浓度超过实验室危急值上限而不愿发出警报,直到血液中该药物浓度达到10mg/L时才发出警报,所以这种警报过滤系统要针对不同医生—患者组合而设定。

目前已有公司开发出了更复杂的警报信息过滤软件包,它能编辑许多不同的信息过滤设置并随时查看这些设置,还能设置医生的工作时间表并告知在不同时间里医生的联系方式,因而它适合不同的人使用。对于警报信息它能多次发出警报直到获知该警报被接收为止,如果在设定的时间段不能收到警报被接收的信息,它会自动向预备呼叫人发出警报。通过电子设备发出警报已经被广泛使用,如寻呼机、传真机、电话、有声电子邮件等。在临床实践中,电子警报设备应在警报发出并确认信息被接收后能自动关闭警报。

(二) 对POCT结果的解释及专家系统的应用

现今,许多信息系统供应商提供的系统能根据用户自定义的运算法则进行一系列逻辑运算,其结果能为临床提供实践指导,例如对实验项目的选择、结果解释、下一步的措施及是否将结果通知临床医生等。这些运算法则多是基于对前期许多实验结果的总结而作出的,信息系统供应商习惯称这些能指导实践的运算法则为“专家系统”。实验信息系统的报告中还附有利用相应的逻辑运算法则对报告的实验结果作出的解释。

逻辑运算能减少不必要的实验,例如对前期实验结果的总结、通知临床医生实验结果的临床意义或者暂时停止不恰当的实验申请。不过,大多数的POCT仪器只能贮存少量的实验结果,也不能进行逻辑运算,这样,专家系统的功能只能依靠POCT仪器与预编逻辑运算规则的计算机通过无线联结来实现,“专家系统”还能借助数字—文字式寻呼机及时将POCT检测到的不寻常结果或能危急患者生命的结果通知临床医生。其实最理想的情况是,“专家系统”的逻辑运算法则能与每个临床医生实践模式相吻合,然而现实的情况是,在运行的条件下实现对拥有数条运算法则的“专家系统”进行有效管理是一件十分困难的事情,哪怕每个医生只有很少的要求,累积起来其运算法则仍然是十分繁杂的。

要解决这些问题的一个有效的办法就是让每个临床医生自己定义各自的运算法则,现今的“专家系统”的维护是在一个大型的主服务器上完成的,将来的情况可能是在某位临床医生在需要时能启动自定义的逻辑运算,或者是将公众的逻辑法则演变成能符合绝大多数人实践模式的法则。另一方面,要保证基于计算机的“专家系统”的正常运行就需要有一定的管理和专业技能,例如一般不能容许实习医生更改“专家系统”的运算法则,但可以添加个人过滤程序,以便与各自的实践模式更好地吻合。基于计算机运行的“专家法则”只有与无线通讯网络形成一个有机整体,才能在实践中有效减少错误的发生,从而为患者提供更好的医疗服务,这是一个全新的且充满诱惑力的领域,许多工作仅处在探索阶段。

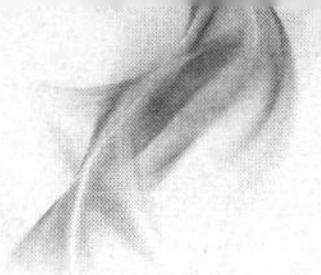

第二节　重症病房中的POCT信息系统

在重症病房中,医生最迫切的工作就是寻求对危重患者的准确诊断、监测并制订相应的治疗措施。因此,对危重患者将对其酸碱平衡、电解质、血液学、凝血状态及心脏功能的检测等特别关注。相应地,对中心实验室的要求也提高了,希望对危重患者的标本能快速、准确地检测。事实上,对于危重患者而言,因为病情的发展是十分迅速的,如果不能及时检测标本的话,那么实验室检测的结果将很快失去意义,对临床的诊断和治疗的意义则不大。

一、信息时代的实验室医学

实验医学已进入信息年代,在过去,实验室对技术的要求特别高,只有接受过严格培训的人才能胜任这里的工作。实验室工作人员更多关注的是实验技术,而对实验结果的临床应用价值则关注较少。而现在,由于高度自动化的分析仪器代替了手工操作,计算机控制着实验分析的过程,因而实验室的操作变得相对容易了,实验医学的焦点就转向了改进实验室的信息管理方面。

医院中心实验室每天可能要不断接收各种急诊和非急诊标本,因而中心实验室不可能按医生的要求在希望的时间里检测标本并传送结果,故给人的印象是中心实验室的工作效率并不很高。而对于医生而言,总希望自己送检的标本能尽快地发出报告,以缩短“治疗周转期”,故在送检申请单上标注“急诊”,而对实验室来说,很难区分真正急的标本,从而使问题变得复杂了。另一方面,实验室工作人员很难真正体会到临床医生的急切需要,故不太可能按医生的要求及时发出报告。实验室工作人员习惯于实验室的工作模式,对临床上危重患者的紧急情况印象不深,远离患者,没有身临其境的感受。要解决这些问题,无外乎两点:一是修改实验室的工作模式;二是解决实验室信息管理。归纳如表4-1所示。

表4-1　中心实验室中配备POCT设备的快反应区

重新设计实验室工作模式,从分散模式到一体化模式
计算机控制的高度自动化的应用:从样品收集、标本运送、标本接收、标本检测到结果报告等。建立快速反应系统
整合普通标本的检测
普及LIS,使之符合工业标准,更好地解决实验室与临床的需求
在LIS中,采用最先进的通讯技术,使实验结果能快速发出
在中心实验室的协调下,将POCT检测广泛分布到临床各病区

二、快速反应实验室和实验室信息系统

在许多城市,随着医院逐步合并形成大的医疗集团,从前分属于各家医院的实验室不得

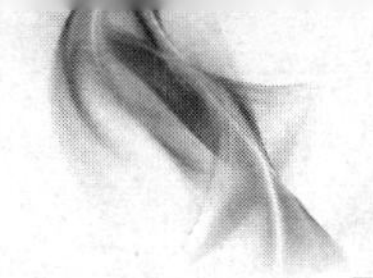

不重新估价其功能,合并后的医疗集团开始考虑节约化经营,因此,临床实验室的网络化便应运而生。它们主要针对非急诊标本的检测,在这种情况下,有的实验室便转向于专门检测急诊标本的快速反应实验室。

不管医院中心实验室是否遭遇到网络化的挑战,其始终必须充分满足临床的需要,一是要对中心实验室进行重新设计,辟出一块专属快速反应的实验区,或专门成立一个快速反应实验室。快速反应实验室必须按照急诊工作模式来运作,尽可能对标本做到快速检测,缩短“治疗周转期”。重要的是,急诊工作区的工作人员能了解危重病的实验要求,以便能满足临床急诊实验工作的要求,更好地提供服务。

随着医院中心实验室工作的改进,医院实验室信息系统也获得了长足的进步,使之能有效管理经过重新设计的中心实验室,并方便临床用户与实验室的沟通。实验信息系统要能跟踪进入实验程序的样品,并根据要求能显示其当前状态。要改进实验信息系统就必须重新规划医院的布局,要建立一系列工作站,如实验项目准备工作站(负责实验项目的编排并将其输入到实验信息系统中)、标本接收及准备、传送等工作站,条形码阅读器工作站(识别样品)、实验处理工作站及记账等。实验信息系统必须使用“防火墙”之类的技术以解决通讯中的安全隐患,获取患者的信任,特别是使用 Internet 或企业内部网来传送命令或实验室结果时。

(一) POCT 实验

不管前面描述的快速反应实验室的工作效率如何,运转是否成功,它依然会碰到标本处理过程中的瓶颈问题,这对于危重患者的送检-回报时间仍然不是最理想的。一个解决办法就是将中心实验室的急诊区分散到危重病房中去,这种运行模式就是 POCT,用其他术语来描述为“床旁检测”、“分散式或非集中化检测”、“地点转换检测”、“点对点实验”等。在 POCT 中,病区工作人员(医生、护士、治疗师等)是诊断实验的执行者,由于 POCT 对临床急需的实验提供实时检测并能立即报告结果,方便进行快速诊断、治疗及监测。

大量新技术的发展为 POCT 的实施奠定了基础。性能可靠、小型化的生物传感器现今可以大量生产,可用它来分析血液中的组分。POCT 仪器现在可以做得很小,使用可配置的下拉式菜单及方便用户使用的软件来操作。由于这些优点,病区工作人员可以在不经过严格的实验技术培训的情况下很容易学会操作这些仪器。中心实验室在自己的快速反应区也配备 POCT 仪器,由于这类新设备十分方便使用并能快速处理血液样品,故 POCT 仪器在危重病区是十分受欢迎的。

(二) POCT 设备

为了弄清 POCT 仪器的某些性能及其对信息处理方面的特征,所以要全面了解现今市面上的 POCT 仪器。POCT 设备可以描述为分析仪或监测器(图 4-2),分析仪采用生物传感技术来分析患者分离样品中的组分,而监测器反过来讲是测定患者血流中的组分,它又可以分为体内及体外监测器两种。POCT 分析仪可能在大小及外形上有多种变化,但其最基本的单元则是几乎相同的,包括加样孔、生物感应器、校标液、废液排放系统、监视器及打印机等。经典的 POCT 设备包括血气、电解质、血糖、血液学及凝血状态等有关参数、心肌标志物及药物浓度分析仪等,有些单位也采用 POCT 仪器对孕妇进行评估、尿液分析及毒物检测。

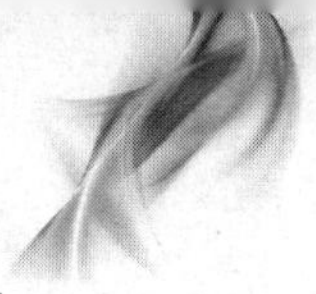

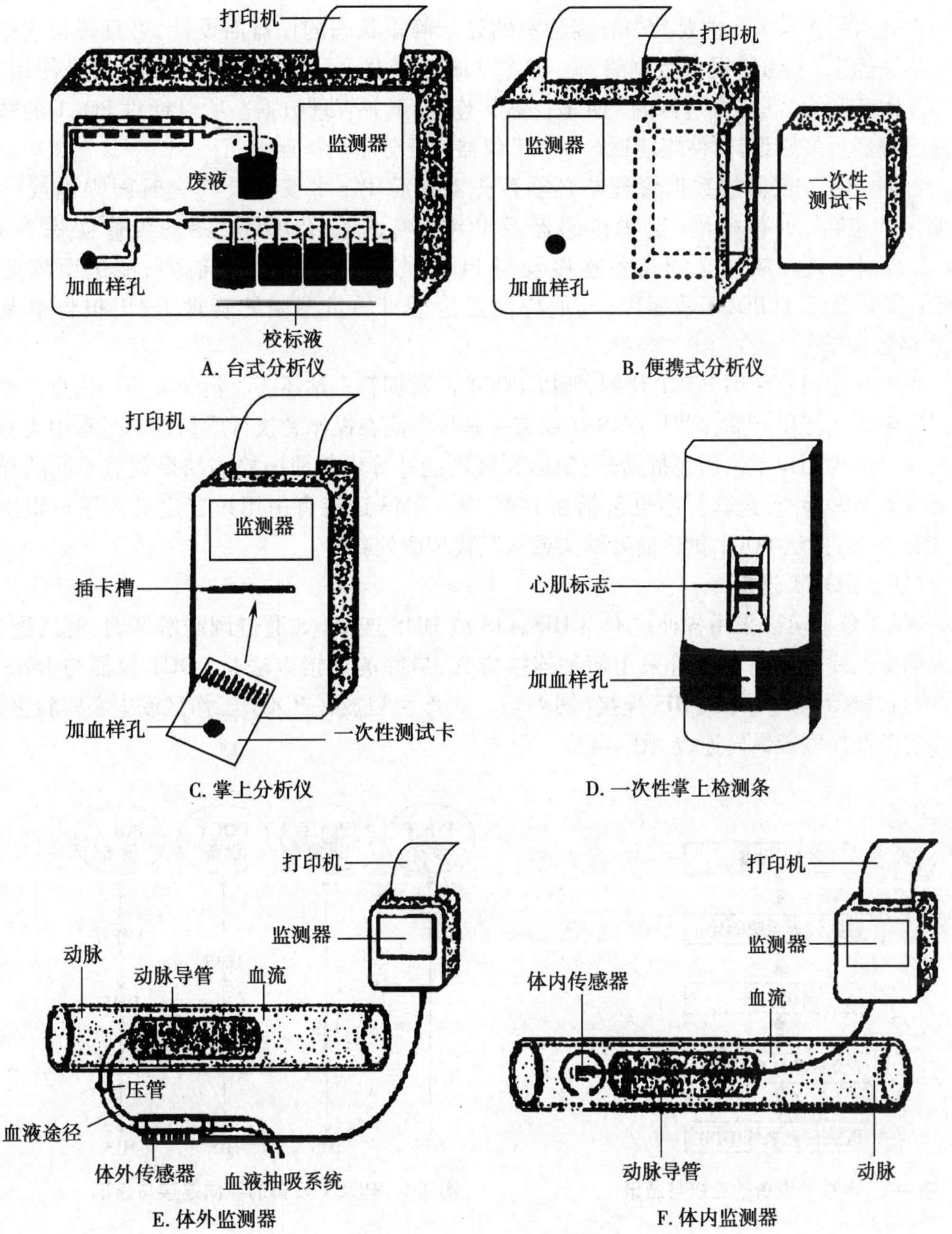

打印机
监测器
废液
加血样孔
校标液

A. 台式分析仪

打印机
监测器
一次性测试卡
加血样孔

B. 便携式分析仪

打印机
监测器
插卡槽
加血样孔
一次性测试卡

C. 掌上分析仪

心肌标志
加血样孔

D. 一次性掌上检测条

打印机
监测器
动脉
动脉导管
血流
压管
血液途径
体外传感器
血液抽吸系统

E. 体外监测器

打印机
监测器
体内传感器
血流
动脉导管
动脉

F. 体内监测器

图 4-2　各种 POCT 设备

各种 POCT 设备在外形及大小方面各有不同，但其基本的构件却大致相同。A ~ D. 参阅图中说明；E. 这种 POCT 监测仪是用多个传感器列阵，在体外贴附在与静脉或动脉导管相通的血液抽吸系统上进行监测；F. 体内传感器经一个微孔管连接到动脉导管中去监测

（三）POCT 中的数据管理系统

在 POCT 中数据管理系统是至关重要的，中心实验将它们的实验仪器直接与商业提供的信息系统相连并通讯，如果 POCT 仪器安装在中心实验室里，它处于非移动状态，那么它

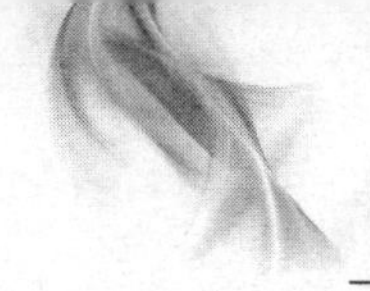

也可直接与实验室信息系统通讯。

商业可提供的 LIS 主要为中心实验室的处于静止状态的仪器而设计,可直接与这些仪器相连并通讯,并为之提供数据管理。这些 LIS 为经过严格培训的实验技术人员使用,但 LIS 不太容易与位于多个病区的 POCT 仪器相连、通讯并管理数据。所以针对 POCT 的数据管理必须经过特别设计,使之能适合 POCT 仪器广泛分布的特点。

针对 POCT 仪器的数据管理站必须首先能跟踪 POCT 仪器及其有时间限制或一次性使用的组件,如校标液、生物传感器及 POCT 测试条、POCT 仪器的维修及保养等。POCT 数据管理站软件必须具备连接及与 POCT 仪器双向通讯的能力,能远距离监视 POCT 仪器及维护 POCT 数据库,其他特性还包括对质量控制的管理、发出报告单及定期储存数据等。

由于有多用户使用 POCT 仪器,所以 POCT 的数据管理站还要收集个人用户信息以便在他们需要时能提供帮助,同时,DMS 还要有一套程序能在操作者执行质量控制过程中当有问题出现时能为用户提供预先帮助,逻辑运算规则能计算出与前面检测结果截然不同的异常结果并能及时检查,这套程序也包括在 DMS 中。DMS 还应有由用户自定义的用户识别功能,DMS 能直接从 POCT 供应商处购买或从其代理商处获得。

(四) POCT 连接

POCT 仪器可以采用各种技术与 HIS、LIS 或 DMS 连接(如通过调制解调器、有线连接、以太网或无线连接等),不管采用何种连接方式,最好的连接方法是 POCT 仪器与 DMS 连接,然后,DMS 再与 LIS 或 HIS 连接(图 4-3)。DMS 可以放在 POCT 工作区或中心实验室里,有许多种选择实现纵向连接(图 4-4)。

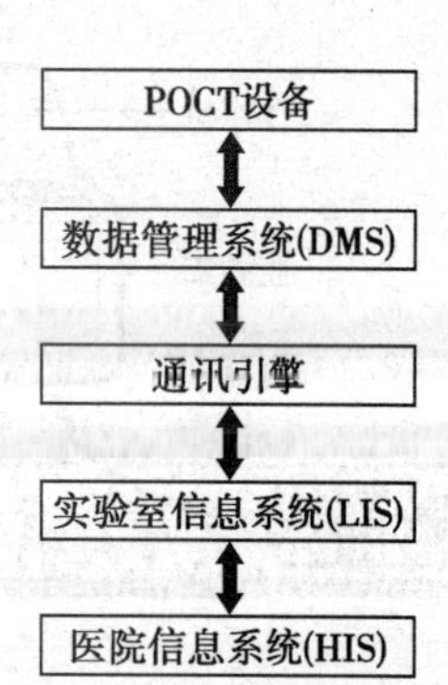

图 4-3 POCT 设备的连接与通讯

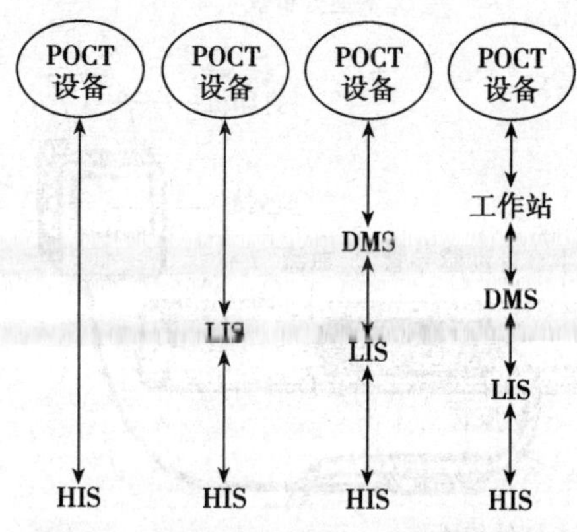

图 4-4 POCT 设备的纵向连接与通讯

POCT 连接采用直接电缆是十分麻烦的,用调制解调器连接速度又太慢,最好的方法是分配有 TCP/IP 地址的医院内部网络与 POCT 仪器或 DMS 工作站连接;采用无线传输方式将 POCT 仪器信号传到 DMS 已有人使用,但考虑到无线传输频率及可能存在的物理屏障能损耗传输信号,故要求安装无线传输节点或网络接线器。

对于掌上 POCT 仪器,由于其分布广泛及不间断移动特点,故连接又提出了新的要求,仪器连接及数据传输从掌上仪器要通过基站或扩充端口,有许多种方法来连接基站与 DMS 并传输数据,如图 4-5 所示。关于这一点人们可以咨询相关供应商寻求技术支持。

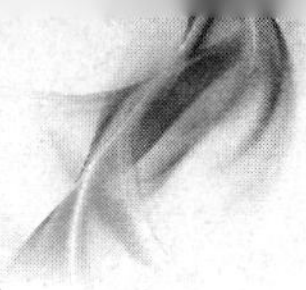

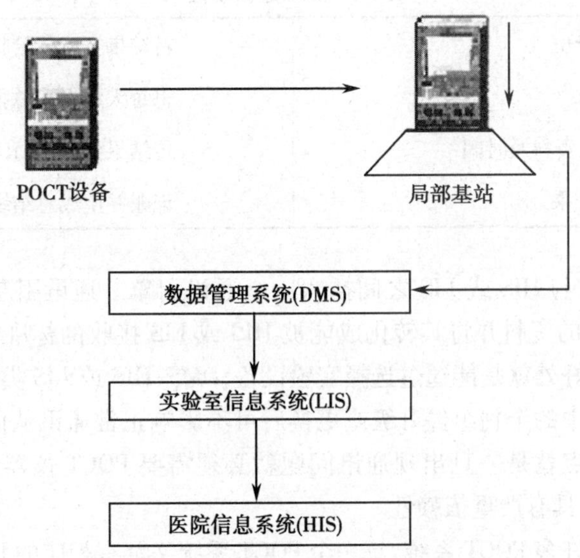

图 4-5 掌上 POCT 设备的连接与通讯

(五) POCT 通讯

在成功连接 POCT 仪器后,POCT-DMS 工作站到 LIS 或 HIS 的通讯方案就必须确立。许多医院不选择 POCT 仪器与 HIS 或 LIS 通讯,没有这种通讯,POCT 仪器的数据将不能进入到 HIS 或 LIS 中,除非采用手工方式输入,手工输入又要求人的注意力高度集中并花费时间,效率低且往往导致错误发生,即使在最好的状态下,手工输入的结果也是不确定的。

有两种水平的 POCT 仪器通讯,如图 4-3 所示。首先是 POCT 仪器必须与 DMS 通讯,这种水平的通讯不太复杂,如果 POCT 仪器及 DMS 是从同一供应商处购买的话,其通讯就相对简单得多。要保证有良好的数据通讯效果的话,真正具有挑战的是第二水平的通讯,当一方供应商提供的 DMS 要和第二方或第三方购买的 HIS 或 LIS 连接时。连接的标准方案有工业标准(ASTM 或 HL-7)或私人供应商提供的非公共标准。如果采用非公共连接标准的话则要由 POCT-DMS、LIS 或 HIS 供应商及医院共同努力来决定通讯质量,所有通讯界面必须定期更新。

从 DMS 到 LIS 或 HIS 的通讯中最常用的是脚本通讯,有时又称为“终端仿真技术”,在这种脚本通讯中,DMS 调用一个程序,该程序能模拟试验的全过程(表 4-2),并将 POCT 数据从 DMS 载入 LIS 或 HIS,用脚本的方式在 LIS 终端上模拟键盘输入。

脚本仿真通讯技术的不足之处在于随着 LIS 的定期升级,LIS 或 HIS 数据传入显示屏的任何改变均要求脚本通讯界面有相应的更新。另一方面,对于 POCT 通讯来说,脚本通讯是一种性能十分稳定,相对便宜且麻烦较少的通讯手段。

也有许多电子化的,非脚本类型的通讯手段应用于 DMS 与 LIS 之间的通讯,这些通讯是双向的。HIS 或 LIS 中提供患者的信息,同时 DMS 通过主机自动提问选取一个关于试验的命令代码,DMS 再将从 POCT 仪器中获取的数据与患者记录链接起来并传入 HIS 或 LIS 中。

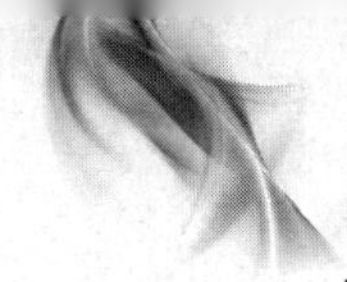

表 4-2 脚本通讯功能

确认患者身份	将结果实时传给临床医生
试验的请求	将每天结果汇总报告
编排 POCT 资料及时间	传结果到 IS 或 HIS
确认试验结果	记账并生成总结统计数据

还有就是在 DMS 与 HIS 或 LIS 之间插入一个通讯引擎。通讯引擎能从 POCT 仪器或 DMS 中获取任何形式的资料并将其转化成能被 HIS 或 LIS 接收的标准语言(图 5-3 所示)。使用这种设备的最大好处就是能通过选择实验设备、DMS、HIS 或 LIS 类型使通讯正常进行,也就是说在通讯环节中的个别组件升级或更换后可不影响正常通讯从而保证 POCT 数据管理的稳定性。它的缺点就是一旦出现通讯问题就必须需要 POCT 仪器、通讯引擎及 LIS 或 HIS 供应商提供帮助,具有严重依赖性。

一个单位可能有许多 POCT 系统,每一个 POCT 系统又都有相应的 DMS,在这种情况下,每个 DMS 与 LIS 之间的通讯是单独分开进行的,如图 4-6 所示。另一种情况就是 DMS 分别与多个 POCT 工作平台连接通讯,同样的,DMS 也与 LIS 连接通讯,这种通讯方式更优越。单通道的 DMS-LIS 通讯方法更便于数据管理及对 POCT 数据库的维护,同时也减少了人员培训及在通讯软、硬件、连接及通讯方面的投入。更重要的是,所有的信息都集中在一个 DMS-LIS 中。有的 POCT 仪器供应商生产的 DMS 不仅与他们自己的 POCT 产品匹配还能与其他品牌的 POCT 产品兼容。目前,据我们所知,有两家独立的 DMS 供应商(RALS-Plus 及 Quick Suite)是专业的 POCT-DMS 产品生产商,能提供各式各样的 POCT 仪器并能提供 DMS 与 HIS 或 LIS 连接、通讯服务。

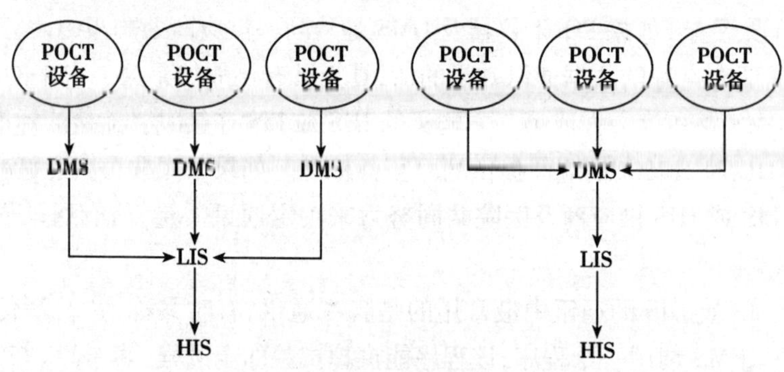

图 4-6 POCT 与数据管理系统(DMS)的整合

三、重症病房里的 POCT

在医院里,POCT 仪器有可能没有被连接或通讯,只是作为单独一台仪器使用而已,或者将其与 DMS 或 LIS 连接并保持通讯。在重症病房里,POCT 仪器有可能与其他生理监测设

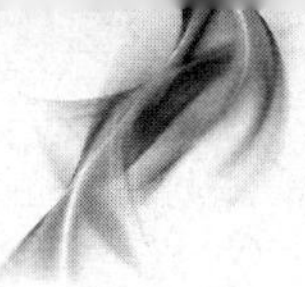

备连接在一起从而组成 ICU 的有机监测整体。在这种情况下，就又给连接及通讯提出了新的挑战，监测设备的供应商会采取各种方法将其设备除了与生理监视器连接外还要与第三方提供的 POCT 仪器相连。

假如 POCT 仪器直接与生理监视器相连的话，那么 POCT 结果就能直接显示到床旁生理监视器上，至于 POCT 结果的管理、建库或进一步传给 DMS、LIS 或 HIS 则取决于对后面几个问题的回答。①是否床旁的生理监视网与 POCT-DMS、LIS 或 HIS 建立连接并通讯？②重症监护的临床信息系统是否建立并能管理所有监护系统的数据资料包括 POCT 结果？重症监护临床信息系统（CIS）是否与 DMS、LIS 或 HIS 建立连接？当然最终的目标是要将 POCT 仪器与 ICU 床旁监护系统建立连接并将 POCT 结果自动传给 LIS 或 HIS，不管怎样，这个目标还很少能实现。

（一）连接标准

在过去几年里已有许多机构着手建立针对 POCT 网络构建、POCT 仪器连接及结果传输的一些标准，这些机构包括美国国家标准协会（ANSI）、国际标准化组织（ISO）、电气和电子工程师协会（IEEE）、美国实验与材料学会（ASTM）及健康水平 7 组织（HL-7）等。随着这些标准的逐步完善与改进，POCT 仪器的连接变成“即插即用”，POCT 系统的连接与通讯变得相对简单了。最新的 POCT 仪器的连接通讯标准“POCT 1-A”可以从美国临床实验室标准委员会（NCCLS）网站上随时下载（www. nccls. org）。

（二）医生对 POCT 的申请

中心实验室执行实验时总是要有医生的申请，事实上，在 POCT 中则往往没有等到医生申请时已开始执行实验并获得结果，对于 POCT 而言，医生的申请可能被认为是临床工作人员一个不必要的工作之一。在医院的规章中必须明确医生对于 POCT 的申请是否必要。没有医生的申请或者医生的申请没有输入到 LIS 时，即使产生了实际的效果（如 POCT 结果传入到 LIS 或 HIS 中），LIS 将不提供访问代码并认为没有标本被处理，也没有检测结果出现。当然没有医生的申请亦可产生一些纠纷，如该实验是否属于医学上所必需，实验记费及实验编码等方面。政策中没有 POCT 申请的规定则有利于工作，假如 DMS 与 LIS 或 HIS 连接并通讯的话，那么实验申请可以以脚注的形式生成，因此，只要后来补上一个“丢失”的 POCT 申请再获得一个可查看结果的访问代码即可。

（三）数据管理及数据管理系统定位

中心实验室的实验结果可应用 LIS，根据一个可被接受的实验室标准进行管理，有许多手段可应于对 POCT 结果的管理，目前，有许多 POCT 工作区不将其结果传入 DMS 进行管理，然而最好的方法还将 POCT 结果由中心实验室按数据生成的方式进行管理。

一旦医院一致认为 POCT 结果应该被管理的话，下一步就是要决定 POCT-DMS 工作站应建在什么地方，有几种选择：一是将 DMS 工作站建在中心实验室，远离 POCT 检测区；二是将 DMS 工作站建在中心实验室与 POCT 检测区之间。如果建在中心实验室的话，那么中心实验室的技术人员将对 POCT 结果承担责任，要不间断地监视 POCT 网

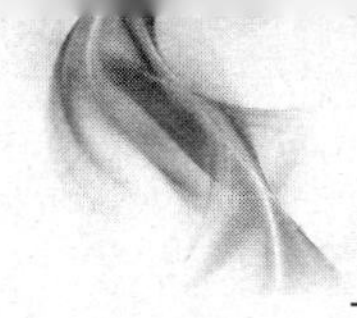

络,查看并确认POCT结果并授权将结果发送到LIS或HIS,教POCT仪器使用者如何正确操作仪器并进行质量控制;如果建在两者之间的话,则要求POCT执行者及技术监督人员应密切跟踪POCT过程,监视由DMS提出的问题并检查将要传入到LIS或HIS中的结果。

中心实验室是在结果传入LIS或HIS之前先检查确认结果,这个过程起源于以前由于实验对技术的要求很高。POCT技术组必须确定下来是否POCT结果还要和中心实验室一样在传入LIS或HIS之前要经过审核,可能的话,POCT结果不经过审核,因为POCT结果认为是十分可靠的。此外,当POCT结果一出现时,患者床边工作人员可能就根据结果采取了相应的行动,所以POCT结果是否要经过审核尚存在争议。事实上,结果审核可以在DMS中根据一些逻辑规则自动完成。

(四) POCT结果整合到LIS或HIS

中心实验室的数据要传入LIS、HIS或电子病历(EMR)中,实验室数据往往是其主要组成部分,由于中心实验室离病区较远而医生又时常要查看中心实验室数据,所以它的数据就必须传到HIS或LIS中。POCT则不同,一个原因是POCT结果只是少数,其次POCT结果一出现临床工作人员就已采用,所以POCT结果可不必传入HIS或LIS中。

最近的调查显示约10%的医院采用将POCT结果传入EMR中,当然我们也认为不包括所有的实验结果的HIS或EMR是不完整的,偶尔也有反对意见,认为POCT结果没有经过中心实验室的专业审核,所以不应纳入中实验室的结果中。我们的意见是中心实验室应该拓展其工作范围,包括监视所有的POCT仪器并审核其结果,这样就能减少此类问题的发生。

同时也应注意,当POCT结果出现在LIS或HIS显示屏或者被打印出来时,POCT结果是否应带有其原始标识抑或应与中心实验室结果完全一样?如果POCT结果被认定就是POCT结果的话,那么POCT执行者或临床工作人员应该明白POCT结果与中心实验室结果有不同的参考范围,在POCT结果中应该注明。从长远来看,POCT结果应逐步整合到中心实验室的数据库中。

(五)重症病房床旁监测系统中的POCT结果

中心实验室的仪器不可能安装到患者床边,而POCT仪器不同,它可以放在患者床边并与床旁生理监护设备组成一个监护系统,正是由于这样,对于POCT结果的处理才变得复杂起来,来自床旁监护系统的POCT结果意味着什么?这些结果应该怎样管理?是否该将这些结果传入LIS或HIS中?正如前述,对于这些问题我们必须去寻找解决办法来妥善处理POCT结果。

中心实验室的结果我们可以按照CLIA'88规则或其他规则来进行质量评估,而POCT结果则不适用,因为POCT结果可以说就是床旁监测系统的监测指标,与血压、心率等没有什么两样,只是表面看来或者说感觉像实验室结果而已,对于POCT结果的分类归属及评估办法还远没有解决。

现今针对POCT结果的DMS研究还处于早期阶段,可以说对床旁监护系统的POCT

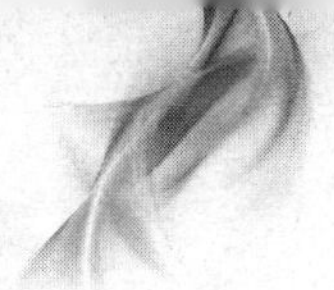

结果的管理还不是一件容易的事情，也不容易将其传入 LIS 或 HIS 中。从发展的眼光看，中心实验室可能要承担将 POCT 结果进行规范管理的职能，不能因为它是 POCT 结果就放松对其结果的质量标准，应尽可能地使之与中心实验室的结果有近乎相同的标准。

第三节 POCT 结果的整合与连接

在过去几十年里，随着应用流体学及集成技术的发展，导致了一类新的临床诊断设备的出现，这类新的诊断设备能在患者床边检测并可开展诸多诊断试验。我们在前期所讲的试验设备往往指的是中心实验室的实验设备，而今可能包括床边检测设备，可以在患者同时接受一级或二级护理过程中甚至在家中就能开展检测的设备。这类诊断设备不仅缩短了患者的治疗等待时间，还有可能减少患者的某些诊断实验的费用。据调查，现今已有 10% 的诊断实验是在 POCT 仪器上完成的。

POCT 仪器的出现也给医疗信息的管理提出了新的挑战。传统意义上的这类仪器是便携式的，不能与下级通讯设备相连，这就为提取患者的结果、打印报告、统计制表及实验记费带来了困难。此外，无论实验是在什么地方完成的，从质量规范的角度讲，一个医疗机构必须保证所有的诊断实验按同一的质量标准来执行，为此，POCT 仪器的供应商们有义务为用户提供一套方案以便能将 POCT 仪器整合到各自的诊断信息管理系统中，这种对 POCT 仪器整合的现实需要必然促进诊断仪器连接标准的诞生。

到目前为止，POCT 仪器及信息系统的供应商们都各自面临着整合方面的问题，因而相应地都拿出一套解决方案，在这种情况下，一个用户单位就必须与多个供应商同时协作以便他们的仪器能够接入信息管理系统中，如此这般，就意味着用户单位必须多支出费用才能实施其整合计划。事实上，POCT 仪器能否接入统一的信息管理系统及接入的费用高低便成了决定用户单位是否愿意使用这类 POCT 仪器的一个关键因素。本节将详细描述有关 POCT 仪器的整合问题，列举现今此类设备的供应情况，讨论由 POCT 连接工业协会（CIC）发展起来的连接标准。本节的读者将有可能了解 POCT 信息管理的主要系统及其作用，学会怎样进行标准化连接才能减少 POCT 诊断系统整合的费用及技术难度。

一、当今的连接现状

图 4-7 描述了当今 POC 设备在整合实施中的普遍性问题，讲述了一家同时购买了多家 POCT 设备供应商的用户的经典系统及连接配置情况，这些问题主要是有太多的计算机、电缆线、系统界面及软件系统等。

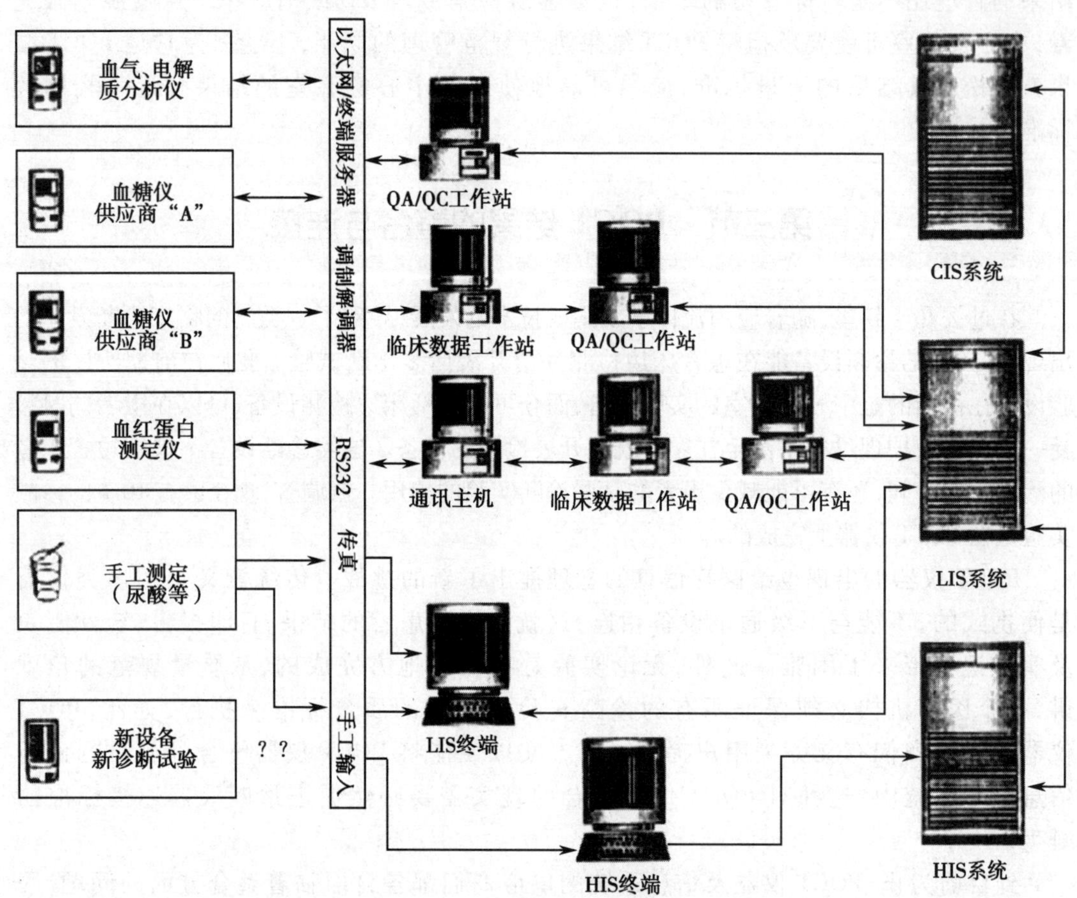

图 4-7　当今 POCT 设备连接现状

二、连接工业协会

2000 年 2 月,由 49 个团体包括医疗卫生机构、POCT 设备供应商、诊断试验系统供应商及系统整合综合供应商等共同成立了一个连接工业协会(CIC),它们制订了 POCT 设备连接整合的标准,关于 CIC 的主要成员及指导原则等内容可以在 CIC 网站上查看(www.poccic.org)。在 CIC 的标示牌上有一段文字用以表达 CIC 成立的初衷并作为 CIC 成员的行动准则。大致意思为"CIC 是一个迅速发展壮大的,信息传输领域的领航组织,为建立一套完美的 POCT 设备的通讯标准以满足用户所希望的双向通讯、能与商业软件兼容的、安全且广泛适用的连接规范。"

事实上,能交付使用的是一套通过了卫生保健协会的 POCT 设备连接标准,为了达到这个目标,最终的标准应是自立的、能实际应用的、费—效比合适且能被广大用户接受的标准。基于这个希望 的理想结果是广泛采纳供应商意见的标准。

CIC 实施的是快速发展模式,在有限的 12 ~ 15 个月时间里起草了 POCT 设备连接规范,之后,CIC 逐渐没落,并将自己起草的规范交给了 NCCLS、HL-7 及电气与电子工程师协会,

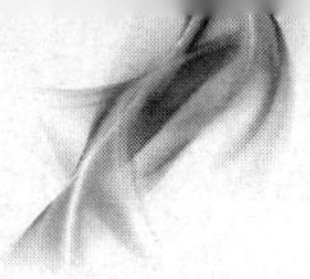

以促进其进一步发展。2001 年 7 月，NCCLS 在 CIC 工作的基础上发表了 POCT 诊断设备连接标准的统一意见，同年，IEEE 及 HL-7 也基于 CIC 发表了 POCT 设备连接规范。运用这些标准或规范有可能在今后若干年内能有限减少系统整合中过多使用的电缆线、计算机及软件系统，并尽可能减少一些系统界面。

（一） CIC 规范概要

CIC 规范包括了 POC 设备连接中两个方面的内容：应用层之间的集成和物理层集成。

1. 应用层集成　CIC 规范明确定义了 POCT 设备及其集成系统之间的对话，最终这些对话就如一套信号能通过优化的通讯端口在 CIC 限定的 POCT 集成系统中传递。CIC 力求定义足够的对话来满足用于诊断试验的 POCT 设备中关于质量评估及集成方面的要求，CIC 尽量使这些对话不太专业化，因为过于专业化的对话则使 CIC 规范受到限制从而可能阻碍相对年轻的 POCT 工业的发展。

2. 物理层集成　除非有一套通讯端口之间物理连接的标准并将这套标准应用于 POCT 设备及相关系统中，否则，由多个供应商提供的 POCT 诊断设备集成的费用将是惊人的。CIC 规范中也定义了一套物理层连接的方案，在 CIC 提交的方案中没有限定供应商，用尽可能少的物理定义以减少 POCT 设备的集成费用。

在 CIC 的规范中定义了两个界面：一个设备标准界面及一个观察报告界面，图 4-8 描绘了组成经典的 POCT 信息管理系统的物理介质“盒子”和“线”的所有界面。

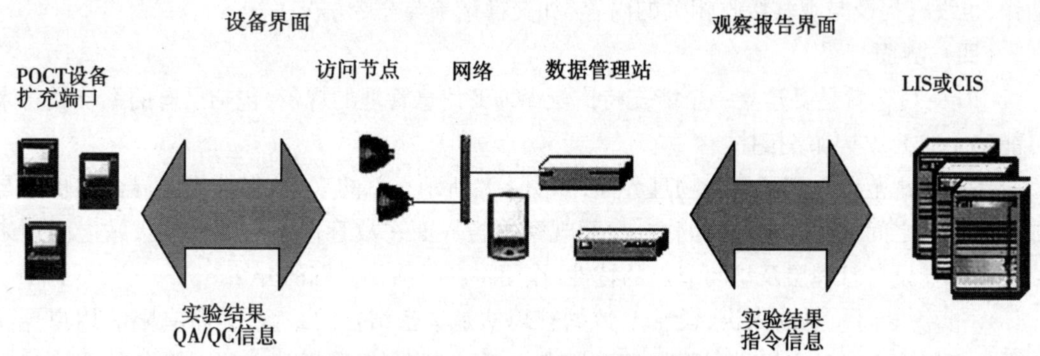

图 4-8　CIC 的规范里定义的两个界面

1. “盒子”和“线”　描述 CIC 定义的 POC 通讯系统最好从其组成设备及网络开始，充分想象其物理系统就能较容易理解关于连接通讯中的抽象部分。

2. POCT 设备　新出现的 POCT 系列诊断设备几乎浓缩了所有的新开发诊断技术，在 CIC 规范所指定范围内的 POCT 设备包括掌上分析仪器、测试模块（其他仪器的一个部分如患者监测器等）及小型台式分析仪。

台式分析仪就像一个卫星或边缘化实验室，可以置于患者床边或安置在临床诊所里，一些床边检测仪器如生命信息监测仪就像“插入式”诊断模块，只要给它提供电能它就能与床边的主仪器连接；掌上分析仪是便携式的，这类分析仪可在任何情况下使用（从医院病房到患者家里或临床诊所里）。

尽管仪器的类型及功能方面不一样，CIC 规范企图支持所有的 POCT 诊断仪器，为了能

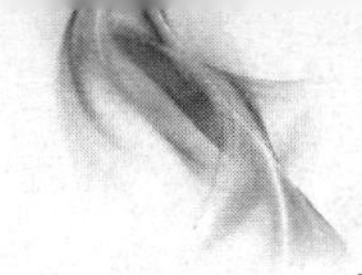

识别这些仪器的通讯端口,CIC 规范里采用了适应性调节方案,同时也考虑到掌上分析仪不可能时时与网络连接而床旁的测试模块及台式分析仪则可能“永久性”与网络相连的特点。

(二) POCT 结果管理

POCT 数据管理站就是充当一个主机同时与多台服务器相连,而每台服务器又与 POCT 仪器相连,它们一起构成一个网络。每台服务器就是用来控制 POCT 仪器并收集来自 POCT 仪器的质量控制结果及检测结果,而多台充当数据管理站的主机连接并与 LIS 或 HIS 连接并交换数据,亦能与电子病历连接并交换资料。

在现今情况下,性能优越的计算机都可以用来充当数据管理站,在将来,数据管理站还可用于观察数据、报告结果等。然而 CIC 规范中并没有要求有性能卓越的数据管理站,仅要求能将数据进行有效管理。

数据管理站经常用到传统的 IT 技术及 IT 软件,并固定连接到医院的网络上。在一个医疗单位可能同时有多个数据管理站,与数据管理站相连的有的是专门的服务器,有的是私有化的服务器。

(三) 观察接收

尽管观察接收系统不包括在 CIC 的连接操作规范中,但它在 POCT 诊断系统中仍然发挥着极其重要的作用。在许多情况下,POCT 诊断试验的最终目的就是观察接收系统。

传统上,LIS 或 HIS 在扮演着观察接收系统的角色。在 CIC 规范中没有描述观察接收的动作,也没有提及与观察接收相关的内容(如交换结果与命令信号)。

(四) 界面

CIC 的目标就是要建立一个能支持广泛 POCT 信息管理的规范,包括已有的系统及将来可能建立的 POCT 网络拓扑。

在 CIC 规范中提到了两个物理界面,如图 4-8 所示。总的来说,仪器设备界面在仪器与数据管理站之间控制着信息流的方向,而观察报告界面在数管理站与观察接收站之间用来描述信号。设备管理层及访问节点的特性、作用将在下面作详细的介绍。

1. 设备界面　总的来讲,设备及数据管理站是紧密结合的系统,设备有限的用户界面必须依靠数据管理站来提供图形及管理服务。反过来,数据管理站需要对设备的严格控制来执行其对 POCT 结果报告及质量控制。事实上,这种紧密联系是要经过一定地理区域及一定的电子通讯来完成的(局域网)、电话、Internet 及无线通讯等,因而增加了这些界面设计的难度。

CIC 设备界面用了两个部分来说明这些要求及面临的问题。数据管理层描述其结构、内容及设备与数据管理站之间的信号流向;设备及通讯接点的说明文件确定了一种低耗、稳定可靠且灵活的信号通讯手段。这两个规范有互相交错的层次关系,将信号与网络接口规范分开有利于将来对这些界面进行革新。例如人们可能需要对数据管理进行革新以增加额外应用水平的服务功能,如 POCT 命令功能及结果查看功能。

同样的,设备及信号接口层确定了当今科技及经济社会背景下的最佳传输方式(红外线数据协会或 IrDA,红外线及电缆连接),允许将来应用更低水平的传输及物理层(如蓝牙,或 IEEE 802.11 无线网络),在将来人们还可以利用其他可靠的传输方式来携带设备信号。

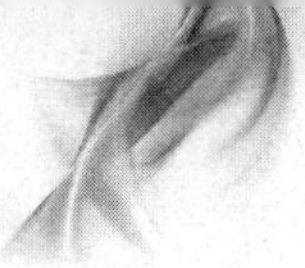

2. 设备信号层 设备信号层规范描述了设备及数据管理站之间的对话，这个规范是一个纯应用层的信号配置。假定有功能强大的、可靠的低水平传输，简单地，这种性质的信号传递能保证信号在传递过程中不被干扰。一旦信号不能发出时能给出通知信号，设备信号层允许双向数据交换。

当今市场上供应的POCT设备随着复杂程度不同有各式各样的功能，例如最简单的掌上血糖仪，仅能报告仪器状态及贮存的观测值。设备在连接方式及下载数据方面也有不同，大多掌上设备要求定期对接并进行数据交换，这种对接有时是将仪器放入一个特定的支架中，有时是将仪器的红外线接口插入一个固定的收发器上，不管采用哪种方式，下面是仪器对接时观察到的总的情况：

(1) 操作者启动设备，建立物理连接。

(2) 操作者启动，使数据下载开始：①设备状态；②观察情况：患者试验、校正试验、质控(液体质量控制、电子质量控制、校正确认、能力试验)；③设备事件：拒绝试验、未授权的操作者、指定供应商；④更新列表：操作者列表、患者列表；⑤指令：设置时间、锁定停机、移去锁定、指定供应商；⑥指定供应商数据交换。

(3) 物理连接可能被中断(当设备未接好时)。

不像这种间断性的连接模式，一些更复杂一些的分析仪如台式分析仪采用的是内置式的网络连接方式，由于这些仪器不可能是便携式的，故是永久性与有数据管理服务功能的网络相连接，所以没有必要让用户启动数据下载，一旦当这类仪器有检测结果出现时或有状况时便能立即报告出来。

由于这些变化给信号层带来了一些新的挑战，为此，设备在怎样进行数据交换方面，设备信号层允许其具有一定的灵活性，下面便是关于这些内容的一些关键方面：①降低主题要求：所有的设备要求至少支持状态及观察主题，包含这些数据的主题的数据交换足以应付实验结果的报告过程。②可升级的对话主题：除了简化主题要求外，设备还支持任何数字或数字结合传统的主题，设备管理层规范支持设备给数据管理站提示它所支持的主题。③根据设备的性能定制对话：数据管理站能根据设备相关的对象定制对话。④对短暂连接与永久性连接的设备分开对话：设备连接的特点决定了设备及数据管理站信号交换的性质，短暂连接的设备要求与数据管理站同步，快速交换所有的数据，其信号流时间短。而永久性连接的设备维持信号流的时间长，能报告出现的信息。

为了充分理解设备管理层数据流，下面的例子就模仿瞬时连接的设备与数据管理站之间的对话，黑体字表示这些对话是怎样在设备及数据管理站之间进行的(图4-9)。

在这个对话中，信号被编译成拓展标记语言，CIC通过比较许多编译码，得出拓展标记语言是功能强大的、简单的、广泛的并有工业基础的语言。

(五) 设备及访问节点规范

设备及访问节点规范描述了一种低耗、灵活、可靠的手段，用它来连接网络中的数据管理站与设备，它是个低水平协议用于连接POCT设备的物理界面，它特指应用单个信号传输的协议，跨越两个物理层：红外线及电缆连接。

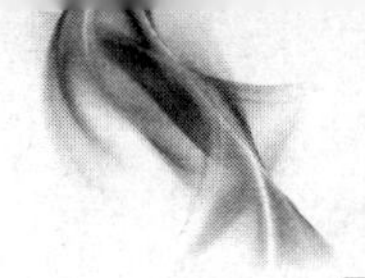

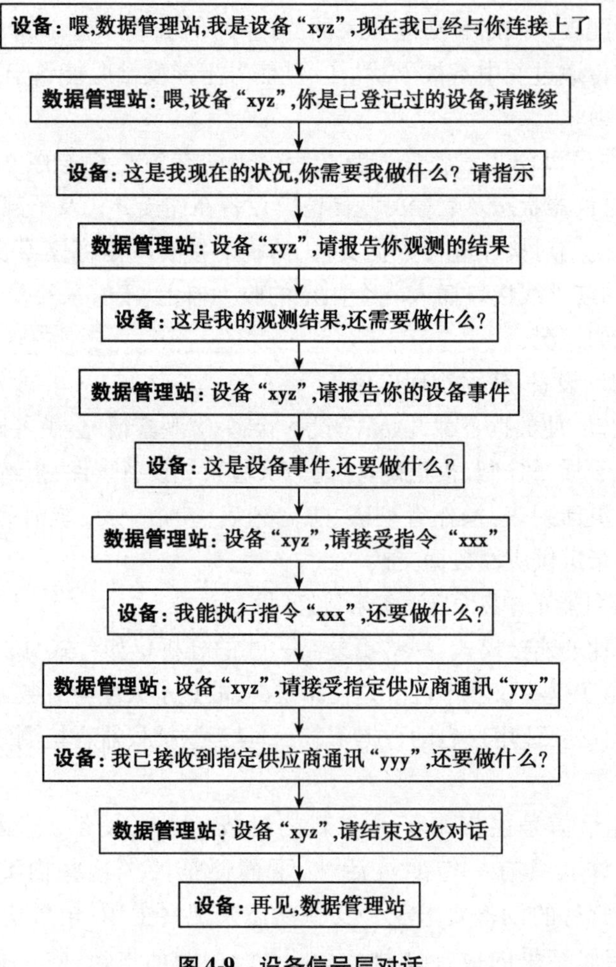

图 4-9　设备信号层对话

为了使这种连接的费用降低(每台设备低于 1 美元),这个规范广泛采用了商业标准。红外线连接是基于红外线数据联盟发展起来的标准,这个标准常应用于掌上电脑、拨号电话及个人数据助手,红外线接口是一个红色的半透明小窗。电缆连接是基于 IEEE 医学信息总线的低层标准,经常用于急诊患者管理设备(吸入泵、通风设备、心电图与患者床边的监测仪),图 4-10 描述了一个访问节点怎样与一个网络中的数据管理站建立连接。

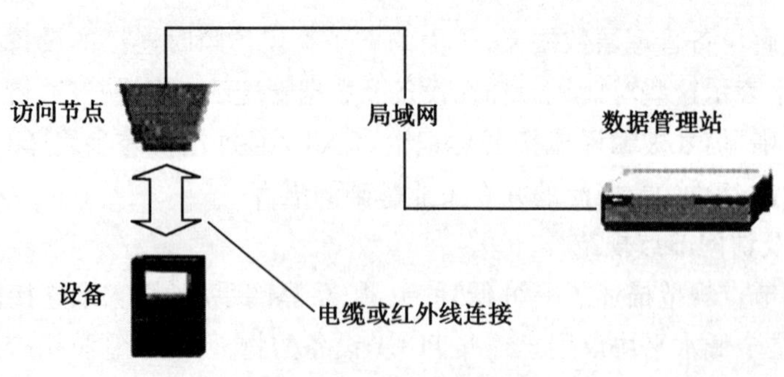

图 4-10　访问节点应用实例

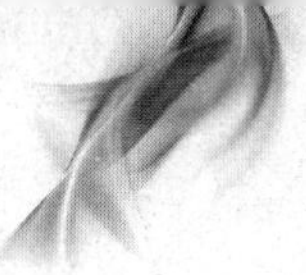

另外一个好处就是不管其上层协议及申请中有任何不同,它都可以建立一个广泛支持CIC、POCT、MIB及PDA设备的普通访问节点,这一点为病区工作人员提供了极大的方便。

(六)观察报告界面

观察报告界面十分方便于在数据管理站与观察接收点进行实验结果及指令的通讯,这个界面能提供一个双向的信息交流。数据管理站用这个界面报告实验结果及发出指令,而观察接收者用这个界面向数据管理站通知哪些结果已成功发出,哪些结果未被贮存及指令执行情况(图4-11)。

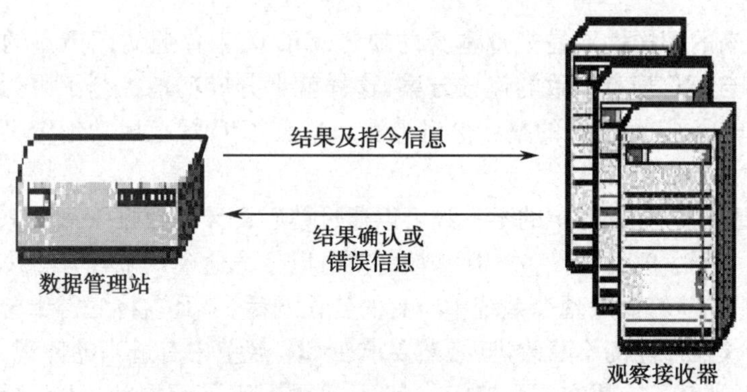

图4-11 观察报告界面

围绕POCT仪器及指令执行过程的临床工作流程是相当复杂、动态及灵活的,在指令及结果之间的通讯连接中数据管理和接收方承担主要的责任,这样,观察报告界面被假设用来执行结果—指令操作。

1. 无指令,设置一条指令 在指令发布之前要执行一个试验,指令自动生成,这种情况就好比医生口头上让护士去执行一个试验,从信息管理者的角度看,最好是护士首先将这条指令输入后再完成试验。然而事实上,她们没有时间去输入指令,希望在POCT执行过程中能自动生成,她所要做的就是在POCT仪器上完成测量,其他的过程如指令生成及指令输入观察报告界面等是由机器来完成的。

2. 观察到新的实验结果,自动搜索指令 在一个试验执行时,有可能其指令还没有输入,在这种情况下,数据管理者不知道指令是否已经存在,它将指导观察接收器搜索与结果相关的指令,如果不能找到匹配的指令,按机构的商业规则将决定观察接收者做什么,可能是自动生成一条指令或作为一个例外的个案记录下来而不是记录其结果。

3. 预置指令 在实验开始前已预置指令,从传统中心实验室观点看,这种情况是占大多数的,而在POCT环境下,当一指令生成后再作实验则不常见。

观察报告界面重点协调为实验室仪器定义的信号通讯,事实上,CIC规范只是一个可实施的导则,CIC没有设置过多的信号,它只是简单地确定了一套法则用以决定哪些信号可用及这些信号是如何构成的。这套法则使得单独起作用的界面容易互相协调。

(七)CIC规范的拓展及灵活性

在一个非现实的理想环境中,CIC规范能支持所有的系统,例如,即使POCT仪器在性能上有很大的差别,数据管理站仍能与之兼容并进行数据交换,也就是说它能支持分析的多样性,但这些多样性必须符合CIC规范,数据管理站能保证任何POCT设备的操作,只要这些

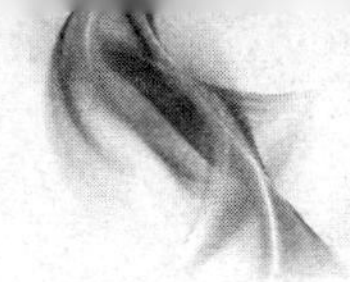

仪器符合 CIC 规范。

然而现实情况是这种完全遵从是不可能的,例如考虑到设备的安装及特征行为,它可能使情况远远超过了 CIC 规范的范围。每个开发商都可能开发出自己的代码更换,此外,还有质量控制及质量保证等方面都不可能完全遵从 CIC 规范。这种数据管理站就要处理各式各样的 POCT 设备,譬如说数据管理站就要了解供应商 Z 的用试纸条测血糖的仪器 ID 与供应商 Q 的使用液体试剂测定的血气分析仪 ID 是不同的,在数据管理站中的有关供应商的图标能贮存这些关于仪器不同的信息。最好的情况是 POCT 协调者不需要知道特殊设备的供应商。

这些暴露出来的多样性不是规范本身的缺陷,CIC 关于普通访问节点的规范允许各种各样的设备应用与 CIC 规范一致的连接方案,这样就十分成功地控制了因为各个供应商提供不同的"线"和"盒子"而导致的整合价格上涨。其次,CIC 规范成功地定义了一些核心概念如"校正确认"及"批号"等。

至于这些概念在各种仪器中的不一致可以通过精心设计的数据管理站来屏蔽掉。这种成功可以让用户不用了解每种设备的特殊性能就可以按普通模式来整合 POCT 设备。

最后,如果 CIC 能够反映现今系统中所有的变化的话,那么它将变得十分脆弱并可能立即被淘汰。随着仪器性能的不断改进,必然要求在 CIC 规范中有适当的体现,如果 CIC 规范的细节过于精细,那么其应用空间必然十分有限,进而限定了新的 POCT 诊断设备在性能上的革新。数据管理站将根据设备性能的不同而采用相应的设计,另一方面,正是由于 POCT 设备的多样性从而为数据管理站的供应商们提供了提升其在 POCT 诊断信息管理系统中的价值空间。

第四节　云医疗与 POCT

一、云医疗的基本概念

1. 云医疗　云医疗(cloud medical treatment,CMT)是指在云计算、物联网、3G 通信以及多媒体等新技术基础上,结合医疗技术,旨在提高医疗水平和效率、降低医疗开支、实现医疗资源共享、扩大医疗范围,以满足广大人民群众日益提升的健康需求的一项全新的医疗服务。

2. 云医疗的由来　在云计算等 IT 技术不断完善的今天,像云教育、云搜索等"云端时代",一般的 IT 环境可能已经不适合许多医疗应用,医疗行业必须更进一步,建立专门满足医疗行业安全性和可用性要求的医疗环境——"云医疗"应运而生。它是 IT 信息技术不断发展的必然产物,也是今后医疗技术发展的必然方向。

3. 云医疗的内容　云医疗包括云医疗健康信息平台、云医疗远程诊断及会诊系统、云医疗远程监护系统以及云医疗教育系统等。

二、云医疗的特点

1. 数据安全　利用云医疗健康信息平台中心的网络安全措施,断绝了数据被盗走的风

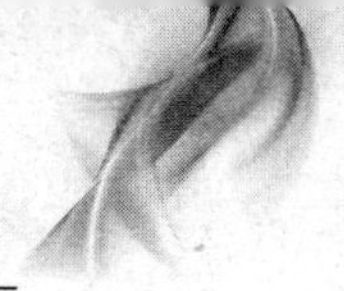

险；利用存储安全措施，使得医疗信息数据定期在本地及异地备份，提高了数据的冗余度，使得数据的安全性大幅提升。

2. 信息共享　将多个地区的信息整合到一个环境中，有利于各个部门的信息共享，可提升服务质量。

3. 动态扩展　利用云医疗中心的云环境，可使云医疗系统的访问性能、存储性能等进行无缝扩展升级。

4. 布局全国　借助云医疗的远程可操控性，可形成覆盖全世界的云医疗健康信息平台，医疗信息在整个云内共享，惠及更广大的群众。

5. 前期费用低　几乎不需要在医疗机构内部部署技术。

三、云医疗平台的主要应用

1. 云医疗健康信息平台　主要是将电子病历、预约挂号、电子处方、电子医嘱以及医疗影像文档、临床检验信息文档等整合起来建立一个完整的数字化电子健康档案（EHR）系统，并将健康档案通过云端存储便于今后医疗的诊断依据以及其他远程医疗、医疗教育信息的来源等。在云医疗健康信息平台基础上建立一个以视频语音为基础的“多对多”的健康信息沟通平台，多媒体医疗保健咨询系统，以方便居民更多更快的与医生进行沟通，云医疗健康信息平台作为云医疗远程诊断及会诊系统、云医疗远程监护系统以及云医疗教育系统的基础平台。

2. 云医疗远程诊断及会诊系统　主要针对边远地区以及应用于社区门诊，通过云医疗远程诊断及会诊系统，在医学专家和患者之间建立起全新的联系，使患者在原地、原医院即可接受远地专家的会诊并在其指导下进行治疗和护理，可以节约医生和患者大量时间和费用。云医疗运用云计算、3G 通信、物联网以及医疗技术与设备，通过数据、文字、语音和图像资料的远距离传送，实现专家与患者、专家与医务人员之间异地“面对面”的会诊。

3. 云医疗远程监护系统　主要应用于老年人、心脑血管疾病患者、糖尿病患者以及术后康复的监护。通过云医疗监护设备，提供全方位的生命信号检测，包括心脏、血压、呼吸等，并通过 3G 通信、物联网等设备将监测到的数据发送到云医疗远程监护系统，如出现异常数据系统将会发出警告通知给监护人。云医疗监护设备还将附带安装一个 GPS 定位仪以及 SOS 紧急求救按钮，如患者出现异常，通过 SOS 求助按钮将信息传送回云医疗远程监护系统，云医疗远程监护系统将与云医疗远程诊断及会诊系统对接，远程为患者进行会诊治疗，如出现紧急情况，云医疗远程监护系统也能通过 GPS 定位仪迅速找到患者进行救治，以免错过最佳救治时间。

4. 云医疗教育系统　主要在云医疗健康信息平台基础上，以现实统计数据为依据，结合各地疑难急重症患者进行远程、异地、实时、动态电视直播会诊以及进行大型国际会议全程转播，并组织国内外专题讲座、学术交流和手术观摩等手段，可极大促进云医疗事业的发展。

四、云计算的基本概念

1. 云计算核心思想　将大量用网络连接的计算资源统一管理和调度，构成一个计算资

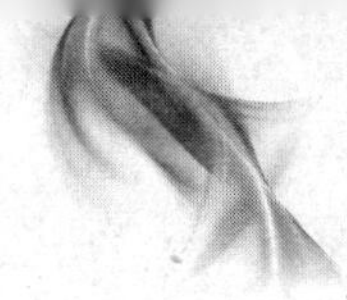

源池向用户按需服务。提供资源的网络被称为“云”。“云”中的资源在使用者看来是可以无限扩展,可随时获取,按需使用,按使用付费。云计算产业三级分层:云软件、云平台、云设备。

2. 云计算的概念　云计算(cloud computing)是由分布式计算(distributed computing)、并行处理(parallel computing)、网格计算(grid computing)发展来的,是一种新兴的商业计算模型。目前,对于云计算的认识在不断的发展变化,云计算仍无普遍一致的定义。

云计算可以分为广义的云计算和狭义的云计算。广义的云计算是指服务的交付和使用模式,指通过网络以按需、易扩展的方式获得所需的服务,这种服务可以是IT和软件、互联网相关的,也可以是任意其他的服务。而狭义的云计算是指IT基础设施的交付和使用模式,指通过网络以按需、易扩展的方式获得所需资源(硬件、平台、软件)。提供资源的网络被成为“云”。“云”中的资源在使用者看来是可以无限扩展的并且可以随时获取,按需使用,随时扩展,按使用付费。这种特性通常被称为像水电一样使用的IT基础设施。

云计算中所谓的“云”是个形象的说法,它其实是指资源池,即一些可以自我维护和管理的虚拟计算资源,通常是一些大型的服务器集群,包括计算服务器、存储服务器、宽带资源等。云计算所要做的就是要把这些计算资源集中起来,并由软件实行自动化的管理,无需人的参加,这样就为工作者减少了许多繁琐的事物和不必要的错误,有利于创新和减少成本。

云计算将存储在大量分布式计算机产品中的大量数据和处理器资源整合在一起协同工作,使相关的计算分布在大量的分布式计算机上,而非本地计算机或远程服务器中,从而使有关的数据中心的运行与互联网相似。云计算是一种新兴的共享基础架构的方法。它将巨大的系统池连接在一起提供各种服务,从而使有关的用户可以很方便地将资源切换到具体的应用上,根据自己的需要访问计算机体系。

3. 云计算的特点

(1) 强大的功能:置于云海中由成千上万的计算机群提供的强大计算能力、存储能力等将能够为你完成传统上单台计算机根本无法完成的事情。在“云”(计算机群)中,当用户在互联网上提交一个查询请求时,云计算模式将调用云中的成千上万台计算机同时搜索众多的数据库,并运用各种不同的方法提供尽可能完备的搜索结果。

(2) 经济实惠:云计算中,用户只需花少量的钱来租用相关的云服务商所提供的相关服务即可。因为具体的硬件配制和更新都是由云服务商来提供的。用户只要有一台可以上网的电脑和浏览器,操作时只要在浏览器中输入URL,就可以尽情享受云计算带给你的无限乐趣。

(3) 以用户为中心:在云计算模式中,相关的数据存储在“云海”之中,用户可以随时随地以某种便捷、方便、安全的方式获得云中相关的信息或服务。虽然在“云”里有成千上万台计算机为其提供服务。但对于“云”外的用户来说,他看到的只是一个统一的“服务”(或接口)界面,用户使用云服务就如通过互联网使用本地计算机一样的方便。

(4) 高安全性:云计算技术用户不用再担心数据丢失、病毒入侵等麻烦。个人电脑经常会因为使用不小心而被损坏,或者容易受病毒攻击,导致硬盘数据无法恢复等问题。应用云计算技术可以把重要的文档保存在类似C-lgle Docs的网络服务上,就不用担心数据的丢失或损坏。因为在“云”的另一端,有全世界最专业的团队管理信息,有全世界最先进的数据中心保存数据。同时,严格的权限管理策略可以让用户放心地与指定的其他人共享数据。

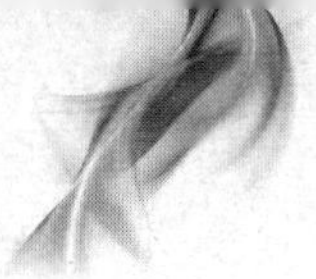

五、云计算在医疗行业中的应用展望

1. 云计算改变了医疗行业信息化方式,极大降低医疗信息系统建设成本　云计算加快了医疗信息资源的建设,实现了信息资源共享,提高了整个医疗机构服务水平。医院以患者为中心,患者医疗信息能够在各科室实现共享,深层次利用患者信息,进行数据挖掘、分析和利用。全面整合医院内的管理信息、患者的诊断及治疗、费用信息及经营管理;全方位提升医院的服务水平,通过个性化医疗服务,利用各种信息服务和整合信息资料,建立良好的客户关系管理体系,提高患者满意度;所有这些任务可以选用云计算服务来完成。云计算运用其超强的计算能力,对这些海量数据进行收集、整理和分析结果存放到固定的数据库中,医疗机构个体只需花少量的钱来租用相关的云服务,不用再投资购买昂贵的硬件设备,负担频繁的维护与升级。所有的硬件配置和更新都是云服务商提供。医疗机构个体只是用一台电脑接入网络就可以享受云服务提供的各种信息。目前我国各级医疗机构、公共卫生机构已经建设了大量的医疗信息资源,并且还在建设更多的医疗信息资源。逐步将医疗信息资源存储在云上,医疗信息资源的共享将更为方便与快捷,各个医疗机构或信息资源建设人员也可以利用云计算所提供的强大的协同工作能力实现医疗卫生信息资源的共建。

2. 云计算提高城乡基层医疗卫生机构服务水平　有条件的大医院都运用数字化医疗设备、计算机网络平台和各类应用软件,系统、及时、准确、便捷地对医疗服务和管理信息进行收集、整理、统计、分析和反馈,实现医院各项业务数字化运作和智能化管理,并与医院外部的信息系统进行数据交换和信息共享,不断提升整个医院的医疗服务和管理水平。基层卫生机构投资数字化改造存在信息和费用不足的问题。软件服务和信息共享都是云计算可以提供的两种服务。基层医疗机构只需通过互联网就可以学习到先进的诊疗技术和大医院丰富的临床经验,使广大患者不进城也可以享受到大医院的诊疗水平,从而分流了大医院部分病号,解决了长期以来广大患者挤到县级大医院排队就医、乡镇卫生院门前冷落的现象,也为乡镇卫生院的生存发展增添了新生力量。

3. 云计算给患者提供了个体化服务　互联网患者用户通过高速网络不仅得到整合后的全国各大医疗机构信息资源,更是得到远程在线健康服务、个性化健康咨询与规划,并且通过云的组织与匹配将最专业的最被需要的医疗信息资源和服务反馈到用户界面,从而节约了患者看病的时间,提高了看病的效率。通过为用户提供的大型主机云环境,以充分利用超大数量处理能力,将建立一个基于云计算的大型虚拟医疗信息数据库,从而整合优化资源,实现最大规模的资源与服务的整合,为患者的最个性化需求提供基础。通过“云”整合医疗机构间的网络服务,使得国内医疗机构像一个巨型网络服务器中心一样为患者提供医疗服务。云不是合作也不是参与,而是一种分布的面向唯一患者唯一需求的态度。任何个性化的需求都将在医疗机构之云中有所体现。将患者与医疗信息的充分匹配得到价值体现。医疗机构公共联机检索系统将从云计算中得到最强有力的支持,将成为新一代医疗信息资源与患者匹配的基础核心,而且不仅仅展示单个医疗机构的医疗信息资源,甚至可以实现各种新型医疗服务的重组和稀缺医疗信息服务内容的再现。大型云端医疗机构将为单个医疗机构提供一种个性化选择,一个充分的空间展示自我能力与需求。医疗机构将有机会成为一种网络有机体,即:医疗机构所有存在的实体资源将成为一种灵活性巨量资源,一种更新

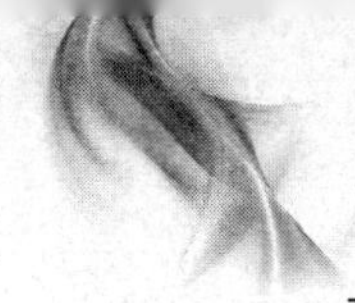

型的交互服务。

4. 云计算给医疗效果的测评提供了保障　健全激励机制,提高医务工作者的素质,形成正确有效的激励和引导机制,提出有效的医疗效果的测评办法,既包括患者的主观评价又包括客观的康复指标。云计算给医疗效果的测评提供了有力的支持。在云计算模式中,相关的医疗信息存储在“云海”之中,患者可随时随地以某种便捷、方便、安全的方式获得自己的主治医生信息并对其及时地作出评价后存储在“云海”之中。云计算运用其强大的计算能力对该医生所属全部患者的评价指标、康复指标和医疗费用等进行统计分析,最终得出一个分数即所谓的绩效。通过绩效的评价体系使医生摒弃以前的引导患者多治疗、多花钱的行为取向,真正关注患者的健康。

六、典型云计算平台

云计算技术作为未来计算机技术发展的方向正越来越受到各方的关注,世界几大 IT 公司已经开始实施和部署云计算技术,亚马逊公司的“弹性计算云”、微软的“视窗天蓝平台”、Goode 的 GAE 云计算平台、IBM 的“蓝云”计划等,已经率先展示和实现了云计算技术,带给企业和个人诸多优点和便利,为未来的软件技术勾绘出一幅美好的远景图。由于云计算技术范围很广,目前各大 IT 企业提供的云计算服务主要根据自身的特点和优势实现的。下面以 Google、IBM、Amazon 为例说明:

1. Google 的云计算平台　Google 的硬件条件优势,大型的数据中心、搜索引擎的支柱应用,促进 Google 云计算迅速发展。Google 的云计算主要由 MapReduce、Google 文件系统(GFS)、BigTable 组成。它们是 Google 内部云计算基础平台的 3 个主要部分。Google 还构建其他云计算组件,包括一个领域描述语言以及分布式锁服务机制等。Sawzall 是一种建立在 MapReduce 基础上的领域语言,专门用于大规模的信息处理。Chubby 是一个高可用、分布式数据锁服务,当有机器失效时,Chubby 使用 Paxos 算法来保证备份。

2. IBM“蓝云”计算平台　“蓝云”解决方案是由 IBM 云计算中心开发的企业级云计算解决方案。该解决方案可以对企业现有的基础架构进行整合,通过虚拟化技术和自动化技术,构建企业自己拥有的云计算中心,实现企业硬件资源和软件资源的统一管理、统一分配、统一部署、统一监控和统一备份,打破应用对资源的独占,从而帮助企业实现云计算理念。

IBM 的“蓝云”计算平台是一套软、硬件平台,将 Internet 上使用的技术扩展到企业平台上,使得数据中心使用类似于互联网的计算环境。“蓝云”大量使用了 IBM 先进的大规模计算技术,结合了 IBM 自身的软、硬件系统以及服务技术,支持开放标准与开放源代码软件。

“蓝云”基于 IBM Almaden 研究中心的云基础架构,采用了 Xen 和 PowerVM 虚拟化软件,Linux 操作系统映像以及 Hadoop 软件(Google File System 以及 MapReduce 的开源实现)。IBM 已经正式推出了基于 x86 芯片服务器系统的“蓝云”产品。“蓝云”平台的一个重要特点是虚拟化技术的使用。虚拟化的方式在“蓝云”中有两个级别,一个是在硬件级别上实现虚拟化,另一个是通过开源软件实现虚拟化。硬件级别的虚拟化可以使用 IBM p 系列的服务器,获得硬件的逻辑分区 LPAR(logic partition)。逻辑分区的 CPU 资源能够通过 IBM Enterprise Workload Manager 来管理。通过这样的方式加上在实际使用过程中的资源分配策略,能够使相应的资源合理地分配到各个逻辑分区。p 系列系统的逻辑分区最小粒度是 1/

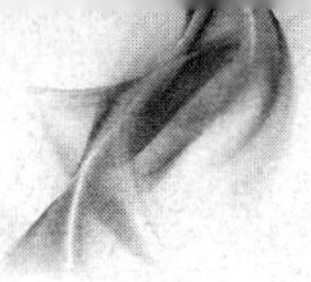

10 颗 CPU。Xen 则是软件级别上的虚拟化,能够在 Linux 基础上运行另外一个操作系统。

3. Amazon 的弹性计算云 Amazon 是互联网上最大的在线零售商,为了应付交易高峰,不得不购买了大量的服务器。而在大多数时间,大部分服务器闲置,造成了很大的浪费,为了合理利用空闲服务器,Amazon 建立了自己的云计算平台弹性计算云 EC2(elastic compute cloud),并且是第一家将基础设施作为服务出售的公司。

Amazon 将自己的弹性计算云建立在公司内部的大规模集群计算的平台上,而用户可以通过弹性计算云的网络界面去操作在云计算平台上运行的各个实例(instance)。用户使用实例的付费方式由用户的使用状况决定,即用户只需为自己所使用的计算平台实例付费,运行结束后计费也随之结束。这里所说的实例即是由用户控制的完整的虚拟机运行实例。通过这种方式,用户不必自己去建立云计算平台,节省了设备与维护费用。

总之,Amazon 通过提供弹性计算云,满足了小规模软件开发人员对集群系统的需求,减小了维护负担。其收费方式相对简单明了:用户使用多少资源,只需为这一部分资源付费即可。

为了弹性计算云的进一步发展,Amazon 规划了如何在云计算平台基础上帮助用户开发网络化的应用程序。除了网络零售业务以外,云计算也是 Amazon 公司的核心价值所在。Amazon 将来会在弹性计算云的平台基础上添加更多的网络服务组件模块,为用户构建云计算应用提供方便。

七、云计算发展面临的主要问题

云计算对医疗机构改善患者个性化服务质量提供了强有力的支持。实现以患者为核心的这一理念得到了扩展。目前在“云”医疗机构的构建中,还有一些问题需要考虑:第一是数字资源的版权保护问题:将自己的医疗信息资源提供给全体互联网用户使用,目前对于大部分医疗机构而言是无法做到的,而且涉及目前医疗机构信息资源整个供应链的重新整合,知识产权的保护条例也会造成一定的阻碍;第二是用户身份验证与数据安全问题:开放的“云”医疗机构面对世界各地的海量用户必须要采取全新的用户身份验证机制,如果身份验证过于严格,则失去了“云计算”开放的特性,如果验证过于宽松,则不利于数据安全;第三是数字资源整合框架问题:究竟采取怎样粗细的整合力度以及按照怎样的方式进行整合是“云医疗机构”底层架构需要考虑的重点问题。这里的整合包含了时间、学科、患者、医疗机构等许多维度,需要一种多维的机制进行整合。

现存的主要问题有:①数据隐私问题:如何保证存放在云服务提供商的数据隐私,不被非法利用,不仅需要技术的改进,也需要法律的进一步完善。②数据安全性:有些数据是企业的商业机密,数据的安全性关系到企业的生存和发展。云计算数据的安全性问题解决不了会影响云计算在企业中的应用。③用户使用习惯:如何改变用户的使用习惯,使用户适应网络化的软硬件应用是长期而艰巨的挑战。④网络传输问题:云计算服务依赖网络,目前网速低且不稳定,使云应用的性能不高。云计算的普及依赖网络技术的发展。

八、云技术与 POCT 平台建设

1. 云技术与 POCT 平台建设目的

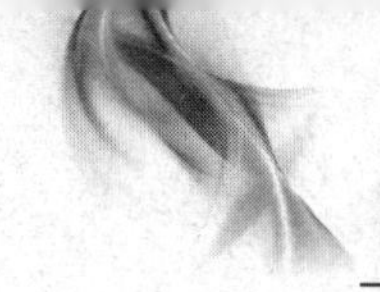

(1) 国家对POCT产业的要求:国务院《生物产业发展规划》提出:发展可现场快速检测的血液、生化、免疫、病原体等体外诊断仪器和试剂制备技术,促进规模化生产;加快医疗卫生信息系统的建设,以建立居民健康档案为重点,构建乡村和社区卫生信息网络平台。

(2) POCT产品与乡村社区:我国8.3亿人口生活在农村,POCT产品的推广与应用未来最大市场是乡村与社区医疗机构,POCT产品蕴藏着巨大的市场。将POCT产品检测结果判读准确和规范及数据的快速处理,以患者为中心信息的共享。

2. 云技术与POCT平台建设宗旨　结合云技术应用,在现有POCT技术基础上,开发云端架构的数据自动采集设备,配合各种传染病、慢性病、食品安全诊断试剂盒,利用二维码+大型数据库技术;建立第三方的防伪溯源检验设备和诊断试剂质控机制,打造长久的检测结果电子档案库;挤压造假和劣质产品的生存空间,让正规合法产品造福人民。

3. POCT面临问题　POCT发展主要得益于一些新技术的应用。目前POCT面临瓶颈主要产品质量较差,市场混乱,新产品研发投入较少等问题。主要表现在:①测量仪器品种多,不规范,没有国家统一的测量标准;②测试过程多样化,不同试剂测量时间和温度等参数控制不一样,试剂存在批间差;③假冒伪劣品流入诊断试剂市场无法鉴别,直接影响测量结果的准确性;④被测对象多样化,取样规则存在多种各自定义的规范。

4. 云技术平台与POCT结合优势　传统POCT检测试剂的管理方式在技术上无法杜绝假冒伪劣品的使用,而云计算、大型数据库、二维码、智能手机(读码)的综合运用可帮助解决该问题。由国家标准制订单位给每一个诊断试剂配发一个唯一的二维码"身份证"的质控机制。二维码有足够数据长度记载厂家、产地、网址、生产日期、批次、有效日期、生产序列号等信息,如有造假,系统极易识别。二维码标签不增加现有产品的生产成本,并且大规模普及的智能手机能够直接读出二维码,十分容易联网验证试剂的全部信息。二维码本身具备查询检索索引功能,配合后台大型数据库,通过联网几秒钟能够查询出每支诊断试剂的所有信息,包括使用说明书、使用注意事项、生产记录、运销记录、最终使用记录,不允许出现再次使用的试剂。二维码采用部分字段加密方式,只有到云端数据库才能解密全部信息,让假冒伪劣品的试剂制作难。采用二维码的诊断试剂,在检测现场从云端读出操作指引和注意事项等多种信息,测量结果可提交云端进行拟合处理,保存大量的电子数据。数据进入云端后,能够随时随地采用智能手机、平板电脑、iPad和普通联网电脑进行查阅、分析,通过量化的统计数据,指导未来疾病预防、健康管理、食品安全保障。从技术和管理上确保产业链各个环节,杜绝假冒伪劣品混入流通使用领域。

发展可现场快速检测的血液、生化、免疫、病原体等体外诊断仪器和试剂制备技术,促进规模化生产,加快医疗卫生信息系统的建设,以建立居民健康档案为重点,构建乡村和社区卫生信息网络平台是国家对POCT产业的要求。云计算与医疗信息相结合,形成云医疗,可简化医疗程序,信息共享,产品推广与应用,产品标准化,产品质量提高。

5. 云技术平台与POCT应用　如何将POCT产品检测结果判读准确和规范及数据的快速处理,实现以患者为中心信息的共享、流动与智能运用是非常困难问题。海量数据计算处理,需要发挥云计算优势,随时随地输出结果。数据采集,满足即时性、真实性、有效性、方便性和低成本要求。然而,为规范云计算数据采集,必须统一制订国家标准,对POCT加检测试剂实行认证制,对合格试剂配发唯一的二维码许可证。利用二维码长度可加密特点,做到每支试剂的二维码不同,难造假,彻底杜绝假冒试剂的使用。人员数据真实性,采用社保卡、

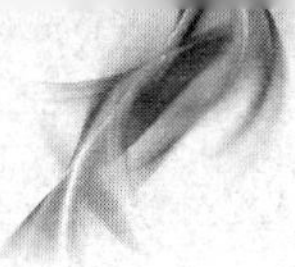

二代身份证读卡器，是成本最低的认证手段。云计算平台与 POCT 主要应用于：①国家 CDC 传染病在线检测直报；②餐饮行业从业人员在线健康筛查；③慢性病、老年人电子健康档案、电子病历；④食品安全在线检测；⑤采血站献血人员在线健康筛查等。

6. CDC 云架构传染病在线监管平台应用　采用机读工具，减少人为失误：检测试剂采用二维码编码，病种识别、防伪溯源，身份证机读，查询快捷、使用简单、易于推广。检测设备联网，提交信息及时准确：胶体金设备是一个端设备，与云架构端实时通信 39 种传染病信息、操作流程、随时展现给操作员。云架构大量采集数据，为数据挖掘提供基本资料：机器读码、自动操作、自动提交，数据来源增加，电子记录、数据库存档，适合多轴向分析，预知未来。云架构自动报告检测结果减轻人工成本：电子病历、健康档案，改变落后的手工填报，刷身份证、扫描二维码填报信息减少键盘输入。

7. 云技术与 POCT 实现　试剂实行二维码监管，每件诊断试剂最小包装上附唯一的二维码，二维码表示的监管码长度是 32 位，读码设备读取后直接提交到平台验证。

8. 云架构的胶体金试剂采集端　被检人员身份证刷卡查询、自动报送检验结果信息。检测试剂二维码自动识别疾病类型。试剂批间差联网校准、机器自动判断阴性阳性结果。

国内已有生物医学科技公司初步开发出云计算平台，适合用于乡村和社区卫生院 POCT 检测结果快速采用和数据处理。总之，基于 Internet 的云计算平台将会在其中发挥作用，云计算与 POCT 产品二维码在行业应用中大面积推广，将带来革命性进步，引领行业走向规范化发展的道路。

随着云计算技术的进一步发展，其应用也将逐步向其他行业推进，终将给医疗行业的改革带来一系列全新的面貌。

（张德太　胡丽华　张贺秋）

第五章 POCT的政策与组织管理

第一节 2007 美国临床 POCT 认证规则

一、更改内容摘要

本认可规则清单为 9/27/2007 版本，下列的问题已在该版本中被添加，修改或删除。

如果此清单需要再申请，基于实验室活动菜单的现场检查或自我评价已经定制。以下的清单是经过仔细考量的，因此一些问题可能不会出现在定制的清单中。这些问题，不适用于实验室进行的测试。有关修订后清单问题，可以在 CAP 网站找到以前和当前文本的比较。

本版本中新增的问题有 09/27/2007 生效的 POC. 01650，以及 10/31/2006 生效的 POC. 03366、POC. 03432、POC. 03550、POC. 03850、POC. 04537、POC. 04750、POC. 07037、POC. 07124、POC. 07211、POC. 08050、POC. 09172。

修改的问题包括 09/27/2007 生效的 POC. 03275、POC. 05000、POC. 06900、POC. 07300 和 10/31/2006 生效的 POC. 03900、POC. 04300、POC. 04800、POC. 08980。

删除的问题有 09/27/2007 生效的 POC. 03300、POC. 07400 及 10/31/2006 生效的 POC. 03600、POC. 06500、POC. 07000、POC. 07850。

被用于联系实验室检查和美国病理学家学院的实验室认可委员会（"劳委会"）的清单由学院完成，是受版权保护的作品。该学院督查已授权复制和使用的清单用于劳委会实验室检查和相类似检查。除非经著作权法 107 章 17 节许可，任何对清单的其他用途均构成侵犯学院版权的行为。学院将采取适当的法律行动，以保护这些版权。

从 2008 年 1 月开始，完成在线检测准备的活动，包括浏览这一清单，你可能会获得继续教育学分（CME/CE）。审查清单之前，登录到 CAP 的网站 www. cap. org <http://www. cap. org，单击教育程序选项卡，然后选择实验室认可计划（LAP）教育活动，检验准备完整的说明和报名信息。

二、检查技术要点

读—观察—提问，这是在检查过程中引出信息的三种方法。这三种方法，可以循环使用没有一定之规。计划检查的方式，要允许有足够的时间来完成这三个组成方法。

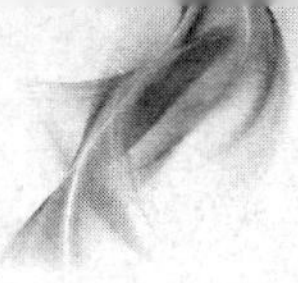

文件审查要做到验证程序和手册完整性和时效性、可获取性、准确性和可检索性,能较好的描述实验室的工作。记录下可能存在的任何问题,或阅读文档后你想观察的过程。

观察实验室工作,发现实验室真正在干什么。比较书面规则和观察到的实际操作,确保实验室的实际操作和书面规则相一致,确保实验室执行的测试过程是适当的。确保任何问题领域的结果,如 PT 故障和问题/发现通过已充分调查和解决的质量管理被标注出来。如果实际操作偏离了书面规则则需要记录下来,并且确保前面提到的缺陷已纠正。

多问开放式的、探索性的问题。这是获取大量信息的起始点,有助于澄清对读过的书面文件和观察到的实际操作的理解。这样就消除了去问每一个清单问题的必要性,因为你和实验室之间的对话会涉及大量清单问题。问诸如"告诉我如何……"或"请告诉我……"或"你会怎么做,如果……"的开放式问题。问的问题是开放式的,或假设一个问题,你会避免"菜谱"的答案。例如,问:"你能告诉我标本运输政策,并告诉我你是怎么保证最佳标本质量吗?"

三、适用范围

该清单必须附有实验室负责人和团队领导者清单,这些清单适用于实验室的所有活动,不论是否发生在特定的地方。

(一) POCT 定义

POCT 定义为一种用于在患者身边或者靠近患者位置的试验,无需固定专用的位置,在临床实验室以外进行的检测。比如使用试剂盒、工具包等便携式设备,或者将检测设备转移到患者附近做现场医护检测(例如毛细管血糖检测),或者所用的设施可以被临时运送到患者监护地点(例如手术室、重症监护室)。POCT 不包括那些有固定专用检测位置的诊所实验室,这些实验室的认证应采用"提供有限服务的诊所实验室认证清单"。

根据复杂程度,CLIA-88 将检测项目分为豁免和非豁免两类。必检类别中又进一步划分为中度复杂检测和高度复杂检测两类。

该清单只覆盖了免检项目和中度复杂项目(如 PPM 就属于中度复杂项目)。在该版本清单的质控要求、对试剂和校准的要求这几方面,对免检项目和中度复杂项目的要求是不一样的。具体细节请参照相关的个别清单部分。清单中在其他方面对免检项目和中度复杂项目的要求是一样的,包括水平测试、质量管理、操作程序手册、标本处理、结果报告、仪器设备、人员和安全方面。

CLIA-88 中的免检项目可以在 http://www.accessdata.fda.gov/scripts/cdrh/cfdocs/cfClia/analyteswaived.cfm.查询。

POCT 清单中不包含在 CLIA-88 中被归类为高度复杂度的测试,也不包含法定药物测试、多通道血细胞计数、细菌培养以及需要用到对维护和操作技术要求很高的仪器的检测项目。CAP 中心办公室会提供相关信息以确定某种特殊的检测或仪器是否利用 POC 清单进行检查。如果一个 POCT 站点在特定的实验室有某项服务超出了本清单的范畴,那么一个特别清单(如血液学、微生物学)是必要的。本清单没有涵盖患者的自我检测。CAP 实验室认证程序不检查或者评审患者的自我检测。

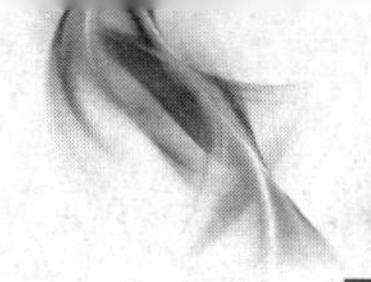

(二) POCT 操作原理

为提高可信度,POCT 项目规定的或 POCT 站点的所有的检测物品必须通过现场检查。如果注册有相同的 CLIA-88 号码,POCT 认证可以是中心实验室认证的一部分。在这种情况下,需要包括中心实验室负责人和团队领导者清单。如果 POCT 站点在 CLIA 注册了独立的号码,那么必须要有独立实验室的负责人和团队领导者清单。POCT 项目可能会被统一协调,由指定的合格人员审查测试程序和质控,以及人员的培训,但这些并不一定是必需的。

如果记录是由指定的协调员或者 POCT 主管集中维护,那么只需要完成一份 POCT 清单。检查员将检查所有的集中维护的记录,访问至少一个抽样检测站点以评估是否符合标准。如果记录不是集中维护的,检查员就必须访问每一个 POCT 站点,而且每一个站点都需要完成一份单独的清单。在后一种情况下,每一个 POCT 站点都将作为附加的实验室进行检查。

四、水 平 测 试

水平测试(PT)被定义为通过实验室之间的比较而进行的实验室检测。在水平测试方案中一些标本将定期发给一组实验室的各个成员做分析和(或)鉴定,再将各个实验室的检测结果和其他实验室的检测结果和(或)参考值做比较(改编自临床实验室标准化研究所统一术语数据库;参见 http://www.nccls.org/)。

备选评估是指用水平测试以外的方法对实验室进行检查,如分散标本测试和用其他方法测试等。

POC.01650:实验室现在的 CAP 活动菜单是否准确的反映出检测的实施情况?

为了正确的评估实验室是否具有测试要求的能力,一份准确的活动清单是必需的。活动清单的准确性是由负责人查询,并检查实验室检测申请书、电脑订单、程序手册或者患者的报告来进行评估。活动菜单需要列出实验室所有的检测项目。检测项目被确认没有包含在实验室检测清单中,检查员应该联系 CAP(800-323-4040)进行说明。请注意实验室进行的一些非常规的检测可能并没有被单独的列在实验室活动清单上,而是作为杂项代码存在。更多的信息可以在实验室仪器清单上找到。有一些检测项目也会包括在主要活动清单上,这个清单采用的分组的方式列举检测项目而不是单独列出。主要活动清单只列举出直接测量的分析物,并不包括计算结果。

POC.03200:参加了相应所需的 CAP 调查或者其他水平测试项目的实验室是否被 CAP 承认可以对患者进行检测?

CAP 水平测试中要求的分析物清单提供在 CAP 网站上(http://www.cap.org),也可以通过电话 800-323-4040(或 847-832-7000)查询。实验室参与水平测试必须执行患者的测试清单中的所有分析项目。可以参与 CAP 的水平测试或者其他 CAP 承认的水平测试。如果实验室没有能力参与高水平的测试项目也不会受到处罚。但是如果没有参与,实验室必须为受到影响的分析物参加备选测试。对于有些监管分析物,CAP 和 CAP 承认的水平测试项目是放在了高水平的认证中,那么 CMS 要求实验室参与到 CMS 提供的其他的水平测试项目中。

POC.03225:有些检测项目是 CAP 并不要求进行水平测试的,POCT 项目是否需要至少

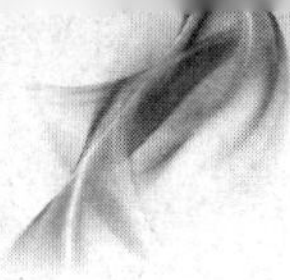

半年参加其他水平测试，或者参加备选测试系统以确定分析测试的可靠性？

适当的备选评估项目可能包括：参照文献或其他实验室拆分样品分析，按照既定的内部方法进行样品拆分，检测材料，通过图像检查或其他合适的有记载的方法进行的临床验证。实验室主管的职责是确定备选测试程序是否适用，是否同时适用于临床和科研实验室实践。本清单的问题也适用于参与教育能力测试计划。如果水平测试不适用，则半年一次的备选评估是必须进行的。CAP 水平测试中要求的分析物清单提供在 CAP 网站上（http://www. cap. org_），也可以通过电话 800-323-4040（或 847-832-7000）查询。该问题适用于所有的免检和必检项目，也包括提供者操作的镜检程序。

POC. 03250：POCT 项目是否包含了日常工作的所有测试标本，而这些标本是由平日检测患者标本的人员进行测试，并且使用的是和检测患者标本一样的方法？

只有当患者的标本是以同样方法进行常规检测时，标本的复制分析才是可接受的。只有关于形态学检查（细胞类型和微生物的确定；电泳图谱等），才允许团体审查和共同鉴定，而这些在实际患者样品检测时一般也会被多于一个人进行审查。此外，这些水平测试标本应该定期轮流使用所有的分析仪器，并且所有的从事日常患者样本测试的工作人员也要轮流检测水平测试样本。教育目标和熟练度的记录最好形成循环，使得所有的检测人员都参与到水平测试计划中。水平测试记录必须被保留，而且是作为个人档案中有关能力和继续教育文件中的重要组成部分。如果医生要做患者检测项目，那么医生也需要参加能力测试（不包括医生操作的检测项目清单中列出的项目）。如果是临床样本的显微照片这种比较特殊的情况，所鉴定报告必须是由经常鉴定这类样本的人员单独出具。对临床样本进行形态学评估的工作应该由所有员工定期轮流进行。只有一些未知样本才允许小组共同鉴定，这些样本在实际工作中通常会被不止一个人进行审查。如果实际可行的话，当外部水平测试的材料没有到位时，半年度的备选评估过程也应该被整合到日常工作中。

POC. 03275：水平测试和备选评估的结果是否有持续性，以便对不达标的结果及时采取纠正措施？

通过选择一个水平测试评价结果和备选评估结果来进行项目的检查是可行的。特别要重视没有被接受的结果。需要实验室主管对所有水平测试报告和备选评估结果有持续性的成文评价，而且应该在数据报告和结果提交到实验室的一个月之内出评价。需要调查所有的"不可接受的"水平测试结果和备选评价测试结果。对于所有"不可接受的"水平测试结果和备选评价结果都需要采取正确措施。根据问题的类型和严重程度应当采取相应的纠正措施；可能包括员工教育，仪器的重新校准，程序变动，新的文书检查制度，停止有问题的患者检查项目或学科，或者采取其他适当的措施。和水平测试或者备选评估相关的原始记录需要保留两年（除非在本单元其他地方提到的对某些特殊的分析物或学科需要保留更长时间）。这些原始记录包括所有的仪器带、工作卡、电脑打印、诊断报告、审查数据以及改进/纠正措施的文件。

POC. 03366：是否有政策规定在截止时间前，即水平测试提供者的数据提交之前禁止实验室之间交流水平测试的样本？

POC. 03432：是否有政策禁止将水平测试样品转给其他实验室？

在 CLIA-88 规则中，是严格禁止将水平测试样品转给其他实验室的。也就是说，一个实验室不可以将水平测试样品给其他具有不同 CLIA 编号的实验室（即使两个实验室是在同一

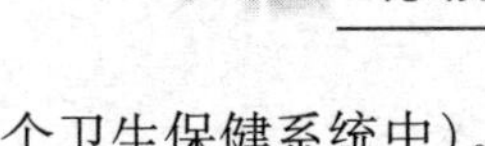

个卫生保健系统中)。

五、质 量 管 理

POC. 03500:POCT程序有书面的质量管理方案吗?

POCT质量管理方案必须是被明确定义并且备案的。该方案必须确保检测过程中样本分析前、分析中和分析后(报告)每个阶段的质量,包括患者鉴别和准备,标本的采集、鉴定和处理;准确的结果报告。该方案还必须能够检查出问题并且找出系统改进的可能性。POCT计划要能够根据它的质量管理系统数据制订出改进计划。

POC. 03550:POCT计划是否有书面的组织系统/图表表明权利、义务和责任水平?

该组织必须定义POCT检测项目操作者或监督人的义务和责任。

POC. 03700:是否正在运行一个记载系统,以检查出并且纠正重大的文书错误和分析误差,以及不寻常的或者意外的检测结果?

这个系统可能需要包括医生反馈、后续的调查以及特殊模式下的患者结果监控(如一系列不明原因的低血糖症)所提示的分析误差。POCT人员会根据检测结果作出行动(如根据血糖结果改变胰岛素的剂量,或者根据凝血时间改变肝素的剂量),需要确定的标准将意外的检测结果和其他临床所见相结合来判断检测结果是否合理。

POC. 03800:是否有一个合适的人选,可以排在任何一个班次,以协助排除故障或其他异常情况?

这个员工可以是护士、实验员或者医务人员。其目的是出现异常问题时,这个员工可以迅速协助工作,确保资源的利用,将对患者护理上的影响降至最低。

POC. 03850:测试人员要按照测试制造者的说明进行吗?

六、操 作 指 南

检测人员使用的操作指南应该包括以下内容:检测原理、临床意义、标本类型、必需的试剂、检测校准、质量控制、程序步骤、计算、参考区间和结果解释。该指南应该考虑POCT项目的分析过程,以及分析前和分析后的相关问题。操作指南的特殊式样和格式是实验室主管应该考虑的。检查团应该细致的审阅操作指南以保证指南包含了所有重要的信息和说明,也要确认实际操作和操作指南的内容是一致的。

POC. 03900:工作领域中有完整的操作指南吗?

制造商提供的插页是不能作为操作指南的,但是如果插页正确清晰地描述了POCT项目中的操作步骤,是可以作为操作说明的一部分的。插页必须是当前的。已印刷的插页上的任何改动都必须要逐条记录在操作指南上。适当的评审在任何条件下都是有必要的。制造商提供的仪器/试剂系统操作手册可以作为部门规程的一部分。

包含关键信息摘要的卡片目录或者类似的系统可以用于快速查阅,即需要一份完整的参考指南,和完整指南相对应的卡片目录或者类似系统。

电子版(电脑)指南是完全可以接收的。只要所有人都可以很容易的得到电子版本,那么POCT中的常规操作并不要求有纸质版。但是,在无法查阅电子版本时(如实验室信息系

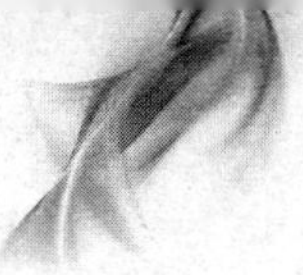

统或网络不可用时)，POCT 人员必须可以得到操作指南。所以 POCT 计划必须保存有纸质版、CD 电子版或者其他可以在指定电脑上读取的载体上。在 CAP 检查期间，无论是电子版还是纸质版，检查员可以容易地获得所有的操作程序。电子版本的操作指南必须进行适当的文件控制[如只有获得授权的人才能进行更改，更改要签上名字和日期(电子版和纸质版)，有文档年审程序]。电子版操作规程的文档审阅完成后应该署名“某某审核于某年某月某日”。另外，纸质版的审核可以用于电子版的文档审核。并不需要对有安全电子签名的文档进行审核。

POC. 04100：是否有现任主管或就任者至少每年一次对所有的 POCT 政策和操作程序进行审查的文件？

主管必须确保当前政策和技术方案的收集是完整的，而且由专家仔细审查过。审查必须保证所有的使用说明都是现行的。每一个步骤都需要有纸质/电子版的审阅签字，或者在操作清单上有多个签字。抬头处或者所有操作指南索引处的单独的签字是不完善的文件，因为每个操作步骤都必须仔细的审阅。并不需要每一页都有签名。

POC. 04150：主管(或者符合 CAP 主管资格的就任者)是否在实施前审查和证实所有新的政策和操作程序，以及对现有文件作出的重要的变化？

目前的做法必须符合政策和程序文件。

POC. 04200：POCT 计划是否有系统记录所有人员都了解操作指南中和他们检测活动相关的内容(包括变更的)？

该系统是由实验室主管考虑。

POC. 04230：如果更换了管理者，新的管理者是否确保(在一个合理的时期内)POCT 程序有据可查，并且至少每年会进行审查？

POC. 04270：当一个程序中断时，是否有纸质的或者电子文档保存了两年以上，记录起始和终止时间？

七、标 本 处 理

适当的标本收集和处理对于得到正确的实验室结果是至关重要的。在正常的实验室活动中，接近患者采取测试是不允许妥协的。POCT 人员必须提供适当的标本收集和处理的具体说明。

POC. 04300：是否有文件规定的操作程序描述检测前患者鉴别和准备，标本的收集、标记、就位和保存(如果适用)？

POCT 检测系统需要接近患者，但这并不妨碍合适的鉴定系统的需要，这套系统能避免患者结果报告的张冠李戴。主管人员应该考虑标识符号的具体选择。更多的信息可以参照实验室综合清单中的静脉切开术部分。

八、结 果 报 告

POC. 04400：检测结果是否清晰易读，并且保存到永久病历中？

POCT 的结果往往最初是以口头报告或者临时书面形式出现(比如仪器打印或记录卡

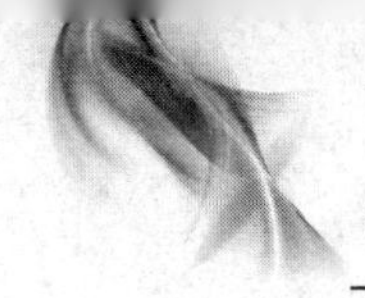

片),这些结果必须适当及时的记录到永久病历中。

POC. *04500*:*如果适用,是否所有的病患结果都附上了参考(正常)区间和解释范围?*

年龄和性别相关的特殊参考范围(正常值)或者解释值必须和患者的结果同时报告。当检测结果作为根据检测结果作出的治疗方案的一部分时不需要附上参考范围。在某些情况下,将参照区间的清单或者表格分配给接受报告的所有用户和站点也是合适的。该系统通常是困难重重的,但是如果严格控制还是可取的。

POC. 04525:*被检测人员的参考区间(正常范围)是否建立或验证?*

如果正式的参考区间的研究是不可能或不可行的,那么 POCT 站点应该仔细评测数据以确定自己的参考范围,并且保留评测的文件。

POC. 04537:*以下信息是否提供给了负责滥用药物尿检的临床医生?作为违禁药物血检一部分分析的物质;标本类型;判断每种药物是否为阳性结果的浓度;报告阳性结果的情况(如未经确认或待确认);一份"未确认的结果只用于医学(治疗)目的"的声明。未经证实的筛查结果不能用于非医疗目的(如就业测试、法律测试)。*

治疗医生指导以上信息是很重要的。这些信息可能在患者报告上或者医疗记录、临床医生的书面摘要或者操作指南等其他地方。但是特别推荐物质分析包含在患者报告中。需要注意的是 POC 清单只适用于医学目的的药物筛查。对于法定药物筛查需要用到化学清单。

POC. 04550:*某些试验临界范围(极限)结果的建立,对于快速作出治疗决策是否很重要?*

检测项目(如血糖)的临界范围(极限)必须确定,这样负责患者护理的医生或者其他临床工作人员才能够做出迅速的反应。这些可能在操作程序指南和(或)单独的指南或者政策中有所指示。化验人员必须熟知他们操作项目的临界值。

POC. 04600:*是否所有的临床结果都标明了负责患者护理的医生或其他临床工作人员?*

报告必须包括:日期、时间、检测负责人、报告人和检测结果。当同一个人给某一位患者做多个检测项目时,检测报告上不需要记录检测人员和报告人员。但是在这种情况下,必须要有临床结果的文件,而且需要在检测报告或者病历的其他地方标明日期和时间。

POC. 04700:*每份报告是否通过签名等方式标明了操作人员?*

在患者报告中并不需要包含这些信息,但是检查线索必须保留。

九、试　剂

清单中的其他有关试剂的问题并不适用于免检测试。

POC. 04750:*对于免检测试,POCT 项目是否按照制造商的说明处理和保存试剂?*

对于免检测试,必须验证试剂的性能,并且记录在案。有几种方法可能是适用的,如直接分析标准品,将新旧试剂做平行测试,以及与常规检测核对。问题的目的是为了在检测前就用合适的方法检查新的试剂。在单独包装的试剂/试剂盒使用的站点应该根据使用的体积和储存需要建立试剂质量和稳定性的监控标准。周期性的确认试剂的质量和操作技术是这个系统中的典型组成部分。

POC. 04800:*校准液、试剂和溶液是否正确地作了包含以下内容的标记:容量和数量、浓*

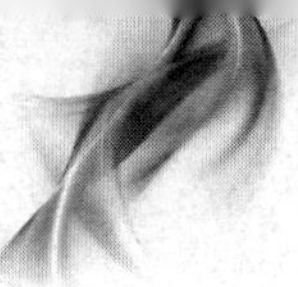

度或滴度、储存要求、配制日期、失效日期?

每个试剂瓶上都必须标明失效日期。以上列出的其他项目可能被记录在电子版或纸质版的实验日志中,而不是在试剂瓶上,所有的试剂瓶都可以被在日志中查询到相关日期。虽然对库存管理很有用,“接收日期”一般不需要被写到常规标签上。常规标签上也不需要标明“开启日期”。但是,如果开封后保质期会发生变化,则必须记录新的失效时间和保存要求。

POC. 04900:所有的试剂都在标明的有效期内使用吗?

POC. 04950:所有的试剂都是按照制造商推荐的条件保存的吗?

POC. 05000:POCT 计划是否制订了新批次试剂的可接受标准,以保证使用新旧批次试剂的患者参考范围和质控范围是相似的?

实验室必须比较新旧批次的试剂的结果。这种比较研究必须在新批次的试剂投入使用之前或者同时进行。已知数值的试剂可能包括患者标本或者质控样本。对于定性测定,最小范围的交叉检测包括使用新旧试剂做至少一个已知的阳性结果和一个阴性结果的患者标本的复检,保证新的试剂可以得到相同的结果。良好的临床检验科学包括多种情况下做出基于患者的比对,因为结果是“可控制”的。在患者结果以这种方式报告的情况下,该体系中也应该用到弱阳性对照。

POC. 05050:如果试剂盒由多个部分组成,是否只能使用配套的工具,除非制造商有其他特殊的说明?

十、仪器设备

POCT 中会用到各种各样的仪器,有些问题并不适用于所有仪器。这些问题的检查项目普遍针对于大部分的仪器,检查人员应该知道特定的仪器适用于哪些问题。仪器维护必须彻底,并且按照制造商说明的频率进行。

POC. 06300:是由实验室主管或者其他被任命者批准仪器的使用吗?

POC. 06400:是否有定期检查的时间表或者系统,检查所有仪器使用中的的关键操作?

必须包括但不限于检查电子、机械和操作是否符合文件。

POC. 06450:对于所有班次的所有规程是否有证据表明仪器的维护、功能等情况正在进行评估?

管理人员的检查日期、所有仪器的序列号和所有的维修和常规维护的记录都需要标明时间,记录在案。

十一、操作人员

POC. 06600:POCT 计划的主管是医生(最好有病理学背景)或者具有博士学位的科学家吗?

主管要对 POCT 计划中检测的所有方面负责。

POC. 06700:是否证实检验人员接受了适当的特殊培训以保证具有检验的资格?

POC. 06800:目前是否有说明每个检验人员被授权进行的检测项目清单?

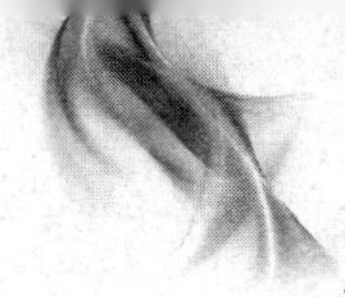

POC. 06900:是否有确保每一个 POCT 执行者都保持在足够的能力水平上的文件?

检查员必须可以通过评估记录决定哪些技能进行了评估以及如何评估。以下列出了部分水平评估项目:直接观查常规的患者检验工作,包括(如果适用)患者的鉴别和准备,标本的收集、处理、加工和检验;监控检验结果的记录和报告,如果适用也包括临床结果的报告;检查中间检验结果或工作表,质控记录,水平测试结果以及预防性维护记录;直接观察仪器维修和运转情况;通过之前分析的标本、内部盲检测试样本和外部水平测试样本来评估检验性能;评价解决问题的能力。

至少每一年要重新评估能力水平。在第一年中,进行患者检验的个人 6 个月就需要进行水平评估。每一年的个人评估并不需要评估以上列出的所有项目。项目负责人应该鉴别出并且整合最适合正在开展的检验项目的元素。通过医师学会授予证书的方式对进行 POC 检验医生能力水平的确定和重新评估。更多细节请参考该清单的 PPT 部分。

POC. 06950:POCT 人员需要进行视觉颜色测试吗?

对于不进行实验室操作的人员不需要正式的色盲测试,能辨认颜色即可。和颜色相关的工作人员进行有限的功能测试就足够了。

十二、质 量 控 制

POC. 07037:控制结果被记录用于定量和定性的测试了吗(如适用)?

质量控制必须按照制造商的要求完成。为了发现问题并评估其变化趋势,进行质控时,测试人员或监督人员必须审查质量控制数据。实验室主管或指定负责人必须至少每个月复核失控数据。由于实验室有许多变量,CAP 对任何额外的审查质控数据的频率没有具体的建议。对于内部控制,可接受的患者检验质控结果必须每天记录至少一次。* 如果某项检验是在不同的地方进行(例如不同的患者护理中心),实验室主管应确定是否所有站点都要每天记录可接受的质控结果。

所有不可接受的控制结果必须记录。

如果(且仅当)一个不可接受的仪器质控结果能够自动锁定仪器并且没有输出患者结果,那么可接受的内部控制效果不需要被记录在案。

POC. 07124:当质控结果超出给定的可接受范围时,有证据表明采取了纠正措施吗?

POC. 07211:在报告结果之前,是否验证了质控结果是可接收的?

POC. 07300:定量和定性检测的质控每天都进行吗?

因更换新批次材料而进行外部质控时不需要重复进行初始验证研究。

每天的外部质控必须按照以下说明进行:对于定量检测,每天必须使用两种浓度进行两次质控,除非在本清单中有其他特殊的要求对于定性检测,每天必须进行一个阳性和阴性的对照。当没有进行患者检测时,对照试验并不需要每天进行。

对于符合以下条件的测试,每天的质控可能会被限制于电子/程序/内置(例如,内置的液体)的质控测试:对于定量测试,测试系统包括两级电子/程序/内置日常运行的内部监控;对于定性测试,测试系统包括一个电子/程序/内置日常运行的内部控制,该系统是美国 FDA 确认或批准,实验室不得修改,CLIA'88 中该系统未被归类为高度复杂。

研究 POCT 程序的执行和记录,以验证每天强制进行电子/程序/内置控件质控的充足

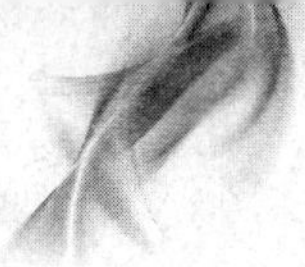

性。验证用内置溶液进行质控(包括外控和内控)的定量测试,应该每天进行并持续最少20天。如果结果和制造商提供的精确数据并不一致,实验室主管应该决定采取哪种行动(比如进一步的研究或者继续每天的外部质控)。实验室主管应该决定那些使用其他方式进行内部质控的设备(如电子或者程序质控等)的验证方案。

每更换一批新的检验材料时都需要进行外部质控。*临床标本中的抗原抗体的寻找都需要进行质控。最好使用弱阳性对照以提高查出检验系统出现问题的可能性;外部质控运行的频率不能低于制造商的推荐时间。

POC. 07428:为了发现仪器故障或者操作错误,是否需要每天检查质量控制数据?

检测人员或者技术人员必须每天审核质控数据,以发现问题或者趋势等。实验室主管或者指定负责人必须至少1个月审核质控数据一次。因为各个实验室有很多不同之处,CAP没有对额外更多的审核频率不作特别的推荐。

POC. 07456:质控程序定义了容限值吗?

POCT必须验证由制造商提供的质控材料的容限值。对于没有分析的质控材料,必须通过使用质控材料(包含之前已经验证过的)进行重复试验以确定可接受的范围。

POC. 07484:当质控结果超出了容限值时,是否有证据表明进行了纠正措施?

在分析结果不可接受的检测中获得的患者结果,或者最后一次获得可接受结果的检测中得到的患者结果,都必须重新评估以决定患者结果是否存在显著的临床差异。根据情况,重新评估可以包括也可以不包括重新检测患者标本。即使没有同样的患者标本,检验结果也可以重新评估以查出可能会对患者结果造成影响的失控条件。

POC. 07512:质控样本的检测是由进行患者标本检测的人员,以和平时相同的方式操作吗?

质控样本必须和患者标本采用相同的方式进行检测。此外,质控样本的检验必须由日常负责患者测试的人员进行操作。这并不意味每个操作者每天都必须要进行质控,而只需要每台仪器和(或)每个检验系统按照要求的频率进行质量控制,并且所有参加质控的分析员都有正规的学术基础。在可能的范围内,必须控制检验过程的每个步骤,识别质控样本和患者标本在分析前处理和分析后处理中可能存在的差异。

POC. 07540:质控结果是在检验结果报告之前验证吗?

质控结果不可接受时患者检测结果不会被报告。

POC. 07568:如果实验室/POCT项目使用多个仪器检测同一个给定的分析物,那么是否最少一年两次进行仪器间的核对?

该问题适用于在相同型号或不同型号仪器上操作的定量检测。使用新鲜的人类标本(全血、血清、血浆、尿液等)而不是稳定的商品化的质控品是很重要的,这样才能够直接知道所有仪器是否能得到相同的患者标本结果。由于潜在的基质效应,使用商品化质控品所得到的检测结果和患者标本结果不一定具有可比性。当标本前处理的稳定性是限制因素时,根据质控结果选择其他操作程序或更换标准品可能是必要的,但是应该确认标准品与新鲜的人类标本含有相同的成分。一次性使用的设备比较特殊,大量的设备可能用在同一个仪器上。在这种情况下可以更换操作程序,使用不同设备检测患者标本,计算所得结果的相关性,并将所得数据和中心实验室比较。一种方案分别使用实验室方法和POCR仪器检测患者标本,并计算结果之间的一致性,同时收集质控品在POCT仪器上得到的结果。其他的

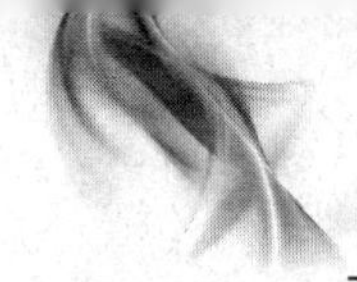

POCT 设备可以根据采用相同质控品得到的质控结果验证一致性。如果使用了多个型号的仪器或者多个批号的试剂盒,那么每一种搭配都要重新进行该过程。本清单的规定只适用于有单独 CAP 号码的仪器/方法。

POC. 07600:如果适用,每天使用的所有的染色剂(除革兰氏染色剂外)都要检查吗?

革兰氏染色剂必须至少每个星期检查一次,更换新配制的染料也要检查,检查的方法是染色已知的革兰氏阳性及阴性的细菌。

十三、定量系统的校准

POC. 08050:POCT 的免检项目是否按照制造商的说明进行校准、校准验证?

"定量系统校准"部分的其他问题并不适用于免检项目。校准是指确立在特定的情况下试剂系统/仪器反应和一种分析物相应浓缩/活力值之间的关系的一系列操作。校准方法是由制造商说明,也可能是由实验室建立的。校准验证则是证实当前校准设置有效的过程。单项测量范围(AMR)是指直接测量标本而不需要稀释、浓缩或者其他预处理得到的分析值的范围。

有关以上概念更多的讨论参见化学和毒理学清单。

POC. 08100:每种方法的校准方案是否适当,校准结果是否被记录?

POC. 08200:用于校准和校准验证是否用到高品质物质?

校准物确立了试剂系统/仪器反应和一种分析物相应浓缩/活力值之间的关系。已经为临床标本和特别的测定方法确定了分析物靶值和适当的特征。很多仪器系统要求校准物搭配系统特异靶值以得到精确的临床标本结果

POC. 08300:进行校准验证的条件是否确立并且记录在案?

典型的条件包括试剂更换批次时,除非使用者证实使用不同批次的试剂对患者检验结果的准确性和参考范围没有影响。此外还有质控数据指示时、重大维护和维修以后。制造商推荐的时间点也要重新确立。如果以上情况都没有,那么至少每 6 个月进行一次。

POC. 08400:当校准验证没能达到 POCT 计划的确定标准时,检验系统是否再次校准?

POC. 08450:所有分析物的 AMR 的上限和下限是否定义,以至于当结果超出了范围时可以在出报告前进行必要的适当的审查并重新分析?

通常,由制造商指定 AMR,而使用者必须验证这个参数。AMR 至少 6 个月要重新验证一次,当更换了不同批号的试剂或者更换主要部件以后也需要再次验证。

只要实验室能够证明位于下限以下的结果不是由于样本/稀释倍数的错误引起或者是免疫学的"hook 效应"时,超出了 AMR 的范围的被测物(报告结果低于下限或者高于上限)并不需要重新分析。AMR 并不适用于凝固测试。

POC. 08500:是否用适当的材料(已知位于某个仪器的 AMR 内)对单项测量范围(AMR)进行验证并记录?

如果校准或校准验证结果在 AMR 范围内并包括高中低几个值,并且校准验证数据在使用者的验收范围内,那么 AMR 确认有效,不需要进行其他处理。如果校准和(或)校准验证结果不在 AMR 中,那么需要用其他位于 AMR 高位或低位的材料重新验证 AMR。一次性的设备比较特殊,大量的设备可能多次用于一个仪器。在这种情况下,对每一个设备周期性的

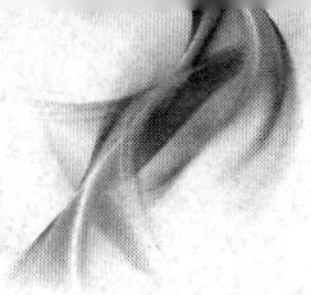

使用一套样本进行 AMR 验证是不现实的,这时备选方法就是可行的。每种设备在初次使用时必须验证 AMR,安装或维修后也要验证。但是,之后半年一次的 AMR 验证可以在某些代表性的仪器上进行(如果使用了不同类型的仪器或者不同批次的试剂,每一种仪器和每一批试剂都要进行验证)其他仪器的 AMR 验证可以用其他方法进行推断。比如审核外部质控结果以保证其可接受,将 POCT 结果和中心实验室的结果进行对比,当然,两者采用同一地区同一时期收集的标本(当 POCT 结果下载到中心实验室数据管理计算机时,这种方法显得很便捷)。其他的方法也是可行的。要遵循制造商关于校准验证/AMR 验证的说明进行验证。

POC. 08600:是否建立了确定单项测量范围(AMR)的标准并且记录在案?

每 6 个月必须对 AMR 进行一次重新确定,或者当检验系统的主要部分更换以及更换了不同批次的试剂(除非实验室能证明更换批次的试剂没有影响到患者结果范围)时。

POC. 08650:如果 POCT 项目报告数字形式的检验结果,而这个结果超过了 AMR,是否有稀释步骤和稀释剂(或者浓缩步骤)的详细说明?

当报告结果超出了单项检测范围,使用者可以将标本稀释或者浓缩从而将结果调整到 AMR 之内,然后重新化验得到定量结果。操作指南必须包括稀释或者浓缩的实验步骤、在稀释和浓缩过程中用到的稀释剂或其他物质以及得到最终报告结果的计算方法。

十四、血 气 标 本

POC. 08705:实施动脉穿刺的人员了解动脉穿刺比静脉穿刺的并发症更严重吗?

POC. 08760:为了得到桡动脉取血标本而进行动脉穿刺,如果适用,穿刺前是否在侧支循环上进行检测并且记录在案?

已发表的文献中评估了各种现有的技术。POCT 方案和临床定义之间应该达成共识,定义患者在哪些情况下,一项检验对于避免患者潜在的损伤是有用的。应该记录该站点从哪里得到样本。

POC. 08815:有防止血气标本在分析前受到空气污染的制度吗?

POC. 08870:所有血气仪器的操作、测量和功能检查是否有成文的程序?

POC. 08925:pH、PCO_2和 PO_2传感器校准材料是以仪器制造商的规范为准还是溯源到 NIST 标准参照物?

无论是液体还是气体,校准材料都必须溯源到适当的参考标准。一次性设备的校准材料常常就包含在检验试剂盒中。

POC. 08980:校准检查是否周期性的进行?

频繁使用的仪器必须进行周期性的校准,不常使用的仪器则在每次使用时都要校准。有些仪器是自动校准的,但是必须要有自动校准可靠性的验证措施。所有的仪器至少每 6 个月一次,必须按照制造商的规范进行校准。如果制造商建议更短的时间间隔,就应该按建议周期进行更频繁的校准。

POC. 09035:在患者标本进行 pH,PCO_2和 PO_2检验时,是否至少每 8 个小时分析了最少一个质控样本?

质控可能是液体的,也可能是验证过的电子控制器(参考内部控制的讨论,位于质量控制-必检项目部分)。

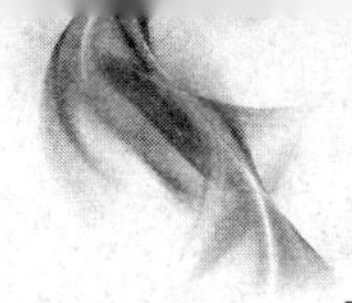

POC. 09090:在 pH、PCO_2和 PO_2的检测中,质控样本是否代表了每天的患者检测的高值和低值?

如果使用电子控制,那么电子模拟器在高值和低值都可以激发。

POC. 09145:在测量 pH、PCO_2和 PO_2时,除了每使用 30 分钟至少有一次内部校准的自动化仪器以外,每批患者标本检验时是否至少包含了一个质控样本?

质控可能是液体的或者是电子的。

十五、安　全

POC. 09172:POCT 项目是否有确保患者和医护人员安全的方案?

检查员应该按照实验室通用清单中的"安全"部分检查实验室的相关项目在检查总结报告中请阐述不足之处的细节。

十六、医师操作的测试

以下部分只适用于医师操作的测试(PPT)。PPT 是由美国病理学家学会定义的,是指由意识或者具有从业资格的中级医务人员(如医师助手、护士、通过认证的助产士)亲自操作的测试,可以将检验结果和体格检查或者患者的治疗方案联系起来,而且仅限于以下列出的检测项目。在患者到医疗点时,往往是立即由临床医师直接完成某些检验项目,从而做出治疗。虽然这些检验项目可能很简单,但是为了保证得到正确的结果也要制订严格标准。POCT 清单中的其他部分不适用于 PPT。

只有当 PPT 是在具有相同 CLIA 号码的实验室进行以及实验室主管负责医师和中级医务人员的能力评估两种条件都满足的情况下,才需要完成该部分的内容:

如果医师或者中级医务人员的水平是由医务人员学会通过授予证书的方式进行认证和监控,那么该部分并不适用。

这里所说的 PPT 的范畴并不等同于美国 CLIA'88 中的 PPM(医师操作的镜检)。进一步说,它包含了 CLIA'88 中的除了 PPM 之外的某些免检项目。PPT 只限于以下检验项目:①羊水 pH;②阴道分泌物涂片;③大便白细胞;④胃黏膜活检尿素酶;⑤鼻腔嗜酸性粒细胞涂片;⑥隐血、粪便和胃;⑦蛲虫检查;⑧性交后黏液检查;⑨氢氧化钾制备;⑩精液分析,定性;⑪滑液晶体;⑫尿液试纸;⑬尿沉渣镜检;⑭阴道湿涂片镜检。

POC. 09200:是否有描述医师在他们的临床实践范围内进行的个人操作检验的文件?

美国病理学家学会只对以上列出的项目进行 PPT 认证。

POC. 09300:是否有包含标本处理信息的 PPT 操作程序指南?

POC. 09400:如果适用,根据执行的检验性质是否有适当的质量管理方案包括以下项目:染色剂的质量控制;离心机、显微镜等仪器的维护;确保制造商指示的执行?

POC. 09500:是否有在进行特定的检验项目时对医师培训的记录?

POC. 09600:医师操作的检验项目是否有特别的能力评估证据?

实验室主管需要考虑能力评估的频率。CAP 并不需要每年都对医师进行执行 PPT 能力评估。

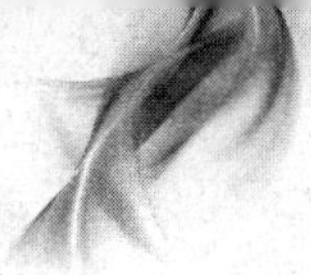

POC. 09700：PPT结果是否有适当的报告系统？

结果部分通常包括以下元素：患者识别、检验的预定/执行和医师的姓名/标识、标本采集的日期/时间、检验结果以及参考区间或解释性说明。

第二节　2012美国POCT认证规则

本清单制作时以下列文件作为参考：CAP Point-of-Care Testing Checklist-June 2010；CLSI AUTO4-A2；CLSI C24-A3；CLSI C30-A；CLSI C54-A；CLSI GP2-A5；CLSI GP31-A；CLSI POCT4-A2。

一、人员组织

PCT. 1. 10 是否有证据表明测试人员有足够的具体的培训，以确保竞争力吗？

PCT. 1. 20 这些被记录在案了吗？

所有测试人员必须有具体书面的培训以进行测试。

PCT. 1. 30 目前是否有POCT每一个人被授权执行人员的指定测试名单？

PCT. 1. 4 是否有文件规定的程序，以确保每个人POCT的能力保持令人满意的水平？

在每年的基础上，所有人员必须证明他们有执行每个测试的能力。这必须被记录在案。

PCT. 1. 50 实验室主任监督的POCT程序吗？

主任负责POCT计划的整体运作和管理。

PCT. 1. 60 POCT程序是否有组织结构的职权划分？

组织结构必须确定合资格人士负责POCT的预解析，分析和后分析方面的工作。

二、标本采集

PCT. 2. 10 在测试前是否有一个过程，为患者的鉴定，患者准备，标本采集，标签和加入描述方法？

必须提供正确的收集和处理标本的具体说明给现场监护检测人员。

三、程序手册

PCT. 3. 10 当前的程序手册可用吗？

要有程序手册，其中包括执行所有的测试。

PCT. 3. 20 每一道工序的目的是什么？

PCT. 3. 30 标本的类型、来源、数量、存储情况？

PCT. 3. 40 所需设备和材料？

PCT. 3. 50 制备和贮存试剂，标准品和控制？

PCT. 3. 60 步骤-包括一步一步的指示？

PCT. 3. 70 校准方向？

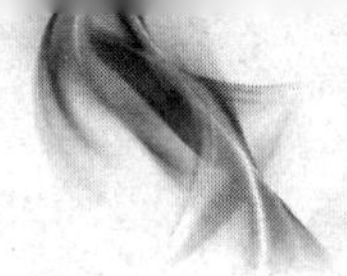

PCT. 3. 80 纠正措施?

PCT. 3. 90 质量控制?

PCT. 3. 100 线性限制?

PCT. 3. 110 参考范围?

PCT. 3. 120 临床意义?

PCT. 3. 130 临界值?

PCT. 3. 140 报告结果(单位,统计,临界值)?

上面列出的元素中必须包含在程序手册中(如适用)。

PCT. 3. 150 有没有由实验室主任或董事指定的文档程序手册的年度回顾?

由董事或指定进行的年度审查确保程序完整和最新。这个评论必须记录在案。

PCT. 3. 160 由测试人员进行的年度审查的程序手册有没有文档记录?

年度审查程序手册,确保测试人员都知道当前的程序。这个评论必须记录在案。

PCT. 3. 170 所有新的程序是否由医疗董事审阅或指定?

新的程序要求医疗主任事先审查或投入使用前指定。

PCT. 3. 180 程序终止服务后会被保留两年吗?

终止程序后两年必须保留程序服务。

四、试　　剂

PCT. 4. 10 所有试剂都是在届满日期内使用的吗?

PCT. 4. 20 所有的试剂是否标有收到的日期?

PCT. 4. 30 所有的试剂是否标有封口或开封日期?

PCT. 4. 40 所有的试剂是否标有到期日?

PCT. 4. 50 所有的试剂是否标有内容和浓度?

PCT. 4. 60 所有的试剂是否根据制造商的指示存储?

试剂必须用制造商推荐的方式存储。试剂储存温度记录必须符合制造商的说明(包括冰箱、冷柜和室温,如适用)。

PCT. 4. 70 如果有多个组成部分的试剂盒,检测人员是否只能用同一试剂盒的组件,除非制造商另有规定?

五、仪器设备

PCT. 5. 10 对所有在用的工具有针对其的维护计划吗?

所有使用者必须按照制造商的建议的时间表。

PCT. 5. 20 有主管审阅维修记录吗?

PCT. 5. 30 这次审核被记录了吗?

维修记录必须由主管审阅并被记录。

PCT. 5. 40 是否有用于故障排除的说明?

必须有可用的故障排除的说明。

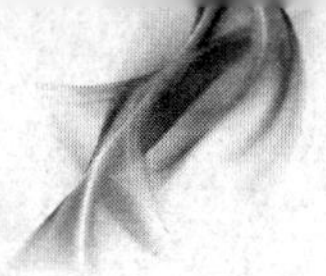

六、质 量 控 制

PCT. 6. 10 质量控制是否在日常使用中被运行和记录?

对于定性测试,阳性和阴性控制必须每天运行和记录。对于定量试验,在 2 个不同浓度的 2 个质控必须运行并记录每天使用。

例外:全血葡萄糖-每天对患者测试进行控制测试,这是另一种测试控制方式(参考:实验室实践指南-2012 年)

控制可能会受到如下电子/程序/内置的内部的限制:对于定量试验,每天使用 2 个电子/程序/内置的内部控制水平上运行。对于定性测试,每天都有电子/程序/内置内部控制的水平上运行。实验室已经记录是否有足够的电子/程序/内置的内部控制。外部控制:每一批新测试材料的装单号,主要系统维护和软件升级后,使用测试制造商所推荐的频率,或者每 30 天进行一次。

PCT. 6. 20 控制试样患者样品测试是由相同的人员用相同的方式测试吗?

质量控制必须由测试人员执行。每个操作员应该执行最少每个月一个 QC 测试。

PCT. 6. 30 质量控制数据最少需要每个月由实验室主任或指定者审核并记录下来吗?

质量控制文件必须随时可用以备审核。

PCT. 6. 40 在患者结果报告之前,有时间用结果验证使用效果的可接受度吗?

在控制产生结果被接收前,患者的结果不会被公布。

PCT. 6. 50 每日控件的运行在公差允许的范围内吗?

公差范围内可能存在数字/定性的限制,通过实验室反复分析,由制造商或可能已经建立了一个有效的可接受的范围。

PCT. 6. 60"失控"的标准需要转给主管或高级职员确认吗?

"失控"的标准需要转给主管或高级职员确认。

PCT. 6. 70 如果有证据显示当一天的使用量超过公差允许的范围,有采取任何纠正措施吗?

实验室必须有调查失控缘由的程序且纠正措施必须记录在案。

PCT. 6. 80 文档是否包括什么项目失控?

PCT. 6. 90 文档是否包括为什么分析失控?

PCT. 6. 100 纠正方案启动了吗?

PCT. 6. 110 负责人签字了吗?

纠正措施的文档必须可用以备审核。

PCT. 6. 120 在质量控制记录中会记录质量控制材料批号变化吗?

PCT. 6. 130 质量控制记录保留至少两年吗?

质量控制记录应至少保留两年。

PCT. 6. 140 如果 POCT 程序使用一个以上的工具/方法来测试一个给定的分析物,会为了患者结果的相关性每年两次至少两次检查工具/方法吗?

相同的被分析物在实验室中每一个测量系统测量必须包括在结果的相关性中,一年两次并被记录。这可能包括实验室仪器和 POCT 设备。质控数据可以被用于在同一批号的材

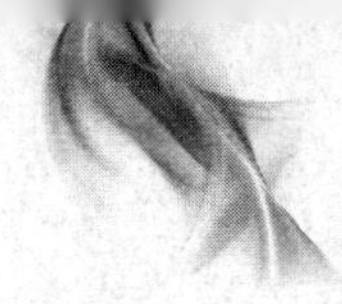

料与对照相同的平台上执行的测试的比较。它可能不是这些设施,POCT 仪器(如血糖仪)进行相关的所有设备上的大量使用。这种相关性可用于这些设备的采样。随着时间的推移,使所有的设备,相关设备示例的相关性,进行的地方应该运转。这个过程的使用前提是有持续的质量控制和审查能力测试。

PCT. 6. 150 大量新的控制使用与测试同步进行吗?

对新的控制材料的有效性和可接受的交叉测试必须在有效日期或旧的控制材料的消耗前完成。对旧的和新批次的试剂质控结果的比较是可以接受的。

PCT. 6. 160 每个新用户是否运行测试之前,有阳性和阴性对照?(只适用于艾滋病检测)

PCT. 6. 170 当启动开关数字时,阴性和阳性的测试对照就运行了吗?(只适用于艾滋病检测)

PCT. 6. 180 如果每天完成多余 24 个测试,阴性和阳性的测试每天还运行吗?(只适用于艾滋病检测)

PCT. 6. 190 如果一天少于 24 个测试的话,阳性和阴性对照每 24 个测试运行一次,或不低于每周一次吗?

如果一个站点进行每天多于 24 个 POCT 测试,必须每天运行质控。如果一个站点进行每天少于 24 个 POCT 测试,每 24 份标本必须运行一次质控,但不得少于每周一次。

七、测　试

(一) 校准

操作组建立在特定条件下,试剂系统和相应的分析物的浓度值之间的关系。

PCT. 7. 10 POCT 程序是否遵循制造商的指示进行校准?

工具用户可以校准,校准必须由生产商推荐的频率。

PCT. 7. 20 校准结果的被记录了吗?

文档必须保留 2 年的规则已经被中止。

(二) 线性

分析物的值的范围的方法,可以是直接测量在没有任何稀释试样上进行,浓度或其他前处理,不是通常的测定过程的一部分。

PCT. 7. 30 线性验证对所有 POCT 适用吗?

线性最初必须验证。

PCT. 7. 40 线性验证要记录吗?

文档必须保留 2 年的规则已经被中止。

PCT. 7. 50 当结果超出线性范围时,POCT 程序是否有一个过程?

政策需要包括当结果超出范围,如重复试验或参照标准实验室应采取的步骤。

八、血气分析

PCT. 8. 10 如果在实验室之外进行血气分析,是否也应接受实验室的监督?

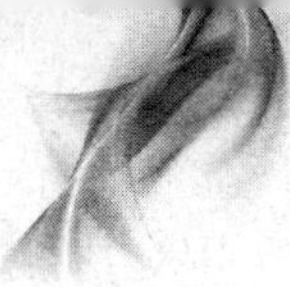

PCT. 8. 20 血气分析仪是否放置于护士站?

PCT. 8. 30 血气分析仪是否放置于急救中心?

PCT. 8. 40 血气分析仪是否放置于手术室?

PCT. 8. 50 血气分析仪是否放置于重症监护病房?

PCT. 8. 60 血气分析仪是否放置于新生儿室?

PCT. 8. 70 血气分析仪是否放置于门诊区?

PCT. 8. 80 血气分析仪是否放置于其他机构?

PCT. 8. 90 有系统可以防止血液中的气体样品分析前受环境空气污染吗?

测试人员进行血气分析应注意正确的样品处理。

PCT. 8. 100 每天都运行质控并记录结果吗?

对于定量试验,在 2 个不同浓度的 2 个质控必须每天运行并记录。质控可能会受到电子/程序/内置的内部控制的限制,表现如下:对于定量试验,每天有 2 个电子/程序/内置的内部控制使用运行;实验室已经记录的电子/程序/内置的内部控制是否足够。验证包括外部控制和电子/程序/内置至少 25 个测定的内部控制比较;外部控制运行:每一批新号码或装运测试材料,主要系统维护和软件升级后,使用测试制造商所推荐的频率,或者每 30 天一次。

PCT. 8. 110 控制样品和患者样品是否采用相同的测试方法和相同的人员来进行测试?

质量控制样本和患者样本必须用相同的方式进行测试。

PCT. 8. 120 质控数据至少每个月由实验室主任或指定审核并记录吗?

质量控制文件必须在检查时是可用的。

PCT. 8. 130 在病患结果出报告之前,会使用控制结果去验证可接受性吗?

质控结果不达标时,病患的结果是不能报出的。

PCT. 8. 140 质控的耐受限度是否每天建立?

耐受限度的定量标准是由制造商确定,或者由实验室通过反复试验分析得到有效的可接受范围。

PCT. 8. 150 “失控”结果的转诊标准时由督导护士或者高级职员确定的吗?

督导护士或者高级职员必须知晓“失控”结果的标准。

PCT. 8. 160 当某一天的质控结果超出了定义的耐受限度时,是否有文档记载的纠正措施的证据?

实验室必须要一个分析失控情况的规程,并且纠正措施必须记录在案。

PCT. 8. 170 文档是否说明什么项目失控?

PCT. 8. 180 文档是否包括失控原因分析?

PCT. 8. 190 文档是否包括采取了怎样的纠正措施?

PCT. 8. 200 有负责人签字吗?

被记录的纠正措施必须经检验验证是可行的。

PCT. 8. 210 质控材料的批号变化需要被记录到质量控制报告上吗?

PCT. 8. 220 质控结果需要保留两年吗?

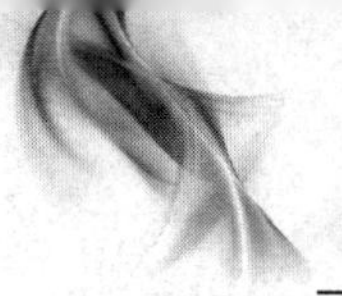

质控记录结果必须保留至少两年。

九、结 果 报 告

PCT. 9. 10 所有的检测结果是否都保留在病历上?

检测结果必须出现在病历上。

PCT. 9. 20 在需要时,所有的检测结果和相应的参考范围要同时被报告吗?

报告必须包括检测结果的参考范围。

PCT. 9. 30 参考范围的设定和验证是以所有的参检人群为样本吗?

不同年龄和性别的具体参考范围必须由中心实验室确定参考范围。

PCT. 9. 40 需要在检测报告上表明该结果是 POCT 结果吗?

该报告必须说明是 POCT 的结果。

PCT. 9. 100 检测结果的关键临界值对促进患者管理决策是否很重要?

各个机构必须设定关键的临界值。

PCT. 9. 110 是否将所有的关键结果书面通知到相应的临床部门工作人员?

给相应的临床部门工作人员的书面通知包括日期、时间、操作者以及检测结果。

PCT. 9. 120 报告标明了是谁进行的测试吗(通过首字母或者签名)?

测试的日期、时间以及操作者都需要被记录在报告中。

PCT. 9. 130 物质或者物质分类分析是药物检测结果的一部分吗?(适用于滥用药物者的尿检)

PCT. 9. 140 标本类型?

PCT. 9. 150 对每种药品的阳性结果需要减少浓度进行检测吗?

PCT. 9. 160 阳性结果的报告状态(例如未经确认的)?(适用于滥用药物者的尿检)

PCT. 9. 170 未经验证的结果声明只能用于医疗目的?(适用于滥用药物者的尿检)

未经验证的结果不能用于非医疗用途(例如雇佣或者法律测试)。

第三节 国际 POCT 法规

一、法 规 目 的

本法规针对卫生部(MOH)使用的所有护理点测试设备,提供采购、使用及支持方面的指导准则。本法规文件的目的在于:概述 POCT 的管理及治理要点;确保整体 MOH 都可维护标准化的 POCT 实践;概述临床医生、病理学家及支持性工作人员的不同职责;确保 POCT 用户负责患者结果的质量;确保纠正措施的实施,可使得经纠正后的测试结果具有最佳质量。

(一) 引言

POCT 也称为靠近患者的检验(NPT),是用于表述通常情况下,由非实验室人员——主要由医护人员——在主要实验室以外的现场,实施实验室测试的术语。鉴于 POCT 具有先进技术性且具有不断变化的临床实践特性,因此卫生部内已广泛使用并在不断推广 POCT

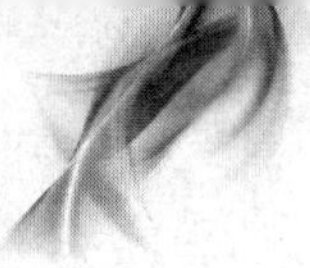

的使用。

建立用于指定病理学实验室的主导作用，且在适当的条件下，用于表述临床服务（如，急诊和创伤科、麻醉科、重症护理室、医疗室、妇产科、儿科、外科、门诊、公共卫生设施）的正式法规，是必需的条件之一。此类正式法规将确保整体流程的实施，符合临床治理原则及国家认证标准。

病理学实验室及临床医生之间的专业合作关系，可确保POCT设备适用于其既定用途、获得充足支持、符合安全及质量标准，且可确保仅由已接受使用培训的工作人员操作POCT设备，及记录已实施的调查结果。通过建立POCT委员会及通过所有相关领域内的责任重叠，可使得MOH完成该拟定目标。通过POCT委员会的联合规划，将可在POCT实施进程中，采纳有关设备采购、支持协议、耗材成本、用户培训及认证等方面的建议。

本法规可以为以下服务提供保障：对患者提供高质量且具有成效的护理；包括传染控制在内的有效风险管理；一致性且知情性的服务规划及设备标准化；最佳的财务安排，包括和设备及耗材供应商达成折扣协议；经全面培训后的POCT用户，进而可有效利用病房、临床、实验室工作人员的时间；在活动监测、更快速的实施故障诊断及排除、患者数据捕捉方面，为POCT提供网络化的IT支持；记录维护及审计；在有必要的条件下，具有继续及延伸向扩大化的服务需求，提供高质量支持的能力。

（二）背景

为和"由病理学实验室监测POCT质量"这一当前全球流行趋势保持一致，我们建议病理学实验室在POCT管理中承担领导作用。以病理学专家组织为代表的病理学POCT指导委员会，针对POCT的实施，已公布质量保证指南文件。该指南文件撰写于2011年，且涵盖采购、质量控制及评估（QC或QA）、健康和安全、风险管理、用户培训、设备维护及临床连续等各方面。

马来西亚标准部——制订医疗实验室要求的国家级质量标准机构，要求由病理学实验室管理POCT支持活动并提供认证服务，并建议在全国范围内建议委员会，管理该认证服务。

病理学POCT指导委员会已明确指定POCT的若干基本要素，包括临床治理、风险管理及质量、审计、员工管理、培训、临床有效性及结果。马来西亚标准部已针对信息咨询事宜，发布MS ISO 22870：2008文件和MS ISO 15189：2007文件。本法规旨在确保MOH中的POCT遵守本法规文件中所述的所有建议及指导方针。本法规适用于所有病理学服务、公共卫生设施及POCT现场。当前可获得MOH支持的设备包括：血糖仪、心脏监测分析仪、糖化血红蛋白分析仪、血气分析仪（可测量电解质、代谢物、pH、血气）、血凝度测量仪、胆红素测量仪、血红蛋白测量仪、FBC、CRP、血型、微生物学（如疟疾、肺结核）快速测试套件、尿液测试设备。

二、POCT委员会及其职责

（一）全国病理学服务委员会

全国病理学服务委员会成员包括担任服务主管的病理学家、全国血液学子委员会主管、全国化学病理学子委员会主管、全国医药微生物学子委员会主管、活动全国解剖病理学子委

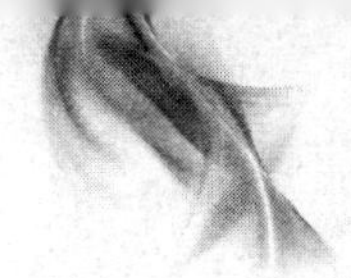

员会主管以及全国 QAP、认证、人力资源、预算、环境和设施、IT、培训、运输子委员会等机构主管。

(二) 全国化学病理学委员会

全国化学病理学委员会成员包括化学病理学活动主管、化学病理学家以及生物化学专业的资深科学管理人员。

(三) POCT 督导委员会(PSC)

PSC 由全国化学病理学委员会的 POCT 子委员会成立。该委员会每年应至少召开一次会议。在出现紧急状况的条件下,可召开临时会议。POCT 督导委员会由化学病理学服务主管承担顾问责任,还应包括由化学病理学家担任的 PSC 管理人员。个别单位由来自于病理学部门的病理学家、医药管理人员,及其他科学管理人员,生物化学和微生物学、医药实验室技术人员组成。而 MKA/K、家庭健康发展部门(FHDD)的代表,由公共健康医生、科学管理人员、MLT、疾病控制部门工作人员组成(图 5-1)。

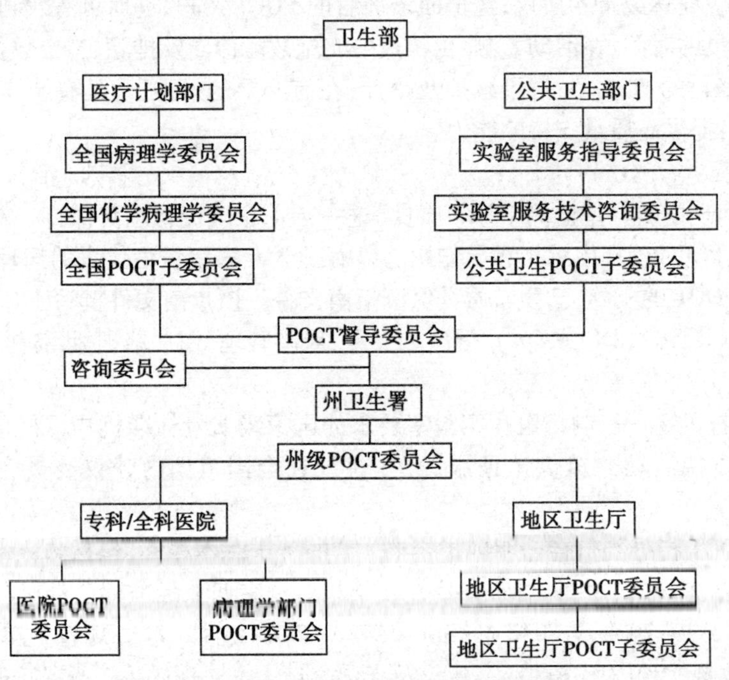

图 5-1 美国 POCT 督导委员会组织架构图

POCT 督导委员会的工作包括建立全国 POCT 法规及指导原则,并确保所有政府健康设施完全实施本法规,同时改善 POCT 设备提供的患者结果质量。委员会还负责批准 POCT 设备的使用,无论此类设备是否为 POCT 现场购买的设备、还是租赁的试剂、或是 MOH 为 POCT 现场提供或向 POCT 现场租借的设备。按照适当程序改善设备管理,并按照适当方式及法规指导方针实施委托进程。委员会还要推进标准化实践,如 IQC 使用的规范及评估等。确保仅由符合资质要求且已接受培训的用户操作 POCT 设备。POCT 委员会应维护符合资质要求的用户列表。针对未达到满意状态的设备性能、不正确的设备使用、质量较差的实践,界定应采取措施的标准;包括:在适当条件下撤回 POCT 设备、取消不符合质量标准的 POCT 测试、从符合资质要求的用户列表中去除不符合资质要求的用户等。除了这些工作,

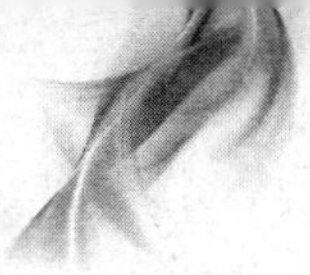

委员会还要引入新技术，并将该新技术集成至所有 POCT 现场的现有技术中。按照 MS ISO 22870:2008 实施认证建立常用的质量控制及质量保证计划，以确保 POCT 遵守法规要求，并维护测试质量。保证所有报告格式的标准化以收集及编辑各州定期提交的所有报告，并实施报告评估进程。向全国化学病理学委员会提交分析报告。通过审计报告检查整体 POCT 性能，并自定义或改编质量保证文件。为 POCT 现场获得 POCT 认证提供建议及帮助。PSC 应为 POCT 现场的培训进程提供帮助及咨询服务。通过分析审计数据，检查已确定的发展趋势，并提供建议及指导。在适当的条件下，为相关的认证资质及认证要求提供建议。

（四）咨询委员会

咨询委员会的主席一职，由化学病理学活动主管就任。咨询委员会应承担 PSC 顾问的责任。咨询委员会的成员包括：化学病理学家、科学管理人员（生物化学及微生物学）、PSC 成员、MOH 医疗发展部门及家庭健康发展部门的工作人员、若干名直接参与和（或）有兴趣利用 POCT 作为改善患者护理方法的临床医生。此类临床医生来自于不同科室，如急诊科、创伤科、外科、妇产科、麻醉科、儿科、医疗科及家庭医疗科。

咨询委员会的工作范围包括检查及监测全国 POCT 政策，并针对 PSC 或 PSC 委员会的个别成员，向咨询委员会提交的特定问题，起到 PSC 信息源的作用。还需要为拟定的政策及指导方针提供建议。每隔 3 年委员会要检查 1 次政策及指导方针，以确保各区域有效执行 POCT 政策，确保 POCT 政策的无缝执行。

（五）美国国家 POCT 委员会

美国国家 POCT 委员会由医院及公共健康部门的代表组成，一般包括州级健康主管（顾问）1 名、州级病理学家（主席）1 名、临床及公共健康专家—医疗计划部门工作人员 6 名、FHDD 工作人员 1 名、MKA/K 工作人员 1 名、病理学家 3 名、科学管理人员或医院工作人员 1 名及 MKA/K 工作人员 1 名、州级助理医疗管理人员 1 名、州级医疗实验室技术人员或公共健康部门工作人员 1 名、护士长或医疗计划部门工作人员 1 名及公共健康部门工作人员 1 名。其中公共健康专家由家庭医疗专家（FHDD）及公共健康专家（质量保证单位）组成。一般来说，应在州级 POCT 委员会中，需任命 21 名人员就任各职位（图 5-2）。

国家 POCT 委员会的需要就有关全国级 POCT 服务的问题，向 PSC 提交报告。还需负责检查引入新 POCT 设备（存在选择项的条件下）的拟案，并提供有关 POCT 设备的咨询服务，如为所有医院、门诊、POCT 现场（外部医疗设置）提供规范及评估服务等；同时也要为 POCT 设备用户提供有关 EQA 服务的咨询服务。此外，委员会还需监测、收集及分析所有医院、门诊、PCOT 现场（外部医疗设施）提供的报告，以监测上述单位是否已遵守设定的 QA 标准。检查有关医院、门诊、POCT 现场（外部医疗设施）中 POCT 用户的审计结果，以检测上述单位在 POCT 用户的技术能力、数据收集、IQC 错误、EQA 不合规性方面，是否可能存在不符合 POCT SOPs、政策或指导准则的状况。对于不符合 QA 标准的医院、门诊、POCT 现场（外部医疗设施）提供有关纠正措施步骤的建议。所有已收集的分析报告，应尽早提交给全国 POCT 子委员会。工作中要确保提供适当的培训，确保

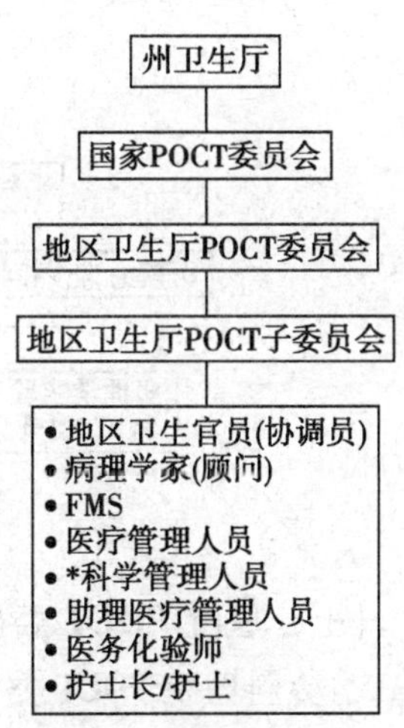

图 5-2 美国国家 POCT 委员会组织结构图

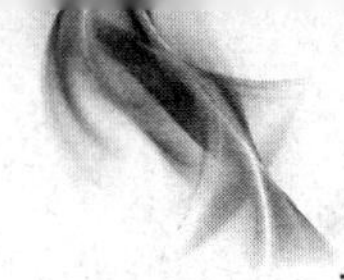

POCT 设备符合 MS ISO 22870:2008 要求,确保所有新护理点程序及 POCT 设备具有适用性及临床合理性。医院及公共健康设施(MKA/K)的 POCT 协调员,应确保针对相关任务选择适当设备,确保设备具有满意的试运行结果,及确保正确编制并维护所有培训文件及记录保持文件。

(六)社区保健门诊 POCT 委员会

社区保健门诊 POCT 委员会成员有地区级健康管理人员(协调员)、病理学家(顾问)、家庭医学专家(FMS)、医疗管理人员、科学管理人员、助理医疗管理人员、医疗实验室技术人员以及护士长和护士(图 5-3)。

社区保健门诊 POCT 委员会需就有关全国级 POCT 服务的问题,向 PSC 提交报告。检查引入新 POCT 设备(存在选择项的条件下)的拟案,并提供有关 POCT 设备的咨询服务,如为公共健康设施提供规范及评估服务等。针对 SOPs、维护实践、POCT 设备的安全使用状况实施检查。确保执行及实施此类实践规定。监测门诊或部门中所使用 POCT 设备的 IQC。向 POCT 设备用户,提供有关 EQA 服务的咨询服务。监测、收集、分析公共健康设施提供的 POCT 报告,以监测公共健康设施是否已遵守设定的 QA 标准。检查公共健康设施 POCT 用户的审计结果,以检测公共健康设施在 POCT 用户的技术能力、数据收集、IQC 错误、EQA 不合规性方面,是否可能存在不符合 POCT SOPs、政策或指导准则的状况。对于不符合 QA 标准的门诊,提供有关纠正措施步骤的建议。在有必要时,提供培训服务。确保预算符合质量要求及服务要求。向州级 POCT 委员会提供季度报告。

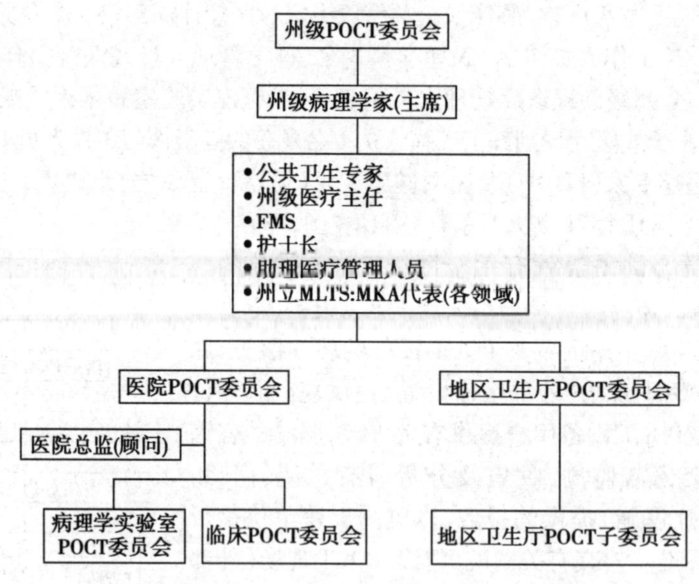

图 5-3 社区卫生厅 POCT 委员会组织结构图

(七)医院 POCT 委员会

1. 专科医院 POCT 委员会　由所有主要学科的医学专家组成。此类主要学科包括:医疗科、儿科、外科、妇产科、麻醉科、紧急及创伤科、整形外科。专科医院 POCT 委员会的成员包括医院主管(顾问)、病理学部门主管(POCT 协调员)、主要学科的临床专家、病理学家、来

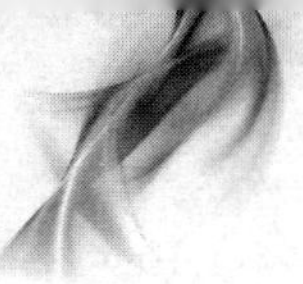

自于病理学部门的医疗管理人员、科学管理人员、医疗实验室技术人员、护士长或护士、助理医疗管理人员、拜访型病理学家(POCT 委员会协调员)(图 5-4)。

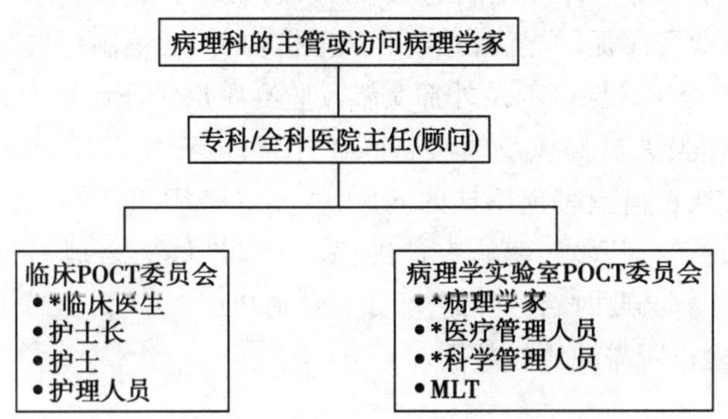

图 5-4　专科/全科医院 POCT 委员会组织架构图

MLT:医学试验室技术人员

2. 非专科医院 POCT 委员会　非专科医院 POCT 委员会成员(在适用的条件下)包括医院主管、病理学部门的拜访型病理学家(POCT 委员会协调员)、医疗管理人员、科学管理人员、护士长和护士以及助理医疗管理人员。

3. 医院 POCT 委员会　医院 POCT 委员会需维护测试人员的基础数据、协调新人员的培训、评估测试方法、监测质量控制计划及能力测试计划。确保医院 POCT 委员会中的护士长/护士/AMO/MLT 履行政策要求;为新员工培训制订计划;采取纠正措施;指定护理点员工能力评估年度计划;审计;提供所有 POCT 活动的年度报告。组织医院及部门级别的 POCT 委员会成员,并为此类委员会成员分配职责。组织新员工培训;在人员测试权限方面提供帮助;下载(存在可用 LIS 的条件下)或检查质量控制数据,核查设备功能及设备维护状况。为所有员工及 POCT 用户提供培训服务,以使得员工及 POCT 用户具有使用 POCT 设备的能力,并确保定期实施熟练度测试或能力测试。实施分析进程,并向州级 POCT 委员会提交报告。在有必要时,提供有关 POCT 设备的咨询服务,如,提供规范及评估服务等。监测 QA(如,IQC、EQA、自定义或改编后的 QA,到达现场后的抽样验收、QC 结果、经改善后 QAP 及分析仪)及故障诊断及排除。主要关注可产生临床影响的错误,包括:样本收集、样本制备、结果读取或原始结果、初级检查、集成至患者记录中的设备或试剂。通过检查记录、维护日志、SOP 及 QAP 表现,对待实施测试的可靠性及有效性,实施定期审计。对于无可用病理学家的机构来说,拜访型病理学家将承担医院 POCT 协调员的责任。对医院中的 POCT 用户实施定期审计,以检测 POCT 用户的技术能力、数据收集、IQC 错误、EQA 不合规性方面,是否可能存在不符合 POCT SOPs、政策或指导准则的状况。确定是否需要实施 POCT,或确定是否存在可引入的其他可替代性现场;包括在特定患者护理区域建立 POCT 之前,针对各提出要求的现场,分析已收集到的预先分析阶段、分析阶段、预后分析阶段数据。

4. 医院病理实验室 POCT 委员会的作用　医院病理实验室 POCT 委员会负责开发医院级别的护理点计划,并向 POCT 用户提供计划。定期实施审计进程,以确定是否已采用纠正措施及是否已遵守 MS ISO22870:2008。确保 POCT 现场获得的患者结果具有可追踪性。在

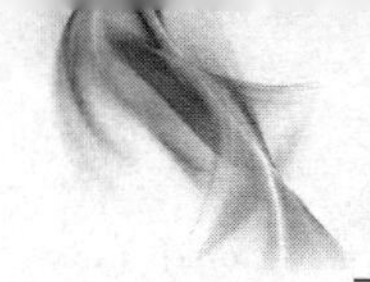

针对可能实施的新 POCT 服务及设备采购,实施成本或收益分析期间,对拟定的 POCT 设备系统实施评估;评估临床需求、可行性选项、设备的适用性及设备规范、已制订的准确性及精确性要求;针对设备、和实验室结果之间的相关性、结果说明、维护要求等实施评估。为测试进程各方面的标准作业程序提供建议,并按照认证机构要求,编制标准作业程序文件。确保定期实施 SOP 检查进程。确保内部及外部实施及监测质量保证计划。分配外部质量保证测试所需的材料,并向相关人员提供反馈报告。在此条件下,实验室承担外部 QA 机构的责任。支持并解决相关纠正措施表现不佳的问题,并在有必要的条件下,实施相关纠正措施。针对常规操作、记录、及培训要求,实施审计进程。为定期能力培训提供建议。委员会要定期召开季度会议,或在有必要时召开临时会议。验证 POCT 方法、比较 POCT 方法及当前的实验室方法,并提供检查所需的比较数据。

三、在 POCT 场所执行 POCT

本章内容涵盖确保完成 POCT 及标准化 POCT,所需考虑的关键问题。

(一) 成本效益

针对要求采用 POCT 作为其服务项目的医疗设施或独立部门或单位,必须清晰阐述采用 POCT 的需求及形式化要求。POCT 用户应参与基于设备整体使用寿命成本,制订及评估成本效益文件的进程。相关部门应制订所有采购后财务结果的详情信息。此类信息包括:设备运行直接成本、设备维护、耗材质量管理及服务合同。成本效益分析应包含 POCT 委员会参与的全部间接成本,其中包括支持、培训、IQC/EQA 监测及必要后备所产生的成本。成本效益分析应确认任何设备和当前设备(包括实验室设备及医院其他区域中的设备)的兼容性要求。有关所有设备的兼容性问题,可咨询 POCT 委员会。对于任何 POCT 设备,都应考虑该设备是否符合 POCT 委员会的实验室要求。对于任何 POCT 设备,都应考虑该设备是否符合 POCT 委员会的评估要求。对于公共健康设施中的任何设备,都应考虑该设备是否满足州委员会指定医院或其他 MOH 指定医疗设施机构的评估要求。

(一) 风险管理

任何 POCT 设备都具有其优点和(或)局限性。POCT 用户应了解 POCT 设备的优点和(或)局限性,并对使用 POCT 设备所产生的不良后果或结果承担问责责任。非常重要的是,应通过经相关州级病理学家或地区级健康管理人员任命的各 POCT 委员会提供培训服务及支持,正确管理和设备使用相关的风险,及已获得的结果说明文件。

(三) 健康与安全

在医院或门诊中,临床服务主管应和病理学服务主管一起开发及执行和当前法律及指导准则相一致的法规。例如:工作健康及安全法案 1974;消费者保护法案 1987;危险物质控制的卫生条例 1988;临床实验室安全工作及传染病预防—工作人员及拜访者的模范作用,HSC1981;工作场所血液型感染的保护措施:HIV 及肝炎(ACDP)1995。测试现场的安全管理人员和相应的 POCT 委员会之间,应建立密切联系方法。POCT 委员会应针对 POCT 设备实施试运行进程,以确定 POCT 设备是否符合标准要求,如:FDA 和 CE 要求。

(四) 培训

仅已接受培训、已具备相关能力且已备案于“经授权可操作设备的人员”列表中的工作

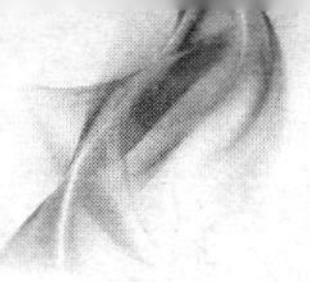

人员才可使用任何设备,其中包括样本浸沾测试设备及便携式 POCT 设备。针对指定的 POCT 设备,不可允许未接受培训的工作人员使用或操作该设备,实施测试进程。针对设备的安全使用及正确使用,相关工作人员应接受培训。POCT 委员会应监督及监测已接受培训且已获得认证的 POCT 用户。应由 POCT 设备供应商提供符合资质的人员,或由 POCT 委员会任命负责监督培训且已接受培训及已获得认证的工作人员,指定及管理培训课程。培训师应具有相关能力及经验,并应已获得由医院 POCT 委员会或相关地区级健康管理委员会/子委员会任命地各 POCT 委员会所颁发的证书。培训进程中应包含其他相关事项的培训。此类相关事项诸如患者准备、分析进程的预先分析事项、结果说明等。为维护工作性能的高标准要求,必须针对经更新后的设备,实施培训进程。应保留培训记录、再培训记录及员工能力记录。

(五)标准操作程序(SOP)

仅可由已备案于"经授权使用设备的人员"列表中的工作人员,在指定区域使用设备,实施测试进程。应由标准制订部门或其他等效认证机构的审计员,制订及编写 SOP 中所需的标准。此类标准应对使用相关设备的所有员工具有约束力,并且使用相关设备的所有员工必须遵守此类标准。标准操作程序文件内容包括:安全工作实践说明、错误信息说明、数据记录说明、相关质量控制程序。POCT 委员会应提供 SOP 标准格式,POCT 用户应针对相应格式,实施自定义化改编进程。POCT 委员会应保存有效的 SOP 副本文件。用户应确保认证机构审计员持有有效的 SOPs 文件。POCT 现场最好具有所有相关认证。

(六)结果的记录与报告

POCT 现场应记录所有的患者结果、IQC 或 EQA 结果。此类结果应包括:唯一的患者身份标识、测试时间、测试结果、相关 QC 结果、用户身份标识。SOP 程序中应清晰阐述由设备至患者记录文件的结果传输机制,并应由已获授权的人员监测结果传输机制。所有 POCT 工作人员都应承担格式化结果的责任。POCT 工作人员应和 POCT 委员会讨论后,确定结果记录格式(如,电子格式或纸质格式)及方式。POCT 委员会成员应可自由访问 IQC/EQA 结果。在结果转录进程中,应确保结果清晰且无任何错误,并应向已获授权的相关人员提交结果转录报告,以便于该人员接收及使用相关医疗信息。如果初始收到的样本质量不适合实施检查进程,或测试结果中存在折中状况,则应在测试结果中明确说明上述状况。在结果记录及结果报告方面,POCT 用户应持有书面法规文件及程序文件。对于临界区间中的结果,应采取相应措施,并应维护此类措施的记录文件。此类记录包括:日期、时间、做出相应的 POCT 工作人员、已通知的人员、结果检查人员。对于为满足该要求而遇到的任何困难,应予以记录并应在审计进程中予以检查。在结果变更方面,POCT 用户应持有书面法规文件及程序文件。当实施结果变更时,POCT 用户应记录变更时间、日期、负责实施结果变更的人员姓名。当对结果实施变更时,原始结果输入项仍应保持清晰可辨。对于电子格式的原始记录,应使用适当的编辑程序将任何结果变更添加至记录中,以使得报告文件可清晰辨认结果修改项。对于制订临床决定所需使用的结果,如果出现结果修订,则应在后续累积报告中保持对结果的修订,并应可清晰辨认已修订的结果。所有患者结果都应被视为保密信息予以处理,并应安全存放患者结果。如果患者记录存放于计算机系统中(无论是独立的计算机系统还是已联网的计算机系统),都应遵守有关计算机系统访问的本地规定。使用密码登录系统的用户,应定期更新登录密码。计算机系统中储存的结果应和 POCT 用户储存的结果保持

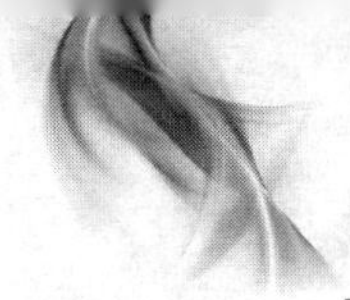

一致,并且结果储存要求应和ISO要求相兼容。

(七)日志

在医疗设备及继任设备管理方面,POCT现场应按照MS ISO 22870:2008及15189:2007要求,维护所有医疗设备整体使用寿命中的服务历史信息。POCT用户应编制所有原始评估记录文件,并向POCT委员会提交此类记录文件,以便于POCT委员会及时实施评估进程。POCT用户应确保由内部人员或服务合同商为所有设备提供维护服务;并在获得预算持有人同意的条件下,对设备实施定期维护,以确保日志簿中记录的所有设备,可在安全、准确及可靠的条件下运行。所有POCT用户都应配备操作培训日志簿,并应具有最新的操作技能。应监测及记录供应商的工作表现。每台设备都应配备有纸质形式或电子形式的设备维护日志簿。在日志簿中,应详细记录每日维护、IQC结果、故障、纠正措施、维修人员姓名等信息。POCT委员会成员应可自由访问此类日志簿。

(八)技术支持和服务撤回

POCT设备用户及设备特许公司或设备供应商应签订服务水平协议,以界定设备维护、故障诊断及排除、维修的责任。指定的POCT用户应负责每日护理系统及控制环境污染,并负责维护在保质期内储存的耗材及试剂。POCT委员会应建议,对于任何POCT设备或系统,如果其性能无法满足分析规范要求或关键性要求、或出现安全性问题、或如果设备无法使用或无法实施适当的护理进程,则应从服务中撤出该POCT设备或系统。POCT用户应立即从服务中撤出此类设备,直至已完成全面补救措施为止。此类设备的特许公司或供应商应负责从服务中移除该设备。对于已出现的任何不足状况,用户应立即通知POCT委员会。POCT用户应维护所有POCT设备的存货清单信息。此类清单信息包括:设备序列号及唯一的产品标识、制造商或供应商的身份标识、购买日期、服务历史、设备退出服务的日期。在出现设备故障的条件下,应使用替代测试现场实施分析进程。此类替代测试现场应为已获用户同意、已记录备案且用户已悉知的测试现场。

(九)质量保证

护理点测试质量及能力要求MS ISO22870:2008文件,要求相关部门必须参与有关其测试项目的外部质量评估计划确认进程。质量保证计划(QAP)应为任何POCT服务的组成部分,并应包含为确保患者结果可靠性及准确性需采取的所有措施。管理人员(医院主管)/地区级健康管理人员应确保在设备用户及任命的POCT委员会之间建立明确联系,以确保"质量"及测试结果的可靠性。管理人员(医院主管)/地区级健康管理人员还应确保向EQA计划提供充足的预算。管理人员(医院主管)/地区级健康管理人员—协调员应了解,如果未通过QA计划实施设备监管进程,则可能涉及的法律影响。已任命的POCT委员会应参与临床治理事务,并应针对待实施测试的可靠性及有效性,实施定期审计进程。已任命的委员会应负责确保经由适当的内部QC及外部QA评估进程,实施设备性能检查;并确保评估结果处于满意状况。医院/地区级健康办公室的POCT委员会应负责QAP设计,符合POCT现场的质量标准。医院POCT/地区级健康办公室的协调员应负责实施及管理POCT现场的分析性质量保证,并向州级POCT委员会提供有关分析性质量保证的反馈信息。POCT用户应实施内部质量控制(IQC),并将IQC作为确定POCT设备在指定时间内技术性能是否正常的措施。POCT用户应负责基于POCT协调员的建议,购买IQC及EQA方案。应按照制造商的推荐方法,储存及处理IQC材料。应按照制造商的推荐方法,实施POCT分析仪的校准进

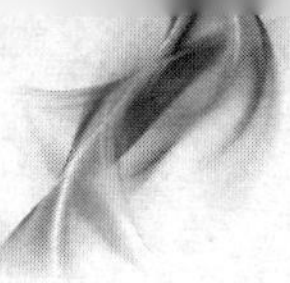

程。应按照医院/地区级健康办公室 POCT 委员会的建议，实施 POCT 分析仪的 IQC 进程。应在 Levey-Jennings 图中，记录及表述已实施的 IQC。POCT 用户应负责记录及维护 IQC 监测数据，POCT 协调员应检查此类 IQC 监测数据。在适当条件下，POCT 用户应参与专业机构、州级 POCT 委员会或医院 POCT 委员会实施的外部质量保证(EQA)计划。POCT 用户应负责按照已或任命的委员会，在计划、监测、资金支持方面提供的建议，选择实施 EQA 的机构。POCT 协调员应检查 EQA 表现，并应针对出现的任何质量标准不合格者进行整改。病理学/地区级健康办公室 POCT 委员会应协调 POCT 用户的培训事宜，以确保 POCT 用户具有实施 IQC 及相关测试的能力。医院质量管理检查人员(医院主管/地区级健康管理人员)应对 POCT 的质量表现实施讨论。

(十) 预算规划与监控

在实施采购之前，相关人员应提供预算拟案，并且管理人员(医院主管/地区级健康管理人员)及其用户应在用户计划中，就采购的预算后续影响，达成一致意见。医院/地区级健康办公室 POCT 委员会应负责监测成本影响，并负责向各自的管理人员(医院主管/地区级健康管理人员)提供报告。POCT 用户及各相关部门应负责实施试剂、耗材、库存、维护、服务、培训及支持的订购及监测，并应负责 POCT 现场的质量控制及质量评估。POCT 用户应制订预算，并应承担运营、维护、耗材、质量控制、服务合同的直接成本，并应承担服务合同中，涉及 POCT 委员会所提供服务的间接成本及必要的后备成本。此类 POCT 委员会提供的服务包括：支持、培训、QC/QA 监测。

(十一) 投诉

所有投诉都应以书面形式直接提交至医院/地区级健康办公室 POCT 委员会。医院/地区级健康办公室 POCT 委员会将对投诉展开讨论。必要时，应由管理人员(医院主管/地区级健康主管人员)处理相关问题，及采取相关纠正措施。

第四节　国际 POCT 指导原则

一、引　言

POCT 服务可被定义为使用分析设备(包括测试套件及分析仪)实施的质量确保病理学服务。通常情况下，该服务由临床人员按照接近患者的方式，而非按照传统、核心实验室或中心实验室方式予以提供。此类临床人员接受的主要培训并非临床实验室科学培训。

实施 POCT 的目的在于，通过向临床医生或其他医务工作者快速提供实验室测试结果，以使得临床医生或其他医务工作者可以直接作出患者管理决定，进而改善患者护理质量。护理测试点(POCT)设备所具有的技术先进性，可使实施诊断测试的方法愈加简单，测试进程时间更短，且分析性能更佳。

二、应用范围

本指南的范围涉及 POCT 的管理理念、实施 POCT 的地点(通过 MOH)、结果范围、参与测试的工作人员资质、结果说明、服务及时性。本指南讨论的其他方面为启动服务、培训、

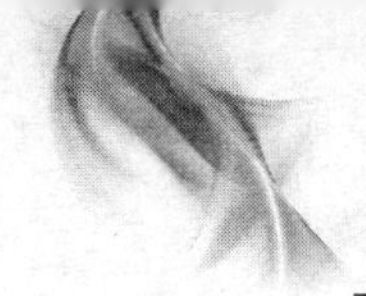

设备。

本指南的主要目的在于,向医护专业人员提供有关 POCT 服务管理的清晰指导准则。该指南旨在为负责提供 POCT 服务的工作人员提供帮助,及确保患者健康及安全的风险达到最小化。我们建议马来西亚国内的每个 MOH 设施都使用和 POCT 政策相一致的本 POCT 指南文件。

三、POCT 清单

当前 POCT 为既定临床实践的组成部分。但非常重要的是,针对以最佳临床方式及最具成本效益方式实施患者护理为目标的综合活动,POCT 应被视为该综合活动的组成部分。

POCT 的实例包括(但不限于)血糖监测、血气/结合血氧饱和度分析、电解质分析、血液凝固测量、血液 HbA1c 分析、尿液分析、传染病快速测试、孕检、药物滥用的尿液测试。

四、POCT 事业发展纲要

(一) 获取监督权以协调 POCT 服务

相关部门应在州、地区及医院层级上设立 POCT 委员会。护理点实施程序中,应包含并通常需要委员会管理人员(州级卫生部门主管/医院级主管/地区级卫生部门主管)行使顾问职责的设置类型;其原因在于,若干部门及预算之间存在相互影响。

(二) 选择国家/医院/地区健康办公室 POCT 委员会成员

相关部门应在每个州、医院或 DHO 建立负责所有 POCT 服务,并可确保有效监测 POCT 质量保证的 POCT 委员会。州、医院或 DHO 的 POCT 委员会应致力于使其所处单位从认证机构获得 POCT 认证。各认证机构及监管机关公布的文件都已建议,需在任何事实 POCT 的现场,组建跨学科的委员会(MS ISO 22870:2008;马来西亚临床生物化学家协会)。该委员会应由跨学科人员组成,其中应包括实验室人员、医生、护理人员、其他来自于医院的非实验室人员、公共卫生代表。在提供 POCT 服务的医院或 DHO 中,州级病理学家应被任命为州级 POCT 协调员(请参阅 POCT 政策),并应负责 POCT 临床管理事务。POCT 用户应按照 POCT MS ISO 22870:2008 要求,编制质量手册及质量要求。另外,POCT 用户还应编制并定期检查标准作业程序(SOP)。该 SOP 中应包含实施 POCT 所需程序的详情信息。

POCT 使用者的职权范围包括确保向各自的 POCT 委员会提交所有服务、设备及质量保证措施的要求文件。确保从各自的 POCT 委员会获得服务、设备及质量保证措施的批准,并跟进及实施此类措施。确保跟进并实施 POCT 委员会提出的所有质量建议。在质量管理中发挥重要作用。例如,日常内部质量控制、已拟定外部质量保证计划的实施、计划维护、库存记录、结果报告、所有文档记录。确保各自的 HODs/DHOs 参与至所有已建议的质量保证活动,以改善现场分析进程,并使患者管理更佳。确保其各自的 HODs/DHOs 参与试剂和消耗品采购、储存的计划及监测进程。确保各自的 HODs/DHOs 负责 POCT 现场的所有设备及设备采购(包括试剂、消耗品及设备)。维护记录文件及相关文件。如 KEW PA 312、维护日志、QC 记录、定期预防性维护、纠正措施、患者记录等。确保 POCT 现场已获取的所有新 POCT 设备,都已经过州级、医院级或 DHO 级 POCT 委员会的评估。

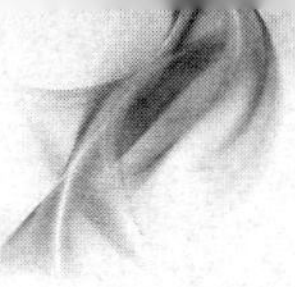

医务化验师/技术主管的职权范围是确保在 POCT 现场是何人进行 QC 熟练度测试。在 POCT 现场及实验室的记录簿或文件中，记录所有故障诊断、访问状况及结果，以向报告的编制提供帮助，并确保相关文件的有效性。在有必要时，接收 QC 结果、分析结果及故障诊断结果。在确认 POCT 现场面对的问题后，提供改善建议。在有必要时，提供纠正措施建议并实施纠正措施。确保维护 POCT 现场的质量水平。负责针对熟练度测试予以说明，并提供有关纠正措施的建议。提供有关 QC、维护及故障诊断的培训（提供已接受指定分析仪培训的工作人员）。编制 POCT 报告，并向州级 POCT 委员会提交该报告。负责编制 POCT 现场的规范文件、评估文件及要求文件。

社区保健卫生人员负责任命实施 POCT 管理的 FMS/卫生干事。负责确保监测每台 POCT 设备在使用前的日常 IQC 性能。负责更新日常 IQC、EQA 文件及维护日志文件，并确保所有下属人员都遵守 SOPs 及制造商说明书要求。向州级 POCT 委员会提交有关 POCT 设备性能的报告。如果所使用的 POCT 设备未能达到日常 IQC 标准及定期 EQA 检查标注，则采取必要的纠正措施及补救措施，并确保所有下属都执行补救措施。负责订购及监测试剂、消耗品、库存、维护、服务、培训、技术支持、质量控制及质量评估。负责确保为各部门运行 POCT 服务分配充足的预算。

POCT 协调员的职权范围包括如果医院设施中无驻院型病理学家，则拜访型病理学家应作为 POCT 协调员。启动 POCT 委员会的组成进程，并启动 POCT 服务。确保 POCT 现场遵守 POCT 指导委员会（PSC）的政策及指导准则。确保每个部门都可代表 POCT 用户，并确保每个部门起到 POCT 用户的作用。作为所有委员会成员的代表，执行国家 POCT 政策中所述的规则及要求。在相关预算及跨部门协调事务方面，联系医院主管或 MKA/K，以确保成功及持续实施 POCT 服务。在职业安全及健康事务方面，联系州级主管。确保医院/PHF 中的每个部门可有效实施国家 POCT 政策及指导方针，并确保合规性，特别是在使用 POCT 设备方面，确保符合资质要求人员培训的合规性。定期和 POCT 委员会召开检查 POCT 设备性能及培训记录的会议，以确保 POCT 设备性能及培训记录符合相关要求。向 POCT 委员会提交报告。

POCT 设备与材料制造商必须遵守国家 POCT 政策及指导准则，完成 POCT 设备的采购，由设备供应商向 POCT 用户提供有关设备使用的培训。提供售后服务，定期实施预防性的性能维护，并在出现技术问题时，实施设备故障诊断及排除进程。在适用的条件下，特许权公司应完全负责预防性及纠正性维护进程。在 POCT 现场自身无 EQA 供应程序的条件下，如有可能，则向 POCT 现场提供或供应 EQA 材料。

（三）POCT 委员会对所有站点的 POCT 设备的评估

POCT 委员会应对医院内及医院外（包括初级医疗诊所）的多种医疗护理区域实施 POCT 测试。医院的 POCT 现场包括重症监护病房、紧急及创伤部门、手术室、术后监护病房、肾透析病房、新生儿病房、门诊部、研究实验室（实施临床测试）。POCT 设备应被界定为测试设备、试纸、暗盒及试管。POCT 系统应被界定为设备包装、IT 组件、打印机及 IQC 程序。POCT 委员会成员可能会不熟悉患者护理区域内的 POCT。整个机构的各种不同方法可能无法给出比较值，或此类方法可能不适合推断结果进程使用。POCT 委员会成员需对所有患者护理区域实施 POCT 检查，如针对血气、血糖、尿液测试试纸，传染病快速检测套件等实施 POCT 检查。因此，POCT 委员会成员需要对其各自机构内的所有 POCTs 实施完整调查，

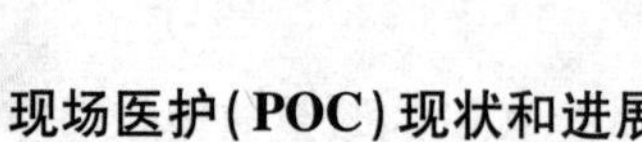
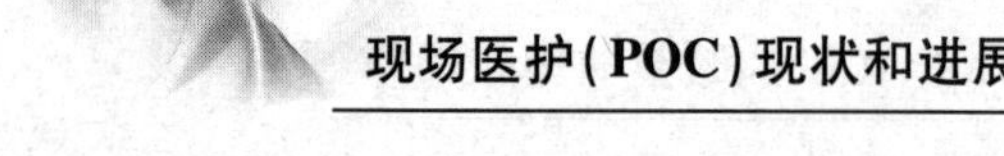

以有效监测 POCT 测试,进而确保质量结果符合既定目标要求。

(四) POCT 建议的评估

对于测量测试或绝大多数病理学专业分析来说,当前有各种不同的适用 POCT 设备。但此类仪器数量之大及种类之多,可能导致发生混乱、错误决策及应用不当的状况。此类状况将进而导致资金浪费及患者护理改善机会的丢失。下述章节内容已提供出选择 POCT 设备/系统可使用的部分规则及建议(表 5-1):

表 5-1 POCT 设备/系统的选择标准

标 准	关 注 点
引进 POCT 服务的理由	1. 改善患者护理 2. 可用的检测项目总数 3. 方法论 4. 样品稳定性
足够的可用空间	仪器、耗材、库存和文件,以及冰箱/冰柜需要有足够的空间存放
易用性	1. 操作界面是否方便使用 2. 对电源和网络的要求 3. 对维护的要求
样品类型	全血较为合适
样品量	是否有儿科检测项目
耗材到期日	1. 是否有足够的检测以保证耗材能在过期前使用完 2. 确定测试量以保证检测的正常运行
设备/结果/相关性的标准化	与当地实验室数据的可比性—用实验室结果和 POCT 结果评估同一患者是非常重要的
连通性	1. 结果是否能以电子形式上传到患者病历 2. 是否有足够的条形码容量以标明所有的患者、制造商和耗材
质量	1. 精确度和准确度应满足临床需要 2. 可携带性 是否需要移动 POCT 设备?该仪器是否满足这种需要 3. 是否提供适当的内部质量控制材料 4. 是否提供适当的外部质量保证计划
服务合同	1. 是否有持续的服务和技术支持 2. 供应商是否提供培训和培训材料 3. 设备的保修期和相关条款
供应商评估	1. 供应商是否可靠 2. 是否有热线电话 3. 购买后是否有培训课程
预算	1. 资本开支 2. 预算能否承受 3. 运行成本(包括维修、耗材、质控、质量保证材料和连通成本)

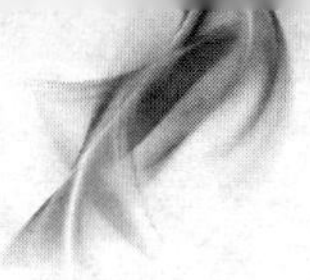

而对于拟定的测试,须由 POCT 用户实施评估进程,并由 POCT 委员会实施最终检查进程。此类拟定测试中应包含下述事项:①目的:为何实施代替常规实验室测试的 POCT 测试? 其原因在于:周转时间更低、可减少住院时间、可为患者提供便利、可改善患者护理管理等。②测试量:测试进程可以提供有益的帮助,但测试量/测试需求较低,将产生有关测试人员熟练度的担忧,并可能造成试剂及对照试剂在合理使用之前过期,进而导致成本费用的增加。③方法:对于每种分析进程,应使用哪种测试方法? 为确定本问题的答案,应由病理学部门进一步实施针对下述事项的评估进程,如实验方法、精确性、灵敏性、特异性、干扰、线性、批次及离散计数、试剂及对照试剂的稳定性、试剂及对照试剂的储存要求、质量控制要求及相关性。④设备认证:设备必须带有认证机构的认证标记。此类认证机构诸如 CE、FDA 等。⑤测试方法的成本:对于护理服务点的成本,应考虑患者护理整体流程的成本,而不应考虑护理点单一测试方法的成本和实验室测试方法的成本。

但是,在急救室内实施相关的护理点测试,可能会导致患者无法进入医院。在此状况下,应评估的事项包括:测试工作人员培训及维护工作人员能力的成本、和样本处理及样本分析相关的劳动、和设备维护相关的劳动、试剂及对照试剂的年度维护成本及年度折旧成本、实施测试所需的能力计划成本、因及早治疗而降低患者住院时间,进而使成本降低、患者入住率降低。

(五) 实施指南

1. 人员培训和能力评估　涉及 POCT 的所有员工都应接受培训,并应具有使用 POCT 设备的能力。POCT 委员会应定期实施 POCT 用户培训及用户认证。POCT 协调员应组织实施 POCT 培训进程。POCT 协调员应负责全面监督及管理 POCT 活动,并应确保 POCT 活动符合计划所要求的政策及质量标准要求,特别是在仪器选择及仪器评估、员工培训及能力评估、整体测试进程的检测、质量控制及质量保证程序、故障诊断及排除等活动方面,更是如此。应由 POCT 协调员或他/她任命的代表提供培训。POCT 协调员任命的代表实例包括:区域培训师、来自于病理学实验室且提供额外支持的工作人员、POCT 专家和(或)POCT 设备供应商。

下述培训事项应同时包含理论培训及实践培训:包含在认证培训用户注册清单、重新培训及监测计划通知中的培训事项;不正确及不安全使用 POCT 设备的活动。POCT 设备不良事件的记录程序;如何遵守认证要求;理解 POCT 设备测试结果及参考中心实验室测试结果之间的差异性及相似性;方法、标准参考范围及相关性研究的理解;符合卫生及安全法规的患者准备及样本收集要求,及制造商已列述的要求(包括正确使用防腐剂及抗凝血剂的要求);试剂的制备及储存;临床决策限制条件或参考区间;如何使用设备实施测试(包括设备校准);如何表述报告及如何采用 POCT 结果(包括超出设备测量范围的结果,及超出预先界定临床决策限制条件的测试结果);质量保证程序;使用 POCT 设备之前的安全工作实践说明。制造商使用说明、POCT 设备限制条件、结果说明的检查;错误信息、说明及相关响应(维护检查列表、故障排除及诊断)的检查及理解;检查及质量控制要求,包括性能及相关记录的维护、校准失败状况下所需实施的措施、QC 条例;患者测试结果的相关响应及记录;已认证用户所需实施的操作员身份编号分配。

实践培训方面应包括由 POCT 协调员或初级培训师针对如何使用设备及实施某项测试、如何运行 IQC 及 EQA 样本、如何实施基本的维护程序方面,给出完整说明;然后每位培

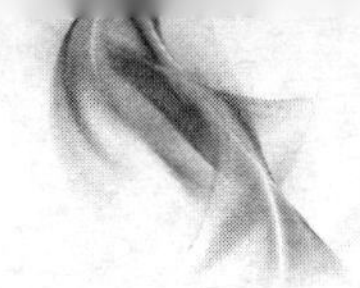

训生应完成动手实践课程。

培训手册应以硬拷贝文件形式和(或)电子文件形式,向参加培训的所有 POCT 工作人员提供培训手册。应按照待实施 POCT 服务的性质及开展 POCT 的组织需要,确定培训手册的内容。POCT 协调员应使用培训手册及容易被无实验室经验的员工所理解的简单说明实施培训,而不应使用科学性或分析性概念实施培训进程。可通过结合使用带有简单步骤说明的夹层活页,介绍如何针对患者实施某项 POCT 测试,及如何在实践中实施测试程序质量管理(QC 及 EQA)的详情信息;另外,可有效使用的可行形式也可作为培训包的组成部分。

已成功完成初始培训进程的培训生,应可收到能力资质证书。仅已完成培训、已建立操作能力且已备案的工作人员,方被允许操作 POCT 设备。应通过定期检查质量控制结果及质量保证测试结果,实施后期的监督能力培训。根据日志簿中的书面评估结果和(或)实践评估结果,确定培训生的能力。应通过培训生是否可在当前 POCT 用户中实施常规 POCT 测试(理想状态下应为整体测试程序,而并非仅分析程序),并同时通过培训生对一系列简短问题给出的答案,实施书面评估,以确保培训生已掌握了理论概念;从而,在实践意义上评估培训生能力。应通过再培训及参加新更新教育课程的方式,正式且定期实施能力检查进程。已获认证的 POCT 用户应实施辅助培训进程,以确保每位培训生在开始实施患者测试之前,建立“动手”实践意义上,使用 POCT 技术的经验。

参加再培训课程应被视为强制性命令。此类课程可在区域研讨会或年度研讨会的现场实施培训。如果某位 POCT 操作员未能通过能力检查(如,因其 QC/EQA 工作绩效较差,测试活动成绩水平低于最低要求,或其在测试进程中有较高的分析错误率等),则该 POCT 操作员应在重新获得资质证书前重新接受培训。POCT 委员会应编制并维护已培训人员及重新获得资质证书人员的注册文件。

2. QAP 监控及故障排除　外部质量保证(EQA)有时也指能力测试,为测试进程质量保证的基本组成部分。EQA 为旨在通过不同方法及不同测试现场的性能比较,获得可观质量评估结果的系统。不同测试现场之间的比较,通常是指同行比较。所有参加 POCT 现场的工作人员都需要使用 POCT 设备,实施相同未知样本的分析进程,并需向 EQA 提供者发送分析结果。EQA 提供者向 POCT 用户发送报告,以告知有关上述工作人员成绩的详情信息。EQA 为内部质量控制(IQC)的补充措施,该措施可帮助 POCT 操作员及患者,确保测试结果的有效性。

一般情况下,应通过由 POCT 设备制造商(内部 QC)或由已注册地质量保证计划外部提供者(第三方 QC)提供的 QC 材料实施测试,取代使用患者样本实施测试。对于绝大多数质量控制测试类型来说,QC 材料将被传输至已承载测试测量进程所需试剂的测试容器(如,试纸、暗盒、盒式装置、试管或类似容器)中,然后该测试容器将被插入 POCT 设备。一旦测试完成,设备将显示测试结果。对于绝大多数实验室测试来说(包括部分常用 POC 测试),存在一系列内部接受的分析目标;因此,POCT 协调员可帮助评估设备性能是否满足可接受的分析标准。

对于每种待测量的定量 POC 测试来说,QC 材料已具有相应的分配值或“目标”值,并具有处于目标值附近且为可接受性能“设定的”限制范围值。在当前并无可用的 QC 材料时,可直接使用患者样本代替 QC 材料,实施和中心病理学实验室方法的比较进程。在此条件下,仍需设定可接受性能的限制范围值。记录实施 QC 测试的日期及操作员姓名(或姓名的

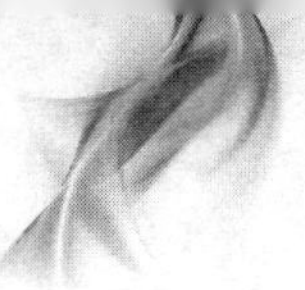

首字母缩写)。应实施测试结果和分配值的比较进程,并应实施测试结果和每种QC已设定地可接受范围限制值的比较进程。正如上文所述,每种QC都可能具有由制造商设定的“分配值”,或由POCT协调员或制造商设定的“可接受性能范围限制值”。为保证QC结果的可追踪性,应使用电子形式或人工形式,记录QC结果。POCT协调员可帮助设计适用的QC结果表格。针对超出可接受范围限制的QC测试结果,POCT用户应采取相应的纠正措施,并按照POCT协调员开发的协议,实施记录进程。POCT用户应在使用设备之前,确保设备的QC结果处于控制范围之内。POCT用户应具有比较QC结果值及分配值的能力,并具有比较结果值及已设定的QC限制值的能力。因此,POCT用户应针对POCT设备性能,及测试系统是否适合继续使用,具有即时获得内部评估结果的能力。在适当的条件下,计算平均值及标准偏差值(请参阅下文),并绘制列维·詹宁图(部分设备可自动绘制列维·詹宁图)。QC测试的关键性能指标为不精确性。在完成若干次QC测试之,POCT用户应基于POCT设备的QC结果,计算不精确性(或可重复性程度)。可使用变异系数[CV%]表达设备的不精确性。变异系数的计算公式为:①$CV\%$=(标准偏差[SD]/平均值)×100%;②平均值=$\Sigma xi/n$;③标准偏差=$\Sigma(xi-x)^2/(n-1)$。部分设备也可自动生成$CV\%$结果值。根据一般性规则,不精确性越低,设备性能越好。

通常情况下,定性POCTs测试(HIV、肝炎、登革热、疟疾的测试,尿液孕检测试、尿液化学测试等)无法获得任何数值性结果,仅可获得“阳性”或“阴性”结果。定性POCT测试使用免疫色谱分析试纸实施测试,并遵守每种试纸确定的内部控制程序,以确保样本量充足及确保溶液可以按照测试要求流经测试设备。当设备显示内置的内部控制线时,表明操作员已正确加载样本,并且试纸已正确通过样本,因此该状况下的测试为有效测试。如果设备并未显示内部控制线,则患者的测试结果为无效结果。操作员不可报告该测试结果,而应实施故障诊断及排除进程,并重复实施测试。如果第二次测试仍生成无效的测试结果,则操作员应在第三次测试之前,使用外部控制程序或已知的控制程序,按照下文所述的要求,实施评估进程。制造商/供应商应向购买定性POCT套件的POCT现场提供有效的反应性及非反应性样本(阳性对照样本及阴性对照样本)。此类样本用于评估测试的准确性,及用于检查工作人员是否已正确实施测试进程。在有可能的条件下,对于已验证的对照样本套件,应实施弱阳性反应性对照测试进程,已获得所有已使用套件的弱阳性反应性结果。

为验证POCT设备的准确性,应定期或在发生下述状况时,实施阳性对照样本及阴性对照样本测试进程:批次编号发生变更;新操作员实施测试(尚未实施测试进程但已接受培训的工作人员,刚完成培训的操作员);针对制造商已界定的套件暴露环境要求范围及稳定性要求范围,如果快速测试套件暴露的环境条件超出上述范围。

每次QC测试都应由两名已接受培训的POCT用户/操作员实施结果读取及验证进程,并应将测试结果记录于IQC/EQA报告日志中。当IQC及外部控制提供错误结果时,自上一次IQC及外部控制提供正确结果以来,已实施的所有测试都应被视为无效测试。这也就意味着,对于自上一次IQC及外部控制提供正确结果以来,已实施的患者测试,应实施召回及重新测试进程(根据命令要求,使用其他方法实施确认测试的状况除外)。

当设备性能未能达到性能目标要求时,应采用适当的纠正措施,并应在IQC/EQA记录日志中,记录所有已采取的纠正措施,及重新测试后获得的后续结果/发现结果。如果POCT用户在现场无法实施纠正措施,则POCT用户必须将该状况通知POCT协调员或POCT委员会。然

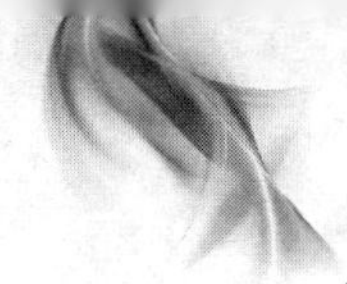

后,POCT 协调员/委员会应承担针对已出现的问题,为实施故障诊断及排除进程提供帮助的责任。在有必要的条件下,应使用供应商提供的 POCT 套件,实施故障诊断及排除进程。

相关人员应对每个批次的试剂实施 QC 检查。质控材料的使用频率,应基于若干因素予以确定。对于套件的性能状况,应多次实施评估进程。在环境条件有时极端恶劣的区域、难以实施质量控制的区域、运输条件较为恶劣的区域,非常重要的是应确保经常对套件实施检查。我们建议,实施 IQC 测试的最低频率应符合表 5-2 所述的要求。

表 5-2 POCT 设备和 IQC 检测频率

设 备	仪器类型	使用频率	备 注
ABG	台式	每天一次	至少两个水平。IQC 应该使用 ABG 测量所有的分析物
ABG	盒式	每天一次	
FBC	台式	每天一次	
血糖测计仪	试纸	每天一次	
血酮仪	试纸	每天一次	
血色素计	试管	每天一次	
胆红素计	试管	每次运行时	
肌钙蛋白	盒式	每天一次	
b 型钠尿肽	盒式	每天一次	储存和维护要满足要求;只要有可用的电子 QC,IQC 应该每天执行;·在适当的或者推荐的情况下,每个分析物的测试结果都应该在生理范围之内
肌红蛋白	盒式	每天一次	
D-二聚体	盒式	每天一次	
传染病快速检测	试纸	~3%/盒	
血清检测	试纸	~3%/盒	
尿妊娠检测	试纸/盒式	~3%/盒	
尿液化学	试纸	每天一次或每次一瓶,以先到为准	
胆固醇计	试纸	每天一次	
潜血	试纸	~3%/盒	
血凝仪	试纸	每天一次	

相关人员可使用有效的电子 QC,实施 POCT 设备电子测量电路的评估进程。此类电子 QC 使用替代材料(如参考暗盒、彩色过滤器、彩色溶液、或条形码)生成电子信号。此类电子信号类似于正常条件下,传感器为响应患者样本中的某分析物所产生的电子信号。因此,电子 QC 仅适用于整体测试进程中的"阅读"步骤,而并不适用于测试分析进程。

当现场存在有效的电子 QC 时,相关人员应每日实施此类 IQC 进程。在适当的条件下,建议应针对病理学范围或正常范围内的每种分析物,都实施电子 QC 进程。

3. 采购 无论 POCT 设备为已采购(包括使用捐助基金采购的设备)、租用的设备、以贷款形式购买的设备,还是租用的试剂,或经捐赠后安装或接收的设备,所有 POCT 设备都应符合本文件中列述的标准要求。在财政支持方面,相关分析文件应提交至 POCT 委员会,以便于 PCOT 委员会在向 MOH 提供财政支持之前,实施评估及审批进程。患者护理的质量和效益分析文件应详细列述所有有关病理学及拟定 POCT 现场的质量管理后续信息。此类信息应包括实验室及临床区域提供服务所需的设备资金成本及所有人力资源。

此类信息可进一步分解为设备及附属装置的初次购买;环境安全的相关规定,如卫生及安

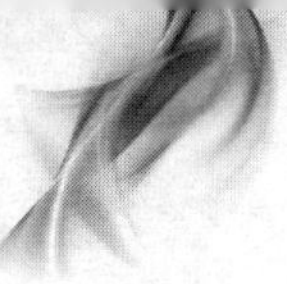

全性的改善规定；为适合 POCT 而需实施的现场翻修或改建（如电力连接点等）；信息管理系统的接口；患者分析及支持，培训、质量确保、审计所需的工作时间（临床区域或实验室）；常规性及预防性维护。例如，在物料的内部控制方面，和制造方签订外部服务合同；参加外部质量评估计划；认证计划的合规性；消耗品；记录维护。例如，数据处理系统等；清洗及废弃物处置。

在已确认所需资金的条件下，应由病理学家及临床用户编制运行规范；然后邀请供应商提交其投标书。应邀请入围的供应商提交其设备，以实施证明和（或）试运行进程。病理学实验室应对设备技术质量及任何接口要求，实施评估。对于最终选择的设备，应由 POCT 委员会实施审批或确定进程。

（六）文件和记录

标准操作程序细节信息中应包含作为补充程序文件的标准培训程序。标准操作程序应符合 ISO 标准要求，并带有定期修订基质。标准操作程序文件的副本应放置在设备附近，以便于操作人员查阅。

对于下述事项，标准操作程序应提供清晰且准确的说明：方法、操作及技术手册、卫生及安全、所需样本，要求/样本标识标准（2 种独立的标识），及样本处理、试剂的制备（储存和稳定性）及其他材料的制备、校准、质量控制程序、样本分析程序、结果报告（包括异常结果）、结果文件的编制/传输、程序的限制条件、参考值、样本的储存及稳定性、试剂及材料的处理。

所有 SOPs 的书面编制都应符合 MS ISO 22870：2008 要求的标准。病理学实验室应持有 SOP 主副本文件，并且 ISO 或其他等效认证机构的评估员应可有效查阅 SOP 主副本文件。应和 SOP 文件一起保存的其他文件包括：POCT 设备维护日志文件、国家职业安全及健康规定文件、风险评估文件、制造商的操作员手册、相关的 MDA 通知文件、已获认证的操作员姓名列表。POCT 设备维护日志中应包含仪器序列号，及有关仪器维护、停工检修、故障、已采取地纠正措施方面的详细历史信息（包括日期及签名）。

检查结果中应记录所有患者测试结果，及质量控制/质量评估（QC/QA）结果。该记录文件中应包含明确的患者身份标识（患者姓名、患者注册编号及 IC 编号两种身份标识）、分析日期及时间、已获得的分析结果、相关 QC 结果、用户身份标识。POCT 用户应负责管理此类记录，POCT 协调员/委员会应可自由访问所有记录数据。在患者注释文件中，应使用保存时间更长的记录文件代替 POCT 设备提供的报告文件。此类保存时间更长的记录文件可使用纸质报告（报告簿）的形式，或在设备已和计算机相连接的条件下，可使用电子文件形式。所有患者测试结果都应按照保密信息予以处理，并确保安全保存。如果患者测试结果储存在计算机系统中，则无论该计算机系统为独立系统或为已联网的系统，在计算机系统访问方面，都应遵守本地法规要求。应建立结果调用程序。POCT 结果应具有清晰的描述界定/应可容易区分 POCT 结果及患者实验室结果。

记录的结果应按照病理学记录及材料保存指导准则中明文规定的保存时间，保存 POCT 设备维护日期记录、培训记录、POCT 用户能力及评估记录、质量控制/质量评估（QC/QA）文件。

五、POCT 工作评估

应针对护理点测试活动，至少每年实施一次监测及评估进程，以确保此类活动可满足该

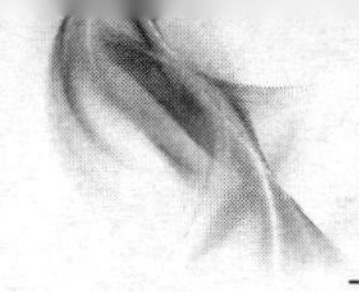

活动客户(亦即POCT委员会、测试人员、患者)的需要。POCT委员会应通过监测及检查质量保证文件、员工培训文件、能力评估文件、客户调查文件,实施该检测及评估进程。

六、培 训

参与POCT的所有员工都应为已接受培训,且已具有使用POCT系统能力的员工。POCT委员会应监督及监测POCT用户的培训及证书发放。仅允许已接受培训且能力适当的员工操作POCT设备。POCT员工培训计划中应包含下述培训主题。

POCT委员会中应设置能力主管一职,以确保实施培训、已培训员工的注册、能力评估、培训及再培训的监测进程。培训服务提供者应修改并提交其已确立的培训计划,以使培训服务符合本地需要。

培训主题列表中应包括:为理解不同方法之间的差异性及相似性;标准参考范围;POCT设备测试结果及实验室(作为参考中心)结果之间的相关性研究。POCT员工的能力培训计划(预先分析、分析、预后分析)。安全工作实践的说明,及POCT设备操作的原则。制造商使用说明、POCT设备限制条件及结果说明的检查。检查及理解错误信息、说明及相关响应(维护检查列表及故障诊断及排除)。校准及质量控制要求,包括性能、相关记录的维护、校准失败及QC条件下所需的行动。按照卫生及安全法规及制造商所述的要求,实施患者准备、样本收集及处理。患者结果的相关响应及记录。促进已接受培训且已获得认证的POCT用户,分配操作员身份识别编号。已接受培训用户的注册文件及证明文件中包含的事项;及再培训及检测计划通知中包含的事项。针对不正确或不安全使用POCT设备,所应采取的措施。POCT设备不良事件的记录程序。

七、总 结

当前,POCT已被确定为临床实践的组成部分。但非常重要的是,对于以“使用最佳临床方法及最具成本-效益性方法,实施患者护理”为目标的综合活动来说,POCT应被视为该综合活动的组成部分,以便于及时向患者提供快速测试结果。POCT的实施可改善周转时间,进而可允许快速实施临床干预并可向临床管理提供知情建议。因此,对于每家医院或卫生诊所来说,为确保医院或诊所可按照POCT政策实施POCT,最为重要的是应具有界定清晰且结构良好的POCT方法。

我们建议MOH中负责实施POCT的医院及公共卫生设施都应采用此类指导准则。提供适当、患者安全、质量良好且可持续的POCT服务,应是所有服务提供者共同追求的目标。该目标符合卫生部提出的“发展成为最优化管理且治理有方的卫生或医疗设施”倡议及愿望。

第五节 我国生产体系认证与考核

随着现代生物技术的不断发展,体外诊断试剂新产品,新技术层出不穷,涉及的学科领域日益广泛。体外诊断试剂产品的组分或原料有化学物质、也有生物制品(包括血液制品)

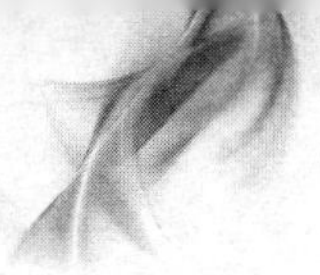

或其他物质,生产和质控过程也会涉及多种生物活性物质的制备技术。为了对体外诊断试剂产品更有效地进行管理,加强对生产全过程的监督和管理,以保障体外诊断试剂产品的质量,我国对体外诊断试剂的生产先后开展了生产企业认证和产品质量体系考核。

一、诊断试剂生产的监管历程

(一) 历史沿革

1998 年,原国家医药管理局依据 1996 年发布的《医疗器械产品注册管理办法》对医疗器械进行管理,包括对体外诊断试剂的管理。与此同时,原卫生部药政局依据《药品管理法》也对部分体外诊断试剂进行管理。2000 年国务院颁布《医疗器械监督管理条例》正式明确了医疗器械的定义,其中包括体外诊断试剂。2001 年《药品管理法》修订后,在《药品管理法实施条例》第 39 条规定,"疫苗类制品、血液制品、用于血源筛查的体外诊断试剂以及国务院药品监督管理部门规定的其他生物制品在销售前或者进口时,应当按照国务院药品监督管理部门的规定进行检验或者审核批准"。2001 年,国家药品监督管理局发布了《关于规范体外诊断试剂管理的意见》(国药监办〔2001〕357 号)。确定了随机专用体外诊断试剂及随机专用外的其他体外诊断试剂分别进行审批,以及属于放射性免疫分析药盒等特殊管理的体外诊断试剂的审评工作。但由于同样的一种试剂可能是"随机专用",也可能不是"随机专用",因此,以"随机专用"作为划分原则,形成了对同样产品的不同管理模式。为进一步加强体外诊断试剂的监管,理顺关系,2002 年,国家药品监督管理局发布《关于体外诊断试剂实施分类管理的公告》(国药监办〔2002〕324 号),对体外诊断试剂实行分类管理,将体外生物诊断试剂按药品进行管理,体外化学及生化诊断试剂等其他类别的诊断试剂均按医疗器械进行管理,并列举了具体类别。由于上述管理模式划分不够明晰、难以判断、存在交叉等,2005 年,重新调整工作思路,国家食品药品监督管理局确定,除国家法定用于血源筛查及采用放射性核素标记的体外诊断试剂按药品管理,其他体外诊断试剂全部划归医疗器械管理。

在此期间,按药品管理的体外生物诊断试剂,按《药品生产质量管理规范》(GMP)对生产企业进行 GMP 认证,生产全过程符合药品 GMP 要求,产品才能生产和上市销售。

(二) 体外诊断试剂监管法规制定总体框架

鉴于体外诊断试剂产品的特殊性和风险程度,结合我国管理的历史背景和国内产业的现状,在以《医疗器械监督管理条例》为依据的基础上,2007 年,按照新的管理模式,国家食品药品监督管理局制定和出台了一系列体外诊断试剂监管法规,包括《体外诊断试剂注册管理办法》、《体外诊断试剂质量管理体系考核实施规定》、《体外诊断试剂生产实施细则》《体外诊断试剂生产企业质量管理体系考核评定标准》、《体外诊断试剂临床研究技术指导原则》、《体外诊断试剂说明书编写指导原则》等。所以,2007 年是我国体外诊断试剂监管历史上的重要一年,因 2007 年一系列针对体外诊断试剂监管的法规出台,明确了监管范围和要求。

1. 体外诊断试剂注册管理办法　《医疗器械监督管理条例》第八条规定国家对医疗器械产品实行注册管理制度。我国对体外诊断试剂施行产品注册,在《体外诊断试剂注册管理办法》(国食药监械【2007】229 号)中规定,国家对体外诊断试剂实行分类注册管理,境内第

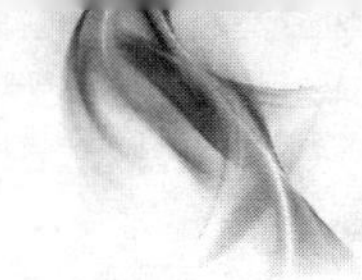

一类体外诊断试剂由设区的市级药品监督管理机构审查，批准后发给医疗器械注册证书。境内第二类体外诊断试剂由省、自治区、直辖市药品监督管理部门审查，批准后发给医疗器械注册证书。境内第三类和境外体外诊断试剂由国家食品药品监督管理局审查，批准后发给医疗器械注册证书。中国台湾、香港、澳门地区体外诊断试剂的注册，参照境外医疗器械办理。而在产品注册前，体外诊断试剂生产企业应当通过质量体系考核，并提交合格的质量体系考核报告方可进行产品注册。《体外诊断试剂注册管理办法》规定，省、自治区、直辖市药品监督管理部门负责本行政区域内申报产品的研制情况及生产条件的核查，对生产企业质量管理体系进行考核；申请第二类、第三类产品注册和重新注册前，申请人应当通过药品监督管理部门的质量管理体系考核。对于首次注册申请，质量管理体系考核还包括对申请注册产品研制情况的现场核查。申请第一类产品注册的，质量管理体系由申请人自行组织核查。

由此可见，体外诊断试剂质量体系考核是产品注册的重要条件，体外诊断试剂质量体系管理，是确保产品安全有效的重要环节，也符合当前国际上监管趋势，美国、欧盟、日本等发达国家和地区都对体外诊断试剂质量体系提出明确的要求，并进行严格的控制，以确保产品的质量。

2. 国外体外诊断试剂管理　欧盟和美国 FDA 均将体外诊断试剂划归医疗器械进行管理，日本单独将体外诊断试剂列为一类，与药品、医疗器械平行管理。

(1) 美国管理概述：美国食品与药品管理局(FDA)是隶属于人类和健康服务部的一个行政机构，由 8 个中心/办公室组成，包括生物评价和研究中心(CBER)、医疗器械和放射健康中心(CDRH)、药品评价和研究中心(CDER)、食品安全和实用营养品中心(CFSAN)、兽用医药研究中心(CVM)、毒理研究国家中心(NCTR)、专员办公室(OC)、法规事务办公室(ORA)。体外诊断用品由生物制品评价中心(CBER)、医疗器械和放射健康中心(CDRH)共同负责管理。美国体外诊断试剂是体外诊断产品中的一种。其体外诊断产品是符合美国联邦《食品、药品和化妆品法》210(h)条定义的医疗器械，包括满足公共医疗卫生服务法令 351 条规定的生物制品。与其他医疗器械一样，体外诊断产品需要接受上市前后的控制。

在美国，由于体外诊断试剂是属于体外诊断器械的一种，因此体外诊断试剂遵循体外诊断器械的分类原则，包括Ⅰ、Ⅱ、Ⅲ三种类别。根据试剂的用途和性质的不同，分为“通用试剂”和“专用分析试剂”。通用试剂在 FDA 按Ⅰ类管理，通常可以豁免 510(k)。如果没有无菌要求，可以豁免 GMP。专用分析试剂是指与抗体、特异性受体蛋白、配体、核酸序列等相关的试剂，用于血液分析的专用分析试剂属Ⅱ类器械。在对某些传染性疾病的诊断中，由于其诊断结果是与性命密切相关的，诊断的快速、准确将直接涉及对公共卫生安全的影响，若专用分析试剂是作为对传染疾病(如 HIV/AIDS、TB)进行诊断测试的一部分，则按Ⅲ类器械管理；用于监测捐献者某些健康状况的，也按Ⅲ类器械管理(如肝炎检测的试剂)；不属于上述Ⅱ、Ⅲ类的专用分析试剂则属于Ⅰ类器械。专用分析试剂的制造商需要对产品进行注册和上报产品目录，要保证生产符合 GMP 要求。专用分析试剂在销售、使用和标签上也受到严格控制。

1978 年美国 FDA 颁布了《现行医疗器械质量管理规范》(CGMP)，提出医疗器械生产者应建立符合法规要求并适合于其生产的特定的医疗器械的质量体系。美国联邦法规 21CFR820 部分的质量体系规章提出了对医疗器械生产的基本要求。医疗器械企业都要实

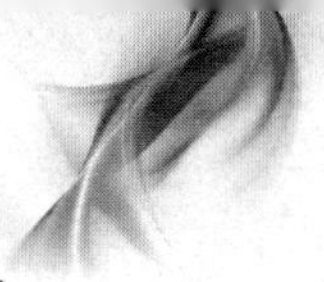

行GMP规范，在FDA对企业检查符合GMP要求后，才能通过PMA（上市前批准）审查。1996年，FDA对医疗器械GMP进行了修订和完善，公布了新的GMP，并改名为医疗器械质量管理体系法规（QSR）。1998年，美国全面实施QSR。在美国，对于风险较高的体外诊断试剂产品，其生产是必须要符合质量管理体系规范的要求的。

（2）欧盟管理概述：欧共体理事会于1990、1993、1998年先后发布了三个医疗器械指令，即《有源植入医疗器械指令》（AIMD，90/385/EEC）、《体外诊断医疗器械指令》（IVD，98/79/EEC）、《医疗器械指令》（MDD，93/42/EEC），以立法形式规定只有符合三个医疗器械指令要求并通过CE认证的医疗器械产品才能进入欧盟市场。医疗器械指令是既1976年美国第一部真正全面的医疗器械法规　　美国食品药品化妆品法案（FDCA）后，另一部有重大影响的医疗器械法规，其对医疗器械的安全有效要求进行了延伸和细化。《体外诊断医疗器械指令》（In Vitro Diagnostics Directive 98/79 EEC），是针对试剂产品、校准物、质控物、仪器、设备或系统等体外诊断医疗器械。该指令要求体外诊断试剂和仪器自1998年开始CE认证。在《体外诊断医疗器械指令》中提出了“自我检测器械”，即制造商规定能够由非专业人员在家庭环境中使用的任何器械。

欧盟将质量体系要求融入欧洲统一标准中，并在产品上市前审查时得以体现。医疗器械指令，已成功将对质量体系的保证作为产品上市前控制的主要手段。指令的附录中包括全面质量保证体系、生产质量保证体系、产品质量保证体系。全面质量保证体系包括产品的设计和生产过程，生产商必须具有设计验证和生产验证的质量保证体系。对于最高危险程度的Ⅲ类医疗器械，除了质量保证体系外，还必须由公告机构对设计文档进行评审。要求制造商必须确保对有关产品的设计、制造和最终检验实施规定的经批准的质量体系，并接受规定和审核和监督。

3. 体外诊断试剂质量体系考核的法规　按照新的管理模式，体外诊断试剂质量体系考核法规文件的制订，参考了国内外相关法规要求，在以《医疗器械-质量管理体系-用于法规的要求》（YY/T0287-2003 idt ISO 13485：2003）为指导性文件的基础上，将医疗器械质量管理体系的要求与《药品生产质量管理规范》（GMP）、《药品GMP生物制品附录》、《血液制品GMP认证检查评定标准》、《生物制品认证检查项目》、《体外诊断试剂认证检查项目》等相关要求有机结合，确保体外诊断试剂产品的质量。体外诊断试剂质量体系考核文件主要包括3个文件，《体外诊断试剂质量管理体系考核实施规定》、《体外诊断试剂生产实施细则》和《体外诊断试剂生产企业质量管理体系考核评定标准》（国食药监械【2007】239号）。其中《体外诊断试剂质量管理体系考核实施规定》是对实施细则的具体操作做出的明确要求，包括考核范围、考核组织、考核程序、现场考核、考核时限、考核报告等相关内容，并提供了《体外诊断试剂质量管理体系考核意见表》、《体外诊断试剂质量管理体系考核审查表》、《体外诊断试剂质量管理体系考核报告》等8个附表。

《体外诊断试剂生产实施细则》是针对生产企业质量体系提出的具体要求，包括组织机构、人员的管理；厂房设施、设备与生产环境控制；文件与记录控制；设计控制与验证；采购控制要求；检验与质量控制；生产过程控制；产品销售与客户服务；不合格品控制；不良事件、质量事故报告等10大方面进行了详细规定。为了进一步确保体外诊断试剂注册申报资料的真实全面，在《体外诊断试剂生产实施细则》中还增加了体外诊断试剂研制情况现场核查要求即附件C的要求，规定了食品药品监督管理部门对所受理注册申请品种的研制、生产情况

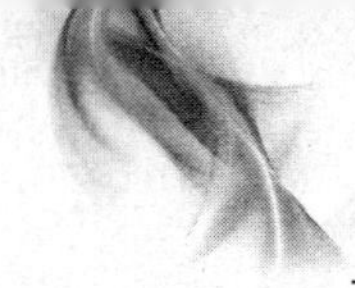

及条件要进行实地确证,对品种研制、生产的原始记录进行审查,包括评价研制的主要设备仪器、原料来源和使用情况、样品试制研究过程等是否与申报资料相符合。对研制现场的核查也属于质量体系考核一部分,这就使得检查的范围,扩展到设计开发、生产、销售、服务的全过程。也就是说在体外诊断试剂设计开发、生产、销售和服务的全过程都要施行质量管理规范(即《体外诊断试剂生产实施细则》)。

《体外诊断试剂生产企业质量管理体系考核评定标准》是将《体外诊断试剂生产实施细则》中检查内容与要求进一步细化,为检查员在现场考核中的检查评定标准,规定在考核中对所列项目及涵盖内容按照检查方法进行全面考核。

需要特别指出的是,国家法定用于血源筛查的体外诊断试剂、采用放射性核素标记的体外诊断试剂产品目前尚不属于《体外诊断试剂生产实施细则》的管理范围。其他体外诊断试剂的质量管理体系考核均执行该《细则》。原因主要是,国家法定用于血源筛查的品种[(包括 A、B、O 血型定型试剂);乙肝表面抗原酶联免疫诊断试剂(HBsAg EIA);丙肝病毒抗体酶联免疫诊断试剂(抗 HCV EIA);艾滋病毒抗体酶联免疫诊断试剂(抗 HIV EIA);梅毒诊断试剂(RPR 及 USR)],目前还按药品进行管理。在 2002 年 9 月实施的《药品管理法实施条例》第 39 条中规定:"疫苗类制品、血液制品、用于血源筛查的体外诊断试剂以及国务院药品监督管理部门规定的其他生物制品在销售前或者进口时,应当按照国务院药品监督管理部门的规定进行检验或者审核批准……"。此规定把"用于血源筛查的体外诊断试剂"纳入了药品管理的范畴。而放射性体外诊断试剂涉及《放射性药品管理办法》内容,由于涉及多个上位法的调整,故上述两种产品待法规整体修订时统一考虑。

在目前的法律框架下,法定用于血源筛查的体外诊断试剂以及采用放射性核素标记的体外诊断试剂产品属于药品的管理范畴,要按照药品进行注册申报和进行药品 GMP 认证,通过后方可进行正式生产。药品 GMP 认证目前按照《药品生产质量管理规范》(2010 年修订)实施,其附录 3 第二条提出,生物制品范围包括按药品管理的体内及体外诊断制品,而生物制品的生产和质量控制应符合《药品生产质量管理规范》,即在机构与人员、厂房与设施、设备、物料与产品、文件、生产管理、质量控制等方面均应符合药品 GMP 的要求,旨在最大限度地降低生产过程中的污染、交叉污染以及混淆、差错等风险,确保持续稳定地生产出符合预定用途和注册要求的药品。

二、生产企业质量管理体系考核

(一) 产品分类

按照《体外诊断试剂注册管理办法》,根据产品风险程度的高低,体外诊断试剂依次分为第三类、第二类、第一类产品。第三类产品包括的范围是与致病性病原体抗原、抗体以及核酸等检测相关的试剂;与血型、组织配型相关的试剂;与人类基因检测相关的试剂;与遗传性疾病相关的试剂;与麻醉药品、精神药品、医疗用毒性药品检测相关的试剂;与治疗药物作用靶点检测相关的试剂;与肿瘤标志物检测相关的试剂;与变态反应(过敏原)相关的试剂等共 8 小类产品。这是一类风险较高的试剂,是在国家食品药品监督管理局进行产品注册,企业产品质量管理体系考核是在省级食品药品监督管理部门进行(原来部分三类是在国家药监管理部门负责)。POCT 的一部分产品就归属于这类。如应用肿瘤标志物进行膀胱癌的快速

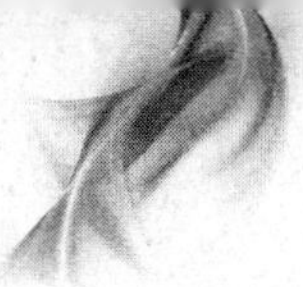

检测等试剂。第二类产品是除已明确为第三类、第一类的产品,其他为第二类产品,主要包括:用于蛋白质检测的试剂;用于糖类检测试剂;用于激素检测试剂;用于酶类检测试剂;用于酯类检测试剂;用于维生素检测试剂;用于无机离子检测试剂;用于药物及药物代谢物检测的试剂;用于自身抗体检测的试剂;用于微生物鉴别或药敏试验的试剂;用于其他生理、生化或免疫功能指标检测的试剂等 11 小类产品。境内第二类体外诊断试剂是在省、自治区、直辖市药品监督管理部门注册和进行质量体系考核。POCT 的大部分产品应该是属于第二类产品。第一类产品包括微生物培养基(不用于微生物鉴别和药敏试验);样本处理用产品,如溶血剂、稀释液、染色液等。境内第一类体外诊断试剂是在社区的市级药品监督管理机构注册,质量体系是由申请人按照《体外诊断试剂生产实施细则》的要求自行核查并保持纪录。

第二类产品中的某些产品,例如蛋白质、糖类、激素、酶类等的检测,如果用于肿瘤的诊断、辅助诊断、治疗过程的监测,或用于遗传性疾病的诊断、辅助诊断等,则按第三类产品注册管理。在药物及药物代谢物检测的试剂中,如果该药物属于麻醉药品、精神药品或医疗用毒性药品范围,则按第三类产品注册管理。

由此可见,根据产品的风险程度,国家对不同类别的体外试剂产品进行分类注册和体系考核,尽管质量体系考核还不是行政许可事项,但是属于行政检查范畴,是附属于体外诊断试剂产品注册的行政许可事项。为了公平地、有效地、规范地进行体外诊断试剂生产质量管理体系的考核,将按照《体外诊断试剂生产实施细则》实施。一般来讲,目前在医疗器械生产企业中推行的 YY/T0287(ISO13485)质量管理体系规范的标准是推荐标准,企业可以选择性施行,或可以选择不同的第三方进行体系认证。而《体外诊断试剂生产实施细则》是法定标准,体外诊断试剂生产企业必须实施。

(二) 体系考核

为了规范体外诊断试剂生产企业的生产管理,按照《体外诊断试剂生产实施细则》进行的质量体系考核,对体系涉及的各方面,包括人员、厂房设施、文件和记录、生产过程、检验等都提出了具体详细的要求。下面重点介绍其中涉及的硬件(厂房设施)、软件(文件和记录)以及检验控制的要求。

1. 厂房设施

(1) 厂房布局:要根据不同的体外诊断试剂产品、不同的生产方式来设计建造厂房、配备相适应的各种设施和设备。生产区域应整洁,周边环境不应对其生产环境、水源、生产过程、检验过程造成不良影响;各功能区域之间布局合理、相互分割,不应交叉重复,相互干扰;生产、研发、检验三个区域应相对独立,各自专用。生产区域面积要与产品种类、生产方式、生产规模和能力相适应,工艺方法或工序差别较大的产品区域应分开,特别是需要进行生物反应过程、或者抗原抗体制备、细胞培养、病原微生物培养和处理、基因扩增、阳性物质培养分离等特殊生物加工技术的都必须有单独的生产空间;操作精密或受环境条件影响较大的工序也应专用。生产企业应针对不同类型的产品,按照工艺流程进行合理布局和划分生产区域;并绘制工艺流程图和平面布局图。对生产环境没有空气净化要求的体外诊断试剂,应当在清洁环境内进行生产。清洁条件的基本要求是:要有防尘,通风,防止昆虫、其他动物以及异物混入等措施;人流、物流分开,人员进入生产车间前应当有换鞋、更衣、佩戴口罩和帽子、洗手、手消毒等清洁措施;生产场地的地面应当便于清洁,墙、顶部应平整、光滑,无颗粒物脱落;操作台应当光滑、平整、无缝隙,耐腐蚀、便于清洗、消毒;应当对生产区域进行定期

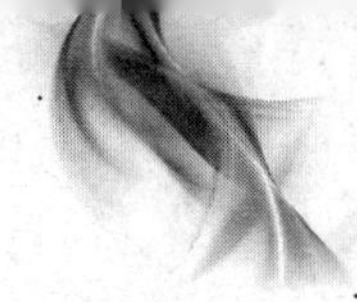

清洁、清洗和消毒;应当根据生产要求对生产车间的温湿度进行控制。

需要指出的是,对于聚合酶链反应(PCR)试剂的生产,提出了特殊要求。规定PCR试剂的生产和检验应当在各自独立的建筑物中,防止扩增时形成的气溶胶造成交叉污染,引物合成要固定场所及专用设备、纯度达到国家标准。其生产和质检的器具不得混用,用后应严格清洗和消毒。主要是考虑核酸片段在进行PCR扩增时,会产生气溶胶,一般情况下又极难去除,从而极易对正常生产的产品造成污染,对此企业应充分分析对产品质量的影响因素和结果。必须对容器、用水严格控制;生产和检验区域严格分开。

(2) 洁净要求:体外诊断试剂生产对空气洁净的要求目的:一是为了防止在生产过程中,所产生的污染物对环境的影响;二是为了防止外来的污染物对产品的影响。外来的污染物主要来自空气、工艺用水、人员、原料、半成品、包装材料、设备、运输工具和器皿,以及产品检测过程产生的废弃污染物。企业应首先识别拟生产产品的环境要求,生产过程、具体操作流程以及相互关系,然后对厂房进行设计和合理布局。厂房与设施不应对原料、半成品和成品造成污染或潜在污染。同一厂房内及相邻厂房间的生产操作不得相互干扰。对生产环境有空气净化要求的体外诊断试剂产品的生产应当明确规定空气净化级别,空气洁净级别不同的相邻厂房之间的静压差应大于5Pa,洁净室(区)与室外大气的静压差应大于10Pa,应配备监测静压差的设备,并定期监控。洁净室(区)的空气如可循环使用应当采取有效措施避免污染和交叉污染。洁净室(区)的温度和相对湿度应当与试剂产品生产工艺要求相适应。不同空气洁净度级别的洁净室(区)之间的人员及物料出入,应有防止交叉污染的措施,包括脱外包装室、净化室和双层传递窗(或气闸室)。洁净室(区)和非洁净室(区)之间应有缓冲设施,洁净室(区)人流、物流走向应合理。根据生产工艺要求,洁净室(区)内设置的称量室和备料室,空气洁净度级别应当与生产要求一致,并有捕尘和防止交叉污染的设施。要在验证的基础上规定洁净区环境监测的频次,并对洁净区内空气温湿度、压差、风速、沉降菌和尘粒数进行定期监测。

阴性、阳性血清、质粒或血液制品的处理操作应当在至少10 000级环境下进行,与相邻区域保持相对负压,并符合防护规定。酶联免疫吸附试验试剂、免疫荧光试剂、免疫发光试剂、聚合酶链反应(PCR)试剂、金标试剂、干化学法试剂、细胞培养基、校准品与质控品、酶类、抗原、抗体和其他活性类组分的配制及分装等产品的配液、包被、分装、点膜、干燥、切割、贴膜以及内包装等工艺环节,至少应在100 000级净化环境中进行操作。无菌物料的分装必须在局部百级。普通化学类诊断试剂的生产应在清洁环境中进行。

具有污染性和传染性的物料应当在受控条件下进行处理,不应造成传染、污染或泄漏等。高风险的生物活性物料其操作应使用单独的空气净化系统,与相邻区域保持负压,排出的空气不能循环使用。进行危险度二级及以上的病原体操作应当配备生物安全柜,空气应当进行有效的处理后方可排出。使用病原体类检测试剂的阳性血清应当有防护措施。对于特殊的高致病性病原体的采集、制备,应当按照卫生部颁布的行业标准《微生物和生物医学实验室生物安全通用准则》等相关规定,具备P3级实验室等相应设施。生产激素类试剂组分的洁净室(区)应当采用独立的专用的空气净化系统,且净化空气不得循环使用。强毒微生物操作区、芽胞菌制品操作区应与相邻区域保持相对负压,配备独立的空气净化系统,排出的空气不得循环使用。

在净化车间内工作的人员应穿着符合要求的工作服。工作服的选材、式样及穿戴方式

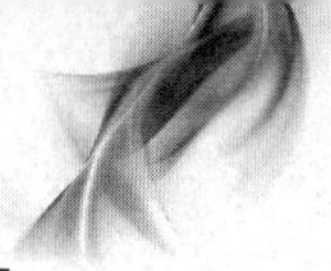

应与生产操作和空气洁净度级别要求相适应,并不得混用。洁净工作服的质地应光滑、不产生静电、不脱落纤维和颗粒性物质。无菌工作服必须包盖全部毛发、胡须及脚部,并能阻留人体脱落物。不同空气洁净度级别使用的工作服应当分别清洗、整理,必要时消毒或灭菌。

(3) 仓储要求:由于体外诊断试剂产品主辅原料比较多,而且不易辨别,储存条件要求高,保存时限短,所以对仓储管理要求比较高。除了根据企业规模要建立和区分不同物料的仓储区域(库)外。还应当对涉及的物料进行明确的识别(如:物料名称、有效成分含量或等级、效期、批号等)和分类(可根据关键程度分类,也可按照储存要求分类),各归其位;应建立货位卡和台账,内容应与实物相符,并能反映出物料的基本信息。原料、辅料、包装材料、半成品、成品等各个区域必须划分清楚,防止出现差错和交叉污染。仓储区域应当保持清洁、干燥和通风,并具备防昆虫、其他动物和异物混入的措施。仓储环境及控制应当符合规定的物料储存要求,并定期监控。配备相应的硬件资源,如冷藏、冷冻、干燥、避光等。对于易燃、易爆、有毒、有害、具有污染性或传染性、具有生物活性或来源于生物体的物料其存放应当符合国家相关规定,要首先识别所有物料的化学特性及危害性,并将其按照危害性或防护程度进行。易燃、易爆、有毒、有害的物料,例如乙醇、强酸、强碱、氰化物、叠氮化物等应专区存放,专人保管,并设置明显标识,符合中华人民共和国国务院第 344 号令《危险化学品安全管理条例》中的规定。具有污染性的物料指对环境(生产环境)、对产品(包括原料、半成品和成品)、对生物(菌/毒种、细胞株、实验动物、人)造成污染的物料。如溴化乙锭(EB)等可导致碱基错配,为高致癌物质应注意防护;具有传染性或来源于生物体的物料如含阳性病原体的参考品、动物腹水或血清、人体样品(体液、血液等)等物料,应符合具体产品储存要求和防护要求。可参照中华人民共和国国务院令第 424 号《病原微生物实验室生物安全管理条例》,卫生部《人间传染的病原微生物名录》等要求。

2. 文件和记录　质量管理体系文件包括,质量方针和质量目标、质量手册、形成程序的文件、生产过程的技术文件,所要求的各种记录等。体外诊断试剂生产企业应当建立的程序文件包括:文件控制程序;记录控制程序;管理职责;设计和验证控制程序;采购控制程序;生产过程控制程序;检验控制程序;产品标识和可追溯性控制程序;生产作业环境和产品清洁控制程序;数据统计与分析控制程序;内部审核控制程序;管理评审控制程序;不合格品控制程序;纠正和预防措施控制程序;用户反馈与售后服务控制程序;质量事故与不良事件报告控制程序。程序文件必须是经过批准、并且是受控的。应当建立文件的编制、更改、审查、批准、撤销、发放及保管的管理制度。发放、使用的文件应为受控的现行文本。

生产企业应当建立和保持的记录主要包括:厂房、设施、设备的验证、使用、维护、保养等管理制度和记录;环境、厂房、设备、人员等卫生管理制度和记录;菌种、细胞株、试验动物、血清等物料的保管、使用、储存等管理制度和记录;安全防护规定和记录;仓储与运输管理制度和记录;采购与供方评估管理制度和记录;工艺流程图、工艺标准操作规程、各级物料检验标准操作规程;批生产、批包装、批检验记录;试样管理制度及记录;工艺用水规程和记录;批号管理制度及记录;标识管理制度;校准品/质控品管理规程及记录;检测仪器管理及计量器具周期检定制度和记录;留样管理制度及记录;内审和管理评审记录;不合格品评审和处理制度及记录;物料退库和报废、紧急情况处理等制度和记录;用户反馈与处理规程及记录;环境保护及无害化处理制度;产品退货和召回的管理制度;人员管理、培训规程与记录。应当按

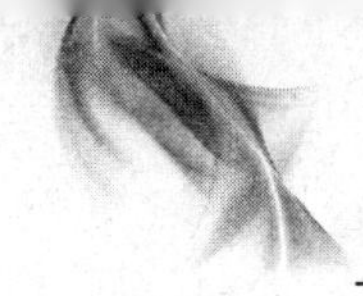

照程序对记录进行控制,制订记录的目录清单或样式,规定记录的标识、贮存、保管、检索、处置的职责和要求,确定记录的保存期限。记录应清晰、完整,不得随意更改内容或涂改,并按规定签字。记录的保存期限应至少相当于所规定的产品的寿命期,且从组织放行产品的日期起不少于2年。

3. 检验控制　企业的质量检验部门要求独立设立,并受质量负责人领导,负责汇总、统计、分析质量检验数据及质量控制趋势。质量检验部门根据职责的规定进行与质量有关的数据汇总、统计、分析。数据分析包括:数据采集、方式确定、图表制作、结果分析、分析报告等过程。数据分析的结果和报告应当保存,并递交企业负责人进行质量审评。数据分析的方法,可以运用各种数图分析方法。比如:直方图、分布图、趋势图、控制图等。质量检验室应当单独建立,必要时化学检验室、仪器检验室、生物检验室等应当分开设立。无菌检验室、阳性菌检验室、PCR产品检验室等特殊检验室要符合国家的特别规定。在检验室中"待检、检验、留样、不合格品"的标识和区域应当明确,目的是防止混淆。质量检验室中检验人员的要求是:要有相关的专业和学历;要经过专业培训,有培训记录或相关的证书;熟悉所检验的项目、标准和操作规程。必要的检验设备主要依据企业所生产产品的产品标准和生产过程所规定,包括对环境监测和无菌检测等要求。对于特殊的大型的需要外借的检验设备,其所使用的频度和记录也必须符合产品标准的规定。如果是委托检验,还必须要有委托合同。所有的检验都有记录证明。

企业要建立检测仪器和计量器具的台账,并建立管理制度。计量器具的量值传递、周期检定、使用管理都必须符合《计量管理法》及其相关法规的规定,保存计量检定的记录,并在计量仪器上有相对应的标识。质量检验部门应当定期或在使用前对检测设备进行校准,制订校准规程,查验检定状态,并记录。检验仪器在经过搬运、维护或外力的振动以后,应当进行校准,以防止误差。对使用有误差的检验仪器进行产品检验会造成产品质量的误差,一经发现,必须采取措施。一般要从上次记录为良好的时间开始,到发现问题为止,对已检验的产品进行评价或评估,根据评估结果采取相应处置措施。

使用一级标准物质、二级校准物质应能够对量值进行溯源。对检测中使用的校准品和质控品应建立台账及使用记录。记录其来源、批号、效期、溯源途径(或靶值转换方法)、主要技术指标、保存状态等信息。一级标准物质一般是指直接采自病源并经过规定的部门标定的标准量值物质(比如质控血清):二级校准物质一般是指由一级校准物质生产单位制造的校准品和质控品,企业购买后作为试剂盒中的校准品或质控品。按照《体外诊断试剂注册管理办法》的规定,单独销售校准品和质控品的企业也需要进行产品注册,从而保证二级校准物质的传递。一般情况下,企业采购标准物质或校准物质的周期比较长,使用量比较少,所以要制订文件,规定在一定的时间间隔内必须进行性能的复验,并保持记录。要求对产品进行留样,规定留样比例、留样检验项目、检验周期和判断准则。留样品应在适宜条件下储存,以保证复验要求。留样期满后应对留样检验报告进行汇总、分析并归档。留样产品超过规定的保存期,要规定处理的办法,防止非预期的使用或污染。企业有条件可以继续进行稳定性试验,采用数据处理的方式,形成稳定性验证报告。但是,留样产品与试验产品要有明确的区分。生产的产品要经检验合格并经检验人员和产品放行批准人的签字后方可出厂。

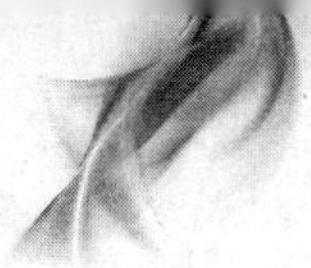

三、存在的主要问题

目前我国有体外诊断试剂生产企业 400 余家，全国除宁夏、海南、西藏、青海省以外共有 27 个省有体外诊断试剂生产企业。生产企业数和产品品种数量前 8 位的省市为上海、广东、浙江、山东、北京、江苏、吉林、湖南。原来，在一个相当长的时间内，国内市场曾经是进口体外诊断试剂处于主导地位。但近些年来，国内的体外诊断试剂生产企业增长迅速，其中不乏一些是学有所成的归国人士创建的企业。不过，我国体外诊断试剂在整体上仍处于仿制生产阶段，集中体现在重生产技术成熟的产品，而缺乏研制能力，罕见新产品的申报。由于相当多体外诊断试剂产品技术门槛并不高，因此国内的重复生产相当严重，由于国家标准和行业标准在此方面存在着严重的不足，造成了同一类产品在不同企业可能被设置了不同的技术指标，这会在某种程度上影响临床检验结果的一致性。或者即便技术指标相同，但也可能由于生产控制的不同而引起产品实质上的不同，这些不同可能难以通过企业的日常检验来发现，也不能在生产单位对产品的表述（包括产品标签、说明书等）上得到体现。

从 2007 年开始全国实施体外诊断试剂质量管理体系考核以来，企业的管理水平得到进一步巩固和加强，无论是原通过药品 GMP 认证的企业，还是医疗器械生产企业，通过 ISO 13485 医疗器械质量体系与 GMP 要求有机结合，企业的管理上升到一个新的高度，为保障产品质量提供了有力的保证。从考核结果分析看出，考核企业一次通过率达到 78% 左右（不包括整改复核），企业大多数可以达到质量体系考核文件的要求。生产企业和监管部门对体系考核也在不断认识、不断实践的基础上有了很大跨越，但由于体外诊断试剂涉及面广，产品的技术含量差异很大，生产企业的起步水平亦有差异，因此整个行业的质量体系管理状况不尽相同。特别是对一些基础较差的企业，全面按照《体外诊断试剂生产实施细则》的要求，很难一步达到，会出现编文件、赶记录，实际生产与管理不符的情况。还有些通过药品 GMP 认证的企业，硬件符合 GMP 要求，还应补充实施细则相应内容。事实上，无论是 ISO 13485，还是药品 GMP，其对企业质量体系要求的实质是相通的。所以，全面正确的理解体外诊断试剂质量体系考核文件标准的内涵和精神实质是极为重要的，对企业和监管人员都应避免教条和生搬硬套，要按照企业的自身条件，制订切合实际的管理目标、程序文件、控制方法，才能真正达到逐步提升体系管理水平的目的。

质量管理体系考核施行以来，尽管考核品种各种各样，但企业在体系管理中有些问题是普遍存在的，如生产环境控制问题，因体外试剂技术含量差异大，对生产环境要求差异较大；对采购控制企业普遍存在缺陷，对供方评价、物料进货检验或验证不规范；在生产设施方面，存在工艺用水的制备和贮存问题、输送设备消毒问题、空调机组过滤器清洗更换问题、阳性对照间的问题、半成品库房监测问题等；在设计控制与验证方面，存在设计环节不完整，技术文档不完整，设计评审缺乏证据，验证方案缺乏科学性合理性等，是设计控制与验证中普遍存在的问题。在文件制度上存在管理规程不全、参数控制记录不全、缺少用户反馈信息等。这些问题还需引起生产企业的高度重视，使管理体系不断改进和完善，保障体外诊断试剂生产企业持续稳定地向前发展。

由于 POCT 临床应用范围非常广泛，涉及医疗机构、社区、健康中心、家庭等。如妇产科的早孕检测、排卵周期监测、激素分泌水平检测等；性病门诊的 HIV、淋球菌、梅毒检测等；内

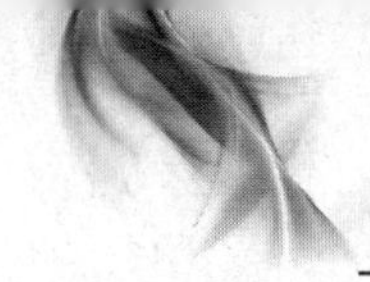

分泌门诊开展的血糖、糖化血红蛋白、尿微量白蛋白检测；心内科门诊的 BNP、肌红蛋白、肌酸激酶同工酶质量(CK-MB mass)、cTn-I 检测等；感染科门诊进行白细胞、血小板监测以及微生物检测如疟疾、军团菌病、登革热、钩端螺旋体病等传染病快速检测明确传染源等；应用肿瘤标志物进行膀胱癌的快速检测；社区门诊开展血脂、血糖、电解质、凝血指标、早孕检测以及微生物检测等；健康管理中心进行的血脂、血糖检测等；家庭开展的抗凝监测和抗凝自我管理、血糖检测等。由于产品涉及领域和部门较多，所以，还需要对其广泛涉及的流通领域、医疗机构的使用等多方面加强管理，制订切实有效的管理规定，使产品在生产过程、市场准入、产品流通、产品使用等各个环节均得到全面有效的控制，确保为公众提供真正优质、高效的产品。

第六节　我国质量标准检测

经过近三十年的发展，我国体外诊断产业有了巨大的变化，目前中国体外诊断产品已经包括了临床化学、血液学、微生物学、免疫学等主要大类，并且从试剂到仪器、到整个检测系统(仪器和试剂一体)；从手工半自动系统到全自动系统；从国内市场到国外市场；从简单模仿到自主创新，都有了很大的发展，而且还在不断地完善和开发产品，填补了中国很多空白。为保障我国体外诊断试剂质量，我国对申请上市注册的体外诊断试剂开展质量标准检验检测，也就是注册检验，也势在必行。

一、体外诊断试剂质量的监管历程

(一) 诊断试剂发展历程

体外诊断试剂是伴随着医学检验学的发展而产生的，而同时临床诊断试剂的产业化发展又极大地推动了新的科学技术在检验医学、基础医学和药物学等学科的发展应用。我国检验医学的发展长期远远落后于世界先进水平，这极大地阻碍了我国临床诊断试剂的产业化发展，到20世纪70年代，中国医学检验界仍沿用20世纪50年代的方法，由检验科人员自行配制各种所需试剂。20世纪70年代开始引进一些国外先进设备和技术，有了一些临床诊断试剂产业化的雏形，但此时试剂往往就由研制的实验室生产，没有成型的生产和销售组织过程，产品也无外包装和完整的说明书。

20世纪80年代以来，随着国家的改革开放引进外资，体外诊断试剂迅速进入了产业化进程。尤其在1985~1990年期间，短短几年中大量国外先进技术进入中国，涌现了一大批生产体外诊断试剂的厂家。到20世纪90年代初期，生产临床生化试剂厂家超过了100家，免疫试剂厂家甚至超过了300家。激烈的市场竞争，极大地推动了临床应用水平的提高。目前国内临床体外诊断试剂市场规模已经发展到每年30亿~40亿元人民币的销售额，其中临床生化产品占30%，免疫产品25%，血液产品8%~10%，尿液分析产品3%~5%，微生物产品2%~3%。未来5年，国内临床体外诊断市场的年增长率高达15%~20%。

(二) 诊断试剂监管历程

20世纪80年代初体外诊断试剂产业刚刚起步的初期，产品以血细胞分析、生化、尿液试剂居多，企业主要集中在北京、上海等几个大城市，由于没有专门的管理部门，导致产品质量参差

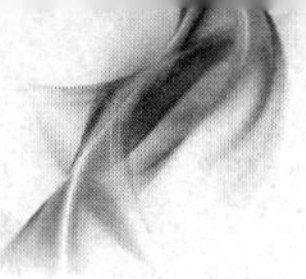

不齐，市场秩序混乱。20世纪90年代，我国诊断试剂一部分按卫生部颁发的《药品注册管理法》进行管理。一部分试剂按原国家医药管理局发布的《医疗器械产品注册管理办法》管理。1998年国家药品监督管理局成立。体外诊断试剂正式划归国家药监局管理。

2001年7月，药监局发布了《关于规范体外诊断试剂管理的意见》(国药监办〔2001〕357号)，该意见规定：医疗器械司负责随机专用诊断试剂的注册；药品注册司负责除随机专用诊断试剂外的其他体外诊断试剂的注册工作。

2002年9月，药监局发布了《关于体外诊断试剂实施分类管理的公告》(国药监办〔2002〕324号)，该公告规定：体外诊断试剂实行分类管理，将体外生物诊断试剂按药品进行管理，体外化学及生化诊断试剂等其他类别的诊断试剂均按医疗器械进行管理。

2007年4月国家药监局发布了《体外诊断试剂注册管理办法(试行)》(国食药监械〔2007〕229号)(以下简称《办法》)：确定了按医疗器械管理体外诊断试剂的定义，包括可单独使用或与仪器、器具、设备或系统组合使用，在疾病的预防、诊断、治疗监测、预后观察、健康状态评价以及遗传性疾病的预测过程中，用于对人体样本(各种体液、细胞、组织样本等)进行体外检测的试剂、试剂盒、校准品(物)、质控品(物)等。明确了血源筛查与采用放射性核素标记的体外诊断试剂属于药品管理的范畴，提出了将体外诊断试剂分为第Ⅰ类、第Ⅱ类、第Ⅲ类，按风险度的高低分类管理的模式。

(三) 诊断试剂监管现状

《体外诊断试剂注册管理办法(试行)》(国食药监械〔2007〕229号)第三条规定：国家法定用于血源筛查、采用放射性核素标记的体外诊断试剂按照药品管理。也就是说，体外诊断试剂管理分为按照药品生物制品管理和按照医疗器械管理两种模式，下面对这两种管理模式分别进行简单介绍。

1. 按照药品生物制品管理的体外诊断试剂 《药品管理法实施条例》第39条规定，“疫苗类制品、血液制品、用于血源筛查的体外诊断试剂以及国务院药品监督管理部门规定的其他生物制品在销售前或者进口时，应当按照国务院药品监督管理部门的规定进行检验或者审核批准；检验不合格或者未获批准的，不得销售或者进口”。

20世纪90年代卫生部规定的血筛试剂品种：A、B、O血型定型试剂；乙肝表面抗原酶联免疫诊断试剂(HBsAg EIA)；丙肝病毒抗体酶联免疫诊断试剂(抗HCV EIA)；艾滋病毒抗体酶联免疫诊断试剂(抗HIV EIA)；梅毒诊断试剂(RPR及USR)。

《中国药典》2010版收载的诊断试剂：梅毒快速血浆反应素诊断试剂；梅毒甲苯胺红不加热血清诊断试剂；梅毒螺旋体抗体诊断试剂盒(酶联免疫法)；乙型肝炎病毒表面抗原诊断试剂盒(酶联免疫法)；丙型肝炎病毒抗体诊断试剂盒(酶联免疫法)；人类免疫缺陷病毒抗体诊断试剂盒(酶联免疫法)；抗A、抗B血型定型试剂(人血清)；抗A、抗B血型定型试剂(单克隆抗体)。

国家对血筛试剂采用批签发的管理模式。批签发是指国家对疫苗类制品、血液制品、用于血源筛查的体外生物诊断试剂以及国家食品药品监督管理局规定的其他生物制品，每批制品上市或者进口时进行强制性检验、审核的制度。批签发检验或者审核工作可单独采取资料审查的形式，也可采取资料审查和样品检验相结合的方式。样品检验分为全部项目检验和部分项目检验。血筛试剂由中国食品药品检定研究院(简称：中检院)实行逐批检验。

对于血源筛查用核酸检测试剂，与酶免试剂相比，核酸试剂具有快速、高灵敏、缩短检测

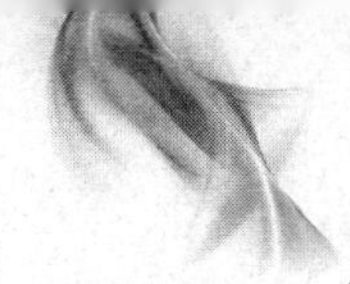

窗口期的优势。卫生部发布的《关于开展2010年血站核酸检测试点工作的通知》和《2010年血站核酸检测试点工作实施方案(试行)》;国家食品药品监督管理局发布的《关于加快血源筛查用核酸诊断试剂技术审评等工作的通知》:确定了核酸诊断(乙型肝炎病毒(HBV)、丙型肝炎病毒(HCV)、艾滋病病毒(HIV)试剂按药品审批;加快了该类试剂的上市应用。目前已批准的有国产三家四个品种、进口两家两个品种。

采用放射性核素标记的体外诊断试剂目前按一般化学药品管理,在具有承检能力的药品检验机构检测,国家对检验环境有特殊要求(如抽出式通风设备、移动或固定防护屏障等)。

2. 按照医疗器械管理的体外诊断试剂　《体外诊断试剂注册管理办法(试行)》确定了按医疗器械管理体外诊断试剂的定义,包括可单独使用或与仪器、器具、设备或系统组合使用,在疾病的预防、诊断、治疗监测、预后观察、健康状态评价以及遗传性疾病的预测过程中,用于对人体样本(各种体液、细胞、组织样本等)进行体外检测的试剂、试剂盒、校准品(物)、质控品(物)等。"关于实施《体外诊断试剂注册管理办法》有关问题的通知(国食药监械〔2007〕230号)"规定:中国药品生物制品检定所负责组织体外诊断试剂国家标准品和参考品的制备、标定并提供。同时还规定,体外诊断试剂产品的注册检测由具有相应承检能力的医疗器械检测机构承担。

二、体外诊断试剂的注册监管

《体外诊断试剂注册管理办法(试行)》规定体外诊断试剂实行注册监管,即药品监督管理部门依照法定程序,根据注册申请人的申请,对由注册申请人针对拟上市销售产品的安全性、有效性、质量可控性所进行的研究及其结果实施的系统评价,并决定是否同意其申请的审批过程。

(一)注册申报主要环节

注册监管的主要环节包括:产品研制,临床试验,体系考核,注册检验和审评审批等五个主要部分。下面对注册流程进行简单介绍。根据《体外诊断试剂注册管理办法(试行)》的要求,诊断试剂的注册流程主要有6个主要步骤:文件及样品准备,体系考核及样本抽取,产品注册检验及临床研究,申报资料,技术审评,行政审批等。6个步骤之间的相互关系见图5-5体外诊断试剂注册流程图。

1. 文件及样品准备　这个过程也就是产品研制过程,具有与实验研究项目相适应的人员、场地、设备等条件的产品研制单位,在产品原料选择、工艺确定、标准拟订、稳定性研究、参考值确定、产品性能评估等方面进行研制,同时形成相应的文件,进行注册申报需要提供的文件主要指《办法》附件1中要求的技术资料,包括申请表,证明性文件,综述资料,产品说明书,拟订产品标准及编制说明,注册检测报告,主要原材料研究资料,工艺及反应体系研究资料,分析性能评估资料,参考值(范围)确定资料,稳定性研究资料,临床试验资料,生产及自检记录,包装、标签样稿,质量管理体系考核报告等15类,涵盖了产品研发,性能评估,稳定性考核,临床试验,生产及自检,资料体系考核过程的资料,其中第三类产品注册检验时,需要提供全部的15类资料,第二类产品注册检验时,需提供除"主要原材料研究资料和工艺及反应体系研究资料"之外的全部13类资料,第一类产品注册时,仅需提供:申请表,证明性文件,综述资料,产品说明书,拟订产品标准及编制说明,生产及自检记录,包装、标签样稿等7类资料。样品主要是指连续三批产品。

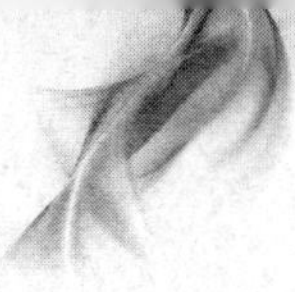

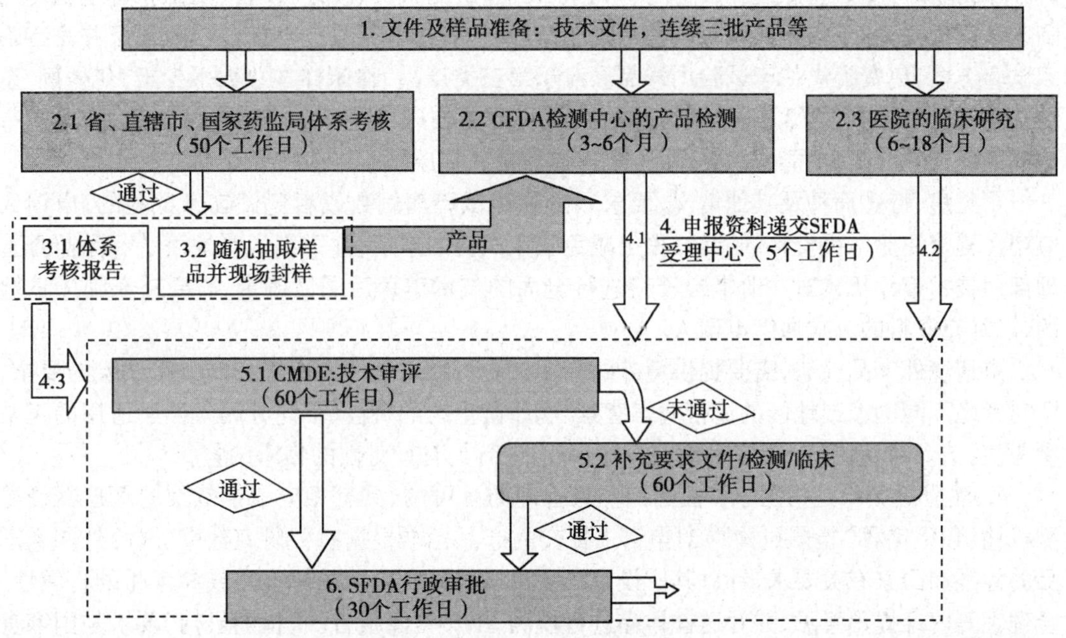

图 5-5　体外诊断试剂注册流程图

对于进口产品注册资料，基本与国内产品需要的资料一致，另外还需要提供原产国或生产地址所在国的生产企业资格证明，产品在原产国或生产地址所在国的上市证明，注册代理委托文件，代理人委托资料，售后服务委托资料等。

2. 体系考核及样本抽取　按照《体外诊断试剂质量管理体系考核实施规定（试行）》（国食药监械〔2007〕239 号）（以下简称《实施细则》）要求第二类、第三类体外诊断试剂首次注册、重新注册时，药品监督管理部门应当对其质量管理体系进行考核。第一类体外诊断试剂的质量管理体系由申请人按照《实施细则》的要求自行核查并保持记录。

体系考核的组织方式可以由省、直辖市或国家药监局组织体系考核。部分第三类体外诊断试剂质量管理体系考核，由企业所在地省、自治区、直辖市药品监督管理部门受理，报国家食品药品监督管理局，由国家食品药品监督管理局组织实施。国家食品药品监督管理局药品认证管理中心（以下简称“国家局认证中心”）承办具体考核工作，并出具考核报告。对于第二类和其他第三类体外诊断试剂质量管理体系考核，由企业所在地省、自治区、直辖市药品监督管理部门受理，组织考核，并出具考核报告。对于申请已有质量管理体系考核报告中考核范围有效覆盖的产品首次注册，可以只进行《实施细则》中“体外诊断试剂研制情况现场核查要求”的考核，由企业所在地省、自治区、直辖市药品监督管理部门受理申请，并组织研制情况核查。体系考核一般需要 50 个工作日。只进行产品研制情况现场核查的，在 30 个工作日内出具核查报告。

药品监督管理部门对生产企业的管理体系考核合格后，随机抽取样品并现场封样，样品应在具有承检能力的检测机构进行注册检验。

3. 临床研究　按照《办法》要求，申请人可以按照拟定的产品标准对临床试验用样品自行检测，或委托其他具备检测能力的检测机构进行检测，检测合格后方可用于临床试验。进

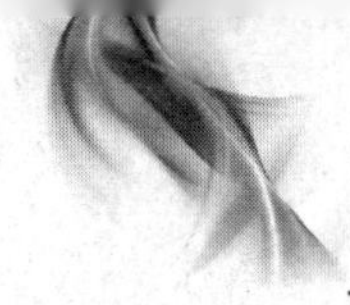

行临床试验时,应该注意选择具有与研究项目相适应的人员、场地、设备、仪器和管理制度的临床试验机构,并于临床试验机构签订临床试验合同,参考相关技术指导原则制订并完善临床试验方案,免费提供临床试验用样品。对于第三类产品,临床样本总数不少于1000例,至少选定不少于2家(含2家)省级卫生医疗机构开展临床试验。对于临床试验数据,要进行正确的统计学分析,不能随意删减,主观选择数据。临床试验一般需要6~18个月。

罕见病、特殊病种及其他情况,要求减少临床试验病例数或者免做临床试验的,申请人应当在提交注册申报资料的同时,提出减免临床试验的申请,并详细说明理由。药品监督管理部门技术审评机构对注册申报资料进行全面的技术审评后予以确定,需要补充临床试验的,以补充资料的方式通知申请人。

申请境外产品注册,需要提供境外的临床试验资料。申请人应当按照临床试验的要求,同时考虑不同国家或地区的流行病学背景、病原微生物的特性、不同种属人群所适用的正常参考值(或参考范围)等诸多因素,在中国境内进行具有针对性的临床试验。

4. 注册检测　是指国家食品药品监督管理局认可的、具有相应承检范围的医疗器械检测机构(以下简称"检测机构")对申请人提交的产品标准根据有关研究数据、国内外同类产品的标准和国家有关要求,针对其所设定的项目、指标,所采用的标准品或参考品的科学性、合理性等内容提出意见,并对送检样品进行检测,出具检测报告。"检测机构"要求是国家食品药品监督管理局认可的、具有相应承检范围的医疗器械检测机构。检验依据是申请人提交的产品标准,产品标准是指为保证体外诊断试剂产品质量所制订的标准物质、质量指标以及生产工艺等方面的技术要求,包括国家标准、行业标准和注册产品标准。产品注册检验的时间一般为3~6个月。

5. 技术审评　申请人首先将完整、规范,数据真实、可靠的申报资料提交药品监督管理部门行政受理机构,申报资料要求参考《办法》附件1。药品监督管理部门行政受理机构对注册申报资料进行形式审查,符合受理要求的,予以受理,发给受理通知书;不符合要求的不予受理,并以书面形式告知申请人。受理机构将资料转给相应的技术审评机构,技术审评机构对注册申报资料进行全面的技术审评,必要时可调阅原始研究资料。审评过程中,需要咨询专家或举行听证的,技术审评机构将书面告知申请人。咨询专家或举行听证所需的时间不计算在规定的审评时限内。技术审评一般需要60个工作日。

技术审评机构在对注册申报资料进行技术审评时,需要申请人补充资料的,技术审评机构一次性发出书面补充资料通知。申请人应当在60个工作日内按照补充资料通知的要求一次性提交补充资料。申请人补充资料的时间不计算在审评时限内。申请人对补充资料通知内容有异议的,可向相应的技术审评机构提出书面意见,说明理由并提供相应的技术支持资料。

6. 行政审评　经审查符合规定批准注册的产品,由相应的药品监督管理部门在规定的时限内核发《医疗器械注册证书》。注册产品标准和产品说明书由相应的药品监督管理部门根据申请人的申报资料予以核准,并以附件形式发给申请人。《医疗器械注册证书》有效期为4年。

(二)注册环节应注意的几个问题

体外诊断试剂注册环节中,应对一些主要的技术关键问题特别注意,如临床研究、质量管理体系考核、注册检验等。

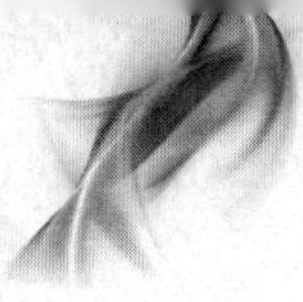

1. 临床研究　临床研究中的关键环节就是临床试验，临床试验的样本量是临床试验方案设计，以及临床试验机构选择的重要考虑因素，所以要根据临床项目明确临床研究样本量。一般要求：第三类产品：临床研究的总样本数至少为 1000 例；第二类产品：临床研究的总样本数至少为 200 例；第一类产品：一般情况下不需进行临床研究。同时满足阳性样本与阴性样本的比例为 1∶3（阳性样本最低要求）。还应注意到一些特殊要求：

（1）国家法定用于血源筛查的项目，及预期用途为血源筛查的诊断试剂：临床研究总样本数至少为 10 000 例。

（2）采用体外核酸扩增（PCR）方法、用于病原体检测的诊断试剂：临床研究总样本数至少为 500 例。

（3）与麻醉药品、精神药品、医疗用毒性药品检测相关的诊断试剂：临床研究总样本数至少为 500 例。

（4）采用放射性核素标记的体外诊断试剂：临床研究总样本数至少为 500 例。

（5）新诊断试剂产品（未在国内批准注册的产品、被测物相同但分析敏感度指标不在国家已批准注册产品范围内，且具有新的临床诊断意义的产品），其临床研究样本量要求同第三类产品（至少 1000 例）。

（6）罕见病、特殊病种及特殊情况可酌减样本量，但应说明理由，并满足评价的需要（不低于 10%）。

2. 质量管理体系考核　质量管理体系考核应注意到首次注册和重新注册存在不同：

（1）首次注册：申请首次注册应当按照《实施细则》及其附录 C“体外诊断试剂研制情况现场核查要求”进行考核。

申请质量管理体系有效覆盖的首次注册，只进行《实施细则》中附录 C“体外诊断试剂研制情况现场核查要求”的考核。

（2）重新注册：申请重新注册应当按照《实施细则》（不包括附录 C“体外诊断试剂研制情况现场核查要求”）进行考核。

重新注册不能申请体系有效覆盖。

3. 注册检验　对于诊断试剂的注册检验应注意不同类的产品对注册检验的要求不同。第一类产品一般不需要进行注册检测；第二类、第三类产品应当进行注册检测；第三类产品应当进行连续 3 个生产批次样品的注册检测。

申请注册检验时，应该选择具有承检能力的医疗器械检测机构，也就是说进行相应类别体外诊断试剂注册检验的医疗器械检测机构应该具有相应的授权，并应当在规定的工作时限内出具检测报告。

三、体外诊断试剂的检验检测

体外诊断试剂检验需要在具有承检能力的医疗器械检验机构进行，中国食品药品检定研究院（以下简称：中检院）通过中国合格评定国家认可委员会（CNAS），中国国家计量认证（MA），国家食品药品监督管理局诊断试剂检测能力认可，也就是“三合一认可”，是具有对体外诊断试剂进行检验检测能力的医疗器械检验机构，以中检院为例，对体外诊断试剂检验检测流程,检验种类等日常检验工作进行介绍。

(一) 体外诊断试剂检验检测流程

申请人将待检样品送至中检院,中检院综合业务处收检办负责检验任务的受理登记工作。受理登记需要对注册资料进行初审,检品状态审核及信息核对,然后对样品登记《检验申请表》,编号、录入计算机,打印"检品卡",如,注册检验是黄色纸。检品及资料移交检验科室,进入检验程序,检验科室按照要求进行检验、复核、填写检验报告底稿。同时,检验科室按照检验项目收费标准填写收费通知底稿,申请人按收费通知到财务处交检验费。检验科室完成的检验报告底稿需要三级审核:即科室负责人,主管业务所,主管院长审核,交至综合业务处打印报告书,再次校对后盖章,由专门的报告发送部门按申请人填写的信息发送检验报告。基本流程图见图5-6。

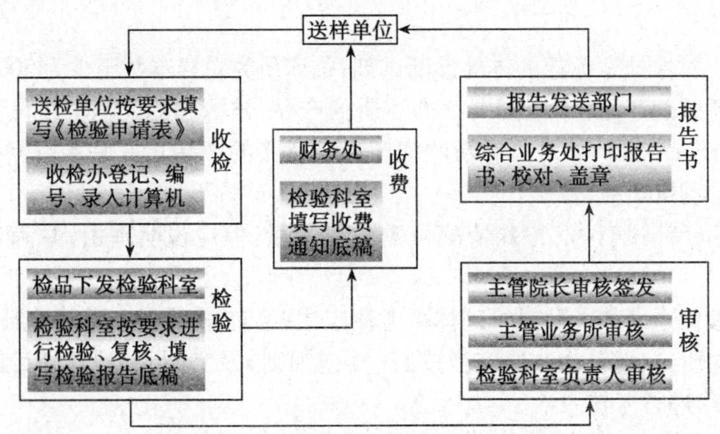

图5-6 体外诊断试剂检验基本流程图

1. 样品收检　首先送检单位需按要求填写"检验申请表",一般应包括以下内容:检品名称(包括通用名称,商品名称,英文名称等),生产单位/产地,供样(送/抽样)单位,检验目的,检验依据,检验项目,批号/编号,剂型/型号,包装规格,有效期,样品数量,规格等样品相关信息,另外,还有申请人及供样(送/抽样)单位的地址、邮编、电话、传真等信息。这些内容需清晰明了,以体外诊断试剂的注册检验为例进行介绍,如:体外诊断试剂注册检验的检验目的主要包括国产首次注册、进口首次注册、变更申请、重新注册等。对于未获得国家批准的检验依据填写"申报标准",已经获批准的填写"医疗器械产品或注册标准",并应填写标准号或批件号。国家标准填写标准名称以及版本年号或编号,如:国家标准GB/××××,行业标准YY/××××)。接下来对注册检验资料进行初审,申请人需按照《办法》附件1的要求提交资料。

通过初审后,综合业务处经办人、送检人或抽样人开始核对检品与资料(包括提供的对照品或参考品)的各项信息,包括:名称、批号、批数、剂型、规格、送检数量、生产单位、包装及包装规格等;确认检品状态符合保存及运输条件要求;属抽样的检查封条完整无损,签名或盖章可辨。对于不符合要求的,应填写"样品资料不予受理通知书",加盖部门公章交送样人。对于符合送检要求的,指导送样人检查核对"检验申请表",核对无误后予以正式登记。

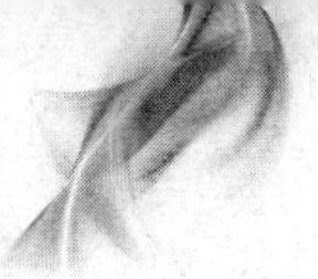

登记完毕后，经办人编制检品唯一性标识——“检品编号”，并记录“留样”情况。完成以上操作后，经办人打印“登记表”，进一步核对各项内容，确认无误后请送样人签字，加盖公章交送样人。

经核对无误后，经办人打印“检品卡”（黄色纸），“检品卡”连同样品送主检科室，如果检验项目设计两个或两个以上科室时，检品及资料交主检科室，由主检科室办理协检。

2. 样品检验　检验科室收到待检样品后，首先核对检品信息，确定主检实验人，由实验人对检品资料进行审核，尤其是与实验密切相关的企业产品标准，检验用参考品或标准品的组成及溯源性等相关资料进行审核，并根据情况提出意见。意见在实验小组内进行充分讨论后形成最终意见，如果有必要需科室主任确定最终意见，这个资料审核的过程就是“标准预评价”。最终意见以书面形式，即标准预评价记录及问题反馈表，与申报企业进行沟通，得到企业认可后进行实验，完成检验报告，经校对，科室主任审核后，资料连同检验报告移交医疗器械检定所（简称：器械所）。

（1）标准预评价工作：标准预评价工作是根据食药监办械［2010］133 号文《关于印发医疗器械检测机构开展医疗器械产品标准预评价工作规定（试行）的通知》的要求开展起来的，2011 年 6 月 1 日起在中检院执行，凡涉及医疗器械产品检验的科室都要开展这一工作，包括按照医疗器械管理的体外诊断试剂的注册检验（协检、委托检验和单项检验的产品标准除外）。

A. 标准预评价工作要点：①检测机构应当对注册产品标准开展预评价工作；②检测机构应当先将评价意见向企业反馈，并将企业确认评价意见进行记录；③预评价意见和经过预评价的标准应当加盖与检测报告相同的印章和骑缝章，随检测报告一同印发。

B. 标准预评价工作的主要内容：①现行强制性国标、行标引用的完整性、已引用标准的适宜性、标准中条款的适用性；②现行推荐性国标、行标引用的完整性、已引用标准的适宜性、标准中条款的适用性；③如涉及引用《中国药典》的相关内容，其引用的完整性、适宜性和适用性；④产品标准中试验方法是否可追溯，是否与试验要求相适应。

C. 标准预评价工作的流程：主检科室的主检小组首先对申报的“注册产品标准”进行预评价，如果符合标准，标准预评价意见为“产品标准基本满足相关要求”，直接进入产品检验程序，否则需填写“标准预评价记录及问题反馈表（表 5-3）”与企业进行沟通，企业如果采纳，按照意见进行修改产品标准，标准预评价意见为“产品标准基本满足相关要求”，进入产品检验程序。如果企业未采纳或部分采纳意见，需提供详细说明和相关数据，对于未修改的产品标准，标准预评价意见为“产品标准在以下方面需要进一步补充、完善”，进入产品检验程序。标准预评价基本流程见图 5-7。

D. 标准预评价工作的探索：体外诊断试剂产品具有技术含量高、知识密集、多学科交叉综合的特点，近年来从产品种类和数量上都发展迅猛，但是相关的国家标准、行业标准，技术指导原则及检验用参考品（标准品）等严重匮乏，使得产品质量复核的检验依据为“企业申报产品标准”，因此对企业申报产品标准进行预评价的工作显得尤为重要。

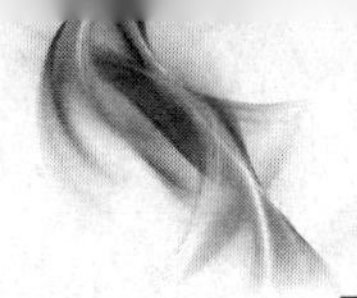

表 5-3　标准预评价记录及问题反馈表

<table>
<tr><td colspan="6">检品名称:</td></tr>
<tr><td colspan="6">检品编号:</td></tr>
<tr><td colspan="3">标准评价</td><td colspan="3">企业反馈意见</td></tr>
<tr><td colspan="3">1. 产品标准引用现行强制性国家标准、行业标准方面存在的问题</td><td colspan="3">□全部采纳
□部分采纳,未采纳的修改意见</td></tr>
<tr><td colspan="3">2. 产品标准引用推荐性国家标准、行业标准方面存在的问题</td><td colspan="3">□全部采纳
□部分采纳,未采纳的修改意见</td></tr>
<tr><td colspan="3">3. 产品标准中试验方法方面存在的问题</td><td colspan="3">□全部采纳
□部分采纳,未采纳的修改意见</td></tr>
<tr><td colspan="3">4. 其他方面存在的问题</td><td colspan="3">□全部采纳
□部分采纳,未采纳的修改意见</td></tr>
<tr><td>汇总人</td><td></td><td>日期</td><td>企业反馈人</td><td></td><td>日期</td></tr>
<tr><td>通知企业方式</td><td colspan="2">□邮件□电话
□传真</td><td>企业反馈方式</td><td colspan="2">□邮件□电话
□传真</td></tr>
</table>

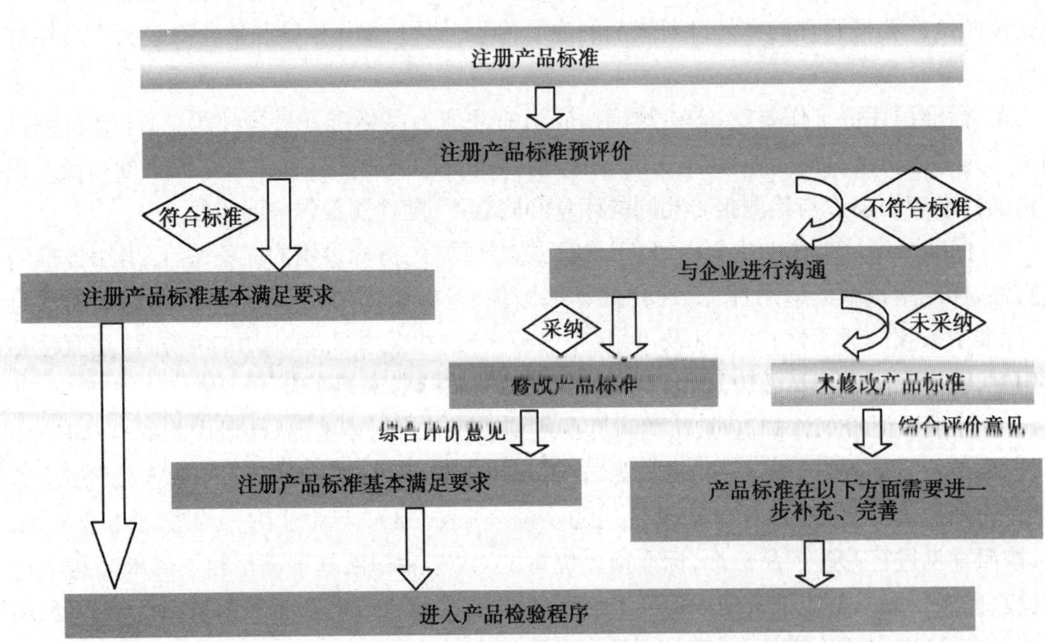

图 5-7　标准预评价基本流程图

目前,很多产品标准在内容、形式、描述语言等方面都存在问题,如:概念不清,特异性与阴性符合率,最低检出限与灵敏度等概念混淆,导致这些项目的技术要求设定不合理。另外,有些实验方法描述不明确、组件价差项描述不明确等,无法进行试验操作。还有些标准中存在缺项问题,如缺少最低检出限、精密性等项目。有些进口产品直接将国外产品的出厂检验标准转化为产品标准,导致质量复核实验无法进行,如稳定性检验,出厂检验一般定为

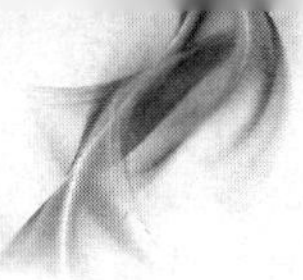

"时时检验",而"时时检验"在注册检验中无法操作。面对产品标准中存在的诸多问题,对检验人员的水平和能力都提出了较高的要求,所以标准预评价工作需要检验人员熟知国内外相关产品技术进展和标准发布情况,这既是一项专业性很强的工作,又是一项政策性很强的工作,更重要的是要求检验人员具有极强的责任心。经标准预评价后的产品标准绝大多数都得到器械审评中心的认可,企业顺利获得产品注册证书。标准预评价工作开展两年有余,还有很多问题需要进一步探讨,同时,也需要进一步完善预评价工作规定。

(2) 产品检验工作:产品检验也就是依据国家标准、行业标准、企业产品标准等,对产品质量进行复核。经过"标准预评价"后的企业产品标准就是产品检验的依据,具体完成检验的物质基础是国家参考品(标准品),如果没有国家参考品(标准品),则使用企业参考品(标准品)。使用企业参考品(标准品)前,应该对其资料进行研究,应该从原材料选择、制备方法、标定方法、标定结果、定值准确性、量值溯源、稳定性及分装与包装条件等方面进行全面技术审核,对确定的企业参考品(标准品)标准进行评价,最后结合具体检验结果进行综合评价。

3. 检验报告审核　医疗器械检验报告实行多级审核,即由检验人员对检验结果进行汇总整理起草报告底稿,科室主任对其进行审核,无误后,转到器械所综合办公室进行审核,报告审核员审核结束后转所长或其授权人进行复核,最后由分管院领导进行审核签发的三级授权人审核制度,报告审核员是检验报告经过的最后一道技术审核"关口"。报告审核包括形式审核和检验项目审核两部分,形式审核主要对检品名称,检品编号,实验人/复核人签字、日期,资料完整性等方面进行"把关";检验项目审核主要对检验总体技术内容进行"把关",包括检验原始记录、报告书底稿等。下面简要介绍检验项目审核:

(1) 检验原始记录:检验原始记录中包括的所有项目:①检验原始记录、数据资料的唯一性标识与检品卡一致;②实验室环境条件:实验环境温湿度满足试剂盒/仪器要求;③仪器信息:计量/校准有效性,运行状态,实验对应的仪器使用记录等;④实验用非试剂盒提供的试剂信息:名称/来源/批号/效期,工作溶液的制备方法;⑤标准物质[国际/国家/企业参考品(标准品)]:名称/来源/批号/效期/储存条件,标准物质工作溶液的制备方法;⑥实验操作:样品的制备方法是否按试剂盒说明书进行操作,检测仪器是否按试剂盒说明书操作进行正确性操作;⑦实验数据记录和计算及结论:数据记录/转移(记录原始、真实、完整、及时、清晰、明了),计算公式(计算过程完整、准确),有效数字及修约,计算结果复验(若电子表格未保护或手动计算),结论正确(描述方式/语句等);⑧记录人、复核人签字:记录人、复核人签字清晰及时。

(2) 报告书底稿:报告书底稿"表头"所含所有信息应与检品卡保持一致,包括检品名称,检品编号,生产单位/产地,供样单位,检品批号/编号,检验目的,检验项目,检验依据,检品规格、效期等。报告书底稿中检验项目与标准规定应与检验依据(国家标准,行业标准,企业产品标准等)技术要求保持一致,检验结果应该与检验记录中的数据保持一致。检验结论是否正确。报告人、校对人签字,科室主任审核意见等。如果有必要,检验科室可将检验过程中的建议和意见,以发文或备注形式在报告书底稿中体现,以便通过检验报告与有关人员进行技术交流。

4. 报告书制作　按照质量管理要求,经过有关授权人审核签字后的报告书底稿流转至综合业务处,综合业务处严格按照报告书底稿内容,遵照报告书制作要求,进行制作,同时也

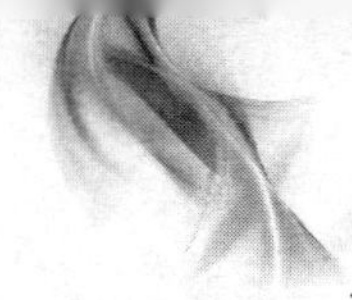

需要注意有修改的内容。报告书制作完成后,由报告发送员在综合业务处文档室,按照业务类别及检定目的分拣出来,并按相关规定发出报告。

(二) 体外诊断试剂检验种类

依据检验目的的不同,体外诊断试剂的检验检测可分为注册检验、监督检验、委托检验、合同检验等。每种检验的委托单位和检验目的都各具特点,下面分别进行介绍。

1. 注册检验　注册检验是最常见的检验类型,是按照《体外诊断试剂注册管理办法》的要求进行的产品质量检验。按业务分类,可将注册检验分为国产首次注册、进口首次注册、变更申请、重新注册等。检验依据为国家标准、行业标准或企业申报标准等。

2. 监督检验　监督检验是由国家食品药品监督管理局组织实施,委托药检或药检部门抽样,并向有资质的检验机构提出检验申请的事项。监督检验分为评价抽验、监督检验(专项)及其他。

评价抽验:是指国家食品药品监督管理局依据《药品质量抽查检验管理规定》、《国家医疗器械质量监督抽验管理规定》等相关法规,为掌握药品及医疗器械总体质量水平与状态而组织的抽查检验。由国家局或委托中检院食品药品技术监督所组织实施,并委托药监或药检部门进行抽样封签,样品多以邮寄方式送达。

监督检验(专项):是指国家药品监督管理局对抽查中发现的质量可疑的药品及医疗器械所组织进行的有针对性的抽查检验。由国家局或委托中检院食品药品技术监督所组织实施,并委托药监或药检部门进行抽样封签。

其他:是由国家食品药品监督管理局组织除上述两类之外的其他抽查检验。

监督检验顺利实施的关键是根据工作实际,制订科学合理的监督检验抽样工作实施方案。

3. 委托检验　委托检验是由行政司法、药监药检等部门,因行政管理、监督检查和质量检验的需求,向有资质的检验机构提出的检验申请。委托方包括司法部门(公安、检察院和法院等司法部门)、药监部门(各级食品药品监督管理机构)、药(械)检验机构[各级药品(医疗器械)检验机构]、实验室能力比对、能力扩项或能力验证等其他行政管理部门等。委托检验依据一般按照样品指示的执行标准,也可按照委托方要求的标准或方法,一般分为国家标准、企业标准或权威资料规定方法等。

4. 合同检验　合同检验一般指企事业单位向有资质的检验机构提出的行政法规规定之外的技术服务申请,或行政事业单位提出的不按国家规定标准支付检验费用的家属服务申请。申请单位可以以技术服务合同形式向检验机构提出合同检验申请,也可以以委托函、公函、任务书的形式提出合同检验申请。技术服务内容包括国内二、三类体外诊断试剂临床试验用样品检测,各类检验检测方法学研究及验证,质量标准研究等方面。检验依据一般分为国家标准、企业标准、权威资料规定方法、约定方法或自建方法等。

5. 复验　复验是指当事人根据《国家医疗器械质量监督抽验管理规定(试行)》有关规定,在对原检验机构检验结果有异议时,向有资质的检验机构,如中检院提出的检验申请。复验涉及国家评价性抽验项目及品种,医疗器械、体外诊断试剂各类检验等。复验内容包括对复验申请及资料的审核,调样及样品审核,向当事人出具复验受理或不予受理的通知。复验依据为原检验报告依据的标准。

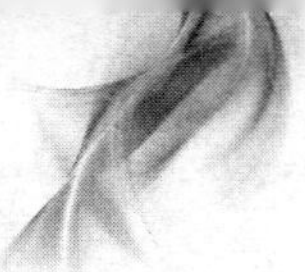

第七节　我国技术评价要求

一、POCT 产品技术评价分类

根据 POCT 产品的用途不同可分为两大类，定性检测产品和定量检测产品。两类产品的评价方法既有相同之处也有不同之处，应该根据产品的特性进行产品性能的评价。

下面将采用举例的方法阐述技术评价的基本要求，定量检测产品将以自测用血糖监测系统用血糖试纸为例进行阐述，定性检测产品将就其与定量产品评价过程的不同点来阐述定性产品技术评价的方法、过程。

二、POCT 定量产品的技术评价

定量产品以自测用血糖监测系统用血糖试纸为例进行阐述，血糖试纸的评价不能作为单一产品进行，必须配合血糖仪、血糖质控品一起进行评价，评价整个检测系统的性能。

（一）技术评价的基本指标

对于产品评价的性能指标一般包括精密度、准确度、方法学比较、线性范围、检测限、分析特异性、干扰因素、试纸条批间差、用户性能评价、临床性能评价、产品说明书、稳定性及其他影响检测的因素。

（二）定量产品的技术评价

1. 精密度

（1）应参照 GB/T 19634-2005 及其修标单以及 ISO 15197 的相关要求进行，结果应符合标准要求。

（2）请按照下述方法进行精密度（总不精密度）研究。

选择 6 个浓度的足量的适当样本，可以是经处理的静脉血（也可采用企业内部质控品进行），6 个血糖浓度应尽可能均匀分布在产品的线性范围内（血糖浓度参见 GB/T 19634-2005）。选择两个不同批号的血糖试纸分别进行试验。同一批号试纸，每天做 2 次测试（上午一次，下午一次），每次测试时对同一份样本做双份测试。共进行 20 天。每一次测试时应同时检测质控品，以保证检测结果的准确。检测质控品时其检测顺序应与待检样本进行先后顺序的更换。

数据获得后，先评价是否存在离群点，从已收集的 40 对均值的数据计算出总均值和标准差，出现下列任何一种情况都可认为是离群值：①任何一对均值和总均值的差超过 4 倍平均绝对差值；②任何一对中两个结果的绝对差值超过 4 倍平均绝对差值。如有离群点，应将此点剔除后再按原方案补充相关数据。如离群点>2.5%，说明测试的精密度存在问题，应寻找产品可能产生此种情况的具体原因，排除问题，再重新进行整个试验。

每个浓度的血糖检测试验应分别进行统计，每一批号的血糖试纸统计数据包括：检测批内精密度、检测批间精密度（日内精密度）、日间精密度，然后根据上述三个数值计算试验的总不精密度，计算方法可参照相关标准。

2. 准确度　因血糖检测产品有国际标准品可采用偏差或回收实验进行准确度评价。

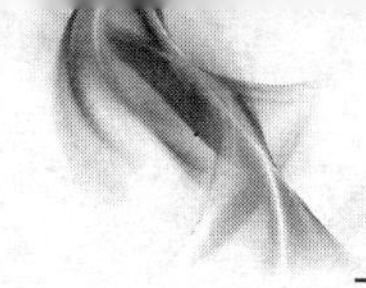

(1) 偏差:将国际标准品作为样本进行检测,其测量结果的偏差应在公认的可接受范围之内。

(2) 回收实验:选择合适浓度的常规检测样本,加入不同浓度相同体积的待测物国际标准品制备待回收分析样本,加入体积小于原体积的10%,计算加入的待测物的浓度。用待评价血糖检测系统对待回收分析样本进行测定,通常对样本进行3次重复测定,计算均值。计算每个加入国际标准品浓度样本的回收率与平均回收率,结果至少应满足相关国际及国家标准,同时满足临床需求。

3. 方法学比较　方法学比较采用比对产品与待评价产品进行比较研究以评价产品的检测性能。

(1) 比对产品应具有以下条件:①具有比待评价产品更好的精密度;②与待评价产品检测结果具有相同的单位;③如有参考方法应具有与参考方法已知的偏差。

(2) 待评价系统的处理:进行方法学对比实验前,应该对待评价系统进行初步评价,并且对待评价系统进行精密度及线性的评价(参考相关标准),只有在以上评价完成并且符合相关标准要求后,才可进行方法学对比实验。

(3) 对于血糖检测系统要求:选择实验室生化分析系统作为对比产品以评价产品的真实检测性能,不能采用自测用血糖监测系统(血糖仪)作为比对产品,自测用血糖监测系统的检测结果具有不确定性,检测结果的比较无法客观反映产品的检测性能。

(4) 病例选择:建议选择50名糖尿病患者和健康人(血糖浓度尽量覆盖产品的线性范围,参见GB/T 19634-2005),由专业人员及患者分别进行指尖采血检测,检测结果应转化为血浆血糖值。5分钟内对患者采集另外一份血样(静脉血或手指血),10分钟内分离血浆,应保证采血量满足实验室生化分析系统检测的用血量。30分钟内对患者的这份血样进行检测,以确定参考血糖值。

(5) 检测结果的分析

1) 以实验室生化分析系统的检测结果为X轴,以患者(用户)进行指尖采血检测结果为Y轴作图,并进行回归及相关分析。

2) 以实验室生化分析系统的检测结果为X轴,以专业人员进行指尖采血检测结果为Y轴作图,并进行回归及相关分析。

3) 参照GB/T 19634-2005及ISO 15197中对准确性的相关要求评价上述两组检测结果,并给出准确性结果。

4) 对于检测结果的评价还应进行符合率的分析,比较两个系统检测结果的一致性,对于检测结果的正常结果与异常结果分别进行符合率分析,并给出具体的符合率统计结果。

5) 如准确性评价和(或)检测结果的一致性分析存在较多的差异检测结果,说明待评价的产品存在一定的设计缺陷,应及早进行产品的设计修改,修改后重新进行评价。

4. 线性范围　线性范围评价应采用适当的样本进行,必须明确评价所采用的样本是如何制备的,样本基质是否发生了改变,建议采用高值与低值样本混合的方法制备样本,每个样本(至少9个浓度,且应覆盖医学决定水平)的标准血糖浓度值(参考值)是多少,标准血糖浓度值(参考值)是通过何种标准测量程序进行确定的,建议采用参考方法确定标准血糖浓度值。

然后每份样本用血糖监测系统测定两次,计算平均值。以标准血糖浓度值(参考值)为

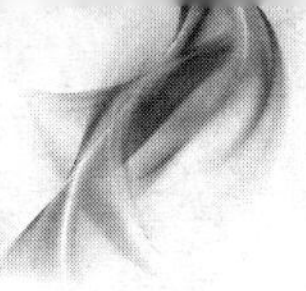

X轴,以血糖监测系统测定的均值为Y轴作图,并进行线性回归分析:给出回归方程,线性相关系数及相应散点图。

应根据产品特性进行线性范围的确定,在散点图上根据各个点的位置进行初步筛选,去除不符合线性要求的检测点,去除后再重新进行线性回归分析,直到回归方程,线性相关系数符合要求为止,最终确定产品的线性范围,调整产品以符合确定的线性范围。

5. 检测限 检测限即是线性范围的上限和下限,应对产品的检测上限及下限进行研究,给出当检测结果高于或低于何值时血糖仪只显示"高"或"低"。此项研究可以与线性范围的研究同时进行,研究后一并给出评价结果。

6. 分析特异性 必须明确检测过程中的内源性及外源性物质对检测的影响程度及其允许的浓度范围。评价物质应至少包括:对乙酰氨基酚、抗坏血酸、多巴胺、布洛芬、左旋多巴、水杨酸、肌酐、尿酸等。制备上述物质的储存溶液对样本进行处理,得到不同浓度的样本,然后与对照样本进行比较得出相对偏差,与可接受的标准进行比较。如超出标准,则说明此浓度的干扰物质对检测可能会产生较大影响。应在产品说明书中明确注明何种物质或何种物质在何种浓度会对检测产生不利影响。

采用回收实验对不同浓度的溶血、黄疸、脂血对血糖检测的影响进行评价,干扰物浓度的分布应覆盖人体生理及病理状态下可能出现的物质浓度。待评价样本的血糖浓度至少应为高、中、低(包括医学决定水平)三个水平。

红细胞压积的变化可能对整个血糖监测系统产生影响,因此要对不同压积的全血样本进行相应的研究,建议至少制备3个血糖浓度水平,每个水平7~9个不同压积的静脉血样本进行评价(制备程序应规范)。评价后应给出血糖监测系统的允许压积范围,红细胞压积过大或者过小对于全血血糖的监测均会产生一定的影响,因此应评估血糖监测系统受红细胞压积变化的影响程度。制备同一血糖浓度的不同红细胞压积水平的全血样本,然后用血糖仪和实验室参考方法分别检测样本,一般相对于40%红细胞压积的偏差应<10%。

7. 湿度对检测影响的评价 选择至少5个湿度范围,建议的湿度为10RH%,25RH%,50RH%,75RH%,95RH%。评价过程应至少选择覆盖血糖监测系统线性范围的6个血糖浓度水平样本,应包括线性范围内的医学决定水平浓度的样本。在每个湿度下对每个血糖浓度水平样本分别进行检测,建议每个湿度下对每个血糖浓度水平样本检测10次,计算平均值、变异系数、相对偏差。在每个湿度下进行检测之前,应先采用实验室参考方法对不同浓度的检测样本进行定值,并明确标注定值结果。定值结束后,立即进行血糖监测系统的血糖值检测,检测结束记录检测结果。分别计算每个湿度条件下每个血糖浓度水平样本的10次检测结果的均值、变异系数及与参考方法定值之间的相对偏差。计算每个湿度条件下的每个血糖浓度水平样本的相对偏差与50RH%湿度条件下相应血糖浓度值的相对偏差的差值。将上述差值与事先规定的允许标准进行比较,看所得计算结果是否可被接受,如接受标准为5%或7%等,与50RH%的偏差小于此值,视为可接受。最后给出检测允许的湿度范围。

8. 温度对检测影响的评价 环境温度对于血糖监测系统检测结果会产生很大的影响,温度过高或者过低都会影响检测结果,应选择适当的评价方法研究温度对血糖检测的影响,评价过程须采用检测的标准温度作为标准,以计算不同温度下的检测结果与标准温度下的检测结果的偏差,评价产品检测的温度范围,并给出产品工作的允许温度范围。评价方法可

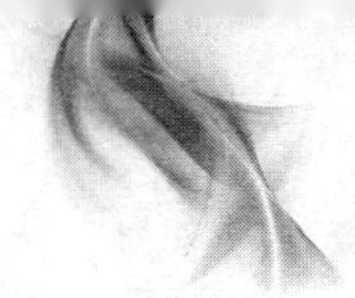

参照“湿度”的评价方法。

9. 样本体积对检测影响的评价　样本体积过大或者过小都会严重影响检测结果,应选择适当的评价方法研究样本体积对血糖检测的影响,并给出监测系统工作的允许样本体积范围。同时还要进行进一步研究,明确如果加入的样本体积过大或者过小应采取何种方法进行处理可以消除对检测结果的影响,应明确具体的处理方法、处理步骤等内容。

10. 海拔高度对监测系统影响的评价　产品如采用葡萄糖氧化酶的方法还应进行海拔高度(或氧分压)对监测系统影响的评价。因采用葡萄糖氧化酶原理进行检测时需要氧气的参与,如环境中的氧气含量不足将影响检测结果,因此应选择适当的评价方法研究海拔高度对血糖检测的影响,评价不同的海拔高度相对于海平面检测性能的偏差以评价产品在不同的海拔高度的检测性能,如在某一高度检测结果超出可允许的偏差范围,说明此高度已经影响了产品的检测性能,由此可以给出监测系统工作的允许海拔高度。

11. 对不同检测部位的基质效应进行评价　如待评价的检测系统可用于人体其他部位的血糖检测,则必须对于除手指尖以外的其他检测部位进行检测性能的评价。研究应以指尖采血检测结果为基准,提供不同检测部位与指尖采血检测结果的一致性资料。

如果待评价血糖监测系统可用于指尖、手掌、前臂、大腿、小腿等不同身体部位进行采血的检测,则需对不同采血部位的结果进行相关性比较。选择身体状态稳定的糖尿病患者同时进行指尖、手掌、前臂、大腿、小腿采血检测,不同部位应尽量在同一时间进行血液的采集和检测。以指尖采血检测结果为 X 轴,以手掌(前臂、大腿、小腿)采血检测结果为 Y 轴作图,并进行回归及相关分析。给出回归散点图、回归方程、相关系数。

分别比较其他采血部位与指尖采血检测结果之间是否存在显著差异,存在的差异是否可被接受。如检测结果存在的差异可以接受,则该检测部位可用于血糖检测,如检测结果存在的差异不可以接受,则说明该检测部位不可用于血糖的检测,检测结果与指尖检测结果存在较大差异,可能导致不合理的医学解释。

12. 试纸条批间差的评价　不同批次生产的血糖试纸可能由于批间原料、批间生产工艺不稳定、人员操作偏差等因素导致产品不同批次间存在一定的差异,生产者应通过严格的质量体系管理来避免差异的产生,因此也需要对产品的批间差异进行评价,看其是否符合既定的要求和临床使用的要求。

应采用多批产品进行批间差的评价,采用多批产品对同一样本进行多次重复检测,样本的选择应包括高、中、低不同的浓度,还应该包括医学决定水平浓度。检测后将每一批次的检测结果进行统计,计算平均值,在通过不同批次产品检测的均值计算批间相对极差。如评价的批间相对极差符合既定的要求,则反应产品的批间差异可以接受;如批间相对极差不符合既定的要求,则说明产品在生产和设计过程中存在一定不足,应继续对产品进行改进,以更好地提高产品质量。

13. 稳定性　产品的稳定性对于产品质量十分重要,清楚明确的确定产品的稳定性可以更好地提示产品的使用期限,以避免因为使用过期产品导致的检测结果异常。稳定性主要分为效期稳定性、开瓶稳定性。

效期稳定性的评价需要在产品真实的储存环境中进行,首先应明确产品的储存温度范围,然后在储存温度范围的极限温度点分别进行稳定性的评价,极限温度点是储存温度的上限和下限。生产者应将产品放置在储存温度的上限和下限的环境中分不同的时间段将单独

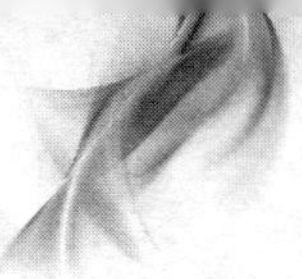

包装的产品取出进行性能检测，检测的性能指标可根据产品特性进行选择。通过不同时间点的检测可以反映产品的真实储存期限，直到检测结果超出规定的要求则说明在此时间点时产品已经不能稳定存在，因此可以客观地反映产品的储存效期。

研究开瓶稳定性的主要目的是评价产品在实际应用条件下产品的稳定性，此项评价必须认真考虑使用的环境因素，如环境的温度、湿度，同时还要考虑试剂瓶的开瓶次数及开瓶频率，均应与实际情况类似。通过开瓶稳定性的研究可以评价产品开瓶后的使用期限，以更好地指导使用患者。

14. 用户性能评价　对于POCT产品来说，该评价非常重要，主要是通过预期用户在使用过程中来评价血糖监测系统的性能和产品说明书的编写是否能满足用户的需求，评价用户在没有专业人士指导和其他的培训材料的情况下使用该产品的具体情况，生产者应根据评价结果对血糖监测系统和产品说明书进行适当的改进和完善，以保证产品的安全性和有效性。

用户性能评价的目的是为了确认在只有常规使用说明的情况下，用户能够正确操作血糖监测系统。

生产者在将一个新的血糖监测系统上市之前应当实施用户性能评价，以评价指定用户使用该仪器是否能够操作并获得正确结果（仅使用在计划销售时常规提供的说明），应尽可能地设法模拟指定使用条件（如家庭使用）。如果仪器指定用于非专业用户，应排除具有实验室检测经验或参加过培训的患者。除了常规与血糖监测系统一起提供的材料外，不允许给评价的参与者提供额外的培训、说明或帮助材料。

评价准备中选择的用户数量建议至少50人，年龄范围应尽可能覆盖糖尿病的易患年龄范围，应包括各种教育程度的人群，男女应尽可能相当，如适用明确人群的种族分布。应对所选病例的糖尿病历史进行归纳，如所患糖尿病类型、患病时间、每天须检测血糖次数、治疗措施等内容。同时必须明确哪些用户不能参与此项研究，如红细胞压积超出系统规定的范围等。其中重要的一点是所选病例不能有任何医学教育背景，不能有任何关于医学的专业知识，这样才能更好地评价产品的可用性。评价的地点应在专业医护定点机构或在用户家中。应向用户提供使用仪器计划在销售时常规提供的说明，不能提供多余的辅助材料。

评价过程中每位待评价的非专业用户应先认真阅读制造商提供的指导说明（即血糖监测系统的说明书），专业人士不能对用户进行任何的指导或帮助。待用户熟悉整个操作过程后，由用户对血糖监测系统进行准备，如插入密码卡、安装电池、熟悉仪器操作等。仪器准备就绪后，进行质控品的检测。如质控结果未在靶值范围内应先由用户自己进行处理，如无法处理，请专业人士帮助检查，合格后进行下一程序。用户对检测部位进行消毒后开始进行检测，先由用户自己进行针刺采血并使用血糖监测系统进行检测，并记录检测结果。用户检测完毕后专业人士应马上用该血糖监测系统对使用者的血样（同一部位血样）进行检测，并记录检测结果。5分钟后由专业人士对用户采集另外一份血样（静脉血、手指血）。30分钟内对用户的这份血样进行检测，以确定参考血糖值。

参考血糖值的检测应采用生产者认可且经过精密度和准确性验证的实验室测量程序进行。评价报告中应对该测量程序进行详细说明，包括测量程序的溯源性、该溯源性与血糖监测系统的溯源是否一致、线性范围、参考值、检测限等具体内容，并将该测量程序的质控结果、定标结果或定标图一并提交。

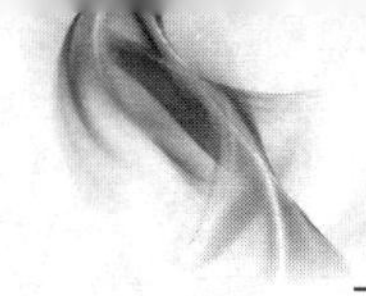

对结果的评价可以采用以下方法:以实验室测量程序的结果为X轴,以用户用血糖仪检测结果为Y轴作图,进行回归及相关分析,并给出回归散点图、相关系数;以实验室测量程序的结果为X轴,以专业人士用血糖仪检测结果为Y轴作图,进行回归及相关分析,并给出回归散点图、相关系数。

对于用户及专业人士检测结果的准确度评价请参照GB/T 19634-2005及ISO 15197的相关要求进行。分别评价用户及专业人士检测结果的准确程度是否符合要求。申请人通过评价用户检测结果是否符合GB/T 19634-2005及ISO 15197的相关要求及符合程度来评价用户正确使用该血糖监测系统的情况,可根据反馈结果调整自己的产品和说明书。

采用问卷的方式来评价用户对此监测系统掌握的程度,对产品说明书是否易于理解及仪器操作是否方便进行评价。问卷调查的内容可包括:电池安装及更换、密码卡的插入及更换、试纸是否容易插入检测仪器、仪器按钮是否容易使用、屏幕的大小及可见度是否合适、屏幕中显示的数值及警告信号等是否容易阅读、时间日期是否容易设置、记忆查询是否易于操作、检测用血液的体积(用血量)是否合适、获得结果的速度(检测时间)是否满意、显示的菜单是否易于操作和理解、安装和取下采血针是否容易、采血笔是否容易使用、对显示的各种警告是否理解、血糖检测系统是否容易使用、血糖仪的大小是否合适、试纸条是否容易从瓶子中取出、是否容易拿捏、在检测带上点样是否容易、检测仪上的按钮是否容易辨别(是否应用不同颜色)。最后是对血糖监测系统的评价:不好、一般、较好、好、极好。

也可通过专业人员与用户进行直接交流的方式了解用户对检测系统各个方面的建议或意见。通过直接对话听取用户对产品的建议以收集更多的信息用于对产品及产品说明书的改进,以便使产品能更好地被使用者了解和使用。

在家中至少使用10天,在家中至少检测血样30次(每天1~3次),每日至少进行一次质控品检测(应至少包括高低两个质控品),在使用被评价的血糖监测系统检测的同时,用户应该使用家中原有的血糖监测系统(用户已有的血糖仪)同时进行检测,分别记录两个血糖监测系统的血糖检测值,记录质控品的检测结果,并记录是否在质控范围之内,如未在质控值范围内如何进行处理,如在家中的使用过程中出现过错误提示,应仔细记录提示的种类、出现的频率,认真比对两个血糖监测系统检测的结果,看是否存在明显差异,并对差异情况进行记录,当用户将所有检测结果交回评价部门时,评价者应同时对用户进行问卷调查或进行口头交流,来评价他们对此监测系统掌握的程度及对使用情况的评价,认真收集用户的各种意见及建议。对血糖仪及使用说明书的评价亦应选择适当的医护工作者(专业人员)进行,并听取他们对血糖监测系统的建议和意见,以改进血糖监测系统及使用说明书。

15. 参考值的评价　虽然血糖检测有公认的参考值范围,但新产品是否适用于公认的参考值需经过认真的评价,根据用途的不同参考值也可能存在一定的差异,比如动脉血、静脉血、指尖血以及其他采血部位,生产者应根据产品的预期用途分别进行适当的验证。

同时由于餐后的不同时间点的血糖浓度对于糖尿病的诊断也具有一定的意义,因此应对餐后不同时间点的参考值也进行相应的研究和验证。时间点至少应包括早餐前(空腹)的正常血糖值、餐后1小时的正常血糖值、餐后2小时的正常血糖值。

参考值的验证应采用适当的人群,应考虑年龄分布、男女比例、种族分布、地域差异等因素,充分选取具有代表性的人群以反映参考值的客观性。参考值的数据分析及统计应采用适当的统计方法对收集到的数据进行科学合理的统计分析并给出参考值范围。参考值如与

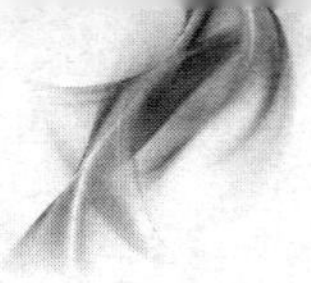

公认的参考区间存在较大差异，生产者应分析产生差异的原因，找到原因后可通过对产品进行调整重新进行参考值研究或通过扩大参考值研究的样本量继续进行统计分析。

16. 临床性能的评价

（1）产品的预期用途：临床性能评价应以产品的预期用途为目的进行，首先生产者应明确产品的具体预期用途，如检测的样本类型，动脉全血、静脉全血、指尖全血、其他检测部位、血清、血浆等，并根据样本类型分别进行临床试验。同时临床试验还应结合不同的适用人群，如成年人、儿童、新生儿等分别进行临床试验。

（2）临床试验准备：临床试验前需确保待评价产品、对比产品、第三方确认产品都处于正常的工作状态，因此首先应对临床使用产品进行质控品的检测，只有质控品检测正常才能进一步进行临床试验。对于实验室生化分析系统还应进行校准，确保产品检测数值的准确性。临床试验方案中应详细描述质量控制方法、步骤、结果如何判定，并给出结果判定标准。

（3）伦理方面的考虑：研究者应考虑临床研究用样本的获得或研究结果对受试者的风险性，应提交伦理委员会的审查意见及受试者的知情同意书，必须符合赫尔辛基宣言的伦理学准则，研究对象的权益、安全和意志高于研究的需要，为研究对象保密，尊重个人隐私，防止研究对象因检测结果而受到歧视或伤害。临床前研究结果应充分支持进行临床研究。

（4）临床研究单位及人员的要求：临床研究单位应为法人单位，而且血糖检测应该在其所从事的专业范围以内，临床研究单位必须具有相应专业的技术人员，必须具有与研究的血糖检测试剂相适应的仪器设备，并能够确保该项研究的实施，血糖检测试剂应在至少两家以上（含两家）省级医疗卫生单位完成，在临床研究开始前，生产者应与临床研究工作人员进行临床研究的预试验，以便对临床研究工作人员进行培训，使其熟悉并掌握该产品所适用的仪器、操作方法、技术性能等，以最大限度地控制试验误差。

（5）临床试验方案的设计：对比产品的选择必须采用临床实验室参考测量程序或使用临床实验室与参考测量程序进行过很好的比对且验证了精密度和准确性的临床实验室生化分析系统进行比对，该对比产品应是已批准上市的产品。建议应尽量选择溯源性相同，灵敏度、检测范围、检测原理、参考范围等相近的产品进行对比研究。

病例的选择建议参照 GB/T 19634-2005 及 ISO 15197 中关于准确性的相关要求进行，病例数至少 200 例，血糖浓度的分布应尽可能满足 ISO 15197 中对准确性进行评价的要求，如极高或极低浓度的新鲜毛细血管全血样品数量不足，可使用其他方法对血糖浓度进行调整，但应详细描述血糖的调整方法及定值过程，血糖浓度的调整过程不应影响样本的基质，不能带来新的干扰物质。实验方案中应根据生产商的要求，明确病例的入选和排除标准（如红细胞压积等）。病例人群的选择应尽可能覆盖各个年龄（并明确年龄段）、各种类型的糖尿病患者，病例的选择应具有代表性。病例选择过程中还应注意选择一部分可能存在干扰因素的病例，以进一步评价产品的性能。

对血糖监测系统的临床研究不论声称的检测样本类型是什么，待评价血糖仪应采用新鲜毛细血管全血样本作为检测样本，且检测样本量至少为 200 例。由于新鲜毛细血管全血样本的特殊性，必须对该样本类型进行充分的临床评价。对于静脉全血样本类型可进行部分与新鲜毛细血管全血样本的比较研究，样本量至少应大于 30 例，动脉全血应单独进行大于 200 例的临床试验。如生产者的产品可以用于新生儿血糖的检测也应单独进行大于 200 例的临床试验，同时应明确给出每个样本的红细胞压积检测结果。

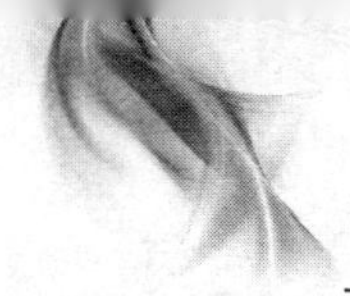

在试验操作的全过程和判定试验结果时,采用盲法(尽可能用双盲法)是保证诊断试验结果真实可靠的关键,因此无论是试验进行过程还是数据统计分析过程均应采用盲法,以使试验过程、数据处理过程能够客观、合理。

由于临床试验对比产品选择临床实验室生化分析系统,临床实验室生化分析系统可以认为是临床血糖检测的相对金标准,可以不选择第三方确认试剂或金标准方法进行进一步确认。但是在临床试验进行前,临床实验室生化分析系统应经过全面、合理的验证,满足要求后方可进行临床试验。试验方案中应对检测结果的统计分析方法进行详细的描述,应分别进行定量和定性检测结果的分析,明确定性和定量结果的具体统计分析方法。同时还应规定临床试验成功与否的判定标准,该判定标准可以参考相关的文献、指南、临床使用要求等内容制订,但必须要有科学合理性,同时应提供参考的文献资料。建议在临床实验开始前先进行小样本量的研究,在评价结果符合既定的要求后再进行大样本量的临床实验。

(6) 临床试验报告的编写:临床研究报告应该对试验的整体设计及其关键点给予清晰、完整的阐述,应该对试验实施过程进行条理分明的描述,应该包括必要的基础数据和统计分析方法。同时生产者或临床研究负责机构应该对各临床研究单位的报告进行汇总,并完成临床研究总结报告。

临床试验报告的基本要点:①临床试验报告封面应包括进行临床研究产品的通用名、研究开始日期、研究完成日期、主要研究者(签名)、研究单位(盖章)、统计学负责人签名及单位盖章、产品生产者(盖章)、产品生产者的联系人及联系方式、报告日期、原始资料保存地点;②目录列出整个临床试验报告的内容目录和对应页码;③研究摘要应对整个临床试验的基本情况进行简单的介绍,包括对比产品的选择、临床试验样本的选择、临床试验的基本过程、临床试验数据的统计结果、试验成功与否的判定结论、试验过程中是否存在意外情况、对于检测结果存在差异的样本的分析解释等;④列出临床试验主要研究人员的姓名、单位、在研究中的职责及其简历(列于附件中),主要研究人员包括主要研究者及各单位的主要参加人员、统计学分析的负责人、临床研究报告的撰写人;⑤说明本临床研究所要达到的目的;⑥临床试验管理结构包括主要研究者、主要参加人员、实验室质量控制情况、统计/数据管理情况以及研究中发生的问题及其处理措施等。

试验的总体设计和方案的描述应清晰、简洁,必要时采用图表等直观的方式。试验进行时方案修改的情况和任何方案以外的信息来源也应详细叙述。试验设计中应包括以下内容:样本量及样本量确定的依据;样本选择依据、入选标准、排除标准和剔除标准;样本采集、保存、运输方法;对比试验产品的确立;临床研究用所有产品的名称、规格、来源、批号、效期及保存条件,对比试验产品的注册情况;质量控制方法,对质量控制方法进行简要的阐述;临床研究数据的统计分析方法;研究过程中方案的修改。

一般情况下,临床试验方案不宜更改。对于研究中的任何修改均应说明,对更改的时间、理由、更改过程及有无备案进行详细阐述并论证其对整个研究结果评价的影响。

临床研究结果及分析,讨论和结论。

17. 产品说明书的要求　通过对产品各方面性能的评价可以清楚地了解产品检测性能是否满足要求,如不符合既定的要求需对产品进行相应的改进,改进后重新进行评价,直到

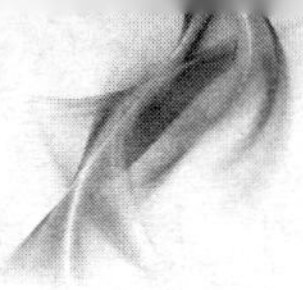

产品满足要求。产品检测性能符合要求后需对产品的说明书进行规范,以使用户能够通过说明书的阐述正确使用该产品。

(1) 预期用途:说明书应明确写明产品主要用于定量检测新鲜毛细血管全血中的葡萄糖浓度,检测部位可以是手指或手掌及上臂等。写明产品所适用的其他样本类型,如静脉血(注明抗凝剂)、动脉血、新生儿血等。明确该产品可以由专业人士或患有糖尿病的用户在家中或在医疗单位进行血糖监测。说明此产品只用于糖尿病患者血糖水平的监测,不能用于糖尿病的诊断和筛查。

(2) 主要组成成分:需注明试纸中的各项具体成分的名称、浓度各是多少。因为检测还需有血糖仪、质控品、采血笔、采血针参与,则应写明血糖仪的具体型号,质控品的主要组成内容、主要基质及其浓度水平以及配合使用的采血笔、采血针的型号。

(3) 储存条件及有效期:写明未开封产品的储存条件,如温度、湿度范围等。应明确写明不得冷冻、应避光保存,不得储存于温度及湿度过高的场所等。写明开封后产品的储存条件,开封后产品如何使用,如何正确保存。如开封后应将瓶盖拧严,取出的试纸条应立即使用等。写明未开封产品的有效期,应明确写明产品效期的具体时间,如 2 年。写明开封后产品储存有效期的具体时间。明确写明不得使用已过有效期的试纸。注明如试纸存放不当,将对检验结果产生影响。

(4) 样本要求:应详细写明样本的收集过程,每一步的详细操作过程。如为毛细血管全血,应注明擦去第一滴血,使用第二滴全血样本进行检测。如为静脉血、动脉血,请注明采血须由医护人员进行,并明确所使用的抗凝剂及保护剂等。同时应注明为避免糖酵解,采血后 20 分钟内必须进行检测。如可用于新生儿全血检测,请详细说明样本采集和处理的具体要求,注意事项等。如采集样本不能马上进行检测,应明确样本处理及储存的具体要求(如离心后冷藏保存等),以及检测时样本的处理方法。明确检测所需的样本量,并应给出如第一次点样过多或过少时应如何处理。

须明确样本中可能存在的影响检测结果的干扰物质,以及干扰物质对检测结果的影响程度。如对乙酰氨基酚、抗坏血酸、多巴胺、布洛芬、左旋多巴、四环素、肌酐、尿酸等及对透析患者样本可能产生的影响。明确红细胞压积对样本检测的影响,必须写明检测允许的红细胞压积范围。

如血糖水平的检测可以采用除手指以外的其他部位(如手掌、前臂等)进行,则应明确说明选择性采样位点和手指检测是否具有等效性,并且明确说明在何种条件下具有等效性。如不能提供充分的证明,应提供明确的说明(如在葡萄糖水平快速改变时,饭后、服用降糖药、注射胰岛素、锻炼时或锻炼后等,选择性检测位点的检测结果可能与手指检测结果存在差异)。

(5) 检验方法:首先应对不同使用者的检测频率、检测时间段进行详细说明,或明确此项内容应遵照医嘱进行。应强调使用者在检测之前所应做的各项准备工作,如应该或不应该摄入的食物以及空腹检测前需等待的时间等一些完成检测应作的所有准备。写明所有检测所需的必备物品:如血糖仪、试纸、试纸所带的批特异性代码卡、质控液、采血笔(需注明采血笔仅供个人专用,不得多人共用)、采血针(一次性使用)等。明确血糖试纸只能与配套血

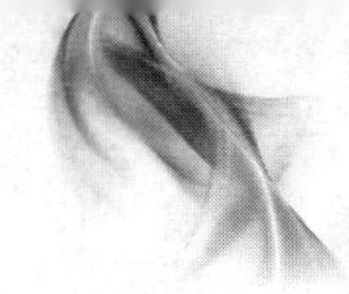

糖仪一起使用。明确试验条件,如温度、湿度、海拔(葡萄糖氧化酶法)等的具体要求。

批特异性代码卡的安装及更换。

运行质量控制程序:明确如何对质控液进行检测、检测的频率、在何种特殊情况下应进行质控检测(如用户怀疑血糖监测系统没有正常工作)、检测结果的解释等内容。应清楚解释质控结果的含义,使非专业人员可以清楚地了解质控结果的意义,以便使用者可以正确进行血糖检测。必须明确说明如检测结果不在质控液标注的靶值范围内,使用者应如何处理。建议提供至少两个水平的质控液。

明确实验结果如何读取,数据读取的成功和失败如何确定,实验数据的单位及不同单位值的意义。对实验过程中可能出现的问题进行详细说明,并给出相应的解决办法。

(6) 检验结果的解释:写明多长时间能获得检测结果。说明如何判断检测结果的正常或异常。明确检测结果是基于血浆还是全血的结果,并将全血及血浆结果的差异进行说明,以提醒使用者正确理解检测结果。对检测结果的单位进行说明,如 mg/dl、mmol/L。应对产品的"高"及"低"指示标志进行相应的说明,给出"高"及"低"所代表的具体数值。说明可能对试验结果产生影响的因素:如温度、湿度、海拔超出给定范围后可能产生的影响情况;样本量过多或过少对结果可能的影响;各种干扰物质(对乙酰氨基酚、抗坏血酸、多巴胺、布洛芬、左旋多巴、四环素、胆固醇、肌酐、尿酸等)可能对结果产生的影响;红细胞压积变化对血糖检测结果的影响及允许范围;高血脂对血糖检测结果的影响及允许范围。

在一些情况下应进行重新检测或确认实验。如末梢循环不佳,出血量不足,可能影响检测结果,且有可能检测结果不能反映身体内的真实生理状况,此时应去医疗单位由专业人员进行检测。又如血糖测试结果与用户的自我感觉不符时,应给出相应的解决办法。如不能找出原因应提醒使用者与专业人士联系解决问题,或到医院进行常规的血糖检测,最好不要轻易进行处理,如注射胰岛素等。

(7) 检测方法的局限性:明确说明检测方法存在的内在影响因素。如:①PQQ-GDH 方法可能受麦芽糖和木糖及半乳糖等其他糖类的影响使血糖检测结果偏高,并给出上述物质浓度大于多少有可能影响结果。对透析患者的检测结果也可能偏高。提醒使用者如其有可能受上述物质的影响,则应慎重对待检测结果。②GOD 检测方法的检测需要氧气的参与,应明确海拔高度对血糖检测的影响,并给出检测允许的海拔高度。③应明确标注,该检测方法只能用于糖尿病患者血糖水平的监测,不能用于糖尿病的诊断和筛查,亦不能用于其他与糖代谢紊乱有关的葡萄糖检测。④患者处于特殊情况时(如脱水、缺氧、血糖过高的高渗状态、低血压、休克、酸中毒等)检测结果可能会出现偏差。

(8) 注意事项:①请明确写明检测结束后采血笔、采血针、试纸应如何处理。②明确写明该产品只用于体外诊断。③明确写明采血笔只能供专人使用,不能多人共用。④如该产品含有人源或动物源性物质(质控液等),应给出具有潜在感染性的警告。⑤注明如质控液有溢出情况应如何处理。⑥再次重申结果读取及结果解释的相关注意事项。⑦写明如不按照标准的操作程序进行检测,则可能产生错误结果。⑧再次重申产品保存的注意事项。⑨再次重申检测血糖时对周围环境的要求及注意事项。⑩建议使用者应将其使用的血糖监测系统与良好维护的临床实验室测量程序(实验室常规血糖检测仪)进行定期的比较,以确

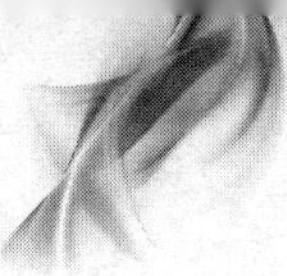

定血糖监测系统是否处于正常工作状态。提醒用户不得使用过期、被损坏或污染的试纸条。

说明书的编写应尽量使用清晰简洁的文字和结构简单的句子，以使非专业使用者可容易阅读并理解各项内容的含义。对说明书中的重要内容使用粗体字进行标注以提醒使用者，必要时可用图例的形式形象解释相关内容，以便于理解。

三、POCT 定性产品的技术评价

POCT 定性产品的技术评价可以参照定量产品的技术评价方式进行性能评价，如果定性产品适用于定量产品评价的技术指标，可以参考定量产品的评价方法进行性能评价，下面就定性产品不同于定量产品的一些评价方式进行简单的介绍。

1. 参考品符合率　由于定性检测产品只能给出阴性、阳性的判断结果，并不能给出检测的具体量值，因此评价方式与定量检测产品有一些不同之处。首先应该评价产品对于不同的阴性、阳性样本的检测能力，同时阴性、阳性样本的设置应能够体现产品的检测能力。①阳性参考品符合率：首先生产企业应设置企业内部用于控制产品质量的阳性参考品，阳性参考品的设置应遵循以下原则，阳性参考品应包括被检目标物的各种型别、亚型、基因型等，而且对于不同的型别、亚型、基因型还应设置不同的浓度，包括强阳性样本、中等强度样本和弱阳性（临界阳性）样本。同时对于所有阳性样本均应采用适当的方法对样本浓度进行定值，以保证不同批次的参考品具有一致性。②阴性参考品符合率：阴性参考品的检测主要体现产品检测的特异性，其设置应包括可能产生交叉反应的高浓度的其他样本，样本选择的原则为与被检物用途相似的其他目标物，与被检物具有相似结构的目标物、与被检物引起相似临床症状的目标物，同时也应对其浓度进行定值，以保证不同批次的参考品具有一致性。

2. 重复性　应采用弱阳性（临界阳性）样本作为重复性参考品，以评价产品的检出能力是否稳定。

3. 最低检出限　最低检出限参考品的设置至关重要，其是评价产品检出能力的关键指标，可以设置一系列最低检出限参考品。这一系列参考品可以由一个阳性样本系列稀释制备而来，但是每个参考品的浓度应采用客观、科学的方法进行定值，最终给出产品可检测出的最低浓度，此浓度必须精确确定且是可以稳定检出的最低浓度。最低检出浓度应在产品说明书中进行明示，以提醒用户。

4. HOOK 效应　HOOK 效应是一些免疫检测方法无法避免的方法缺陷，企业在研发和生产产品时应对产品的 HOOK 效应进行详细的研究，并给出产品检测不会产生 HOOK 效应的被测物最大浓度，企业应该根据此浓度设置强阳性参考品，以验证同一批产品或不同批次产品之间是否存在差异，是否会产生 HOOK 效应。

5. 该类产品如果有国家标准品或国际标准品，企业内部参考品的设置应溯源致国家或者国际标准品，必须采用公认的或金标准的方法进行溯源，溯源过程应科学合理并且明确溯源链及靶值转换过程中的每一步的不确定度。

6. 说明书中应该以图例的方式明确写明产品检测如何进行操作及操作中的注意事项，同时也应以图例的方式明示检测的阴性、阳性结果如何进行判断，详细说明何种情况检测结果为阳性、何种情况检测结果为阴性、何种情况检测结果无效以充分提示自检用户如何正确使用该产品。

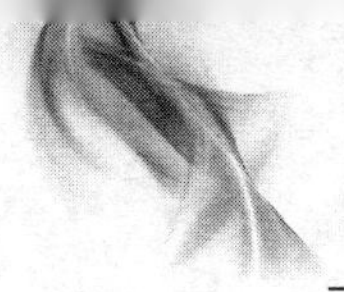

第八节　我国审评审批流程

一、审 评 流 程

（一）国产产品

国产产品应先进行研发、产品性能评价、临床试验，产品成型后申请质量体系考核，质量体系考核通过后进行产品抽样，抽样后进行注册检测，注册检测合格后将所有材料送行政受理服务中心，行政受理机构对注册申报资料进行形式审查，符合受理要求的予以受理，发给受理通知书；不符合要求的不予受理，并以书面形式告知申请人，受理后开始进行产品技术审评。

1. 注册资料　对于二类POCT产品申报的注册资料至少应包括以下内容：申请表、证明性文件、产品说明书、拟订产品标准及编制说明、注册检测报告、分析性能评估资料、参考值（范围）确定资料、稳定性研究资料、临床试验资料、生产及自检记录、包装、标签样稿以及质量管理体系考核报告。对于第三类POCT产品还应包括主要原材料研究资料、工艺及反应体系研究资料。

2. 首次注册审评具体流程　产品受理后的技术审评环节可能存在以下几种情况（图5-8）：

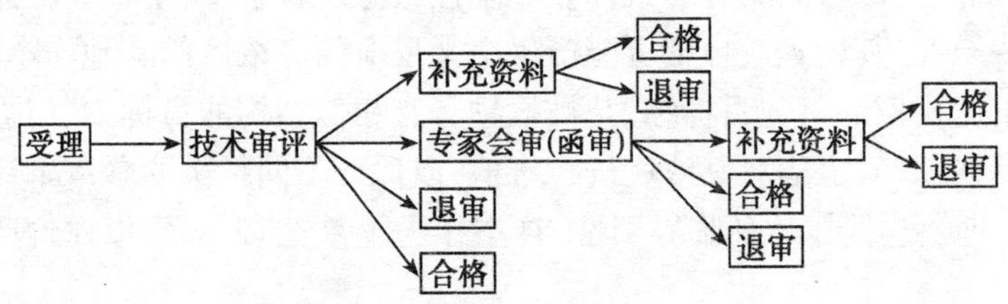

图5-8　首次注册审评具体流程

（1）技术审评后发出补充材料通知单，对一些不明确或者不充分的材料要求进行进一步补充，补充材料通知单可以发出两次，如补充资料符合要求，则技术审评结论为合格，如第二次发出补充材料通知单后补充的材料仍然不符合要求，则技术审评结论为不合格。

（2）如技术审评后对产品的设计、产品性能、临床试验等内容存在一定的疑问，则审评员可以申请专家咨询，可以是会审形式或函审形式，专家咨询后如产品没有问题则可以直接判定为技术审评合格。如专家咨询后发现产品注册资料仍有不足之处则可以发出补充材料通知单要求企业补充相关技术资料，补充资料合格后可以判定为技术审评合格。如专家咨询后发现产品存在重大缺陷，则该产品可以直接判定为技术审评不合格。

（3）如技术审评后发现产品的设计、产品性能、临床试验等内容存在重大缺陷可以直接判定产品技术审评不合格。

（4）如技术审评后发现产品的设计、性能符合要求，可以直接判定为产品技术审评合格。

3. 变更申请　如果产品在取得医疗器械注册证书后发生了变化则可以申请产品变更，变更分为登记事项变更和许可事项变更。登记事项变更包括变更生产企业名称、变更生产

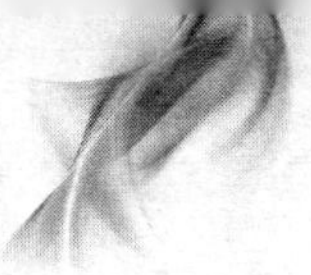

企业注册地址、变更注册代理机构及变更代理人。许可事项变更包括变更主要原材料、变更检测条件(或参考范围)、变更注册产品标准、变更产品说明书、变更储存条件及有效期、增加临床适用范围及变更生产地址。

申请者提出变更申请,应根据法规规定提交相应的技术资料和证明性文件,如申请者提出的变更申请及所提交的技术资料和证明性文件符合要求,则同意变更申请。如申请者提交的技术资料等内容不充分,审评员将发出补充材料通知单要求企业补充提交相关资料,补充合格后则同意变更申请。如果申请者提出的变更申请不符合变更要求,则直接判定为不同意变更。

4. 纠错　申请人在取得医疗器械注册证书后如发现注册证书存在错误可以提出纠错申请,如确定是审评过程存在错误,则同意纠错申请,如不属于审评环节错误将示具体情况判断是否同意纠错申请。

5. 重新注册　重新注册是指对产品注册证书有效期届满后继续生产、销售该产品所实施的审评过程。申请人应当在产品注册证书有效期届满6个月前提交重新注册申请,并根据法规提交注册资料,审评过程参照首次注册申请。如产品未发生任何变化,申请者无需提交相关技术资料,如产品发生变化,则应根据法规要求提供相应的技术资料或证明性文件。

6. 审评审批时限　技术审评工作时限60个工作日,行政审批时限30个工作日,如审评过程中发出补充材料通知单,则计时停止,申请人补充资料后重新计时。申请人应当在60个工作日内按照补充材料通知单的要求一次性提交补充资料,申请人补充资料的时间不计算在审评时限内。

(二) 进口产品

进口注册产品的注册要求与国产产品基本一致,国产产品必须在进行完临床试验的情况下才可以申请质量体系考核并进行注册检测,进口产品则可以同时进行注册检测和临床试验,完成后即可申请产品注册。申请境外产品注册,该产品应当获得境外医疗器械上市许可,对于境外无需获得医疗器械上市许可的产品,需提供该产品不作为医疗器械注册管理的相关证明文件以及在原产国合法上市销售的证明文件。

二、行政审批

技术审评经审查符合规定批准注册的产品,转相应的药品监督管理部门进行行政审批,符合规定的在规定的时限内核发《医疗器械注册证书》,注册产品标准和产品说明书由相应的药品监督管理部门根据申请人的申报资料予以核准,并以附件形式发给申请人。

经审查认为不符合规定的产品,药品监督管理部门做出不予注册的决定并说明理由,在规定时限内以书面形式通知申请人,同时告知申请人享有复审和依法申请行政复议或者提起行政诉讼的权利。

(黄婧　刘忠　刘锡光　Hasan Bin Abdul Rahman Shahnaz bt Murad　郭准　李丽莉　董劲春)

第六章　POCT产品方法学及我国POCT产品概况

POCT 保留了胶乳技术和干化学技术，它的发展得益于电化学、膜载体的酶免疫测定（生物薄膜技术、层析技术、单层或多层材料的装置，横向流动技术）、胶体金标记技术、生物传感技术、生物芯片技术的建立；过去 20 年生物传感器微型化，微处理和微型计算机加快了 POCT 的发展，以下简单扼要地介绍当今 POCT 产品的方法学原理。

第一节　POCT 产品的方法学原理

一、干 化 学 法

所谓"干化学（dry-reagent assay）"是与传统的"湿化学"（即溶液化学）相对比较而言的。它是以被检测样品中的液体作为反应媒介，待测物直接与固化于载体上的干粉试剂反应的一种方式。它与传统湿化学的最大区别就在于参与化学反应的媒介不同。随着生物化学中酶的分离、提纯、存储等技术的发展，传感器、光度计和电极技术的进步，以及计算机应用的普及，干化学技术在近 20 年里得到了长足的进步。

干化学试剂载体的结构分为二层结构、三层结构和多层膜。用于生化分析的试剂载体最简单的是二层结构，在支持层塑料基片上有一试剂层纤维素片，在纤维素片中预固相了全部试剂。常见的是尿生化分析试剂条，可用于尿液中尿糖、白蛋白、乙酰乙酸、胆红素、尿胆原、亚硝酸盐、pH、比重、维生素 C 等检测。尿液中的待测成分与预固相在纤维素片上的试剂直接反应，通过反射光度计测定其颜色的改变，从而计算待测成分的浓度。这种机构只能对待测成分进行定性或半定量测定，这样就限制了它在其他须准确定量的标本的应用。在试剂层上加一多孔胶膜过滤层，即为稍加改进的三层结构其作用是将样品中的杂质过滤掉，并起保护试剂层作用。常见的是微量法测定葡萄糖的试剂条。三层试剂载体的测定光路是通过透明的塑料基片，而不经过最上面的过滤层，这样消除了样品中干扰成分的影响，保证了待测成分测定的稳定性和准确性。当代临床检验中的干化学法，最具代表性的就是比较完善的多层膜法，即干化学的多层膜试剂载体。它集现代化学、光学、酶工程学、化学计量学和计算机技术于一体。多层膜分为三种类型：比色/速率法干片、离子法干片和免疫速率法干片。

目前干化学试剂已可进行近 70 余项化学分析，已囊括常规生化项目、内分泌激素、毒素药物和特种蛋白等各个领域，干化学分析已能够满足常规临床实验室的需要了。干片基本结构示意见彩图 6-1。其原理源于感光胶片制作技术，采用干化学技术，将液体样本直接加

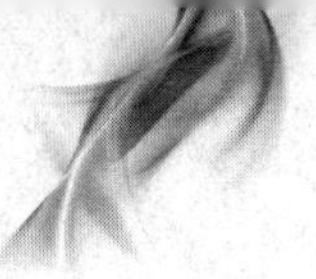

到固定于特定载体的干试剂上,样本中的水作为溶剂,样本中的待测成分与试剂进行化学反应,然后进行分析检测。

干试剂中的涂层按其功能分 4 层:分布层(有时又分成扩散层和遮蔽或净化剂层)、试剂层、指示剂层、支持层。

1. 分布层　是一层高密度孔聚合物。分布层的作用不仅可以阻留细胞、结晶和其他小颗粒,还可以让大分子(如蛋白质)滞留。分布层中朝下的一面加入反光物质如 TiO_2 和 $BaSO_4$ 来掩盖患者标本中的有色物质,使反射光度计不受其影响。同时这些反光化合物也给干片底层的指示剂层提供反射背景。

2. 试剂层　试剂层的主要功能是提供能实现化学反应所需的环境,提供化学反应所需干试剂,把标本中的待测成分转变成可定量物质,同时去除干扰。

3. 指示剂层　其目的是生成一种可以定量且与待测物含量直接成比例的产物。指示剂层中的色原含量用反射光度计读取。

4. 支持层　起物理固定作用,同时允许测量光通过,并对通过光不产生任何干扰作用。

以上 4 层结构是基于反射光度法的多层膜试剂载体最常见的类型,适用于多种生化项目如葡萄糖、尿素氮、肌酐、胆固醇等的检测。但由于分布层可阻止生物大分子(如蛋白质)向下渗透,进行蛋白质检测如清蛋白、酶活性测定时,需进行改进。如酶活性测定时,通常将底物固定在最上面一层(即分布层)上,在分布层进行酶促反应,反应生成的底物小分子再渗透到下面的试剂层显色,从而保证了显色的快速均一性。

二、乳胶凝集试验

乳胶凝集试验(latex agglutination testing)是以乳胶颗粒作为载体的一种间接凝集试验。即吸附可溶性抗原于其表面,特异性抗体与之结合后,可产生凝集反应。可用于下列项目的检测:抗单 DNA 抗体,D-二聚体,FDP,免疫浓度,糖化血红蛋白,纤维蛋白,α-抗胰腺蛋白酶含量,脂蛋白 LP(α),载脂蛋白 APO-A、B,前白蛋白,免疫球蛋白 G、M、A,补体 C3、C4,转铁蛋白,铜蓝蛋白,纤维结合蛋白,α-巨球蛋白,高密度脂蛋白胆固醇,纤溶酶蛋白含量,B 因子含量,α-酸性蛋白,C-反应蛋白,抗凝血酶Ⅲ,尿微量白蛋白,触珠蛋白,果糖胺,尿内 HCG 检测等。图 6-2 为乳胶凝集抑制试验原理图,图中 A 为抗体,B 为待检样品,C 为乳胶颗粒,出现均匀一致的凝集小颗粒为阴性,无凝集者为阳性反应。

另外红细胞亦可作为发生凝集试验的载体,通常称为血凝试验,可检测特异性抗体。即将特异性抗体与红细胞表面抗原(天然存在或人工吸附)结合可引起血细胞凝集,病毒血凝素、植物血凝素也能引起红细胞凝集。如梅毒抗体血凝法(TPPA)、抗 HIV、肺炎支原体等间接血凝法等。图 6-3 为间接血凝实验示意图。

三、膜载体酶免疫法

用硝酸纤维素膜或微孔膜浸渍了试剂后,干燥,各层间试剂通过惰性聚合材料分隔开,试剂层含有半透膜或抗干扰试剂,当全血滴加上去后,此膜可阻止红细胞进入反应层,还可分解干扰物质,待检成分与浸渍在层析纸上的试剂产生颜色反应,待检的有色产物与标准色

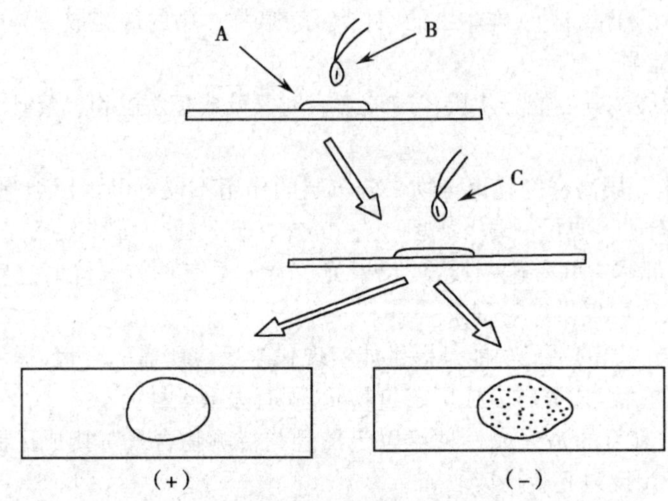

图6-2 乳胶凝集抑制试验原理图

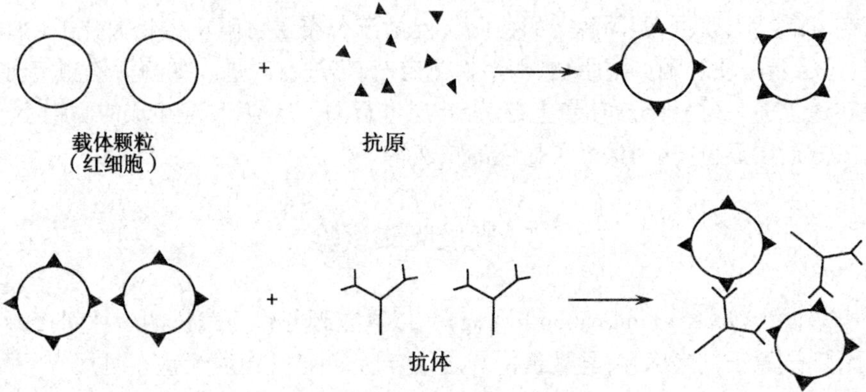

图6-3 间接血凝实验示意图

板比较而定量。根据液体流动的形式分为:纵向穿流形式的称为免疫渗滤实验(immunofiltrution assay,IFA),横向流动形式的称为免疫层析实验(immunochromatography assay,ICA)。

1. 斑点-酶免疫吸附实验(dot-ELISA) 以硝酸纤维素膜作为固相载体,膜上封闭抗原,检测血清中的相应抗体,洗涤后滴加酶标记第二抗体,加底物形成不溶性双抗体夹心有色复合物,膜上形成肉眼可见的有色斑点(阳性)。此法较一般的 ELISA 灵敏度高 6~8 倍,操作简便,结果可长期保存(反应过程如图 6-4 所示)。

2. 免疫层析类 常用于检测抗双链 DNA 抗体,肌钙蛋白 I,肌钙蛋白 T,免疫球蛋白 E(IgE),甲状腺球蛋白抗体,轮状病毒抗体,抗精子抗体 IgG、IgM,抗子宫内膜抗体 IgG、IgM,抗弓形虫抗体 IgG、IgM,抗心磷脂抗体 IgG、IgM,淋球菌实验,沙眼衣原体抗原,解脲支原体、人型支原体抗体 IgG、IgM,梅毒抗体,艾滋病金标抗体 1+2,前列腺特异性抗原,乙肝两对半,丙肝抗体,丁肝抗体,戊肝抗体,结核菌抗体,幽门螺杆菌抗体,早早孕试纸,排卵试纸,促黄体生成素,大便潜血,A 族乙型溶血性链球菌,系统性红斑狼疮,前列腺特异性抗原,癌胚抗原,甲胎蛋白,抗精子抗体,抗子宫内膜抗体,抗弓形虫抗体,抗心磷脂抗体,安非他明,甲基安非他明,吗啡等(图 6-5,彩图 6-6)。

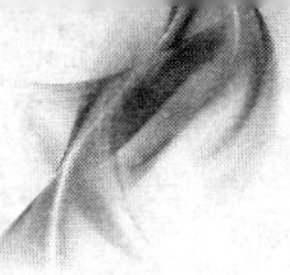

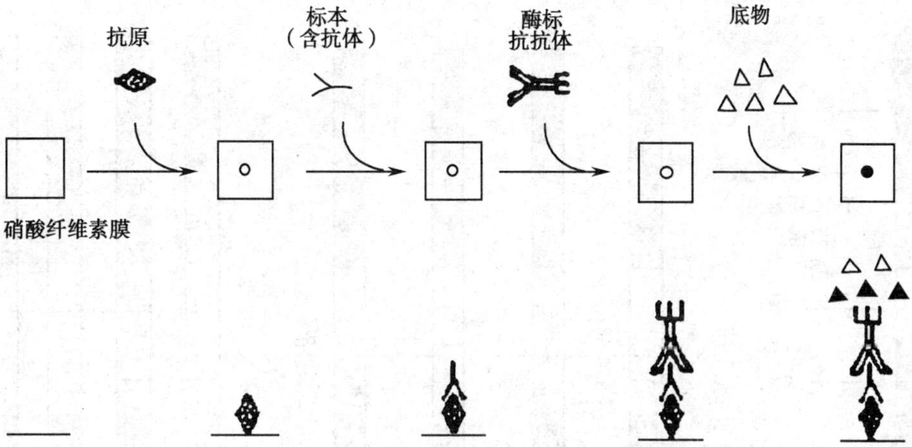

图 6-4 斑点-酶免疫吸附实验反应过程

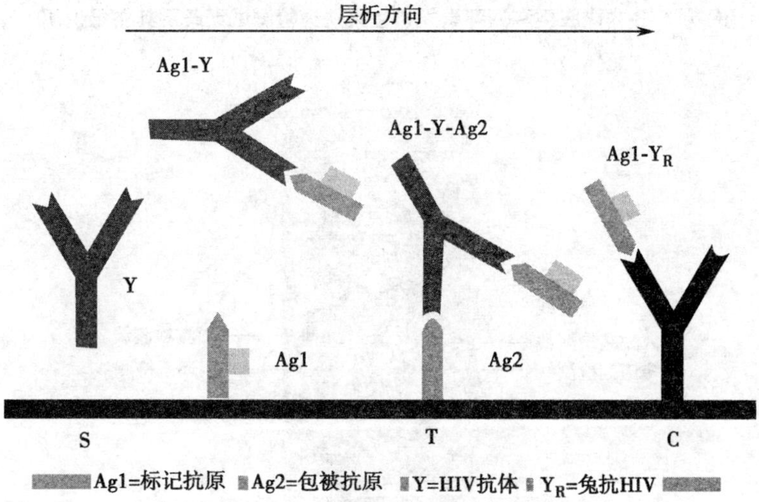

图 6-5 HIV 抗体检测试纸原理图

四、胶 体 金 法

1. 胶体金免疫渗滤法 胶体金免疫渗滤法（dot immunogold filtration assay，DIGFA）是将抗体包被在硝酸纤维素膜上，作为固相载体，加入待检标本中的抗原，经液体纵向穿流与膜上胶体金标记的抗体结合，洗涤后在膜的底部形成包被抗体-待检抗原-胶体金标记的抗体的复合物，阳性结果呈红色斑点，红色深浅表示阳性的强弱。也可将圆形斑点改变成线条式：质控斑点横向包被成横线条，如“-”；反应结果斑点纵向包被成竖线条，如“I”若符合质控的阳性反应结果，在膜上显示红色的“+”号；其阴性反应结果只有质控横线条出现，如“-”号（图 6-9 ~ 图 6-12）。

2. 胶体金免疫层析法 胶体金免疫层析法（dot immunogold chromatographic assay，DIGCA）综合了胶体金标记技术和蛋白质层析技术，并以硝酸纤维素膜作为固相载体，通常在膜

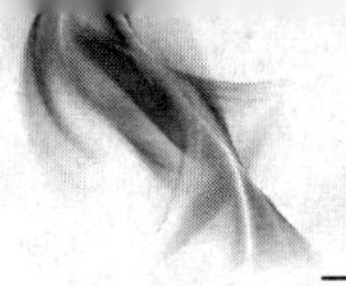

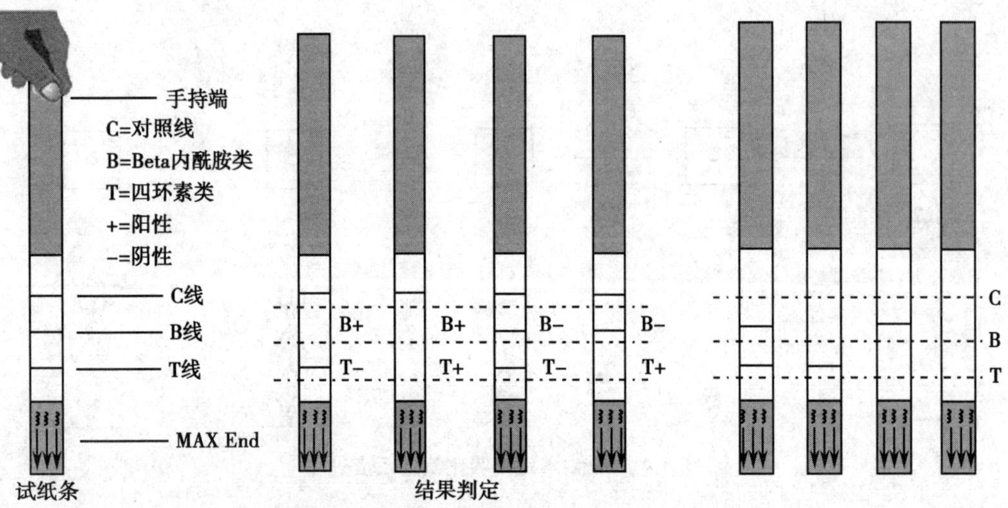

图 6-7 β-内酰胺类和四环素类抗生素快速检测试纸条及其结果说明

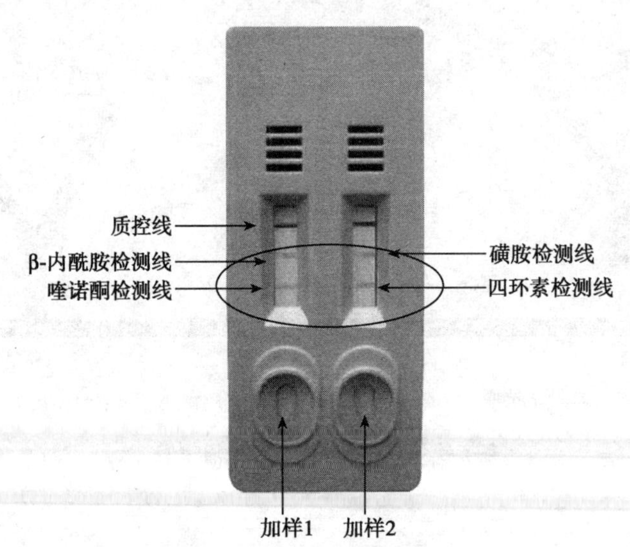

图 6-8 四合一抗生素检测试剂条

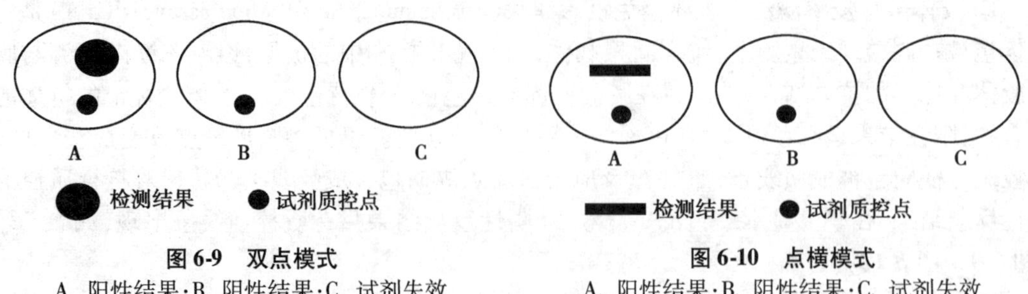

图 6-9 双点模式

A. 阳性结果;B. 阴性结果;C. 试剂失效

图 6-10 点横模式

A. 阳性结果;B. 阴性结果;C. 试剂失效

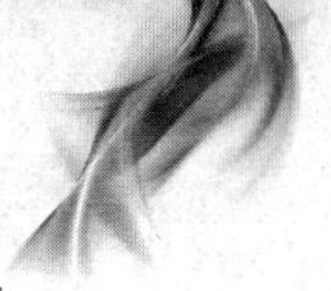

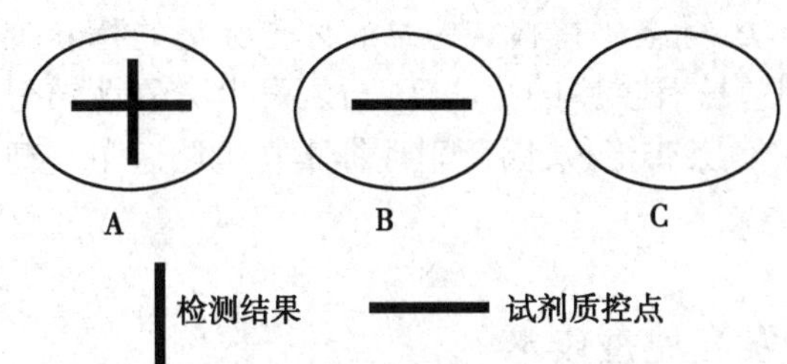

图 6-11　加减号模式

A. 阳性结果；B. 阴性结果；C. 试剂失效

上分为 5 个区域：B 区为吸水纸，C 区为包被的羊抗兔免疫球蛋白抗体，T 区为包被的兔型特异性抗体，G 区为金标兔型特异性抗体，A 区为加样区域。滴加待检标本后，待检物受载体膜毛细管的作用向 G 区移动，与 G 区的金标兔型特异性抗体形成特异性免疫复合物，与上述同样的作用免疫复合物移动到 T 区，就与该区的兔型特异性抗体形成金标特异性抗体-待检抗原-特异性抗体复合物，并沉积在 T 区显示红色线条，为阳性反应。剩余的金标特异性抗体继续向前移动至 C 区与羊抗兔免疫球蛋白抗体形成另一种免疫复合物，也显示红色线条，供质控用（图 6-13，图 6-14，彩图 6-15）。

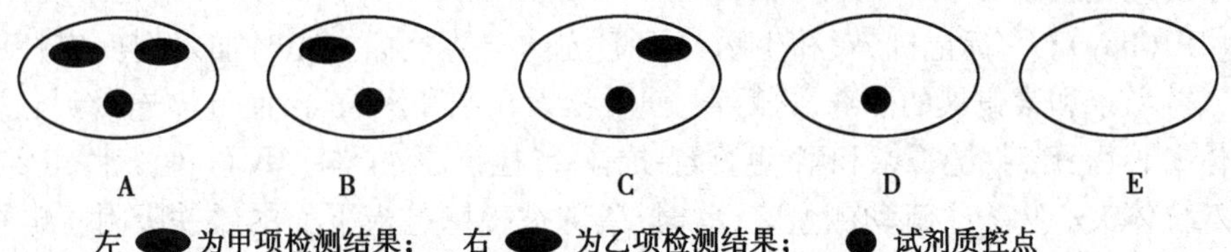

图 6-12　双项目模式

A. 甲乙两个项目都阳性；B. 甲项目阳性；C. 乙项目阳性；D. 两个项目都阴性；E. 试剂失效

举例：另一种免疫层析装置一张膜上分两个区，一个区固定有标记抗体，另一个区固定有第二个抗体的显色区。将标本滴入膜上，标本根据横向流动原理与标记抗体结合，再与第二抗体作用呈色反应，最后经反射光度计定量。常用此技术测定 HCG、衣原体、药物、毒品、

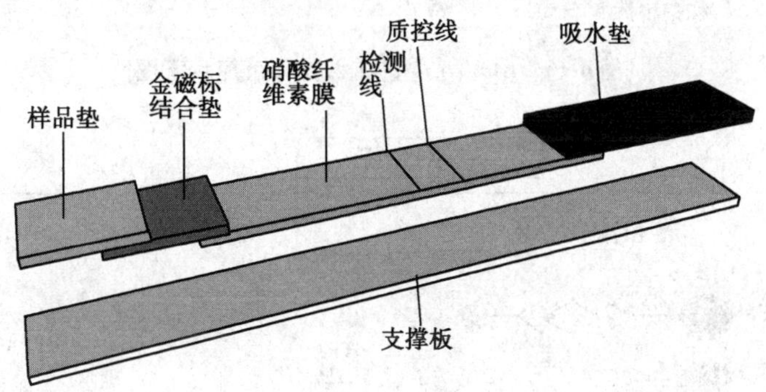

图 6-13　免疫层析检测试剂条组成部分示意图

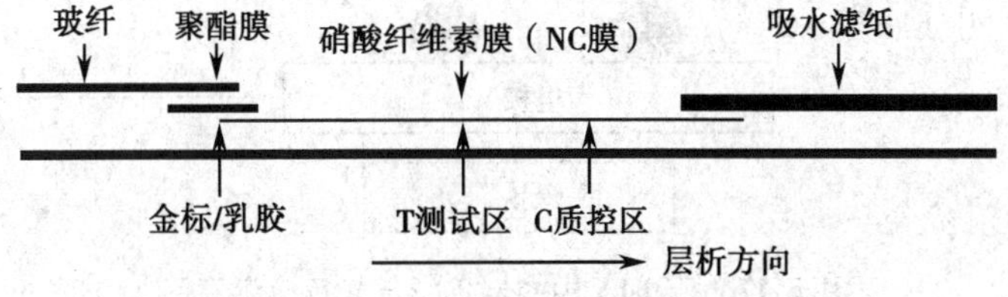

图 6-14　免疫层析实验原理示意图

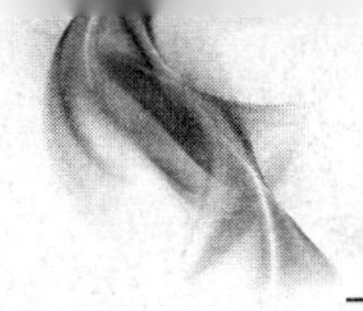

心肌梗死标记物。另一种方法为胶体金一步法:标本中待检抗原与胶体金标记的特异抗体结合,形成抗原抗体复合物,此复合物移动到包被有抗原的检测区,与之发生竞争性结合作用,当标本中抗原浓度达到一定量时可阻止红色条带形成,因此阳性标本在检测区不显现红色条带,反之在检测区有红色条带者为阴性结果。

五、电化学发光免疫技术

电化学发光技术(electrochemiluminescence assay,ECLA)和免疫检测技术结合起来,就成为电化学发光免疫技术(electrochemiluminescence immunoassay,ECLIA),用化学发光剂三联吡啶钌[RU(bpy)3]$^{2+}$标记抗体,和生物素标记抗体与待检标本同时加入到反应杯中孵育,然后加入链霉亲和素包被的磁珠,再孵育,使生物素和亲和素结合,使抗体连接到磁珠上,形成双抗体夹心物:磁珠-链霉亲和素-生物素-抗体-待检抗原-抗体-[RU(bpy)3]$^{2+}$。经蠕动泵将上述双抗体夹心物吸入流动测量室,此时,磁珠被敏感电极下面的磁铁吸附于电极表层。同时,游离的标记抗体或抗原也被吸出测量室。蠕动泵加入含三丙胺(TPA)的缓冲液,同时电极加电压,启动电化学发光反应,该反应在电极表层周而复始地进行,产生大量光子,光电倍增管检测光强度,光强度与三联吡啶钌呈线性关系,根据标准曲线算出待检抗原的含量。本法快速、简便、特异、灵敏度高(可达 pg/ml 水平),可自动化。ECLIA 中的抗原抗体反应、电化学发光反应示意分别见图 6-16 和图 6-17。

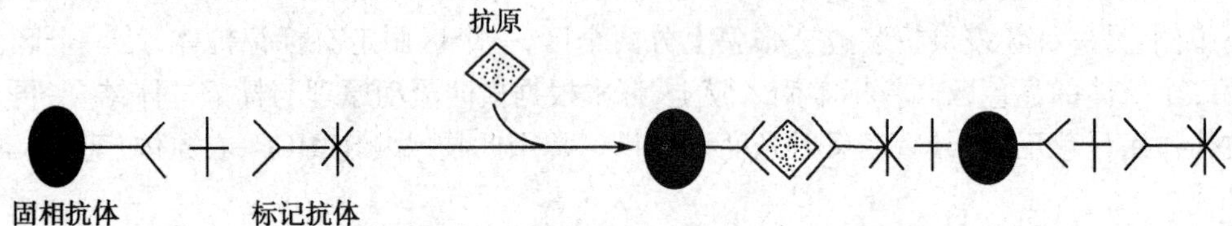

图 6-16 ECLIA 中的抗原抗体反应示意图

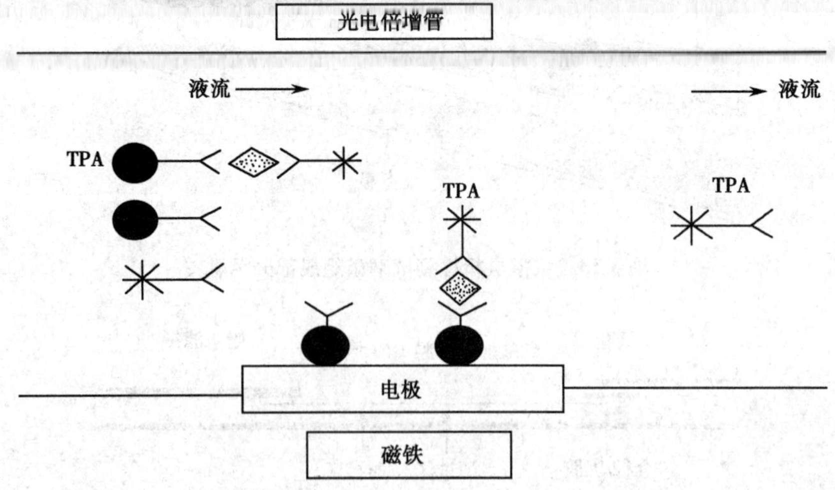

图 6-17 ECLIA 中的电化学发光反应示意图

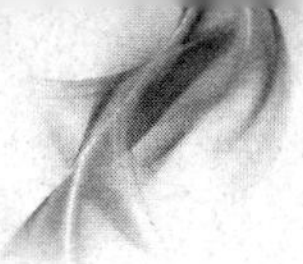

六、近红外荧光法

（一）近红外光基础知识

1. 光的定义　光线是一种辐射电磁波，其波长分布自300nm（紫外线）到14 000nm（远红外线）。不过以人类的经验而言，“光域”通常指的是肉眼可见的光波域，即是从400nm（紫）到700nm（红）可以被人类眼睛感觉得到的范围，一般称为“可见光域”（visible）。由于近代科技的发达，人类利用各种“介质”（特殊材质的感应器），把感觉范围从“可见光”部分向两端扩充，最低可达到0.08～0.1nm（X光，0.8～1Å），最高可达10 000nm（远红外线，热像范围）。红外光包括：近红外、中红外和远红外光。

2. 近红外光的发展　近红外光（near infrared，NIR）是介于可见光（VIS）和中红外光（MIR）之间的电磁波，按ASTM（美国试验和材料检测协会）定义是指波长在780～2526nm范围内的电磁波。它是红外光的一部分，是人们发现最早的非可见光区域，近红外谱区最初于1800年被Tomas Herschel发现，距今已有200多年的历史。由于物质在该谱区的倍频和合频吸收信号弱，谱带重叠，解析复杂，受当时的技术水平限制，近红外光谱“沉睡”了近一个半世纪。直到20世纪50年代，随着商品化仪器的出现及Norris等人所做的大量工作，使得近红外光谱技术曾经在农副产品分析中得到广泛应用。到60年代中后期，随着各种新的分析技术的出现，和经典近红外光谱分析技术暴露出的灵敏度低、抗干扰性差的弱点，使人们淡漠了该技术在分析测试中的应用。80年代后期由于近红外光谱在测样技术上所独有的特点，使人们重新认识了近红外光谱的价值，近红外光谱在各领域中的应用研究陆续展开。

（二）近红外光谱荧光技术的发展

1. 荧光的产生　分子中的电子处于不同的能级中，只要捕获合适的能量（比如吸收一部分光子），它就可以从低能级跃迁到高能级。一个分子在吸收一个光子后，将从基态跃迁至激发态，吸收的光子能量等于激发态与基态的能量差。处于激发态的分子很不稳定，必须通过某种途径，将多余的能量释放，以便返回到稳定的基态，这些途径包括释放热能、发光（荧光或磷光）以及能量转移或光化学反应等。因此，荧光是分子吸收光子后，在很短时间内所释放出的光。有这种性能的物质分子成为荧光分子，它具有两种特征的光谱：荧光激发光谱和荧光发射光谱。荧光激发光谱反映了不同波长的激发光引起荧光的相对效率，荧光发射光谱表示在所发射的荧光中各种波长组分的相对强度。

2. 近红外荧光的发展　荧光信号的线性范围更加宽广，定量准确，而一般的荧光染料不能直接用于检测膜上的蛋白，因为它们的激发和检测波长位于可见光谱区，从而容易产生高背景荧光干扰。近红外荧光（670～1100nm）染料在长波下它的背景荧光很低，具有很好的信噪比。同时二极管激光器的问世，打破了由于传统的激发光源无法在近红外区激发而使近红外荧光染料的应用长期以来一直受到的限制，当采用特定频率的激光作为激光光源时，会大大提高产生荧光的强度从而增加检测的灵敏度。以此为基础发展起来的新的、近红外荧光试剂及检测技术广泛地应用于核酸、蛋白质、生物造影、免疫分析等领域，特别是在POCT领域中显示出巨大的潜力。

（三）近红外免疫荧光技术在POCT上的应用

1. 免疫荧光分析的发展　免疫荧光分析（immuno fluorescence assay，IFA）始于20世纪

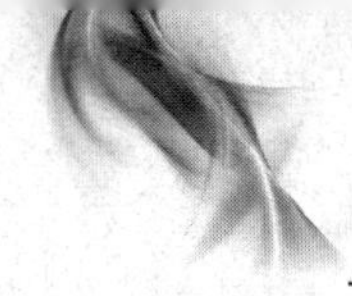

40年代初,1942年Coons等首次报道用异硫氰酸荧光素标记抗体,检查小鼠组织切片中的可溶性肺炎球菌多糖抗原。但是由于此种荧光素标记物的性能较差,未能得到推广。经过Riggs、Mashall等人的发展与改进,免疫荧光技术逐渐得到推广应用。免疫荧光技术既具有抗原抗体反应的特异性和敏感性,又具有荧光检测的灵敏度。它是把荧光染料与已知的抗体结合,用来检测和鉴定未知的抗原。

2. 近红外免疫荧光的优势　荧光光谱法由于其灵敏度高、选择性好,获得的信息直观、准确,能科学表达解释复杂样品的结构、分布、含量及生理功能等诸多问题,所以在生物分析及造影方面应用广泛。荧光染料或荧光试剂作为分子探针在生命科学领域备受瞩目。许多生物体及其组织在可见光的激发下自身会发射荧光,严重干扰生物样品的荧光检测,故使得可见光区荧光分析的灵敏度和准确性受到了很大的影响。在近红外光区,生物体自吸收或荧光强度很小,可避免背景干扰。同时由于散射光强度与波长的四次方成反比,近红外区的散射干扰也大为减少;而且近红外荧光染料摩尔吸光系数大,斯托克斯(Stokes)位移显著,热力学、光化学稳定性强,耐猝灭。所以,近红外荧光检测在POCT检测分析中有明显的优越性。

3. 近红外荧光仪器系统应用　近年来,以结构紧凑、稳定性好、价格低廉的二极管激光器为基础发展起来的近红外荧光标记及POCT检测技术的灵敏度得到较大提高,已用于POCT免疫分析中荧光法检测等方面。20世纪90年代新一代便携式POCT检测仪大量出现,随着激光荧光、传感器、免疫检测装置的建立,近红外荧光分析仪在免疫测定领域中显示出极大的优越性。

(四) 近红外共聚焦免疫荧光分析仪的典型结构

近红外免疫荧光信号必须依靠相应的分析仪器来获得,一般包括:激发光源,用于激发抗体上标记的荧光染料;荧光滤色片,将发射出来的荧光信号与激发光分离开来;光探测器,荧光信号转化为相应的电信号,这样才能重建荧光图像并进行分析处理。此外,由于光探测器不能一次收集整个标记系统的荧光信号,因此还需要一个扫描装置,使标记系统与激发光能相对移动。激光共聚焦系统(immunofluorescence laser scanning confocal system)的工作原理简单表达就是它采用激光为光源,在传统荧光成像的基础上,附加了激光扫描装置和共轭聚焦装置,通过计算机控制来进行数字化图像采集和处理的系统。

模块组成:

1. 光源　近红外免疫荧光仪器的光源,其基本要求是在所测量光谱区域内发射足够强度的光辐射,并具有良好的稳定性。一般来说,光源的亮度不成问题,要获得稳定的光谱主要是解决光源的稳定性,光源的稳定性主要通过高性能的光源能量监控和可靠电路系统来实现。

2. 分光系统　分光系统的作用是将多色光转化为单色光,是近红外光谱仪器的核心部件。根据分光原理的不同,近红外光谱仪器的分光器件主要有滤光片、光栅、干涉仪等几种类型。

3. 检测器　检测器由光敏元件构成,其作用是检测近红外光与样品作用后携带样品信息的光信号,将光信号转变为电信号,并通过模数转换器以数字信号形式输出。

4. 控制及数据处理分析系统　近红外免疫荧光仪器的控制及数据处理分析系统是仪器的重要组成部分。一般由仪器控制、采谱和光谱处理分析两个软件系统和相应的硬件设

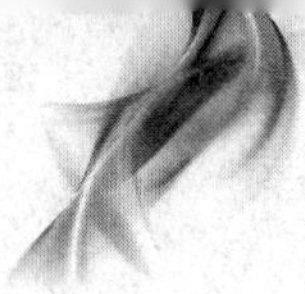

备构成。前者主要功能是控制仪器各部分的工作状态，设定光谱采集的有关参数，如光谱测量方式、扫描次数、设定光谱的扫描范围等，设定检测器的工作状态并接受检测器的光谱信号。光谱处理分析软件主要对检测器所采集的光谱进行处理，实现定性或定量分析。

5. 打印机　记录或打印定性、定量分析结果（图 6-18）。

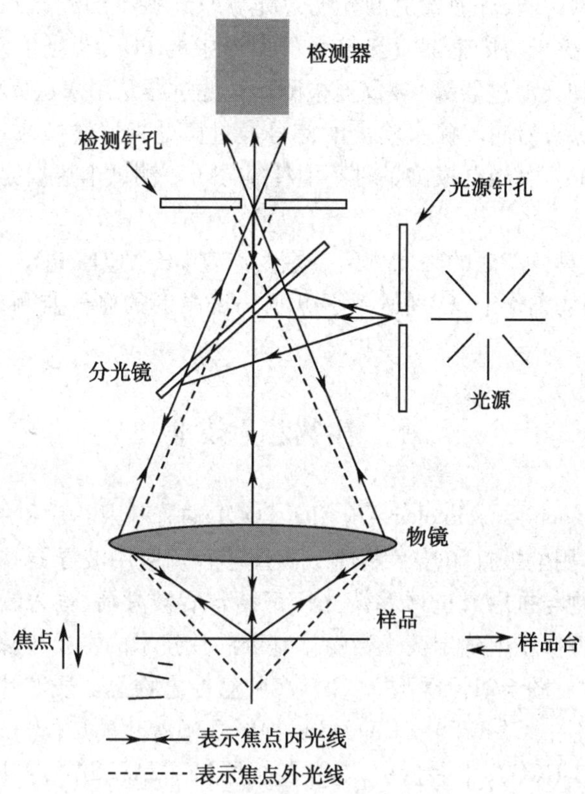

图 6-18　近红外共聚焦免疫荧光分析仪工作原理示意图

七、生物传感技术

生物传感技术（biosensor technology）综合了酶免疫化学、电化学和计算机技术，将一个生物传感器和一种特定的生物检测器（酶、标记抗体、核酸探针），经换能器对靶分析物直接分析，可以对生物液体中的分析物进行超微量分析。将一排捕获抗体打印在一个反射表面构成光栅，样品中的抗原被上述抗体捕获后，改变折光方式和反射光的颜色，用光学检测器定性或定量免疫复合物的颜色。

彩图 6-19 为硅纳米线生物传感器工作原理，其中 a 中显示硅纳米线（SiNW）作为半导体连接源极和漏极，受体分子被固定化于硅纳米线表面，能特异性捕捉目标分子；b 中显示当带有负电荷的靶分子和受体分子结合时，它将排斥位于 SiNW 上的负电荷，结果导致 N-型 SiNW 上通过的电流减少。

以 PO_2 的检测为例。OPTI CCA 测试片里面的 PO_2 传感器电极具有两个功能：第一，测量氧气的压力；第二，可用来对总血红蛋白（tHb）和氧的饱和度（SO_2）进行分析。因此一个

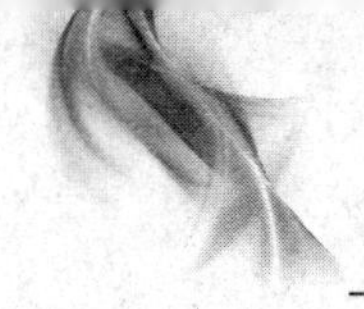

样品可在同一个传感器上测量三个参数。PO_2 光极测量原理是基于荧光突衰,荧光与 PO_2 的量化关系可以用 Stern-Volmer 方程来表示为:$I0/I=1+kP$,其中 I0 为激发光的强度,I 为荧光散发强度,可见“I”与 PO_2 的“P”成反比关系。

PO_2 的检测过程:血样被仪器吸入到测试片中,并覆盖光电极传感器。血样平衡后荧光发射,然后检测。检测期间,灯泡发射的光通过光栅只让特定的光照到传感器上,产生荧光反应。荧光的强度取决于与传感器直接接触的血液中的 PO_2,荧光传感器发射的光透过透镜和其他光学元件(如光滤过器等)被仪器检测。光滤过器是用来从反射光中隔离出测量所需的颜色光,并由光探头检测。探头输出的信号通过微处理器转换成一个常规测量单位的数字读数,并显示出来。氧光电极测量时不消耗氧分子。测试卡主要是由进样适配器、多个不同的传感器组成。

快速血气分析仪具备广泛的临床价值。主要测定 pH、PCO_2、PO_2。广泛应用于手术室、化验室及救护车等现场工作中,特别适用于 ICU 病房患者的血气监测和急诊患者的快速有效诊断。

八、生物芯片技术

生物芯片技术(biochips technology)应用于 POCT 的有基因芯片和蛋白质芯片,根据免疫学原理将抗原或抗体用电极打印技术制成一次性芯片。应用波导器技术原理,在生物芯片的瞬息界上,当分析物与抗原或抗体和荧光标记结合后被激活,输入激光经生物芯片、一组透镜、到电荷耦合器件摄像上确定荧光数量。基因芯片技术的主要步骤示意见图 6-20。

蛋白质芯片技术见图 6-21 和彩图 6-22。多肿瘤标志物蛋白质芯片检测系统如:糖类抗原(CA19-9)、(CA242)、(CA-125)、(CA15-3),神经乙烯醇化酶(NSE),癌胚抗原,铁蛋白人绒毛膜促性腺激素(β-HCG),甲胎蛋白,前列腺抗原(F-PSA/PSA),生长激素(HGH)等。优生优育蛋白芯片如:抗巨细胞病毒抗体 IgG、IgM,抗弓形虫抗体 IgG、IgM,抗风疹病毒 IgG、

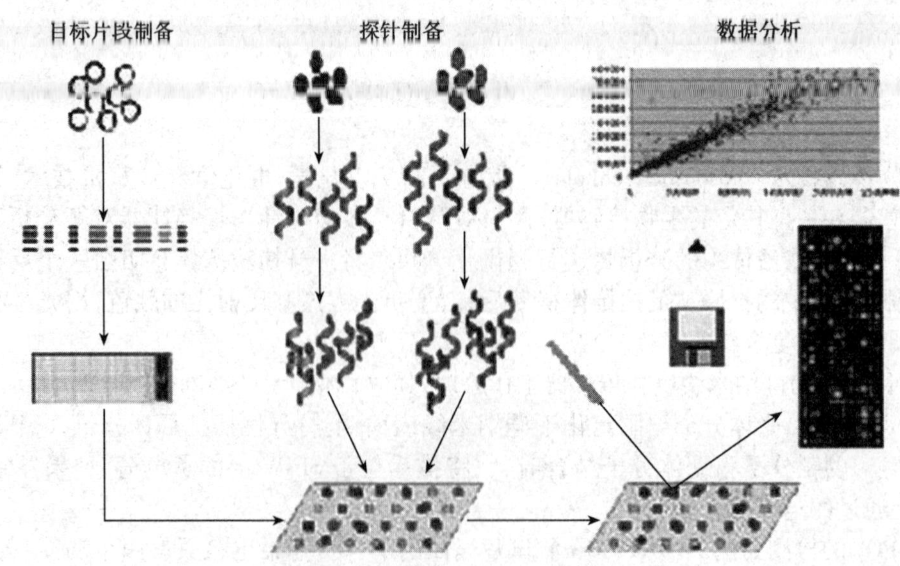

图 6-20 基因芯片技术的主要步骤

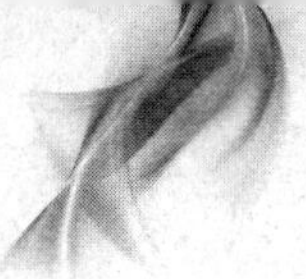

蛋白质芯片阵列

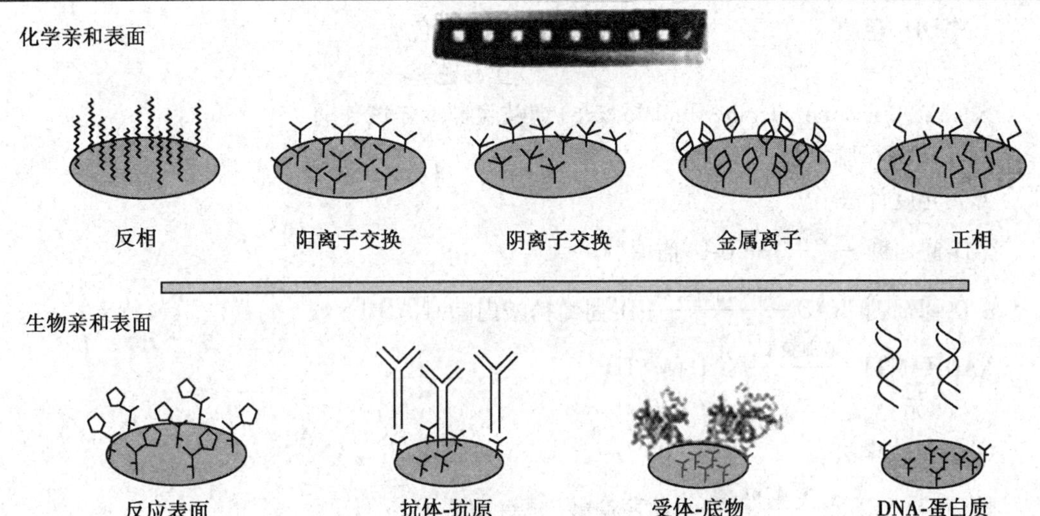

图 6-21　蛋白质芯片阵列采用的不同表面示意图

IgM，抗单纯疱疹病毒Ⅰ、Ⅱ型 IgG、IgM。还有沙眼衣原体，解脲支原体 IgG 抗体蛋白芯片，结核多种抗原 IgG 抗体蛋白芯片等。

上述技术广泛应用于葡萄糖检测和尿液药物分析，例如：

1. 现场葡萄糖检测技术：现场葡萄糖检测技术主要是以酶学化学反应，结合反射比分光光度计法和电化学法对其葡萄糖进行定量分析，酶学主要是用葡萄糖氧化酶、葡萄糖脱氢酶和己糖磷酸激酶（彩图 6-23），其化学反应介绍如下：

（1）葡萄糖氧化酶

1）反射比分光光度计法

$$\text{葡萄糖}+O_2 \xrightarrow{\text{葡萄糖氧化酶}} \text{葡（萄）糖酸}+H_2O_2$$

$$H_2O_2+\text{还原色原} \xrightarrow{\text{过氧化物酶}} H_2O+\text{氧化色原}$$

（无色的）　　　　　　（有色的）

2）电化学法

$$\text{葡萄糖}+\text{黄素腺嘌呤二核苷酸} \xrightarrow{\text{葡萄糖氧化酶}} \text{葡（萄）糖酸}+\text{还原型 FAD}$$

（氧化型 FAD）

$$\text{FADH}+\text{2MED氧化} \xrightarrow{\text{电压}} \text{FAD}+\text{2MED还原}$$

(还原型FAD)(电子介体)　　$2e^-$ → 电化学介体(传递器)

※MED：（electrochemical mediator）

（2）己糖磷酸激酶

反射比分光光度计法

$$\text{葡萄糖}+\text{腺苷三磷酸} \xrightarrow{\text{己糖磷酸激酶}} \text{6-磷酸葡萄糖}+\text{腺苷二磷酸}$$

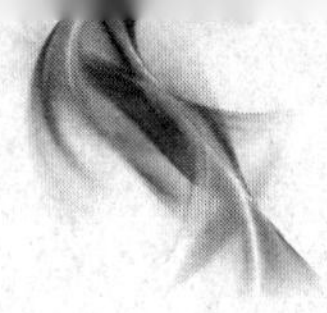

6-磷酸葡萄糖+NAD $\xrightarrow{\text{6-磷酸葡萄糖脱氢酶}}$ 6-磷酸葡萄糖酸+NADH

NADH+色原　　　　　　　　NAD+色原

（无色）　　　　　　　　　（有色）

※NAD:(nicotine adenine dinucleotide)烟碱腺嘌呤二核苷酸

（3）葡萄糖脱氢酶

分光光度计法

α-D-葡萄糖 $\xleftrightarrow{\text{变旋酶}}$ β-D-葡萄糖

β-D-葡萄糖+NAD $\xrightarrow{\text{葡萄糖脱氢酶}}$ D-葡萄糖酸内酯+NADH

NADH+MTT $\xrightarrow{\text{心肌黄酶}}$ NAD+MTTH

（无色）　　　　（有色）

（4）电化学法

葡萄糖+HCFⅢ $\xrightarrow{\text{葡萄糖脱氢酶}}$ 葡萄糖酸内酯+HCFⅡ

HCFⅡ $\xrightarrow{\text{电压}}$ HCFⅢ
　　　↘ e^-

HCF:(hexacyanoferrate)六氰基高铁酸盐

2. 现场医护尿液药物筛选方法(设计)的示意图(图6-24)

A. 设计区域的图解。

B. 阴性尿生成两条线:不含靶分析物的尿液向实验区流动,结合有特异性抗体的药物,在实验区与药物和质控物抗体结合,分别形成两条线。

C. 阳性尿生成一条线:含有靶分析物的尿液向实验区流动,若靶分析物超过了临界值的浓度,与药物特异性抗体结合形成复合物流动到消耗区,结合药物的特异性抗体与质控中的抗体结合,故形成一条线。

D. POCT设计排除黏性掺杂物尿液的干扰:掺杂物阻止尿液流入实验区,这对大多数采用免疫色谱仪的就地(检测)设备产生负干涉,现场医护检测的阳性结果不产生线条从而发生错误的解释,在POCT中设一内置程序控制,若有掺杂物就可发出信号,经分析者判定结果无效。

九、底物特异性电极法

基质(底物)特异性电极法(substantial specific electrodes,SSE)微量血快速血糖测试仪采用生物传感器原理将生物敏感元件酶同物理或化学换能器相结合,对所测定对象作出精确定量反应,并借助现代电子技术将所测得信号以直观数字形式输出的一类新型分析装置,即采用酶法葡萄糖分析技术并结合丝网印刷和微电子技术制作的电极,以及智能化仪器的读出装置,组合成微型化的血糖分析仪。根据所用酶的不同,此类仪器可以分为采用葡萄糖脱氢酶和采用葡萄糖氧化酶技术的两大类。酶电极的组成(葡萄糖氧化酶电极为例)包括印刷电极、电极底片、葡萄糖氧化酶及固定保护层。电极的测试原理为:在印刷电极的两端施加一定的恒定电压,当被测血样滴在电极的测试区后,电极上固定的葡萄糖氧化酶与血中的葡

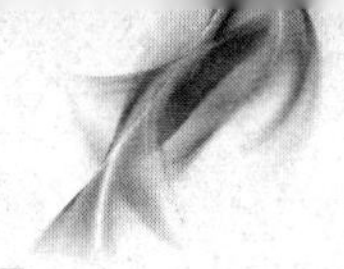

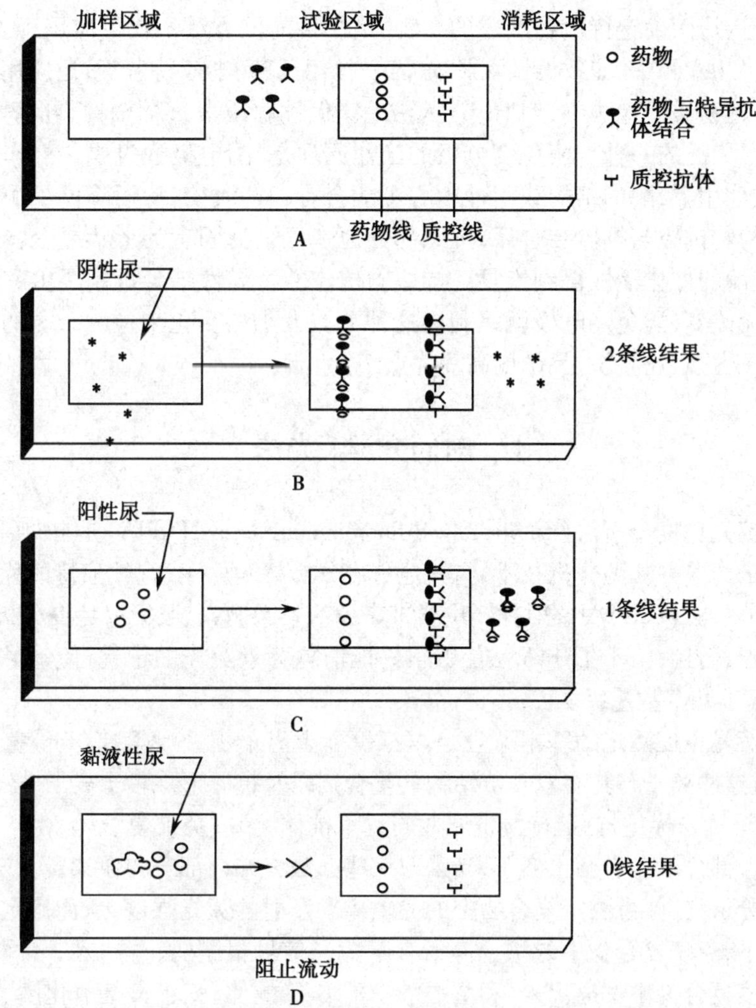

图6-24　现场医护尿液药物筛选方法设计区域的图解

萄糖发生酶反应，经过一定的滞后期（约20秒后），酶电极的响应电流与被测血样中的葡萄糖浓度呈线性关系。血糖仪就是根据这一关系来计算并显示血标本中的葡萄糖浓度值的。

某血糖仪所用的ADVANTAGE Ⅱ可吸血试纸条利用了葡萄糖脱氢酶法的原理和钯电极的技术，并设置了密码牌，自动校准血糖仪和试纸。试纸条结构包括聚酯薄膜顶膜、底膜、标本采集区、试剂区、钯电极等。测试时，先插入试纸，滴血在血糖仪以外的试纸端上，滴血后自动起反应计时，不必抹去血滴，再次插入试纸，反应产生的电流转换为血糖浓度数字而显示在屏幕上。由于采用葡萄糖脱氢酶法，反应过程中不需氧直接参与反应，消除了血氧分压产生的偏差。

血糖仪使用不当是最常见的问题。血糖仪使用的样品是末梢全血，中心实验室使用的是血浆或血清，故应注意结果的换算及调整。干扰物质的存在也会对结果造成影响。为保证结果的准确，应进行及时校准和常规质控。由于受到多种因素的影响，到目前为止，快速血糖仪测量血糖只适合日常监测，而不能作为准确诊断糖尿病的工具。

该方法是利用待检物与特定基质（底物）发生特异性反应，引起电化学特点的改变，如电

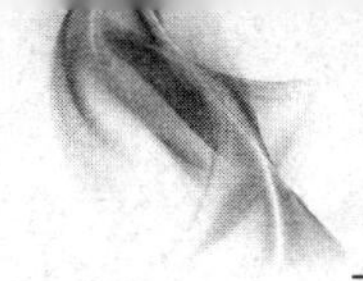

流的大小变化等,从而确定待检物浓度的一种方法,目前该方法不仅仅应用于工业微生物。也用于医学微生物检测中,如致病性大肠埃希菌、沙门氏菌、李斯特菌等,还应用于家庭环境监测,以及医源性物质等检测中,如 HCG(人绒毛膜促性腺激素)、葡萄糖、乳糖等。其中,酶电极法是应用最广泛的一种。酶免疫电极的工作原理是:酶电极通过戊二醛作用与抗体相连后,在抗体的作用下,酶的结构或活性中心可能会有一些改变,从而降低了酶对底物的催化效率。当待检物抗原与抗体结合后,抗原部分地恢复了酶固有的形状或是释放了酶的活性中心,从而使酶的催化活性得到恢复。抗原同抗体的特异性结合调制了由酶催化活性引起的电化学电流改变,酶免疫电极就是利用这种电流大小的变化来检测抗原的浓度。该方法具有检测专一性强、速度快、灵敏度高等优点。

十、时间分辨荧光法

时间分辨荧光免疫分析法(time resolved fluoroimmun assay,TRFIA)是自 20 世纪 80 年代以来新发展起来的一种新型分析技术,与其他免疫分析技术相比,有其独特的优点。它克服了放射性免疫分析法(RIA)中放射性同位素带来的污染问题;克服了酶免疫分析法(EIA)中酶不稳定的缺点;而且,由于 TRFIA 法能够很好地消除背景荧光的干扰,使其灵敏度比普通荧光法(FIA)高出几个数量级。

时间分辨荧光免疫测定的基本原理是以三价稀土离子镧系元素铕(Eu)螯合物作为荧光标记物,通过这些离子与具有双功能结构的螯合剂以及抗原形成稀土离子-螯合剂-抗原螯合物(彩图 6-25)。当标记抗原、待测抗原共同竞争抗体,形成免疫复合物,由于免疫复合物中抗原抗体结合部分就含有稀土离子,当采取一些办法将结合部分与游离部分分开后,利用时间分辨荧光分析仪,即可测定复合物中的稀土离子发射的荧光强度,从而确定待测抗原的量。正常情况下,免疫复合物中的稀土离子自身荧光信号很微弱,若加入一种酸性增强液,稀土离子从免疫复合物中解离出来,和增强液中的 β-二酮体、三正辛基氧化膦、Triton X-100 等成分形成一种微囊。后者被激发光激发后,则稀土离子可以发出长寿命的极强的荧光信号,使原来微弱的荧光信号增强将近 100 万倍。利用这类荧光物质有长荧光寿命的特点,延长荧光测量时间,待短寿命的自然本底荧光完全衰退后再进行测定,所得信号完全为长寿命的镧系獒合物的荧光,从而有效地消除了非特异性本底荧光的干扰。另外在反应体系中加入增强液,使荧光信号增强,有利于荧光测量。

TRFIA 包括解离增强测量法、固相荧光测量法、直接荧光测量法、均相荧光测量法、协同荧光等测量方法。时间分辨荧光免疫分析可用来检测生物活性物质,特别是在生物样品免疫分析中,显示出它愈来愈多的独特优点。在内分泌激素检测、肿瘤标志物检测、抗体检测、病毒抗原分析、药物代谢分析以及各种体内或外源性超微量物质的分析中,应用 TRFIA 法越来越普遍。

时间分辨荧光法专门为中小型实验室、急诊室和医生办公室而设计。杯形载体中包被有抗体和其他冻干试剂(标记物等)。可用于全血测定,检测的项目包括心肌检测物,如肌钙蛋白 I(cTnI)、肌红蛋白(Mb)、肌酸激酶同工酶 MB(CK-MB)、生殖和感染标志物,药物。

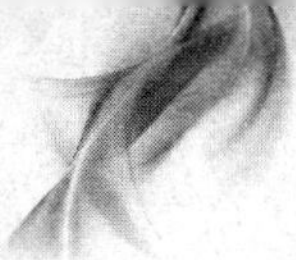

十一、电流分析法

电流分析法(amperometry)是将电极和电流计连接,记录工作电极上的电流,随电解池中氧化还原反应的进行,电极上出现表征电解池变化或特性的信号,根据信号的强弱判断待测物质浓度大小的一种方法。

血气分析仪就是该方法具体应用的体现。该仪器主要由专门的气敏电极分别测出 O_2、CO_2 和 pH 三个数据,并推算出一系列参数。其结构组成基本一致,一般包括电极(pH、PO_2、PCO_2)、进样室、CO_2 空气混合器、放大器元件、数字运算显示器和打印机等部件。测定的参数包括:酸碱度(pH)、氧分压(PO_2)、二氧化碳分压(PCO_2)等。POCT 血气分析仪更显示出极大的优越性。由于检测参数的特殊性,血气分析技术要求样本在采出后的最短时间内得到测定,以保证获得的数据具有高的可信度,从而能帮助临床医生进行快速、准确地诊断。进而及时有效地采取治疗措施。POCT 血气分析仪已被越来越多的医院和医生所接受。POCT 血气分析仪的广泛应用大大地提高了诊断和治疗的效率。

十二、电导分析法

电导分析法(conductomery assay)是根据电解质溶液中离子导电的性能来测定离子浓度的一种方法。这种方法是非特异性的,即对不同离子没有选择性。电导分析法分为直接电导法和电导滴定法。

在外电场的作用下,携带不同电荷的微粒向相反的方向移动形成电流的现象称为电导。以电解质溶液中正负离子迁移为基础的电化学分析法,称为电导分析法。溶液的导电能力与溶液中正负离子的数目、离子所带的电荷量、离子在溶液中的迁移速率等因素有关。电导分析法是将被分析溶液放在固定面积、固定距离的两个电极所构成的电导池中,通过测定电导池中电解质溶液的电导值来确定物质的含量。

电导分析的灵敏度很高,而且装置简单。但由于溶液的电导是溶液中各种离子单独电导的总和,因此直接电导法只能测量离子的总量,不能鉴别和测定某一离子含量,不能测定非电解质溶液,在生物医学领域,电导分析法常被用于检测血细胞比容以及一些生物传感器的传导机制中。

临床应用:红细胞由于其具有脂质双分子层的膜结构而被认为是电的绝缘体,这一现象最早于 20 世纪 40 年代用于检测血细胞比容,直至今天,仍然被用于多种临床分析仪的血细胞比容的检测中,除此之外,Na^+、K^+等也连同血细胞比容一同检测。但基于电导测定的方法依然存在缺陷。例如,血液蛋白浓度的异常将改变血浆的电导率从而干扰检测结果,在心肺旁路手术中由于不含蛋白质的离子溶液的稀释作用而导致血液蛋白浓度的降低,从而导致电导法得到错误的血细胞比容结果。血红蛋白被认为是判断失血以及损伤和术后输血的一个重要指标。然而,由于待测标本中血红蛋白的含量不足而导致血液电导率发生改变从而造成错误的血细胞比容检测结果。然而由于电导测定方法简单方便,尽管存在上述缺陷,但仍被用于检测血细胞比容、血气、电解质等项目。

电导法的另一临床应用为血细胞计数,其原理又被称作“库尔特原理”,其原理是基于血

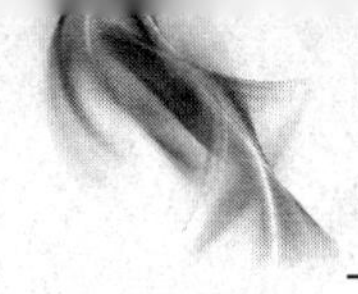

细胞的电导率低于作为悬浮介质的盐溶液的电导率。将两个电极分别置于小孔的两侧,在电极间形成稳定的电流。悬浮的细胞通过小孔,每次一个细胞通过小孔,两级间的电导发生变化,形成一个峰值,该峰值信号被放大及计数,峰值的个数即细胞的个数,峰值的高低即细胞的大小。

十三、免疫比浊法

免疫比浊法(immunoturbidimetric assays)是抗原抗体结合动态测定方法。其基本原理是:当抗原与抗体在特殊稀释系统中反应而且比例合适(一般规定抗体过量)时,形成的可溶性免疫复合物在稀释系统中促聚剂(聚乙二醇等)的作用下,自液相析出,形成微粒,使反应液出现浊度。当抗体浓度固定时,形成的免疫复合物的量随着检样中抗原量的增加而增加,反应液的浊度也随之增加。通过测定反应液的浊度与一系列标准品对照,即可计算出检样中抗原的含量。

免疫比浊法一般包括免疫透射比浊法、免疫散射比浊法以及免疫胶乳比浊法三类。

1. 免疫透射比浊法　抗原抗体结合后,形成免疫复合物,在一定时间内复合物聚合出现浊度。当光线通过溶液时,可被免疫复合物吸收。免疫复合物量越多,光线吸收越多。光线被吸收的量在一定范围内与免疫复合物的量成正比。利用比浊计测定光密度值,复合物的含量与光密度值成正比,同样当抗体量一定时,光密度值也与抗原含量成正比。本法较单向琼脂扩散试验和火箭电泳等一般免疫化学定量方法敏感、快速简便,但要求免疫复合物的数量和分子量达到一定高度,否则就难以测出。

2. 免疫散射比浊法　一定波长的光沿水平轴照射,通过溶液使遇到抗原抗体复合物粒子,光线被粒子颗粒折射,发生偏转,光线偏转的角度与发射光的波长和抗原抗体复合物颗粒大小和多少密切相关。散射光的强度与复合物的含量成正比,即待测抗原越多,形成的复合物也越多,散射光也越强。散射光的强度还与各种物理因素,如加入抗原或抗体的时间、光源的强弱和波长、测量角度等密切相关。散射比浊法又分为速率散射比浊法和终点散射比浊法。

光学式血凝仪是根据凝固过程中浊度的变化来测定凝血的。根据不同的光学测量原理,又可分为散射比浊法和透射比浊法两类。

一般凝血功能实验:凝血酶原时间,活化部分凝血活酶时间,肝素治疗剂量监测实验,低剂量肝素治疗剂量监测实验,鱼精蛋白反应实验(PRT),Ecarin凝固时间,激活凝血时间,低浓度激活凝血时间,纤维蛋白原含量,肝素和凝血酶时间,肝素反应实验,鱼精蛋白剂量分析,高剂量凝血酶时间,凝血酶时间等(图6-26)。

3. 免疫胶乳比浊法　胶乳比浊法是将待测物质相对应的抗体包被在直径为15~60nm

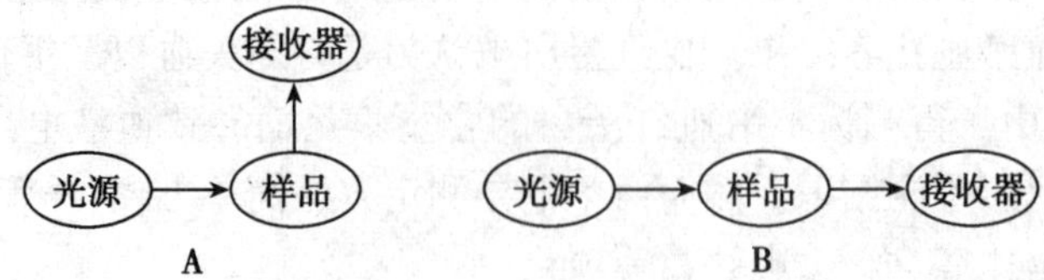

图6-26　散射比浊法(A)和透射比浊法(B)简单示意图

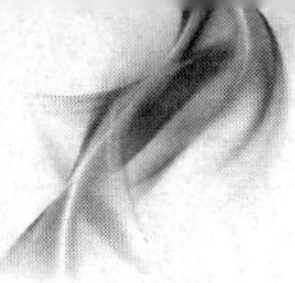

的胶乳颗粒上，使抗原抗体结合物的体积增大，光通过之后，透射光和散射光的强度变化更为显著，从而提高试验的敏感性。

十四、离子选择电极法

离子选择电极（ion-selective electrodes，ISE）又称离子电极。一类利用膜电位测定溶液中离子活度或浓度的电化学传感器。1906 年由 R.克里默最早研究，随后由德国哈伯（F. Harber）等人制成的测量溶液 pH 的玻璃电极是第一种离子选择电极，到 20 世纪 60 年代末，离子选择电极的商品已有 20 多种。离子选择电极具有将溶液中某种特定离子的活度转化成一定电位的能力，其电位与溶液中给定离子活度的对数成线性关系。离子选择电极是膜电极，其核心部件是电极尖端的感应膜。按构造可分为固体膜电极、液膜电极和隔膜电极。离子选择电极法是电位分析的分支，一般用于直接电位法，也可用于电位滴定。该法的特点是：①测定的是溶液中特定离子的活度而不是总浓度；②使用简便迅速，应用范围广，尤其适用于对碱金属、硝酸根离子等的测定；③不受试液颜色、浊度等的影响，特别适于连续自动监测和现场分析。目前，均采用该方法广泛应用于 pH 和血液中电解质浓度的检测中。

原理：基于离子选择电极法的 POCT 检测试剂采用多层膜结构，其基本结构包括两个完全相同的“离子选择电极（ISE）”，其中一个是样品电极，一个是参比电极，均有 5 层结构，从上至下依次为离子选择敏感膜、参比层、氯化银层、银层和支持层，并以一纸盐桥相连。测定时取一定量的血清加入样品电极的加样槽中，再取等量的参比液加入参比电极的加样槽中，通过电位计来测定这两个电极的差示电位。若样品与参比液中的离子活度相同，则差示电位为零；若离子活度不同，则可根据差示电位的值计算待测离子的活度。

应用：常用于检测无机离子，如 K^+、Na^+、Cl^-、Ca^{2+}、Mg^{2+}等。

十五、侧流与径流免疫测定法

氯金酸（$HAuCl_4$）在还原剂如柠檬酸三钠、白磷、抗坏血酸、鞣酸等作用下，聚合成为特定大小的金颗粒，由于静电作用形成稳定的胶体状态，故称胶体金。由于胶体金表面带负电荷，可以与蛋白质等大分子的正电荷因静电吸附而牢固结合，同时不影响蛋白质的生物特性。1971 年 Faulk 和 Taytor 将胶体金引入免疫分析法，形成了免疫金标记技术（immunogold-labeling techique），即将胶体金作为示踪物应用于抗原抗体标记，主要以硝酸纤维素膜为载体实现免疫检测。免疫金标记技术主要分为两种模式：

1. 免疫渗滤分析　免疫渗滤分析（flowthrough-immunofiltration assay，IFA）是通过垂直穿透固定有配体的硝酸纤维素膜而进行的。

2. 侧流免疫层析分析　侧流免疫层析分析（lateral-flow-immunochromatographic assay，ICA）原理与 IFA 相同，只是反应液体的流动不是直向的穿透流动，而是通过毛细管现象而发生层析作用的横向流动（lateral flowtype），在 1990 年开始应用。

上述两种方法虽然都是以硝酸纤维素膜为载体的免疫金标技术，但其检测原理有较大区别。主要表现在：ICA 加入试液后，在毛细管作用下试液层析扩散而实现了样本基质分

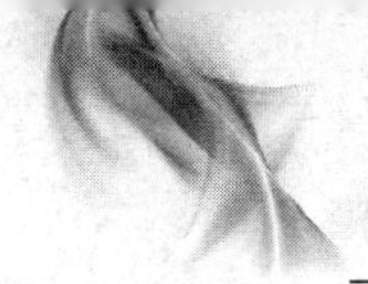

离,检测线中几乎不存在样品基质干扰;而 IFA 靠垂直穿透的洗涤,检测斑点易扩散,难于辨认结果。所以,广泛使用的商品化试纸条(或试剂盒)产品大多采用免疫层析原理,检测的项目不仅仅包括传染病、疾病标志物等参数的检测,还包括毒品等的筛查,该方法具有方便、快捷、准确、无污染等优点。

十六、反向离子电渗法

反向离子电渗法(reverse iontophoresis assay)的基本原理是:皮肤表层正常情况下带负电,而组织液主要离子是 Na^+和 Cl^-。如果在皮肤表面放置 2 个电极,通过电极对皮肤施加一定电压在正负极之间形成电势;在电场作用下,皮下组织中的 Cl^-和 Na^+分别向正负极移动,即形成一个从皮肤表层经过皮下组织再回到皮肤表层的直流电流通道。由于皮肤在正常情况下带负电荷,直流电流通道的主要电荷载体是带正电荷的 Na^+。Na^+的电迁移就形成了一个由正极到负极的离子流,反向离子电渗透技术就是利用这个离子流将皮下组织液中的中性葡萄糖分子携带到皮肤表面,渗透出的葡萄糖分子再与电极上的化学物质发生反应产生电流,通过检测电极上电流可计算出电渗透携带出的葡萄糖浓度,与人体血液中的血糖浓度比较进行校正后,最后计算出人体的血糖浓度(图 6-27)。

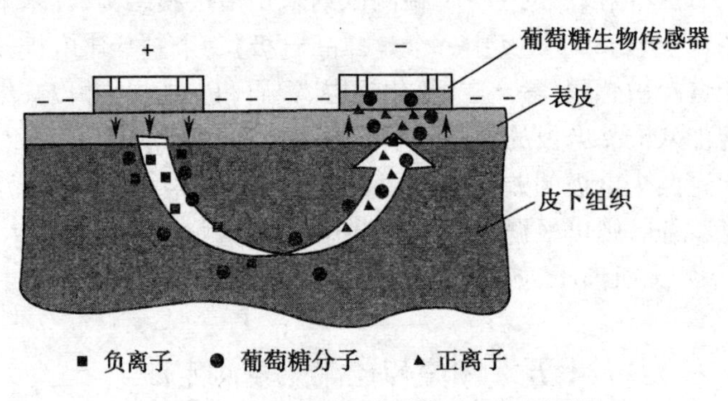

图 6-27 反向离了电渗透技术工作原理图

目前该方法主要应用在血糖无创伤检测方面。与光学研究方法相比,采用反向离了电渗透原理的电化学方法有以下优点:①可以通过组织液测量血糖浓度。因为组织液是血浆从毛细血管壁滤过而形成的,除不含大分子蛋白质外,其他成分基本与血浆相同。②采用反向离子电渗透原理的皮下组织液提取方法原理简单,操作方便,注入皮肤的电流大小也容易控制。③采用专门的葡萄糖传感器可以检测出低浓度组织液的葡萄糖浓度。目前葡萄糖传感器可以检测到的葡萄糖浓度限为 5 ~ 200μmol/L,基本可以满足低浓度葡萄糖的检测要求。④利用目前先进的集成电路芯片,容易实现模拟信号到数字信号的转换以及数据显示、存储和微型化。

十七、多波长光度测定法

分光光度法是通过测定被测物质在特定波长处或一定波长范围内光的吸光度或发光强

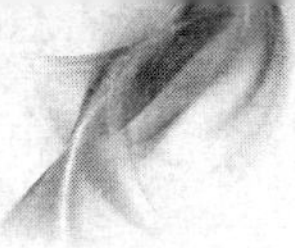

度,对该物质进行定性和定量分析的方法。如以波长(λ)为横坐标,吸收强度(A)为纵坐标,就可绘出该物质的吸收光谱曲线。利用该曲线进行物质定性、定量的分析方法,称为分光光度法,也称为吸收光谱法。用紫外光源测定无色物质的方法,称为紫外分光光度法;用可见光光源测定有色物质的方法,称为可见光光度法。它们与比色法一样,都以 Beer-Lambert 定律为基础。上述的紫外光区与可见光区是常用的。但分光光度法的应用光区包括紫外光区、可见光区、红外光区。根据采用光的种类的不同,可以将分光光度法分为双波长分光光度法和多波长光度测定法(multiwavelength photometry)。前者是在传统分光光度法的基础上发展起来的,它的理论基础是差吸光度和等吸收波长。它与传统分光光度法的不同之处,在于它采用了两个不同的波长,即测量波长和参比波长同时测定一个样品溶液,以提高测定结果的精密度和准确度。后者即又增加一个参比波长,根据 K 系数法的原理,选择合适的波长组合,使两干扰组分的差吸光度为零,从而可以方便、有效地消除两种共存组分的干扰,直接测定待测组分。

该法在以下检测项目中有着广泛的应用:DNA 和 RNA 纯度的测定、蛋白质含量的测定、Hbs、胆红素、酶动力学的研究、动态监测细菌生长,以及测定血、血清、尿液和胃内物中的巴比妥类药物等。

十八、光学荧光法

光学荧光法(optical fluorescence assay)是通过检测荧光的强度来判断物质浓度的大小。荧光是由荧光物质的分子吸收外界能量(如光能等),发生电子跃迁,而后以光子的形式释放出能量,停止能量供给,发光亦立即停止。这个过程中将损失部分能量,因而释放的光子比激发光的波长要长,两者波长之差反映了荧光物质的特征,称为“stokes 改变”。此外,荧光没有指向性,因而可在任意方向放入检测器,而不一定在激发光的直线上。具体可以分为:免疫荧光技术:以不影响抗原抗体活性的荧光色素标记在抗体(或抗原)上,与其相应的抗原(或抗体)结合后,在荧光显微镜下显现一种特异性荧光反应。荧光素是具有共轭双键体系结构的化合物,当接受紫外光等照射时,由低能量级的基态向高能级跃迁,形成电子能量较高的激发态。当电子从激发态恢复至基态时,发出荧光。

光化学荧光分析法:一种建立在光化学反应基础上的荧光分析技术。该技术基于物质吸收了紫外可见辐射而诱发化学反应,导致物质的结构或性质发生某些变化,从而使物质的荧光检测特性得到改善,借此拓宽荧光分析的应用面,提高荧光分析的灵敏度和选择性。光化学荧光分析技术在应用与药物分析时,多采用光化学荧光衍生化,光通量及其他实验条件恒定的状态下,光化学反应产物的浓度或其荧光强度与待测反应物的浓度有定量关系,通过测量光化学反应物的荧光强度,可以间接测量反应物的初始浓度,达到分析的目的。

荧光抗体技术在临床检验上已用作细菌、病毒和寄生虫的检验及自身免疫病的诊断等。在细菌学检验中主要用于菌种的鉴定。标本材料可以是培养物、感染组织、患者分泌排泄物等。本法较其他鉴定细菌的血清学方法速度快、操作简单、敏感性高,但在细菌实验诊断中,一般只能作为一种补充手段使用,而不能代替常规诊断。荧光抗体染色法对脑膜炎奈氏菌、痢疾志贺菌、霍乱弧菌、布氏杆菌和炭疽杆菌等的实验诊断有较好效果。荧光间接染色法测

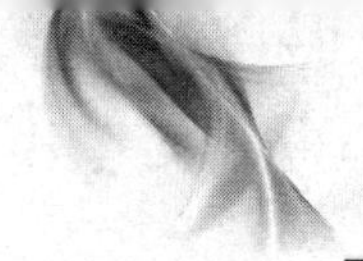

定血清中的抗体,可用于流行病学调查和临床回顾诊断。免疫荧光用于梅毒螺旋体抗体的检测是梅毒特异性诊断常用方法之一。免疫荧光技术在病毒学检验中有重要意义,因为普通光学显微镜看不到病毒,用荧光抗体染色法可检出病毒及其繁殖情况。

光化学荧光分析法(PCF)是一种灵敏度高,选择性好,应用面广的分析技术,已经成功地应用于各种物质特别是药物方面的分析检测,还可以将 PCF 与 FIA、TLC、HPLC 等分析技术相结合,在痕量物质的分析方面也有很广泛的应用。

举例:光学荧光法测定血气

原理:以 OPTI CCA 血气分析仪为例,其检测技术包括光学荧光法和光学吸收反射法,运用了固态一次性的荧光传感器测试卡(图 6-28)。

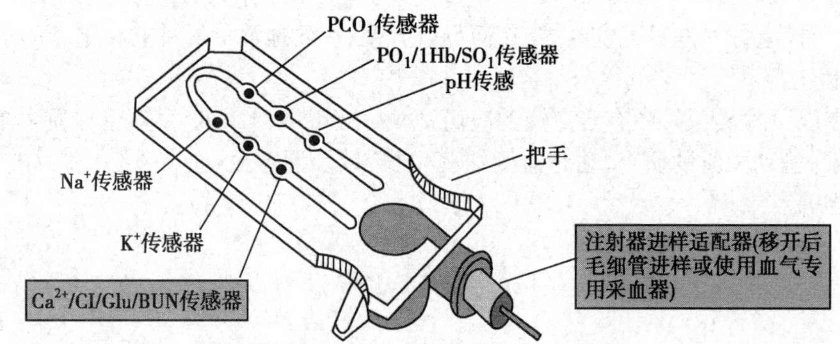

图 6-28　荧光传感器测试卡结构示意图

以 PO_2 的检测为例,OPTI CCA 测试片里面的 PO_2 传感器电极具有两个功能。第一,测量氧气的压力,第二,可用来对总血红蛋白(tHb)和氧的饱和度(SO_2)进行分析。因此一个样品可在同一个传感器上测量三个参数。PO_2 光极测量原理是基于荧光突衰,荧光与 PO_2 的量化关系可以用 Stern-Volmer 方程来表示为:$I0/I=1+kP$,其中 I0 为激发光的强度,I 为荧光散发强度,可见"I"与 PO_2 的"P"成反比关系(彩图 6-29)。

PO_2 的检测过程:血样被仪器吸入到测试片中,并覆盖光电极传感器。血样平衡后荧光发射,然后检测。检测期间,灯泡发射的光通过光栅只让特定的光照到传感器上,产生荧光反应。荧光的强度取决于与传感器直接接触的血液中的 PO_2,荧光传感器发射的光透过透镜和其他光学元件(如光滤过器等)被仪器检测。光滤过器是用来从反射光中隔离出测量所需的颜色光,并由光探头检测。探头输出的信号通过微处理器转换成一个常规测量单位的数字读数,并显示出来。氧光电极测量时不消耗氧分子。测试卡主要是由进样适配器、多个不同的传感器组成。

应用:快速血气分析仪具备广泛的临床价值。主要测定 pH、PCO_2、PO_2。广泛应用于手术室、化验室及救护车等现场工作中,特别适用于 ICU 病房患者的血气监测和急诊患者的快速有效诊断。

十九、多重 PCR 法

一般 PCR 仅应用一对引物,通过 PCR 扩增产生一个核酸片段,主要用于单一致病因子

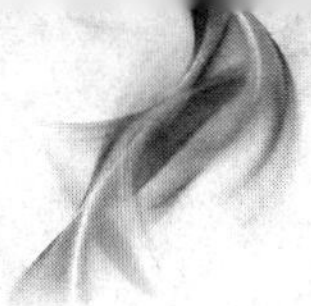

等的鉴定。多重 PCR(multiplex PCR)又称多重引物 PCR 或复合 PCR,它是在同一 PCR 反应体系里加上两对以上引物,同时扩增出多个核酸片段的 PCR 反应,其反应原理、反应试剂和操作过程与一般 PCR 相同。

多重 PCR 的特点有:①高效性,在同一 PCR 反应管内同时检出多种病原微生物,或对有多个型别的目的基因进行分型,特别是用一滴血就可检测多种病原体;②系统性,多重 PCR 很适宜于成组病原体的检测,如肝炎病毒、肠道致病性细菌、性病、无芽胞厌氧菌、战伤感染细菌及细菌战剂的同时侦检;③经济简便性,多种病原体在同一反应管内同时检出,将大大的节省时间,节省试剂,节约经费开支,为临床提供更多更准确的诊断信息。

多重 PCR 的主要用于多种病原微生物的同时检测或鉴定,和某些遗传病及癌基因的分型鉴定。多种病原微生物的同时检测或鉴定,是在同一 PCR 反应管中同时加上多种病原微生物的特异性引物,进行 PCR 扩增。可用于同时检测多种病原体或鉴定出是哪一型病原体感染,可系统组合的有:①肝炎病毒的感染,在同一患者或同一供血者体内,有时存在多种肝炎病毒重叠感染,有时是甲乙丙型肝炎病毒重叠;有时可能是甲乙型肝炎病毒重叠;有时是乙丙型肝炎病毒重叠。②肠道致病性细菌的检测,如伤寒、痢疾和霍乱,有时具有较相同的肠道症状,有时痢疾、霍乱同存于一个患者并同时发病。③性病的检测,如梅毒、淋病及艾滋病的诊断。④战伤细菌及生物战剂细菌的检测,如破伤风杆菌、产气荚膜杆菌、炭疽杆菌、鼠疫杆菌等侦检。⑤需特殊培养的无芽胞厌氧菌,如脆弱类杆菌、艰难杆菌的鉴定等。某些病原微生物、某些遗传病或癌基因,型别较多,或突变或缺失存在多个好发部位,多重 PCR 可提高其检出率并同时鉴定其型别及突变等。

二十、血栓弹性描记法

血栓弹性描记法利用血栓弹力图(thromboela-stogram,TEG)来动态反映血液不同时间凝固变化(包括纤维蛋白的形成速度,溶解状态和凝状的坚固性,弹力度)的指标,因此影响血栓弹力图的因素主要有:红细胞的聚集状态、红细胞的刚性、血凝的速度、纤维蛋白溶解系统活性的高低等。血栓弹力图的主要指标有:①反应时间(γ)表示被检样品中尚无纤维蛋白形成;②凝固时间(κ)表示被检样品中开始形成纤维蛋白,具有一定的坚固性;③图中两侧曲线的最宽距离(ma)表示血栓形成的最大幅度;④血栓弹力图(ε),表示血栓的弹性的大小;⑤最大凝固时间(m),表示凝固时间至最大振幅的时间。目前血栓弹力图均用血栓弹力图仪进行检测。弹力仪的主要部件有:自动调节恒温(37℃)的不锈钢盛血杯、插入杯中的不锈钢的小圆柱体及可连接圆柱体的传感器。盛血杯安置在能以 4°45′角来回转动的反应池上,杯壁与圆柱体中间放血液。当血液标本呈液态时,杯的来回转动不能带动圆柱体,通过传感器反映到描图纸上的信号是一条直线,当血液开始凝固时,杯与圆柱体之间因纤维蛋白黏附性而产生阻力,杯的转动再带动圆柱体相应的运动,随着纤维蛋白的增加,血液的阻力也不断增大,杯带动圆柱体的运动也随之变化,此信号通过传感器描绘到图纸上形成特有的血栓弹力图(表 6-1)。

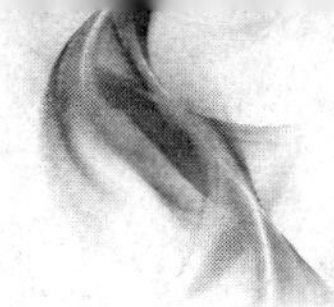

表 6-1　TEG 检测与常规实验室检测的区别

项目	TEG	常规检查
操作方便性	简单,易学。一个样本,同种试剂,床边可完成	操作复杂,多种样本,不同的试剂,必须在实验室进行
监测范围	凝血和纤溶连续的全过程	凝血或纤溶过程中的一个点或部分时程
血样形式	不须处理,全血、血浆、富血小板血浆等都可	须处理血样,以血浆或特定血样为主
结果	定性伴定量的结果,电脑可自动生成多种结果	多为定量结果,仪器自动生成部分结果,结果单一
报告	有初步诊断功能,提示医师治疗方案	多为数值,没有诊断建议,医师需要自行判断
时间	15~20 分钟	每个指标的检测时间不一样
参数	为国际标准化参数	多数非国际标准化
DIC 诊断	快速,早期,有诊断提示	需较多实验室指标,不能提供诊断提示,需医师综合判断

二十一、表面声波生物传感器检测法

表面声波生物传感器检测(surface acoustic wave biosensor testing)使用的是表面声波生物传感器,这是一种检测待检测物质引起的声波频率改变的传感器。其中,被研究最多的是石英晶体微天平(quartz crystal microbalance,QCM)生物传感器。其压电晶体常用 AT 方式(AT 切割指切割面与石英晶体主光轴成 25.15°,此刻,在室温下晶体共振温度系数接近于零),在晶体的两面则采用离子束沉积等方法形成两个平行金属(Au,Ag,Pt,Ni,Pd 等)膜电极。膜电极的表面固定识别分子,识别分子因其有特异性而结合待检测分子,引起电极表面的质量变化,从而改变石英晶体的振荡频率。如果在待检测分子上修饰纳米颗粒,会显著提高待检测分子的质量,则检测信号也随之增强。Ward 等人用纳米胶颗粒标记抗体,通过抗体-抗原免疫方法将其结合到石英晶体表面,由于修饰胶体颗粒(溶胶颗粒的直径在 5~100nm)提高了标记分子的质量,根据 Sauerbrey 方程,石英晶体的振荡频率也相应得以提高,因而检测信号被放大,检测灵敏度提高,检测下限也降低了。

表面声波检测技术(SAW)不仅具有可同表面等离子共振技术(surface plasmon resonance,SPR)相媲美的检测灵敏度,其机制为物理吸附和解吸作用引起薄膜质量和弹性常数发生变化,所以其不受以光学方法为基础的检测技术(如 SPR)的局限性限制——目前在分子相互作用分析领域应用最广且最成功的莫过于表面等离子共振(SPR)技术,但由于该技术基于光学检测原理,因此,当样品被溶解在有色溶液、高黏稠度溶液、高盐溶液或者高浓度 DMSO 中时,由于光学检测的特性,检测结果会受到较大干扰。而表面声波是研究抗体同完整细胞表面膜蛋白(如肿瘤标志物抗原)结合状况以及溶解在高盐、高黏稠度液体、高浓度 DMSO 中的候选小分子的理想工具。

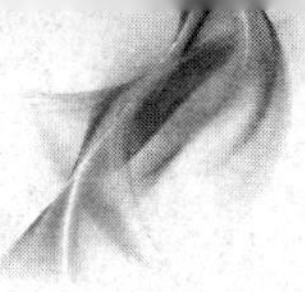

曾有人采用该种方法检测了磷酸二乙基对硝基苯基酯，检测限达到 5.3×10^{-11} mol/L。另外，SAW 技术在检测各种肿瘤标志物方面又有广泛应用，如乳腺癌、胰腺癌等的筛查。而且由于其高灵敏度、高分辨率、高稳定性、作用面积大、作用范围广以及输出信号容易处理等优点，将会在肿瘤标志物筛查以及其他领域发挥越来越重要的作用。

二十二、微流控芯片 POCT 技术

微流控芯片（microfluidics）分析是当前的科技前沿领域之一，其主要目的是通过对芯片微通道网络内微流体的操纵和控制，完成实验室中取样、预处理、反应、分离和检测等分析功能，实现分析装备的微型化、集成化和自动化，最终实现芯片化，即所谓“芯片实验室”（lab-on-a-chip）。

尽管目前市场上已获批销售的基于微流控芯片分析的 POCT 产品还很少见，但普遍认为由于具有的一些独特性能，微流控芯片将在 POCT 领域大有可为。首先，微流控芯片的管道体积多在微升（10^{-6}L）到纳升（10^{-9}L）级别，所消耗的样本和试剂体积非常小，有助于降低成本；其次，微流控芯片的取样、预处理、反应和检测等功能高度集成和自动化，体积小，便于操作和携带；最后，由于微流控芯片的管道体积非常小，具有很大的表面积与液体体积比，物质混合和反应要比在常规试管中进行的快，譬如抗原抗体的固相免疫反应，在常规情况下往往需要半小时的孵育时间，在微流控芯片中进行，可能只需要几分钟就完成了。因此，微流控芯片分析速度更快，能很好地满足 POCT 对速度的要求。

微流控芯片分析是目前发展非常快的领域，使用的材料各种各样，如塑料、玻璃、硅片等，根据不同的检测目标，也有着不同的原理和设计。一般根据检测目标不同，微流控芯片 POCT 可以大致分为三大类：生化及免疫分析（chemical detection and immunoassays）、细胞分析（cytometry detection）和核酸检测（DNA/RNA 检测）。下面以美国 Rheonix 公司（http://www.rheonix.com）的 CARD 芯片来说明微流控芯片 POCT 技术的一些具体特点。

如彩图 6-30 所示，该芯片的目的在于通过扩增病原微生物的核酸来对传染病病原进行检测。为了实现该目的，在塑料芯片上集成了样本加样口、核酸提取纯化、PCR 以及对 PCR 产物进行终点检测的单元，各单元之间通过微管道相互连接。液体在管道中的流动，通过外加的气压以及集成在芯片上的阀来进行。整个装置的运行只需要操作者加入样本后，放入彩图 6-31 所示的配套仪器中，检测就会在电脑软件控制下自动进行和显示结果。塑料芯片一次性使用，也避免了不同样本中核酸的交叉干扰。

上面以一个核酸检测芯片为例说明了微流控芯片 POCT 的特点，其他在发展中的微流控芯片 POCT 也基本类似，最后都以实现一般人员就可操作、高度自动化、检测快速和结果准确为目的。

但微流控芯片用于临床 POCT 也面临一些挑战，如由于微流道的高体积表面积比，临床样本基质中物质，如蛋白质，在管道上的非特异吸附比常规条件下要严重，会对液体流动以及免疫检测产生意想不到的影响。此外，由于在微流控芯片上需高度集成泵、阀，以及检测器等不同性质的复杂元件，如何实现其可靠与低成本制造也是其一大限制因素。

表 6-2 列出来了其他一些正在致力于微流控芯片 POCT 产品开发的公司，有兴趣的读者可以进一步参考了解相关的技术。

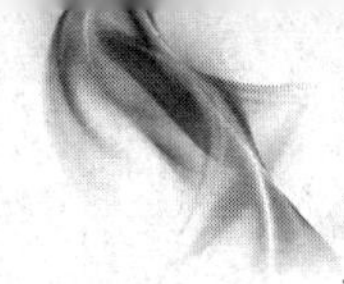

表 6-2 微流控芯片 POCT 产品开发的公司

公 司	产品类型
Abaxis	各种血液生化分析
Abbott point of Care	各种血液生化分析
Fluimetrics	免疫检测,如 TNFα 等
Genefluidics	DNA 杂交检测,蛋白质免疫检测
Nanomix	急诊检测,如 Troponin-I;传染病检测
Nanoshpere	纳米金标记检测 DNA 和蛋白质
Opko	检测 PSA,维生素 D,Testosterone 等
Wave 80 Biosciences	DNA/RNA 分子检测,如 HIV 的 RNA 检测
Zyomyx	CD4 T 细胞

二十三、上转发光颗粒免疫分析技术

上转发光颗粒(up-converting luminescent particles,UCP)是一种掺杂有稀土金属元素的晶体材料,具有反 Stokes 规则,即当用红外区(波长>780nm)的光激发时,这种材料中的稀土金属元素可以吸收 2 个或者更多的光子后,发射出 1 个波长远短于激发光的可见光(波长 475~670nm)。而通常的荧光发光,是用低波长的光激发,发射出波长大于激发光的光。上转发光是一种非常独特的发光现象,在自然条件下并不存在。

与荧光示踪或者胶体金示踪相比,上转发光技术具有独特的优势:①高灵敏性:上转发光能消除生物基质中自发荧光的干扰;②高稳定性:上转发光现象产生于晶体结构内部,不会出现淬灭现象,能多次激发检测,长期储存不会改变发光效率;③生物相容性好,无毒;④尺寸小(可以小至5nm),适合生物检测应用(彩图 6-32)。

上转发光免疫分析技术(UPT)是利用免疫层析原理,用上转发光材料标记抗原或者抗体(取代常见的胶体金试纸条中的胶体金),通过上转发光免疫分析仪来检测层析后试纸条上相应位置的发光信号,来对样本中的抗原或抗体进行检测。

我国第一台现场快速检测 POCT 免疫分析仪,配套有多种微生物 UPT 免疫层析检测试纸条。产品已应用在临床 POCT 诊断、军队生物反恐、消防移动式生物侦检仪、口岸核生化有害因子检测等领域。目前已有的病原体相关检测试剂包括鼠疫耶尔森菌、炭疽芽孢、布鲁菌、霍乱弧菌 O1 群 O139 群、副溶血弧菌、肠出血性大肠杆菌 O157、单增李斯特菌、甲/乙/丙型副伤寒沙门菌、鼠伤寒沙门菌、伤寒沙门菌、肠炎沙门菌、猪霍乱沙门菌等。

二十四、非核酸杂交检测技术

非核酸杂交检测(non-nuclaic acid amplification-based POC multiplex pathogen detection)多用于检测病原微生物(彩图 6-33)。

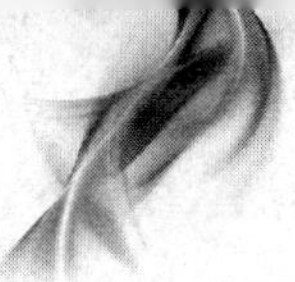

第二节 我国 POCT 产品概况

一、POCT 检测技术特点

与传统检验技术相比,POCT 技术具有简便、快速等特点。表 6-3 将两者区别从各方面进行了比较。

表 6-3 POCT 技术与传统检验技术的区别

	POCT 技术	传统检测技术
起步时间	1994 年以后	1950～1975 年左右
检测原理	电化学,生物传感技术,膜载体酶免疫测定(①胶体金层析;②斑点酶免疫吸附;③免疫渗滤层析),生物芯片技术等	酶免疫技术(EIA)(1975 年)生化自动分析仪(1950 年)
费时	一般为 5～10 分钟	几个小时到几天
成本	试剂和管理费用高,仪器花费低	试剂和管理费用低,仪器花费高
仪器类型	掌式,便携式,台式(小型)	台式要实验室设备
试剂	试纸条、卡	试剂为液体
检测对象	危急患者,受试者身边检验,现场医护患者	取患者标本后送往实验室
检测人员	医生、护士或患者自身	要培养有素的专业人员才能胜任

二、产 品 介 绍

据不完全统计,我国有 24 家公司专售或代理 POCT 产品,这些公司大部分集中在北京、上海、广州、长春、潍坊、青岛、杭州、苏州、深圳;而厦门、长沙、武汉呈零星分布。公司有中国总代理、合资企业、投资、独资及国家批准的国营公司,产品近百种,仪器也有几十种,产品有 12 个系列,现列表 6-4 介绍如下:

表 6-4 我国 POCT 产品一览表

产品系列和名称	检测项目	检测原理	方法	生产商
1. 病毒性肝炎诊断试剂				
甲型肝炎	抗-HAV	斑点膜技术	斑点法	
乙型肝炎	HBs-Ag、HBe-Ag、抗-HBs、抗-HBe、抗-HBc	胶体金标记	双抗体夹心法/竞争抑制法	
丙型肝炎	抗-HCV IgG	金标渗滤、胶体金或斑点膜	层析法、一步法	www. biochemtron. com

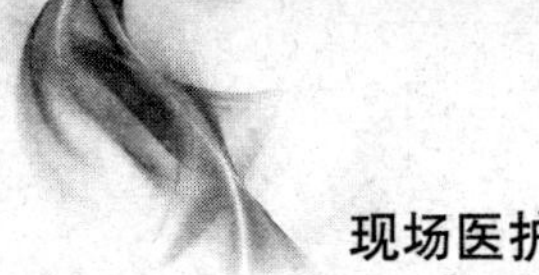

续表

产品系列和名称	检测项目	检测原理	方法	生产商
丁型肝炎	抗-HDV IgG	金标渗滤、胶体金或斑点膜	层析法、一步法	
戊型、庚型肝炎	抗-HEV IgG、抗-HGV IgG	金标渗滤、胶体金或斑点膜	层析法、一步法	
2. 性病检测试剂				
艾滋病检测试纸	抗-HIV 1、2 型(IgG)	免疫层析、胶体全技术	斑点法	www.chemtronbio.com
梅毒(检测条,板)	梅毒抗体(IgG)	金标技术	层析法、一步法	www.biochemtron.com
淋病检测试纸	淋球菌抗原、抗体IgM、IgG		一步法	
人型支原体检测试纸	人型支原体抗原/抗体 IgG			
解脲支原体检测试纸	抗原/抗体(IgM、IgG)			
沙眼衣原体检测试纸	抗原/抗体(IgM、IgG)			www.biochemtron.com
人乳头瘤病毒	抗原/抗体(IgG)			
生殖支原体	抗体(IgM、IgG)			
3. 其他感染性疾病检测试剂				
链球菌 A(试剂条、卡)	Strep A	胶体金技术	一步法	
结核杆菌(国产、进口)试剂卡	抗体(IgG、IgM)	免疫层析		
肺炎支原体(国产、进口)试剂卡				
肺炎衣原体(国产、进口)试剂卡	MP 抗体(IgG、IgM)			
呼吸道合胞病毒				
腺病毒	CPn 抗体(IgG、IgM)			
麻疹病毒				

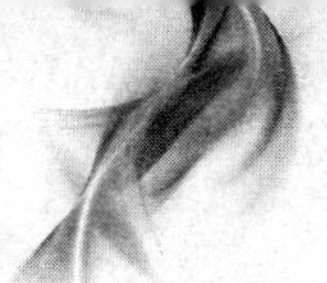

续表

产品系列和名称	检测项目	检测原理	方法	生产商
细菌性阴道炎检测卡	RSV 抗体(IgG、IgM)			
霍乱弧菌(试剂条/卡)	AdV 抗体(IgG、IgM)			
衣原体(试剂条/卡)	MV 抗体(IgG、IgM)			
恶性疟疾诊断试剂	细菌中辅氨酸氨肽酶(PIP)			
	VC	免疫层析	双抗体夹心法	
	CHLA			
	恶性疟原虫			
4. 检测 TORCH 的试剂				
	弓形虫(TOX)IgM、IgG,风疹病毒(RV)IgM、IgG,巨细胞病毒(CWV)IgM、IgG,单纯疱疹病毒(HSV1.2)IgM、IgG	纳米粒子斑点	捕获法	
		免疫渗滤捕获法		
		胶体金标记抗原	层析法	
5. 肿瘤标志物诊断试剂				
甲胎蛋白试剂条、卡	AFP(甲胎蛋白)	胶体金标记	层析法	
癌胚抗原试剂条、卡	CEA(癌胚抗原)			
前列腺特异抗原试剂条、卡	PSA(前列腺特异抗原)			
大便潜血	FOB、(大便潜血)	胶体金技术	层析法、一步法	www.biochemtron.com
幽门螺杆菌试纸条			双抗体夹心法	www.biochemtron.com
6. 妊娠诊断试剂				
早孕检测试纸条、卡	尿中 HCG(人绒毛膜促性腺激素)	免疫层析技术、斑点膜技术	层析法、免疫酶法	www.biochemtron.com
早孕验孕笔、验孕板		胶体金技术		www.biochemtron.com
排卵预测试剂、试板	LH(促黄体生成素)	胶体金技术	一步法	www.biochemtron.com

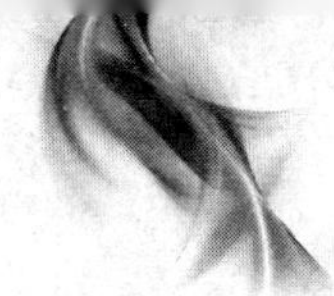

续表

产品系列和名称	检测项目	检测原理	方法	生产商
促卵泡素试纸条、卡	FSH HCG+LH			www. biochemtron. com
乳胶立知孕检测	HCG			
7. 心血管疾病和脑卒中血清标志物				
心肌梗死试纸	肌钙蛋白 I(cTnI)、肌红蛋白(Myo)、	胶体金技术	层析法、一步法	www. biochemtron. com
	肌酸激酶同工酶(CK-MB)、cTn I、cTn I/Myo/CK-MB	胶体金技术	层析法、一步法	www. biochemtron. com
脑卒中血清标志物	神经胶质(S-100)、B型神经细胞因子(BNGF)、血管壁因子(VWF)、基质金属蛋白因子-9(MMP-9)、单核趋向蛋白-1(MCP-1)			
8. 毒品检测试剂				
吗啡试纸条、卡	尿中 MOR(吗啡)	胶体金标记抗体	层析法	www. biochemtron. com
甲基安非他明试剂条、卡	MAMP(甲基安非他明)			www. biochemtron. com
安非他明试剂条、卡	AMP(安非他明)	竞争抑制免疫		
大麻试剂条、卡	THC(四氢大麻酚)	层析技术		
可卡因试剂条、卡	COC(可卡因)			www. biochemtron. com
摇头丸试剂卡	MDMA			www. chemtronbio. com
	(3,4-亚甲二氧基-N-甲基苯丙胺/入迷)			www. chemtronbio. com
美沙酮试剂卡	美沙酮			www. chemtronbio. com
苯环己哌啶试剂卡	苯环己哌啶			www. chemtronbio. com
苯二氮草试剂卡	苯二氮草			www. chemtronbio. com
巴比妥试剂卡	巴比妥			www. chemtronbio. com

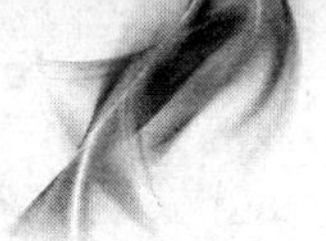

续表

产品系列和名称	检测项目	检测原理	方法	生产商
三环抗抑郁试剂卡	三环抗抑郁			
毒品二合一、三合一、	MOR/MAMP			www.chemtronbio.com
四合一、五合一	THC/COC/MDMA			www.chemtronbio.com
试剂卡	MOR/THC/COC/MAMA			
9. 尿液分析仪和尿液检测试纸				
US-200 尿液分析仪	白细胞、蛋白质、pH、血、尿比重、维生素 C、酮体、胆红素、葡萄糖	干化学单联、多联试纸,尿液中的化学成分与多联试带上的特殊试剂模块发生颜色反应		
US-2000 尿液沉渣分析系统				
URS-11A 尿液分析试纸条				
URS-10A 尿液分析试纸条				
URS-11F11 尿液分析试纸条				
URS-11G\URS-10E\URS-11U\URS-10U 系列尿液分析试纸条	白细胞、亚硝酸盐、尿胆原、蛋白质、pH、血、尿比重、酮体、胆红素、葡萄糖			
日本 10A 适用尿仪泰利特 50、100、200 型,10U 适用优利特 100、200、300 型尿仪,11U 适用于优利特 100、200、300 型尿仪	白细胞、亚硝酸盐、尿胆原、蛋白质、pH、血、尿比重、酮体、胆红素、葡萄糖			

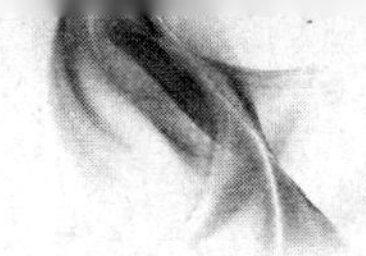

续表

产品系列和名称	检测项目	检测原理	方法	生产商
	一条尿液试纸可检测尿胆素原、隐血、胆红素、酮体、葡萄糖、蛋白质、亚硝酸盐、白细胞、抗坏血酸	超高亮度冷光源反射测定		
10. 血糖仪、心力衰竭/心肌梗死诊断仪、特种蛋白金标检测仪、红细胞脆性检测系统				
血糖仪、血酮仪	血糖、血酮仪	免疫层析技术加上电化学技术		
免疫定量检测仪	CRP \ MAU \ PCT \ HCG\心梗三合一	胶体金技术	双抗体夹心法、竞争抑制法	www.chemtronbio.com
充血性心力衰竭	B 型钠尿肽(BNP)			
CHF 诊断标志物		胶体金技术		
心肌梗死诊断仪	cTn I/Myo/CK-MB		双抗体夹心法	www.biodapoct.com
Bioda 免疫定量检测仪	NT-proBNP/D-二聚体(Nycocard D-Dimer)、cTnI-HFABP/cTnI/Myo/CKMB/PCT	胶体金技术	双抗体夹心法	www.biodapoct.com
全自动智能型红细胞脆性检测系统(Eryfratest)	红细胞脆性			www.biodapoct.com
11. 自身免疫性疾病检测试剂				
自身免疫疾病检测试剂	抗核抗体(ANA)、抗双链 DNA(ds-DNA)、抗-ENA 抗体(抗可提取核抗体)、抗单链 DAN(ss-DNA)	金标技术	层析法	
急性胰腺炎快速检测卡	羧肽酶	金标技术	层析法	

(张国华　姜小华　丁晓辉　张国军　危宏平　李俊花　李蓓　金丹　刘湘　刘锡光)

第七章 医院POCT管理和教育培训

第一节 医院如何管理 POCT

医院管理 POCT 原则:①接受政府有关部门审评;②建立规章制度;③人员培训认可证书;④仪器试剂的准入;⑤质量控制措施;⑥与临床试验室协调。

一、建立单位 POCT 委员会

1. 单位 POCT 委员会成员 护理人员,管理人员,医生,物业管理(采购,库房)药房,财务,出纳,信息技术人员,教育人员,临床试验室人员。

2. 单位 POCT 委员会任务 决定 POCT 何时何地实施,应提供何种检测方法,监督和管理如何进行,给协调员以相应权力以保证真正的有质量管理的 POCT 建立。

3. 单位 POCT 委员会权力 制订并执行政策,分派不同责任,提出建议与决定,解决问题,提供管理支持,提供建议与信息,在同事之间和部门之间架起桥梁。

4. 单位 POCT 委员会目的 避免检查的不足之处,实施总的质量原则,保证质量的持续提高,使 POCT 成功。单位 POCT 委员会最大的潜在贡献在于总的质量原则(TQM)领域。

二、配备 POCT 协调员

单位 POCT 委员会是通过临床检验 POCT 协调员去进行工作,其目的是满足本单位 POCT 的需求,其任务是使医院各检测点符合规章和标准;具体工作包括编写 POCT 程序发放给各点;选择诊断方法,改变程序,新旧程序的在职培训;帮助单位进行 POCT 年度培训评价检验人员的熟练程度;检查患者检测与质量结果中的技术和文字问题;审查纠正现行文档;必要时召开会议选出新检测标准,与既定规程的偏离成绩提高的力度,财务决算;通过止常值范围和临界值来保证患者诊断结果的一致性;用相容性、精密度、准确性、倾向性及偏离来监控质控结果和熟练度测试项目。

对 POCT 协调员前 5 位要求分别是联络性(包括资料管理)、降低成本的解决办法、推荐好仪器、顾客的支持与服务、准确而精密的实验结果。

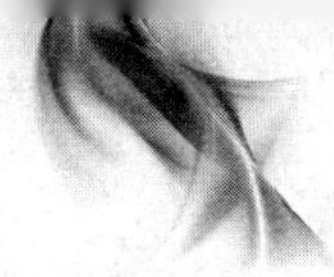

三、临床学家和技术顾问

临床学家由内科主任医师或具有2年以上博士水平的临床学家担任,作为试验室与患者之间的联系人,负责报告解释检验结果和对检验工作提出意见;技术顾问负责对试验室人员的专业技术和专业知识进行培训和检查。

中心实验室的检验人员,在实验室主任或POCT协调员的指使下,负责对各部门POCT人员培训,检查POCT的质量控制,校正实验结果,协助各部门POCT工作(图7-1,图7-2)。

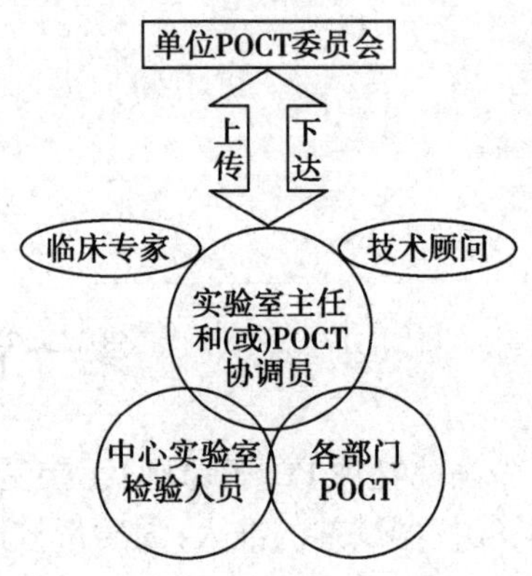

图7-1 小型单位POCT委员会

四、质量管理

由于POCT仪器逐渐进入医院,而质量管理和质量保证体系尚未建立,POCT容易产生质量管理失控,脱离了质量保证,检测结果准确性难以保证,POCT的质量管理体系是在POCT委员会领导下,靠医护检以及其他人员参与共同完成。包括建立质量管理制度;操作人员培训;建立室内质控,将POCT纳入检验科质量管理的范畴。

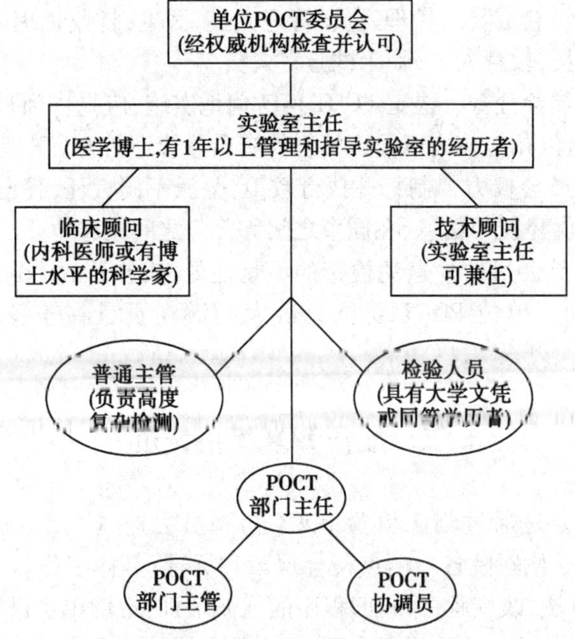

图7-2 中大型单位POCT委员会

1. 建立规章制度(图7-3,图7-4)

2. 了解POCT检测项目的分类 做好质控,首先要了解POCT检测项目的分类,根据

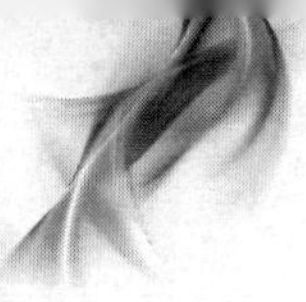

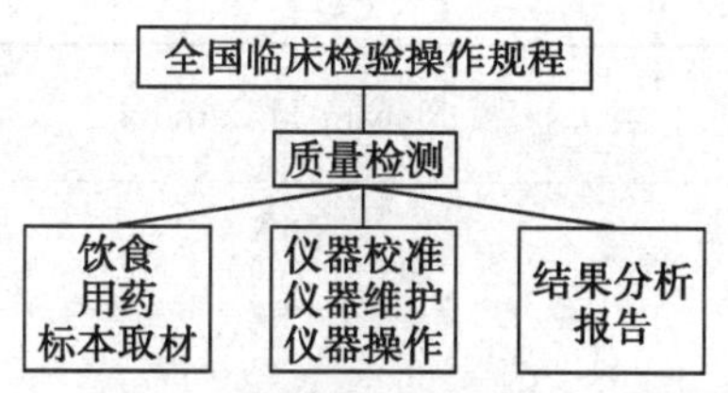

图 7-3　全国临床检验操作规程

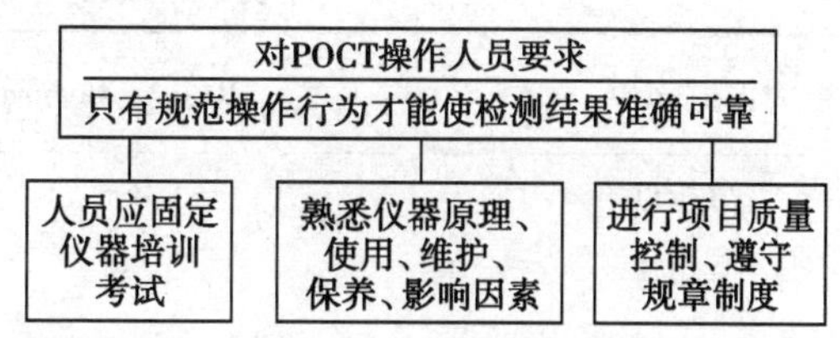

图 7-4　建立规章制度

CLIA88 通知书，将 POCT 检测项目分为三类：①简易型检测和显微镜检查法；②中度复杂型检测；③高度复杂型检测（详情见有关章节）

试验室进行中度复杂型检测或高度复杂型检测时，要遵循的原则有：仪器，试剂盒都经 FDA 在市场前期认可批准；必须依从制造商的仪器使用说明检测系统操作；必须描叙检测过程和报告患者的实验结果；试验室仪器必须每 6 个月校准一次并存档；每天至少进行两个水平的对照材料执行对照并存档；操作或存档有错误时应重复操作或存档；记录和保存所有质控资料至少 2 年时间，免疫血液学，血液和血液制品的质检记录应保存 5 年。

3. POCT 总的质量原则（图 7-5）

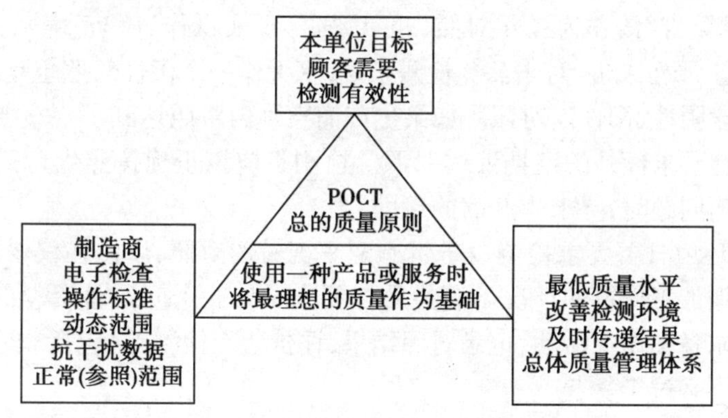

图 7-5　POCT 总的质量原则

4. POCT 减少实验前、中、后分析的误差　POCT 的一个预期收益是减少与集中检测有关的某些来源的误差。两个大样本研究表明，POCT 可能对于整个分析检测过程的总体质量有着意料不到的影响。美国的 Ross 与 Boone 和欧洲的 Plebani 与 Carraro 各自独立证实了分析前与分析后误差是检测过程中的主要误差来源。与检测过程自身有关的分析误差仅占总误差的 10% 左右（表 7-1）。他们的评价无意中为 POCT 提供了一个有趣的证明。根据定义，在患者身边或附近直接进行的检测可以消除与患者身份验证、样本运输及操作等有关的许多分析前误差。在患者身边或附近得到的结果，立即呈递给临床医生，消除了与资料处理、记录、报告及结果传送有关的分析后误差。撇开分析前、后误差不说，与以实验室为基础的方法学比较，POCT 技术被认为可提供相同质量水平的检测结果（准确性、精密度、敏感性、特异性等）。有关此方面的文献相当多，既有正面的也有反面的。我们的评价是与 POCT 有关的“质量差距”已经显著缩小了，POCT 质量正在持续提高。

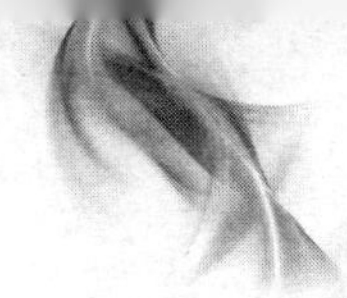

表 7-1　总的分析误差的分布

误差来源	Ross 与 Boonea	Plebani 与 Carrarob
分析前	46%	68%
分析中	7%	13%
分析后	47%	19%

注:a:Ross JW,Boone DJ. Institute on Critical Issues in Health Laboratory Practice symposium proceedings (Minneapolis,MN: Dupont Press,1991).

b:Plebani M,Carraro P. Mistakes in a state laboratory:types and frequency,Clin Chem 1997;43:1348-1351.

5. 单位用设备及电子化质量控制　传统的、集中的实验室检测系统使用模仿患者分泌物的液体样本,每天进行一次以上的质量控制。因为“质控物质”的真实分析值事先知道,所以可据其评价检测系统的操作水平。CLIA’88 规则发布的时候,我们今天知道的许多 POC 设备尚未出现。CLIA’88 规则显然未预见到 POCT 技术的增长或新的质控范例的需要。

(1) 带有内对照的 POCT 设备:许多个人用的一次性检测设备带有“内对照”,与患者样本同时作自动分析。此类设备中最简单的是尿液妊娠检测系统,其说明书通常会写明:“加入样本;如果仅出现一条带,结果为阴性;如果出现两条带,结果为阳性;如果无条带出现,则试验无效。”“阴性条带”既作为操作对照(也就是说,证实操作过程正确),又作为阴性对照(表明阴性结果)。严格来讲,对于豁免检测来说,每天作一个阳性对照也是必要的。今天的一些设备同时包含阴性、阳性内对照。如果生产商宣称内对照达到了规章要求,应作书面标明。授权机构可能要求额外的定期液体对照。检测点应该正确按照生产商的说明,在处理检查中遇到的任何问题时,寻求生产商的帮助。

今天,POCT 环境日益要求检测设备带有随车携带的对照,以便在仅增加操作者的一点点工作量甚至不增加工作量的情况下满足质控要求。另一个问题是资料的获取。JCAHO、CAP、COLA 均要求备案质控活动,记录对照结果,评价所有检测点(包括非监督点)每天及长期的操作。备案不必过于复杂。

(2) 替代对照:某些 POCT 设施使用替代对照,它们含有可重复使用的“参比盒”或类似的成分,比如彩色滤纸或永久性的彩棒,可以模仿被检测物的某个反应水平。当插入此成分时,它们会占据检测系统的某些部分,形成一个“参考值”。如果其反应位于可接受限之内,作对照的要求可认为是满意的。替代对照的结果必须记录并处理,与真正的对照一样。对替代对照的主要批评是,它仅仅评价了系统中的一些电子传感与数据处理回路,忽略了所有的“化学”与分析步骤。尽管现在有有力的理论上的及实际的观点反对依赖替代对照,它们目前仍被认为符合 CLIA、COLA、JCAHO 与 CAP 要求。替代对照必须首先通过与传统对照物直接比较进行标化才可使用。

(3) 电子检查与电子对照:今天的 POCT 设备通常是高度复杂的数字/电子系统,包含许多内在的自我调节的回路或真正的电脑,可随每一项分析自动进行多种检查功能。这些系统相当精密,在开始患者分泌物检测并得到结果前,要检查回路的稳定性、电池状况、传感器电压、意外产生的气泡、大气压、试剂效期、计算机程序等。有些系统也会直接向传感器施加一个电子信号,产生一个相当于对照的结果。这些配备了“电子对照”的设备在实验室领域引发了一场激烈的辩论。传统的学者坚持认为,真正的对照必须模拟患者的分泌物(比如

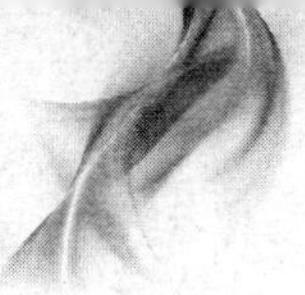

说，有同样的基质、全血、血清、血浆或尿），包含真正的分析物（比如胆固醇、葡萄糖或钾），通过整个分析测量过程。这些观点认为，电子对照本质上未检测任何与患者分泌物相关的东西。

然而，有关电子对照的可接受性的争论尚无决议。CMS（CLIA）、COLA、CAP 与 JCAHO 均接受电子对照作为满足"每个实验日两次对照"的要求。然而，CAP 与 JCAHO 要求有一个备案的原始的室内研究，证明电子对照可产生与传统对照相同的结果。实际上，这意味着对每一个设备来说，一个"仅一次"的传统（液体）对照与电子对照之间的比较是必须进行的。CAP 与 JCAHO 也要求以稍小范围的直接比较为基础的定期的重新验证。基本上，这意味着每个月大概要做两个水平的液体对照，然后电子对照便可以用来满足所有其他的要求，包括每天的质控。对照资料必须记录，并由一个监督者定期评价。

（4）锁定质控系统：某些计算机化的 POCT 检测设备可通过编程来"要求"操作者以事先决定的频率作对照。随车的计算机首先评价对照结果的可接受性（它在接受限之内吗?），然后才允许分析患者分泌物。如果对照结果超出接受限，设备拒绝提供患者检测结果。这些设备被称为含有"锁定"质控系统。因为这些系统含有可编程的接受限，对照限可针对临界限设定一个理想的分析精确度。例如，一个检测钾的设备可设定对照接受限为 0.5mmol/L。如果检测一个对照，结果在实际钾值的 0.5mmol/L 之内，即可检测患者样品。这一锁定系统理论上可向临床医生保证系统经过均一的操作检查，没有患者结果的误差会超出接受限。

6. 设计与管理 POCT 熟练度测试计划　CLIA 规章下的熟练度测试或外部质量评价计划有双重作用，是一个独立调节性的操作评价和（或）一种质量保证手段。在任一种情况下，熟练度测试都是 CLIA'88 的基础，被作为评价每一个注册检测点熟练度的手段。也就是说，它有找出正确"答案"的能力。熟练度测试作为一个成功的质量保证工具，在历史上是有案可查的。在 CLIA'88 出现之前的 40 多年中，熟练度测试是专业授权计划的主要因素。在实施一个广泛的实验室规则的需要下，CMS 决定熟练度测试可由第三方提供，这样不会显著增加政府负担。作为其结果，熟练度测试在 CLIA'88 规范下的所有非豁免点成了一个统一规定的主要检测方法。对于 CLIA、COLA、JCAHO 约束的分析方法来说，熟练度测试是一个广泛的要求；而在 CAP 约束之下，所有的分析，包括非豁免监督的分析，在可能的情况下，都要求进行熟练度测试。通常由负责管理机构的 POCT 计划小组决定哪一个调节员监督 POCT 点，及应该遵循哪一套熟练度测试要求。

7. POCT 熟练度测试怎样进行　对于每一种规定的分析物来说，每一个参加强制性熟练度测试的检测点每年都会从一个 HCFA 批准的熟练度测试提供单位收到三批（每批 5 个）"未知"样品。检测点按照各自分析患者样品的方法分析这些未知分泌物（常规的分析员、常规设备、常规的重试次数等），将结果汇报给熟练度测试提供单位。后者评价结果的正确性，然后通知检测点及 CMS 综合得分（"通过"或"未通过"分级系统）。一旦熟练度测试报告被接受，便由检测点监督员（POC 协调员）进行审查，必要的时候便会开始适当的纠正措施。审查过程及纠正措施必须入档。

当熟练度测试用于调节目的时，检测点必须达到一个最低正确结果。通过熟练度测试的检测点才能保持其 CLIA 证书并继续检测。在 CLIA、COLA、JCAHO 规定的有些情况下，参加熟练度测试并未作特意要求，但却是高度推荐的质量保证措施。CAP 本质上要求检测点

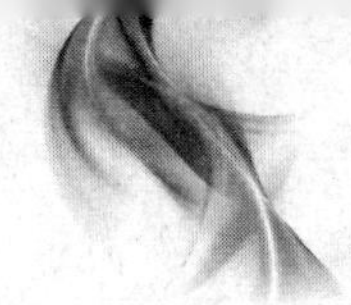

成功通过熟练度测试,以作为其提供的所有分析服务的资格证明。

(1)熟练度测试要求以机构认证范围为基础:在选择恰当的分类来满足CLIA'88熟练度测试要求时,各单位会有一些范围。每一个参加CLIA认证的单位都要参加一个规定的熟练度测试计划,对于每种规定的分析来说,由1992《联邦注册》指明。例如,在一个大医院中,其中心实验室持有机构的CLIA认证,同时负责POCT。中心实验室通常会使用高容量的自动设备来分析熟练度测试的样品。POCT点不会被要求参加这样的熟练度测试。另一方面,如果POCT点在它自己的CLIA认证名义下提供血气分析,它必须参加一个CMS规定的血气分析熟练度测试。因为有很多管理问题要考虑,包括费用、机构组织、记录保存、人员、培训等。CLIA认证与熟练度测试类别包括的POCT点要求认真的全单位范围内的审查。结果会远远超出检测点自身的影响力,例如,JCAHO规范下的整个医院范围的认证。单位的POCT委员会必须明白规定的要求,就像明白它们的机构含义一样,在做决定时应该综合考虑许多观点。

不管哪一个调节员检查检测点,选用什么类别,最重要的TQM规章是单位内的所有检测过程都必须评价其准确性。单位内的所有检测点都必须证明可以产生同样的结果。

所有监督机构都要求将这一点与点之间的检测符合率计入档案。特别的,JCAHO机构认证过程集中于在整个卫生保健组织内达到同一个水平,尤其是要求每年两次验证所有检测点之间和(或)CLIA认证之间的同一性。

(2)熟练度测试的选择:在CLIA'88规范下,调节性的熟练度测试计划由政府实体或非盈利性部门的专业组织如CAP、美国生物分析协会、美国胸科协会等提供。每个计划都必须经CMS批准,必须遵守委任规程。一旦CMS证明某些计划是符合熟练度测试标准的最低要求,这些计划即可应用于检测点。

目前大概有20个批准的熟练度测试提供单位。有些提供的计划专门针对POCT点;其他则针对大实验室。通常这些计划的花费与提供的服务的范围有关。在选择用于某个检测情况的计划时,明智的选择是以节省开支为准。负责选择的POCT协调者被强烈要求与每个供应商讨论计划。最新的熟练度测试提供者的名单在CMS网站上可查到(http://www.hcfa.gov/medicaid/clia/cliahome.htm)。

8. 熟练度测试资料在其他方面的应用　豁免检测,顾名思义,是被豁免了熟练度测试的检测项目。然而,CAP规定强烈推荐每一种被分析物,包括豁免分析物,经过熟练度测试评价。这些资料可用来处理无数的质量保证要求(熟练度评价,培训,方法比较等)。

对于每一个CLIA认证来说,每一个豁免检测系统必须经过一个指定熟练度测试计划的评价。如果检测相同分析物的多个点和(或)方法使用相同的认证,每一个认证仅需对其中一个点或方法进行熟练度测试。作为质量保证的一部分,所有的点必须互相比较。

同一机构的所有检测点的检测结果必须一致。以规章或质量保证为基础的熟练度测试资料间的比较是POCT委员会可以将这一要求普及至所有的检查与认证计划的一种方法。熟练度测试的结果也可用于许多规章与质量保证目的,包括准确度评价、仪器验证及检测点与分析人员能力的证明。成功通过熟练度测试的一个基本因素,及满足规章要求的一个途径是归入档案的POCT协调员对熟练度测试结果的评估。如未能遵循这一评估结果,通常会被认为是监督的缺陷。

9. 以熟练度测试为基础的实验室内质控要求　1992年2月28日颁布的CLIA'88不仅

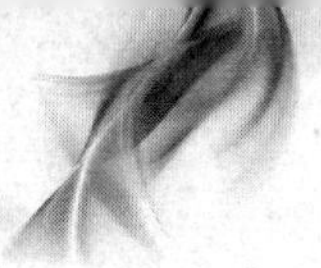

仅要求豁免分析进行熟练度测试，而且为实验室内操作规定了最低标准。例如，钾的可接受的熟练度测试结果误差必须在靶值（真值）的±0.5mmol/L范围之内；钠在±4mmol/L之内；PCO_2 在±5mmHg之内；pH在±0.04单位之内。在一系列文章中，我们说明了在熟练度测试要求与实际的实验室内质控操作要求之间的联系。为了能一直通过熟练度测试，设备或方法在通常的操作下，必须能达到一个最低操作水平。很明显，一个通常情况下固有误差在1.0mmol/L的钾的检测方法通不过熟练度测试，可能会丢掉该检测点的CLIA'88认证。相反的，一个操作标准在0.1mmol/L的设备可轻易通过，但可能会超出医学需要，在POC情况下过于昂贵或不切实际。这一状况在POCT中引出了TQM。我们的数字模型研究表明，实验室内的不精确性保持在CLIA'88标准的33%可以保证通过熟练度测试。明显的，POCT设备的选择并不仅仅是操作简单、耐用或便利性，而是以上三个因素与其他变量的综合。理想的设备选择与熟练度测试提供者对POCT委员会成员要求极高。

10. 质量监督员与操作参数的组织与选择　CLIA、COLA、JCAHO、CAP要求导致了以TQM为基础的观点在监督与认证中的实施。结果，当POCT点被监督时，由总的质量规则来管理。纵览整个机构的责任由POCT委员会担任。它应建立一个合适的点特异的质量保证计划，以同时处理需要与要求。尽管监督员在评价检测点计划的适当性时有一定自由，但他们需要遵循一定的条例。条例以特定的"质量指标"的形式在CLIA'88的规章中出现，同时也融入他们机构的监督条例中。

质量指标或操作参数的定义是实际的量化测量，用来评价检测点操作的适当性。例如，在质控的特殊领域，CLIA'88规章规定了最低对照频率，但同时也允许检测点设计一个过程以保证恰当的对照按要求的频率进行，也可以设定操作参数（也就是说，怎样的操作是可接受的），建立标准，以系统评价对照资料，保证达到质量目标。

（1）与总的质量管理有关的监督员：CLIA规则并不仅仅要求检测点设计并实施一套系统以保证检测过程的质量。TQM规则还要求检测点经常审查并评价其总的检测过程。规章特别规定了10个方面（表7-2），在其中必须有质量监督与相关的（可测量的）操作参数。

监督员既是专业的（在操作方面）又是全能的（在过程方面）。对常规质控来说，可列举这样一个例子："POCT每天（每24小时）应使用两个水平的对照对钾的检测做质控；当95%的结果在靶值的±0.5mmol/L范围内时，此操作可以接受。"这句话的前一半是针对监督员，后一半是针对操作参数。在审查建立的对照资料时，POCT委员会的设计者应决定该方法是否满足标准，是否需要改进或废弃。

（2）POCT关键的质量保证监控：CLIA'88规章与专业组织的监督保证一样，寻求质量保证的一种TQM方法。它们列举了影响检测质量的10个特定方面。决定测量目标的过程（即监控过程）以这样的关键问题开始："我们想要做什么?""我们可以通过测量什么来评价它?""怎样才算成功?"此过程要求从最为相关的质量保证监控项目中选择一个可以管理的数目（2～4个）。并不是质量保证的10个方面同时进行评价。如果经过评价，监控项目（例如，钾对照结果出现错误的频率）成功通过（仅有不到5%的对照结果偏移超过0.5mmol/L），这一监控项目即可放在一边，再选择另一个项目来评价一个不同的方面。对特定监控项目的选择通常以护理提供者的反馈（顾客意见）为基础。有些监控项目，例如，对于每项中度复杂的检测每天作两个对照，是固定的要求，必须始终保持。其他的要求，比如出报告时间、员工效率、结果报告等，都应该有相应要求，在总的质量保证活动的范围之内与之外都应有。

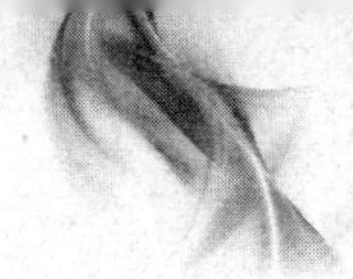

国家临床实验室标准委员会有一个条例来帮助卫生保健机构建立质量系统。

(3) POCT 质量保证监督项目实例:表 7-2 提供了一些例子来说明监督项目与参数。此表并不是非常详尽,也未包括规章中标明的所有潜在的监督项目,其目的仅是向 POCT 委员会举例说明“TQM 型”的监督项目与参数。

表 7-2 质量保证监督项目与操作参数举例

CLIA 质量保证主题	关键问题	质量监督项目	标准
患者检测管理	血气资料是否记录在患者图表中	将一个月的设备比较结果记入患者图表	100% 的一致性
质控	钾失控状态下恰当的措施是否入档	每月审查钾质控资料与补救措施记录	95% 的一致性
熟练度测试	对失败的检测的纠正措施是否入档	审查 1 年的熟练度测试的资料与纠正措施日志	100% 的超出可接受限的检测结果经过调查
检测比较	血气结果每半年与中心实验室比较吗	审查 POCT 与中心实验室对于分离的患者样本或对照的检测结果	100% 的一致性
将结果与临床资料相联系	POC 的葡萄糖检测结果与患者的状态一致吗	审查 10 位患者的表格,检查需要葡萄糖检测的证据	100% 的一致性
人员	员工有培训记录吗	检查所有授权员工的个人记录	100% 的一致性
联系	临床工作人员知道在 POC 中可提供何种检测	调查 10 位临床医生,询问他们可得到何种 POCT 服务	10 位临床医生中至少有 7 位可给出正确信息
投诉	中心实验室给出血气分析结果的出报告时间是否引起投诉	审查 POC 委员会记录和(或)投诉日志	如果结果为“是”,寻求可能的解决方法
人员审查	年度的熟练度评价政策是否已传达至整个 POCT	审查员工会议记录与参加者名单	100% 的一致性
记录	对葡萄糖检测结果的审计审查是否完整	选择 5 个患者记录进行审查,检查检测者,设备,质控结果,记录保持是否均入档	100% 的一致性

第二节 教育与培训

一、授权及培训的管理要求

为了符合基本的 CLIA 原理——在任何场所都能提供合格的结果,参与 POCT 过程的所有人员都应该具有相关知识,接受相关培训。培训应该是经过详细计划的持续的行为。CLIA 规定,所有进行中度及高度复杂检测的人员都应该经过教育与实践,具有相应能力。

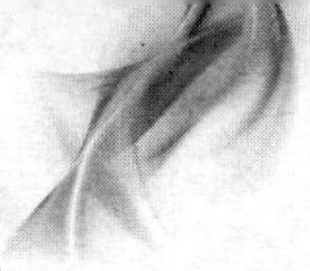

所有人员都应该有每种检测方法的培训记录，第一年进行两次能力评估，此后每年一次。CLIA 的规程要求包括从分泌物处理到检测过程，直到报告及保存患者结果，都必须依照政策与规程进行；进行质控、熟练度测试、保养活动，并记入档案；遵循已经建立的有关改正措施的政策；确定、改正并记录可能对检测结果有负面影响的问题。JCAHO 与 CAP 也有同样的要求，但包括了所有的人员，甚至包括仅进行豁免检测的人员。

二、国家临床实验室标准委员会与其他培训方针

POCT 人员至少应经过如下培训：患者处理与身份鉴别；样品的要求、收集与处理；一般的预防措施；生物危险物质的废弃。必须要有一本最新的程序手册，详细说明每一步的程序、质控信息和结果的报告。试剂的处理包括合理的保存并检查是否过期。结果的报告中必须体现出有关的临界值，以及在患者最终记录中记录结果的政策。培训中必须包括一个简洁明了的质控规程，指明怎样处理失控情况。最后，还需要详细描述保养、寻错与备份程序。

对 POCT 的培训通常由生产商、卫生保健组织中指定的指导者和（或）通过自我指导模式进行。对这些方面的培训素材可通过许多方式（网络、书面、录像带及光盘），从许多方面（专业协会、授权组织、顾问及生产商）得到。研究表明，正式的指导者提供的训练设施可以促进学习，受训人员在群体的环境下学习会更有效率。从实验室、护理提供部门、POCT 委员会等选出的机构指导者可以提供“量身定做”的 POC 培训。例如，由护理专业的培训人员对护士进行培训，会比较注重将 POCT 作为改善患者护理的途径，可取得最好的效果；而由一个强调患者处理的培训者来培训呼吸科医生则比较理想。只有当培训人员对培训感兴趣，有热情，且对整个培训的要求有深入了解时，培训才能最为成功。因为不同的人各有所长，所以由生产商培训、自我学习及个人训练相结合的培训方式可能是最有效率的。

不管采用什么形式，明确目标都是最重要的。培训内容必须按照与专业目标相适合的方式安排，且培训必须以受训者的需要为准。NCCLS 文件 GP21-A，《实验室人员培训验证》，提供了有关怎样提供合格培训的背景信息，同时推荐了建立符合质量与管理目标的培训验证计划的基本设施。

三、POCT 人员的资格证书的建立与管理

对于 CLIA 规定的中度与高度复杂的检测和 JCAHO/CAP 授权的所有检测来说，它们均强制性要求将培训和持续的能力评估记入档案。个人档案或人力资源档案中必须包含有关教育、实践及表明所受培训的记录。当评价职工的能力时，应向监督者提供其个人档案。档案记录虽然是必要的，但没有必要使其成为一项繁重的工作。许多情况下，一个小小的表格即可包容教育、培训、持续的能力评估等有关情况。其他方法包括 NCCLS 的《培训验证追踪数据库》可帮助检测点记录培训情况；美国临床病理学家学会的《POC 评价项目》也可帮助检测点建立能力评估项目并记录结果。

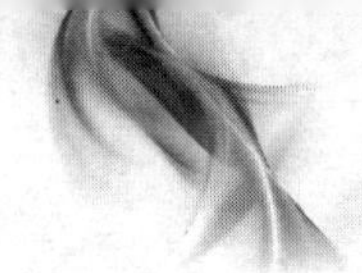

四、总　　结

1. POCT 受 CLIA 管理。

2. CLIA 规章关注的是检测过程的质量。

3. CLIA 规章是地点中性的,也就是说,它只是给所有的检测设定了一个最低标准。

4. POCT 检测点可自愿选择接受 JCAHO 或 CAP 授权,两者均是 CMS 指定的专业组织。

5. CLIA 规章与 JCAHO、CAP 一样,都是依赖于“质量”的。这使得 POCT 管理者可以发挥主观能动性,自行设定整个步骤以满足规章要求。

6. 调节员,特别在 JCAHO 中,作为管理者来讲,其建立的项目是针对最终的“顾客”——临床医生和患者的。

7. POCT 的管理者有很多种选择,可制订最为有效的计划。

8. 随选择步骤的不同,需要考虑相当多的费用问题。

第三节　FDA 有关家用体外诊断设备的规定

一、美国食品药品管理局对体外诊断设备管理的范例

1976 年美国国会通过了有关食品、药品和化妆品法关于医疗设备的修正案,从此 FDA 开始了对医疗设备仪器的监管。医疗设备定义包含了设计用于疾病诊断或相关疾病情况的仪器,体外诊断设备(IVDs)也属于此范畴,因此也在这项新修正案的监管之列。这项新法案的建立需要几个必要的条件,即体外诊断设备的生产商要在 FDA 登记注册并列出其产品目录,要遵守规范的生产流程,并要求其及时报告产品是否存在严重的缺陷。新法案也要求 FDA 应在医疗设备市场开展检查,建立一套机制来监督医疗设备产品的生产质量和一套系统来确认当一些严重的问题发生时是否与产品的缺陷有着必然的联系,因此当处理此类问题时,FDA 与产品生产商在确认过程中应进行一系列的沟通。除了这些规则之外,新法案还把新产品上市前的评估放在重要的位置。

目前有两种新产品上市前的审批程序。如果生产商能提供足够的证明材料来说明其产品与已上市的诊断设备具有实质相等性,这种审批程序就相当于上市前的公告。因该程序是根据 FD&C Act 第 510 节的规定,又常被简称为 510(K)。而另一种审批程序是指当一种全新的医疗设备上市前,要经过上市前批准申请程序(PMAs)。FDA 对医疗设备的评估,不像对药品的评估,与使用者的费用不发生联系,因此不需要生产商额外负担。

在 FDA 的官方解释中,判断医疗设备是否新旧,是根据该产品在 1976 年 5 月 28 日之前就已合法上市的,或者是某种产品与经 FDA 批准上市的设备相比较具有实质相等性。从本质上说,体外诊断检验就相当于实验室检验。

1. 上市前公告　大多数的体外诊断设备的提交审批属于上市前的公告或 510(K)。FDA 每年大约要受理 750 件。在 510(K)评估中有效的条款是“实质相等性”。从以上所述可知,这项法令是要求已上市设备的新型号与论断性设备具有实质相等性。对大多数 510(K)申请上市的评估是直接的,是基于对一系列检验资料的分析,这些检验包括准确度、精

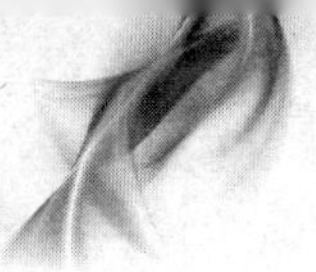

确度、分析的灵敏度和特异度。这种评估过程存在着一定的局限性。首先这种评价完全是一种书面上的评价，FDA 没有对产品进行直接的实验室检验，因此就没有第一手的产品操作时资料。此外，FDA 还面临着如何划分出合适的标准来确定新产品与已上市仪器之间的相似性，因为这些情况不能从实验室仪器的或临床的资料中得到很好的体现。目前 510(K)评估过程已建立了一套良好的行政管理模式，FDA 规定审批手续应在 90 天内完成。有关此类审批手续的信息可在 FDA 的主页获得或者致电小型生产商服务组。

2. 上市前批准申请　FDA 每年只受理少量体外诊断设备的上市前批准申请，大约每年只有 12～24 件。在上市前批准申请的评估中关键在于产品的安全和效力。由于没有可参照的仪器进行比较，因此客观地对产品的安全性和有效性做出评价是至关重要的。事实上，自从 1990 年安全医学和设计法通过以后，FDA 就对所有医疗设备的安全和效力进行了广泛的监管。现在对 510(K)类的申请上市，也要求提交一份有关产品安全和效力的简介或一份生产商在上市前评估时将会提供可获得的有关安全和效力资料的声明。

对于所有的上市前批准申请和少数的 510(K)类申请，现在 FDA 要求送审的资料中不仅要包括设备分析性能的资料，还要加上临床的性能资料，包含临床或诊断的敏感度、特异度，以及在某些情况下有关预期检验价值的资料。这种评价程序也存在着明显的缺陷。评价一种新产品的性能表现时常常会缺乏"金标准"。由于研究设计或执行中可能存在问题，在收集数据作出安全性和有效性结论时会出现偏倚。与 510(K)审批一样，只根据一些少量产品性能特性资料就批准其上市是困难和充满挑战的。PMA 评估过程与 510(K)一样，也已建立了一套良好的行政管理模式。由于此类评估要比 510(K)复杂，FDA 规定在 180 天之内作出结论。有关此类审批手续的信息可在 FDA 的主页获得或者致电小型生产商服务组。

3. 体外设备的标签　体外诊断设备具有其独特的标签管理规定——CFR 809.10。这些规定清楚地说明了设备标签和提交材料所需的信息。这份规定细分为 15 个部分，见表 7-3。

表 7-3　FDA 有关商标的规定

专有名称和确定的名称	结果
针对性用途	操作程序的限制
检验的简介和解释	预期值
试剂的说明	详细的性能特征
仪器的说明(使用指南)	参考书目
样本收集和准备的说明	公司的名称和地址
操作程序	包装内插页最新版的日期

在标签的各个部分中最重要的是对产品针对使用和其他可能用途的评价。产品的针对使用和其他可能用途将会决定评估的类型[产品是否属于 510(K)或 PMA]，及可能会出现的问题和在评估过程中可能需要的资料。

4. 标准化科学评价模式的进展　在过去的几年里，FDA 致力发展一种快速、高效的科学模式来规范评估的程序。FDA 认为就产品的评估来说，尽管会有不同的方法，但其基本的原则是一致的。它包括以下的要求：①研究设计的前瞻性：申请上市的所有资料，不论简单

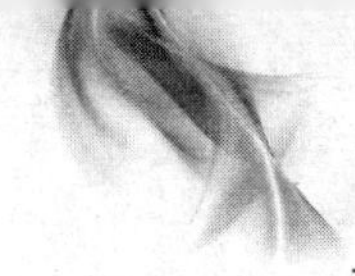

或复杂,在研究之前都应做好系统的计划。在某些情况下,可以参考美国国家临床实验室标准化委员会(NCCLS)制订的规则或者是一些将来能应用的评估标准;在另一些情况下,可能会需要运用仔细地、公式化地假说来进行广泛复杂的试验计划。研究设计的前瞻性可以避免偏倚,并确保获得的资料体现针对使用及广告中所宣称的作用。②细心的收集资料:根据事先制订的实验计划进行细心的操作是得到有用的资料的前提。试验的每一步都应小心实施并记录,以便当结果出现疑问时可以得到解答。③对结果的解释应使用合理的统计方法:分析结果的统计方法应该在试验前就选择好并包含在试验计划中。结果必须根据事先的试验计划进行分析。根据不同的产品和针对使用,所做的评估很明显是不同的。

5. 有关定量检验的评价　对于定量检验,510(K)审批程序注重有关偏倚(或可能的话,准确度)的资料,通过线性回归或其他有效的统计方法将新的检测方法与参考和(或)断定的方法进行比较;有关精确度的资料,理论上的研究是运用方差分析对变异的成分进行全面的分析,并要求设计实验对分析的特异度和敏感度(如果可能的话)进行评价。

6. 有关定性检验的评价　对于定性检验,510(K)评估所要求的资料只相当于评估定量检验资料的一小部分,除非另行寻求已建立的临界点和试验系统中存在的不同或双关带的信息。

对于某些提交审批资料,临床和分析资料被要求在临床框架中对检验性能进行分析。FDA 的选择可能是,依据接受-操作者特征曲线来定义临床操作特征的信息。

7. 食品和药品管理局审批要求的范围　FDA 从来就没有要求最后的结果资料能表明新的检验项目能如何影响发病率或死亡率,以及是否能改变医疗服务的质量。有关临床信息的推定往往是有用的,这些信息足以支持评估的过程,FDA 与新检验项目的推广商紧密合作,帮助建立临床或实验室临界值、或代用临界值,以用来确定检验的性能。在有些情况下,一个新的检验项目可能不存在明显的潜在的临床用途和有效性。对于这些例子,医疗文件和(或)临床最终的资料可能被需要用来确证安全性和有效性。前瞻性的临床研究只是在少数新检验项目中应用,而大多数的是在临床声明中包含了对预期临界值或结果的推断。通常一致性的样本分析将新的检验方法与一种或多种断定方法(或参考方法)进行比较,这些可用来对产品进行评估,并使其得到及时的批准。

FDA 的评估在资料的收集和陈述方面要求特别的细心。提供一份高质量的研究报告和一份条理清楚、书写正规的申请表将会使 FDA 的评估工作简单化,并且能帮助生产商尽快地将其产品上市。

FDA 上市前评估工作目的在于确保体外诊断产品的安全和效力。FDA 至少在以下三个方面致力于确保上市 IVDs 的质量:对新的实验室检验提供监管和客观的评价;规定产品安全性和有效性的最低要求;确保用户得到有用的资料和适合的标签说明使其能掌握产品的目的和用途。

二、有关家用体外诊断设备的规定

在美国家用检验设备和试剂进入市场已经有 25 年的时间。就在医疗设备修正案被通过的 1976 年,已经至少有两种重要的产品在市场上销售。一种是检查葡萄糖和其他项目的尿试纸,另一种是尿妊娠检验。

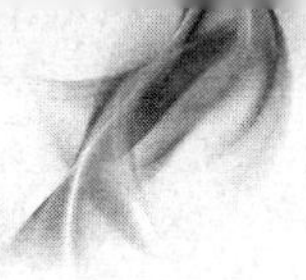

自从医疗设备修正案通过后，FDA 在 1979 年批准了第一个家用检验项目（尿糖检验）。到目前为止，FDA 已经评估和批准了 14 类 300 多种家用体外诊断检验（表 7-4）。以上详细的产品目录可在 FDA 的主页上找到。

表 7-4　FDA 批准家用体外诊断检验的种类

葡萄糖	HIV 抗体滤纸采集条
胆固醇	药物滥用的采集设备
便潜血	果糖胺
人绒毛膜促性腺激素	凝血酶原时间
促黄体激素	药物滥用的现场诊断
尿试纸	甘油三酯
糖基化血红蛋白滤纸采集条	高密度脂蛋白

FDA 在 1988 年首次对这类仪器设备的管理规定进行了总结，并出版了一本名为《评价家用体外诊断设备的安全性和有效性：就标签和上市前申请需要考虑的细节》的指南。这本指南是在生产商、检验专业人员和用户中的代表人群所提供意见的基础上形成的，其目的在于帮助家用检验设备生产商遵循各项规定和上市前批准的要求。这份文件列出了 FDA 评价家用检验设备的几个关键因素：非专业人员使用设备所得到的结果与检验专业人员使用时得到的相比，应该是可接受的；检验的结果能被非专业人员所理解；应找到使用检验所带来的利大于弊的证据。

1. 非专业人员对家用检验设备性能的评价　指南的第一点通常是基于模拟产品实际用途的研究。从非检验专业人员使用仪器所得到的资料可以确定，如准确度和精密度等关键的实验参数。FDA 建议此类的研究应在有可能购买此类产品的代表人群中进行。最理想的情况是在人群进行的研究具有广泛的代表性，因此产品的性能、特性，应该在不同社会经济、教育、文化背景的个体中进行评价。

FDA 建议重复的实验研究尽可能模拟实际使用时的情况。由用户在家中自行进行的检验并不在 FDA 的监管范围。一般来说在试验研究中使用的设备与将要上市的应该是相同的。只有当目的是制作这些同样材料，并提供给产品的实际应用时，特殊训练计划或材料可作为研究的一部分。FDA 鼓励生产商对用户进行一般的观察研究或对少数用户进行集中学习，以确保产品的性能突出、设计特点能被理解、标签说明被优化。

2. 家庭用户对家用检验利益和风险的评价　指南的第二点和第三点则是要求对检验的临床评价及对被提及的标签说明进行深入的调查。FDA 对家庭检验优点的评价考虑了对用户获取检验结果的影响。对评价的最大争议是在于此类评价的信息是否能清楚地告知给非检验专业人员，并能促进个人社会的卫生健康和减少疾病。

至少有两类有关家庭检验的争议在 FDA 的评论中被提出，这些在 1988 年出版的家庭检验指南文件中列举。第一个优点是指对患者来说，就筛查、诊断、诊断一种特殊疾病、状况或风险因子，家庭检验存在的临床优势；第二个优点是指对于患者来说，可以在家庭里检测而不是必须由卫生保健专业人员检查。

在 FDA 的评论中，也提及至少两种使用诊断设备的风险。第一种情况是当出现假阳性或假阴性结果时，会对用户造成什么样的影响；第二种情况是如果一种被推荐使用诊断某种

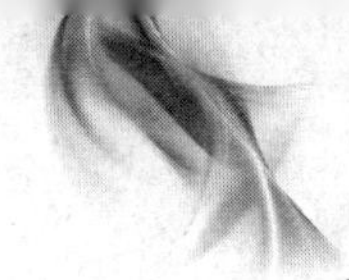

疾病症状的家用 IVD 得到错误或可疑的化验结果,进而延误专业检查,这样会对用户造成什么样的风险。

3. 有关家用检验的规定　在 1988 年出版的指南性文件中,FDA 概述了在评价家用设备检验时需要考虑的三个因素。第一,家用 IVD 应具有与相当的专业设备一样的性能;第二,由于用户的操作方法和环境会存在差异,因此家用设备在设计时应考虑到检验的结果不应受此差异的影响;第三,家用设备应具有一种简单的质控方法,以便用户判断设备工作是否正常。大多数是由工具包内的用户质量控制系统或质量控制的固定部分提供。

4. 有关家用设备商标的规定　由于考虑到设备用户的教育背景和能力会存在较大的差异,FDA 对设备标签说明不断提出如何改进的建议,这些建议可被生产商了解并用来改进有益于用户理解的标签。此外,FDA 经常会引用 NCCLS 制订的文件作为对设备标签的建议。这些文件提供了评价商标说明可阅读性的方法,FDA 要求设备的标签说明应达到八级阅读的水平。文件也包含了有关如何将检验可靠性的信息以可理解的形式报告给非检验专业人员。FDA 推荐一本名为"*Write it Right*"的专著,这是 FDA 于 1993 年出版的,可以给予生产商更多的说明来使用,有助于非检验专业人员理解用语。

在检查标签说明时,有几个基本的要点:要求标签说明简明扼要、使用图画和表格来增强文字说明的效果、以问答的形式来提供信息,确认技术支持电话号码以便用户在需要时可得到技术帮助和建议。

5. 家庭检验的现状　尽管目前有许多种个人诊断设备已被批准用于家庭检验,但仅代表了少数几种检验种类。直到 1966 年末,只有前七种检验项目被批准上市。

FDA 为了减少在检测中的障碍及关心监护人,主动提出药物滥用检验所需尿样杯的上市。FDA 在 2000 年 4 月 7 日出台了一规定,检验所需的样品采集设备若符合以下条件即可向家庭用户出售。要经过物质滥用与心理卫生部门授权的实验室或与此相等的实验室检测合格,并且使用的仪器设备是经 FDA 批准的或与此相等的,同时要保证操作程序规范并尽量减少误差。

家用 HIV 检测试纸条的上市是由生物评价研究中心批准的。这是经过了广泛的评估、公众和小组研讨,由 FDA 确认试纸条的检测结果与专业设备的相当,并且认为家用 HIV 检测滤纸条的上市对公众卫生的好处要大于它的潜在的危险。

三、果糖胺和凝血酶原时间检测项目

1997 年,FDA 批准了两类新的家用检测项目:一类是果糖胺的检测。它的批准是经过了大量的分析和临床资料评估,以及专门的小组讨论评价其性能、标签说明、质量控制和潜在的用途。果糖胺的检测对于家庭用户来说是不常用的,因为尽管有大量的实验资料支持它的使用,但专业的医务人员一般会不要求检测它。这项检测被认为是对监测葡萄糖水平的低危险性补充检测。第二类是凝血酶原时间(PTs)检测。这类产品的上市也是经过了广泛的分析和临床资料评估,小组会议讨论了相关的评估项目,并且推广商同意进行上市后研究以评价这类产品实际使用时的性能。

批准 PT 检测项目对 FDA 来说是一个里程碑。我们认为这类检测设备会带来潜在的、非同一般的好处。在欧洲家用 PT 检测的临床资料明显地证实了,PT 检测的使用可以提高

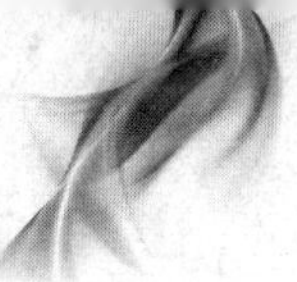

抗凝血药物的正确应用和患者的治疗。我们也认为这类检测设备如果存在检验或计量误差会带来潜在的非同一般的危险。

依据这个独特利益风险集的结果，我们评估人员建议使用研究小组支持的血液学检验、倡议者接受的仪器，并对这类检验使用特殊规定。这类设备是作为“处方家用设备”而得到批准，不能在市场上直接销售。处方家用设备这种称呼过去是用于其他的医疗设备。然而，这两种 PT 检测设备的批准上市表明了对体外诊断设备限制的放开。对于这种称呼，很明显的一个意义在于要求内科医生参与选择适合进行家用检测的患者，有责任对患者进行适宜的培训，对家用监测系统进行监管，并会根据监测设备的结果作一些药物剂量的调整。

FDA 对此类产品的评价不仅在于产品的性能和用途，还在于每个产品的推广商对特殊用户培训计划进一步的完善。

1. 有关家用监测药物滥用设备的介绍　1998 年，家用监测药物滥用的设备进入市场，是经过了大量政策和审批规定的发展，并由专家小组认真考虑了其危险性、益处及必要的标签后决定的结果。这类产品作为 510(K)得到批准上市是基于将它的优点最大化和危险性最小化的原则。这类设备只能得出阴性结论和非决定性结论(需进一步的验证)。进一步验证的费用应包含在产品的花费中。家用检测结果表明，这类检测得到阴性和非决定性结论的能力与对照的现场诊断相同。

2. 有关新的脂类检测设备介绍　2000 年，FDA 批准了两种检测脂类设备(甘油三脂和高密度脂蛋白)上市。虽然这两个检测项目是对家用胆固醇检测项目的合理补充，但是它们在第一次介绍给普通用户时，检验结果表达的太复杂。应当尽量简洁以便让普通的用户理解，同时把医务人员对检验结果的讨论意见特别的强调出来。

四、FDA 对豁免检测申请的审批职责

1999 年，审批 CLIA 豁免检测的职责由 CDC(疾病预防和控制中心)转到 FDA。对高度和适度复杂检验的监管工作已于 1999 年 11 月就移交了，而对豁免检测的监管也于 2000 年 2 月移交。尽管 CDC 对放弃检测的审批方法部分参考了 FDA 曾用于对家用设备上市前评估的方法，但 FDA 仍然对方法进行了改进，研究了更全面的指南性大纲及更清晰的数据分类，从而便于对豁免检测的审批。目前 FDA 正在积极评价上述两种审查过程的相似性和差异，以判断合适的机会是否存在。有关 CLIA 豁免检测文件的草案可在 FDA 网站上查询或直接向 FDA 索取。

五、家用检测的未来

FDA 期望看见有更多数量和种类的出现。由于科技的进步，可以设计出更符合家用检测的产品，这些就会使得人们对家用检测设备市场的关注成为可能。目前公众对自身健康越来越关心，并且健康照护系统也越来越注重于预防性照护和成本控制机制，加上对健康知识的需求日益增加，包括实验室检测的结果，所有这些将会进一步促进家用检测设备的发展。

尽管 FDA 基于日益减少的资源，目前正主动对一些产品进行再次检验，并进行一系列

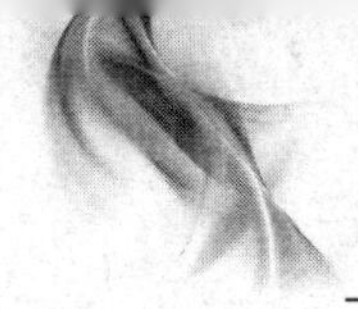

改革以回应1997年通过的新FDA现代化法案,但FDA仍然会对医用和家用检验设备进行严格的审批。

第四节 新POCT设备的调节和控制

一、调节控制总原则

体外诊断设备(IVDs)属于医疗设备,由美国食品和药品管理局(FDA)进行监管。这就意味着产品在美国合法上市之前,IVD生产商必须要满足FDA所制订的条件并获得FDA的批准。IVDs属于一种特殊的医疗设备,因此其安全和效力需要特殊的资料来证明。此外,IVDs为POC工作环境作的特殊设计与IVDs在传统工作环境(医院或参考实验室)的设计是不一样的,这就需要另外的监管措施。本节一开始是对传统IVDs管理要求的评论,接着论述了对POC IVDs的特别要求。然后讨论了POC IVD上市所要花费的时间和费用,以及保证IVD在市场上销售的必要条件(质量和依从性问题)。所涉及缩写和解释见表7-5。

表7-5 缩写及解释

缩写	名 称	解 释
510(K)	上市前公告	生产商为大多数实验室产品在FDA提出申请上市的审批文件名称
CDC	疾病控制和预防中心	
DMR	仪器说明书	有关生产商产品的正式纪录包括所有的生产信息
FDA	食品和药品管理局	
FD&C	食品药品和化妆品法	管理食品、药品和化妆品法令的名称
IRB	机构审查委员会	保护参与临床研究个体的各项权利的委员会
IVD	体外诊断	
NCCLS	国家临床实验室标准委员会	
CV	变异系数	统计用语,表示化验系统中的不准确
PMA	上市前申请批准	生产商为少数选择性实验室产品在FDA提出申请上市的审批文件名称
QSR	质量系统规则	联邦规定(法律)的名称,包含设备生产商以确保医疗设备的安全有效,在一些方面遵循FD&C
SOP	标准操作步骤	

(一) FDA上市前公告程序

生产商期望在美国将其IVD产品上市,一定要准备和提交必需的证明文件来通过两种FDA审批程序中的一种。近来,新的FDA规章提供了第三种选择,即把一些低危险性的IVDs分离出来并免除审批程序,但所有的POC IVDs不在这一类,属于被保留的设备(所有

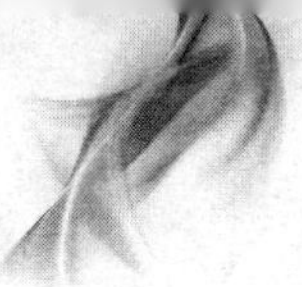

保留的设备必须经过常规的 FDA 审批)。

第一种审批程序被称为上市前公告或说明。这份文件在行业俚语中被称为 510(K),是在食品药品和化妆品法中的 510(K)部分阐述了这些审批程序,因此被命名。第二种程序是上市前批准申请,被称为 PMA。510(K)是最有效、最直接的审批方法,这种程序适用于大多数的 IVDs 及其他的医疗设备。IVD PMAs 适用于被检测的物质、检测技术为首次应用的,或化验的结果在临床上被认为是高危险性的检测项目。例如,诊断癌症的检验项目是由 PMAs 所管理。由于大多数的现场 IVDs 是由 510(K)条款管理,因此本节主要叙述 510(K)条款。

生产商在准备 510(K)审批文件时主要目标是要提供新的设备与已上市相似产品(论断性设备)之间存在实质相等性的证明。换句话说,也就是生产商要证实新的产品与论断性设备间存在共有的仪器和性能特性。实质相等性对于许多医疗设备来说是一个模糊的概念,但对于 IVDs 来说则专门指的是检验的针对使用,仪器和技术的特征,分析性能的特征和临床完成特性。以上提到的有关实质相等性的几个方面将会在下面进一步叙述:

1. 针对使用　IVDs 的针对使用包含分析或检验系统中的 4 个 W,who、what、where 及 why。针对使用说明了检测何种分析物及存在什么样的特殊基质中(例如,血清或尿中的钙,指尖全血中的胆固醇);它也说明这种检验是否可用于筛查、监测或诊断。针对使用也描述检验的工作环境(如传统实验室、急救室和医务室)以及分析物的水平与患者疾病状况或风险因子的联系。例如,检测胆固醇的含量可预测冠脉硬化的危险,肌酸激酶同工酶的含量可用来诊断心肌梗塞。经常被提到的还有检验的临床用途或检验结果的潜在性用途。

针对使用是确证实质相等性极其重要的因素。FDA 会谨慎地评估 510(K)的申请文件,以确保新的 IVD 标签说明中所宣称的用途没有超出论断性设备的用途。对于新的 IVD 应实质相等于已上市的相似产品,这两类产品的针对性使用必须是接近的,但并不会要求两者完全相同。

2. 技术性能　在两类 IVDs 之间确定真实等价的另一个因素是比较设备和技术特性。不同的 IVD 检测技术方法有 96 孔板酶免疫试验、经典的化学计量(浸测)检验法、高通量的化学分析仪器和基于生物传感器的系统。许多现场诊断仪器是由单一的一次性部件或易操作部件及一次性的试剂盒或检测条组成。

另一个检验系统特性包括可选择的样本种类和操作程序。IVD 可使用单一的一种样本分析,或多种样本;也许会需要高水平的专门技能和操作的敏捷,或者只需要在加上样本后,仪器自动出结果。后一种检测系统种类在现场诊断设备中是最常见的。

与上述有关针对使用的规定相比较,没有强制性地要求新的 IVD 与其论断性设备使用同一种技术方法。事实上,研发新型 IVD 一个最简单的理由就是要提高其自动化程度。这也是现在许多现场诊断仪器外部、内部的部件较传统的简化、微型化和操作简单化的原因。就实质相等性来说,FDA 要求生产商说明检测方法的改变不会影响其产品的安全和效力。例如,一种化验分析由传统的桌面设备改变为现场诊断仪器,这种改变对操作人员没有增加危险因素(安全性),并且现场诊断设备得出的结果是可靠的(有效性),这样就可以宣称未出现新的安全和效力问题,并得出实质相等性的结论。

3. 分析性能的特性　IVD 的分析性能特性包括分析敏感度、分析特异度、线性回归及峰

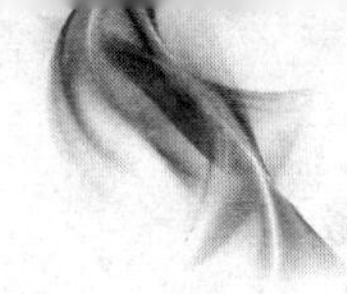

回收的实验室测量标准。根据不同的检测系统,也会用到另外的分析工具。分析性能特性一般是在生产商的实验室内完成,然后与临床性能特性中的准确度和精确度进行比较。准确度和精确度的检测最好是在实际的临床条件下由非生产商的实验室进行专业研究(或临床试验)。

生产商必须要证明新 IVD 的分析性能与论断性设备的相当。以下是有关主要分析要素(敏感度、特异度、线性回归和峰回收)的实验目的及设计的简要讨论。

(1) 分析的敏感度:化验的分析敏感度是指在适当的精确度范围内能检测出的分析物最小含量,也被称为化验的检测限。有许多检验分析敏感度的方法,最常用的是重复检验检测系统缓冲液或“零点校准仪”20~30 次。通过这一方法,可以计算出均值和标准差。均值与两标准差相加,可得到检测的最低限或从零开始的最低水平。

(2) 分析的特异度:化验的特异度是由两方面的必要条件所定义。第一个必要条件是检验系统能分辨出两种不同的物质,例如,一种 IVD 检测促黄体激素(LH)水平时,会与 β-人绒毛膜促性腺激素发生交叉反应,因为两者有共同的 α-单体,IVD 的生产商必须要确认并在商标中说明。另外,在甲状腺素的化验中,也存在两种近似的相关化合物 T_4 和 T_3。

特异度的第两个必要条件是对干扰物质的检测。干扰物质是指在血液(或其他基质)中存在的使定性系统产生假阳性、假阴性结果的成分,或者是使定量系统产生偏低、偏高结果的成分。尽管有无数的物质会被检测出互相干扰,但生产商有责任来检测相当数量的候选物质。这些物质通常分为三大类:评价生物化合物的水平(如胆红素、血红蛋白、脂类);评价非处方药的水平;评价检测的分析物与相联系的处方药水平。

多数 IVD 检验系统使用颜色或颜色变化来作为指示,因此影响检验基质颜色变化的物质都需要评价。在特异度检测中通常会对胆红素、血红蛋白、脂类的水平作检测,因为高浓度的这些物质分别会引起敏感的黄色、红色(或绿色)和奶白色变化。候选检测物质的第二类是非处方药。许多患者自已服用大剂量的止痛药或维生素,这些药物的效用需要被检测。第三类可能起干扰作用的物质是处方药。因此生产商应检测某些处方药与待测分析物之间的干扰关系。例如,对胆固醇的检测应该要考虑降脂药的影响,而有监测胆固醇水平需求的患者往往都会服用这类药物。同样,生产检测骨密度的 IVD 生产商在干扰物质检测中应考虑高浓度钙的影响,因为现在补钙被广泛推荐和实行。

干扰检测有许多方法,下面介绍一种常用的方法。各种可能存在干扰物质与定量的分析物(对照)混合后加在两个槽中。如果是检测定性,则分为“阳性”和“阴性”;如果是检测定量,则分为“低浓度”和“高浓度”。

所有的样本要进行常规的检测,比较“真值”(对照)与“待测物”(样本和可能的干扰物质)的差异。如果两个结果之间的差异属于化验的误差,则考虑不存在干扰;如果差异足够大,则认为存在干扰,应在产品说明指出。国家临床实验室标准化委员会(NCCLS)的 EP-7 文件指出了上百种干扰物质、干扰浓度及统计评价指南。

(3) 线性回归:线性回归是指在可报告值范围能得到预期值的化验能力。有些检测系统容易在测量范围的高限或低限出现偏倚,线性回归即用来确证这些错误。和特异性检测一样,检测某种化验的线性也有许多方法。NCCLS EP-6 文件讲述了一种较常用的方法。

准备两个已知量的样本,一个浓度在(或接近于)测量范围的低限,另一个在(或接近于)测量范围的高限。再准备三个样本,一个浓度为低限和高限的中点,一个为中等低限,一

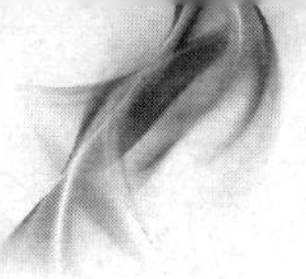

个为中等高限。五个样本浓度大小可见表 7-6。

表 7-6　线性检验样本的公式

样本号	水平	准备	样本号	水平	准备
1	测量范围的低限	未掺杂质的[a]	4	中等高	三份 5 液和一份 1 液
2	中等低	三份 1 液和一份 5 液	5	测量范围的高限	未稀释
3	中点	相同量的 1 液和 5 液			

[a]未稀释的

当所有的样本准备好，即可由新的 IVD 检测系统进行分析。检测范围的上、下限（样本 1 和 5 的定量水平）是为了计算其他三个中等水平的预期值。有时会采用单独的参考方法来化验样本 1、5 来增加准确性。样本 3 的预期值为样本 1、5 的中点，样本 2 的预期值为样本 1、3 的中点，样本 4 的预期值为样本 3、5 的中点。将检测值（y）与预期值（x）在坐标纸上标出，这样就可以检测资料的线性回归。也有其他的方法可用于线性试验。IVD 的检测范围与线性试验得出的上、下限值是一致的。

（4）峰回收：峰回收有点类似于线性回归。这两种方法都是对系统偏倚或基质效应的检验，但具体的测量技术是不同的。线性回归是从已知定量的分析物开始，研究稀释效应，而峰回收则是从零或极低量的分析物起，逐渐增加已知量的分析物，并进行检测。

进行峰回收检测，一般需要不同浓度的样本 4～5 个。先准备 5 个“阴性”（样本）槽，一一加入浓度逐渐增加的定量分析物。所有的样本以未知浓度进行检验，基于定量的分析物对检测值和预期值进行比较，计算样本回收百分数的公式为［检测值-〔预期值〕］/［预期值］×100。一般的准则是，每个级别测量的非系统偏倚在 10% 以内，应含盖阳性平均差（>100%）和阴性平均差（<100%）。

4. 临床性能特点　临床性能特点是确证新的 IVD 和论断 IVD 之间实质相等性的基准。临床特性常常被认为是上市前公告的“核心”，因为只要有了准确度和精确度的资料，有关检测工作也就有了答案。

准确度和精确度可以由生产商的实验室进行检测，但在过去的十几年中，FDA 越来越关注于这方面的研究（所谓的临床试验、专业领域研究和方法学比较）。这意味着生产商将会招募医院的实验室对传统的 IVDs 进行评价，以及急诊部门、医务室，甚至会招募消费者来对现场诊断 IVD 进行评价。因为这样可以得到有关真实的 IVD 准确度和精确度资料，因此可以让最终的用户对系统性能有准确的评价。

（1）精确度：精确度是指 IVD 能产生重复性结果的性能。对生产商来说，困难在于如何优化 IVD 设备，在不同的时间重复检测同一份样本得到接近的结果，或不同的操作人员也能得到相似的结果。精确度资料依据 IVD 的技术方法不同可能包括分析内的变异（在一次检测过程中）和（或）分析间的变异（多次检测）。精确度也可用同一批次或多批次产品的实验室间偏倚进行评价。

精确度通常是在可测量范围内多种水平进行评价，因为精确度指标会根据不同的浓度发生变化。对定性系统，精确度是用阴性样本、阳性样本和接近 cutoff 值的低阳性样本进行评价。对定量系统，精确度通常依据可检测范围值的大小，对 2～4 个样本水平进行评价。

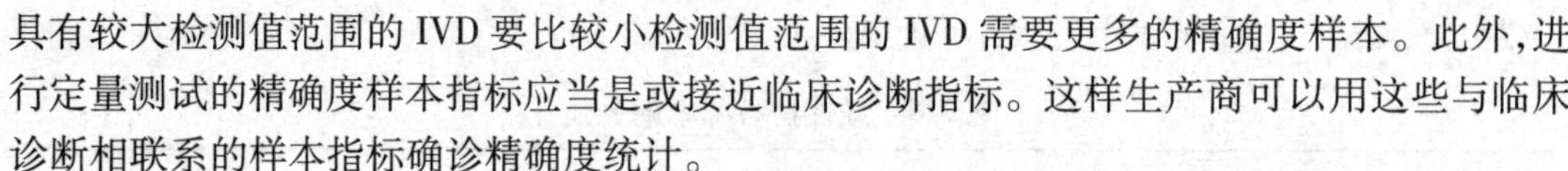

具有较大检测值范围的IVD要比较小检测值范围的IVD需要更多的精确度样本。此外，进行定量测试的精确度样本指标应当是或接近临床诊断指标。这样生产商可以用这些与临床诊断相联系的样本指标确诊精确度统计。

精确度可通过几种方法进行评价和分析，但一般需要在多次检测过程中进行反复多水平的操作。在NCCLS EP-5文件中讲述了测试精确度广泛采用的一个方案，它需要每天对样本检测两次，持续20天以上，每个检测样品由试验物质的每个浓度的两个等分组成。从这些资料可以得到均值、标准差和变异百分数(%CVs)。对于精确度的"底线"可用%CVs来表示，依据不同的技术方法，对IVDS合理的%CVs范围是2%～15%。那些复杂的、或者有多步操作程序的IVDS可能要比简易的IVDS表现出更大的化验批次间差异。

(2) 准确度：准确度是指IVD能检测出"正确值"的性能。"正确值"是由已上市的IVD(论断性设备)或由一种公认的参考方法检测而定；也可从同一个体取得双份样本由两种方法检测。准确度也必须确定是否能适用于多种基质。如果产品的标签宣称可适用于多种基质，例如全血、血浆和血清，这些需要被进一步确证。

对IVD的临床试验，由非生产商实验室使用新的IVD对分析物进行测试，而对照试验是使用已上市的IVD由非生产商实验室或生产商进行测试。采用论断性方法进行检测具有很大的灵活性，因为这种方法是已合法上市的仪器所采用，其性能特性已经被确定。在这种情况下，必须要求所有的试验在盲法下进行，即操作人员没有任何结果比较的知识，或者对被采集样本的患者临床状况一无所知。

准确度可用多种方法进行评价和表示，NCCLS建议准确度在可报告值范围内以偏倚的百分数表示。在EP-9文件中，规定了生产商必须收集和分析最少40个独立患者样本的对照资料，这些样本应该包含大多数的可报告值。生产商一般会在对照试验中收集100～200个样本以得到更多的代表性资料，并且根据不同的操作人员和其他的环境因素对效应进行分类。另外，如果样本是由参与的外部实验室进行预期的收集和检测(储存样本是不能使用的)，这就可能需要大于40个样本，因为检测结果的自然趋势会导致群集在中间或"正常"范围。最后，如果患者样本不能包含大多数的测量值范围，则允许对资料进行补充，根据IVD测量范围的上下限值，设定样本。这些样本由生产商准备并送至实验室进行盲法对照检测。

一旦实验室做完分析，结果送至生产商手中，就由生产商开始对资料进行汇总和分析。对于定性分析，资料分为真阳性或真阴性和假阳性或假阴性的百分率进行分析。新方法得到的结果与断定的方法所得结果进行比较。对于定量分析，资料是用线性回归的方法分析(最小二乘方或Deming)，参考值、断定值或"真"值为X轴，而新的IVD所得的检验结果为Y轴。现在有许多的软件包可用来进行这类分析，包括图形和计算斜率、y-截距相关系数和95%可信限。

在线性回归方程被确定后，新的IVD检测范围的偏倚百分率可计算出来。生产商可以选择适宜的水平作为偏倚的估计值，但一般会包括临床判断点值。以胆固醇为例子做一简介，胆固醇教育计划中规定200mg/dl及240mg/dl为判断点值，<200mg/dl为良好，200～240mg/dl为临界值高，>240mg/dl为高。生产商很可能计算偏倚点值在150mg/dl(随机的低浓度)、200mg/dl、240mg/dl(判断点值)、300mg/dl(随机的高浓度)。通过这种方法，数据被分为高、低水平和两个临床判断点值。在四个值之间或超出的结果可以在计算数据中插入。

以下是一个计算偏倚百分率的例子。在这个例子中，152个样本数据的线性回归方程

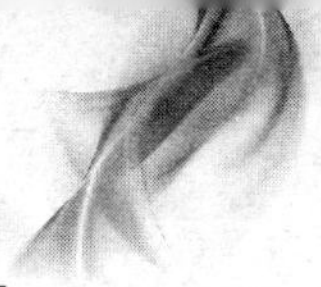

式为 y=1.02-12。如前所述，在四个定量水平上，从这个方程式可以估计出偏倚百分率。具体数据可见表 7-7。从这些数据可确定偏倚百分率范围是上限的 2% 到下限的 6%。这被认为是一个良好的化验，基于胆固醇的检验结果误诊的可能性极小。

表 7-7　有关胆固醇例子的偏倚百分率估计值(单位:mg/dl)

"真"值	估计值	临床单位差异	偏倚百分率
150	141	9	-6
200	192	8	-4
240	233	7	-3
300	294	6	-2

另一个表示准确度的统计方法是检测临床敏感度和特异度。临床敏感度和特异度不同于分析的敏感度和特异度，具有不同的定义。化验的临床敏感度是指根据已知的疾病或状况，检测真阳性的能力。临床特异度是指检测真阴性的能力。临床敏感度和特异度在确定 IVD 准确度时不像线性回归常用，但它们也是有用的工具。以下是评价微生物系统的例子，关于检测疾病进展肿瘤标记物的化验，其结果与常规的培养结果相对照。此外，化验结果也可与临床症状、其他的诊断工具(例如 X 线、磁共振)的结果相对照。

下面的例子是新 IVD 对 A 群链球菌(Strep A)的免疫测定，假设某个临床研究采集了 100 个咽拭子样本，经过血琼脂平板培养，有 50 个样本阳性，50 个样本阴性。从同一个体采集第二份样本采用新的 IVD 检验方法，52 个样本阳性，48 个样本阴性。因此可以确证新的 IVD 方法临床敏感度为 100%(所有的真阳性都被确认)，临床特异度为 96%(有两个假阳性结果)。这种类型的准确度资料可用 2×2 的列联表表示(表 7-8)。

表 7-8　假设的 2×2 准确度资料

	培养阳性	培养阴性	总数
IVD 阳性	50	2	52
IVD 阴性	0	48	48

对于要确证肿瘤标记物化验(检测病情发展)准确度来说，临床敏感度和特异度也是常用的方法。如果检测结果高于某一阈值水平，即说明可能患病，反过来说，低于阈值水平，可能就没患病，从某项特别研究得出的临床特异度是指在疾病发展过程中(可由适宜的临床特征所证实)，某种检测结果达到或超过阈值的例数占总例数的百分比。临床特异度也可用检测结果低于阈值，并且没有其他证据说明患病的例数占总例数的百分比表示。假阳性结果是指检测结果高于阈值，但没有证据表明患病。反过来说，假阴性结果是指检测结果低于阈值，但却有患病的证据。

IVD 体外诊断

计算敏感度、特异度及阳性、阴性预期值的公式：

敏感度=真阳性/(真阳性+假阴性)

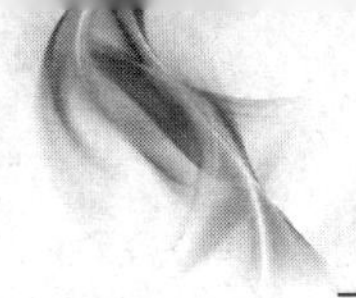

特异度=真阴性/(真阴性+假阳性)

阳性预期值=真阳性/(真阳性+假阳性)

阴性预期值=真阴性/(真阴性+假阴性)

从假设的例子可知:

IVD 敏感度=50/50+0=50/50=100%

IVD 特异度=50/50+2=50/52=96%

IVD 阳性预期值=50/50+2=50/52=96%

IVD 阴性预期值=50/50+0=50/50=100%

各种不同的性能特性(分析的和临床的)会在产品包装的标签说明中指出。FDA 会对所有的标签说明进行仔细的评估。随着这些资料被公开,最终的用户(顾客)期望对 IVD 在特殊背景下的性能有所了解。同一个 IVD 进行另一次检验,不会得到与前一次相同的结果,这是可以理解的,但一般看来,总的性能特性应该是一样的。以下是 FDA 对标签要求的进一步讨论。

5. 标签说明的要求　生产商被要求在 IVD 系统中提供包装插页和使用手册。有关包装插页的内容在联邦管理的法典(21 CFR. 809. 10)中有详细的说明,产品系列之间插页的内容应该是一致的。有些标签的要求是属于管理方面的(公司的名称和地址),有些则属于技术方面的。以下是 IVD 包装插页 15 个必须的内容:专有和确定的检验名称、使用对象、检验的简介和说明(检验的用途及相关疾病的介绍)、检验步骤的原理、试剂的说明、仪器使用的说明、样本收集和准备的说明、检验步骤、检验结果(例如计算结果)、禁忌、预期值、性能特性(分析和临床的)、参考书目、公司的名称和地址。包装内插页需包含最新版的日期和版本号。

简而言之,510(K)是对 IVD 的总体描述,包括其针对性用途、性能特性(分析和临床的)、标签说明。生产商的目的在于通过科学的证据确证新 IVD 与论断性设备是实质相等的,并以此说明新 IVD 的安全性和有效性。

(二) 1988 临床实验室改进条文及实验分类

1988 年颁布的临床实验室条文(CLIA'88)是一个管理实验室的联邦法规。这样,尽管生产商没有直接被 CLIA'88 法规约束,但由于购买 IVD 产品的是实验室,该条文对生产商仍有很大的影响。本书的其他章节从实验室的角度讨论 CLIA'88,这个讨论仅限于工业角度。

CLIA'88 法规通过检测实验室是否符合 5 项标准(人员要求、实验的准确度、质量控制、质量保证、患者试验管理)来管理实验室。美国的所有实验室(包括传统的或非传统的)必须遵守这 5 项标准,但在关于这些标准的严格程度上,CLIA'88 有些不同的规定。有关这些差异将在下面叙述。

实验室分为三类:豁免检测、适度复杂、高度复杂。一个实验室应属哪一类是由这个实验室所开展的试验决定的。相类似,所有的实验室试验也相应分为豁免检测、适度复杂、高度复杂,一个实验室所做试验的最高级别决定实验室的类别。这就是说,如果一个实验室所做的试验除了一个是高度复杂的外其余都是适度复杂的,那么这个实验室属高度复杂的实验室。CLIA 实验分类最初是由疾病控制和预测中心(CDC)来执行的,从 2000 年 2 月起,

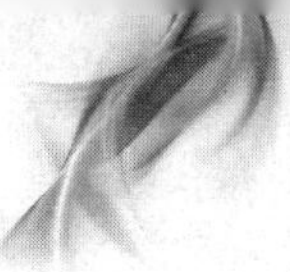

FDA 接手了这项工作。

在适度复杂试验和高度复杂试验间有微小的规定差别。高度复杂的试验只能由接受过较高教育水平及培训的人员来做(人员标准),但在剩下的 CLIA'88 规定的四项标准中没有太大的差别,或差别甚微。相反,豁免检测试验与另外两类试验有很大的差别。豁免检测试验,顾名思义,这些实验可以不遵守 CLIA'88 规定的 5 项标准。这类实验室可以雇佣具备任何教育和培训水准的人员;他们不需要做常规的 IVD 的质量控制实验(正常情况下,每天患者的报告结果有两个水平的对照),并且,他们不需要参加实验准确度计划。另外两个标准(质量保证和患者试验管理)按照全球质量问题处理,并且与 IVD 实验分开。

在这种管理结构下,生产商看到了不遵守条文实验的商业优势。豁免检测试验进入市场的管理负担更小,因为这些产品可以在更少的政府监管下使用。这对那些没有大量工作人员及其他传统实验室基本结构因素等条件的现场诊断场所更为有利。很清楚,使用现场诊断 IVD 的医生办公室和在医院里使用相同 IVD 的重症监护病房相比在关注 CLIA'88 的规定时会有差别的。在重症监护病房很可能在主要实验室 CLIA 许可下操作,同时不受实验 CLIA 分类的影响。相反,作为一个独立单位,医生办公室,因为资金和管理的限制也许不愿进行非豁免检测实验的 IVD 试验。

如上所述,现在 FDA 有责任根据复杂性给 IVD 分类。如果没有特殊要求,基本上一个新的 IVD 会根据其论断性设备的 CLIA 分类来进行重新归类,假设论断性设备属于适度或高度复杂。对于豁免检测要求总需要特殊的考虑。

体外诊断属于下列三种情况之一者可免于测试:①试验系统是以下 8 种产品中的一种,这些产品根据国会的条例免测;②IVD 是适度复杂或高度复杂的分类通过提起请求;③根据 FDA 关于家用 IVD 的规定,家用 IVD 是自动放弃 CLIA 的。

8 种豁免检测包括:尿试纸/试剂片(非自动)、排卵检测试剂盒(根据颜色变化)、尿妊娠试验(根据颜色变化)、红细胞沉降率(非自动)、血红蛋白(硫酸铜)、大便潜血、红细胞压积、血糖(FDA 明确规定的家用设备)。

如果生产商希望将这些化验检查商品化(并非所有的上述试验都适合化验检查),但他们并不需要做更多的事情就可获得免检资格。同样,家用 IVDs 也不需要做更多的事情以获得免检资格。

生产商要获得免检资格的常规手续是提出书面申请。FDA 并没有对如何提出申请发布官方指导文件,但建议书面申请应证明是否符合 IVD 免测标准,还应包括确保非专业使用者使用时的精确度和确保非专业使用者使用时的准确度。

IVD 的免测标准最初是由 CDC 制订,FDA 没有做修改。这些标准如下:设备使用的标本无需处理(全血和尿的化验可以免测);设备是全自动的,在分析数据时,无需使用者调整;设备可直接显示结果;当设备运转故障或结果在可报告范围之外时,设备具有提示功能;设备具有故障排除或电路/机械维护功能;产品标签应提供详细的使用说明,但难度应小于 7 级阅读水平。根据上述标准,许多用于现场诊断的 IVDs 符合免检要求,尤其适合在医生诊室中使用的设备。

免检申请的第 2 和第 3 条标准是根据非专业人员提供的数据确定的,它必须包括两方面内容:精确度和准确度。

精确度的研究需 3 个检测点,每个检测点至少有 20 位受试者。这些受试者未接受过医

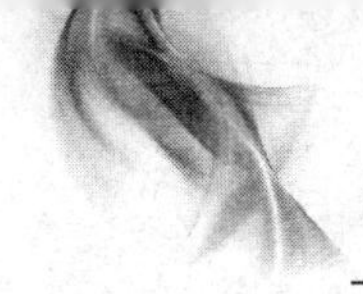

学或实验室的专业培训,仅根据设备说明进行操作。受试者检测3个样本,样本的浓度各不相同。通过对非专业人员所得的结果进行分析,以确定他们是否和专业人员的测定结果具有同样的精确度。

同时,FDA希望对来自300个非专业人员测定的数据的准确度进行比较。每个非专业人员只测定1份样本。1个或多个专业人员测定300个样本中的部分样本。比较非专业人员和专业人员测得的两组数据。根据IVDs所获的结果,用不同的统计方法对数据进行分析。

二、FDA对POCT的特殊规范要求

前文回顾了有关FDA对传统IVDs上市的一般要求。下面将提及生产商在进行临床试验设计和现场诊断IVDs为通过510(K)做准备时,所必须考虑的问题。问题的中心是临床试验的设计及对研究人员的要求。

(一) 临床试验设计

1. 检测点　现在FDA把指导临床试验的重点放在IVDs的最后调试上。对于现场诊断IVDs来讲,这意味着研究必须在诊室、急诊室和危重监护病房进行。FDA一般规定这些研究至少在3个检测点进行,这3个检测点应分布在全国不同的地区。这一规定充分考虑到患者和实验室人员的地区人口统计的因素。

2. 受试者入选率　临床试验设计的一个重要内容是患者的入选率和对样本的限制。与传统的IVD设备相比,现场诊断的研究需要更多的时间,因为现场诊断技术不太可能用于测定成批标本。设备使用一次性材料,一次只检测1个样本。如果IVDs是用于诊室,那么医务工作者可以招募受试者或等待就诊患者。因此,FDA规定临床样本可以有一部分为库存样本,而不必采集新鲜样本。生产商可以收集和储存血清、血浆和尿液标本,然后把标本送至检测点,在几天内进行成批检测。如果时间过长,则需重新收集标本。

3. 样本基质　临床试验设计的另一个重要内容是样本基质的稳定性和体积。全血标本化验因不需要离心凝固时间,因此是便捷的。但全血不是稳定的标本基质,所以必须用比较法来获得标本。用针刺指尖获得全血标本的量对于比较法来说是不足的。

就样本问题而言,许多研究要求除了用于床边检测IVD样本之外,还需收集可用于第二次检测且更加稳定的标本。例如,一种新的指血检测全血hCG的试验需要分离的标本以便使用论断性设备进行检测。这是因为论断性设备是一种常规的检测方法,它使用静脉血浆或血清。在这种情况下,检测点除获得指血外,还必须抽取静脉血。

(二) 人员要求

床边检测通常是由那些未接受过医学培训的非实验室人员完成的。因此,FDA要求完成试验的人员能够代表最终使用者。在诊断室使用时,检测者可能是医学助手或医生本人;在急诊室和危重监护病房,检测者可能是护士和医学相关人员。FDA一般要求提供参加新的现场诊断IVD试验的人员简介。

三、上市所需的费用和时间

现场诊断IVD上市所需时间和费用存在很大的差异。一般来说,分析物或技术越新颖,

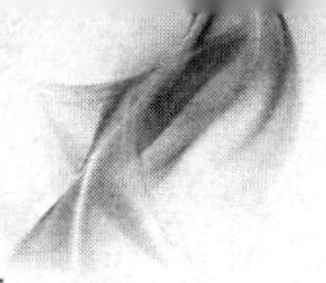

所需时间越长，费用越高。下面将介绍有关产品发展阶段、临床试验阶段、调试阶段的主要内容。

（一）产品发展阶段

产品发展阶段指从产品创意到进入临床试验前的时间。根据新的技术，一般需要 1～2 年时间。生产商具有开发家用检测设备的经验，其产品是成系列的。新的产品应从前代产品中吸取经验。任何新的 IVD 产品都是一种全新的挑战。

产品在研发阶段必须具备市场前景，也就是说，具备购买人群。市场的可行性决定了产品的最低技术规范。这一规范是由公司的各职能部门（研发部、临床试验和市场部）根据可行性测试结果共同制订的。产品的可行性必须考虑到成品的最终生产能力，即使产品需要小规模的手工生产。

确定可行性后，真正的研发工作开始，需要大量的反复试验。采用不同的材料和方法进行试验，以确认最佳方式。现代 IVDs（包括现场检测和传统检测）通常含有复杂的软件和硬件系统，从而提高了复杂程度，但这不是传统"湿化学"技术的内容。

经过反复试验，对试验模型怀有高度自信，准备进入临床试验阶段。临床试验可以显示产品的操作特点，它应符合 510（K）条款并从市场的角度来确定产品。由于临床试验要花费大量的时间和经费，所以在操作特点没有完全达到预先的规定时，不要轻易开始临床试验。在研发阶段，发展出产品雏形通常花费（1～2）千万美元，额外的化验和申请还需（2～3）百万美元。

（二）临床试验阶段

成功的临床试验将表明现场诊断 IVD 基本上可等同于论断性 IVD。临床试验的主要目的是最终使用者证实产品的准确度和精确度。在试验开始之前，还需完成许多管理任务。这大概需要准备 3～6 个月，下面将对此进行简单介绍：

临床试验的准备工作包括书面的研究方案、确定至少 3 个检测点、检测点的资格、与检测点商议预算、获得机构审查委员会（IRB）对人体试验的批准、对检测点人员进行新设备的培训、协调样本送至检测点的运输问题，如果需要，对检测点人员进行比较法的培训以及协调如何将样本和数据反馈至生产商。

试验一旦开始，对试验的监管是十分必要的，以确保遵从研究方案和正确记录试验数据。与药品试验的监管相比，IVD 试验的监管相对简单且花费的时间少。这是因为它持续时间短（通常以周计算，而不是以年计算）且是体外试验。样本是从人体中取出用于检测的，而不需要检测受试者摄入药物成分。

现场诊断 IVD 临床试验的花费在 3 万～6 万美元，它包括 IRB 的批准费、给检测点的费用、给受试者的费用、用比较法试剂和仪器的消耗、运输费、复印费、交通费。

（三）调整阶段

一旦检测点完成了试验，生产商将对数据资料进行汇总和分析。根据数据资料的复杂程度，需要几周至几个月的时间。数据资料以逻辑的格式进行整理，对照 510（K）成文，510（K）并没有规定特定的形式。完成情况介绍应包括分析情况和临床试验情况。文件应包含产品描述、新的 IVD 与论断性 IVD 异同点的比较表、简短的产品介绍，如果需要，还应包括软件验证部分。根据数据资料的范围和来源不同，准备通过 510（K）条款的时间大约为几周至几个月。

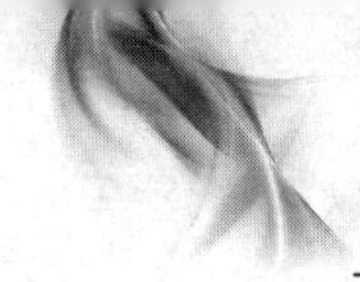

510(K)审批文件完成后,它应该上交到FDA的特定部门,FDA组织对相似的产品进行审批。FDA的审批不对生产商负责,但是要多次讨论使用者的所需费用。呈交件进入FDA系统并开始计时。FDA尽量在60天内完成对文件的首次评估,通常会向生产商提出许多问题,要求他们回答。生产商必须提供更多的信息,或是提醒FDA在现在的文件中已经提供了相关信息,或是指出问题的不合理性。如果在30天内未收到更多的信息,FDA有权将呈交件从系统内撤出。生产商则必须在以后重新提交含有更多信息的510(K)审批文件。

如果30天内能够满足提供更多信息的要求,FDA将开始新一轮的评估。FDA将尽量在30天内完成评估。但评估的时间没有法定限制,FDA可以超过这个期限。通常还有1~2轮小范围的提问,标签问题将在此期间详细讨论。一旦FDA认为所有的政策、法规和科学需要都已满足,审批才算通过。只有这样,IVD上市才是合法的。这需要3个月至2年的时间,一般现场诊断IVDs需要6~9个月的时间。FDA认为:为了保护大众的健康,严格的审批程序是必要的。这主要是因为试验是在非传统条件下进行的。

四、质量系统和依从问题

(一) 质量系统规则

当IVD已经获得FDA的批准后,生产商关心的焦点就转移到如何占有市场并更好的保持市场占有率。它的实现很大程度上依赖于依从FDA的质量系统规则(QSR)。QSR是一把调控"伞",用于保证产品质量的一致性。这种调控在总则中给出,适用于各种设备和技术;因此一个IVD生产商必须根据公司的质量系统来确定他的产品和设计要接受何种调控。QSR的主要目标是产品质量,同时它也对如何实现目标提出了一些详细的建议。

在QSR指导下,生产商的责任是确保产品及服务满足既定标准,从而使设备达到预期的技术规范和操作要求。QSR包括适用于设备设计、生产流程和完成试验等各方面的条款。表7-9列出了主要条款。

表7-9 质量系统规则(QSR)条款

管理责任	过程确认
建筑和生产空间	接受行为
内部审计过程	不符合的产品
人员需求和培训	正确的、预防性的措施
设计控制	标签和包装控制
文献控制	产品的操作、储存、分配和安装
购买控制	记录和记录的保留
材料的确定和描述	投诉文件
产品和过程控制	服务
检查、测量和试验设备	

本文不对所有的QSR条款进行讨论,只提及有关生产商对产品的接受行为所负责任的条款。QSR将接受行为分为接受、过程中和成品设备3方面行为。

1. 接受行为 因为产品不可能比它的原材料更好,所以生产过程开始时使用合格的成分、试剂和其他材料是十分重要的。QSR规定引入的产品必须被检查、测试或是被证实符合

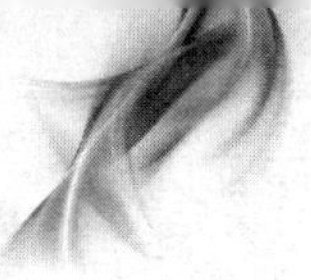

专业要求，文件中必须陈述产品是被接受还是被拒绝。在做此项工作之前，生产商必须确定成分中的哪些特性决定产品的可接受性，并产生新的接受标准以符合对成分/试剂的要求。检测的特性应包括外观、尺寸和操作性。对于 IVD 生产商来说，接受标准可以是抗原或化学品的纯度、抗体的亲和力或是硬件的可信性。

2. 过程中的行为　过程中的行为是指在生产过程中的控制。生产商有权选择合适的生产过程。在生产过程中进行测试是非常必要的，当测试的结果显示产品不能达到最后的出厂标准，这样可以避免更多的时间和原料损失。举一个 IVD 产品的例子：在测定结合酶的光密度时，如果结合酶不是冻干的球状体，则不能测定光密度。此时，如果试剂不能满足测定要求，生产商必须重新选择结合物（如果可以做到），从而使产品能够达到检测标准，或是选择放弃生产。所有的过程都必须有记录。

3. 最后的接受行为　最后的接受过程必须建立和保持，这样才能保证最后的批量生产的成品能够达到 DMR 接受标准（DMR 是一份官方文件，它包括设备的专业要求、生产过程要求、质量保证要求；安装、维护和服务要求等）。接受标准必须包括产品使用时的所有参数。生产商可以选择将最后的检查和测试相结合。检查和测试可以确保最后的批量生产能够满足专业要求。

对 IVD 生产商来讲，最后的产品测试包括对产品准确度和精确度的评估。通过测试每批产品中的精确定量参考品来确定精确度。测试包括 3～10 个样本，分布在化验检查的全部动态范围内。测试的标准操作过程（SOP）显示达到“正确结果”所需的数量。可以通过两套数据的百分比差异（已知的结果和试验结果）或是线性回归分析来表现准确度。用专业知识来确定产品是否通过准确度的测试。

最后测定精确度的方法同准确度的方法大致相同。测定新产品在不同运转情况下 2～4 个水平的精确度。通过测试计算出均数、标准差和可信区间，并给出变量的允许范围。用专业知识来确定产品是否通过精确度的测试。测试的目的是保证每批产品达到生产商所宣称的精确度和准确度。

新产品在获得批准前，必须通过其他方法进行检测。生产商在完成 DMR 规定的要求、评估相关的文献和数据以及在得到指定人签名、许可和批准日期之前，是不可能获得批准上市的。

（二）依从性的含义：警告信、查封、禁止令和起诉

FDA 对生产商及其产品的监管主要有两种方式：现场检查和确证产品的缺陷后对其实行召回。食品、药品和化妆品法（FD&C）允许 FDA 进行强制性的检查，并对 QSR 中特别说明的所有规定进行审查。因此，公司可能会因为违反 QSR 中的部分条款受到起诉。

FDA 每两年会对生产商进行常规的检查，实际情况是达不到的。常规检查将会包括对公司生产设备有关 510（K）状况的评估，并集中在对用户投诉的处理，生产商对产品设计和生产过程的变更，对半成品和成品检测失败的报告。FDA 检查人员掌握这些资料后，会对公司的质量控制系统有大概的了解。FDA 检查人员可以接触到所有的公司记录，除了有关财务状况、顾客名单及培训和教育以外的人员资料。

如果 FDA 检查人员发现有严重违反 QSR 规定的情况，这意味着：①最终的产品是不安全或无效的；②有理由相信不安全或无效的产品将会被生产出来，FDA 会发出一封警告信，说明检查的情况及指出违反 QSR 中的哪些规定。生产商必须在规定时间里对警告信有书面的答复，在答复中应包括将要采取的整改措施和大概需要的时间。一个全面的跟踪检查

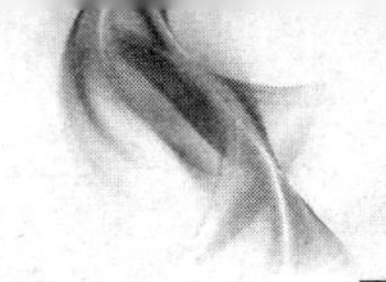

将会进行,并且会对QSR条款进行重新评估和检查。根据产品和违反规定的情况,当质量问题被解决后,公司可允许恢复生产。

如果FDA检查人员发现有违反或偏离QSR规定的情况,程度较轻,并且有理由相信这种偏离不改正时,只有极小的可能性会导致非一致性的产品,这种情况下FDA会发出一封检查报告的通知(Form 483)。通知中会告知公司有关偏离QSR规定的情况,公司应该立即、详尽地做出答复。答复应包含公司对情况的处理意见,及对相关QSR要求的解释。如果违反Form 483中规定的情况是严重的,生产商将要考虑向FDA提交一份有关采取主动改正措施的建议。

FDA执行QSR规定的目的在于使生产商自愿采取协助措施将其纳入可控制的状态。如果公司对违反规定的情况处理不够及时、主动,FDA将会采取进一步的管理或法律措施。如果生产商对警告信的反应不主动,或最初的检查情况显示会危害公众的健康,FDA通过查封、禁止令及起诉等强制性措施逐步升级处罚手段。

对一种产品的查封一般仅限于产品贴错标签或者发现产品为假货,并非是违反有关QSR的规定。这是政府对被投诉涉嫌违规的产品而采取的一种极端措施。

在少数情况下,查封会与禁止令联系在一起。禁止令是对个体的补救方法,包括个人和法人,强制性地要求个体做或不做某些事。典型的情况是FD&C的禁止令禁止企业一切经营活动,除非或直至FDA取消这一禁令。FDA一般仅在以下情况采用禁止令:对被告进行足够的警告仍违反、FDA确信违反FD&C法是明显的、被告拒绝自动放弃违法行为、或者是使用查封的措施不足以来保护公众的健康。

对于违反QSR规定的情况,FDA更倾向于使用禁止令而不是查封,因为禁止令可以有效地制止违规企业的经营活动,直至违反规定的情况被纠正。禁止令更适用于当违法的行为属于系统性的。当违规的情况对公众健康造成一定的危害,采用禁止令对FDA来说是一个补救的选择。

作为最后的手段,那些违反FD&C法的个人会受到起诉和处罚,包括监禁、罚金或两者皆有。处罚的程度由违规是否严重来决定,也就是说属于轻罪或重罪。由于重罪是属于对FD&C故意的违反,因此要受到更严厉的惩罚。FDA很少使用执法权,但在一些情况下,这是切实可行的手段。

(三) 产品召回

大部分的产品召回是由生产商主动发起的,即生产商发现其产品的性能与标签说明不相符时采取的补救行为。当某种产品出现对公众健康造成极大危害时,FDA会采取强制性产品召回的措施,但这种做法很少使用。

产品召回分为三类:Ⅰ、Ⅱ、Ⅲ。分类的意义与产品召回的范围有着联系,这些将会在FDA的产品召回得到考虑。此外,实行正确的召回分类制度是必要的,因为它表示FDA对被召回产品产生危害公众健康程度的评价,并对生产企业应负相应的责任有着潜在影响。

Ⅰ类召回是指有理由相信使用某种违规的产品将会产生严重的、不利于人体健康的后果,甚至死亡。这是产品召回中最严重的情况,需要对生产企业进行彻底的清查,要扩大到对产品销售链的检查,并要求在以后的一段时间里继续检查以确保产品召回的有效性(也就是说,作为证据的被扣留产品也要被送回公司或销毁)。在外科手术中,如果使用劣质的外科冲洗设备将会导致空气栓塞,这种情况就应属于Ⅰ类召回。此外,在出现紧急危害公众健

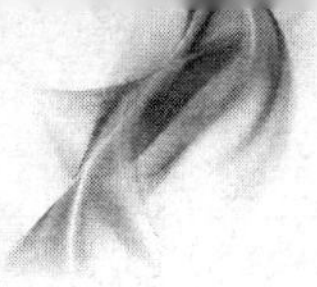

康情况下，Ⅰ类召回制度要求对公众进行通告。

Ⅱ类召回是指某种违规的产品将会造成暂时的或需经医学治疗的，可逆的不利于人体健康的后果，并且出现严重后果的可能性是极小的。出现以下情况是属于Ⅱ类召回：劣质的乳胶手套、呼吸机的打印部分与警报器不一致、在外科手术中针头与套相分离、可疑测量不准确的非侵犯性血压计、已裂开的组成部分，可能会损害了无菌屏障。

Ⅲ类召回是指不太可能引起不利于人体健康的违规产品。一般是由于商标说明的错误。包括以下的情况：不正确的代码、错误的包装、质控未达到其预期值、不正确的化学公式。

由于 IVD 设备是在体外进行检测，并不会引起人体内部的改变，因此有关 IVD 产品的召回，一般属于Ⅱ类或Ⅲ类，主要是Ⅲ类。只要 IVD 的某一部件不能执行其检测性能时，这种 IVD 就需要被召回。包括以下几种情况：试剂失去稳定性或被污染、设备不能正常工作、质控出现标签错误或不正确的测量。

（四）结束语及展望

将一种 IVD 上市要考虑的因素包括与 FDA 相互作用。FDA 有以下的职责：批准上市的申请及同意有关产品安全和有效的结论；根据 CLIA’88 条款，确定检验的种类；对产品的质量进行监管，以确保产品符合其性能特性。

将 IVD 上市需要有其分析和临床性能特性的科学的资料。而将一种现场诊断 IVD 上市则要求有附加的管理责任以确保产品在非传统实验室环境下适宜地使用。

在设计 POC 临床试验之前，非常重要的一点是与 FDA 进行良好的沟通，以便了解官方所关注的问题。应当与管理某一类 IVD（例如临床化学、血液学、微生物）的部门及其主管或评估小组成员建立密切联系。相比较而言，FDA 有关政策比管理条例改变快，因此对生产商来说必须要清楚地了解当前官方对 POCT 的管理意见。同样地，如果生产商有兴趣使某种 IVD 产品获得免检的资格，必须尽早与 FDA 进行沟通（最好在专业研究开展之前），以便在审批要求的细微变化可以得到体现。表 7-10 列出了 FDA 及有关机构的互联网地址。

表 7-10　FDA 及有关机构的互联网地址

机　构	网　址
食品和药品管理局（FDA）	www. fda. gov
FDA 设备及放射安全中心	www. fda. gov/cdrh/index. html
联邦管理局法典	www. access. gpo. gov/nara/cfr/cfr-table-search-html
医疗保险和医疗补助服务中心（前身是卫生保健援助协会）	www. hcfa. gov
疾病控制和预防中心	www. cdc. gov
生物技术产业协会	www. bio. org
食品和药品法律研究所	www. fdli. org
卫生产业制造商协会	www. himanet. com
调整公众事务职业性协会	www. raps. org

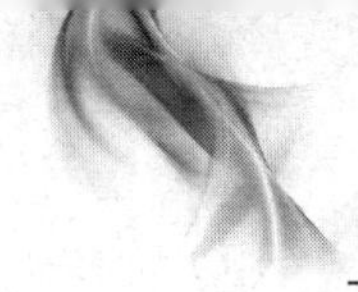

保持IVD在市场上销售要求遵守QSR及其他法令。FDA通过现场检查和监督产品召回的措施以保持对IVD生产商的监管。为了确保遵守QSR和其他管理规定,关键在于要求公司相关人员及时了解法案和政策的变化。当违规产品出现侵害公众健康的情况,FDA可以立即采取相应的行政和法律措施。

第五节　POCT的管理艺术

有效地管理POCT程序并不是像我们在学校里学的那么简单。就我作为一名医学专业技术人员十年的经验来说,只有大约30%的东西对我完成一次POCT程序有用,而其余的我都从实践中得来。在这里我探讨一下作为一名POCT协调者,如何更有效应对所面临挑战,并且描述一下我是如何监控及维持有效程序的方法。

就日常工作来说,POCT协调者面临着许多挑战。对我来说最关键的三条就是:如何提供连续性的护理,如何满足所有调控需要量以及给其他卫生保健专业人员提供有效的指导。当患者们经历了卫生保健制度时,POCT的价值也就与临床试验价值融合在一起了。我们的职责就是证明POCT的结果满足了准确度、可靠性、时限性这些实验室标准。依据测试复杂性、颁发许可证及鉴定的类型,调控常常会发生改变。尽管我们对于调控临床实验室的依从性很在行,但对POCT来说,这是一个新的领域。因此我们提供有效的指导就变得非常重要,这需要POCT协调者发挥许多作用。首先,你需要成为一名为医护人员提供指导的培训人员以及一名对POCT程序和领域各方面都全面了解的内部技术顾问。也应该是一名能评估、设计、委派、执行并再评价程序所有方面的项目管理者。你也应当是一名能倾听别人意见并善于解决冲突的专家。你还必须成为一名侦探,去找出哪些是正在进行的东西,抓住每一次机会提问,甚至打开文件柜和抽屉寻找已经进入护理单位错误的实验室检测!最后,作为一个发起者,你是整个程序的"心脏和灵魂",是保证团队正常运行的"领航员",能够为产生工作激情提供正确的暗示,并能使测试人员集中精神。

管理POCT程序是一种艺术。在我们的实验室,我们对实验室医学进行管理。我们的产品是信息,它必须是准确的、可靠的和及时的。我们知道如何把它做好,但是这三方面对运行有效的POCT程序是至关重要,管理这个程序也要求人们具有积极的态度、良好的关系和团队精神。程序的全面成功会促进管理融入POCT程序的日常监管。这对于每一个人如何选择达成目标,成员们如何对待他人以及他们作为一名团队成员如何参与进来是具有积极影响的。

在我们医院POCT程序并不是在一夜之间就成功地开展起来。1996年2月,经过了由新组建的POCT顾问委员会委员、护理部负责人和管理人员参加的多次会议讨论后就开始建立了POCT程序。我们看上去似乎有一个好的开端,但是到了年底,尽管在全血糖(WBG)测定又再培训了800名检测人员,我们在全血糖(WBG)测试项目只完成了59%。需要对某些方面进行调整。我在一次由护理部负责人、各科主任、管理和培训人员参加的患者护理委员会会议上提到这个问题。在我讲话的最后,我请求他们的帮助并提醒他们卫生保健组织鉴定委托联合委员会(JCAHO)将很快要来参观我们医院。这次会议是一个转折点。护理部副主任指派了一位临床护理专家来协助实验室,在1998年4月JCAHO来参观的时候,医院的POCT检测项目完成了90%甚至更高。我们的多学科性能增进(PI)计划由此应运而

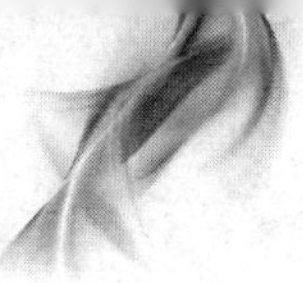

生了。

这个 PI 计划使我们更坚定地意识到对于实验室人员来说，理解在 POCT 中护理方面的工作与我们工作的差异这一点是多么的重要。一篇临床试验管理协会(CLMA)的文章这样描述："怎样吸引最大量的护士到这项工作中来对于护理来说是门艺术，而怎样使护士们能够胜任他们的工作则是护理学的科学。"护士们努力在艺术和科学之间保持着一种平衡。她们相信 POCT 设备对于患者护理是有利的，因为它能加快临床诊断的确定，但是这个过程还要视时间和劳动强度而定。这个在护理领域的改变也极大地影响了护士如何去工作。她们也注意到患者敏感度及数量的增加，并继续面对新的患者护理技术方面的问题。她们在不同程度上并没有得到同样多的患者的床边时间。考虑到这些，以及事实上她们所接受的培训着重于患者护理方面，对她们来说，校正、准确度、精密度等分析概念并不能迅速被理解，这一点并不值得奇怪。POCT 协调者面临的最大的挑战之一就是要帮助各个工作部门之间互相理解和沟通。

为了达到这个目的，我在我们医院采取了多项措施提高管理依从性。在你所在的地区建立一个 POCT 协调者组织，海湾地区 POCT 组织每年举行两次会议，目前超过 70 个成员，代表了方圆 150 英里内的 35 家医院。对于我们交流思想、问题及解决方法、检查重点，这是一个关键的措施。此外，①要保持良好的人际关系，尽可能与更多的人交流。②与糖尿病教育工作者保持密切的工作关系。在我们的这个领域他是第一个接触 POCT 的人员，能对其他人员产生巨大的影响力，并且他也是那个站在第一线回答问题的人。③每月发送一份关于质量保证依从性方面的报告卡。包括两种类型的报告：一份是部门专有的报告，应当包括对每周在工作完成百分比上的一次回顾，碰到的问题的细节，采取的措施，以及负责人的签名；另一份是有关全院范围的成果报告，要送到护理部主任和主管副院长手中。我们发现这可以有效培养合理竞争和提高依从性。④首先与临床护理管理人员会面，然后清楚地阐明你所期望的程度。制订一块通俗易懂的公告牌，标明这部分程序护理部门怎样运行。提供文件测试手册的日志样本，并给予培训和能力认证指南。⑤提供一些"最通常会被问到的问题"之类传单形式的检查材料，进行一次模拟的调查，并与设定好的个人单独会谈以确保依从性。⑥运用大量的生动有趣的东西。这就像运用一张剪贴画或卡通达成观点或者用夸张的传单来代表诸如"谢谢你们"之类的演讲词那样简单。⑦经常进行"徒步行走"。这是你与下面每一个职员正在进行的工作保持联系的一种方式。随时准备转变现场检测协调者需要扮演的角色：侦探、顾问、仪器使用人员、啦啦队长等。⑧要利用电话、电子邮件或者传呼机，当人们想找你的时候这些东西会提供很大的便利。⑨小小的奖励是非常重要的。在培训期间我们用它来作为对人们完成换发新证的鼓励或是对"感谢你们"的一种表示。⑩运用各种各样的交流方式，我运用备忘录、传单、奖品和认可等形式，在某个仪器上粘贴明亮的五颜六色小纸条作为专栏，或者日志这些方式来提供信息、提示或者警示。例如，当我们要改变我们的全血糖测定仪的质控锁定时间时，我们给每一个分析者发一个通知，或者当批号变更时，我们会附上一个便签以警示他人并给出提醒指示。

运用以上的措施，我们能达到我们设想的程序依从性。通过指派负责人在他所在的部分对 POCT 程序负责并在回顾了每个月的现场诊断报告后采取修正措施，护理部负责人和员工应该开始在减少分歧方面起到一个积极的作用。从 1997 年开始实施的效率提升计划

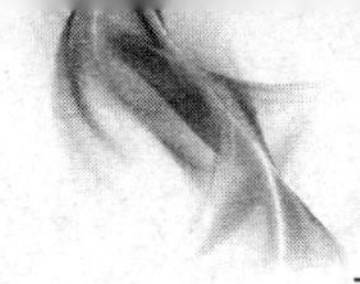

成功地将全血糖(WBG)测定项目完成率由59%提高到2000年的90%以上(表7-11)。这次成功是运用上述措施和医院各个部门负责人努力的直接结果,他们运用各式各样的方法来激励员工。我们也看到了我们的人工测试完成率在1999年从88%提升到96%。我们参与的另外一个效率提升项目是新生儿血糖研究,持续性的记录正常范围,对手工检测结果转录的审核以及关键值的查证。

表7-11 EL CAMINO医院POCT全血糖测定程序完成度

季度	1996	1997	1998	1999	2000
1	NA	73	82	87	92
2	49	87	86	89	91
3	61	87	87	89	NA
4	68	86	87	90	NA
总计	59%	82%	85%	89%	91%

POCT,现场医护检测;NA,未提供

管理一个有效的现场诊断程序绝对是一次多学科的经历。最大的益处就是在你的组织中建立一种专业性的联系。通过实践这种管理艺术,一种相互尊重的关系在我们之间被培育和建立起来。

第六节　尿液POCT的连续性质量提高和质量管理

在医院实施POCT程序通常需要建立一个有权在以下几个方面如技术选择、审定、质量控制、质量保证及相关项目作决策的委员会。这些决策应当由医院另一个负责检查患者服务的委员会评估。尽管POCT委员会成员来自于各个不同部门,一般都包括实验室、护理部、医疗、质量保证、医院管理、感染控制、采购、信息服务和财务分析等部门的人员。实施一项新的POCT程序或在一个新地点实行POCT程序需要了解有关患者护理、患者支出和消费方面变化的信息。需要对这些方面进行研究。当然,每一项POCT程序应当由各个机构评估使用POCT检测与在中心实验室检测的费用比较。对于机械化/自动化、肺气管插管系统、条形码标记和POCT程序数据管理改进这几方面将会对费用分析产生重大的影响。

应当在检测培训、质量确认检测和设备评价方面安排一名协调人员。这位协调人员应当确保医院程序与常规及特殊的分析管理规定,以及与1988年颁布的临床实验室改进法令CLIA(CLIA'88)中做出修改的指导性方针保持一致。常规的有关POCT指导方针是由医疗保险和医疗补助服务中心(前身是卫生保健援助协会)、卫生保健组织鉴定委托联合委员会、美国病理学家学会及国家临床实验室标准委员会这些机构颁布的。

尿液分析是指对尿液的物理分析、显微检查和化学检查。使用浸渍片或试剂药片的化学检查法是属于豁免检测,而内科医师执行的显微检查却被CLIA'88归类为PPM。尿液化学分析的POCT程序包括选择浸渍片、培训熟练的操作人员、质量控制、资格认证和质量保证。表7-12列举了一些化学性尿液分析POCT程序的组成部分。培训应当分成若干由6~

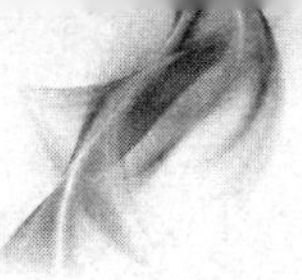

8 名受训人员和 1 名指导人员组成的小组进行。用录影带代替指导人员将会导致较差的效果。每名受训人员必须完成一系列的能力测试,并通过笔试。尿液浸渍片的视觉确认和初步分析需要良好的颜色分辨能力。对于每一个开瓶的尿液涂片瓶来说需要至少每一天进行一次两个水平的质量控制。因为尿液浸渍片开盖后,暴露于室温空气下 7 天可能会导致错误的测试结果,使用中的尿液浸渍片瓶数目应当控制在每个护理单元 1 ~ 2 个,而不是每名患者或每间病房 1 个。由于许多检测人员使用一个尿液浸渍片瓶,这种做法可保证试剂片不会长时间暴露于空气中。应当建立一种机制,在第一年的每六个月及随后每年进行一次操作人员的资格认证。有四种方法可以采用。第一种方法需要检查人员观察操作人员的试验步骤。相对来说,操作人员也可以通过进行质量控制来满足这种要求,跟踪调查所有质控失败的情况,使用大量的尿液浸渍片并与报告的结果作仔细比较(表 7-12)。

表 7-12　尿液分析 POCT 程序的组成

对一系列技能的培训和笔试	操作人员的资格认证
色盲检查	质量控制的频率
两个等级的质量控制	没有追踪质量控制失败的原因
每天对每一个开瓶的尿液浸渍片瓶进行质控检查	使用的试剂条与检测类型不相符
人工和(或)电脑记录结果	检查人员对试验操作的观察

化学尿样分析程序的 POCT 协调者应当严密监控使用的是何种体液。浸渍片是设计在尿液中使用;但它们也常常被用于其他体液筛选可能有细菌污染,而这并不是尿液浸渍片设计的初衷。在含有细菌的平板中尿液浸渍片的两项检测项目(血糖和 pH)会有显著的降低。检测羊水白细胞酯酶在发现绒毛膜炎时有 91% 的敏感性和 95% 的特异性,但并不能用于预测妇女剖宫产所引起的子宫内膜炎。对于白细胞酯酶反应是否有足够的灵敏性监测脑脊液大量具有典型临床意义的白细胞,人们并没有统一的意见。另外,如果脑脊液中总蛋白>3g/L 的话,在蛋白测定上会出现假阴性结果。可以想象,滑膜液由于太过黏稠不能渗透进入尿液浸渍片反应垫而不能被测定。尿液浸渍片是否适宜于另一种体液应进行详细的评估。

对于尿液的显微检查,取 12ml 混匀的新鲜尿液在 400g 离心 5 分钟。倾去上清液并将沉淀重新悬浮。将一滴重悬浮的沉淀置一块玻片上,盖上盖玻片。30 ~ 60 秒后,细胞成分将会沉淀下来,用一明亮视野的显微镜或者相差显微镜对其检查。标准化、技术认证和继续教育可确保对患者样本的准确化验。POCT 协调者应当熟悉进行尿液分析的显微操作程序的提供者所在地点以保证就这些操作程序来说能获得了 CLIA 颁发的医师执照,一个可选择的办法就是由实验室协调在 POCT 程序下包括 PPM。对新住院医师刚来医院时就培训他们,这种方法也可以采用。可以使用柯达影像技术。同样,应用幻灯片可以用来提高检测的熟练度,这个目标也可从美国病理学家学会购买 EXCEL 程序 XL-G 来达到。质量控制的材料是找不到的。但医院进行尿样显微镜检查的工作人员在具有质量控制,质量保证和效率测试的条件下有可能会出现良好的实验室操作。尿液 PPM 的资格认证应包括统计熟练检验的数目或者检验失败的数目或者失败程序观察。在医院里进行尿液 PPM 会遭遇的问题包括由于样本的不稳定另一个人评价检验结果时会比较困难、在质量保证程序中缺少质量控

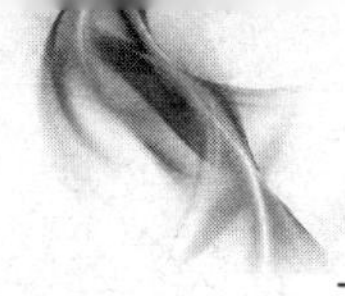

制、没有可用的分析结果以及是否能在图表中表现数据。大部分这些问题的解决方法都将依赖于当地的政策、操作程序和纲要。

第七节　POC 开创检验医学的新时代

20 世纪 50 年代我们用 pH 试纸检测溶液中或待检标本中的 pH,此方法一直沿用至今,这是最早的 POCT(现场医护检测),当然,除了医生、护士可以用,检验人员也用,当时实习医生在病房没有化验室,自己做三大常规,烧血糖,当时就出结果,接近患者快速、即时的报告结果,这些事实都体现了检验要贴近患者,要快速的作出报告,目的是减少检验报告的时间(TAT),缩短诊治患者周转时间(TTAT),一切从患者的利益出发。

随着科学技术的发展,各种检验项目的大型化、自动化,各医学学科的发展,医学学科分工越来越细,原来的内、外、妇、儿,现在内科又分为心、肺、感染、肾、内分泌、泌尿科等,以前患者看不起病,现在各大医院都是农民工、工人,地市县的民众看病,21 世纪提出循证医学的概念,就是医疗诊治不能凭经验和传统,要凭科学依据,如是医院各影像、实验诊断,X 线等学科发展了,检验的大型生化器,细菌学科的自动细菌鉴定仪 24 小时不停的转动,医生离患者越来越远,只看各种报告单开药,处理患者。检验科只看标本,进行检测报告结果,也不管其结果的临床效果,容易产生误诊:如肥达反应,除了寒伤外,其他非伤寒发热性疾病也可以阳性,如多种急性感染、肿瘤、结缔组织疾病、慢性病、溃疡性结肠炎均可呈现阳性结果,因此,对肥达反应结果的判定要审慎,必须结合临床资料,要到患者中去了解具体情况与临床医生讨论,还要强调恢复期血清抗体效价的对比。

开始尿液检测、血糖、血气几个 POCT 项目,以后由 8 个发展到 26 项。POCT 的优势在于减少治疗时间,检查次数,资源的利用,取样本量和提高了患者的满足度,现在急诊、ICU、心内科、外科、新生儿科都是不可缺少的必检项目。

如此对检验科就带来了麻烦,我们的项目被 POCT 占去了,心里不痛快,产生排斥。我们医务人员的宗旨是从患者出发,一切为了患者的利益,节约了患者诊治的时间,患者早日康复,对患者、医院都有好处。我们何乐而不为呢?再说 POCT 所涉及的科室是有限的,总体上不会对检验科形成干扰,这是当今检验医学发展的潮流。POCT 与传统的检验各自有自己的发展方向、服务对象和不同的学术领域,是一个互补关系,相辅相成,实现共同和谐发展,才能推动检验医学快速发展。在前面思想的影响下检验科的工作人员提出 POCT 不准确的问题,POCT 仪器在设计项目时是有针对性的,如心梗指标是在心肌疾病九项指标中选定了肌钙蛋白 T、肌钙蛋白 I、CK-MB,肌红蛋白,这是 POCT 仪器的一个鲜明特点,以某几个标志物作某种疾病的诊断指标,重点突出又节省时间,POCT 仪器为了快速短时间内作出判断,放弃了绝对的准确性,但是所测定的结果都在临界值内,与大型仪器有一定的可比性,也可根据样品标准差(SD)绘制质检图,POCT 质控结果在 -2SD ~ +2SD 之间就可以了,所以 POCT 的准确性是相对的但也有例外。

总之,POCT 快速,贴近患者,结果相对准确,又突出了检测的标记物,患者节约了诊治时间,大受临床医护和患者的欢迎。检验科与 POCT 部门要相辅相成,不能互相排斥,也不可互相代替,要和平共处,协调发展。

对使用 POCT 设备的要求也逐渐完善,当今都要求选出适用的 POCT 设备。但此类仪器数量之大及种类之多，可能导致发生混乱、错误决策及应用不当的状况。此类状况将进而导致资金浪费及患者护理改善机会的丢失（表 7-13）。

表 7-13　POCT 设备/系统的选择标准

标　准	关　注　点
引进 POCT 服务的理由	1. 改善患者护理 2. 可用的检测项目总数 3. 方法论 4. 样品稳定性
足够的可用空间	仪器、耗材、库存和文件，以及冰箱/冰柜需要有足够的空间存放
易用性	1. 操作界面是否方便使用 2. 对电源和网络的要求 3. 对维护的要求
样品类型	全血较为合适
样品量	是否有儿科检测项目
耗材到期日	1. 是否有足够的检测以保证耗材能在过期前使用完 2. 确定测试量以保证检测的正常运行
设备/结果/相关性的标准化	与当地实验室数据的可比性—用实验室结果和 POCT 结果评估同一患者是非常重要的
连通性	1. 结果是否能以电子形式上传到患者病历 2. 是否有足够的条形码容量以标明所有的患者、制造商和耗材
质量	1. 精确度和准确度应满足临床需要 2. 可携带性——是否需要移动 POCT 设备？该仪器是否满足这种需要 3. 是否提供适当的内部质量控制材料 4. 是否提供适当的外部质量保证计划
服务合同	1. 是否有持续的服务和技术支持 2. 供应商是否提供培训和培训材料 3. 设备的保修期和相关条款
供应商评估	1. 供应商是否可靠 2. 是否有热线电话 3. 购买后是否有培训课程
预算	1. 资本开支 2. 预算能否承受 3. 运行成本（包括维修、耗材、质控、质量保证材料和连通成本）

相关人员应对每个批次的试剂实施 QC 检查。质控材料的使用频率，应基于若干因素予以确定。对于套件的性能状况，应多次实施评估进程。在环境条件有时极端恶劣的区域、难以实施质量控制的区域、运输条件较为恶劣的区域，应确保经常对套件实施检查。

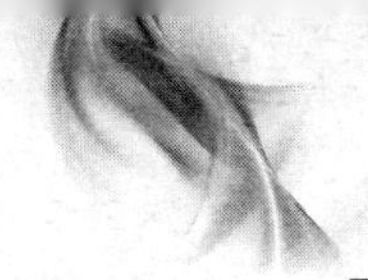

我们建议,实施IQC测试的最低频率应符合表7-14所述的要求。

表7-14 POCT设备和IQC检测频率

设备	仪器类型	使用频率	备注
ABG	台式	每天一次	至少两个水平。IQC应该使用ABG测量所有的分析物
ABG	盒式	每天一次	
FBC	台式	每天一次	储存和维护要满足要求;只要有可用的电子QC,IQC应该每天执行;在适当的或者推荐的情况下,每个分析物的测试结果都应该在生理范围之内
血糖测计仪	试纸	每天一次	
血酮仪	试纸	每天一次	
血色素计	试管	每天一次	
胆红素计	试管	每次运行时	
肌钙蛋白	盒式	每天一次	
b型钠尿肽	盒式	每天一次	
肌红蛋白	盒式	每天一次	
D-二聚体	盒式	每天一次	
传染病快速检测	试纸	~3%/盒	
血清检测	试纸	~3%/盒	
尿妊娠检测	试纸/盒式	~3%/盒	
尿液化学	试纸	每天一次或每次一瓶,以先到为准	
胆固醇计	试纸	每天一次	
潜血	试纸	~3%/盒	
血凝仪	试纸	每天一次	

我们从POCT发展看名词解释的变化:现代化POCT在过去30年中经历从发明到创造走到临床应用的过程。

现场医护检测(POCT)主要用于临床,与贴近患者、床旁检测、即时检测是同义词,临床上先有POC即先有现场医护,后才有现场医护检测(图7-6)。

现场快速检测(POCT)主要用于两个方面:一是对环境和食品的监测;二是用于军事,反恐的生物应急,消防中的紧急救援。

现在还发展了一个新的领域,就是危急现场医护检测(critical-point of care testing,C-POCT)。这个领域包括两个方面:一是灾难医学和突发传染病的监控;二是急诊、ICU、新生儿急救、脑梗、心梗、急性心衰、AECOPD(慢性阻塞性肺疾病急性加重期)、下腔静脉栓塞(气栓或血栓)。

小世界网络是Kost教授提出的POCT五个不同现场医护的相互连接,组成一个网络的小世界,具体内容我们将在第八章详细介绍。首先是家庭检测,自身监测通过手机将资料转移到你的私人医生或基层医疗单位;第二步是进行初步的护理,咨询和必要的医护处理;第

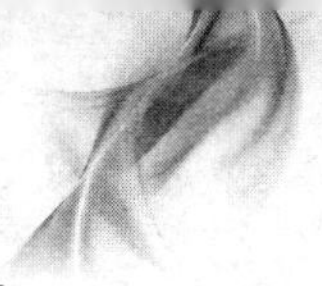

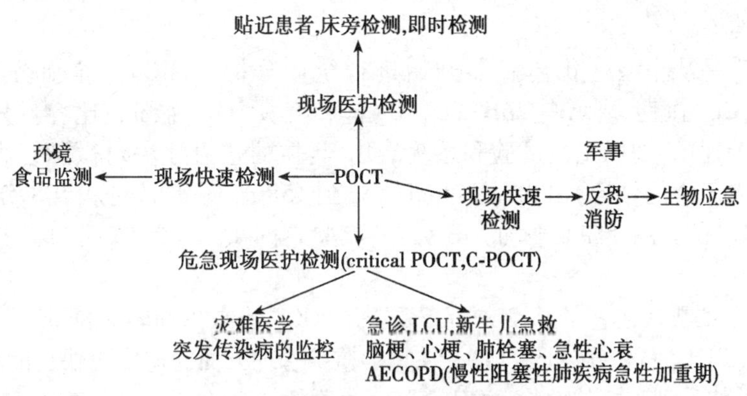

图 7-6　现场医护检测名词图解

三步是快速应答,紧急护理,分诊和循证医疗;第四步进行危急监护,重症护理和 POC 总部干预;最后是高级检测,稀有的技术和特殊治疗。

将来 POCT 的发展对特殊传染病的控制更加容易,如应用 XTagGeneXpert 开放与封闭系统检测罕见传染病的病原显得更快捷,如流感病毒、鼻病毒、冠状病毒、天花病毒、炭疽杆菌、鼠疫耶尔森菌(彩图 7-7)。

Kost 教授为我国提出了“中国 POC 审核和认证的国家战略规划”如图 7-8 所示,中心是要成立国家 POC 联盟,在科技部的领导下开发国家网络课程和开发国家指导原则和法规,

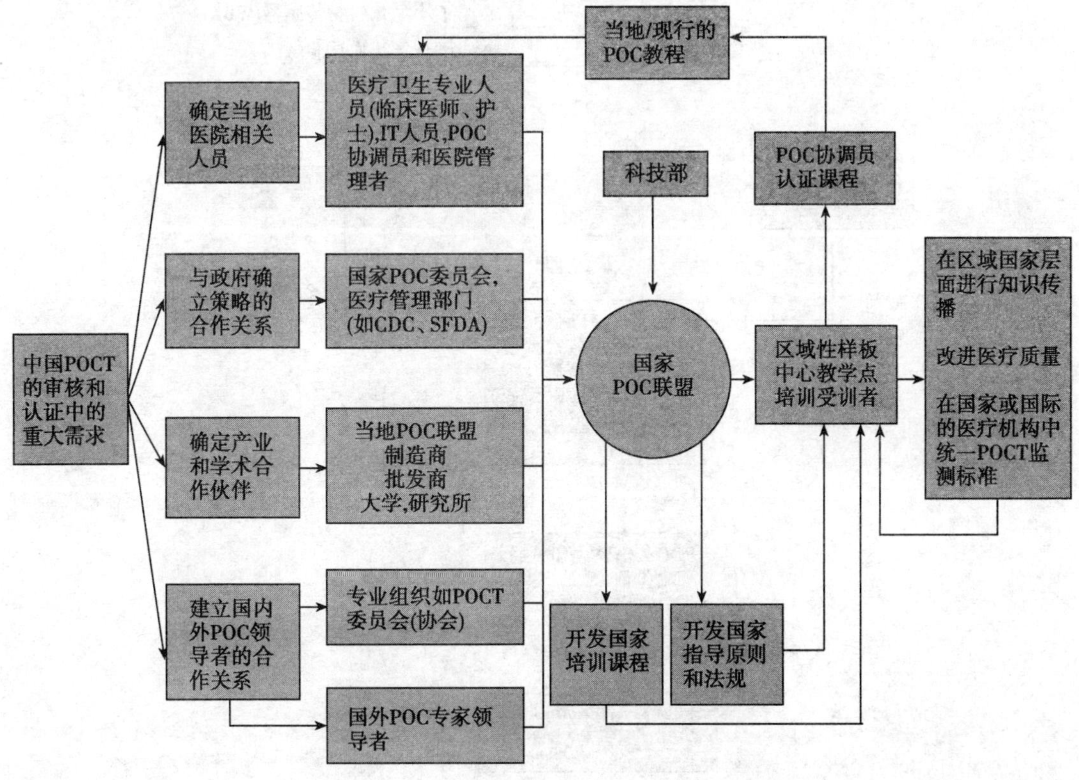

图 7-8　中国 POC 审核和认证的国家战略规划

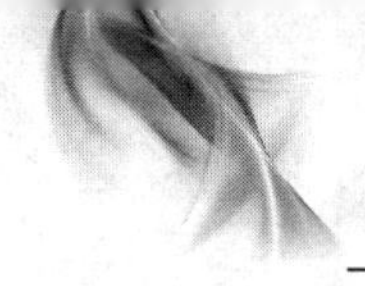

建立区域性中心教学点进行培训,包括培训 POC 协调员,传播知识,改进医疗质量,统一 POCT 检测标准等。

POCT 最先是从小型生化传感器开始进行全血分析(WBC)。全血分析试验菜单:Na^+、Ca^{2+}、K^+、Cl^-、血糖、乳酸盐、pH、PO_2、O_2 饱和度、PCO_2、血细胞比容。其次是进行现场止血试验(ACT)。现场止血试验和系统治疗,具体的止血疗法对微脉管出血进行治疗 POCT 显著改善了中间结合,出血从 326ml 下降到 158ml,手术时间从 108 分钟减少到 69 分钟。手术现场试验的 TTAT 平均为 6 分钟,实验室的 TTAT 为 77 分钟。其三是床边血糖监测。

近年开发了心脏标志物的检测,心脏标志物 POCT 能减少周转时间 52 分钟,中心试验室为 72 分钟,POCT 为 20 分钟,让 TTAT 在重症监护管理方面的速度更快也能尽早识别危及生命的情况,尽快看到治疗的效果,POC 心脏病生物标志物的检测能改善胸痛中心和急诊中心内患者个性化监测的综合效果。

通过公共基金会整合上面这些 POC 技术,应用到小世界网络(SWNs),而 SWNs 又可整合未来技术,使资金、资源合理配置,提高危机的护理标准,从而改善地区和国家对民生健康保健,生物应急,灾难救治能力的恢复。从某种意义上讲这就显出来一种文化氛围,POC 文化是以个人和家庭为核心的医疗模式,整合和规范行为、态度、期望和成果,是 POCT 发展的终极目标之一。POC 文化传播了移动生活方式,使目前人们投入的移动生活更有科学保障,更充实更健康,更有生命活力。它能预防疾病,防止普通疾病向严重疾病方向发展,并能预防并发症的发生。

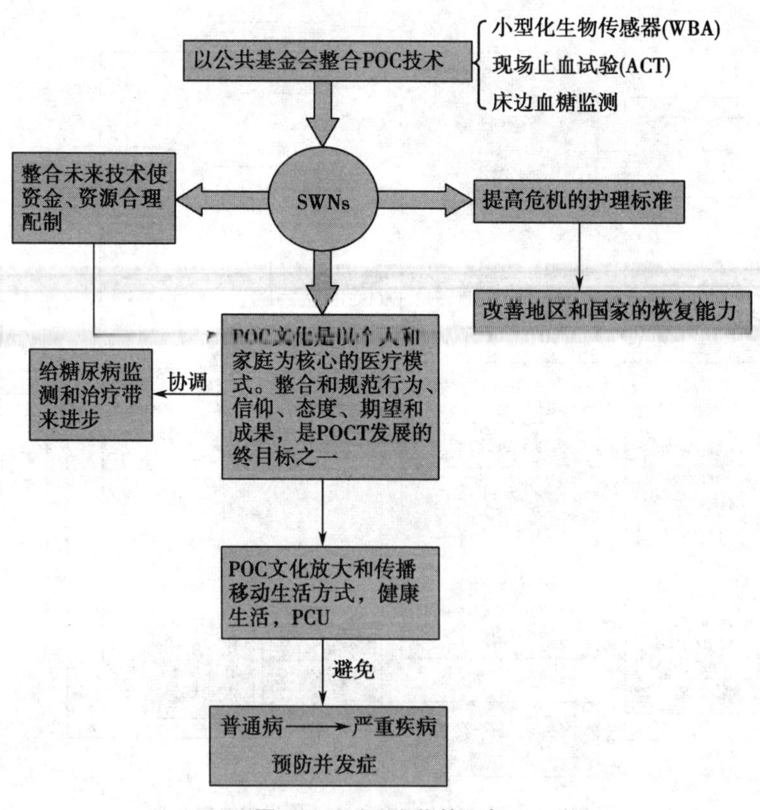

图 7-9　POC 文化的兴起

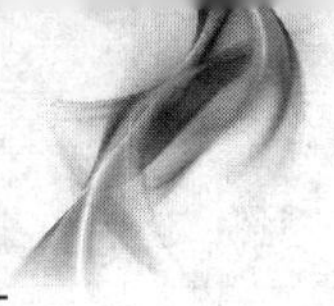

从文化层面上理解:POC 包括移动生活层面;预防疾病层面,有了疾病可早知道、早预防;一旦有了疾病可早监护,早分诊,及时与 PCU 联系;还有治疗疾病的层面,一旦疾病确诊及时送往县、市、省级医疗单位,不让普通病发展为严重疾病;若是重症可以到高级医疗单位(图 7-9,彩图 7-10)。

(刘锡光　方鑫　祁自柏)

第八章　展望POC和POCT的未来

第一节　小世界网络理论和实践

一、背景和目标

本节目标为:①在 POCT 辅助下的保健供应方面引进 SWN 概念;②解释 SWN 理论和实践 SWN(p)到 SWN(t)的新型转化,这有助于 POC 达到正确的效率、效果和影响;③确定关键 POC SWN 的实践规则:用于复杂的紧急情况(例如核反应堆泄漏)、灾难(例如海地地震)、毁灭性的公共卫生难题(例如大流行病),在这些情况下 POC 能优化医学效果和经济效益。

SWN 代表一个宽松的网络,这个无标度的网络很好的连接起一系列的节点,但并不需要保证各个节点的平等,是一种既不是完全规则又不是完全随机的拓朴结构。该网络由连接中心保证各个节点有形成网络的路径。随着网络规模的变化,连接节点的数量和比率会趋向于固定不变。只有少数处于边缘的单独节点与其他节点相连,通过类似于"世界上任何两个陌生人之间,间隔不超过 6 个人"的网络系统加入 SWN 中。

在低资源医疗供应的背景下,通过基层现场调查,发现、描述并且衡量 SWN。通过连接节点的各种手段,特别是在需要紧急联系的情况下,如超简单路线图、电话线和无线电传送,在常规和紧急情况下联系起政府政策管理基层医疗单位(PCU_s)、社区医院、地区医院。图 8-1 展示了如何通过小世界网络实现策略的优化。在标准情况下,一个节点应该能发现附近的其他节点或中心,以及在危机期间有隔离风险的临界区域。因此,了解当地 SWN 有助于导致增强准备和响应性。

二、小世界网络理论

小世界网络一般是局部随机、广大且稀疏的。稀疏指 $K<<[N(N-1)/2]$,其中 K 为节点之间的边缘数字,N 为节点的数目,方括弧内的量是在所有互相连接的节点之间边缘最多的数目。kv 为小世界网络的特征性常数,对于网络中的所有顶点,"v"边缘事件上平均的顶点数目为顶点度。L 表示路径长度,是两个顶点连接的最短路径中的边缘数目,即所有成对连接的顶点平均值。"C"为集聚系数,为全部"v"的平均计算值——当"Cv"表示顶点之间实际存在的许可边缘分数。

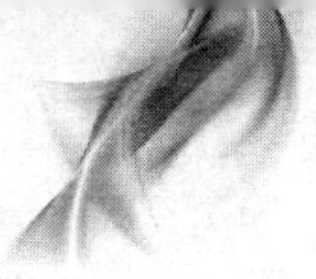

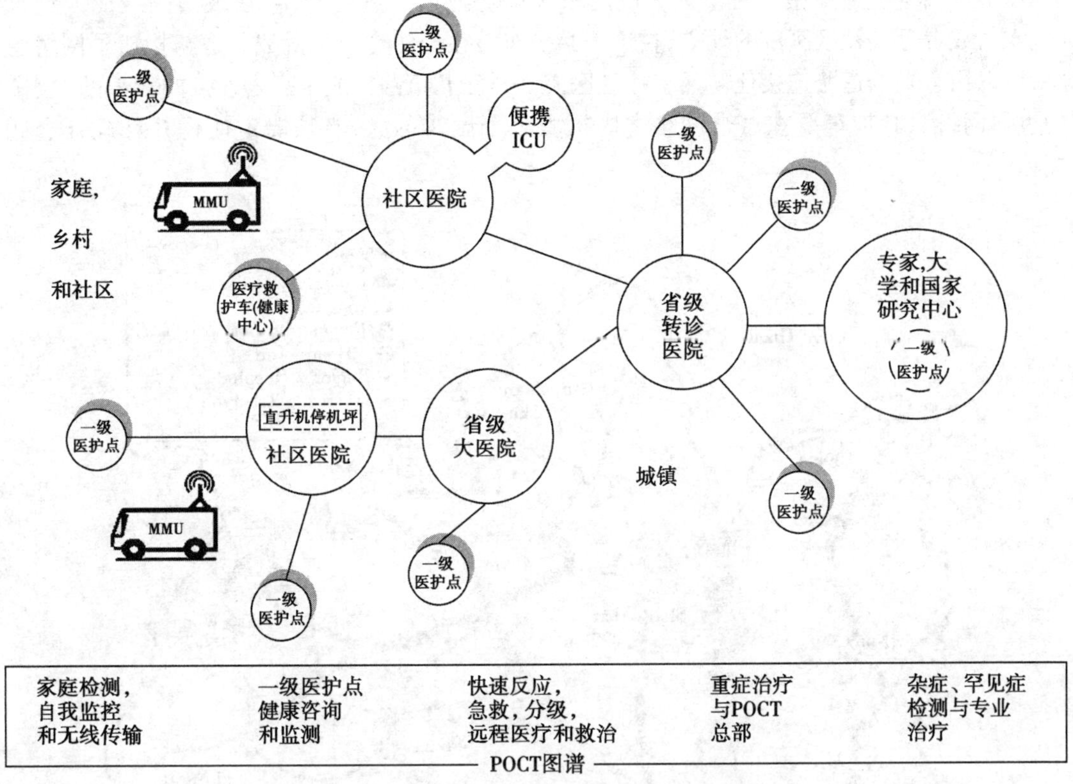

图8-1 通过小世界网络和POCT图谱实现优化策略

当网络变体偶然从普通网络变化为小世界网络时,结点之间的路径长度"L"会变小,但是集聚系数"C"保持相对固定,并且在地区级几乎不可能检测到这种变化。现实生活中的医疗SWN预期值要大很多,但是如同一个随机网络,倾向于较小的特征路径长度。换句话说,"这些系统可以像规则的点阵高度聚集,如同随机网络有较小的特征路径长度"。尽管如此,是固定的"L",路径长度量纲分析也很重要。因此,考虑到SWN(p)→SWN(t)的变化,其中p代表物理,"t"为时间域,因此在转化中测量面积边缘转变为时间(分钟)。

这是一个容易理解的SWN,适合你的家人和朋友——你可以每天愉快地使用,你需要的时候可以得到它的迅速协助!SWN(p)实例包括路线图、电网、合作方案(例如参与者)、间接的传染性疾病传播模式——在SWNs中发生的速度要比在规则的点阵中快。当计划用于复杂的紧急情况、灾难或解决毁灭性公共卫生难题时,SWN具有可互换性或SWN(p)和SWN(t)的二重性,这构成小世界概念的独特优点。配置POCT时使其达到最大影响(时间事件测量的边缘),使其有能力使用时间间隔最小化,让患者等待诊断、分类和治疗的风险最小化(图8-1)。因此,SWN(p)中的POC检验成为SWN(t)最佳化的代理作用。

三、POC小世界网络理论的运用

无论是个体紧急情况还是一般灾难,SWN节点和中心的POC检验能增强在危机事件中的相应能力。图8-2显示了位于泰国东北部的加拉信府的SWN(p),加拉信府位于农村限制

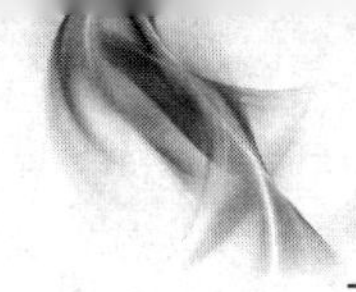

资源地区,离老挝边境湄公河不远。该网络逐渐随地形自然展开,包括被山围绕的大型水库、农村或者远离社区医院的地方,在这里救护车转移仍然是一个挑战。道路构成了网络通路,可以用有限的道路连接任何两个社区医院。村庄和道路构成了高度连接的较小的“缓慢的世界网络”,救护车要在这个网络之内援救处于困难的人,必须要走捷径并且绕开交通拥堵。

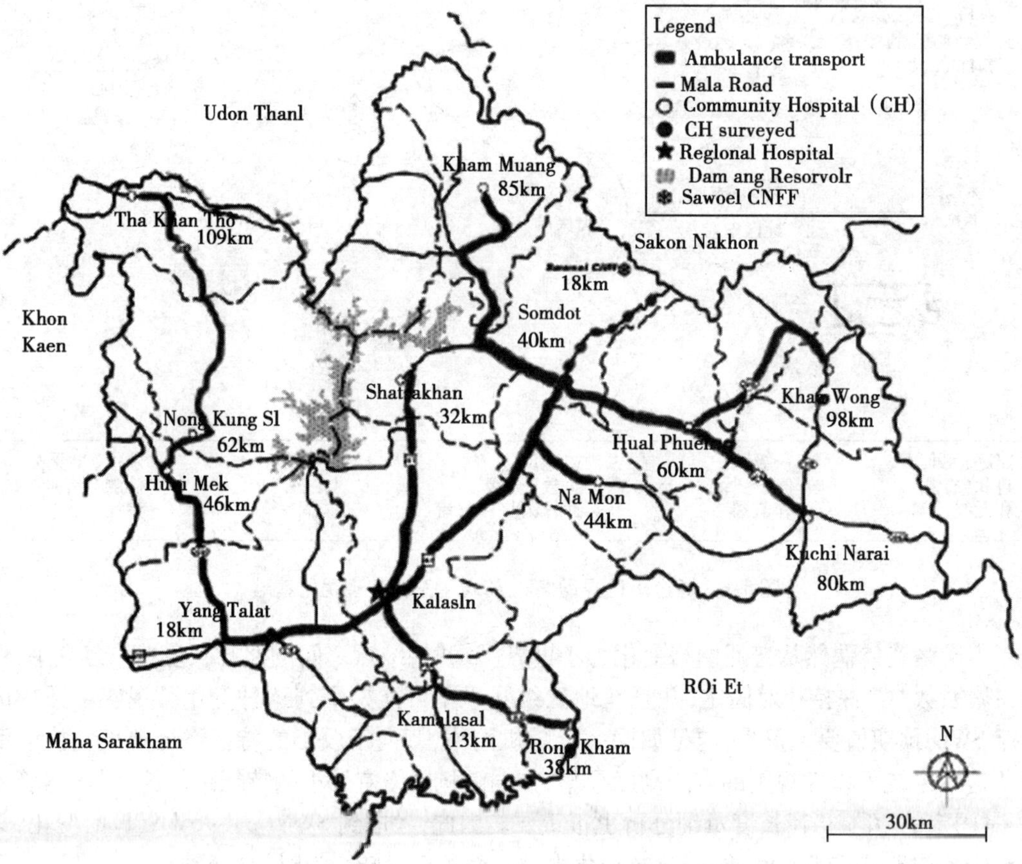

图 8-2 泰国某边远地区小世界网络

在 Kalasin 地区从社区医院到地区医院的平均距离是 56 公里,救护车的路程时间为 60 分钟,对有急性心肌梗死和其他急性发作病的患者来说时间太长,这些患者往往需要立即得到救援,诊断,病情分级以进行确定的治疗

加拉信 SWN(p)对如何提高运输效率做出了提示,也就是需要由急救医疗系统(EMS)工作人员配置最佳的运输方案,确定救护车路线,并绘制非常详细的泰语地图。在运输途中采用连续的无线电通讯指导救护车将患者送到社区医院,或从社区医院到当地的医疗中心以及在加拉信主要城市的地区性医院。图 8-2 中仅显示了主要干道,边远地带的道路的实际数目要比所示的多。地形决定了前往加拉信主要城市的地区性医院的最快速救护路线。

图 8-3 标明了前往加拉信地区医院的运送时间。地区级网络主要是由许多支路,也就是慢速道路组成,而且通常没有救援直升机可用。如果主要道路因为洪水或地震而被封锁

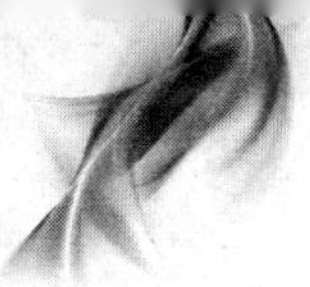

或毁坏，节点之间的路径长度 L 就会大大增加，支路也会变得更加繁忙，导致该地区的运送时间大大延长。医疗服务设施则会回到当地的医疗中心并聚集在医疗中心，SWN 就出现了障碍，甚至无法运行。这也并不总是不利情况——在某些情况下（例如大流行病）需要进行隔离，这种情况就正好合适。

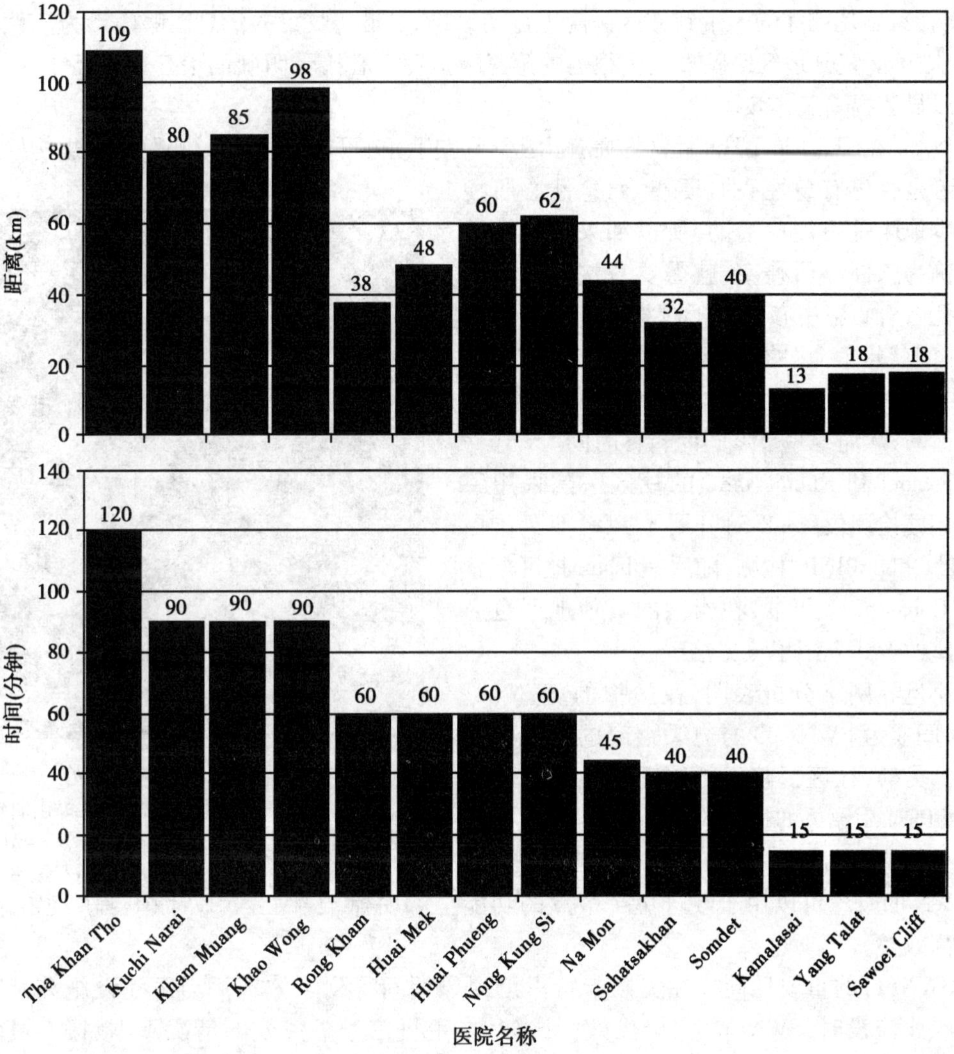

图 8-3　救护车路程时间的理论分析图

下面的图示为图 8-2 中 14 家社区医院到 Kalasin 地区医院的救护车路上花费的时间；上面的图示是对应的距离。这些数据是与当地 EMS 专员一起召集整个小世界网络中的急救车司机，通过双向无线电通讯得到的

彩图 8-4 介绍了双重动态 SWN(t)，SWN(t)在有干扰的情况下依然可用，并且适用于日常情况和紧急情况。在急救医疗系统的双向无线电通信帮助下，急性心肌梗塞患者一般被转移到主要医疗中心即加拉信地区医院，进行 angiolytic 疗法或心导管检查。如果当时医院没有心脏病专家，患者则须转至更远（到西部需 4 小时行程）的三级护理中心“孔敬府心脏中心”。这就要求更有效的 POC 检验、分拣及运送效率，将检测和抢救时间控制在 60 分钟内，

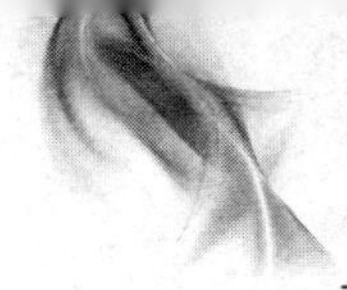

保证急性心肌梗塞患者得到即时、适当的治疗。

为了优化救护系统,红色区域的社区医院可能在现场执行心肌肌钙蛋白 I 或 T 的检验,以避免整夜观察。临床症状和 POC 检验结果能促进患者鉴别分类和加快救护运输。在救护途中可以使用脉搏血氧仪(氧饱和度)以提高患者的安全系数。无论是将仪器带到患者身边(受害人可能受伤、被碾压或在灾难撤离中需要生命维持治疗),或者是将患者带到仪器处(如将在家出现胸痛的人带到社区医院进行初诊,如果最初收集的信息能够确诊为急性心肌梗塞,则可能绕开地区医院直接去很远的第三级护理中心接受明确的治疗),配备 POC 检验都可以显著提高工作效率。

例如,在 Tha Khan Tho 社区医院(彩图 8-4,左上角)可以通过 POC 心脏病标志物检测诊断患者是否患有急性心肌梗塞,而急性心肌梗塞在本地区是不能诊治的,所以如果检测结果显示确为急性心肌梗塞,就需要直接转移到西部的孔敬府心脏中心。对于冠状动脉综合征这种"时间就是生命"的疾病而言,POCT 是非常有用的,因为它可以全天候地在现场提供快速、方便的诊断,从而缩短节点间的转移时间。

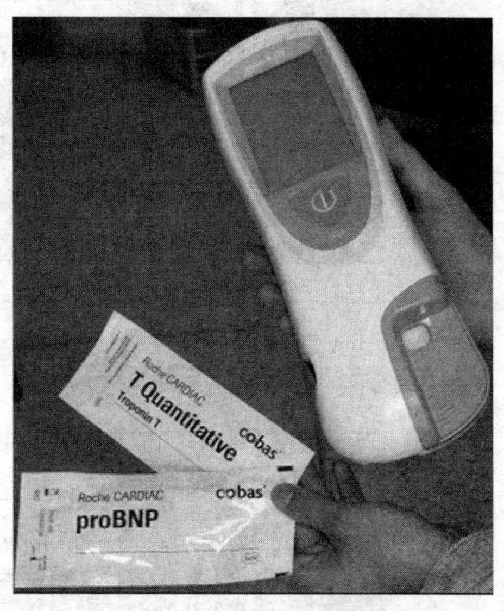

图 8-5　手持型心梗检测仪

这款人体功能学设计的 POCT 设备提供肌钙蛋白 T 和其他心肌标志物(proBNP、CK-MB、myoglobin 和 D-Dimer)等测试,时间只要 8~12 分钟,目前在泰国农村地区推广使用,在美国暂不销售

Somdet 和 Kuchi Narai 的社区医院采用手持型心梗检测仪(图 8-5)开展了 POC 肌钙蛋白 T 定量(和 proBNP)检测,随后在 Isaan 地区配置许多 Cobas h232 仪器,在泰国的其他地区也通过讲座的形式介绍了该方法。

小世界网络分析表明,在虚拟的 SWN(t)中,时间成为 SWN(p)的边缘距离的有效度量方法。另外,社区医院经常缺乏微生物培养条件,而 POC 病原体的核酸检测都能开展,这样就可以根据检测结果立刻做出定向抗菌处理。所以,SWN 的概念可以用于改进单个节点的功能以提高效益。

SWN(t)的重要性同样在美国卡特里娜飓风期间得到了体现。当医疗设施和基础设施被洪水淹没时,SWN(p)完全失效。比如,在手机信号塔失效的情况下,救援人员无法与需要救援的新奥尔良现场取得联系。灾难现场的 POC 设备不能承受高湿和高温,而配置到船舶、大型医疗队和灾区附近避难所的 POCT 资源,延迟约一周后才达到受灾最严重的区域。

不能执行 POC 实验的地区范围很广,甚至在灾难发生后的数日,POC 资源主要还在船舶上或者在距离飓风中心很远的医疗单位里,因此 SWN(t)中时间间隔会增加。但是,当没有其他可用的检测时,在灾区使用 POC 检测填补诊断缺口还是具有基本的可行性。在农村,例如泰国与缅甸边境附近的 Mae Hong Song 地区,雨季时因恶劣天气会引起河水上涨或桥梁损坏使得 SWN(p)运输路线中断,这时可以通过远程医疗弥补医疗延迟和缺失。表 8-1 概述了 POC 对于小世界网络的价值主张。

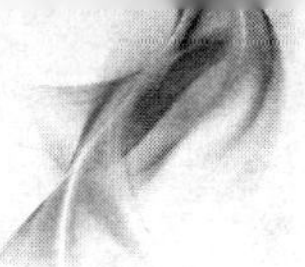

表 8-1　POC 对小世界网络的价值

减少治疗周转时间(TTAT)以加快关键路线
实证研究表明,POC 能降低治疗周转时间。快速 TTAT 将提高现场和 ED 患者分流,处理,传输。在泰国海啸的应对中,POCT 观察员被视为重要的。因此,快速 TTAT 代表小世界网络准备中的一个重要元素
充分利用 POCT
POCT 的日常使用保证高质量和训练有素的获得实际工作经验的 POC 操作员。POCT 扩展应符合:①人口密度;②通过定量评分系统确定的卫生保健资源的可用性;③同时备灾和应急护理的医疗需要;④地理位置上邻近海岸或其他可能遭遇洪水和其他自然灾害风险的地区
连续监测在体内的急救护理
经济有效的氧饱和度监测来自减少的氧气消耗量,尤其是长距离和长时间的救护车运输过程中。然后,在急诊室有效地分类和监测,在救护车运输中采用新设计的工作可以筛选一氧化碳中毒的患者。
连续血红蛋白监测应该用于探讨危重患者护理中作出判定,如登革出血热,入院时和在需要频繁的红细胞压积(血红蛋白)测定和输血及溶血中
使用心脏生物标志物诊断急性冠状动脉综合征
基于湄公河附近的低资源 Isaan 的经验和疗效,POC 心脏标志物检测可以在社区医院急诊科实现,同时提高灾难准备。
当就诊点患者过多或无法及时到达时,应用半定量 POC 心肌肌钙蛋白试验将减少急性冠状动脉综合征的风险,使急性心肌梗死患者得到及时的治疗
帮助灾难中急慢性糖尿病的监测
在其他省份开展的糖尿病护理被证明是有效的,毛细血管血糖仪监测,POC 糖化血红蛋白测试,尿白蛋白/肌酐比值(ACR)筛选可在长老会和社区卫生服务实施。
在灾难期间及之后的灾难中供给耗尽时,必须要有合适的试剂用于质量控制和患者测试,以控制发病率和死亡率
引入新的传染病检测
市售的用于传染病时的 POC 新技术,如 HIV 1/2 和乙肝/丙肝,可以提高输血安全以及在危机情况用于紧急献血的筛查。在血培养和抗体测试不可用的社区医院,新的分子病原检测设备对脓毒症的诊断是有用的

四、POC 小世界网络理论的实践原则

表 8-2 概括了在 SWNs 中 POC 的运用和最佳化规则,即关键信息可以从一个节点"跳"向另一节点,虽然在低资源的农村地区通常没有直升机救援服务可用,也可以走捷径以加快服务。多学科决策人员能够合理分配资源,例如使用 POC 氧气和血红蛋白监测器正确的分诊患者,并且根据当地的医疗水平,按照护理通用标准处理更多的医学难题。其他研究也提供了实践的详情,如 2004 年泰国攀牙湾省发生的海啸,以及 2011 年曼谷大洪水期间的响应。

理论上说,对 POC SWN(p)的共同管理包括对领导人、职权、责任、财务、义务各个方面,以及急救医疗系统资源的认证,此外也包括响应时间的控制最佳节点的选择、中心和 POC 技术聚集配置以改善总成本效果和交换网络(t)效率。通常情况下,小型社区医院的急诊室在晚上和周末需要依赖 POC 仪器,因为此时的临床中心实验室已经关闭,或者只提供部分项目的检测,也可能是医学技术专家不在医院或不能随叫随到。

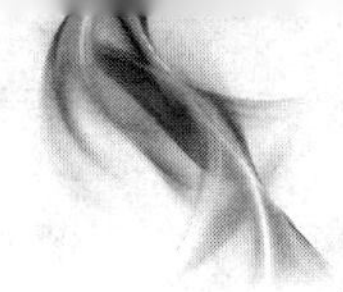

表 8-2 床旁护理检测的小世界网络实践原则

SWN 特征	POCT 应用	原 则
在 SWN 边缘的偏远地区	心脏标志物(如 COBAS H232 手持式肌钙蛋白 T 和 BNP 测试)	在偏远的急诊室,由于死亡风险较大,医生不想留诊急性心肌梗死患者过夜,此时,POCT 能够帮助疾病快速诊断从而使患者快速转运
在中心和超级节点的初级保健单位(长老会)	多元化的 POCT	在初级保健单位当快速测试结果有效时,有利于居住在低资源设置点的医生改进工作流程
初级保健单位和当地农村居民	直接检测糖化血红蛋白 APCU 的表现	在村一级的糖尿病控制质量的知识能帮助当地的社区医院护理队伍快速调整治疗方案
容易遭受地震或洪水,海啸隔离的地区	使用分子诊断的新兴 POC 病原体检测	相对于通常在小社区医院和灾难时期无效的传统培养方法,直接核酸检测提供了一种有效的替代
救护车转运	血氧饱和度监测(脉搏血氧饱和度)	连续监测在长时间运输的内外部 SWN 中的通风效果能改善结果
在 SWN 专业组的附加价值	准备和及时教育以及培训资源	熟悉执行日常 POCT 的专业知识可适用于危机时期,如复杂的紧急情况、省级灾害或新的学科
人口统计的医疗单位由村人口聚集决定	对危重患者的非侵入性血红蛋白监测	流行性登革热的暴发伴随出血,需要作出在血红蛋白消耗的临界水平及时输血的决定
卫生资源得分	POCT 放置位置需要使用目的多因素评分	以当前网络连接、医疗资源、贫困水平、护理途径的四分位数的永久排名

为做好复杂紧急情况和突发灾难的应对准备,SWN(p)支持按统计人口配置监护室,例如 PCUs 和医疗设备整合装置。POC 协调员可以负责家庭监测、PCU 筛选、可移动医疗装置和社区医院急诊部诊断服务。尽管可能会延长运送时间,省级协调仍有助于地区医院和三级护理中心的联系。所以,应该在危机前充分理解 SWN(t)的特性,以保证准备工作的顺利进行。

对于邻近地理区域的附加价值起源于当地基础设施以外的资源在微观和宏观上的聚集。当地理信息系统存有充足的有效数据时,SWN 知识框架下可以发展出具有双向数据共享和诊断解释功能的“智能医学”。经 POC 优化后能及时测定结果并在 SWN(p)变化为 SWN(t)后保存,这有助于弱化重大复杂紧急情况和灾难带来的影响。

五、地理信息系统用于 POC 资源的管理和配置

POCT 代表诊断技术过渡到更小、更快、更便携的形式,类似于通讯工具过渡到移动电话,POC 也从相对静止的状态过渡到诊断信息的传递。如今的通讯条件下想在任何时间、任何地点与特定人员取得联系是不可能的事,但在不久的将来我们能够实现随时随地获取所需的医学诊断信息。

地理信息系统(GIS)通过分析地球上各点的地理信息总结各点的模式、关系和趋势。GIS 可在国防、生态学、经济学、社会科学和公众安全等各种领域提高效率,完善通讯,有助

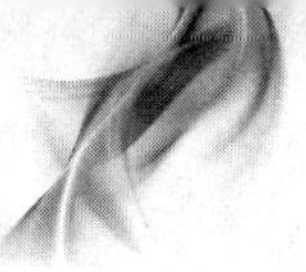

于决策工作的进行。表 8-3 标识了灾难应对管理阶段的工作,并给出了国家在灾难发生后各时期中执行 GIS 的实例。

表 8-3　地理信息系统(GIS)在危机管理中的作用

危机管理阶段	目标	国家	地理信息系统目标
计划	风险评估	越南	在地图上标记洪灾风险和识别潜在脆弱的地方
		地中海东部	通过绘制的空间布局和自然灾害相对强度水平以及人口分布数据的分层,识别高风险领域
		美国	为了更好地预测哪些地区是最危险的和计划未来的地震救援工作,绘制 1994 年加利福尼亚北岭地震后所有受灾地区
缓解	降低灾害不可避免的影响概率	印尼	评价一个海啸预警系统,有效地检测、监测、预测、评估损失,并有助于提供救济
准备	发展挽救生命的计划和提高灾难应对措施	新加坡	通过需求分析,最大限度地派遣救护车部署的有效性
		美国	使用南卡罗来纳州的行为风险因素监测系统来评估和比较健康风险与应对资源的可用性
反应	为受害者提供紧急援助	阿拉伯联合酋长国	设计一个协调网络,帮助执法人员在危机时刻及时干预的识别,调度和资源追踪
		希腊	完善和落实基于位置的医疗申请,快速获取信息以及指示患者所在位置
恢复	恢复短期和长期群落稳定性	印尼	为了派遣人道主义机构到最需要的地区去,绘制受影响社区的空间布局和估计死亡率
		美国	技术的研究和使用建议,例如条码跟踪和识别,该技术可以跟踪和识别灾民

SWN 分析能引导识别自然存在的医疗中心(例如社区医院)、医疗节点间的距离(例如基层医疗单位/诊所和候补护理设施)以及在危机中有隔离风险的临界区域。

对于灾难医学来说,GIS 可用于 SWNs 医疗中的策略配置和 POC 技术的管理,以改善灾害预防和响应。在 SWNs 中配置 POC 可以让响应站有能力让受害人获得更快的护理,同时分诊也会进行得更加快速。目前的 POC 技术所能提供的地理空间信息不足以使其在灾难期间充分发挥优势。地理信息系统是一种我们用来管理和分析实体之间空间关系的工具。图 8-6 阐明了 GIS 的实施理论,它可让管理人员在灾难期间有效的对资源的管理做出有关空间上的决策。

另外,GIS 为管理人员提供了管理全国或全世界信息传播的数据库和网站。GIS 理论上可以通过在稳固的信息基础设施实现 POC 策略。中国已经建立起基于互联网的 GIS,用于监测血吸虫病。基于此我们可以查看历史数据及当前数据,找出风险显著增加或降低的区域,也可以立即实施新的策略。

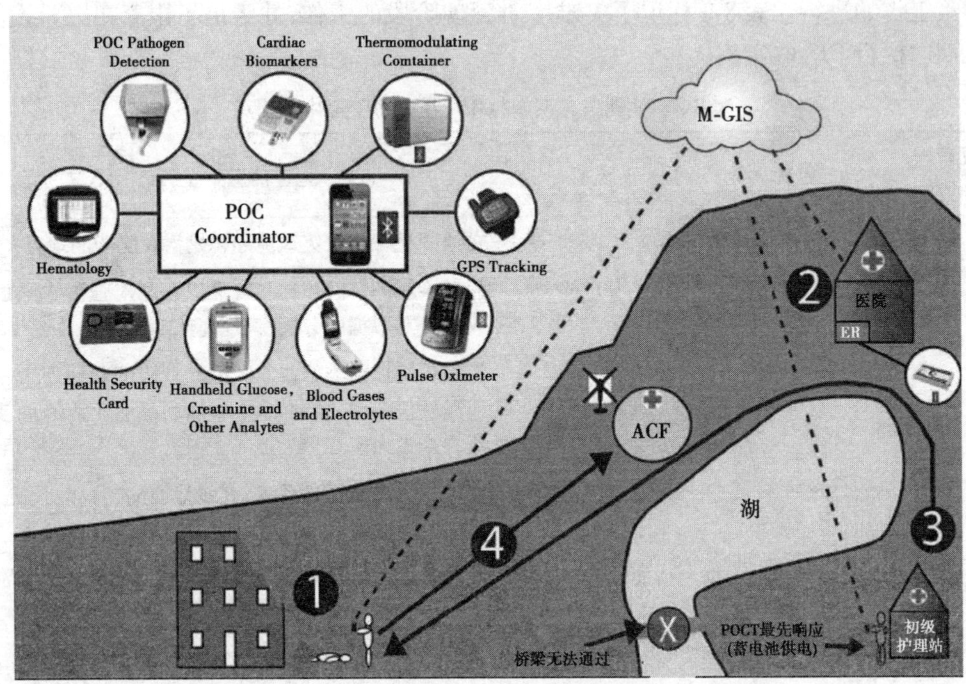

图 8-6　通过 GIS-POCT-SWN 对地震伤员实施救援的案例

地理信息系统能够很好地把控救援工作的顺序。阶段 1:在突然发生地震后倒塌的楼房下面发现被埋的地震伤员。阶段 2:在配备急诊室和联网通讯枢纽的社区医院,POCT 协调员用地理信息系统来分析小世界网络,找到离灾害发生点最近的装备 POCT 设备的医疗应急点。阶段 3:主要医疗单位的医疗人员利用地理信息系统找到最快的到达路线,并避开威胁,如不能通过的桥梁,然后到达伤员处。阶段 4:伤员被安全转运到其他医护点,利用地理信息系统进行伤员分级,最后被直升飞机送去做确定治疗

GIS 可用于小世界网络内的 POC 技术的管理和配置。从概念上说,GIS、SWN 和 POC 能在危机护理现场(图 8-7)协同做出理性决定。GIS-POC-SWN 能提供在 SWN 中各种 POC 配置策略的评估方法和在灾难期间 POC 的管理方法。

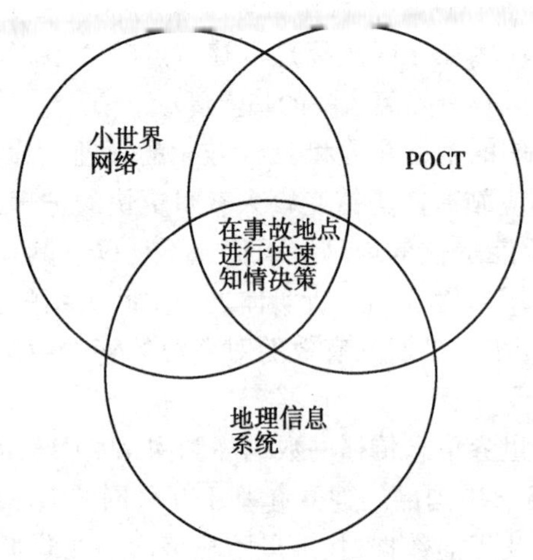

图 8-7　医疗资源优化利用

这张图展示的是当地理信息系统、小世界网络和 POCT 整合后为灾害发生点提供快速知情决策时的战略协同关系

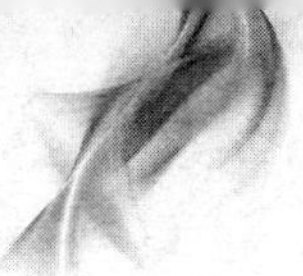

第二节　优化 POCT 结果

一、POC 协调员的职能

优化结果指对结果的管理。结果的管理需要定制计划、独特的观察力和优秀的团队合作,结果的优化不能远距离完成,优化是否成功取决于 POC 协调员的领导、护理协作和内科医师的相互作用。无论研究者文件的中间成果是否明确,TTAT 战略将诊断实验结果与临床决策相结合。因此,POC 协调员应能方便的实施用于快速响应的近患者和床边检验。如果不使用 POCT,相关认证机构会要求医院缩短 TTAT 或加速响应并记录在案。因此,TTAT 形成于一个基本的、直观的、实用的理念——引导成功有效的管理。造成进程延误的因素一般有:检验安排、结果等待、瞬时异常值和决策延迟。如今的 POC 协调员是经过认证的专业人员,接受过全球标准化的培训,在法律上和内科医师、护士对优化患者治疗效果负有同样的责任。

表 8-4 总结了如何利用 POCT 改善患者恢复结果。POCT 的即时性有助于通过消除延迟和促进医疗决策来达到患者的临床疗程的优化。靠近患者的移动检测指在早期检测生理和临床相关分析物的重要变化,这在重症监护中是特别重要的因素。以下重点主题展示如何利用 POCT 提高 Dx-Rx 进程。整合临床治疗能提高中间结果,比如决策和治疗及时性。高度敏感的中间结果与整体结果的结合有助于指导 POCT。POC 协调员和护理团队考虑使用下列方法替换传统的检验。这些方法基于临床需求、护理路径和以目标为导向的疗法。

表 8-4　POCT 如何提高医疗效果和经济效果

获得更快的治疗周转时间(TTAT),便利性和效率
维持血容量,避免输血风险并改善患者的护理
整合急诊检测以提高手术室、CCU、重症监护病房和新生儿病房的结果
通过更快的算法策略以减少护理路径的总成本
支持快速 DX-RX 的决策周期在床边的协议(例如,严格的血糖控制)
帮助满足在胸痛中心快速响应测试的护理标准
在急性护理、现场诊断和疫情灾害时满足大众健康的需要
允许患者自我监测(例如,葡萄糖、凝血酶原时间)以获得较好的治疗结果

二、焦点论题:应急储藏所的准备和恢复

POCT 是复杂紧急情况下和灾难发生后作出响应的关键所在(表 8-5)。复杂紧急情况期间,可以在移动式验伤分诊帐篷或替代护理设施中进行 POC 检验。危机期间,救灾物资应存放在应急储藏所并进行分配。在此,我们仅以美国的应急储藏所为例讲述,当然,类似的反应措施也可以根据国家的具体需求重新定制。

表 8-5 用于紧急情况和灾难医学的 POC 检测的参考文献

年	作者	度量标准	主要成果
2013	Asha 等	POC 对比于实验室检测,处理时间,ED LOS,费用	平均处理决定患者的时间用 POC 设备是 3.24 小时,用实验室检测是 3.50 小时($P=0.04$),ED LOS 的时间分别是 4.32 小时和 4.52 小时($P=0.21$)。平均病原学费用 POC 组要高出 12 美元并且 POC 相对于实验室检测在处理决定时间方面增加的成效比是每小时 113 美元
2013	Blick	气血、电解质、心肌标志物、TAT	新生儿重症监护室实时 POC 的配置中电解质和血气结果能在 2~3 分钟内测出平均 TAT 的结果,而实验室检测需要 30~60 分钟。POC ED 测试 cTnI 从收集样本到测出结果不到 30 分钟,而中心实验室则需要 60 分钟或者更长时间
2013	Gaieski 等	乳酸盐出结果的时间	指尖 POC 检测是一项快速而准确的检测 ED 中怀疑有败血症的患者的乳酸盐水平的方法。从分诊到指尖 POC 乳酸盐结果出来的平均时间是 86 分钟。从分诊到得到全血参考乳酸盐结果的平均时间是 151 分钟。指尖 POC 测出乳酸盐结果的平均时间比全血参考结果少了 6 分钟
2013	Gaieski 等	HIV 自检测,使用者的满意度	基于药片的一体式检测在 ED 中被证明具有极高的可行性和可接受性,在 HIV 自检测中较为准确。99.8% 的使用者认为他们得到的结果是准确的
2013	Huppert 等	性传播感染(N. 淋病、T. 阴道毛滴虫),恰当的诊断和治疗	POC 阴道滴虫病检测提高了 ED 中 STI 照料的准确度,并且和 NAAT NG 检测相比可以提供更准确的治疗(77.9% 比 49.7%,$P<0.01$)
2013	Jang 等	新陈代谢系列实验,停留的长度(LOS)	引入了一个综合性新陈代谢面板 POC 测试(小型的综合性的新陈代谢试剂磁盘)相比于实验室检测将中值 ED LOS 缩短了 22 分钟。出院患者使用 POC 测试将中值 ED LOS 减少了 12 分钟
2013	Koehler 等	心脏肌钙蛋白,出结果的时间(肌钙蛋白结果的通道),LOS	在 ED 中实现心脏肌钙蛋白的 POC 检测,把肌钙蛋白检测时间(肌钙蛋白结果的通道)从 105 分钟缩小到 51 分钟($P<0.001$)。ED LOS 从 290 分钟减少到 255 分钟($P=0.082$)
2013	Perveen 等	D-二聚体,好转时间	D-二聚体的 POC 测试时间跟实验室检测相比显著加快,中间值差别达到 101.5 分钟;然而 POC 测试和自动酶联荧光免疫测试之间欠佳的生物等效性提高了其在 ED 中使用的可接受性
2013	Venturini 等	心脏标志物,相关性	已证明的移动救护车上使用的心肌肌钙蛋白 I 的 POC 检测结果与其在 ED 中的检测结果具有较高的相关性(同类相关系数达到 0.997;95% 置信区间 0.994~0.998;$P<0.005$)。但是可行性和就医前使用的临床实用性还需要评估

续表

年	作者	度量标准	主要成果
2013	You 等	肌酐	POC检测结果与BUN(ICC=0.914)和Cr(ICC=0.980)的血清参考检测值吻合较好,但是ED中结果的报告时间的平均值(SD)相比于参考实验室比POC测试要短[(11.4±4.9)分钟比(46.8±38.6)分钟,$P<0.001$]
2012	Birkhahn 等	心脏标志物	心脏标志物的POC检测的实现加大了死亡率对资源利用的影响,加快了患者流通,也改善了急性冠脉综合征患者的短期成效;ED LOS减少了33%(95%置信区间26%~39%),医院LOS减少了20%(95%置信区间7%~34%),而且实施前和实施后间的整体死亡率减小了62%($P=0.001$)
2012	Cullen 等	心脏标志物,危险分层	单项cTn的POC测试的使用保证了处于危险期的心脏病患者的快速鉴别,使其得以被较早的处理(出院或者留院)和管理
2012	Diercks 等	心脏标志物,诊断准确性	对于送至ED的发作8小时以内的有严重冠状综合征的可疑患者,3小时连续不断的Cardio3 TnI POC测试平台为更长时间的急性心肌梗死提供了相似的诊断准确性
2012	Fromm 等	全血人绒毛膜促性腺激素(hCG),准确性	对比全血和尿液中hCG的POC检测的表现。全血妊娠测试有95.8%的灵敏度(NPV是97.9%),然而尿液测试的灵敏度是95.3%(NPV是97.6%);两项测试的特异性和阳性预测值都是100%。可能全血用于快速妊娠测试与尿液相比有相似或者更好的准确性
2012	Nour 等	STIs(HIV),自检测的表现和易用性	100%的患者自检测的结果与卫生保健工作者得到的结果一致,超过90%的患者表达了对检测结果的信任和易用性,并且愿意再次测试。46.9%的患者首选自检测
2011	Arora 等	β-羟基丁酸,改善的诊断	β-羟基丁酸的POC测试和尿液试纸对检测糖尿病酮症酸中毒具有同样的敏感度(98.1%)。β-羟基丁酸具有更高的特异性(78.6%比35.1%),提供了显著性减少对于ED中高血糖患者的不必要的糖尿病酮症酸中毒的诊断检查的可能性
2011	Birkhahn	心脏标志物,时间节省和费用	加速的POC心脏肌钙蛋白T测试相比于中心实验室检测节省了6.5小时,并且将能受益60%的患者,预计每个患者每小时节省7.4美元的护理费用
2011	Celenza 等	INR,表现	POC INR测试在ED中能够排除临床上重大的凝血障碍。需要基于实验室的TNR检测来确认异常的INR结果

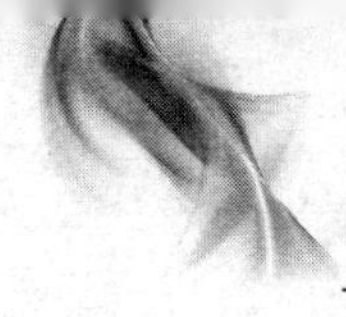

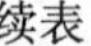
续表

年	作者	度量标准	主要成果
2011	Goodacre 等	心脏标志物,LOS	POC 测试相比于中心实验室检测保证了更高的出院率(32%比 13%),并且减小了住院时间的中值(8.8 小时比 14.2 小时,$P<0.001$)
2011	Magee 等	糖化血红蛋白,筛选和监控	ED 中糖化血红蛋白的 POC 检测能够帮助告知送检人和患者可能的先前血糖状态,包括没有意识到的或者是难控制的 2 型糖尿病。保证了及时的糖尿病患者自我管理教育和用药
2011	Sakamoto 等	多样化的 POC 测试,对灾难反应的影响	POC 测试在日本地震中的实行证明了其在灾难应急时定位医疗需求中的有效作用
2011	Sørenson 等	心脏标志物,入院前诊断取样的时间	由护理人员操作的入院前 TnT 定量检测是可行的。有更低检测限的入院前定量测试能够鉴别大多数心肌梗死的患者,无需心电图的辅助。从症状发作到血样采集的时间中值是 83 分钟,而入院患者的样本时间是 165 分钟
2011	White 等	性传播感染(HIV),TAT	基于实验室的总测试时间大于 POCT(88 分钟比 66 分钟,$P<0.001$)
2010	Courtney 等	D-二聚体,表现	HemosIL 超敏 D-二聚体测试具有 96.0%的灵敏度和 65.7%的特异性,能成功用于排除急症护理环境下的肺栓塞
2010	Goyal 等	乳酸,周转时间	对脓毒症患者手指采血即时检测和全血检测的比较。POC 乳酸检测中位数时间分类是 21 分钟,全血乳酸检测室 172 分钟
2010	Loten 等	心肌标志物,住院时间,出院	尽管 POC 未充分利用,8 小时内出院的患者比例上升了 10%($P=0.007$),与此同时,住院时间没有明显改变
2009	Ryan 等	心肌标志物,住院时间	住院时间总体没有改变,但 POC 对不同的中心住院时间有影响
2009	Takakuwa 等	心肌标志物,干预时间	阳性 POC 结果和 anti-ischemic 治疗的提高、加速是一一对应的(和 IQR 133~523 分钟)相比,GP Ⅱb/Ⅲa 抑制剂在 243 分钟提高
2008	Lewandrowski 等	药物滥用,周转时间,住院时间	药物滥用 POC 尿液测试减少了住院时间(平均 11.1~8.1 小时,27%,$P<0.0001$)和周转时间(减少了 69.4%,从 108 到 33 分钟),基本上取代了中心实验室药物滥用的检测
2008	Renaud 等	心肌肌钙蛋白,治疗干预时间	急诊 POC 心肌肌钙蛋白检测和快速诊断是紧密相关的。怀疑非 ST 段抬高的急性冠状动脉综合征的患者 anti-ischemic 治疗时间缩短为 45 分钟

续表

年	作者	度量标准	主要成果
2008	Weatherall 等	肺炎球菌尿抗原(PNAG),周转时间	肺炎球菌性肺炎的肺炎球菌尿抗原诊断能被急诊临床工作人员准确执行。急诊科和实验室检验之间的结果有 98% 一致性。同时,急诊周转时间明显的缩短(2 小时 39 分钟缩短为 19 小时 40 分钟)
2007	Hsiao 等	电解质,葡萄糖,肌酐,钙离子,血细胞比容,血气分析,周转时间,处理时间,周转时间	对随机患者 POC 检测,总体住院时间显著下降,急诊室平均下降 38.5 分钟($P<0.001$)。和实验室检验相比,POC 的处理时间减少了 65 分钟,诊疗时间减少了 45 分钟

美国健康和人类服务部(DHHS)下属的准备及响应助理秘书长办公室(ASPR)保留了三个战略任务支持中心,分别位于美国西部、中部和东部。救灾物资供应部通过卡车从美国这三个位置的任何一个运达灾难现场,或者利用飞机在 12 小时内运达一些内陆州以外的灾难现场,比如夏威夷、阿拉斯加和马绍尔群岛。

每个应急储藏所都配备有完整的设施,事件突发后,灾难医疗救援小组(DMATs)可以用来分诊、确诊和监测受灾人员。这些配置包括药品及药品详细目录、DMAT 响应包、基本荷载再补给包(BLR)(用于补给能使用三天的物资;每日供应给 175 位患者使用)、临时活动房屋、发电机、通讯用品以及用于运输物品到灾难现场的车辆。DMAT 小组前往灾难现场后可以使用这些设施。应急储藏所可以执行临床实验室改进通知书(CLIA)中豁免和非豁免的所有检验。

1. 地点、详细目录和监督　包含实验室基础和实验室附加包的 51 个响应包分配到三个避难所设施中,依照 CLIA 证书,涵盖 1000 台血糖仪和 60 台 i-STAT®。其他包裹,例如用于 4～6 个响应站的突击队背包——包括外用自动电震发生器、氧气和血糖仪——让小组人员具有寻找受害人的机动性(受害人可能在灾难现场被困或陷入困境中)。在空难响应中同样使用医疗测试包、实验室基础和实验室附加包。部署后须重新评估设备的适合性,并在收到政府委员会批准后相应地更新供应品。

2. 实验室基础包　实验室基础包重量较轻[≤22.7kg(50lb)],其提供有限的 POC 样本收集、检验化学/电解质、妊娠、血红蛋白、血液气体和心脏病标志物所需的仪器和试剂(表 8-6)。实验室基础包中的所有检验均为 CLIA 豁免的检验,除了某些相对复杂的血气瓶。

表 8-6　当前美国灾难应急储藏所配置目录

包装规格	设备名称	网址	检测项目
Lab Basic	i-STAT CHEM8+,G3+ Cartridges	www.abbottpointofcare.com	Na^+、K^+、Cl^-、TCO_2、Anion Gap、Ca^{2+}、Glu、BUN、Crea、Hct、Hgb、pH、PCO_2、PO_2、HCO_3^-、BE、SO_2
	LifeSign MI® *	www.lifesignmed.com	CK-MB、Myo、cTnI

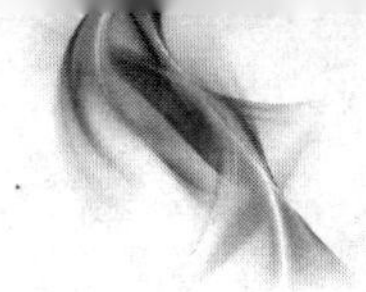

续表

包装规格	设备名称	网址	检测项目
	OneTouch® Ultra®	www. onetouch. com	Glu
	Multistix® 10 SG Urinalysis Strips *	healthcare. siemens. com	Glu、Bilirubin、Ketone、Specific Gravity、Blood、pH、Protein、Urobilinogen、Nitrite、Leukocyte Esterase
	McKesson Pregnancy Test Cassettes *	www. mckesson. com	hCG
Lab Plus	PT/INR 和 BNP Cartridge for i-STAT	www. abbottpointofcare. com	PT/INR and BNP
	Hemoccult ICT *	www. beckmancoulter. com	FOBT
	CLINITEK® Status Plus Analyzer	healthcare. siemens. com (网页已不可用)	Reads Multistix 10 SG 验尿试纸
	Piccolo® Xpress General Chem 13 and Liver Panels	www. piccoloxpress. com	ALB、ALP、ALT、AMY、AST、BUN、Ca^{2+}、Crea、GGT、Glu、TBil、TP、UA
	Coulter® Ac · T diff2TM	www. beckmancoulter. com	WBC、RBC、Hgb、Hct、MCV、MCH、MCHC、RDW、PLT、MPV、PCT、PDW、GR%、GR%、LY%、LY%、MO%、MO
	Triage® TOX Drugs of Abuse *	www. alere. com	对乙酰氨基酚、安非他命/脱氧麻黄碱、巴比妥类药物、苯二氮、可卡因、美沙酮、阿片制剂、苯环己哌啶、四氢大麻酚、三环、抗抑郁药
	脓毒性咽喉炎测试 *	未知制造商	A 群链细菌制剂、B 群链细菌制剂
	Mono 测试 *		单核细胞增多症
	D-dimer 测试 *		d-二聚体

缩写:ALB,白蛋白;ALP,碱性磷酸酶;ALT,丙氨酸转氨酶;AMY,淀粉酶;AST,天冬氨酸转氨酶;BE,碱剩余;BNP,脑钠肽;BUN,血尿素氮;Ca^{2+},钙离子;CK-MB,肌酸激酶同工酶;Cl^-,氯离子;Crea,肌酸酐;cTnI,心肌肌钙蛋白 I;FOBT,粪便潜血试验;GGT,血清谷氨酰转肽酶;Glu,葡萄糖;GR,粒性白细胞;hCG,人绒毛膜促性腺激素;HCO_3,碳酸氢盐;Hct,血细胞比容;Hgb,血红蛋白;K^+,钾离子;LY,淋巴细胞;MCH,平均红细胞血红蛋白;MCHC,平均细胞血红蛋白浓度;MCV,平均细胞体积;MO,单核细胞;MPV,血小板平均体积;Myo,肌红蛋白;Na^+,钠离子;PCO_2,二氧化碳分压;PCT,血小板比积;PDW,血小板分布宽度;PLT,血小板计数;PO_2氧分压;PT/INR,凝血酶原时间/国际标准化比值;RBC,红细胞;RDW,红细胞体积分布宽度;SO_2,氧饱和度;TBil,总胆红素;TCO_2,总二氧化碳;TP,总蛋白;UA,尿酸;WBC,白细胞

3. 实验室附加包　实验室附加包[≤181. 4kg(400lb)],是因需要复杂测试(表 8-6)而发出的第两个包裹,它包括一个实验室基础包并带有粪便潜血检验、滥用药物检验和肝功能检测所需的 POC 仪器和试剂。

4. 用于应急储藏所的血液学测试　目前储藏所使用的 Coulter® Ac · T diff2™ 并不适用,重量[20. 4kg(45lb)]和体积都太大,而且每 6 个月对设备进行校准时,都必须更换相关

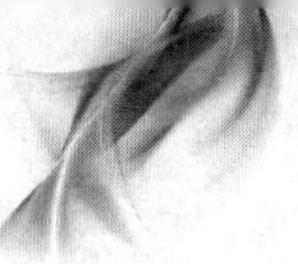

部件。因此,建议使用轻便型、免费维修或维修费较低、易于使用的 POC 设备。目前还处于试用阶段的 MicroCBC 能满足以上要求。如果获得 FDA 批准,该设备将成为 Coulter 的重要替换品。更多用于贮藏所的血液学分析 POC 设备如图 8-8 所示。基于成像的高级 POC 血液分析仪,例如正在开发的雅培诊断分析仪(新泽西,普林斯顿),可以在全血细胞计数同时检验个体红血细胞中的同质血红蛋白分布,这一点可能对确诊疟疾起到辅助作用。

图示							
仪器	WBC DIFF*	M16S/M20S†	QBC STAR†	MicroCBC‡	pocH-100i†	CELL-DYN Emerald†	To Be Named‡
厂家	HemoCue www.hemocue.com	Medonic www.medonic.se	QBC Diagnostics www.gbcdiagnostics.com	Ativa Medical www.ativamed.com	Sysmex www.sysmex.com	Abbott Diagnostics	Abbott Point of Care
尺寸 (英寸)	6.2×6.1×7.6	11.4×16.1×18.1	16×16.3×16.3	11×12×14	7.3×13.8×18.1	9.8×18×13.8	-
重量	1.3,0.6	18,8.2	19,8.6	22,10	30.8,14	20.9	-
分析时间	3minutes	3minutes	7minutes	3~5minutes	~2.4minutes	~40seconds	-
白细胞计数	Yes	Yes	Yes	Yes	Yes	Yes	Yes
区分	5-part	3-part	2-part	3-part	3-part	3-part	5-part
其他结果	Lymphocytes #,% Neutrophils #,% Monocytes #,% Basophils #,% Eosinophils #,%	RBS,Hb,Hct,Pit MCV,MCH,MCHC Lymphocytes #,% Granuiocyes #,% Monncytes #,% RDW,PDW,PCT LPCR	Hb,Hct,Pit,MCHC Lymphocytes and Monocytes #,% Granulocytes #,%	RBC,Hb,Hct,Pit MCV,MCH,MCHC Lymphocytes #,% Neutrophils #,% Monocytes #,% RDW	RBC,Hb,Hct,Pit MCV,MCH,MCHC Lymphocyes #,% Neutrophils #,% Monocytes #,% RDW-SD RDW-CV,MPV	RBC,Hb,Pit MCV,MCH,MCHC Lymphocytes #,% Mids #,% Granulocytes #,% RDW	RBC,Hb,Hct,Pit MCV,MCH,MCHC Lymphocytes #,% Neutrophils #,% Monocytes #,% Basophils #,% Eosinophils #,% RDW,malarial- infected RBCs

图 8-8 用于血液学分析的新兴 POCT 设备

列出的设备中有 4 款能区分 2 或 3 种指标,2 款能区分 5 个指标(中性粒细胞、单核细胞、淋巴细胞、嗜碱粒细胞和嗜酸粒细胞)。M16S/M20S 无法区分粒性白血球(中性粒、嗜碱粒细胞和嗜酸粒细胞)。QBC STAR 无法区分粒性白血球,它将淋巴细胞和单核细胞并为一组报告。CELL-DYN Emerald 将单核细胞、嗜碱粒细胞和嗜酸粒细胞统一报告为 Mids 雅培的待命名的血液学分析仪被用来评估血红蛋白的分布均一性,通过分析数以千计的红细胞中血红蛋白以辨别是否有疟原虫感染

5. 升级的 POC 应急储藏所 我们建议将图 8-8 和表 8-7 所示的 POC 设备和试剂归入升级的 POC 应急储藏所中。i-STATR®已经升级为新型无线系统,用于与电子病历系统(EMR)直接通信,并即时报告患者结果。制造商在 i-STATR®上计划的未来新型检验包括高灵敏度 cTnI,β-人绒毛膜促性腺激素、凝血酶原/激活部分促凝血激酶时间、镁离子、镁/磷酸盐、促甲状腺激素、前列腺特异抗原、D-二聚体、甲状旁腺激素和中性粒细胞明胶酶相关脂质运载蛋白的检测。当这些附加检测评估后可视具体情况添加到应急储藏所 POC 中。我们提议在 i-STATR®上添加心肌肌钙蛋白 I 试剂,取代用于诊断急性心肌梗塞的设备"LifeSign MI®"。

新型 POC 应急储藏所同样需要凝血酶原时间/国际标准化比值(PT/INR)检验,但是 i-STAT PT/INR 试剂盒应该使用 CoaguChek® XS Plus 系统进行替换,以达到更好的综合性能。

应急储藏所包括 Clearview® HIV 1/2 STAT-PAK®,用于检测不慎针刺被感染者的影响。但是,由于更容易接近疑似患者,灾难 POC 可能更适合 HIV 检测。Clearview®已被 CLIA 豁免使用手指针刺和静脉穿刺全血,但是因为要使用血清或血浆样本而被归为中度复杂检验。

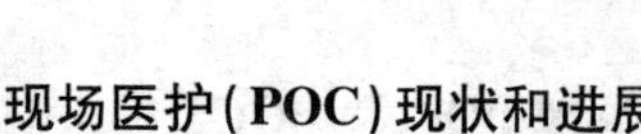

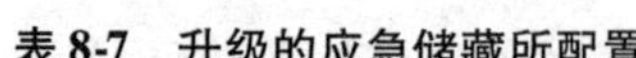

表 8-7　升级的应急储藏所配置

设备名称 网站	测试菜单	采样类型	影响
ABORhCard® Blood Typing Test Carda www. micronics. net	ABO 和 Rh 血型	全血(c)	对献血者进行快速血型筛查鉴定
Hemoccult® ICTb www. beckmancoulter. com	FOBT	大便	下消化道出血检查
i-STAT® System CHEM8+, G3+, cTnI, PT/INR, 和 BNP www. abbottpointofcare. com	Na^+, K^+, Cl^-, TCO_2, Anion Gap, Ca^{2+}, Glu, BUN, Crea, Hct, Hb, pH, PCO_2, PO_2, HCO_3, BE, SO_2, cTnI, PT/INR, BNP Cartridges	CHEM8+ 和 G3+:全血(a, c, v) cTnI 和 BNP:全血(a,v)或者血浆 PT/INR:全血(c,v)	监测挤压伤,重度脱水,呼吸困难,或者使用抗凝血剂的患者;诊断急性心肌梗塞以及充血性心力衰竭
Masimo Rad-57™a www. masimo. com	tHb, O_2 content, COHb, MetHb, PVI	无创皮下分光技术	患者床旁 CO-oximetry 以监测呼吸功能
MicroCBC hematology Analyzera www. ativamed. com(仅供临床试验用)	WBC, RBC, Plt, Hb, MCV, 粒细胞(中性粒细胞,嗜碱性粒细胞,嗜酸细胞),淋巴细胞,单核细胞	全血	便携式且无需维护的设备进行血液分析
Multistix® 10 SG Urinalysis Reagent Stripsb healthcare. siemens. com	胆红素,血液,葡萄糖,酮体,白细胞酯酶,亚硝酸盐,pH,蛋白质,尿比重,尿胆素原	尿液	肾病患者以及糖尿病患者早期肾功能检查。识别潜在的尿路感染
Onyx® Ⅱ Fingertip Pulse Oximetera www. nonin. com	氧饱和度,脉搏率	无创的皮下分光光度测定	能够无线监测氧饱和度和脉搏率
OraQuick ADVANCE® Rapid HIV-1/2 Antibody Testd www. orasure. com	HIV-1,2 的抗体	口腔液,全血,血浆	使医疗急救员能够快速地通过针刺筛选出 HIV 患者和紧急献血使用前的筛选
QuickVue® Influenza Test www. quidel. com	流感病毒 A、B 的抗原	鼻腔拭子、鼻腔抽出物、鼻腔冲洗物	能够进行流感测试来阻止灾难的爆发
Sure-Vue® Urine Cartridgeb www. fishersci. com	HCG(人绒毛膜促性腺激素)	尿液	进行妊娠测试,说明需要谨慎的护理
StatStrip&StatSensor Connectivity Meterse www. novabiomedical. com	葡萄糖、乳酸、β-羟丁酸、肌酐	全血	监测糖尿病患者、肾功能及灌注不足的检测

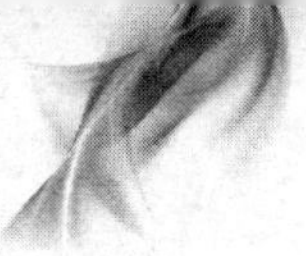

续表

设备名称 网站	测试菜单	采样类型	影响
Triage® Drugs of Abuse Test Cardf www. alere. com	对乙酰氨基酚、安非他命/甲基苯丙胺、巴比妥酸盐、苯二氮草类药物、可卡因、美沙酮、鸦片剂、苯环己哌啶、四氢大麻酚、三环类抗抑郁药	尿液	能够用来识别服用影响健康的毒品的患者

注:作者并没有认同上表中的装置,仅列举了在美国灾难存储器中的一些测试菜单类型。

缩写:ALB,白蛋白;ALP,碱性磷酸酶;ALT,丙氨酸转氨酶;AMY:淀粉酶;AST,天冬氨酸转氨酶;BE,剩余碱;BNP,B型利钠肽;BUN,血尿素氮;Ca^{2+},钙离子;Cl^-,氯离子;COHb,碳氧血红蛋白;Crea,肌酐;cTnI,肌钙蛋白 I;eAG,估计平均葡萄糖;FOBT,大便潜血试验;GGT,γ-谷氨酰转移酶;glu,葡萄糖;Hb,血红蛋白;hCG,人绒毛膜促性腺激素;HCO_3,碳酸氢盐;Hct,红细胞压积;HHb,脱氧血红蛋白;HIV,人免疫缺陷病毒;K^+,钾离子;Lac,乳酸;MCV,平均红细胞体积;MetHb,高铁血红蛋白;Na^+,钠离子;O_2Hb,氧合血红蛋白;PO_2,氧分压;PCO_2,二氧化碳分压;Plt,血小板计数;PT/INR,凝血酶原时间/国际标准化比率;PVI,容积波变异指数;RBC,红细胞计数;SO_2,氧饱和度;TBIL,总胆红素;TCO_2,总二氧化碳;tHb,总血红蛋白;TP,总蛋白;UA,尿酸;WB(a,c,v,),全血(动脉的,毛细管的,静脉的);WBC,白细胞计数。a:临床实验室改进修正案(CLIA)豁免试验,不可用或者状态不清楚;b:CLIA 豁免的;c:CLIA 豁免的 $CHEM^{8+}$,测试在含有钠或肝素锂的真空管里的全血样品;d:CLIA 豁免的除了适度复杂的血浆测试;e:CLIA 豁免的葡萄糖检测;f:CLIA 适度的复杂性

尽管脉搏血氧测定仪[400 台 Nonin 8500s]和 CO-血氧测定仪[220 台 Lifepak 12 和 20 台 Lifepak 15]被配置到了其他应急储藏所,我们还是建议升级到蓝牙®指尖脉搏血氧测定仪(NoninOnyxR Ⅱ,9560 型),以及 Rad-57 升级手提式 CO-血氧测定仪,并且将这两种设备包含到 POC 应急储藏所中。Lifepak 12 和 Lifepak 15 使用同样的技术(Masimo®传感器包括 Rainbow™传感器),和 Rad-57™一样用于 CO-血氧测定,并且其准确度和精密度相当。但是,Lifepak 设备的重量为:22. 6lb,10. 3kg(Lifepak 12);26. 1lb,11. 8kg(Lifepak 15),而 Rad-57™的重量小于一英镑(13oz,0. 4kg)。血红蛋白测定对于检测一氧化碳中毒十分关键。

POC 应急储藏所配置有国家血库的血液供给用于输血。因为血液有可能用尽,所以 ABORhCard®血型测定卡被配置到灾难 POC 中,在灾难现场可以筛选紧急情况下捐赠的血液。虽然在 CLIA 相关条例中血型分类被归于高复杂度检验,但是在紧急情况下对于捐赠血液中只能使用血型检测卡。

建议进行流感检测,以确定是否有流感暴发的可能并监测可能出现的大流行病。POC 血液分析仪将取代 Coulter®,因为 POC 不需要维修费用、轻便、成本较低。分诊滥用药物和潜血检测试纸 ICT 在配置于 POC 应急储藏所中,与实验室附加包的内容相匹配。

POC 应急储藏所并不能替代测试包,因为测试包可以装进背包里,便于移动到患者身边。在资源有限的情况下使用“背包内诊断实验室”是一个可行的概念,但是同时需要适于紧急情况和灾难救援。

6. 定制 POC 应急储藏所 可定制的 POC 资源可以进一步提高应急救援工作队的工作能力。定制的 POC 设备包中涵盖有用于满足特殊地理位置的分诊需求,如不同的灾难类型(即洪水和地震)、人口学和救援区域的发病率。同样会增加在候补护理设施和有潜在生物威胁区域的 POC 检测。定制的 POC 需要随新感染菌株的出现而及时更新,例如中国出现的新型 H7N9 流感菌株和沙特阿拉伯及其他国家出现的中东呼吸综合征(MERS-CoV)。表 8-8 描述了在天气灾难、其他自然灾害和大流行病中可能出现的病原体种类。

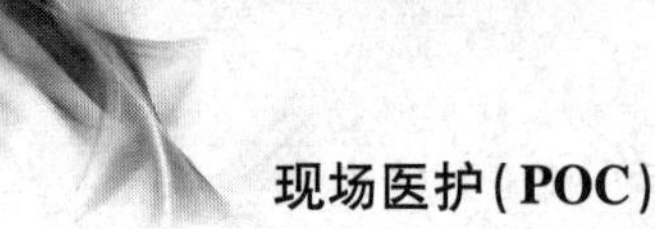

表 8-8　气象灾难、其他自然灾难和流行病中会出现的病原体

场景	位置(主题),年份	病原体的检测	隔离感染的位点/路径	参考文献(编号)
干旱	佛罗里达,5 种流行病,从 1952 年起	圣路易斯脑炎病毒 西尼罗病毒	全血,带菌者传染 全血,带菌者传染	Shaman 等. Shaman 等.
	印尼,1997	疟原虫	全血,带菌者传染(厄尔尼诺现象)	Bangs 等.
地震	孟加拉国,2004	大肠杆菌 霍乱弧菌	粪便/水,食物传染	Qadri 等.
	加利福尼亚,1994	粗球孢子菌	皮肤,尘埃	Schneider 等.
	中国,2008	大肠杆菌 耐甲氧西林金黄色葡萄球菌 甲氧西林敏感金黄色葡萄球菌 链球菌	伤口,脓液/创口 伤口,脓液/创口 伤口,脓液/创口 伤口,脓液/创口	Tao 等.
	海地,2010	耐甲氧西林金黄色葡萄球菌 甲氧西林敏感金黄色葡萄球菌 链球菌 霍乱弧菌	伤口/创口 伤口/创口 伤口/创口 粪便,水,食物传染	Pape 等. MMWR
	印度和巴基斯坦,2005	大肠杆菌 耐甲氧西林金黄色葡萄球菌 甲氧西林敏感金黄色葡萄球菌 链球菌	伤口,脓液/创口 伤口,脓液/创口 伤口,脓液/创口 伤口,脓液/创口	Kiani 等
	印尼,2005	大肠杆菌	血液/水传染	Gupta 等
	日本,2011	嗜麦芽窄食单胞菌 嗜肺军团菌 洋葱伯克霍尔德氏菌 绿脓杆菌	痰液	Inoue 等
	土耳其,1999	鲍曼不动杆菌 念珠菌 耐甲氧西林金黄色葡萄球菌 甲氧西林敏感金黄色葡萄球菌 绿脓杆菌	伤口/创口 伤口/创口 伤口/创口 伤口/创口	Bulut
	土耳其,1999	不动杆菌属 白色链珠菌 产气肠杆菌属 肺炎克雷伯菌 耐甲氧西林金黄色葡萄糖球菌 金黄色葡萄糖球菌 铜绿假单胞菌	伤口/伤口 伤口/伤口 伤口/伤口 伤口,血液,尿液/伤口 伤口/伤口 伤口,血液,尿液/伤口 伤口/伤口	Kazancioglu 等

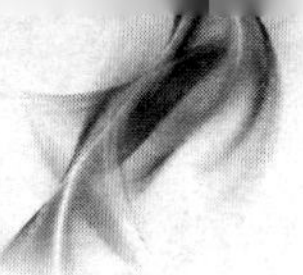

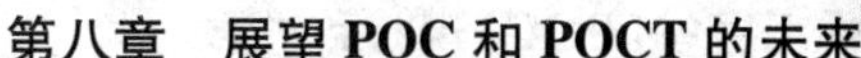

续表

场景	位置(主题),年份	病原体的检测	隔离感染的位点/路径	参考文献(编号)
洪水	孟加拉国,2004	大肠杆菌 霍乱弧菌	血液/水,食物传染 血液/水,大便,食物传染	Qadri 等
	全球,1980~2008	登革热病 疟原虫 西尼罗河病毒 黄热病病毒	血液/昆虫媒介传播 血液/昆虫媒介传播 血液/昆虫媒介传播 血液/昆虫媒介传播	世界卫生组织
	印度尼西亚,2004	甲型副伤寒	血液/水,食物污染	Vollaard 等
	泰国,2006	革兰阴性杆菌 网孔真菌感染	皮肤	Vernon 等
	曼谷大洪水,2011	钩端螺旋体,霍乱(被控制) 肺炎病原菌及其他	洪水	目前的报道
飓风龙卷风	佐治亚州,2000	肠球菌种 铜绿假单胞菌 黏质沙雷菌	伤口/伤口 伤口/伤口 伤口/伤口	Millie 等
	卡特里娜,2005	O1 群霍乱弧菌 双歧杆菌 隐孢子虫 贾地鞭毛虫 军团菌 霍乱弧菌 副溶血弧菌 创伤弧菌 大肠杆菌 耐甲氧西林金黄色葡萄糖球菌 金黄色葡萄糖球菌 诺瓦病毒	血液/食物传染 海岸线运河水/食物传染 内陆运河水/食物传染 内陆运河水/食物传染 湖面水/食物传染 湖面水/食物传染 血液/伤口,食物传染 血液/伤口,食物传染 海岸线运河水/食物传染 伤口/伤口 伤口/伤口 大便/水传染	疾控中心 Sinigalliano 等
流行病暴发	埃及,2002	脑膜炎奈瑟菌	脑脊液,血液/呼吸传染	世界卫生组织
	埃及,2003	鼠疫杆菌	腹股沟淋巴结炎抽出物,血液,痰/	世界卫生组织
	埃及,2006~2007	里夫特裂谷热	媒介传播	世界卫生组织
	安哥拉,2004~2005	马尔堡病毒	血液,呼吸道分泌物/接触感染者	世界卫生组织
	巴西,2008	登革热病毒	血液/媒介传播	世界卫生组织
	刚果,2009	埃博拉病毒	血液/接触感染者血液或体液	世界卫生组织

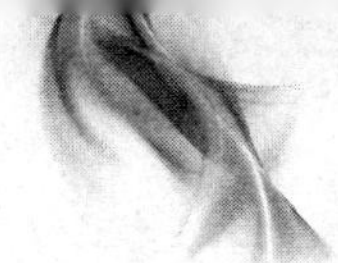

续表

场景	位置(主题),年份	病原体的检测	隔离感染的位点/路径	参考文献(编号)
流行病暴发	印度,2006~2007	基孔肯雅病毒	血液/媒介传播	曼谷邮报
	印尼,2006	甲型流感病毒 H5N1	鼻拭子/媒介传播	Monto
	科索沃,2001~2002	土拉弗朗西斯菌	血液和呼吸道标本培养/媒介传播	世界卫生组织
	马来西亚,1998~1999	尼帕病毒	血液/接触感染患者或动物的血液或体液	世界卫生组织
	南非,2008	Lujo 病毒	血清和组织液/吸入	Briese
	土耳其,2006	克里米亚-刚果出血热		世界卫生组织
	美国,2007	西尼罗河病毒	组织液,血液,脑脊液或其他体液/媒介传播	发病率和死亡率周报
	美国,2001	炭疽杆菌	血液/直接接触,吸入或摄入	Kman 等
	美国,1968	甲型流感病毒(H3N2)	鼻拭子/吸入	Kawaoka 等
	美国,1957	甲型流感病毒(H2N2)	鼻拭子/吸入	
	西非,2008	拉沙病毒	血液/接触感染患者或动物的血液或体液	世界卫生组织
	世界范围(墨西哥),2009	甲型流感病毒(H1N1)	鼻拭子/吸入	世界卫生组织
	世界范围,2008	黄热病病毒	血液/媒介传播	世界卫生组织
	世界范围,2003	SARS-冠状病毒	血液/接触感染患者或动物的血液或体液	世界卫生组织
海啸	泰国,2004	产气单胞菌 大肠杆菌 肺炎克雷伯菌 铜绿假单胞菌 鲍曼不动杆菌 曲霉属 类鼻疽伯克霍尔德氏菌 念珠菌属 耐甲氧西林金黄色葡萄球菌 金黄色葡萄球菌 赛多孢子菌属 金黄色葡萄球菌 养单胞菌属 沙门菌属 产气单胞菌 梭菌属	化脓部位,伤口/伤口 大便/水,食物传播 化脓部位,伤口/伤口 化脓部位,伤口/伤口 血液/土壤,水传播 血液/吸入,伤口 血液/土壤,水传播 血液/吸入,伤口 伤口/伤口 伤口/伤口 血液/吸入,伤口 伤口/伤口 血液/土壤,水传播 井水/水传播 伤口/水传播 伤口/土壤	Hiransuthikul 等 Uckay 等 Rajendran 等 Ivers and Ryan

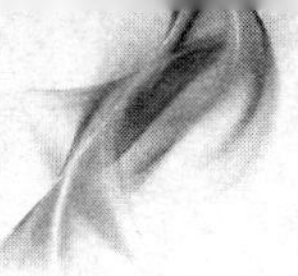

在某些灾难中会出现传染性疾病，而实验室基础包和实验室附加包无法检测传染性疾病，且不能充分满足正式调查的需要。具备诊断和监测传染性疾病病原体的护理点（如耐甲氧西林金黄色葡萄球菌 MRSA、金黄色葡萄球菌和大肠杆菌）能够提供相应信息，以便启动隔离协议或防止新型传染病突变体产生和医院感染。独特的恒温扩增技术可能在护理点提供迅速、低成本、基于分子遗传的传染病检测。比如，市场上可买到的 illumigene®难辨梭菌检测能在一小时之内诊断粪便样本。已经证实前景广阔的 T_2磁共振诊断平台（正在开发细菌检验板）能够对全血真菌进行灵敏、迅速的检测。灵敏、迅速的多重病原体诊断平台能提高候补护理设施的工作能力。最近研究表明，T2MR 检测装置（美国，马萨诸塞州，列克星敦，T2 生物系统公司）能重复检测人类全血内的 5 种念珠菌属，其检测极限值为 1 个菌落形成单位/ml，并且得到一次结果的时间控制在 3 小时内。此外，包括筛选和确认的单一 POC 检测创新概念同样是个有用的避难所添加项，因为会有更多的 POC 采用这种新方法。该方法将双重诊断过程转化为同时具备高特异性和高灵敏度的单个过程，即通过两种不同的方法对疾病进行诊断。例如，DPPR 梅毒筛查和确诊检测中即涉及两种独特的抗体（图 8-10）。

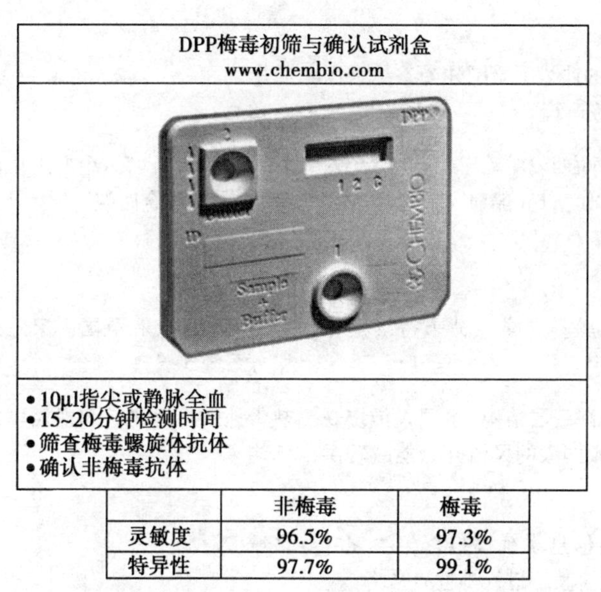

	非梅毒	梅毒
灵敏度	96.5%	97.3%
特异性	97.7%	99.1%

图 8-10　初筛和确认合二为一的 POCT 设备
一项创新性的设计将初筛和确认合并在一个 POCT 器械里面，使分两步走的流程变成了一步完成，用两种不同的方法同时保证了特异性和灵敏度，如 DPP 梅毒初筛和确认试剂盒用到了两种特别的抗体

监测或检测生物制剂的设备也须结合到定制 POC 包中，CDC 推荐并提供了用于生物制剂检测的手持设备实例。CDC 和美国医学研究院建议在非灾难情况下由当地医疗专业人员执行生物制剂检测，但是没有指明在灾难状态下由谁来执行该检测。DMAT 小组可以执行该检测，在灾难救援中能充当这种未指明的角色。

7. 实施与部署　每个紧急情况配置了 9 个实验室基础包，如果当时的状态允许扩大检验时可以使用实验室附加包。此外，接受过培训的 DMAT 医学技术专家在场很重要，因为他们才能执行如血液气体和心脏病标志物检验等中度复杂检测。彩图 8-11 阐明了如何在 SWN 内取得共享资源，并且 POC 应急储藏所能够协同工作，以提高紧急情况下的护理、准备和救援恢复力。表 8-9 概述了由泰国领导者在曼谷大洪水响应中研究并实施的恢复策略。

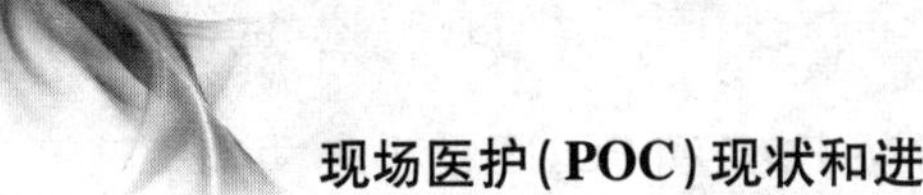

表 8-9 恢复策略和实施

策略	描述	实施
优化灾难设想	“警报！任何事情都可能发生,我们必须准备最坏的状况。”——Chuchart博士	在曼谷洪灾中适当的领导模式
准备一个书面的包括洪水的灾难计划	联合委员会,其他机构以及一些医院部分工作政策的要求	公认的医院和健康的网络
吸引领导支持	管理团队延长工作时间和面对其他挑战	英国国家医疗服务系统实验室
对员工的安全庇护场所(医务部、护理部、训练部)	在附近的短期租赁设施	核心设施周围
保证人员,测试支持和教育	短期医疗,水和食物储存;新的技能和训练,包括即时检测和永久的质量保证	实验室和医院
保护基础设施	1.5 米高的沙袋围墙围住曼谷综合医院的 11 栋建筑	布里区
采用轮船,四轮或六轮驱动卡车运输,保护团队以及使用直升机营救患者(如果条件允许)	深度<60cm-四轮驱动车,深度<1m-六轮卡车,深度>1m-船艇	营救响应人员(5~6 个流动设备)在曼谷综合医院
维持供给链和客服中心	医院和实验室在全负荷下持续运作(政策决定)	曼谷综合医院和英国国家医疗服务系统实验室
建筑设计必须与当地环境兼容	开放和提高底层结构(泰国人传统观念)适合泰国人的风俗并且能减轻洪灾危害	热带地区当地住宅和现代填入结构
预防	使用地理信息系统模拟百年洪灾并把即时检验整合进入小世界网络	区域广泛

操作员培训和能力。想要保证正确的现场 POC 操作,需要国家和全球的正确领导。灾难医疗救援小组成员由志愿者护士、内科医师、护理人员以及其他医疗专业人员组成。我们建议该小组使用基于网络的培训(还没开发完成),这样即使更改地点也可以获取培训资源。POC 检验方案应该包括针对每个 POC 设备的教学视频和简化版核心操作程序,POC 实验包内配备有用于年度培训的核心能力表。

三、焦点论题:糖尿病和最佳的疾病管理护理路径

糖尿病将成为世界上最大医疗难题之一。因为饮食习惯的变化,糖尿病在低收入国家

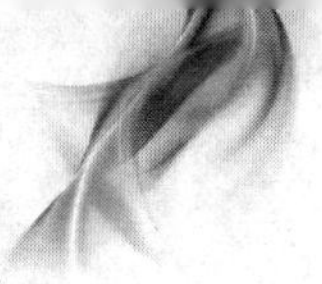

中(甚至在儿童和青少年当中)的发病率急剧上升。非侵入性皮肤自发荧光筛选(SAF)和晚期糖基化终末产物(AGE)(图 8-12)这样的新型无创检测有助于确定个体风险。重症患者会产生胰岛素抗性,肝功能亢进的可能性也比较大,而血糖水平的控制就显得更为重要。为了将患者的血糖水平维持在严格血糖控制(TGC)的范围内,护士必须每小时甚至更频繁地调整胰岛素剂量,TTAT 的高要求导致在这种情况下测定血糖水平的工作无法在中心实验室进行,因此使用血糖仪或全血分析仪进行床边检测的需求日益增加。越来越多的迹象表明,对重症患者使用 TGC 能减小发病率和死亡率。已经在以下几个方面观察到了效果的改善:急性脑梗死、心胸外科手术、糖尿病并发症(包括急性心肌梗塞 AMI)、围手术期医护、败血症、创伤的减少。但是支持或反对这种治疗方法的讨论仍在继续,有人提出了一些反对这种方法的有力证据。

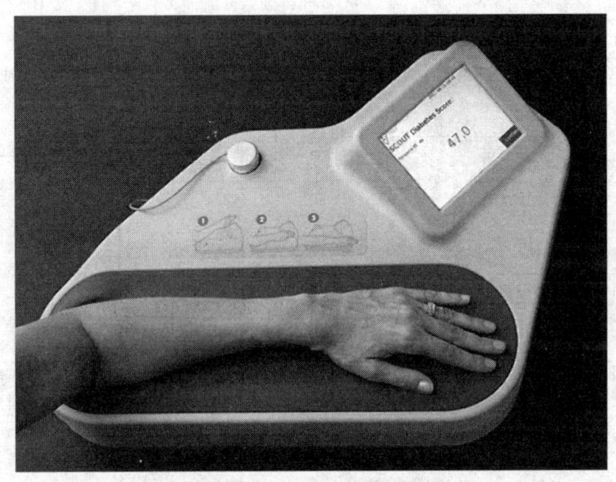

图 8-12　无创血糖监测

基于皮肤荧光的无创检测。荧光光谱仪检测皮肤中的糖尿病生物标志物,如发出荧光的糖化终产物,戊糖素和交联胶原

不管医院或危急监护病房是否采用 TGC,快速床边检测的血糖结果及将结果传达到内科医师和电子病历(EMR),从本质上来说都是对系统综合的挑战,并且是体外诊断的重大推动力。具体到临床需要中,POCT · CTR 小组及其他研究者需要对手持式血糖仪的精确度进行定期评估,建议中国的类似研究机构连续进行这项重要工作。印度尼西亚的床边血糖检测或许是 POCT 最常见的形式之一,中国应该也会大量运用。每个机构应该确定以下三个方面的内容,一是为 TGC 设计的护理路径;二是制订运用床边血糖仪的标准;三是连续血糖监测的期望效果。POC 协调员应该预期到床边血糖检测在临床需求正在增加,与临床医师协作,协助重症监护人员、内分泌学家、外科医生设立性能监测标准,建立用于高容量检验结果追踪的 POC 连通系统。重症监护应该使用最精确且高性能的血糖仪。我们建议中国的基层医疗机构和社区医院的 POC 执业医生采用如图 8-13 所示的患者筛选和评估方案。

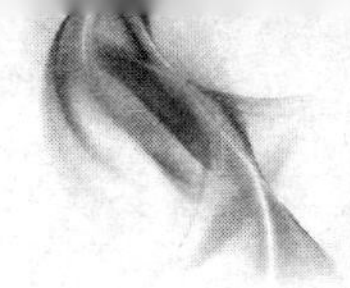

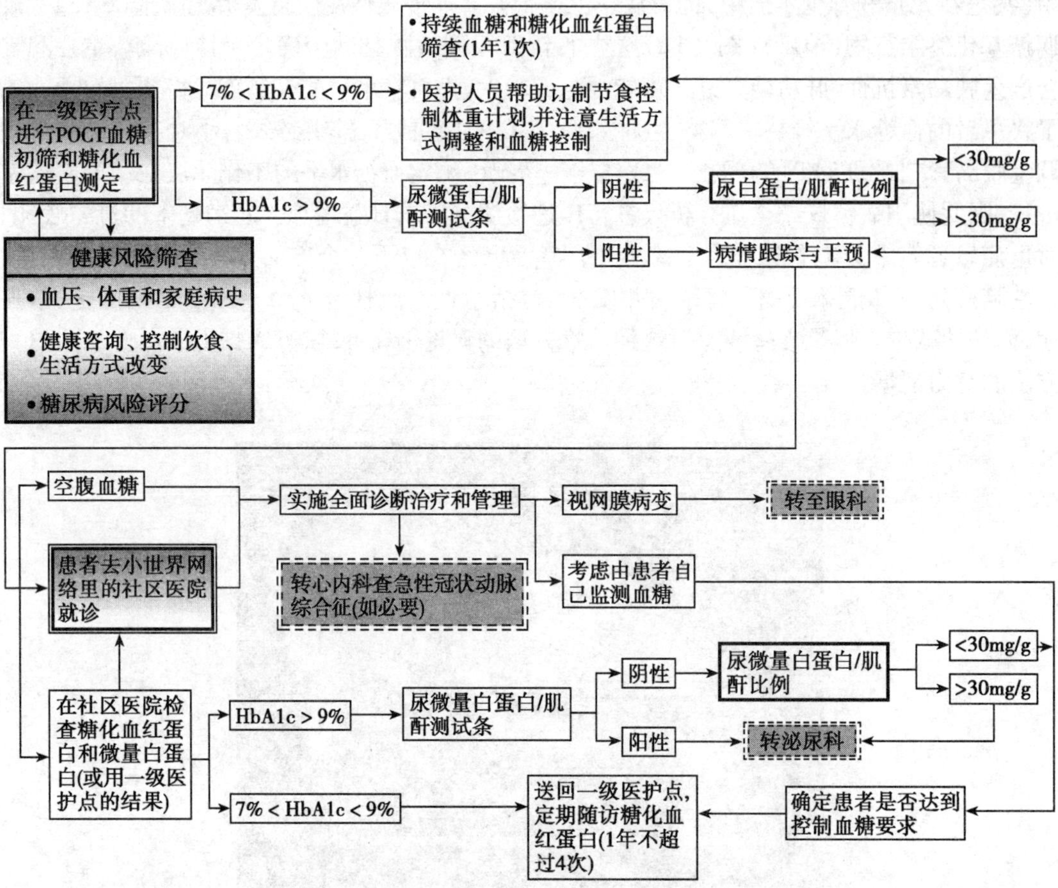

在一级医疗点进行POCT血糖初筛和糖化血红蛋白测定

7% < HbA1c < 9%

• 持续血糖和糖化血红蛋白筛查(1年1次)
• 医护人员帮助订制节食控制体重计划,并注意生活方式调整和血糖控制

HbA1c > 9%

尿微蛋白/肌酐测试条

阴性

尿白蛋白/肌酐比例

<30mg/g

>30mg/g

阳性

病情跟踪与干预

健康风险筛查
• 血压、体重和家庭病史
• 健康咨询、控制饮食、生活方式改变
• 糖尿病风险评分

空腹血糖

实施全面诊断治疗和管理

视网膜病变

转至眼科

转心内科查急性冠状动脉综合征(如必要)

考虑由患者自己监测血糖

患者去小世界网络里的社区医院就诊

在社区医院检查糖化血红蛋白和微量白蛋白(或用一级医护点的结果)

HbA1c > 9%

尿微量白蛋白/肌酐测试条

阴性

尿微量白蛋白/肌酐比例

<30mg/g

>30mg/g

阳性

转泌尿科

7% < HbA1c < 9%

送回一级医护点,定期随访糖化血红蛋白(1年不超过4次)

确定患者是否达到控制血糖要求

图 8-13 糖尿病监测和患者评估方案

四、焦点论题:急性冠状动脉综合征和心脏病标志物检测

正在研究用于心脏病标志物的检测及护理标准(图 8-14)。常用的 AMI 标志包括心肌肌钙蛋白 I 和 T、CK-MB 和肌红蛋白。急性心肌梗塞中由于缺血而引起的心肌细胞死亡在即时治疗对策方案中分为五类。因为在心肌组织中的特异性和临床敏感性较高,心肌肌钙蛋白成为首选的生物标志物。检测心肌肌钙蛋白浓度值的上升或下降对于诊断急性心肌梗塞是必不可少的步骤。当浓度值超出正常参考值的99%时,定义为心肌肌钙蛋白浓度增加,这是诊断急性心肌梗塞的判定标准。每个具有正确质量控制的实验室应该为每个具体的检测项目确定判定标准。在对 159 家医院(主要是美国医院)Q-Probes 计划订户的 CAP 调查中发现,心脏病标志物服务的及时性严重不够。对于有急性心肌梗塞症状且在医院急诊部的患者,82% 的实验室参与者认为对心肌损伤标志物(cTn 及 CK-MB)的合理执行到报告的响应时间应该为一个小时或更短的时间,而 75% 的急诊部内科医师想在 45 分钟内获得相应结果。这两个目标均未达到,运行最快的实验室(25%)当中,检测执行到报告 cTn 和 CK-MB 检测结果的平均响应时间分别为 50 分钟和 48.3 分钟,而 90% 的结果报告平均在 90 分钟之后。约有一半的医院在临床医师检查患者前就通过协议执行检测。35.8% 的医院的中

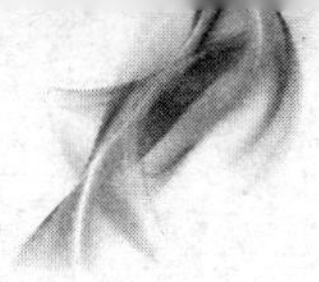

心实验室的政策规定,在获得所有结果之前不得报告任何最终结果。10%的医院中,临床医师等待结果的时间超过两小时。较短的响应时间与实验室工作人员的取样时间有关,并且与执行检验的地点(急诊部、外围实验室或中心实验室)有关。然而,仅有7.2%的CAP调查对象使用了急诊部或其他外围实验室,并且只有4.1%使用了POC仪器。对此,当前市场空间依然广阔,一些著名的制造商正在投资于心脏病标志物POCT(图8-15)。

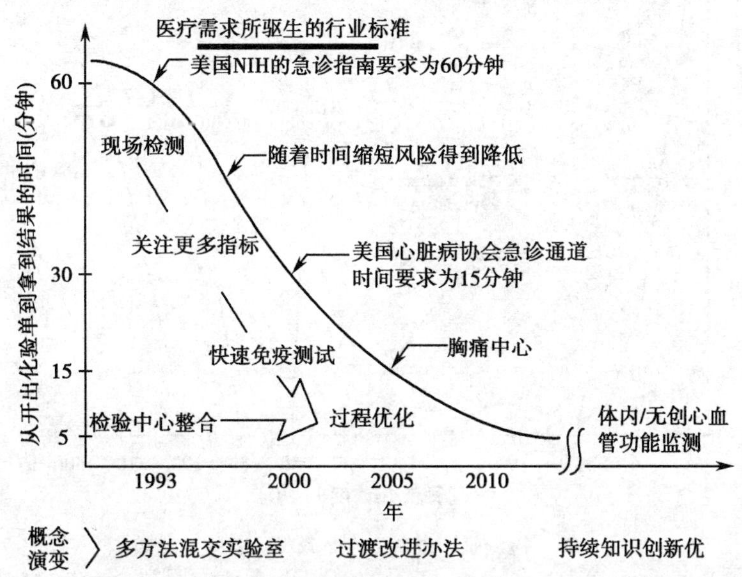

图8-14 心脏标志物检测的时间性与护理标准关系图

强势的临床需求压出了这条快速反应曲线的形状,线下的性能载体帮助实现它,针对它进行优化,首先是分离的,到将来连续起来。当前的紧急救治测试的时间性要求与胸痛中心的要求一致,也即是15分钟为合理的报告标准。但是,以往的心脏标志物结果都是在60分钟内报告

对于检测时间有多方报告:如用于肌红蛋白、CK-MB和cTnI的POCT能加快在急诊部的诊断,与中心实验室检测的报告结果相比减少了55%,分别为39分钟和87分钟。使用POCT平均减少的时间为26~65分钟。心脏病标志物POCT能减少52分钟的周转时间(中心检验室为72分钟;POCT为20分钟)并缩短住院时间。也有人报告普通周转时间为82.5分钟,而使用POCT时缩短为17分钟,这可以减少患者在急诊室的时间。一项对五家医院的研究显示:在急诊部使用床边cTnT检测得到结果所需时间为10~22分钟,与中心检验室测量结果(34~135分钟)相比具有65分钟的优势。图8-14展示了这些研究中统计的用于心脏病标志物的POCT(包括BNP的检测)的报告结果时间。

当POC心脏病标志物与其他POC检验(如妊娠检验和尿液试纸检验)相结合时,能够综合减少87%的实验周转时间和41.3分钟的急诊部停留时间(LOS)。每次使用救护车转移患者时都是一个问题,研究发现使用POCT卫星实验室可以减少27%的转移时间。POCT提高了内科医师的满意度。综合各项测试及其他临床证据能够优化决策。有报告建议当心脏病标志物检测结果延迟超过临床决定时间的25%时必须使用POCT。事实上,POCT使得在病床边决定治疗方案成为可能。如今广泛使用POCT,让TTAT在重症监护管理方面的速度更快,也能及早识别危及生命的情况,尽快看到治疗效果。美国的经验证明为加速TTAT,

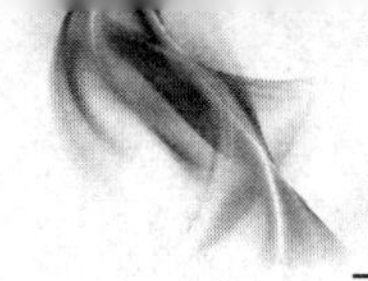

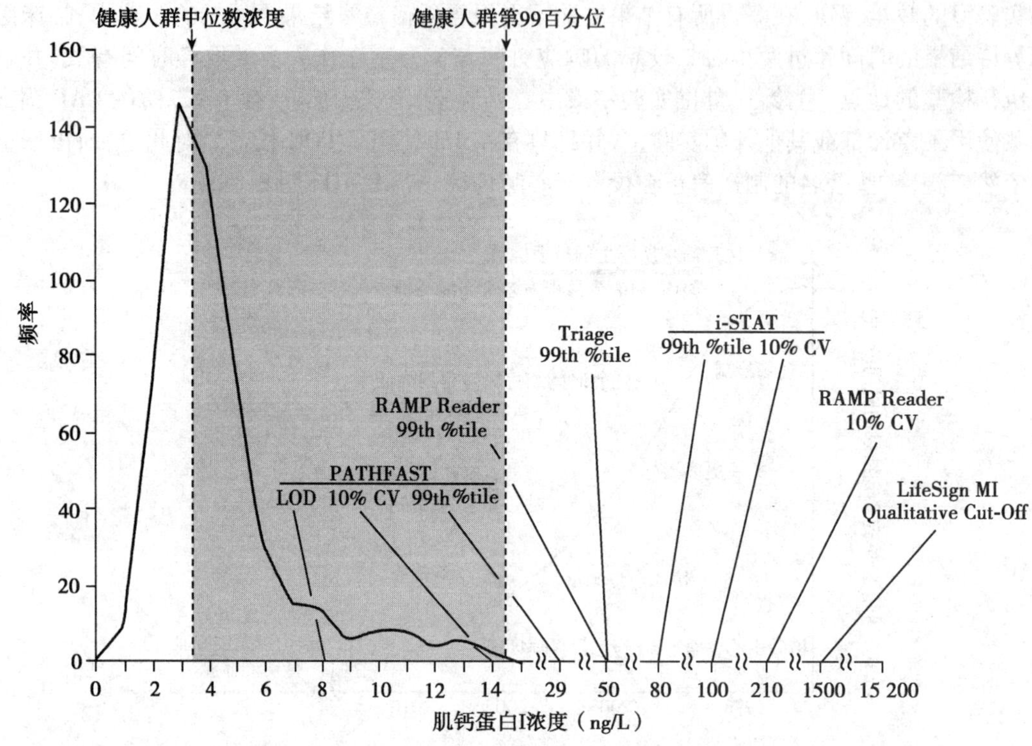

图 8-15 检测肌钙蛋白 I 的 POCT 设备性能比较

正常人群分布图来自 Venge 等人文章,是由贝克曼的 ACCESS 全自动化学发光分析仪测得。图片展示了 POCT 器械的精密度与 99 百分位与正常人群肌钙蛋白 I 浓度水平的关系

POCT 可能被视为临床上的必需应用。因此,基于实际需求对 TTAT 加以关注并达到一致目标,能改善胸痛中心和急症中心内患者个性化监护的综合效果。

现在关注的焦点是用于技术方面(图 8-15)和临床方面的心脏病标志物检测的标准。通过图 8-15 中的曲线可以追踪到时间间隔逐年缩短。向右是用于心脏病标志物划分点的重要事件——美国国家卫生研究所(NIH)和美国心脏病学会/美国心脏协会(ACC/AHA)出版的准则、实践标准,胸痛中心要求逐渐加快响应时间。图 8-15 中,性能矢量包含 POCT、重点多变量分析/多标示物创新、快速免疫检验、检验群综合点到 Dx-Rx 过程优化,胸痛中心的内科医师以此为患者个体合成风险指标。POCT 不仅能提供直接结果,还能准确评价急性冠状动脉综合征(ACS)患者状况并为其管理提供更为有效的措施。无论检测是在临床中心实验室还是在 POCT 站点执行的,POCT 改善心脏病标志物检测的工作必须满足高性能标准(图 8-15)。将来的实时体内非侵入性功能监测器(当前处于萌芽期或尚未发明)将取代不连续的体外诊断检测,在患者病床边就能得到连续的检测结果,届时可以进一步改善护理标准。

五、焦点论题:手术室中的 POCT

20 世纪 60 年代开始在手术室中运用 POCT:在手术室进行凝血时间检测(ACT),随后在附近实验室检测血气样本。在 80 年代初期,增加了基于电解液和代谢物分析的全血生物传

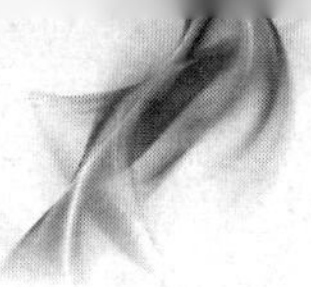

感器。检测的设计目的是使用有限的分析物满足最重要的需求。使用可移动台式仪器执行的全血分析检验菜单选项包括：Na^+、Ca^{2+}、K^+、Cl^-、血糖、乳酸盐、pH、PO_2、O_2、饱和度、PCO_2和血细胞比容。可以按一定的次序进行检验：①电解液、血糖、乳酸盐和血细胞比容；②动脉血气和 pH；③静脉电解液和血细胞比容；④单个分析物（例如血糖和血细胞比容）。POCT 在手术室的可用性减小了在临床实验室的检验负担并且提高了效率。表 8-10 给出了用于手术室中 POCT 有效策略。

表 8-10　手术室中 POCT 最优化的自适应系统

外科套房、复原以及术前和术后区域覆盖的连续性	对体外环境和特殊程序的覆盖（例如：体外膜肺氧合）
最佳的治疗时间（≤5min）、决策和干预	大量输血以及其不良反应分析物的测量的希望
必要的全天候、全周候的连续检测服务	计算机数据库和检测结果的直观显示的连通性
后备仪器有效性和训练有素的后备人员以最小化外部故障	患者医疗电子记录床边检测结果的收集
在其他地方现场检测的样本、分析和处理的一致性	生物危害控制和灾害预防
联合方法开发、测试实施和监控布置	有凝聚力的教育、证明和性能改善
适当的和完整的分析，测试集群以及计算参数	法律、认证和安全要求的严格履行
试管内外的兼容性和试管内的形态	完整的创伤、手术，和麻醉方法（例如：算法和护理方法）
与生理观察同步的连续性检测	对多层面现场检验要求形成的强有力团队领导
通过充足的现场检测信息对生理系统优化	暂时的、财政的以及医疗资源的协同优化
对早产儿、新生儿以及有特殊要求的复杂病患的适应	

现场止血检验和系统治疗。现场实验室能及时使用具体的止血疗法对微脉管出血进行治疗。从统计上来说，使用系统治疗的现场实验能显著改善中间结果。不管考虑有多少血液制品得到有效利用，微脉管出血从 326ml 下降到 158ml，手术时间从 108 分钟减少到 69 分钟。手术现场检验的 TTAT 平均为 6 分钟，其中 4 分钟之内的占到 95%。相反，标准实验室方式的平均 TTAT 为 77 分钟，其中 90% 在 44 分钟内。使用 POC 诊断能让内科医师从手术出血中区别出微脉管出血，并在很大程度上改变对患者的基础治疗方案。

研究表明，POC 血小板功能检测系统对识别患者是否存在大量出血的风险十分有用，这得益于药理性药剂的管理（例如：去氨加压素）或止血制品的管理。止血 POCT 系统优化成功地指导了治疗管理。

在该实例及其他 POCT 止血研究中确定的内容包括：

（1）在 POC 上实施的止血检验改善了围手术期过度出血的管理；

（2）将 POCT 结合到以症状为中心的系统治疗在临床上是有效的；

（3）迅速综合检测结果和临床观察在手术室里也行之有效；

（4）基于证据的及时决策既有效又经济；

（5）止血 Dx-Rx 过程优化能改善中间结果。

在 POCT 协调员和受过良好训练的工作人员的指导下，在手术室中的 POCT 能发挥最大的优越性，例如早期检测，修正优化治疗方案，以避免非致死和致命因素的累积导致的发病率和死亡率的增加。

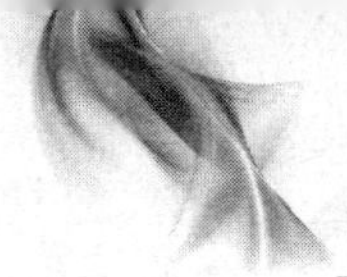

第三节 结果证明

过去出版的结果证明表明,POCT能减少重症监护患者的医源性失血并且保存其血容量。根据现场检验的结果(例如:凝血酶原时间、活化全血凝固时间、血小板计数、凝血弹性描记法和纤维蛋白原)制订规范的治疗方案证实了POC凝血评估的效率和效能。在手术室的心肺分流术期间,POCT缩短了TTAT,从而节省了手术时间,有助于减少输血次数。而减少输血能降低后期感染和不良反应的风险。例如早期心脏病标志物焦点论题中所述的研究证明POCT能减少出报告时间,从而提高医学效果和经济效益。在败血症这样的复杂条件下,使用多重聚合酶链反应能快速得到病原体DNA再用于POCT是一种很好的选择。复杂适应性系统理论有助于在战略上决定POCT的地位。因此,将POCT结合到治疗系统中能改善医学和经济效益。

表8-11总结了POCT怎样优化结果的关键指标证据。这些证据基于广泛的临床应用,例如:抗凝作用监测、心脏病标志物、先天性心脏病手术、重症监护检验、术中胎儿监测、术中甲状腺激素水平、高脂质血症、妊娠风险、经皮肤监测新生儿胆红素和传染病诊断(包括艾滋病病毒1型"HIV-1")。POC HIV-1快速检测为资源贫瘠的地区提供了便利,并且有助于胎儿出生前、体内或产后的诊断与治疗,从而降低母婴传播概率;有助于职业性暴露的防护;高风险人群也可以通过个人咨询服务申请自行检测。FDA已经批准可以在家进行HIV检测,为随之到来的高灵敏度、高特异性的个性化医疗打破僵局。因此,POCT正在将自身打造成提高患者福利的重要资源。未来十年,POCT在美国以及包括中国在内的其他国家都将有一个美好的未来。

表8-11 POCT优化的结果——关键性能指标证据

关键业绩指标	证 据
白蛋白与肌酐比值	现场医护尿白蛋白、肌酐以及白蛋白肌酐比值的半定量估算减少了主要实验室的工作量,为全定量分析不正常样本提供机会,促进微量白蛋白阳性患者的更早的诊断
急性冠脉综合征	心脏处置协议的集中使用能够明显影响资源的利用,加快患者流动,并改善怀疑有急性冠脉综合征患者的短期效果,在急诊室遥测单位许可中显示现场医护检测心脏生物标记物的影响
先进的糖化终端产品	一个合适的现场医护检测技术装置包括先进糖化终端产品/皮肤自发荧光扫描技术,能够在较低的资源设置下糖尿病的有效扫描
运算法则	战略性的成人和18个月以下婴儿的人体免疫缺陷病毒的检测最好是在医疗保健提供者、省小世界网络节点卫生部门以及泰国清莱枢纽同意的运算法则下进行。现场医护检验在关键和紧急的情况下,包括救护车和急诊室,有很高影响力
生物伦理学	通过能够给个人在他们健康维护带来更多前瞻性的作用以及帮助社会改善健康并减少医疗花费,以家庭为基础的自我诊断检测装置对个人和社会都有潜在的价值。它们还能使问题的自主权,信息和个人的精确度的要求越来越高,尤其是当个人自主选择与人的关系的职责相互冲突时

续表

关键业绩指标	证　据
血气	研究者在新生儿重症监护室发现了乙肝病毒核酸定量和 Omni S(瑞士罗氏诊断)血气分析的现场医护检验的临床影响力
β 羟基丁酸	在急诊室对 β 羟基丁酸的现场医护检验有助于糖尿病患者紧急代谢问题(例如糖尿病酮症酸中毒)的检测
脑钠肽	在鉴定充血性心力衰竭排出物时,脑钠肽的现场医护检测优于 2 维超声心动图描记法的测定,联合这两种方法有着很显著的辅助诊断价值
CD4	在南非的约翰内斯堡,给患者提供 CD4 细胞的现场医护检验作为人体免疫缺陷病毒的咨询和检测服务,在检测后更有可能去推荐的诊所,这表明快速的 CD4 细胞检测技术能改善与艾滋病护理的结合
Chlamydia	体外扩增试验能应用到现场医护检测以改善其准确度和成本效率
Cholesterol	执业药师监督和床旁检测胆固醇改善了降脂治疗的结果。床旁检测胆固醇含量最适合高脂血症的筛查和管理的研究
CrisisStandards of care	POCT 的细致实施将促进了基于分类、诊断、治疗和受害者和患者实时监测,同时提高了医疗突发事件和自然灾害以及公共卫生危机的护理标准
CTC	在测试集群用于救护车和急救护理医疗点诊断重点(Na^+、K^+、Cl^-、葡萄糖、尿素、hct、PO_2、PCO_2、pH),和 6 年的双引擎运输导致 30% 的护理与测试集中患者治疗结果的改变
cTn	ACS 怀疑出现在初级保健的胸痛的系统检查显示紧急转诊是合理的。心肌酶的床旁检测能够高效便捷低成本筛选疑似 ACS 患者。快速诊断胸痛可能减少住院的概率并且更好的检测 ACS。ACS 的护理标准参考文中关于胸痛焦点话题的讨论和文献
cTnI	用于紧急/心脏病内科中的高灵敏度 CS 肌钙蛋白的检测在降低 ACS 人口心脏病患者的早期识别中发挥了重要的作用
cTnI	用于护理治疗的 cTnI 的床旁检测能够减少急诊科的滞留时间,使其从 7.1 小时(中心检测实验室)降至 5.2 小时(POCT),准入延迟从 4.7 小时降至 2.7 小时,TAT 从 83 分钟降至 14.8 分钟。POCT 与中心实验室的结果相比,特异性为 96%,灵敏度为 100%
cTnI,Myo,CK-MB,BNP	POCT 改善了 ED LOS 的一致性(<8 小时),使胸部疼痛诊断的单位时间从 3.6 小时减少至 2.3 小时,并减少充血性心力衰竭患者住院时间从 5.2 天减少至 3.2 天,节约了经济费用
cTnI-Q/RS	定性分析(Q)cTnI 的灵敏度和精确度高于乡村医院的 CK 法和现场医护风险分层(RS)中有用的 cTnI 分析
cTnT	德国五家医院研究表明,cTnT 床旁诊断的灵敏度和应急装置的预测能力的实验结果与预测在诊断和快速干预决策相匹配,但灵敏度范围较小,需要改善到有效区分胸痛患者和疑似 AC 患者

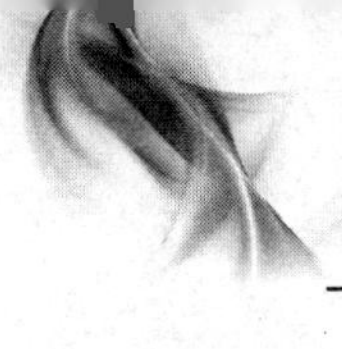

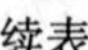

续表

关键业绩指标	证　据
cTnT、CK-MB	联用快速床旁诊断和结构性决策,可在早期的医疗方案中降低疑似 ACS 患者的入院率和在非冠心病监护病房的长时间停留
DDT	床旁诊断的费用适度增加的同时,处理治疗方案的时间方面也有一定的改善。高级医护人员掌握 POCT 技术后会获得很大的效益回报
DTDT	ED 患者中,包括那些被评估为 ACS 的患者,心脏疾病的床旁检测可以减少全局部署的时间,但受到医疗机构的设备、治疗方法选择的精度以及 ED 疾病的处理这些复杂的因素影响
Disasters	全球的努力必须投入到床旁检测技术应用中,从而使其实现更快地诊断和更好的治疗患者、在场作出诊断以及获得经济效益
EQA	在综合医疗床旁诊断方面,电脑监测提示对空间质量评价有很大的优化作用。电脑监测提示对床旁诊断评价机制有显著的影响。因此,电脑检测从质量和安全角度来讲,是比较简单有效的方法
体外血气测定红细胞比积	现场直接脐动脉的 PO_2,PCO_2,pH,K^+,Na^+及体外红细胞比积值测定可降低血容量、总血容量移出以及早产垂危婴儿输血前 2 周内红细胞的数量
GDT	GDT 和 POCT 的联用是通过先天性心脏病患者术后死亡率显著降低这一依据相联系的,尤其是针对高风险患者
HbA1c	床旁诊断毛细血管糖化血红蛋白为居住在农村或远郊的澳大利亚土著居民和低收入患者在糖尿病监测方面提供了准确、实用的方案。如今,在澳大利亚本土已经成功地对慢性疾病的防治和管理建立了模型
HbA1c	在泰国伊桑的乡村 SWN,糖化血红蛋白的在场迅速检验可以快速有效地诊断很多不受控制的患者,并在医生、护士、药剂师团队的医疗措施上有了战略性改进和发展
HIV-1	在女性分娩过程中,采用 POCT 技术对 HIV-1 病毒的监测可以使孕妇短时间内(大约 45 分钟)就了解她们的 HIV 病毒状态,在此同时接受抗逆转录病毒的治疗,从而防止 HIV 病毒在母婴之间的直接传播,使婴儿不被感染
人类免疫缺陷病毒 1 型	在性病门诊,县监狱和急诊科快速床旁检测 HIV-1 可以促进新感染艾滋病的患者进行健康治疗
幽门螺杆菌	四分之一的上腹痛的患者会发现幽门螺杆菌的感染,幽门螺杆菌可用^{13}C 尿素呼气试验进行检测。这种感染的决定性危险因素,幽门螺杆菌的患病率,脂多糖检测的影响和检测治疗的成本效率还需要进一步研究
流感	基于下一代免疫荧光、横向流动和说明试验结果的分析仪的流感快速诊断检测出现了并能更准确地鉴别成人和儿童的类似流感疾病
国际标准化比值	患者在家自检对于前往医院诊所是值得信赖的选择而且被大多数适当训练的患者所接受。在医院的环境下,国际标准化比值的床旁检测促进急性缺血性中风的患者通过口服抗凝药来溶解血栓

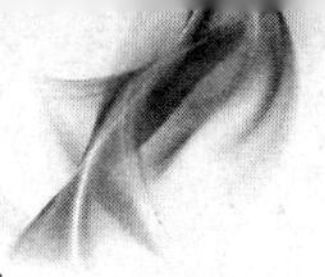

续表

关键业绩指标	证 据
肾脏疾病的检测	在一个使用原位肌酐、尿白蛋白/肌酐比率和其他检测的澳大利亚社区慢性肾脏疾病检测工程，检测在 9 分钟内完成，其便捷性受欢迎度为 99%，结果的即时反馈受欢迎度为 96%。该项检测可以帮助他们了解慢性肾脏疾病的风险
乳酸	经常一部分败血症患者当乳酸浓度大于 4mmol/L（加大医学中心）会引起反应而且会嵌入成本效益来增加死亡率，乳酸也会预言乌干达的人类免疫缺陷性 1 型病毒感染的败血症患者的死亡率
乳酸 & 目标导向治疗	乳酸 24 小时的连续检测公布使用目标导向治疗的先天性心脏病手术可以减少死亡率，特别是高风险的年轻人
血脂检测	在护理时检测总胆固醇、高密度脂蛋白和甘油三酯对于鉴别需要进一步医学随访来阻止心脏病的患者是有效的
住院天数和急诊室测量	一个模拟模型提示在 ED 效率和降低实验室周转时间上的引人注目的进步。结果例如 EMS 转移时间，ED 脂多糖和 ED 代表重要的但是代替需要被前瞻性地评估的部分。EDs 应该考虑流程，提高周转时间，例如床旁检测，来达到目标。其他的研究显示，实现床旁检测的护理和护理人员的援助被证明明显减少了患者住院时间，这些患者做了 A 群链球菌测试，20～25 分钟排出 A 群链球菌比其他 ED 患者快。尿液药物和 d-二聚体检测可减少 ED 滞留的时间
疟疾	疟疾的快速诊断试验已经被接受，而且已经被目标群体应用，提供明确的政策指导方针，辅助工具也容易使用，保健用品以外的诊断工具也适用。在提供合适环境和将诊断工具整合到常规服务的健康系统的效率是关键
母婴传播	快速检测提供明确的能够减少母婴传播艾滋病的即时干预
尼古丁	尿液尼古丁的检测和反馈咨询能减少怀孕期间的吸烟并且增大出生体重
核基质蛋白	空尿的核基质蛋白的蛋白质组学分析检测会在患者检测膀胱癌和检测膀胱癌复发时增加膀胱镜的检测量
NPT	现场医护卫生实验室的检测减少急诊室 87% 的破伤风抗毒素的检测和 41.3 分钟的滞留时间；优秀的临床医生对实验准确性和破伤风抗毒素检测是满意的
氧饱和度	术中胎儿监测连续脉搏血氧定量法（血型，血红蛋白和超声心电图）提供胎儿血流动力学，改变管理和改善结果的即时评估
血小板	氯吡格雷管理之后血小板活性的检测监测帮助鉴别患者，这些患者在冠状动脉介入后有不同的限制出血并发症的方法
凝血酶原时间，部分凝血活酶时间，& 止血	现场医护检测对比中心实验室检测凝血酶抗凝血酶复合物可以尽快缩短治疗时间（平均<10 分钟 VS>30 分钟）和在心脏手术之后要加快（6.5 & 9.5 分钟 VS 130 分钟）。基于现场医护检测在止血治疗中可减少患者接触外源血
PT，APTT，TEG，PLT，PLT func	原地的止血测试和算法的确定在心肺旁路期间能够节省时间，减少输血量，也可能减少出血。床旁血栓弹力图的使用使复杂的心脏手术使用血量减少。因此，POCT 可以包括在治疗中。基于 POCT 的结果调整抗血小板治疗有明显的作用，但是必须做随机对照实验

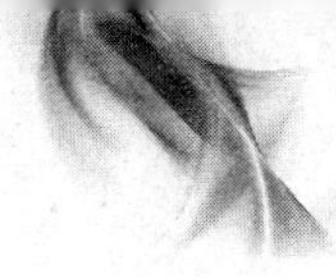

续表

关键业绩指标	证　据
APTT	APTT浓度和肝素注射调整进行自动的检测能够有效地降低极性冠状动脉综合征的死亡率和急性心肌梗死的发生,并且结果在APTT的范围内
PTH	术中PTH(半衰期短)的快速监测能够使甲状腺功能亢进患者的甲状腺切除术更顺利,这是POCT测试的一个新例子。其他的激素测试(例如,胃泌激素、胰岛素、促肾上腺皮质激素、睾酮)对术前切除位置的确定和肿瘤切除效果的评价有重要作用)
Radiology	尽管POCT可以提供较好的结果,但这仅仅是将测试从中心实验室搬到科室或手术室,例如放射科、介入室,这并不能保证测试结果。对患者检测时系统性的改变可能是需要的
SIRS	在患有SIRS的未发病的小孩中,早期的高乳酸血症与器官衰竭、复发、病危等具有高度的相关性,床旁的静脉乳酸检测现在被建议列入临床评价,可能提高小儿败血症复发的早期检测
SMBG,TGC	SMBG可以是在医院外的糖尿病患者自己监测血糖浓度。TGC不确定。来自NICE-SUGAR的结果显示医院内的患者死亡率增加。认为TGC在CAGB后能够保证结果,在ICU内(血糖的浓度与死亡率成正比),在重症烧伤儿童中,在外科ICU病房,在OR术后,但是定制规则,注意避免血糖过低的风险
SM-INR	与标准操作相比,自我检测或自我管理INR的患者可以提高口服抗凝药物治疗的水平。血栓发生和死亡率降低,没有其他伤害。然而,自我检测或自我管理对一半以上的需要抗凝药物治疗的患者并不容易。原因主要有患者抗拒、从业者排斥以及无法完成培训
Stakeholders	在私人和公共领域有大量的投资发展诊断技术以满足相对较匮乏的HIV和结核病测试。此外投资应该确保正确的技术应该被采用,以维持持续的作用。实现这些目标需要大量的投资者,他们的需要,操作限制和优先顺序应该被区分
STI	口腔的POCT STI测试可以与血液的POCT相媲美。POCT可以用于筛查,改善综合征的治疗,减少进一步的损失。POCT STI测试能够有利于迅速检测。快速的HIV检测可以被接受和有利于临床,并且有利于检测新感染患者以快速送治疗
Stroke Biomarkers	现在对中风的诊断仍然存在的障碍和延迟,主要是由于缺乏适合的机制来快速、准确、灵敏地检测标志物。在这个领域需要进一步的发展和研究。在急性中风中有用的标志物需要逐渐进入临床验证为进一步的评价。这些将影响、改善患者的结果和生活质量
Strategy	使用HF-A/CS-ANZ指南的两小时的POCT肌钙蛋白可以准确地确定处于30天风险期的患者,此时期的患者需要进一步的其他检测,以更早的出院。快速的检测提供有用的信息能够更早的治疗。另一种情况,快速的心肌标志物检测有利于急诊科的胸痛患者的快速的诊断和治疗。尽管有研究者质疑现在所用的方法和被推荐的定量或者半定量的POCT方法的准确性,急诊的多标志物POCT检测仍被认为能够减少检测时间且能够保证结果的准确性

续表

关键业绩指标	证 据
梅毒	利用快速POCT做产前梅毒常规筛查,能够优化母婴检测结果且花费较低。梅毒筛查利用很少的基本医疗设备进行产前检查,许多中国南方的新生儿已经证实。据此以及此领域梅毒发生率的增加,扩大了现场医护检验在梅毒快速检测领域的优势。新的现场医护梅毒检测能够对非传统场所进行筛查。一个新的策略描述当前中国对梅毒的政策,表明一个时空的框架(基于目标的高风险时间和场所)来提高筛查和检测的实践,并且强调临床治疗之外的梅毒控制的政策。快速筛查检测可以明显减少梅毒在难接触的群体中的流行,但是政策要减少梅毒在中国的感染率还需要加大其影响力。加强梅毒筛查与其他女性常规健康服务(例如产科学/妇科学以及计划生育)的一体化有利于控制中国梅毒的流行。相似的结果也在秘鲁使用的即时检验中获得
经皮胆红素	对经皮胆红素的检测与初始排除的七个日期内高血胆红素的再发生率的减少有关。一个新的经皮胆红素现场医护检验在中国3~7天新生儿的使用,有利于急诊室或门诊对新生儿黄疸的处理上进行快速决定
伤员验伤分类	所有登记的急诊患者接受的现场医护检验包括一个急诊八项,血红蛋白、肌钙蛋白、B型钠尿肽和乳酸盐的综合。现场医护检验是高风险患者分类的有用的附属物
治疗周转时间	现场医护检验帮助提出应急卫生保健供应品对贫苦的农村社会的不公,通过允许农村临床医生接受在临床相关周转时间上的必要的和关键的调查。报道称大量的治疗改变占75%案例,一些改变的占22%,没有改变的占3%。全部的经济效益合计每年452 360美元,大部分案例在非农村医院,现场医护检验提供的快速的周转时间是结局最终发展的一个重要因素
超声	另外,超声诊断已经出现,并作为急诊内科对呼吸浅短患者心肺功能快速评估的一个工具
价格提议	价格提议策略以过去金融海啸提前加强SWN现场医护检验的准备和日常紧急护理为基础

ACR:白蛋白与肌酐比值;ACS:急性冠脉综合征;AGE:先进的糖化终端产品;AMI:急性心肌梗死;aPTT:活化部分凝血活酶时间;β-HBA:β羟基丁酸;BG:血气;BNP:B型钠尿肽;CCU:冠心病监护室;CTC:关键测试集群;cTnI或cTnT:心肌肌钙蛋白I或T;CK-MB:肌酸激酶同工酶;MB:同工酶;DDT:处置决定时间;DKA:糖尿病酮症酸中毒;DTDT:门处置决定时间(在急诊室);ECG:心电图;ED:急诊室;EMS:紧急医疗服务;EQA:室间质量控制;ER:急诊室;Ex Vivo:取样,检测,然后通过内置导尿管取代血液样本;CAGB:冠状动脉搭桥手术;GDT:目标导向治疗;HbA1c:糖化血红蛋白;hct:血细胞比容;HDL:高密度脂蛋白;hgb:血红蛋白;HIV:人免疫缺陷病毒;HF-A/CS-ANZ:澳大利亚心脏基金会/澳大利亚和新西兰心脏协会;INR:国际标准化比率;KPI:关键绩效指标;LOS:住院天数;lytes:电解质;MTCT:母婴传播(HIV的);Myo:肌红蛋白;NAAT:核酸扩增试验;NBili:新生儿胆红素;NMP:核基质蛋白;NPT:快速诊断检验;O_2 Sat:氧饱和度;Plt:血小板计数;pltfunc:血小板功能;POCT:现场医护检验;PT凝血酶原时间;PTH:甲状旁腺激素;RBC:红细胞;RDT:快速诊断试验;RIDT:快速流感诊断试验;SAF:皮肤自发荧光;SIRS:全身炎症反应综合征;SMBG:血糖的自我检测;SM-INR:国际标准化比值的自我检测;STD:性传播疾病;STI:性传播感染;SWN:小世界网络;TAT:周转时间;TTAT:治疗周转时间(检测到治疗总时间);TC:总胆固醇;TcBili:经皮胆红素;teg:血栓弹力图;TGC:严格血糖控制;Trig:甘油三酯;UCDMC:加州大学戴维斯医学中心(加州大学戴维斯健康体系);Utz:超声

注

(a)图表包含结果的证据,通过检测和其他的度量标准(如住院天数),按照字母顺序列出。此为截至2013年的过去十年大部分时间的关键性能指标。可参阅该文献中其他表格中列出的特殊案例

(b)作为有用的即时检验的总结,可参阅Tran NK.和Kost GJ.合著的"全世界即时检验:机动的,紧急的,关键的,初级护理以及传染性疾病的现场医护检验纲要"(《现场医护检验:快速诊断试验和技术杂志》2006;5:84-92)以及此文中列出的最新技术文献

(c)护理标准的基本概念源于美国的实例VaughanvMenlove(1837)。其中,法官指示陪审团推论,被告作为一个谨慎的人是否会在这种环境下合理谨慎地进行护理

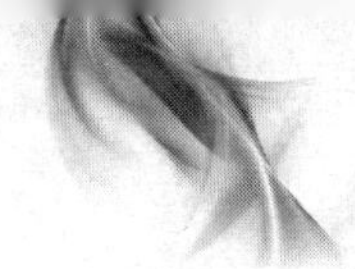

第四节 总结及建议

POCT是一个激动人心又具有挑战性的团队事业,需要POC协调员,主任和委员会的领导、管理、需求评估、质量保证以及对未来发展的思考。图8-16展示了一个概念上的实施计划——在全国范围内建立中国国家POC认证体系。该计划重点突出了学术、医疗专业人员和政府机构在制订相关国家培训计划、政策和准则中的重要性,并且重点突出了优秀区域中心的作用,我们需要在地区和国家层面上宣传关于POC的知识,以改善医疗护理的质量,并且在全国范围内建立起统一的医疗设施POCT标准。

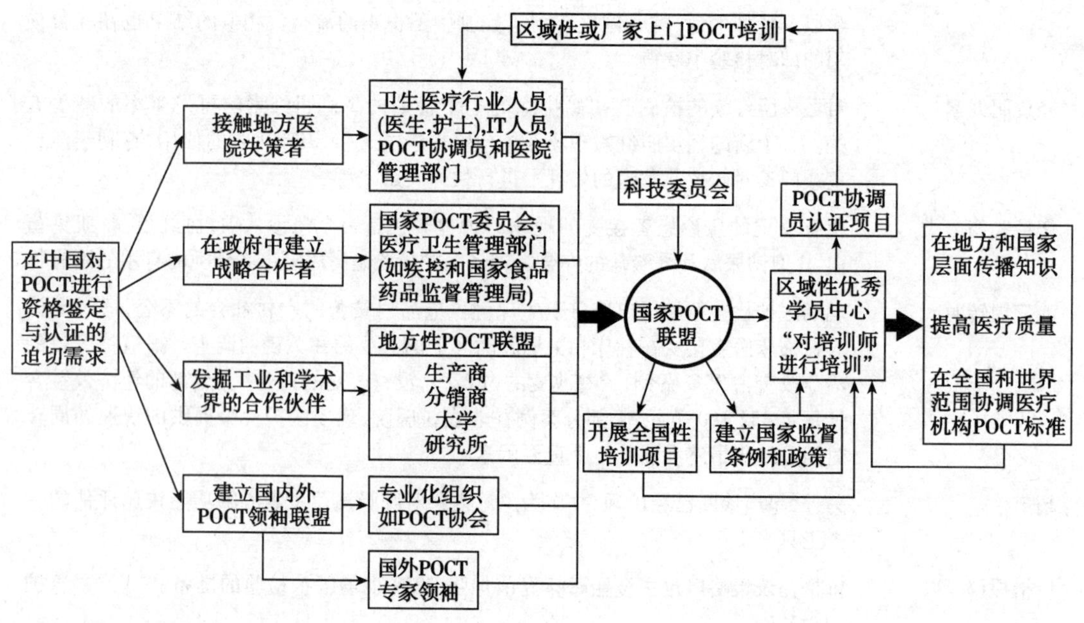

图8-16 如何在我国建立国家POCT鉴定与认证体系的战略计划

该逻辑关系图分析了构成国家POCT联盟的战略伙伴,其中包括政府成员、行业组织与协会、工业界以及学术界。图中还展示了一些相关活动(如开展培训项目),预期结果(如优秀学员中心,POCT协调员认证项目)和预期影响(提高医护质量,协调POCT标准)

POCT中的各项规则,包括POCT目标、指导方针和原则是在不断改进的,临床病理学家、医学技术专家、护士、内科医师和公共卫生执业医生必须理解这些规则。如果没有这些专业人员的密切协作,POCT是不可能推广执行的。

POCT的优势包括:以患者为中心的集中检测、减少医源性失血、缩短TTAT、便利高效的临床决策、缩短手术时间、改善患者恢复结果等(表8-11)。

由于还未形成完全成熟的新规范,POCT的实施过程中可能出现一些不足,如检测项目有限、检测未被授权和质量控制不完善。因此,POC协调员必须每天实施误差预防综合系统、患者安全预防措施和性能监测,同时遵守国家认证和全球一致的新型理念,包括美国FDA使用的"示踪法"和不事先通知的检查,这两项监督措施的实施对中国来说尤为重要。

在世界范围来说,全血分析、现场重症监护检测、床边监测、快速检测试剂盒和非侵入性

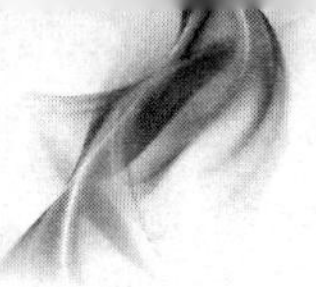

筛选提供了优化医学和经济效果及改善医疗供应效率的机遇。医疗供应包括在复杂紧急的情况下以及灾难发生时(如海啸、飓风和核事故)的移动设备配置和现场救援。

环境压力会影响 POC 检测的性能,潜在错误结果会影响治疗决策。当暴露于不利的环境条件时,压力测试研究描绘了检测的性能和特性。稳固的检验试剂和耐热防护溶液的创新将改善试剂在热或冷环境下的稳定性。此外还需要制订出用于在不利环境下的质量控制准则,以确保 POC 检测的正确操作。在任何检测环境中,良好的实验室管理规范都能确保检测结果的质量,并能加强对紧急情况和灾难的救援。

需求评估主要在以下三个方面有助于新技术商业产品开发流水线:确定和优先考虑诊断检验需求;确定会影响患者监护的技术缺口和不足之处;用于新型 POC 技术的设计规范。

从急诊室的快速分诊、手术室现场、医院 TGC 床边、家庭,到社区医院、基层医疗机构以及高级公共医疗机构,不论是在何时何地进行检测,用于 POCT 的质量控制必须做到优秀。

应该制订 POCT 监督协议,并将该协议用以减小对患者和监护工作人员的生物危害风险。这些协议必须符合医院感染控制政策和消毒程序,以助减小血液污染仪器的频率、减小感染源的暴露和潜在的传播风险。

SWN 为未来 POC 文化发展提供了基础,将 POC 技术嵌入小世界网络(SWNs)能提高适用于不断变化的危机的护理标准,增强地区和国家的恢复能力。

每年可以在省一级进行人口统计分析,以便在使用 POCT 的资源和其在 SWNs 中的资金时,能合理地根据优先级进行资源资金配置。这里所说的卫生资源包括医院病床、内科医师、专业护士、技术护士、药剂师、医学技术专家和 PCUs 等。中国可以采用 Kost 的四分等级方法,每年对卫生资源进行排名,排除缺陷最多的,留下最需要的。

因为临床诊断检测转变为 POCT,医生、护士、化验员和患者变得更有权利。这种将个性化用药和专业的健康护理融合在一起的属性,使得 POCT 的应用范围覆盖了从专业的医疗机构到日常医疗实践。例如在未来十年中,POCT 将通过协调 SWN 中的 POCT 护理路径,为糖尿病患者的监测和治疗带来实质性的进步。

随着 POCT 的不断发展,一种新型的"POC 文化"正在形成。这种文化具有用于整合未来技术的统一原则,无论这些新技术是简单的或是高级的。重症患者失去了劳动能力并且需要三级护理,然而他们的经济状况并不能承受现行医疗体制带来的经济压力。通过 POC 文化的传播,生活方式、健康生活以及初级保健的重要功能将被更加重视,能够尽可能地避免普通疾病发展成严重疾病以及预防并发症的出现。

第五节　我国 POCT 组织的兴起

一、首届中美 POCT 产业与技术创新高峰论坛

由中关村生物应急与临床 POCT 检验技术创新战略联盟、中国医院协会临床检验委员会 POCT 分委员会主办的"首届中美 POCT 产业与技术创新高峰论坛",于 2013 年 12 月在北京举办。本次论坛的协办单位有中国医学装备协会、中国医疗器械创业技术创新战略联盟、传染病诊断试剂创业技术创新战略联盟、中国微生物学会分析微生物专业委员会以及中国医促会临床检验专业工作组。

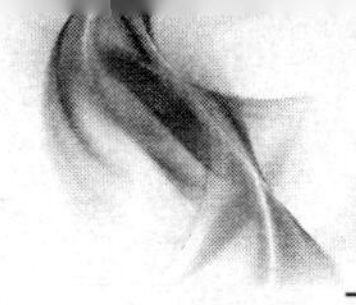

郑静晨教授担任名誉主席,杨瑞馥教授和康熙雄教授担任执行主席。论坛邀请到美国POCT领域的专家有Dr. Gerald J. Kost、Dr. William Clarke和DeAnn Killion等。

二、中国医学装备协会现场快速检测(POCT)装备技术专业委员会

中国医学装备协会现场快速检测(POCT)装备技术专业委员会筹备会于2013年12月在北京举行;由中国医学装备协会现场快速检测(POCT)装备技术专业委员会(筹)副主任委员董书魁主持。会议中,拟定主任委员康熙雄教授报告了中国医学装备协会现场快速检测(POCT)装备技术专业委员会筹备情况,与会代表共同规划了下一步的工作以及未来的发展方向。

2014年,为推动现场快速检测POCT技术的健康发展,促进POCT行业相关标准的建立,培养POCT技术人才,充分发挥POCT"小型便携、操作简单、使用方便、即时报告"的技术特点,实现医疗检测由实验室、床旁、家庭、现场检测等多种模式的互为有效补充,中国医学装备协会批准成立"现场快速检测(POCT)装备技术专业委员会"。6月6日,现场快速检测(POCT)装备技术专业委员会成立大会暨2014中国POCT年会在洛阳举行,来自全国各地的临床专家、科研单位、企业代表、媒体等委员代表进行了主任委员、副主任委员、常务委员的选举。

三、快速检测与健康监测物联网产业技术创新战略联盟

2014年9月12日,中国即时检测与健康监测物联网产业技术创新战略联盟在北京成立,标志着中国即时检测与健康监测迈入"产学研用"携手攻关的时代。该联盟由中国科学院生物物理研究所等4个研究机构、浙江大学等10所大学、北京协和医院等16家临床医疗机构以及14家企业组成。

该联盟合作协议书摘要如下:

本协议依据《国家中长期科学和技术发展规划纲要(2006-2020年)》、《关于推动产业技术创新战略联盟构建的指导意见》(国科发政[2008]770号文件)、国家相关现行法律法规要求,旨在约定快速检测与健康监测物联网产业技术创新战略联盟(以下简称"联盟")与联盟发起成员之间的合作意愿及权利义务。联盟发起成员在平等自愿的基础上,经共同协商,就发起成立快速检测与健康监测物联网产业技术创新战略联盟事宜达成如下协议:

(一)鉴于条款

1. 本协议缔约各方均具有独立法人资格,或者是隶属于中国人民解放军的高等院校、研究机构或者临床医院,具有签订本协议的合法主体资格,且各方相互确认彼此具有履行本协议的资格和能力;

2. 本协议缔约各方签订本协议旨在成立快速检测与健康监测物联网产业技术创新战略联盟,并规范联盟运作;

3. 本协议缔约各方愿意在联盟的组织之下,开展工作共同促进快速检测与健康监测物联网领域的技术创新与产业发展。

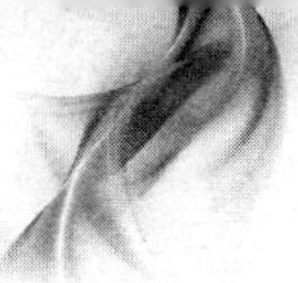

（二）协议条款

联盟名称、组建原则和组建宗旨

（1）联盟名称

中文名称：快速检测与健康监测物联网产业技术创新战略联盟

（2）组建原则

在《国家中长期科学和技术发展规划纲要（2006-2020）》确定的重点领域内，根据国务院《国家中长期科学和技术发展规划纲要（2006-2020年）》和国家科技部等六部委《关于推动产业技术创新战略联盟构建的指导意见》等文件要求，中国科学院生物物理研究所、首都医科大学附属北京天坛医院、北京中生金域诊断技术有限公司联合快速检测与健康监测物联网领域相关产、学、研、用等相关企业、大学和科研机构，共同发起成立"快速检测与健康监测物联网产业技术创新战略联盟"（以下简称"联盟"）。

围绕快速检测与健康监测物联网行业发展需求和联盟确定的发展重点，联盟内的成员通过法律约束方式分工协作，优势互补，共同推进我国快速检测与健康监测物联网领域的重点产品开发、关键技术攻关等工作。

联盟在组建过程中要遵循市场经济规则，立足于产业创新发展的内在需求和合作各方的共同利益，通过平等协商，建立有法律效力的联盟契约，对联盟成员形成有效的行为约束和利益保护。

联盟组建要有利于掌握核心技术和自主知识产权，有利于引导创新要素向企业集聚，有利于形成产业技术创新链，有利于促进区域支柱产业的发展。

联盟成员的法律地位平等，按照协议约定分享权益和承担义务，形成共同投入、共享利益、共担风险、共同发展的长期、稳定的产学研用利益共同体。

联盟是开放性的组织，按联盟规定审核批准相关单位加入；联盟形成技术平台、服务平台，行业共享。

（3）组建宗旨

随着当今高科技的综合应用以及高效快节奏社会运转模式的需要，现场快速检测在医药保健、海关检疫、农牧业、林业、消防、环境和食品检测等多种领域得到高速发展，对传统检验模式形成巨大挑战，同时在工程技术、收费标准、质量控制、组织管理及产学研合作等方面仍然存大诸多问题亟待解决。

联盟旨在提升快速检测与健康监测物联网产业核心竞争力，建立以企业为主体、市场为导向、产学研相结合的技术创新体系，整合我国快速检测与健康监测物联网领域相关企业、科研单位、大学、医疗卫生机构、学会协会等优势资源，在战略层面建立紧密连接的共同体，承担国家科技项目，开展技术合作，组织研究并突破快速检测与健康监测物联网产业发展的核心技术，进一步推动快速检测与健康监测物联网产业技术标准和法规体系的建设，提升产业核心竞争力，实施技术转移，加速科技成果的商业化运用，整体推动我国快速检测与健康监测物联网产业的跨越式发展。

组建以创新需求为纽带、以契约关系为保障的创新战略联盟，有效聚集产学研用等各方资源，加强战略研究，把握行业整体发展，加强技术创新，驱动产业跨越式发展。加强标准制订，推进产业良性发展，加强共享服务，促进产业高效发展，不断增强缔约各方的自主创新能力和国际竞争力，更好地服务国家目标、企业创新和产业发展。根据国家战略需要、行业发

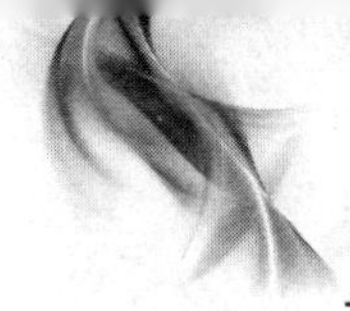

展需求和联盟确定的发展重点,统一组织战略规划、技术创新、标准研究、平台建设等工作,共同推进我国快速检测与健康监测物联网行业发展的重点产品开发、关键技术攻关等工作。

四、首届中国快速检测产业技术创新中美精华学习班

2013 年 12 月,湖北中医药大学检验学院作为主办单位,在武汉东湖开发区国家生物产业基地成功举办了"首届中国快速检测产业技术创新中美精华学习班"暨"第十届天坛体外诊断新技术、新方法、新进展研讨会"。

学习班上,美国加州大学戴维斯分校科斯德教授主授 POCT 课程,他围绕 POCT 认证、仪器的选择、网络连接、质量保证和协调员的职责等方面作了系统介绍,并指出他所领导的团队目前正把重点放在说明、创立、推荐和促进 POCT 在灾难救援中的实行以加强危机照顾水平。湖北中医药大学刘锡光教授,中国医院协会临床检验委员会 POCT 分委会主任、北京天坛医院实验诊断中心主任康熙雄教授,上海中医药大学附属龙华医院急诊科方邦江主任等分别作了精彩的学术报告。理论部分结束后,Kost 教授与美国俄克拉荷马州心脏病医院 DeAnn 主任及 POCT 协调员等共同指导学员分组使用 POCT 仪器测定血糖、尿微量白蛋白、C 反应蛋白,肌钙蛋白 T、HCG 等指标(彩图 8-17 ~ 彩图 8-28)。

会议结束后,科斯德教授在武汉国家生物产业基地建设管理办公室产业发展处杨帆博士的陪同下参观了武汉国家生物产业基地,特别考察了 Bioda 公司工人生产 POCT 产品的过程,提出了相关的意见,为企业产品更新换代起到了促进的作用。之后,Kost 教授赴上海参观凯创生物技术有限公司,并开展中美 POCT 学术和技术研发等问题的探讨(彩图 8-29 ~ 彩图 8-31)。

(Gerald J. Kost　Richard F. Louie　Corbin M. Curtis　William J. Ferguson　Anh-Thu Truong　Mandy Lam　Jackie Hoe　Anup Abraham　Mattew Do　Stephanie L. Sumner　Sheela Kotagiri　黄婧　胡佳杰　张国军　金巍　郗娟　金丹　刘锡光　柳叶　刘忠)

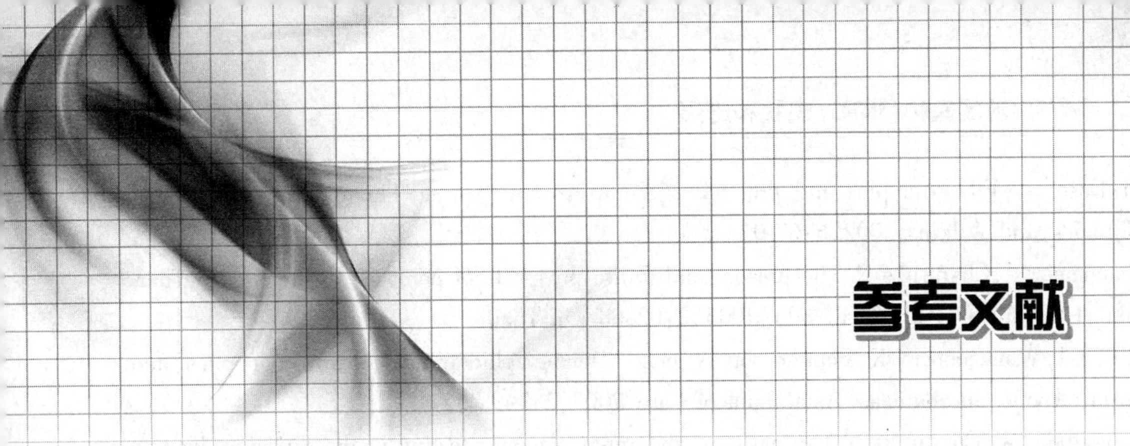

参考文献

1. Kost GJ. Principles and Practice of Point-of-Care Testing. Philadelphia: Lippincott, Williams, and Wilkins, 2002
2. Kost GJ. The hybrid laboratory, therapeutic turnaround time, critical limits, performance maps, and Knowledge Optimization. *In*: Kost, GJ, Ed. Principles and Practice of Point-of-Care Testing. Philadelphia: Lippincott, Williams, and Wilkins, 2002, 2: 13-25
3. Baizurah bt Mohd Hussain and other Steering Committee Members. National Point of Care Testing and Guidelines. Putrajaya, Malaysia: Medical Development Division, Ministry of Health, 2012
4. Kost GJ, Katip P, Vansith K, et al. The final frontier for point of care: Performance, resilience, and culture. Point of Care, 2013, 12: 1-8
5. The Point of Care Foundation. Accessed October 8, 2013
6. Motta LA, Shephard M, Keen P. A review of the use of rapid HIV testing in community settings: With specific reference to Australia. Point of Care, 2013, 12: 27-32
7. Shephard M. Point-of-care testing in Australia: The status, practical advantages, and benefits of community resiliency. Point of Care, 2013, 12: 41-45
8. Sheppard BI, Smith KA, Homan JE. Health operations and point-of-care coordination: A national survey with implications for standardization in New Zealand. Point of Care, 2013, 12: 46-51
9. Kilgore ML, Steindel SJ, Smith JA. Evaluating stat testing options in an academic health center: therapeutic turnaround time and staff satisfaction. Clin Chem, 1998, 44: 1597-1603
10. Mohammad AA, Summers H, Burchfield JE, et al. STAT turnaround time: Satellite and point-to-point testing. Lab Med, 1996, 27: 684-688
11. Kost GJ, Sakaguchi A, Curtis C, et al. Enhancing crisis standards of care using innovative point-of-care testing. Am J Disaster Med, 2011, 6(6): 351-68
12. Kost GJ, Jammal MA, Ward RE, et al. Monitoring of ionized calcium during human hepatic transplantation: Critical values and their relevance to cardiac and hemodynamic management. Am J Clin Pathol, 1986, 86: 61-70
13. Kost GJ. New whole blood analyzers and their impact on cardiac and critical care. Crit Rev Clin Lab Sci, 1993, 30: 153-202
14. Tang Z, Louie RF, Kost GJ. Principles and performance of point-of-care testing instruments.

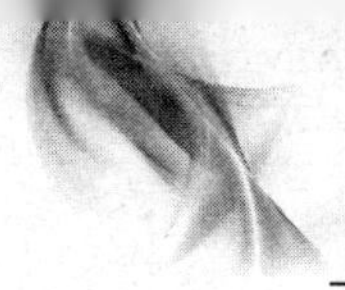

In: Kost, GJ, Ed. Principles and Practice of Point-of-Care Testing. Philadelphia: Lippincott, Williams, and Wilkins, 2002, 6: 67-92

15. Ratanamart J, Charuruks N. The present and future prospects of point-of-care testing in Thailand. J Royal Coll Path(Thailand), 2003, 2: 62-68 [in Thai]
16. Kost GJ, Wongboonsin K, Peungposop N, et al. Demographic trends, health economics, and rapid response in Southeast Asia. Point of Care, 2003, 2: 249-252
17. Leowattana W, Charuruks N. Critical care and rapid response testing in the Siriraj University Hospital in Thailand. Point of Care, 2003, 2: 253-257
18. Chaivoraporn M, Gunhasuit J, Charuruks N. The primary care unit in Thailand. Point of Care, 2003, 2: 258-261
19. Akaraeaktharin S, Charuruks N. Point-of-care testing in the private hospital setting in Thailand. Point of Care, 2003, 2: 262-264
20. Charuruks N, Prasopsanti K, Noppakun N. Goals for point-of-care testing in Thailand. Point of Care, 2003, 2: 265-268
21. Kost GJ, Ehrmeyer SS, Chernow B, et al. The laboratory-clinical interface: Point-of-care testing. Chest, 1999, 115: 1140-1154
22. Peña JA, Lewandrowski KB, Lewandrowski EL, et al. Evaluation of the i-STAT point-of-care capillary whole blood prothrombin time and international normalized ratio: comparison to the Tcoag MDAII coagulation analyzer in the central laboratory. Clin Chim Acta, 2012, 413(11-12): 955-059
23. Shephard M, Peake M, Corso O, et al. Assessment of the Nova StatSensor whole blood point-of-care creatinine analyzer for the measurement of kidney function in screening for chronic kidney disease. Clin Chem Lab Med, 2010, 48(8): 1113-1119
24. ISO. Clinical laboratory medicine—In vitro diagnostic medical devices—Validation of user quality control procedures by the manufacturer. Geneva, Switzerland: International Organization for Standardization, 2004
25. ISO. Health informatics—Point-of-care medical device communication—Part 10101: Nomenclature. Geneva, Switzerland: International Organization for Standardization, 2004
26. ISO. Health informatics—Point-of-care medical device communication— Part 10201: Domain information model. Geneva, Switzerland: International Organization for Standardization, 2004
27. ISO. Health informatics—Point-of-care medical device communication—Part 20101: Application profiles—Base standard. Geneva, Switzerland: International Organization for Standardization, 2004
28. ISO. Health informatics—Point-of-care medical device communication—Part 30200: Transport profile—Cable connected. Geneva, Switzerland: International Organization for Standardization, 2004
29. ISO. Health informatics—Point-of-care medical device communication—Part 30300: Transport profile—Infrared wireless. Geneva, Switzerland: International Organization for Standardization, 2004

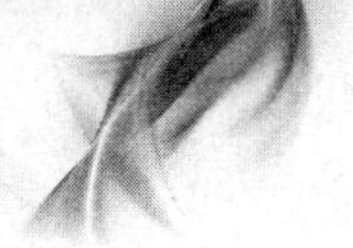

30. ISO. Point-of-care testing(POCT)—Requirements for quality and competence. Geneva, Switzerland: International Organization for Standardization, 2006

31. ISO. Clinical laboratory testing and in vitro diagnostic test systems—In vitro diagnostic medical devices for professional use—Summary of regulatory requirements for information supplied by the manufacturer. Geneva, Switzerland: International Organization for Standardization, 2006

32. ISO. Clinical laboratory testing and in vitro medical devices—Requirements for in vitro monitoring systems for self-testing of oral anticoagulant therapy. Geneva, Switzerland: International Organization for Standardization, 2007

33. ISO. Health informatics—Point-of-care medical device communication—Part 90101: Analytical instruments—Point-of-care test. Geneva, Switzerland: International Organization for Standardization, 2008

34. ISO. Packaging—Labeling and direct product marking with linear bar code and twodimensional symbols. Geneva, Switzerland: International Organization for Standardization, 2009

35. ISO. Health informatics—Personal health device communication—Part 10417: Device specialization—Glucose meter. Geneva, Switzerland: International Organization for Standardization, 2010

36. ISO. Health informatics—Point-of-care medical device communication—Part 30400: Interface profile—Cabled Ethernet. Geneva, Switzerland: International Organization for Standardization, 2012

37. ISO. In vitro diagnostic test systems—Requirements for blood-glucose monitoring systems for self-testing in managing diabetes mellitus. Geneva, Switzerland: International Organization for Standardization, 2013

38. CLSI. Point-of-Care Connectivity. 2nd ed. CLSI document POCT01-A2. Wayne, PA: Clinical and Laboratory Standards Institute, 2006

39. CLSI. Implementation Guide of POCT01 for Health Care Providers; Approved Guideline. CLSI document POCT02-A. Wayne, PA: Clinical and Laboratory Standards Institute, 2008

40. CLSI. Implementation Guide of POCT1 for Manufacturers. CLSI document POCT03-P. Wayne, PA: Clinical and Laboratory Standards Institute. Not available

41. CLSI. Point-of-Care In Vitro Diagnostic(IVD) Testing; Approved Guideline 2nd ed. CLSI document POCT04-A2. Wayne, PA: Clinical and Laboratory Standards Institute, 2006

42. CLSI. Performance Metrics for Continuous Interstitial Glucose Monitoring; Approved Guideline. CLSI document POCT05-A. Wayne, PA: Clinical and Laboratory Standards Institute, 2008

43. CLSI. Method comparison of glucose methodologies with different sample types. CLSI document POCT06P. Wayne, PA: Clinical and Laboratory Standards Institute. Not available

44. CLSI. Quality management: Approaches to reducing errors at the point of care; Approved guideline. CLSI document POCT07-A. Wayne, PA: Clinical and Laboratory Standards Institute, 2010

45. CLSI. Addressing errors in point-of-care testing reference guide. CLSI document POCT07RG. Wayne, PA: Clinical and Laboratory Standards Institute, 2009

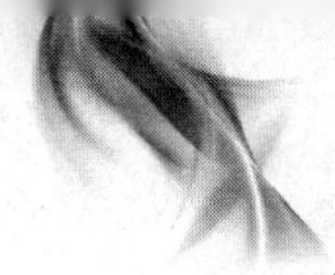

46. CLSI. Quality practices innoninstrumental point-of-care testing: A instructional manual and resources for health care workers; Approved guidelines. CLSI document POCT08-A. Wayne, PA: Clinical and Laboratory Standards Institute, 2010
47. CLSI. Corrective action report quick guide. CLSI document POCT08CAQG. Wayne, PA: Clinical and Laboratory Standards Institute, 2009
48. CLSI. Instrument selection worksheet. CLSI document POCT08ISW. Wayne, PA: Clinical and Laboratory Standards Institute, 2009
49. CLSI. Quality control troubleshooting flowchart. CLSI document POCT08QCFC. Wayne, PA: Clinical and Laboratory Standards Institute, 2009
50. CLSI. Selection Criteria for Point-of-Care Testing Devices; Approved Guideline. CLSI document POCT09-A. Wayne, PA: Clinical and Laboratory Standards Institute, 2010
51. CLSI. Quality control log sheet quick guide. CLSI document POCT09QCQG. Wayne, PA: Clinical and Laboratory Standards Institute, 2009
52. CLSI. Physician and Nonphysician Provider-Performed Microscopy Testing; Approved Guideline 2nd ed. CLSI document POCT10-A2. Wayne, PA: Clinical and Laboratory Standards Institute, 2011
53. CLSI. Pulse Oximetry; Approved Guideline 2nd ed. CLSI document POCT11-A2. Wayne, PA: Clinical and Laboratory Standards Institute, 2011
54. CLSI. Point-of-Care Blood Glucose Testing in Acute and Chronic Care Facilities; Approved Guideline 3rd ed. CLSI document POCT12-A3. Wayne, PA: Clinical and Laboratory Standards Institute, 2013
55. CLSI. Glucose monitoring in settings without laboratory support. CLSI document POCT13-A3. Wayne, PA: Clinical and Laboratory Standards Institute, in progress
56. CLSI. Point-of-Care Monitoring of Anticoagulation Therapy; Approved Guideline. CLSI document POCT14-A. Wayne, PA: Clinical and Laboratory Standards Institute, 2004
57. CLSI. Point-of-care testing for infectious diseases. CLSI document POCT14-P. Wayno, PA: Clinical and Laboratory Standards Institute, in progress
58. CLSI. Emergency and disaster point-of-care testing. CLSI document POCT15. Wayne, PA: Clinical and Laboratory Standards Institute, in progress
59. Kost GJ, Tran NK. Point-of-care testing and cardiac biomarkers: The standard of care and vision for chest pain centers. Cardiol Clin, 2005, 23: 467-490
60. International Federation of Clinical Chemistry. Recommended reference method for the determination of the substance concentration of ionized calcium in undiluted serum, plasma or whole blood. Clin Chem Lab Med, 2000, 38: 1301-1304
61. Rayana MC, Burnett RW, Covington AK, et al. Guidelines for sampling, measuring and reporting ionized magnesium in undiluted serum, plasma or blood: International Federation of Clinical Chemistry and Laboratory Medicine (IFCC): IFCC Scientific Division, Committee on Point of Care Testing. Clin Chem, 2005, 43: 564-569
62. D'Orazio P, Burnett RW, Fogh-Anderson N, et al. Approved IFCC recommendation on repor-

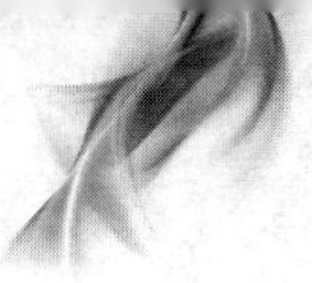

ting results for blood glucose. Clin Chem,2005,51:1573-1576

63. IFCC Task Force on Point of Care Testing. Accessed October 17,2013
64. NACB:Laboratory Medicine Practice Guidelines(LMPG) https://www.aacc.org/members/nacb/lmpg/pages/default.aspx#. Accessed on October 17,2013
65. NACB:Archived LMPG. Accessed October 17,2013
66. Point-of-Care Testing Center for Teaching and Research YouTube site. Accessed on October 17,2013
67. United States Centers for Disease Control(CDC). "Ready? Set? Test!" http://wwwn.cdc.gov/clia/Resources/WaivedTests/pdf/ReadySetTestBooklet.pdf. Accessed October 17,2013
68. United States Centers for Disease Control(CDC). "To Test or Not to Test!" http://wwwn.cdc.gov/clia/Resources/WaivedTests/pdf/WavedTestingBookletWeb.pdf. Accessed October 17,2013
69. CDC TRAIN. Ready? Set? Test! Patient Testing is Important. Get the Right Results. https://cdc.train.org/DesktopModules/eLearning/CourseDetails/CourseDetailsForm.aspx? tabid=96&courseid=1033476. Accessed October 17,2013
70. PointofCare.net. Point-of-Care Tests. Accessed October 17,2013
71. Belanger AC. The JCAHO and POCT:2004. Point of Care,2004,3:43-44
72. Darcey T. The new improved joint commission laboratory accreditation process:Welcome tracer methodology. Point of Care,2004,3:96-98
73. Fremner E,Kalerud B,Larsson L. Total quality assurance in a distributed point-of-care testing laboratory organization in primary health care:A 10-year experience. Point of Care,2004,3:99-114
74. Klein RD,Campbell S,Howanitz PJ. CAP point of care checklist:Frequently asked questions. Point of Care,2005,4:75-85,and CAP. Point-of-Care Testing Checklist Master 9.25.2012
75. Ehrmeyer SS,Darcy TP. POCT compliance with JCAHO's national patient safety goals. Point of Care,2005,4:72-74
76. The Joint Commission. http://www.jointcommission.org/standards_information/standards.aspx. Accessed October 8,2013
77. Libeer JC,Ehrmeyer S. ISO 15189:A worldwide standard for medical laboratories. Point of Care,2004,3:5-7
78. Nichols JH. A cook's guide to point-of-care testing,and 26 other management articles in the same issue. Point of Care,2013,12:59-122
79. Nichols JH. Point-of-care Testing:Performance Improvement and Evidence-based Outcomes. New York:Marcel Dekker,2003
80. Price CP,St. John A,Hicks JM. Point-of-Care Testing:Needs,Opportunity,and Innovation. 3rd ed. Washington,DC:AACC Press,2010
81. Price CP,St. John A. Point-of-Care Testing:Making Innovation Work for Patient-Center Care. Washington DC:AACC Press,2012
82. Lewandrowski K. Point-of-Care Testing. Clin Lab Med,2009,29(3):421-622

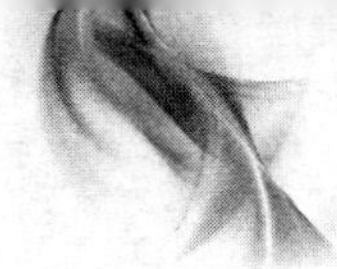

83. Lewandrowski K. Special feature articles from Radiometer Medical ApS Professional scientific website: www. acutecaretesting. org. Point of Care, 2012, 11:1

84. Lewandrowski K. Proceedings of the 23rd International Symposium of the Critical Care and Point-of-Care Testing Division of the American Association of Clinical Chemistry (Part 1). Point of Care, 2011, 10:69-101 and Part 2, Point of Care, 2011, 10:103-138

85. Kost GJ, Curtis CM. Special edition of Point of Care—Parts I-IV: Transformative POC scenarios, strategies, and value propositions for resiliency. Point of Care, 2012, 11:91-93 and three subsequent issues through Volume 12 in March 2013

86. Kost GJ, Curtis CM. Global Point-of-Care Strategies for Disasters, Complex Emergencies, and Public Health Crises: Enhancing Standards of Care at the Site of Need. Washington DC: AACC Press, 2014, in production

87. University Health System Consortium. Quality and Accountability Benchmarking Study. Oak Brook, IL: University Health System Consortium, 2005

88. Clinical Laboratory Improvement Amendments (CLIA). Accessed October 17, 2013

89. Kost GJ. Point-of-care testing. In: Meyers RA, ed. Encyclopedia of Analytical Chemistry: Instrumentation and Applications. New York: John Wiley & Sons, 2000

90. Ehrmeyer SS, Laessig RH, Darcy TP. CLIA's concept of equivalent quality control: Is it a viable risk management solution for today's POCT? Point of Care, 2005, 2:69-71

91. Nichols JH. Alternative versus equivalent quality control. Point of Care, 2005, 3:105-107

92. Treebuphachatsakul WB, Kongnun S, Meesang S, et al. Point-of-care reduced phenolphthalein testing for occult blood contamination on glucose meters used at community hospitals and primary care unites in Phitsanulok, Thailand. Point of Care, 2012, 11:161-164

93. Brown SM, Andrews D. After the disaster: Sustaining quality of point-of-care testing in a resource-poor environment. Point of Care, 2013, 12:23-26

94. Mann P, Kost GJ. Point-of-care coordinator leadership in preparedness, crisis, and recovery. Point of Care, 2012, 11:102-107

95. Kost, G. J. Preventing problems, medical errors, and biohazards in point-of-care testing: Using complex adaptive systems to improve outcomes. Point of Care, 2003, 2:78-88

96. The Joint Commission. Facts about the Tracer Methodology. http://www.jointcommission.org/facts_about_the_tracer_methodology/default.aspx. Accessed October 17, 2013

97. Schoen C, Osborn R, Huynh PT, et al. Taking the Pulse of Health Care Systems: Experiences with Health Problems in Six Countries. Commonwealth Fund, Health Affairs Web Exclusive, 2005

98. Kost GJ. Preventing errors in point-of-care testing: Security, validation, performance, safeguards, and connectivity. Arch Pathol Lab Med, 2001, 125:1307-1315

99. Alreja G, Setia N, Nichols J, et al. Reducing patient identification errors related to glucose point-of-care testing. J Pathol Inform, 2011, 2:22

100. Nichols JH et al. Focus On: Connectivity Standards—Symposium (6 papers). Point of Care, 2002, 1:109-126

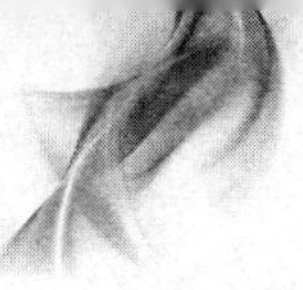

101. Byrdy PC, Mappes RP, Stephans EJ. Point-of-care connectivity standard: Progress in compliance. Point of Care, 2003, 2: 39-48

102. Boecker D, Cross SI, Perry JS, et al. Point-of-care connectivity: Evolution of a standard. Point of Care, 2004, 3: 11-13

103. Floré KM, Fiers T, Delanghe JR. Critical evaluation of connectivity-based point-of-care testing in a hospital environment. Clin Chem Lab Med, 2008, 46: 1763-1768

104. Cook CB, Moghissi E, Joshi R. Inpatient bedside point-of-care glucose testing: preliminary data on use of connectivity informatics to measure hospital glycemic control. Diabetes Technol Ther, 2007, 9: 493-500

105. Colard DR. Reduction of patient identification errors using technology. Point of Care, 2005, 1: 61-63

106. Magnes D, Taylor DM, Held MS. Implementation of a barcode system in point of care. Point of Care, 2003, 3: 201-204

107. Rao AC, Burke DA, Dighe AS. Implementation of bar coded wristbands in a large academic medical center: Impact on point of care error rates. Point of Care, 2005, 4: 119-122

108. Rao AC, Dighe AS. Radiofrequency identification and point-of-care testing. Point of Care, 2004, 3: 130-134

109. Philips DL. Quality control for unit-use test systems. Point of Care, 2005, 4: 58-60

110. World Health Organization. World Health Statistics 2012. Available at: http://apps.who.int/iris/bitstream/10665/44844/1/9789241564441_eng.pdf.

111. Weigl BH, Gaydos CA, Kost GJ, et al. The value of clinical needs assessments for point-of-care diagnostics. Point of Care, 2012, 11: 108-113

112. Vanholder R, Borniche D, Claus S, et al. When the earth trembles in the Americas: The experience of Haiti and Chile 2010. Nephron Clin Pract, 2011, 117: 184-197

113. Farfel A, Assa A, Amir I, et al. Haiti earthquake 2010: A field hospital pediatric perspective. Eur J Pediatr, 2011, 170: 519-525

114. McIntyre T, Hughes CD, Pauyo T, et al. Emergency surgical care delivery in post-earthquake Haiti: Partners in health and Zanmi Lasante experience. World J Surg, 2011, 35: 745-750

115. Kost GJ, Tran NK, Tuntideelert M, et al. Katrina, the tsunami, and point-of-care testing: Optimizing rapid response diagnosis in disasters. Am J Clin Pathol, 2006, 126: 513-520

116. Kost GJ, Tran NK, Louie RF. Point-of-care testing: principles, practice, and critical emergency-disaster medicine. In: Meyers RA, ed. Encyclopedia of Analytical Chemistry. New York, NY: John Wiley & Sons Ltd, 2008

117. Tang CS, Ferguson WJ, Louie RF, et al. Ensuring quality control of point-of-care technologies: Effects of dynamic temperature and humidity stresses on Glucose quality control solutions. Point of Care, 2012, 11: 147-151

118. Ferguson WJ, Louie RF, Yu JN, et al. Dynamic temperature and humidity profiles for assessing the suitability of point-of-care testing during emergencies and disasters. American Association for Clinical Chemistry Annual meeting, 2011. Accessed October 17, 2013

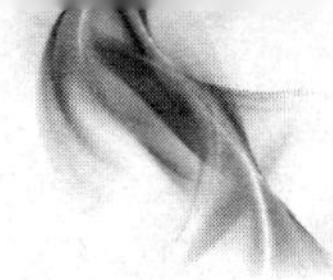

119. Ferguson WJ, Louie RF, Curtis CM, et al. Effects of environmental stress on point-of-care cardiac biomarker test results during simulated emergency/disaster rescue. AACC Annual Meeting, Los Angeles, CA, July 15-19, 2012. Accessed October 17, 2013

120. Louie RF, Ferguson WJ, Curtis CM, et al. Effects of environmental conditions on point-of-care cardiac biomarker test performance during a simulated rescue: Implications for emergency and disaster response. Am J Disaster Med, 2013

121. Smith MD, Davis-Street JE, Calkins DS, et al. Stability of i-Stat EC6+ Cartridges: Effect of Storage Temperature on Shelf Life. Clin Chem, 2004, 50: 669-673

122. Bamberg R, Schulman K, Mackenzie M, et al. Effect of adverse storage conditions on performance of glucose meter test strips. Clin Lab Sci, 2005, 18: 203-209

123. Haller MJ, Shuster JJ, Schatz D, et al. Adverse impact of temperature and humidity on blood glucose monitoring reliability: A pilot study. Diabetes Technol Ther, 2007, 9: 1-9

124. Louie RF, Ferguson WJ, Curtis CM, et al. Vulnerability of point-of-care test reagents and instruments to environmental stresses: Implications for health professionals and developers. Clin Chem Lab Med, 2013

125. Louie RF, Ferguson WJ, Sumner SL, et al. Effects of dynamic temperature and humidity stresses on point-of-care glucose testing for disaster care. Disaster Med Public Health Prep, 2012, 6: 232-240

126. Louie RF, Sumner SL, Belcher S, et al. Thermal stress and point-of-care testing performance: suitability of glucose test strips and blood gas cartridges for disaster response. Disaster Med Public Health Prep, 2009, 3: 13-17

127. Kost GJ, Hale KN, Brock TK, et al. Point-of-care testing for disasters: Needs assessment, strategic planning, and future design. Clin Lab Med, 2009, 29: 583-605

128. Brock TK, Mecozzi DM, Sumner S, et al. Evidence-based point-of-care tests and device designs for disaster preparedness. Am J Disaster Med, 2010, 5: 285-94

129. Mecozzi DM, Brock TK, Tran NK, et al. Evidence-based point-of-care device design for emergency and disaster care. Point of Care, 2010, 9: 65-69

130. Kost GJ, Katip P, Curtis CM. Strategic point-of-care requirements of hospitals and public health for preparedness in regions at risk. Point of Care, 2012, 11: 114-118

131. Kost GJ, Mecozzi DM, Brock TK, et al. Assessing point-of-care device specifications and needs for pathogen detection in emergencies and disasters. Point of Care, 2012, 11: 119-125

132. Kost GJ, Katip P, Vinitwatanakhun C. Diagnostic testing strategies for healthcare delivery during the Great Bangkok Flood and other weather disasters. Point of Care, 2012, 11: 191-199

133. Kost GJ, Katip P, Kulrattanamaneeporn S, et al. Point-of-care testing value proposition for disaster preparedness in small-world networks: Post-tsunami Phang Nga Province, coastal Thailand. Point of Care, 2013, 12: 9-22

134. Bisoffi M, Severns V, Branch DW, et al. Rapid detection of human immunodeficiency virus 1 and 2 using a surface acoustic wave biosensor. J Clin Microbiol, 2013, 1685-1691

135. World Health Organization. Who risk Assessment Human Infections with Avian influenza A

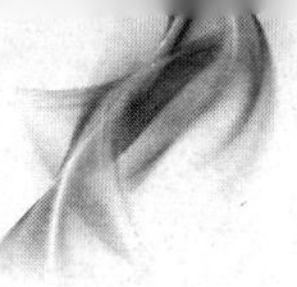

(H7N9) virus, 7 June 2013 http://www.who.int/influenza/human_animal_interface/influenza_h7n9/Risk_Assessment/en/index.html. Accessed October 17, 2013

136. World Health Organization. Middle East respiratory syndrome coronavirus (MERS-CoV) update. http://www.who.int/csr/don/2013_06_05/en/index.html. Accessed October 17, 2013

137. Jangam Sr, Agarwal Ak, Sur K, et al. A point-of-care PCR test for HIV-1 detection in resource-limited settings. Biosens Bioelectron, 2013, 42:69-75

138. Curtis CM, Kost GJ, Louie RF, et al. Point-of-care hematology and coagulation testing in primary, rural emergency, and disaster care scenarios. Point of Care, 2012, 11:140-145

139. Rust MJ, CarlsonNA, Nochols JH. A thermo-modulating container for transport and storage of glucose meters in a cold weather environment. Point of Care, 2012, 11:157-160

140. United Nations. United States of America-Disaster statistics. Natural disasters from 1980-2010. http://www.preventionweb.net/english/countries/statistics/? cid = 185. Accessed October 17, 2013

141. Klein KR, Nagel NE. Mass Medical Evacuation: Hurricane Katrina and Nursing Experiences at the New Orleans Airport. Disaster Manag Response, 2007, 5(2):56-61

142. Kline DG. Inside and Somewhat outside Charity. J Neurosurg, 2007, 106:180-188

143. Lippi G, Favaloro EJ, Plebani M. Laboratory medicine and natural disasters: are we ready for the challenge? Clin Chem Lab Med, 2010, 48:573-575

144. Tirimacco R, Koumantakis G, Erasmus R, et al. International Federation of Clinical Chemistry and Laboratory Medicine Working Group on Glucose Point-of-Care Testing. Glucose meters—fit for clinical purpose. Clin Chem Lab Med, 2013, 51:943-952

145. Taylor J. Recommendations on the control and monitoring of storage and transportation temperatures of medicinal products. Pharma J, 2001, 267:128-131

146. MIL-STD-810G, Department of Defense Test Method Standard: Environmental Engineering Considerations and Laboratory Tests. October 31, 2008. Accessed October 17, 2013

147. Bernhardt P. FDA evaluation of point of care blood glucose meters. http://www.pointofcare.net/virginia/FDA_8-11-11.pdf. Accessed October 17, 2013

148. Ferguson WJ, Louie RF, Tang CS, et al. Dynamic temperature and humidity environmental profiles: Impact for future emergency and disaster preparedness and response. Prehosp Disaster Med, 2013

149. Ferguson WJ, Vy JH, Louie RF, et al. Preliminary Evaluation of a Point-of-Care Blood Gas-Electrolyte Analyzer Potentially Robust in Cold During Emergencies and Disasters: Evidence From Evaluation of Reagents in Stress Testing Chambers. Point of Care, 2012, 11:152-156

150. Lam M, Louie RF, Curtis CM, et al. Short-term thermal-humidity shock affects point-of-care glucose testing—Implications for health professionals and patients. J Diabetes Sci Technol, 2013, submitted

151. King JM, Eigenmann CA, Colagiuri S. Effect of ambient temperature and humidity on performance of blood glucose meters. Diabet Med, 1995, 12:337-340

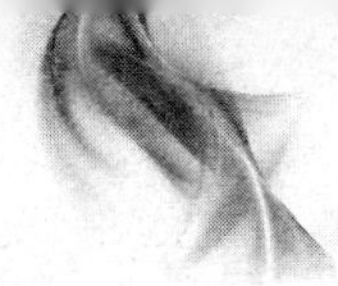

152. Nawawi H, Sazali BS, Kamuruzaman BH, et al. Effect of ambient temperature on analytical and clinical performance of a blood glucose monitoring system: Omnitest Sensor glucose meter. Ann Clin Biochem, 2001, 38: 676-683

153. Fink KS, Christensen DB, Ellsworth A. Effect of high altitude on blood glucose meter performance. Diabetes Technol Ther, 2002, 5: 627-635

154. Bamberg R. Schulman K, Mackenzie M, Moore J, et al. Effect of adverse storage conditions on performance of glucose meter test strips. Clin Lab Sci, 2005, 18: 203-209

155. Moore K, Vizzard N, Coleman C, et al. Extreme altitude mountaineering and Type 1 diabetes; the Diabetes Federation of Ireland Kilimanjaro Expedition. Diabet Med, 2001, 18: 749-755

156. Nerhus K, Rustad P, Sandberg S. Effect of ambient temperature on analytical performance of self-monitoring blood glucose systems. Diabetes Technol Ther, 2011, 13: 883-92

157. Cembrowski GC, Smith B, O'Malley EM. Increases in whole blood glucose measurements using optically based self-monitoring of blood glucose analyzers due to extreme Canadian winters. J Diabetes Sci Technol, 2009, 3: 661-667

158. Truong A-T, Louie RF, Lam M, et al. Foil and vial packaging to preserve glucose and lactate test strip performance for disaster readiness in humid conditions. Disaster Med Public Health Prep, 2013, submitted

159. O'Malley JJ, Ulmer RW. Thermal stability of glucose oxidase and its ad-mixtures with synthetic polymers. Biotechnology and Bioengineering, 1973, 15: 917-925

160. Gouda MD, Singh SA, Rao AG, et al. Thermal inactivation of glucose oxidase. Mechanism and stabilization using additives. J Biol Chem, 2003, 278: 24324-24333

161. Karan R, Capes MD, DasSarma S. Function and biotechnology of extremophilic enzymes in low water activity. Aquatic Biosystems, 2012, 8(4)

162. Stavelin A, Meijer P, Kitchen D, et al. External quality assessment of point-ofcare international normalized ratio (INR) testing in Europe. Clin Chem Lab Med, 2012, 50: 81-88

163. Wang G, He X, Wang L, et al. Non enzymatic electrochemical sensing of glucose. Microchim Acta, 2013, 180: 161-186

164. Park S, Boo H, Chung TD. Electrochemical non-enzymatic glucose sensors. Analytica Chimica Acta, 2006, 556: 46-57

165. Platt R, Goldmann DA, Hopkins CC. Epidemiology of nosocomial infections. In: Gorbach SL, Bartlett JG, Blacklow NR, eds. Infectious Diseases. 2nd ed. Philadelphia, PA: WB Saunders, 1998

166. Yalcin AN. Socioeconomic burden of nosocomial infections. Indian J Med Sci, 2003, 57: 450-456

167. Cosano A, Martínez-González MA, Medina-Cuadros M, et al. Relationship between hospital infection and long-term mortality in general surgery: a prospective follow-up study. J Hosp Infect, 2002, 52(2): 122-129

168. Liu JW, Su YK, Liu CF, et al. Nosocomial blood-stream infection in patients with end-stage renal disease: excess length of hospital stay, extra cost and attributable mortality. J Hosp In-

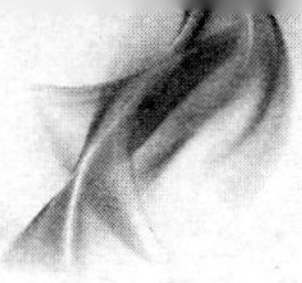

fect,2002,50(3):224-227

169. Pittet D. Nosocomial bloodstream infections. In Wenzel RP,ed. Prevention and control of nosocomial infections. 3rd ed. Baltimore,MD:Williams and Wilkins,1997,512-555

170. Maki DG. Nosocomial bacteremia:an epidemiologic overview. Am J Med 1981,70,719-732

171. Pittet D,Tarara D,Wenzel RP. Nosocomial bloodstream infection in critically ill patients. Excess length of stay,extra costs,and attributable mortality. JAMA,1994,271:1598-1601

172. Olaechea PM,Ulibarrena MA,Alvarez-Lerma F,et al. ENVIN-UCI Study Group. Factors related to hospital stay among patients with nosocomial infection acquired in the intensive care unit. Infect Control Hosp Epidemiol,2003,24:207-213

173. DiGiovine B,Chenoweth C,Watts C,et al. The attributable mortality and costs of primary nosocomial bloodstream infections in the intensive care unit. Am J Respir Crit Care Med 1999,160:976-981

174. Rosenthal VD,Guzman S,Orellano PW. Nosocomial infections in medical-surgical intensive care units in Argentina:attributable mortality and length of stay. Am J Infect Control,2003,31:291-295

175. Louie RF,Lau MJ,Tran NK,et al. National survey on biohazard control for point-of-care testing. Point of Care,2003,2:101-105

176. Louie RF,Lau MJ,Lee JH,et al. Multicenter study of the prevalence of blood contamination on point-of-care glucose meters and recommendations for controlling contamination. Point of Care,2005,4:158-163

177. Bond WW,Favero MS,Petersen NJ,et al. Survival of hepatitis B virus after drying and storage for one week. Lancet,1981,1:550-551

178. Hamid SS,Farooqui B,Rizvi Q,et al. Risk of transmission and features of hepatitis C after needlestick injuries. Infect Control Hosp Epidemiol,1999,20:63-64

179. Quale JM,Landman D,Wallace B,et al. Dejavu:nosocomial hepatitis B virus transmission and fingerstick monitoring. Am J Med,1998,105:296-301

180. Polish LB,Shapiro CN,Bauer F,et al. Nosocomial transmission of hepatitis B virus associated with the use of a springloaded finger-stick device. N Engl J Med,1992,326:721-725

181. Douvin C,Simon D,Zinelabidine H,et al. An outbreak of hepatitis B in an endocrinology unit traced to a capillary-blood-sampling device. N Engl J Med,1990,322:57

182. Mendez L,Reddy R,Di Prima RA,et al. Fulminant hepatic failure due to acute hepatitis B and delta co-infection:probable blood-borne transmission associated with a spring-loaded fingerstick device. Am J Gastroenterol,1991,86:895-897

183. Purdy A,Smith F,Salehi E,et al. Mortality Morbidity Weekly Report. Centers for Disease Control and Prevention. Nosocomial hepatitis B virus infection associated with reusable fingerstick blood sampling devices-Ohio and New York City,1996. JAMA,1997,277:1106-1107

184. Nosocomial transmission of hepatitis B virus associated with a spring-loadedfingerstick device-United States. Can Dis Wkly Rep,1990,16:205-207

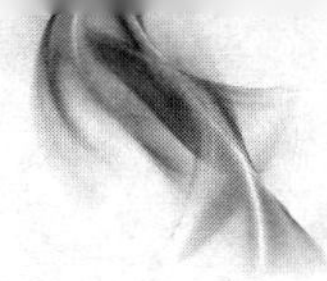

185. Moro ML, Romi R, Severini C, et al. Malaria Outbreak Group. Patient-to-patient transmission of nosocomial malaria in Italy. Infect Control Hosp Epidemiol, 2002, 23: 338-341

186. Thompson ND, Perz JF. Eliminating the blood: ongoing outbreaks of hepatitis B virus infection and the need for innovative glucose monitoring technologies. J Diabetes Sci Technol, 2009, 3: 283-288

187. Food Drug Administration. Use offingerstick devices on more than one person poses risk for transmitting bloodborne pathogens: Initial communication: Update 11/29/2010. Medical Device Safety Communication. http://www.fda.gov/medicaldevices/safety/alertsandnotices/ucm224025.htm. Accessed October 17, 2013

188. Orsi GB, Raponi M, Franchi C, et al. Surveillance and infection control in an intensive care unit. Infect Control Hosp Epidemiol, 2005, 26(3): 321-325

189. Warren DK, Zack JE, Mayfield JL, et al. The effect of an education program on the incidence of central venous catheter-associated bloodstream infection in a medical ICU. Chest, 2004, 126: 1612-1618

190. Kost GJ. Controlling economics, preventing errors, and optimizing outcomes in point-of care testing. In: Kost, GJ, Ed. Principles and Practice of Point-of-Care Testing. Philadelphia: Lippincott, Williams, and Wilkins, 2002, chapter 40, pages 577-600

191. Shephard M, Halls H, Motta L. New postgraduate academic qualification for point-of care coordinators. Point of Care, 2013, 4: 173-175

192. Delany C. The Point-of-care coordinator training program—standardizing point-of-care coordinator training globally. Point of Care, 2012, 11: 165-171

193. Kost GJ. Theory, principles, and practice of optimizing point-of-care small-world networks. Point of Care, 2012, 11: 96-101

194. Kost GJ, Curtis CM. Optimizing global resiliency in public health, emergency response, and disaster medicine. Point of Care, 2012, 11: 94-95

195. Ehrmeyer S. The U. S. regulatory requirements for point-of-care testing. Point of Care, 2011, 10: 63-68

196. Bewley B, Creed G, Goerlach-Graw A, et al. Multicenter study on the analytical performance of a new point-of-care blood gas analyzer and its use in critical care testing. Point of Care, 2004, 3: 149-155

197. Rolinski B, Okorodudu AO, Kost GJ, et al. Evaluation of a total bilirubin determination in neonatal whole-blood samples by multiwavelength photometry on the Roche OMNI S point-of-care analyzer. Point of Care, 2005, 4: 3-8

198. Kost GJ, Hague C. In vitro, ex vivo, and in vivo biosensor systems. In: Kost GJ, ed. Handbook of Clinical Automation, Robotics, and Optimization. New York: John Wiley and Sons, 1996, Chapter 27, 648-753

199. Tran NK, Chamras P, Kost GJ. Biosensors, miniaturization, and noninvasive techniques. In: Cook KW, Lehman C, Schoeff L, et al., Eds., Clinical Diagnostic Technology: The Total Testing Process—Pre-Analytical, Analytical, and Post-Analytical Phases. Washington, DC: AACC

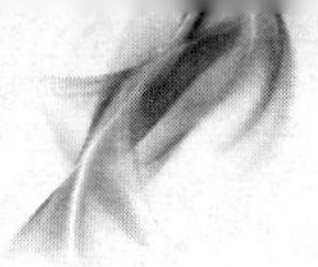

Press;2006

200. Kost GJ. Point-of-Care Testing⇒The Hybrid Laboratory⇒Knowledge Optimization. In:Kost GJ,ed. Handbook of Clinical Automation,Robotics,and Optimization. New York:John Wiley and Sons,1996

201. Price CP,St. John A. Point-of-care testing. In:Burtis CA,Ashwood ER,Bruns DE,Eds. Tietz Textbook of Clinical Chemistry and Molecular Diagnostics. Washington,DC:AACC Press,2005

202. Price CP,St. John,Hicks JM. Point-of-care testing. In:Cook KW,Lehman C,Schoeff L,et al.,Eds. Clinical Diagnostic Technology:Tho Total Testing Process—Pre-Analytical,Analytical,and Post-Analytical Phases. Washington,DC:AACC Press,2005

203. Frasca D,Dahyot-Fizelier C,Catherine K,et al. Accuracy of a Continuous Noninvasive Hemoglobin Monitor in Intensive Care Unit Patients. Crit Care Med,2011,39:2277-2282

204. Wukitsch MW,Petterson MT,Tobler DR,et al. Pulse oximetry:analysis of theory,technology,and practice. J Clin Monit,1988,4:290-301

205. Goldman JM,Petterson MT,Kopotic RJ,Barker SJ. Masimo signal extraction pulse oximetry. J Clin Monit,2000,16:475-483

206. Barker SJ,Curry J,Redford D,et al. Measurement of carboxyhemoglobin and methemoglobin by pulse oximetry. Anesthesiology,2006,105:892-897

207. Kost GJ,Tran NK. Continuous noninvasive hemoglobin monitoring:the standard of care and future impact. Crit Care Med,2011,39:2369-2371

208. Myers D,McGraw M,George M,et al. Tissue hemoglobin index:a non-invasive optical method of total tissue hemoglobin. Crit Care,2009,13:S2

209. Food and Drug Administration,Masimo Rainbow Pronto-7 pulse co-oximeter,K100403,June 28,2010

210. Food and Drug Administration,Masimo Rainbow Pronto pulse oximeter,K080403,June28,2010

211. Food and Drug Administration,Masimo Rainbow SET 7,Rad-57,and Rad-87 cooximeters 510(k)Approval,K080238,May 12,2008

212. Rabe H,Stupp N,Ozgun M,et al. Measurement of transcutaneous hemoglobin concentration by non-invasive white-light spectroscopy in infants. Pediatrics,2005,116:841-843

213. Saigo K,Imoto S,Hashimoto M,et al. Noninvasive monitoring of hemoglobin:the effects of WBC counts on measurement. Am J Clin Pathol,2004,121:51-55

214. Goodnough LT,Brecher ME,Kanter MH,et al. Transfusion medicine:blood transfusion. N Eng J Med,1999,340:438-447

215. Gayat E,Bodin A,Sportiello C,et al. Performance evaluation of a noninvasive hemoglobin monitoring device. Ann Emerg Med,2011,57:330-333

216. Miller RD,Ward TA,Shiboski SC,et al. A comparison of three methods of hemoglobin monitoring in patients undergoing spine surgery. Anesth Analg,2011,112:858-863

217. Causey MW,Miller S,Foster A,et al. Validation of noninvasive hemoglobin measurements

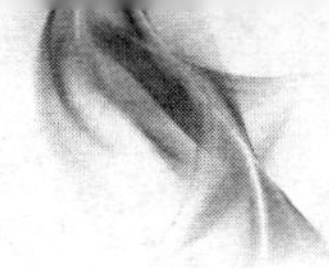

using the Masimo Radical-7 SpH Station. Am J Surg,2011,201:590-596

218. Food and Drug Administration Medical and Emitting Device Recalls. Class 2 recall pulse oximeter, Z-1387-2011. February 22, 2011 http://www. accessdata. fda. gov/scripts/cdrh/cfdocs/cfres/res. cfm? id=97029. Accessed October 17,2013
219. Lee J,Cerussi AE,Saltazman D,et al. Hemoglobin measurement patterns during noninvasive diffuse optical spectroscopy monitoring of hypovolemic shock and fluid replacement. J Biomed Opt,2007,12:024001
220. Quaresima V,Matcher SJ,Ferrari M. Identification and quantification of intrinsic optical contrast for near-infrared mammography. Photochem Photobio,1998,67:4-14
221. Saltzman DJ,Lee J,Hanna N,et al. Non-invasive hemoglobin monitoring during hemorrhage and hypovolemic shock. North Atlantic Treaty Organization Symposium on:"Combat Casualty Care in Ground Based Tactical Situations:Trauma Technology and Emergency Medical Procedures",Published in RTO-MP-HFM-109,August 2004
222. Milgram S. The small world problem. Psychol. Today,1967,2:60-67
223. Kochen M,Ed. The Small World. Ablex,Norwood,NJ,1989
224. Watts DJ,Strogatz SH. Collective dynamics of 'small-world' networks. Nature,1998,393:440-443
225. Guare J. Six Degrees of Separation:A Play. Vintage Books,New York,1990
226. Jonathan O,Brian RH,Edward O. Growing networks with geographic attachment preference:Emergence of small worlds. Phys Rev E,2004,69(2):026108
227. Chen S,Zhao Y. Evolving model for small-world network based on benefit choice. Proceedings of the 4th International Conference on Natural Computation,2008,448-450
228. Xigo Y,Zhou Y,Tang S. Modeling disease spread in dispersal networks at two levels. Math Med Biol,2011,28:227-244
229. Kost GJ,Kost LE,Suwanyangyuen A,et al. Emergency cardiac biomarkers and point-of-care testing:optimizing acute coronary syndrome care using small world networks in rural settings. Pont of Care,2010,9:53-64
230. Kost GJ. Early Diagnosis of Acute Myocardial Infarction(AMI)in Primary Care Small-World Networks. International Guest Lecture,Khon Kaen University,January 15,2010
231. Kost GJ,Suwanyangyuen A,Kulrattanamaneeporn S. The Hill Tribes of Thailand:Synergistic health care through point-of-care testing,small-world networks,and nodally flexible telemedicine. Point of Care,2006,5:199-204
232. Kilgmore ML,Steindel SJ,Smith JA. Evaluating stat testing options in an academic health center:therapeutic turnaround time and staff satisfaction. Clin Chem,1998,44:1597-1603
233. Leiba A,Ashkenasi I,Nakash G,et al. Response of Thai hospitals to the tsunami disaster. Prehosp Disaster Med,2006,21:32-37
234. Rapid health response,assessment,and surveillance after a tsunami-Thailand,2004-2005. MMWR Wkly.,2005,54(03):61-64
235. Kost GJ,Katip P,Kanokslip A,et al. A new demographic strategy for point-of need medical

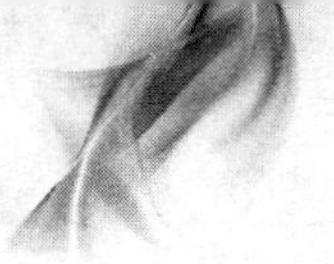

testing: linking health resources scores, poverty levels, and care paths. J Demography, 2011, 27: 18-31

236. Macnab AJ, Susak L, Gagnon FA, et al. The cost-benefit of pulse-oximeter use in the prehospital environment. Prehosp Disaster Med, 1999, 14: 245-250
237. Howes DW, Field B, Leary T, et al. Justification of pulse oximeter costs for paramedic prehospital providers. Prehosp Emerg Care, 2000, 4: 1515-1555
238. Summers RL, Anders RM, Woodward LH, et al. Effect of routine pulse oximetry measurements on ED triage classification. AM J Emerg Med, 1998, 16: 5-7
239. Jones J, Heiselman D, Cannon L, et al. Continuous emergency department monitoring of arterial saturation in adult patients with respiratory distress. Ann Emerg Med, 1988, 17: 463-468
240. Weber U, Tomschik E, Resch I, et al. Comparison of two new generation pulse oximeters during emergency ambulance transportation. Eur J Anaesthesiol, 2011, 28: 92-96
241. Nilson D, Partridge R, Suner S, et al. Non-invasive carboxyhemoglobin monitoring: screening emergency medical services patients for carbon monoxide exposure. Prehosp Disaster Med, 2010, 25: 253-256
242. Severinghaus JW, Naifeh KH. Accuracy of response of six pulse oximeters to profound hypoxia. Anesthesiology, 1987, 67: 551-558
243. Kost GJ, Kanosilp A, Mecozzi DM, et al. Point-of-need hemoglobin A1c for evidence-based diabetes care in rural small-world networks: Khumuang Community Hospital, Buriram, Thailand. Point of Care, 2001, 10: 28-33
244. Lenters-Westra E, Slingerland RJ. Six of eight hemoglobin A1c point-of-care instruments do not meet the general accepted analytical performance criteria. Clin Chem, 2010, 56: 44-52
245. Brozik S, Branch D, Edwards T, et al. Acoustic Wave Biosensors: Rapid Point-of-Care Medical Diagnostics-R&D 100. Albuquerque, NM: Sandia National Laboratories, 2010
246. Kost GJ. Newdemics, public health, small-world networks, and point-of-care testing. Point of Care, 2006, 5: 138-144
247. Kost GJ, Curtis CM, Louie RF, et al. Disaster point-of-care testing: Fundamental concepts and new technologies. In: Arora R and Arora P, Eds. Disaster Management: Medical Preparedness, Response and Homeland Security. Wallingford, England: CABI International, 2013
248. Latora V, Marchiori M. Efficient behavior of small-world networks. Phys. Rev. Let., 2001, 87 (198701): 1-4
249. Yu JN, Brock TK, Mecozzi DM, et al. Future connectivity for disaster and emergency point of care. Point of Care, 2010, 9: 185-192
250. Bolstad P. GIS Fundamentals: A first Text on Geographic Information Systems. White Bear Lake, MN: Eider Press, 2008
251. Tran P, Shaw R, Chantry G, et al. GIS and local knowledge in disaster management: a case study of flood risk mapping in Viet Nam. Disasters, 2009, 33: 152-169
252. El Morjani Zel A, Ebener S, Boos J, et al. Modelling the spatial distribution of five natural hazards in the context of the WHO/EMRO Atlas of Disaster Risk as a step towards the reduc-

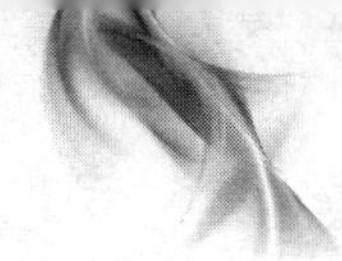

tion of the health impact related to disasters. Int J Health Geogr,2007,6:8

253. Peek-Asa C,Ramirez MR,Shoaf K,et al. GIS Mapping of earthquakerelated deaths and hospital admissions from the 1994 Northridge,California,Earthquake. Ann Epidemiol 2000,10:5-13
254. Wang JF,Li LF. Improving tsunami warning systems with remote sensing and geographical information system input. Risk Anal,2008,28:1653-1668
255. Ong ME,Ng FS,Overton J,et al. Geographic-time distribution of ambulance calls in Singapore:utility of geographic information system in ambulance deployment(CARE 3). Ann Acad of Med Singapore,2009,38:184-191
256. Holt JB,Mokdad AH,Ford ES,et al. Use of BRFSS data and GIS technology for rapid public health response during natural disasters. Prev Chronic Dis,2008,5:A97
257. Kamoun F,Werghi N,Blushi MA. GENIMS-a user-centric and GIS-enabled incident management system. Intern J Information and Communication Technology,2010,2:167-185
258. Maglogiannis I,Hadjiefthymiades S. EmerLoc:Location-based services for emergency medical incidents. Int J Med Inform,2007,76:747-759
259. Doocy S,Gorokhovich Y,Burnham G,et al. Tsunami mortality estimates and vulnerability mapping in Aceh,Indonesia. Am J Public Health,2007,91:S146-151
260. Pate BL. Identifying and tracking disaster victims:state-of-the-art technology review. Fam Community Health,2008,31:23-24
261. Ferguson WJ,Louie RF,Tang CS,et al. Geographic information systems can enhance crisis standards of care during complex emergencies and disasters:a strategy for global positioning system-tracked,H2 fuel cell-powered,and knowledge-optimized point-of-care medical intelligence. Point of Care,2012,11:184-190
262. Yank K,Sun LP,Huang YX,et al. A real-time platform for monitoring schistosomiasis transmission supported by Google Earth and a web-based geographical information system. Geospatial Health,2012,6:195-203
263. Asha SE,Chan AC,Walter E,et al. Impact from point-of-care devices on emergency department patient processing times compared with central laboratory testing of blood samples:a randomized controlled trial and cost-effectiveness analysis. Emerg Med J,2013
264. Blick KE. Providing critical laboratory results on time,every time to help reduce emergency department length of stay:how our laboratory achieved a six sigma level of performance. Am J Clin Pathol,2013,140:193-202
265. Gaieski DF,Drumheller BC,Goyal M,et al. Accuracy of handheld point-of-care fingertip lactate measurement in the emergency department. West J Emerg Med,2013,14:58-62
266. Gaydos CA,Solis M,Hsieh YH,et al. Use of tabletbased kiosks in the emergency department to guide patient HIV self-testing with a point-of-care oral fluid test. Int J STD AIDS,2013,24:716-721
267. Huppert JS,Taylor RE,St Cyr S,et al. Point-of-care testing improves accuracy of STI care in an emergency department. Sex Transm Infect,2013,89:489-494

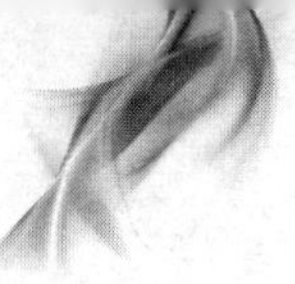

268. Jang JY, Shin SD, Lee EJ, et al. Use of a comprehensive metabolic panel point-of-care test to reduce length of stay in the emergency department: a randomized controlled trial. Ann Emerg Med, 2013, 61: 145-151

269. Koehler J, Flarity K, Hertner G, et al. Effect of Troponin I Point-of-Care testing on emergency department throughout measures and staff satisfaction. Adv Emerg Nurs J, 2013, 35: 270-277

270. Perveen S, Unwin D, Shetty AL. Point of care D-dimer testing in the emergency department: a bioequivalence study. Ann Lab Med, 2013, 33: 34-38

271. Venturini JM, Stake CE, Cichon ME. Prehospital point-of-care testing for troponin: are the results reliable? Prehosp Emerg Care, 2013, 17: 88-91

272. You JS, Chung YE, Park JW, et al. The usefulness of rapid point-of-care creatinine testing for the prevention of contrastinduced nephropathy in the emergency department. Emerg Med J, 2013, 30: 555-558

273. Birkhahn RH, Wen W, Datillo PA, et al. Improving patient flow in acute coronary syndromes in the face of hospital crowding. J Emerg Med, 2012, 43: 356-365

274. Cullen L, Parsonage WA, Greenslade J, et al. Comparison of early biomarkers strategies with the Heart Foundation of Australia/Cardiac Society of Australia and New Zealand guidelines for risk stratification of emergency department patients with chest pain. Emerg Med Australas, 2012, 24: 595-603

275. Diercks DB, Peacock WF 4th, Hollander JE, et al. Diagnostic accuracy of a point-of-care troponin I assay for acute myocardial infarction within 3 hours after presentation in early presenters to the emergency department with chest pain. Am Heart J, 2012, 163: 74-80

276. Fromm C, Likourezos A, Haines L, et al. Substituting whole blood for urine in a bedside pregnancy test. J Emerg Med, 2012, 43: 478-482

277. Nour S, Hsieh YH, Rothman RE, et al. Patients can accurately perform their own rapid HIV point-of-care test in the emergency department. Point Care, 2012, 11: 176-179

278. Arora S, Henderson SO, Long T, et al. Diagnostic accuracy of point-of-care testing for diabetic ketoacidosis at emergency-department triage: {beta}-hydroxybutyrate versus the urine dipstick. Diabetes Care, 2011, 3: 852-854

279. Birkhahn RH, Haines E, Wen W, et al. Estimating the clinical impact of bringing a multimarker cardiac panel to the bedside in the ED. Am J Emerg Med, 2011, 29(3): 304-308

280. Celenza A, Skinner K. Comparison of emergency department point-of-care international normalised ratio (INR) testing with laboratory-based testing. Emerg Med J, 2011, 28(2): 136-140

281. Goodacre S, Bradburn M, Fitzgerald P, et al. The RATPAC (Randomised Assessment of Treatment using Panel Assay of Cardiac markers) trial: a randomised controlled trial of point-of-care cardiac markers in the emergency department. Health Technol Assess, 2011, 15: iii-xi, 1-102

282. Magee MF, Nassar C. Hemoglobin A1c testing in an emergency department. J Diabetes Sci Technol, 2011, 5(6): 1437-1443

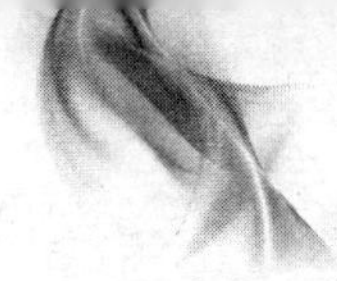

283. Sakamoto H, Goto K, Nagasawa M, et al. Activities for laboratory medicine support after the great east japan earthquake by the Japanese society of Japanese medicine. Rinsho Byori, 2011, 59(12): 1144-1153

284. Sørensen JT, Terkelsen CJ, Steengaard C, et al. Prehospital troponin T testing in the diagnosis and triage of patients with suspected acute myocardial infarction. Am J Cardiol, 2011, 107: 1436-1440

285. White DA, Tran T, Dideum PJ, et al. Physicianinitited rapid HIV testing in an urban emergency department: comparison of testing using a point-of-care versus a laboratory model. Ann Emerg Med, 2011, 58(1 Suppl1): S53-59

286. Courtney DM, Steinberg JM, McCormick JC. Prospective diagnostic accuracy assessment of the HemosIL HS D-dimer to exclude pulmonary embolism in emergency department patients. Thromb Res, 2010, 125: 79-83

287. Goyal M, Pines JM, Drumheller BC, et al. Point-of-care testing at triage decreases time to lactate level in septic patients. J Emerg Med, 2010, 38: 578-581

288. Loten C, Attia J, Hullick C, et al. Point of care troponin decreases time in the emergency department for patients with possible acute coronary syndrome: a randomised controlled trial. Emerg Med J, 2010, 27: 194-198

289. Ryan RJ, Lindsell CJ, Hollander JE, et al. A multicenter randomized controlled trial comparing central laboratory and point-of-care cardiac marker testing strategies: the Disposition Impacted by Serial Point of Care Markers in Acute Coronary Syndromes (DISPO-ACS) trial. Ann Emerg Med, 2009, 53(3): 321-328

290. Takakuwa KM, Ou FS, Peterson ED, et al. The usage patterns of cardiac bedside markers employing point-of-care testing for troponin in non-ST-segment elevation acute coronary syndrome: results from CRUSADE. Clin Cardiol, 2009, 32(9): 498-505

291. Lewandrowski K, Flood J, Finn C, et al. Implementation of point-of-care rapid urine testing for drugs of abuse in the emergency department of an academic medical center: impact on test utilization and ED length of stay. Am J Clin Pathol, 2008, 129(5): 796-801

292. Renaud B, Maison P, Ngako A, et al. Impact of point-of-care testing in the emergency department evaluation and treatment of patients with suspected acute coronary syndromes. Acad Emerg Med, 2008, 15: 216-224

293. Weatherall C, Paoloni R, Gottlieb T. Point-of-care urinary pneumococcal antigen test in the emergency department for community acquired pneumonia. Emerg Med J, 2008, 25: 144-148

294. Hsiao AL, Santucci KA, Dziura J, et al. A randomized trial to assess the efficacy of point-of-care testing in decreasing length of stay in a pediatric emergency department. Pediatr Emerg Care, 2007, 23: 457-462

295. Curtis CM, LouieRF, Vy JH, et al. Innovations in point-of-care testing for enhanced United States disaster caches. Am J Disaster Med, 2013

296. Welsh J. NDMS laboratory services laboratory cache. Washington, DC: NDMS/HHS Logistics. www. usphs. gov/corpslinks/pharmacy/documents/labcache. pdf. Accessed October 17,

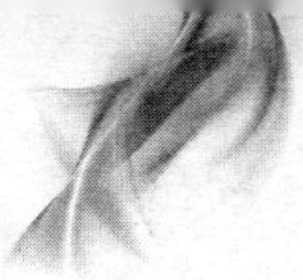

2013

297. Brown SM, Andrews D. After the disaster: sustaining quality point-of-care testing in a resource-poor environment. Point of Care, 2013, 12:23-26

298. Jorgensen MB, Levine RA, Wardlaw SC. Potential utility of a novel automated point-of care image-based hematology analyzer for the diagnosis of malaria as part of a routine CBC. AACC Annual Meeting Abstracts, B-103, 2013

299. Wardlaw SC, Levine RA, Unfricht DW, et al. Measurement of RBC indices in an image-based whole blood analyzer. AACC Annual Meeting Abstracts, A-517, 2013

300. Unfricht DW, Olson DB, Xie M, et al. The use of quantitative, multi-spectral imaging to measure hematology parameters in whole blood preparations. AACC Annual Meeting Abstracts, A-518, 2013

301. Ports B, Unfricht D, Mitsis P, et al. Disposable analysis chamber for a novel imaging-based hematology instrument. AACC Annual Meeting Abstracts, A-519, 2013

302. Unfricht D, Olson D, Xie M, et al. Quantitative imaging of whole blood smears for measuring hematology parameters. XXVIth International Symposium on Technological Innovations in Laboratory Hematology. May 10-12, 2013. Poster #72

303. Karon BS, McBane RD, Chaudhry R, et al. Accuracy of capillary whole blood international normalized ratio on the CoaguChek S, CoaguChek XS, and i-STAT 1 point-of-care analyzers. Am J Clin Pathol, 2008, 130:88-92

304. Oden M, Mirabal Y, Epstein M, et al. Engaging undergraduates to solve global health challenges: a new approach based on bioengineering design. Ann Biomed Eng, 2010, 38:3031-3041

305. Shaman J, Day JF, Stieglitz M. Drought-induced amplification of Saint Louis encephalitis virus, Florida. Emer Infec Dis, 2002, 8:575-580

306. Shaman J, Day JF, Stieglitz M. Drought-induced amplification and epidemic transmission of west Nile virus in Southern Florida. J Med Entomol, 2005, 42:134-141

307. Bangs MJ, Subianto DB. El Nino and associated outbreaks of severe malaria in Highland populations in Irian Jaya, Indonesia: a review and epidemiological perspective. SEA J Trop Med and Pub Health, 1999, 30:608-619

308. Qadri F, Khan AI, G. Faruque AS, et al. Enterotoxigenic Escherichia coli and Vibrio cholera Diarrhea, Bangladesh, 2004. Emer Infec Dis, 2005, 11:1104-1107

309. Schneider E, Hajjeh RA, Spiegel RA, et al. A coccidioidomycosis outbreak following the Northridge, California, earthquake. JAMA, 1997, 277:904-908

310. Tao C, Kang M, Chen Z, et al. Microbiologic study of the pathogens isolated from wound culture among Wenchuan earthquake survivors. Diagn Microbiol Infect Dis, 2009, 63:268-270

311. Pape JW, Rouzier V, Ford H, et al. The GHESKIO field hospital and clinics after the earthquake in Haiti —dispatch 3 from Port-au-Prince. N Engl J Med, 2010, 362: e34

312. MMWR. Update: Cholera outbreak—Haiti, 2010. Morb Mortal Wkly Rep, 2010, 59: 1473-1479

313. Kiani QH, Amir M, Ghazanfar MA, et al. Microbiology of wound infections among hospitalised

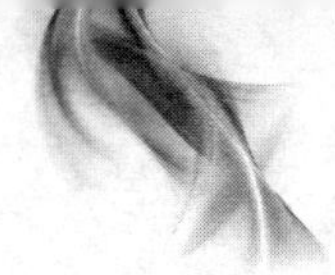

patients following the 2005 Pakistan earthquake. J Hos Infec,2009,73:71-78

314. Gupta SK, Suantio A, Gray A, et al. Factors associated with E. coli contamination of household drinking water among tsunami and earthquake survivors, Indonesia. Am J Trop Med Hyg,2007,76:1158-1162
315. Inoue Y, Fujino Y, Onodera M, et al. Tsunami lung. J Anesth,2012,26:246-249
316. Bulut M, Fedakar R, Akkose S, et al. Medical experience of university hospital in Turkey after the 1999 Marmara earthquake. Emerg Med J,2005,22:494-498
317. Kazancioglu R, Cagatay A, Calangu S, et al. The characteristics of infections in crush syndrome. Clin Microbiol Infect,2002,8:202-206
318. World Health Organization. Flooding and communicable diseases fact sheet: Risk assessment and preventative measures. http://www. who. int/hac/techguidance/ems/flood _ cds/en/print. html. Accessed October 14,2013
319. MMWR. West Nile virus activity—United States, 2007. MMWR Morb Mortal Wkly Rep, 2008,57:720-3
320. Vollaard AM, Ali S, van Asten HA, et al. Risk factors for typhoid and paratyphoid fever in Jakarta, Indonesia. JAMA,2004,291:2607-2615
321. Ender PT, Dolan MJ. Pneumonia associated with near-drowning. Clin Infec Dis, 1997, 25: 896-907
322. Vernon DD, Banner W, Cantwell GP, et al. Streptococcus pneumoniae bacteremia associated with near-drowning. Crit Care Med,1990,18:1175-76
323. Vachiramon V, Busaracome P, Chongtrakool P, et al. Skin diseases during floods in Thailand. J Med Assoc Thai,2008,91:479-484
324. Millie M, Senkowski C, Stuart L, et al. Tornado disaster in rural Georgia: triage response, injury patterns, lessons learned. Am Surgeon,2000,66:223-228
325. Center for Disease Control and Prevention. Update on CDC's response to Hurricane Katrina—September 19th,2005. Accessed October 17,2013
326. Sinigalliano CD, Gidley ML, Shibata T, et al. Impacts of hurricanes Katrina and Rita on the microbial landscape of the New Orleans area. PNAS,2007,104:9029-9034
327. MMWR. Vibrio illnesses after Hurricane Katrina-multiple states, August-September 2005. Morb Mortal Wkly Rep,2005,54:928-931
328. MMWR. Infectious disease and dermatologic conditions in evacuees and rescue workers after Hurricane Katrina—multiple states, August-September, 2005. Morb Mortal Wkly Rep, 2005, 54:961-964
329. MMWR. Norovirus out-break among evacuees from Hurricane Katrina-Houston, TX, September 2005. Morb Mortal Wkly Rep,2005,54:1016-1018
330. World Health Organization. Meningococcal meningitis. http://www. who. int/mediacentre/factsheets/fs141/en/. May 2003. Accessed on October 14,2013
331. World Health Organization. Plague. http://www. who. int/mediacentre/factsheets/fs267/en/index. html. Accessed October 14,2013

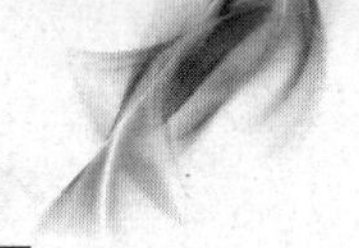

332. World Health Organization. Outbreaks of Rift Valley fever inKenya, Somalia and United Republic of Tanzania, December 2006-April 2007. Wkly Epidemiol Rec, 2007, 82: 169-178

333. World Health Organization. Marburg haemorrhagic fever. Revised December 2011. http://www. who. int/mediacentre/factsheets/fs_marburg/en/index. html. Accessed October 14, 2013

334. World Health Organization. Dengue/dengue haemorrhagic fever in Brazil. http://www. who. int/csr/don/2008_04_10/en/index. html. Accessed October 14, 2013

335. World Health Organization. End of Ebola outbreak in the Democratic Republic of the Congo. http://www. who. int/csr/don/2009_02_17/en/. Accessed October 14, 2013

336. "Over 22,000 Chikungunya infections." Bangkok Post, 29 May 2009

337. Charrel RN, Lamballerie X, Raoult D. Chikungunya outbreaks—the globalization of vectorbourne diseases. N Engl J Med, 2007, 8: 769-71

338. World Health Organization. Chikungunya inIndia. Global Alert and Response (GAR); Disease Outbreak News. October 17, 2006. http://www. who. int/csr/don/2006_10_17/en/index. html. Accessed October 14, 2013

339. Monto AS. The threat of an avian influenza pandemic. N Engl J Med, 2005, 352: 323-325

340. World Health Organization. Avian influenza: Situation inIndonesia. Global Alert and Response (GAR); Disease Outbreak News. May 6, 2010 http://www. who. int/csr/don/2010_05_06/en/index. html. Accessed October 14, 2013

341. World Health Organization. Epidemic and pandemic alert and response: 2002-Tularemia in Kosovo-Update 2. http://www. who. int/csr/don/2002_02_06/en/index. html. Accessed October 14, 2013

342. World Health Organization. Nipah virus. Media centre; Fact sheets. Revised July 2009. Accessed October 14, 2013

343. Briese T, Paweska JT, McMullan LK, et al. Genetic detection and characterization of Lujo virus, a new hemorrhagic fever-associated arenavirus from Southern Africa. PLoS Pathog, 2009, 5: 1-8

344. World Health Organization. Crimean-Congo haemorrhagic fever inTurkey. http://www. who. int/csr/don/2006_08_08b/en/index. html. Accessed October 14, 2013

345. MMWR. Surveillance for HumanWest Nile Virus Disease—United States, 1999-2008. Morb Mortal Wkly Rep, 2010, 59 (SS02); 1-17

346. MMWR. West Nile virus disease and other Arbo United States, 2010. Morb Mortal Wkly Rep, 2011, 60: 1009-1013

347. Kman NE, Nelson RN. Infectious agents of bioterrorism: A review for emergency physicians. Emerg Med Clin N Am, 2008, 26: 517-547

348. Kawaoka Y, Krauss S, Webster RG. Avian-to-human transmission of the PB1 gene of influenza A viruses in the 1957 and 1968 pandemics. J Virol, 1989, 63: 4603-4608

349. World Health Organization. Lassa fever. Accessed October 14, 2013

350. World Health Organization. Global Alert and Response: Pandemic (H1N1) 2009-Update 61.

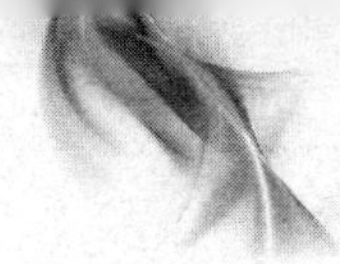

http://www.who.int/csr/don/2009_08_12/en/index.html. Accessed October 14,2013

351. World Health Organization. Yellow fever. http://www.who.int/mediacentre/factsheets/fs100/en/. Accessed October 14,2013

352. World Health Organization. Epidemic and Pandemic Alert and Response: Summary of probable SARS cases with onset of illness from 1 November 2002 to 31 July 2003. http://www.who.int/csr/sars/country/table2004_04_21/en/index.html. Accessed October 14,2013

353. Hiransuthikul N, Tantisiriwat W, Lertutsahakul K, et al. Skin and soft-tissue infections among tsunami survivors in Southern Thailand. Clin Infec Dis, 2005, 41: e93-96

354. Uckay I, Sax H, Harbarth S, et al. Multi-resistant infections in repatriated patients after natural disasters: lessons learned from the 2004 tsunami for hospital infection control. J Hos Infect, 2008, 68: 1-8

355. Rajendran P, Murugan S, Raju S, et al. Bacteriological analysis of water samples from tsunami hit coastal areas of Kanyakumari District, Tamil Nadu. Indian J Med Micro, 2006, 24: 114-116

356. Ivers LC, Ryan ET. Infectious diseases of severe weather-related and flood-related natural disasters. Curr Opin Infect Dis, 2006, 19: 408-414

357. Kost GJ, Curtis CM. Disaster point of care testing: fundamental concepts to enhance crisis standards of care. Whitehat Communications, Charlottesville, VA, Live Webinar. March 13 and May 9, 2013. Accessed August 5, 2013

358. Kost GJ, Curtis CM, Ferguson WJ, et al. The role of point-of-care testing in complex emergency and disaster resilience. In Raskovic B, Mrdja S(eds.): Natural Disasters: Prevention, Risk Factors and Management. Hauppauge, NY: Nova Science Publishers, 2013

359. Craw P, Balachandran W. Isothermal nucleic acid amplification technologies for point of-care diagnostics: a critical review. Lab Chip, 2012, 12: 2469-2486

360. Neely LA, Audeh M, Phung NA, et al. T2 magnetic resonance enables nanoparticle-mediated rapid detection of candidemia in whole blood. Sci Transl Med, 2013, 5(182): 182ra54

361. Castro AR, Mody HC, Parab SY, et al. An immunofiltration device for the simultaneous detection of non-treponemal and treponemal antibodies in patients with syphilis. Sex Transm Infect, 2010, 86: 532-536

362. Castro AR, Esfandiari J, Kumar S, et al. Novel point-of-care test for simultaneous detection of nontreponemal and treponemal antibodies in patients with syphilis. J Clin Microbiol, 2010, 48: 4615-4619

363. Louie RF, Kitano T, Brock TK, et al. Point-of-care testing for pandemic influenza and biothreats. Disaster Med Public Health Prep, 2009, 3(Suppl 2): S193-S202

364. Centers for Disease Control and Prevention: Biological and chemical terrorism: strategic plan for preparedness and response. Recommendations of the CDC Strategic Planning Workgroup. MMWR Recomm Rep, 2000, 49(RR-4): 1-14

365. Institute of Medicine(US) Forum on Emerging Infections; Knobler SL, Mahmoud AAF, Pray LA(eds.): Biological Threats and Terrorism: Assessing The Science and Response Capabili-

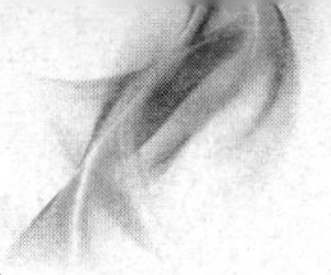

ties: Workshop Summary. Washington(DC): National Academies Press(US), 2002

366. Olea S. Most Challenging Lab Standards 2012. The Joint Commission Accreditation Laboratory. http://www.jointcommission.org/assets/1/18/April_26_Teleconference_Slides_Most_challenging_lab_standards_2012.pdf. Accessed October 17, 2013

367. Centers for Medicare & Medicaid Service. What do I need to do to assess personnel competency? September 2012. Accessed October 17, 2013

368. Kost GJ, Tran NK, Abad VJ, et al. Evaluation of point-of-care glucose testing accuracy using locally-smoothed median absolute difference curves. Clin Chim Acta, 2008, 389:31-39

369. Kost GJ, Tran NK, Sifontes JR, et al. Locally smoothed median absolute difference curves and the First Global Performance Cooperative: Relevance to glycemic variability and underserved populations. Point of Care, 2009, 8:45-52

370. Kost GJ, Tran NK, Singh H. Mapping point-of-care performance using locally-smoothed median and maximum absolute difference curves. Clin Chem Lab Med, 2011, 49:1637-1646

371. Maon F, Lindgreen A, Vanhamme J. Developing supply chains in disaster relief operations through cross-sector socially oriented collaborations: a theoretical model. Supply Chain Management: An International Journal, 2009, 14:149-164

372. Stewart GT, Kolluru R, Smith M. Leveraging public-private partnerships to improve community resilience in times of disaster. International Journal of Physical Distribution & Logistics Management, 2009, 39:343-364

373. Maynard JD, Barrack A, Murphree P, et al. Comparison of SCOUT DS, the ADA Diabetes Risk Test and Random Capillary Glucose for Diabetes Screening in At-Risk Populations. Can J Diabetes, 2013, 37S4:S78

374. Olson BP, Matter NI, Ediger MN, et al. Noninvasive skin fluorescence spectroscopy is comparable to hemoglobin A1c and fasting plasma glucose for detection of abnormal glucose tolerance. J Diabetes Sci Technol, 2013, 7:990-1000

375. Tentolouris N, Lathouris P, Lontou S, et al. Screening for HbA1cdefined prediabetes and diabetes in an at-risk greek population: performance comparison of random capillary glucose, the ADA diabetes risk test and skin fluorescence spectroscopy. Diabetes Res Clin Pract, 2013, 100:39-45

376. Aroda VR, Conway BN, Fernandez SJ, et al. Cross-sectional evaluation of noninvasively detected skin intrinsic fluorescence and mean hemoglobin a1c in type 1 diabetes. Diabetes Technol Ther, 2013, 15:117-123

377. Mohan V, Rani CS, Regin BS, et al. Noninvasive type 2 diabetes screening: clinical evaluation of SCOUT DS in an Asian Indian cohort. Diabetes Technol Ther, 2013, 15:39-45

378. Lazar HL, Chipkin SR, Fitzgerald CA, et al. Tight glycemic control in diabetic coronary artery bypass graft improves perioperative outcomes and decreases recurrent ischemic events. Circulation, 2004, 109:1497-1502

379. Zimmerman CR, Mlynarek ME, Jordan JA, et al. An insulin infusion protocol in critically ill cardiothoracic surgery patients. Ann Pharmacother, 2004, 38:1123-1129

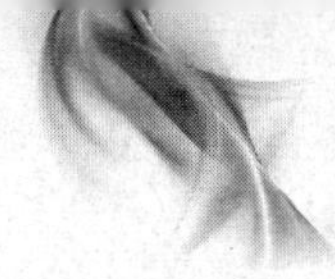

380. Goldberg PA, Siegel MD, Sherwin RS, et al. Implementation of a safe and effective insulin infusion protocol in a medical intensive care unit. Diabetes Care, 2004, 27:461-467

381. Van den Berghe G, Wouters P, Weekers F, et al. Intensive insulin therapy in critically ill patients. N Eng J Med, 2001, 345:1359-1367

382. Van den Berghe GH. Role of intravenous insulin therapy in critically ill patients. Endocr Pract, 2004, 10(Suppl 2):17-20

383. Krinsley JS. Association between hyperglycemia and increased hospital mortality in heterogeneous population of critically ill patients. Mayo Clin Proc, 2003, 78:1471-1478

384. Bruno A, William LS, Kent TA. How important is hyperglycemia during acute brain infarction? Neurologist, 2004, 10:195-200

385. Furnary AP, Wu YX, Bookin SO. Effect of hyperglycemia and continuous intravenous insulin infusions on outcomes of cardiac surgical procedures: The Portland diabetic project. Endo Pract, 2004, 10(Suppl 2):21-33

386. Schelhase KG, Koepsell TD, Weiss NS. Glycemic control and the risk of multiple microvascular diabetic complications. Fam Med, 2005, 37:125-130

387. Gandhi GY, Nuttall GA, Abel MD, et al. Intraoperative hyperglycemia and perioperative outcomes in cardiac surgery patients. Mayo Clin Proc, 2005, 80:862-866

388. Van den Berghe G, Wouters PJ, Bouillon R, et al. Outcome benefit of intensive insulin therapy in the critically ill: insulin dose versus gylcemic control. Crit Care Med, 2003, 31:359-366

389. Laird AM, Miller PR, Kilgo PD, et al. Relationship of early hyperglycemia to mortality in trauma patients. J Trauma, 2004, 56:1058-1062

390. Nunnally ME. Con: Tight perioperative glycemic control: Poorly supported and risky. J Cardiothorac Vasc Anesth, 2005, 19:689-690

391. Schricker T, Carvalho G. Pro: Tight perioperative glycemic control. J Cardiothorac Vasc Anesth, 2005, 19:684-688

392. Scott HF, Donoghue AJ, Gaieski DF, et al. The utility of early lactate testing in undifferentiated pediatric systemic inflammatory response syndrome. Acad Emerg Med, 2012, 19:1276-1280

393. Kost GJ, Peungposop N, Kultrattanamaneeporn C, et al. Minimizing health problems to optimize demographic dividend: The role of point-of-care testing. In: Wongboonsin K, Guest P, Eds., The Demographic Dividend: Policy Options for Asia. Bangkok: College of Population Studies, Chulalongkorn University, Asian Development Research Forum, and the Thailand Research Fund, 2005

394. Klonoff DC. The impact of ISO 22870 on the quality and competence of continuous glucose monitoring in the hospital setting. Point of Care, 2011, 10:179-181

395. Kost GJ, Tran NK, Louie RF, et al. Assessing the performance of handheld glucose testing for critical care. Diabetes Technol Ther, 2008, 10:445-451

396. Thygesen K, Alpert JS, Jaffe AS, et al. Joint ESC/ACCF/AHA/WHF Task Force for the Universal Definition of Myocardial Infarction, et al.. Third universal definition of myocardial in-

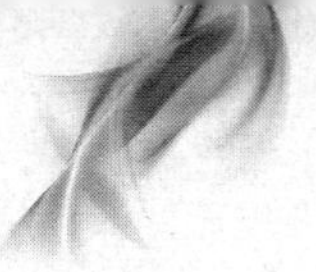

farction. Circulation,2012,126(16):2020-2035

397. Novis DA,Jones BA,Dale JC,et al. Biochemical markers of myocardial injury test turnaround time:A College of American Pathologists Q-Probes study of 7020 troponin and 4368 creatine kinase-MB determinations in 159 institutions. Arch Pathol Lab Med,2004,128:158-164

398. Caragher TE,Fernandez BB,Jacobs FL,et al. Evaluation of quantitative cardiac biomarker point-of-care testing in the emergency department. J Emer Med,2002,22:1-7

399. Hsu LF,Koh TH,Lim YL. Cardiac marker point-of-care testing:evaluation of rapid onsite biochemical marker analysis for diagnosis of acute myocardial infarction. Ann Acad Med Singapore,2000,29:421-427

400. McCord J,Nowak RM,McCullogh PA,et al. Ninety-minute exclusion of acute myocardial infarction by use of quantitative point-of-care testing of myoglobin and troponin I. Circulation, 2001,104:1483-1488

401. Collinson PO,Gerhardt W,Katus HA,et al. Multicentre evaluation of an immunological rapid test for the detection of troponin T in whole blood samples. Eur J Clin Chem Clin Biochem, 1996,34:591-598

402. Sylven C,Lindahl S,Hellkvist K,et al. Excellent reliability of nursebased bedside diagnosis of acute myocardial infarction by rapid dry-strip creatine kinase MB,myoglobin,and troponin T. Am Heart J,1998,135:677-683

403. Collinson PO. The need for point of care testing:an evidence-based appraisal. Scand J Clin Lab Invest,1999,230(Suppl):67-73

404. Stubbs P,Collinson PO. Point-of-care testing:a cardiologist's view. Clin Chim Acta,2001, 15:57-61

405. Altinier S,Zaninotto M,Mion M,et al. Point-of-care testing of cardiac markers:results from an experience in an Emergency Department. Clin Chim Acta,2001,311:67-72

406. Gaze D,Collinson PO,Haass M,et al. CARMYT Multicentre Study Group. The use of a quantitative point-of-care system greatly reduces the turnaround time of cardiac marker determination. Point of Care,2004,3:156-158

407. Lee-Lewandrowski E,Corboy D,Lewandrowski K,et al. Implementation of a point-of-care satellite laboratory in the emergency department of an academic medical center. Impact on test turnaround time and patient emergency department length of stay. Arch Pathol Lab Med, 2003,127:456-460

408. Lee-Lewandrowski E,Benzer T,Corboy D,et al. Cardiac marker testing as part of an emergency department point-of-care satellite laboratory in a large academic medical center:Practical issues concerning implementation. Point of Care,2002,1:145-154

409. St-Louis P. Status of point-of-care testing:promise,realities,and possibilities. Clin Biochem, 2000,33:427-440

410. Drenck N. Point of care testing in critical care medicine:the clinician's view. Clin Chim Acta,2001,307:3-7

411. Christenson RH,Collinson PO. Point-of-care testing for cardiac markers: An outcomebased

appraisal. In:Price CP, St John A, Hicks JM, Eds. , Point-of-Care Testing. Washington DC: AACC Press, 2005

412. Lambrew CT, Smith MS, Annas GG, et al. National Heart Attack Alert Program Coordinating Committee 60 Minutes to Treatment Working Group. Emergency Department: Rapid Identification and Treatment of Patients with Acute Myocardial Infarction. Bethesda, MD: National Institutes of Health, 1993 and Ann Emerg Med, 1994, 23:311-329
413. Braunwald E, Antman EM, Beasley JW, et al. ACC/AHA guidelines for the management of patients with unstable angina and non-ST-segment elevation myocardial infarction: A report of the American College of Cardiology/American Heart Association Task Force on Practice Guidelines. J Am Coll Cardiol, 2000, 36:970-1062, and Circulation, 2000, 102:1193-1209
414. Braunwald E, Antman EM, Beasley JW, et al. ACC/AHA guideline update for the management of patients with unstable angina and non-ST-segment elevation myocardial infarction—2002. Circulation, 2002, 106:1893-1890
415. Sabatine MS, Morrow DA, de Lemos JA, et al. Multimarker approach to risk stratification in non-ST elevation acute coronary syndromes: simultaneous assessment of troponin I C-reactive protein, and B-type natriuretic peptide. Circulation, 2002, 105:1760-1763
416. Gibler WB, Blomkalns AL, Collins SP. Evaluation of chest pain and heart failure in the emergency department: Impact of multimarker strategies and B-type natriuretic peptide. Rev Cardiovasc Med, 2003, 4(suppl 4):S47-S55
417. Straface AL, Myers JH, Kirchick HJ, et al. A rapid point-of-care cardiac marker testing strategy facilitates the rapid diagnosis and management of chest pain patients in the emergency department. Am J Clin Pathol, 2008, 129:788-795
418. Hart KW, Lindsell CJ, Ryan RJ. A time-and-motion study of processes required to obtain cardiac biomarker assays using the central laboratory, near-patient testing, and bedside point-of-care testing. Point of Care, 2012, 11:61-68
419. Hattersley PG. Activated coagulation time of whole blood. JAMA, 1996, 196:436-440
420. Kost GJ, Jammal MA, Ward RE, et al. Monitoring of ionized calcium during human hepatic transplantation: critical values and their relevance to cardiac and hemodynamic management. Am J Clin Pathol, 1986, 86:61-70
421. Kost GJ. New whole blood analyzers and their impact on cardiac and critical care. Crit Rev Clin Lab Sci, 1993, 30:153-202
422. Kost GJ, Bullock J, Despotis GJ. On-site and near-patient testing in the operating room. In: Kost, GJ, Ed. Principles and Practice of Point-of-Care Testing. Philadelphia: Lippincott, Williams, and Wilkins, 2002
423. Despotis GJ, Santoro SA, Spitznagel E, et al. Prospective evaluation and clinical utility of on-site monitoring of coagulation in patients undergoing cardiac operation. J Thorac Cardiovasc Surg, 1994, 107:271-279
424. Despotis GJ, Grishaber JE, Goodnough LT. The effect of an intraoperative treatment algorithm on physicians' transfusion practice in cardiac surgery. Transfusion, 1994, 34:290-296

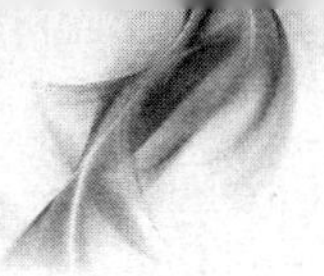

425. Despotis GJ, Levine V, Saleem R, et al. Use of point-of-care test in identification of patient who can benefit from desmopressin during cardiac surgery: a randomised controlled trial. Lancet, 1999, 354: 106-110

426. Mongan PD, Hosking MP. The role of desmopressin acetate in patients undergoing coronary artery bypass surgery: a controlled clinical trial with thromboelastographic risk stratification. Anesthesiology, 1992, 77: 38-46

427. Despotis GJ, Skubas NJ, Goodnough TL. Optimal management of bleeding and transfusion in patients undergoing cardiac surgery. Semin Thorac Cardiovasc Surg, 1999, 11: 84-104

428. Goodnough LT, Despotis GJ. Establishing practice guidelines for surgical blood management. Am J Surg, 1995, 170(Suppl 6A): 16S-20S

429. Goodnough LT, Despotis GJ. Future directions in utilization review: the role of transfusion algorithms. Transfus Sci, 1998, 19: 97-105

430. Despotis GJ, Gravlee G, Filos K, et al. Anticoagulation monitoring during cardiac surgery: a review of current and emerging techniques. Anesthesiology, 1999, 91: 1122-1151

431. Despotis GJ, Goodnough LT. Management approaches to platelet-related microvascular bleeding in cardiothoracic surgery. Ann Thorac Surg, 2000, 70(Suppl 2): S20-S32

432. Jobes DR, Aitken GL, Shaffer GW. Increased accuracy and precision of heparin and protamine dosing reduces blood loss and transfusion in patient undergoing primary cardiac operations. J Thorac Cardiovasc Surg, 1995, 110: 36-45

433. Nuttall GA, Oliver WC, Santrach PJ, et al. Efficacy of a simple intraoperative transfusion algorithm for nonerythrocyte component utilization after cardiopulmonary bypass. Anesthesiology, 2001, 94: 773-781

434. Shore-Lesserson L, Manspeizer HE, DePerio M, et al. Thromboelastography-guided transfusion algorithm reduces transfusions in complex cardiac surgery. Anesth Analg, 1999, 88: 312-319

435. Salem M, Chernow B, Burke R, et al. Bedside diagnostic blood testing: Its accuracy, rapidity, and utility in blood conservation. JAMA, 1991, 266: 382-389

436. Steffes MW, Gillen JL, Fuhrman SA. Delivering clinical laboratory services to intensive care units. Clin Chem, 1996, 42: 387-391, and personal communication, 9/28/01

437. Despotis GJ, Joist JH, Hogue CW Jr, et al. The impact of heparin concentration and activated clotting time monitoring on blood conservation: a prospective, randomized evaluation in patients undergoing cardiac operation. J Thorac Cardiovasc Surg, 1995, 110: 46-54

438. Paone G, Spencer T, Silverman NA. Blood conservation in coronary artery surgery. Surgery 1994, 116: 672-677

439. Speiss BD, Gillies BSA, Chandler W, et al. Changes in transfusion therapy and reexploration rate after institution of a blood management program in cardiac surgery patients. J Cardiothorac Vasc Anesth, 1995, 9: 168-173

440. Avidan MS, Alcock EL, Da Fonseca J, et al. Comparison of structured use of routine laboratory tests or near-patient assessment with clinical judgment in the management of bleeding after cardiac surgery. Br J Anaesth, 2004, 92: 178-186

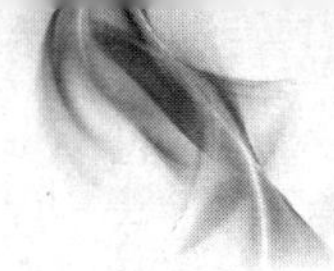

441. Kost GJ, Tran NK, Louie RF, et al. Rapid diagnosis of sepsis: Point-of-care testing, nucleic acid testing, and the value model. Point of Care, 2003, 2: 163-171

442. Kost GJ. Point-of-care decision making, adaptive systems, and outcomes optimization (and the national directives for improved healthcare). In: Nichols JH, Ed. Point-of care Testing: Performance Improvement and Evidence-based Outcomes. New York: Marcel Dekker, 2003

443. Davidson EM, Croal BL. Introduction of an albumin-to-creatinine ratio point-of-care device: Analytic, clinical, and cost-effectiveness aspects. Point of Care, 2003, 2: 89-95

444. Birkhahn RH, Wen W, Datillo PA, et al. Improving patient flow in acute coronary syndromes in the face of hospital crowding. J Emerg Med, 2012, 43(2): 356-365

445. Weigl B, Drake JK. Developing an adaptable set of point-of-care diabetes screening technologies for low-resource settings. Point of Care, 2013, 12: 33-40

446. Kost GJ, Katip P, Tanchit T. Human immunodeficiency virus, population dynamics, and rapid strategies for medical diagnosis in the northern most province of Thailand—Chiang Rai. J Demography (Chulalonkorn University, Bangkok), 2012, 28: 37-63

447. Kearns AJ, O'Mathúna DP, Scott PA. Diagnostic self-testing: autonomous choices and relational responsibilities. Bioethics, 2010, 24: 199-207

448. Bewley B, Dey P, Kelsall A, et al. Clinical impact of point-of care testing (POCT) with Cobas 221b blood gas analyzer in a neonatal intensive care unit. Point of Care, 2008, 7: 180

449. Arthurs O, Pattnayak S, Bewley B, et al. Clinical impact of point-of-care testing using the OMNI-S blood gas analyzer in a neonatal intensive care setting. Point of Care, 2010, 9: 21-24

450. Bektas F, Eray O, Sari R, et al. Point of care blood ketone testing of diabetic patients in the emergency department. Endocr Res, 2004, 30: 395-402

451. Steg PG, Joubin L, McCord J, et al. B-type natiuretic peptide and echocardiographic determination of ejection fraction in the diagnosis of congestive heart failure in patients with acute dyspnea. Chest, 2005, 128: 21-29

452. Larson BA, Schnippel K, Ndibongo B, et al. Rapid point-of-care CD4 testing at mobile HIV testing sites to increase linkage to care: an evaluation of a pilot program in South Africa. J Acquir Immune Defic Syndr, 2012, 61: e13-17

453. Hislop J, Quayyum Z, Flett G, et al. Systematic review of the clinical effectiveness and cost-effectiveness of rapid point-of-care tests for the detection of genital chlamydia infection in women and men. Health Technol Assess, 2010, 14: 1-97, iii-iv

454. Peterson GM, Fitzmaurice KD, Naunton M, et al. Impact of pharmacist-conducted home visits on the outcomes of lipid-lowering drug therapy. J Clin Pharm Ther, 2004, 29: 23-30

455. Taylor JR, Lopez LM. Cholesterol: Point-of-care testing. Ann Phamacother, 2004, 38: 1252-1257

456. Gruszecki AC, Hortin G, Lam J, et al. Utilization, reliability, and clinical impact of point-of-care testing during critical care transport: six years of experience. Clin Chem, 2003, 49: 1017-1019

457. Mant J, McManus RJ, Oakes RA, et al. Systematic review and modeling of the investigation of

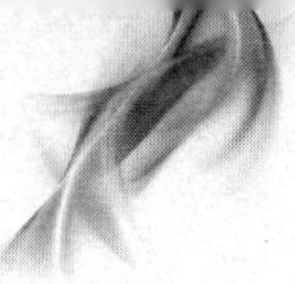

acute and chronic chest pain presenting in primary care. Health Technol Assess,2004,8:1-158

458. DiSerio F,Amodio G,Varraso L,et al. Integration between point-of-care cardiac markers in an emergency/cardiology department and the central laboratory:methodological and preliminary clinical evaluation. Clin Chem Lab Med,2005,43:202-209

459. Singer AJ,Ardise J,Gulla J,et al. Point-of-care testing reduces length of stay in emergency department chest pain patients. Ann Emerg Med,2005,45:587-591

460. Blick KE. Economics of point-of-care(POC)testing for cardiac markers and Bnatriuretic peptide. Point of Care,2005,4:11-14

461. Hindle HR,Hindle SK. Qualitative troponin I estimation in the diagnosis of acute coronary syndromes in three rural hospitals. CJRM,2005,10:225-230

462. Apple FS,Ler R,Chung AY,et al. Point-of-care i-STAT cardiac troponin I for assessment of patients with symptoms suggestive of acute coronary syndrome. Clin Chem,2005,52:322-325

463. Goldmann BU,Langenbrink L,Matschuck G,et al. Quantitative bedside testing of troponin T: is it equal to laboratory testing? The Cardiac Reader Troponin T(CARE T)study. Clin Lab,2004,50:1-10

464. Hallani H,Leung DY,Newland E,et al. Use of a quantitative point-of-care test for the detection of serum cardiac troponin T in patients with suspected acute coronary syndromes. Intern Med J,2005,35:560-562

465. Collison PO,John C,Lynch S,et al. A prospective randomized controlled trial of point-of-care testing on the coronary care unit. Ann Clin Biochem,2004,41:397-404

466. Asha SE,Chan AC,Walter E,et al. Impact from point-of-care devices on emergency department patient processing times compared with central laboratory testing of blood samples:a randomized controlled trial and cost-effectiveness analysis. Emerg Med J,2013 [Epub ahead of print]

467. Deledda JM,Fermann GJ,Lindsell CJ,et al. Impact of emergency department door to disposition time is modified by patient acuity and hospital setting. Point of Care,2011,10:1-6

468. Kousgaard MB,Siersma V,Reventlow S,Ertmann R,Felding P,Waldorff FB. The effectiveness of computer reminders for improving quality assessment for point-of care testing in general practice—a randomized controlled trial. Implement Sci,2013,8:47

469. Waldorff FB,Siersma V,Ertmann R,et al. The efficacy of computer reminders on external quality assessment for point-of-care testing in Danish general practice:rationale and methodology for two randomized trials. Implement Sci,2011,6:79

470. Widness JA,Madan A,Grindeanu LA,et al. Reduction in red blood cell transfusion among preterm infants:results of a randomized trial with an in-line blood gas and chemistry monitor. Pediatrics,2005,115:1299-1306

471. Rossi AF,Khan DM,Hannan R,et al. Goal-directed medical therapy and point-of-care testing improve outcomes after congenital heart surgery. Intensive Care Med,2005,31(1):98-104

472. Rossi AF,Khan D. Point of care testing:improving pediatric outcomes. Clin Biochem,2004,

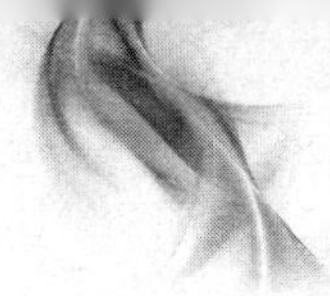

37(6):456-461

473. Martin DD, Shephard DD, Freeman H, et al. Point-of-care testing of HbA1c and blood glucose in a remote Aboriginal Australian community. Med J Aust, 2005, 16:182:524-527
474. Shephard M, Mazzachi B, Shephard AK, et al. Point-of-care testing in Aboriginal hands-A model for chronic disease prevention and management in indigenous Australia. Point of Care, 2006, 5:168-176
475. Rust G, Gailor M, Daniels E, et al. Point of care testing to improve glycemic control. Int J Health Care Qual Assur, 2008, 21:325-335
476. Cohen MH, Olszewski Y, Branson B, et al. Using point-of-care testing to make rapid HIV-1 tests in labor really rapid. AIDS, 2003, 17:2121-2124. [MMWR, 2003, 52:866-868]
477. Kendrick SR, Kroc KA, Weinstein RA. Comparison of point-of-care rapid HIV testing in three clinical venues. AIDS, 2004, 5:2208-2210
478. Kendrick SR, Kroc KA, Withum D, et al. Outcomes of offering rapid point-of-care HIV testing in a sexually transmitted disease clinic. J Acquir Immune Defic Syndr, 2005, 38:142-146
479. Meltzer AC, Pierce R, Cummings DA, et al. Rapid(13)C Urea Breath Test to Identify Helicobacter pylori Infection in Emergency Department Patients with Upper Abdominal Pain. West J Emerg Med, 2013, 14:278-282
480. Lee-Lewandrowski E, Olivo PD. Next-generation rapid influenza diagnostic testing based on fluorescent immunoassay technology. Point of Care, 2013, 12:153-156
481. Gardiner C, Williams K, Mackie IJ, et al. Patient self-testing is a reliable and acceptable alternative to laboratory INR monitoring. Br J Haematol, 2004, 128:242-247
482. Rizos T, Herweh C, Jenetzky E, et al. Point-of care international normalized ratio testing accelerates thrombolysis in patients with acute ischemic stroke using oral anticoagulants. Stroke, 2009, 40:3547-3551
483. Shephard AK, Shephard MDS, Halls HJ, et al. Innovative use of point of-care testing for chronic kidney disease screening. Point of Care, 2011, 10:98-101
484. Moore CC, Jacob ST, Pinkerton R, et al. Point-of-care lactate testing predicts mortality of severe sepsis in a predominantly HIV type 1-infected patient population in Uganda. Clin Infect Dis, 2008, 46:215-222
485. Shorr AF, Micek ST, Jackson WL Jr, et al. Economic implications of an evidencebased sepsis protocol: can we improve outcomes and lower costs? Crit Care Med, 2007, 35:1257-1262
486. Springer L, Evans M, Hughes G, et al. Accurate health risk classification for heart disease using point-of-care testing lipid quantitation in a health screening and wellness environment. Point of Care, 2011, 10:79-84
487. Storrow AB, Zhou C, Gaddis G, et al. Decreasing lab turnaround time improves emergency department throughput and decreases emergency medical services diversion: a simulation model. Acad Emerg Med, 2008, 15:1130-1135
488. Halverson KA, Milner D. Implementation of point-of-care testing in the emergency department: A study of decreased throughout times for patients being seen for rapid Group Strepto-

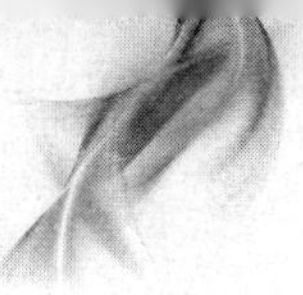

coccus testing. Point of Care, 2011, 10: 116-119

489. Lewandrowski K, Flood JG, Tochka L, et al. Implementation of a point of-care satellite laboratory (kiosk) in the emergency department of an academic medical center: An 8-year experience at the Massachusetts General Hospital. Point of Care, 2011, 10: 93-97

490. Asiimwe C, Kyabayinze DJ, Kyalisiima Z, et al. Early experiences on the feasibility, acceptability, and use of malaria rapid diagnostic tests at peripheral health centres in Uganda-insights into some barriers and facilitators. Implement Sci, 2012, 7: 5

491. Pai NP, Tulsky JP, Cohan D, et al. Rapid point-of-care HIV testing in pregnant women: a systematic review and meta-analysis. Trop Med Int Health, 2007, 12: 162-173

492. Grossman HB, Messing E, Soloway M, et al. Detection of bladder cancer using a point-of-care proteomic assay. JAMA, 2005, 293: 810-816

493. Cope GF, Nayyar P, Holder R. Feedback from a point-of-care test for nicotine intake to reduce smoking during pregnancy. Ann Clin Biochem, 2004, 40: 674-679

494. Grossman HB, Soloway M, Messing E, et al. Surveillance for recurrent bladder cancer using a point-of-care proteomic assay. JAMA, 2006, 295: 299-305

495. Keswani SG, Crombleholme TM, Rychik J, et al. Impact of continuous intraoperative monitoring on outcomes in open fetal surgery. Fetal Diagn Ther, 2005, 20: 316-320

496. Patti G, Pasceri V, Vizzi V, et al. Usefulness of platelet response to clopidogrel by point-of-care testing to predict bleeding outcomes in patients undergoing percutaneous coronary intervention (from the Antiplatelet Therapy for Reduction of Myocardial Damage During Angioplasty-Bleeding Study). Am J Cardiol, 2011, 107: 995-1000

497. Boldt J, Walz G, Triem J, et al. Point-of-care (POC) measurement of coagulation after cardiac surgery. Intensive Care Med, 1998, 24: 1187-1193

498. Chavez JJ, Weatherall JS, Strevels SM, et al. Evaluation of a point-of-care coagulation analyzer on patients undergoing cardiopulmonary bypass surgery. J Clin Anesth, 2004, 16: 7-10

499. Weber CF, Görlinger K, Meininger D, et al. Point-of-care testing: a prospective, randomized clinical trial of efficacy in coagulopathic cardiac surgery patients. Anesthesiology, 2012, 117: 531-547

500. Sobieraj-Teague M, Eikelboom JW. Point-of-care testing for assessment of adequacy of oral antiplatelet therapy in patients with cardiovascular disease. Future Cardiol, 2010, 6: 289-299

501. Newby LK, Harrington RA, Bhapkar MV, et al. PARAGON A Investigators. An automated strategy for bedside aPTT determination and unfractionated heparin infusion adjustment in acute coronary syndromes: insights from PARAGON A. J Throm Thrombolysis, 2002, 14: 33-42

502. Sokoll LJ, Wians FH, Remaley AT. Rapid intraoperative immunoassay of parathyroid hormone and other hormones: A new paradigm for point-of-care testing. Clin Chem, 2004, 50: 1126-1135

503. Nichols JH, Kickler TS, Dyer KL, et al. Clinical outcomes of point-of-care testing in the interventional radiology and invasive cardiology setting. Clin Chem, 2000, 46(4): 543-550

504. Sarol JN, Nicodemus NA, Tan KM, et al. Self-monitoring of blood glucose as part of a multi-

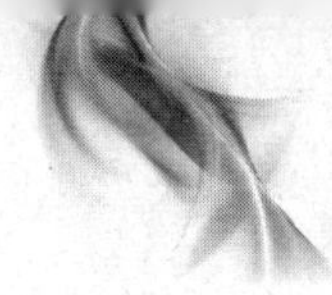

component therapy among non-insulin requiring type 2 diabetes patients: a meta-analysis (1996-2004). Curr Med Res Opin, 2005, 21: 173-183

505. Charuruks N, Surasiengsunk S, Suwanwalaikorn S, et al. Impact of self-monitoring of blood glucose in diabetic patients in Thailand. Point of Care, 2006, 5: 155-159

506. Van den Berghe G, Wilmer A, Hermans H, et al. Intensive insulin therapy in the medical ICU. N Engl J Med, 2006, 354: 449-461

507. Plank J, Blaha J, Cordingley J, et al. Multicentric, randomized, controlled trial to evaluate blood glucose control by the model predictive control algorithm versus routine glucose management protocols in intensive care unit patients. Diabetes Care, 2006, 29: 271-276

508. Pham TN, Warren AJ, Phan HH, et al. Impact of tight glucemic control in severely burned children. J Trauma, 2005, 59: 1148-1154

509. Carr JM, Sellke FW, Fey M, et al. Implementing tight glucose control after coronary bypass surgery. Ann Thorac Surg, 2005, 80: 902-909

510. Van den Berghe G, Wouters PJ, Kesteloot K, et al. Analysis of healthcare resource utilization with intensive insulin therapy in critically ill patients. Crit Care Med, 2006, 34: 612-616

511. Falciglia M (quote). High blood glucose levels associated with increased mortality in ICU. Amer J Clin Pathol News, 2006

512. NICE-SUGAR Study Investigators, Finfer S, Liu B, Chittock DR, et al.. Hypoglycemia and risk of death in critically ill patients. N Engl J Med, 2012, 367: 1108-1118

513. Mongkolsomlit S, Negash H, Donchai Y, et al. Effectiveness of self-monitoring blood glucose on HbA1c and quality of life among type 2 diabetes patients. Southeast Asian Journal of Tropical Medicine and Public Health, 2013, In Press

514. Garcia-Alamino JM, Ward AM, Alonso-Coello P, et al. Self-monitoring and self-management of oral anticoagulation. Cochrane Database Syst Rev, 2010, 4: CD003839

515. Palamountain KM, Baker J, Cowan EP, et al. Perspectives on introduction and implementation of new point-of-care diagnostic tests. J Infect Dis, 2012, 205 (Suppl2): S181-190

516. Tucker JD, Bien CH, Peeling RW. Point-of-care testing for sexually transmitted infections: recent advances and implications for disease control. Curr Opin Infect Dis, 2013, 26: 73-79

517. Kendrick SR, Kroc KA, Withum D, et al. Outcomes of offering rapid point-of-care HIV testing in a sexually transmitted disease clinic. J Acquir Immune Defic Syndr, 2005, 38: 142-146

518. Saenger AK, Christenson RH. Stroke biomarkers: progress and challenges for diagnosis, prognosis, differentiation, and treatment. Clin Chem, 2010, 56: 21-33

519. Storrow AB, Lindsell GJ, Collins SP, et al. Emergency department multimarker point-of-care testing reduces time to cardiac marker results without loss of diagnostic accuracy. Point of Care, 2006, 5: 132-136

520. Loewenstein D, Stake C, Cichon M. Assessment of using fingerstick blood sample with i-STAT point-of-care device for cardiac troponin I assay. Am J Emerg Med, 2013, 31: 1236-1239

521. Rydzak CE, Goldie SJ. Cost-effectiveness of rapid point-of-care prenatal syphilisscreening in sub-Saharan Africa. Sex Transm Dis, 2008, 35: 775-784

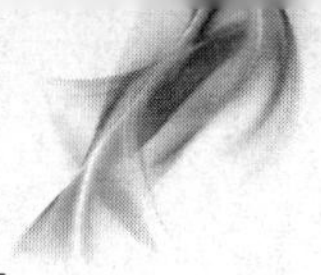

522. Yang LG, Tucker JD, Wang C, et al. Syphilis test availability and uptake at medical facilities in southern China. Bull World Health Organ, 2011, 89: 798-805

523. Mitchell KM, Cox AP, Mabey D, et al. The impact of syphilis screening among female sex workers in China: a modelling study. PLoS One, 2013, 8(1): e55622

524. Yang LG, Tucker JD, Liu FY, et al. Syphilis Screening among 27,150 Pregnant Women in South Chinese Rural Areas Using Point-of-Care Tests. PLoS One, 2013, 8(8): e72149

525. García PJ, Cárcamo CP, Chiappe M, et al. Rapid Syphilis Tests as Catalysts for Health Systems Strengthening: A Case Study from Peru. PLoS One, 2013, 8(6): e66905

526. Tucker JD, Hawkes SJ, Yin YP, et al. Scaling up syphilis testing in China: implementation beyond the clinic. Bull World Health Organ, 2010, 88(6): 452-457

527. Lam TS, Tsui KL, Kam CW. Evaluation of a point-of-care transcutaneous bilirubinometer in Chinese neonates at an accident and emergency department. Hong Kong Med J, 2008, 14: 356-360

528. Petersen JR, Okorodudu AO, Mohammad AA, et al. Association of transcutaneous bilirubin testing in hospital with decreased readmission rate for hyperbilirubinemia. Clin Chem, 2005, 51: 540-544

529. Soremekun OA, Datner EM, Banh S, et al. Utility of point-ofcaretesting in ED triage. Am J Emerg Med, 2013, 31: 291-296

530. Kassutto S, Rosenberg ES. Rapid HIV-1 testing. Point of Care, 2004, 3: 123-129

531. Kawichai S, Beyrer C, Khamboonruang C, et al. HIV incidence and risk behaivours after voluntary HIV counseling and testing(VCT) among adults aged 19-35 years living in periurban communities around Chiang Mai city in northern Thailand, 1999. AIDS Care, 2004, 16: 21-35

532. Kawichai S, Nelson KE, Natpratan C, et al. Personal history of voluntary HIV counseling and testing(VCT) among adults aged 19-35 living in peri-urban communities, Chiang Mai, Northern Thailand. AIDS Behav, 2005, 9: 233-242

533. Blood Products Advisory Committee, Food and Drug Administration. Approach to Validation of Over-the-Counter(OTC) Home-Use HIV Test Kits http://forms. asm. org/ASM/files/LeftMarginHeaderList/DOWNLOADFILENAME/000000001909/11-15-05 CowanIVDProfRTOTC% 20HIV. pdf Accessed October 17, 2013

534. Boonlert W, Kost GJ, Jiraviriyakul A, et al. Point-of-care testing on a mobile medical unit in Northern Thailand: Screening for hyperglycemia, hyperlipidemia, and Thalassemia trait. Point of Care, 2006, 5: 164-167

535. Navid EL, Orton NC, Einsiedel EF. Point-of-care diagnostic tools in Canadian urban mobile health clinic contexts: User perspectives for appropriate technology design. Point of Care, 2011, 10: 40-44

536. Venge P, Johnston N, Lindahl B, et al. Normal plasma levels of cardiac troponin I measured by the high-sensitivity cardiac troponin I Access Prototype Assay and the impact on the diagnosis of myocardial ischemia. J Am Coll Cardiol, 2009, 54: 1165-1172

537. Kost GJ. Utilization of surface pH electrodes to establish a new relationship for muscle surface

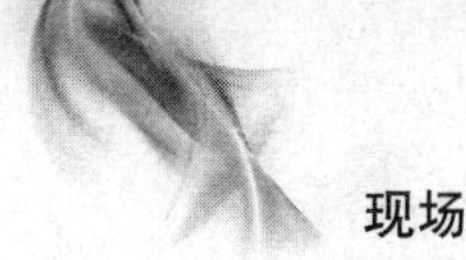

pH, venous pH, and arterial pH. Proceedings of the San Diego Biomedical Symposium, 1977, 16:25-33

538. Eraser CG, Geary TD. Guidelines for the performance of clinical biochemistry tests outside laboratories. Clin Biochem Res, 1981, 2:24-25
539. McMillan M, Cook J. Chemical pathology on the ward. Lancet, 1987, 1:487
540. Anderson JR, Linsell WD, Mitchell FM. Guidelines on the performance of chemical pathology assays outside the laboratory. BMJ, 1981, 282:743
541. Vandcrlinde RE, GoodwinJ, Koch D, et al. Guidelines for providing quality stat laboratory services. Washington, DC: AACC Press, 1987
542. Marks V. Essential consideration in the provision of near-patient testing facilities. Ann Clin Biochem, 1988, 25:220-225
543. Price CP, Burrin JM, Nattrass M. Extra-laboratory blood glucose measurement: a policy statement. Diabet Med, 1988, 5:705-709
544. Kost GJ, ShireyTL. New whole-blood resting for laboratory support of critical care at cardiac transplant centers and US hospitals. Arch Pathol Lab Med, 1990, 114:865-868
545. Wimberlcy PD, Burnett RW, Covington AK, et al. Guidelines for transcutaneous PO_2 and PCO2 measurement. J Int Fed Clin Chem, 1990, 2:128-135
546. Boink ABTJ, Buckley BM, Christiansen TF, et al. IFCC recommendation on sampling, transport, and storage for the determination of the concentration of ionized calcium in whole blood, plasma, and serum. Ann Biol Clin, 1991, 49:434-438
547. Boink ABTJ, BuckJey BM, Christiansen TF, et al. IPCC recommendation on sampling, transport, and storage for the determination of the concentration of ionized calcium in whole blood, plasma, and serum. Clin Chim Acta, 1991, 2O2:S13-S22
548. Boink ABTJ, Buckley BM, Christiansen TF, et al. IFCC recommendation on sampling, transport, and storage for the determination of the concentration of ionized calcium in whole blood, plasma, and serum. Eur J Clin Chem Clin Biochem, 1991, 29:767-772
549. Boink ABTJ, Buckley BM, Christiansen TF, et al. IPCC recommendation on sampling, transport, and storage for the determination of the concentration of ionized calcium in whole blood, plasma, and serum. J International Federation Gin Chem, 1992, 4:147-152
550. Dybkaer R, Martin DV, Rowan Rjvl. Good practice in decentralized analytical clinical measurement. Scand J Clin Lab Invest, 1992, 209(Suppl):l-116
551. Joint Working Group(JWG) on External Quality Assessment(EQA) in Pathology. Guidelines on the control of near-patient tests(NPT) and procedures performed on patients by non-pathology staff. Eng land: Mast House, 1992
552. Kost GJ. New whole blood analyzers and their impact on cardiac and critical care. Crit Rev Clin Lab Sci, 1993, 30:153-202.
553. Kost GJ, Lathrop JP. Designing diagnostic testing for patient-focused care. Med Laboratory Observer, 1993, 25(9S):16-26.
554. Moran RF, Bergkuist C, Graham GA, et al. Considerations in the simultaneous measurement

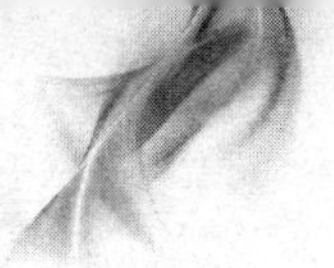

of blood gases, electrolytes, and related analytes in whale blood. Wayne, PA: National Committee for Clinical Laboratory Standards. Document C32-P, 1993

555. Association of Clinical Biochemists. Guidelines for implementation of near-patient testing. England: Royal Society of Chemistry, 1993
556. Bart JT, Betschart J, Braccy A, et al. Ancillary (bedside) blood glucose testing in acute and chronic care facilities. Wayne, PA: National Committee for Clinical Laboratory Standards. Document C30-A, 1994
557. Burnett RW, Covington AK, Fogh-Andcrsen N, et al. Recommendations on whole blood sampling, transport, and storage for simultaneous determination of pH, blood gases, and electrolytes. J Intl Fed Clin Chem, 1994, 6: 115-120
558. Emergency Care Research Institute. "Point-of-care" laboratory testing is decentralized testing the best alternative for your hospital? Health Devices, 1995, 24: 173-207
559. England JM, Hyde K, Lewis M, et al. Guide-lines for near patient testing: haematology. Clin Lab Haematol, 1995, 17: 301-310
560. Goodnough LT, Despotis GJ. Establishing practice guidelines for surgical blood management. Am J Surg, 1995, 170 (Suppl 6A): 16S-20S
561. Graham GA, D'Orazio P, Bergkuisr C, et al. Ionized calcium determinations: precollection variables, specimen choice, collection, and handling. Wayne, PA: National Committee for Clinical Laboratory Standards. Document C31-A, 1995.
562. Kost GJ. Guidelines for point-of-carc testing: improving patient outcomes. Am J Clin Pathol, 1995, 104 (Suppl 1): S111-S127
563. Near patient testing. Recommended guidelines for hospitals—August. 1992. Can J Med Tech, 1995, 57: 74-75
564. Canadian Society of Laboratory Technologists Position Statement. Point-of-care laboratory testing, Can J Med Tech, 1995, 57: 75.
565. Crook M. Minimum standards should be set for near patient testing. BMJ, 1996, 312: 1157
566. Pilon CS, Lcathley M, London R, et al. Practice guideline for arterial blood gas measurement in the intensive care unit decreases numbers and increases appropriateness of tests. Crit Care Med, 1997, 25: 1308-1313
567. Janscn RTP, Blaton V, Burnett D, et al. Additional essential criteria for quality systems of medical laboratories. Clin Chem Lab Med, 1998, 36: 249-252
568. Jansen RT. Point-of-care testing. Clin Chem LabMed, 1999, 37: 991
569. Jansen RT. Point-of-care testing. Clin Chem Lab Med, 2000, 38: 261
570. Kost GJ, Vu HT, Lee JH, et al. Multicenter study of oxygen-insensitive handheld glucose point-of-care resting in critical care/hospital/ambulatory patients in the United States and Canada. Crit Care Med, 1998, 26: 581-590
571. Kost GJ. Optimizing point-of-care testing in clinical systems management. Clin Manage Lab Rev, 1998, 12: 353-363
572. Barr JT, Betscharc J, Kiechle FL, et al. Blood glucose testing in settings without laboratory

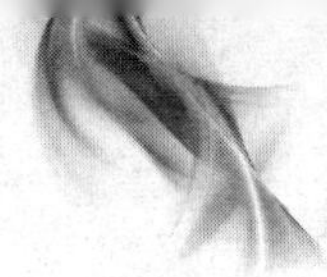

support. Wayne,PA:National Committee for Clinical Laboratory Standards,Document AST4-A,1999

573. Briedigkeit L,Mulicr-Plathe O,Schlebusch H,et al. Recommendations of the German working group on medical laboratory testing(AML)on the introduction and quality assurance procedures for point-of-care testing(POCT)in hospitals. Clin Chem Lab Med,1999,37:919-925
574. Freedman DB. Guidelines on point-of-care testing. Washington,DC:AACC Press,1999
575. Goldsmith BM,Travers EM,Lamb LS,et al. Point-of-care in vitro diagnostic(LVD)testing. Wayne,PA:National Committee for Clinical Laboratory Standards. Document AST2-A,1999
576. Hudson MP,Christenson RH,Newby LK,et al. Cardiac markers:point of care testing. Clin Chim Acta,1999,284:223-237
577. Janssen HW,Bookeiman H,Dols JL,et al. Point-of-care testing:the views of the working group of the Dutch Association of Clinical Chemistry. Clin Chem Lab Med,1999,37:675-680
578. Kost GJ,Ehrmeyer SS,Chernow B,et al. The laboratory-clinical interface:point-of-care testing. Chest,1999,115:1140-1154
579. Group de travail "Point of care testing" de la division "Education and Management" de PIF-CC. Recommandations pour la mise en place d´analyses dectocalisees. Ann Biol Clin,1999,57:232-236
580. Paineghini M,Apple FS,Christenson RH,et al. Use of biochemical markers in acute coronary syndromes. Clin Chem Lab Med,1999,37:687-693
581. Phillips DL,Santrach PJ,Anderson R,et al. Quality management for unit-use testing. Wayne,PA:National Committee for Clinical Laboratory Standards. Document EP-18-P,1999
582. Wu AHB,Apple FS,Gibler WB,et al. National Academy of Clinical Biochemistry standards for laboratory practice:recommendations for the use of cardiac markers in coronary diseases. Clin Chem,1999,45:1104-1121
583. Braunwald E,Antman EM,Beasley JW,et al. ACC/AHA guidelines for the management of patients with unstable angina and non-ST-segment elevation myocardial infarction:executive summary and recommendations. Circulation,2000,102:1193-1209
584. Braunwald E,Antman EM,Beasley JW,et al. ACC/AHA guidelines for the management of patients with unstable angina and non-ST-segment elevation myocardial infarction:a report of the American College of Cardiology/American Heart Association task force on practice guidelines(Committee on the Management of Patients with Unstable Angina). J Am Coll Cardiol,2000,36:970-1056
585. Burnert RW,Ehrmeyer SS,Moran RE,et al. Blood gas and pH analysis and related measurements. Wayne,PA:National Committee for Clinical Laboratory Standards,Document C46-P,2000
586. Connectivity Industry Consortium. AACC milestone status. Connectivity Industry Consortium,2000:50. Available at:www. pocic. org. Accessed November 14,2001
587. Connectivity Industry Consortium. Standards documents(Access Point,Device Messaging

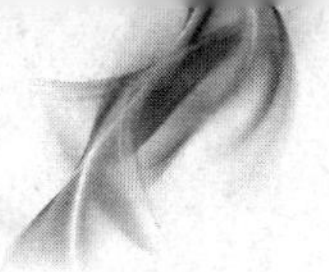

Layer, Observation Reporting Interface, et al.). Connectivity Industry Consortium, 2001. Wayne, PA: National Committee for Clinical Laboratory Standards. Document POCT 1-A, 2003. Available at: www. poccic. org. Accessed November 14, 2001

588. Cummings JP. POC tests for cardiac injury markers. Oak Brook, IL: University Health System Consortium, 2000: 38

589. Delaney B, Wilson S, Fitzmaurice D, et al. Near-patient rests in primary care: setting the standards for evaluation. J Health Serv Res Policy, 2000, 5: 37-41

590. Guidelines. Near to pacient or point of care testing. Clin Lab Haematol, 2000, 22: 185-188

591. Kirby DL, Major CJ, Steben MH, et al. Point of care HIV testing using simple/rapid HIV test kits: guidance for health-care professionals. Canada Commun Dis Rep, 2000, 26: 49-59

592. Kost GJ, Nguyen TH, Tang Z. Whole-blood glucose and lactate: trilayer biosensors, drug interference, metabolism, and practice guidelines. Arch Patbol Lab Med, 2000, 124: 1128-1134

593. Kost GJ. Using operator lockout to improve the performance of point-of care blood glucose monitoring. CA: LifeScan, 2000: 8

594. McGibe E, Tonniges T. Newborn screening: a blueprint for the future. Pediatrics, 2000, 106(2 Suppl): 382-427

595. Burnett RW, D'Orazio P, Fogh-Anderson N, et al. IFCC recommendation on reporting results for blood glucose. Clin Chim Acta 2001, 307: 205-209

596. Haency M. Setting standards for pathology service support to emergency services. J R Soc-Med, 2001, 94(Suppl 39): 26-30

597. Hicks JM, Haeckel R, Price CP, et al. Recommendations and opinions for the use of point-of-care testing for hospitals and primary care: summary of a 1999 symposium. Clin Chim Acta, 2001, 3Q3: 1-17

598. Kost GJ. Preventing errors in point-of-care resting: security, validation, performance, safeguards, and connectivity. Arth Patbol Lab Med, 2001, 125: 1307-1315

599. Whit ley RJ, Santrach PJ, Phillips DL. Establishing a quality management system for unit-use testing based on NCCLS proposed guideline(EP18-P). Clin Chim Acta, 2001, 307: 145-149

600. Wu AH, Broussard LA, Hoffman RS, et al. Recommendations fur the use of laboratory rests to support the impaired and overdosed patient from the emergency department. National Academy of Clinical Biochemistry, 2001. Availableat: http://www. nacb. org/emcrgcncy/Toxicology_LMPG. htm. Accessed November 14, 2001.

601. Food and Drug Administration. Guidance for clinical laboratory improvement amendments of 1988(CL1A) criteria for waiver for industry and FDA. Available at: http://www. fda. gov/cdrh/ode/guidancc/1147-pdf. (Under development).

602. Hackett J. Review critetia for assessment of invasive blood glucose monitoring in vitro diagnostic devices which use glucose oxidase, dehydrogenase, or hexokinase methodology. Division of Clinical Laboratory Devices, Food and Drug Administration. Available at: http://www. fda. gov. (Under development).

603. International Standards Organization(ISO) TC 212, WG 3. American National Standards Insti-

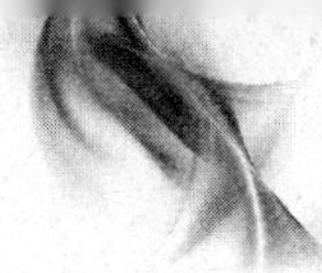

tute(ANSI)Secretariat. Determination of performance criteria for in vitro blood glucose monitoring systems for management of human diabetes mellitus. Geneva, Switzerland: International Organization for Standardization. Document ISO/D1S 15197, 2001:26 pp. Draft international standard(DIS). Under development.

604. International Standards Organization(ISO) TC 212, WG 3. Determination of analytical performance goals based on medical needs. Geneva, Switzerland: International Organization for Standardization, Document ISO/CD 15196. Under development.

605. International Standards Organization(ISO) TC212, WG3. Performance criteria for measurement systems for self testing of oral anticoagulation therapy. Geneva, Switzerland: International Organization for Standardization; Document ISO/NW 17593. Under development.

606. Kallner A. International standards in laboratory medicine. Clin Chim Acta, 2001, 307: 181-186

607. Joist JH, Ansell J, Despotis G, et al. Point-of care hemostasislcoagulation testing. Wayne, PA: National Committee for Clinical Laboratory Standards. Document H49-UD, 2001. Under development.

608. National Committee for Clinical Laboratory Standards(NCCLS). Application of a quality model system for offering diagnostic tests in non-laboratory settings. Wayne, PA: MCCLS. Under development.

609. Shekelle PG, Ortiz E, Rhodes S, et al. Validity of the Agency for Healthcare research and quality clinical practice guidelines: how quickly do they become outdated? JAMA, 2001, 286:1461-l467

610. Salem M, Chernow B, Burke R, et al. Bedside diagnostic testing: its accuracy, rapidity, and utility in blood conservation. JAMA, 1991, 226:382-389

611. NACB Laboratory Medicine Practice Guidelines. Evidence-Based Practice for Point of Care Testing Management. 2006(www. nacb. org)

612. Management and Use of Point of Care Test Devices Medical Devices Agency, UK. MDA DB2002(03) March 2002

613. Clinical Governance of Point-of-Care Testing: The Role of the Point-of-Care Testing Committee. Irish Medicines Board Newsletter. Vol. 1 Number 15, 2006

614. MS ISO 22780:2008, Point-of-Care Testing Policy-Requirements for Quality and Competence (ISO 22780:2006, IDT)

615. Departmental Policy of Pathology Services, Medical Development Division, Ministry of Health, September 2010, MOH/P/PAK/211. 10(BP)

616. Guidelines on Retention of Pathology Records and Materials, Part 1(Version1/2005), Malaysian J. Pathology 2005, 27(1):51-56

617. Quality Assurance Guidelines for Testing using the OraQuick ® Rapid HIV-1Antibody Testing. U. S Department of Health and Human Services, Centers for Disease Control and Prevention

618. Guideline for Assuring the Accuracy and Reliability of HIV Rapid Testing: Applyinga Quality

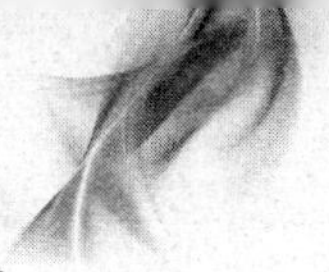

System Approach,U. S Department of Health and Human Services,Centersfor Disease Control and Prevention and WHO

619. Point of Care Testing in Microbiology. The Advantages and Disadvantages of Immuno chromatographic Test Strips,EnnoSturenburg and Ralf Junker,Dtsch Arztebl Int,2009,106(4):48-54.

620. 赵明娟,王晓冬,宋微,等. 浅谈数字化医院的建设与实现. 中国医院管理,2009,29(12):63

621. 廖力,张涛云. 计算综述及其前景展望. 科技资讯,2009,(29):210

622. 常浩. 浅谈云计算. 太原大学学报,2009,10(4):135-138

623. 刘丽,申丽君,陆锐,等. 云计算及在医学信息服务中的应用. 中国数字医学,2011,06(9):53-57

624. 陈海波. 云计算技术在医疗行业中的应用展望. 科技信息,2010,(10):385

625. 刘锡光,方成,刘忠,等. POCT 基本理论和临床医学实践. 北京:中国医药科技出版社,2006

英汉POCT词汇

A

AlcNOW 分析糖化血红蛋白仪(商品名)
AB FLU OlA 甲型和乙型流感病毒测定仪(商品名)
ABC analysis 医学基础评估仪(商品名)
abdominal pain 腹痛
ABG arteria blood gas 动脉血气
ABGT arteria blood gas test 动脉血气试验
ABL series 射量测定器系列
absorbance 吸收率,吸光率
ABT100 便携式乙醇分析仪(商品名)
Abuscreen ontrak 罗氏(Roche)诊断仪
abuse drugs 滥用药物
ACC American College of Cardiology 美国心脏病学会
Acceava 链球菌抗原快速测定
Acceava mono test 传染性单核细胞增多症快速测定(商标名)
access point 接近点,进入点
accreditation/licensing 授权/批准
Accu-Chek 快速测定胆固醇和血糖仪
Accu-Chek Advantage H 快速测定血糖仪(商标名)
Accu-Chek comfort Cuve 快速测定血糖仪(商标名)
Accu-Dx assay 快速测定再发性膀胱癌试剂
AccuLevel assay 定量酶免疫色谱仪(商标名)
AccuMeter 分析茶碱 POCT 仪(商标名)
accuracy 精确(度),精确
AccuSign 免疫色谱法快速测定多种药物仪(商标名)
Accusport portable lactate analyzer 便携式乳酸分析仪(商品名)
AccuStrip Strep A 快速测定甲型β溶血性链球菌仪(商标名)
Accutest 免疫色谱法快速测定多种药物仪(商标名)
Accutrend 快速测定血糖仪(商标名)
ACE angiotensin-converting enzyme 血管紧张素转换酶
ACEI Angiotensin-converting enzyme inhibitor 血管紧张素转换酶抑制剂

acetaminophen	对乙酰氨基酚
acetoacetic acid	乙酰乙酸
acetone	丙酮
acid-base disorders	酸-碱紊乱
acidosis	酸中毒
ACON DOA	层析免疫法毒品分析仪(商品名)
ACON HBsAg	层析法 HBsAg 测定仪(商品名)
ACON HIV 1/2test strips	层析法测定 HIV 抗体试纸条(商品名)
ACON Syphilis	层析法梅毒螺旋体抗体测定仪(商品名)
ACS acute coronary syndromes	急性冠心综合征
ACT activated clotting time	活化凝血时间
ACT/ACT-Plus	全血活化凝固时间(试验名)
ACT Ⅱ Plunger Hepcon HMS	血栓与止血检测仪(商品名)
Actalyke	活化凝血时间测定仪(商品名)
activity-based costing	基于活动的成本核算
acute care setting	急症监护装配
acute intermittent porphyria	急性间歇性卟啉症
acute phase proteins	急性期蛋白
ADA american diabetes association	美国糖尿病协会
adhesion molecules	黏连分子
admission criteria	允许入院标准
adult education principles	成人教育原则
adulterants	杂物
Advanced Care	医师实验室检测胆固醇确认试验(商品名)
Advantage H	葡萄糖检测安培仪(商品名)
AECOPD acute exacerbation of chronic obstructive pulmonary disease	慢性阻塞性肺疾病急性加重期
aeromedical evacuation	航空医学的转运
aEEG amplitude-integrated electroencephalogram	整合振幅脑电图,动态脑电图
AED accident & emergency department	意外事故和急症室
AF atria flicker	心房纤颤
AF air force	空军部队
AF Atrial fibrillation	心房纤维性颤动
Affirm VPⅢ	念珠及加德纳菌属确认试验盒(商品名)
AFTH air force transportable hospital	空军移动医院
agglutination tests	凝集试验
AHA American heart association	美国心脏协会
AIDS acquired immunodeficiency syndrome	获得性免疫缺陷综合征(艾滋病)
air bubbles	空气泡
air transport system	空中运输系统
albumin	清蛋白,白蛋白
albuminuria	蛋白尿
Alco screen	便携式唾液中乙醇分析仪(商品名)

AlcoSensor　便携式呼吸中乙醇分析仪(商品名)
Alco tec　便携式电传感器乙醇分析仪(商品名)
alert value　警戒值
algorithms　逐步解析法(如诊断疾病)
alkalosis　碱中毒
Alpha-Dx　心肌蛋白荧光免疫检测仪(商品名)
alprazolam and crossrea-ctivities　阿普唑仑及其交叉反应性
ALVD asymptomatic left ventricular dysfunction　无症状左室功能障碍
AMA　美国医学会
ambulatory care　巡回医疗
Ames 2000　血糖测定仪(商品名)
Ames Glucometer 3　血糖测定仪(商品名)
Ames Glucometer Elite　血糖测定仪(商品名)
AMI acute myocardial infarction　急性心肌梗死
AMIA American medical informatics association　美国医学信息科学协会
amine("whiff")test　胺试验("whiff")
ammonium sulfate precipitation test　硫酸铵沉淀试验
amniotic fluid　羊水
AMO assistant medical officer　助理医学事务管理员
amobarbital　异戊巴比妥
amperometry　安培仪
amphetamines　苯丙胺
amperometry　电流分析法
amplification DNA　扩增 DNA
Amsel criteria　Amsel 评定标准
amyloid A　淀粉样蛋白 A
analgesics　止痛药
analyte　分析物
analytic errors　分析的误差
analytic performance characteristics　分析工作的特性
analytic sensitivity　分析的敏感性
analytic specificity　分析的特异性
ancillary test site director　辅助试验场所指导者
ancillary testing committee　辅助试验委员会
angina　绞痛
angiography　血管造影(术)
angiolytic therapy　血管松弛疗法
angioplasty　血管成形术
angle　角度
anion gap acidosis　阴离子隙酸中毒
ANP a-type natriuretic peptide　A 型钠尿肽
ANSI American national standards institute　美国国家标准协会
antenatal testing　出生前检测

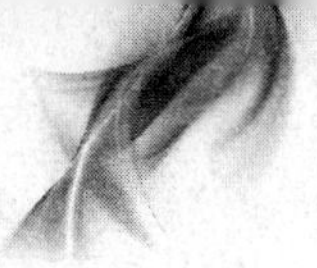

antibody-antigen interaction	抗体-抗原相互作用
anticoagulation	抗凝(作用)
anticoagulation therapy	抗凝疗法
antidepressants	抗抑郁的
antigen presentation	抗原递呈
appendicitis	阑尾炎
application integration	用法整合
approved for home use	批准供家庭用
aprotinin	抑肽酶
APTT activated partial thromboplastin time	活化部分凝血活酶时间
A/Q One Step	滥用药物一步法检测试剂(商品名)
ARDS adult respiratory distress syndrome	成人呼吸窘迫综合征
ARF acute respiratory failure	急性呼吸衰竭
arterial blood gases	动脉血气
arthritis	关节炎
arthrocentesis	关节穿刺术
ascending cholangitis	上行胆管炎
ascites/ascitic fluid	腹水/腹水的液体
aspiration	吸引术
asthma	气喘,哮喘
ASTM American society for testing and materials	美国检测和材料学会
at-home testing	在家庭检测
At Last	葡萄糖光度检测仪(商品名)
atherosclerosis	动脉粥样硬化
athletics	体育运动
audit questions	审计问题
automated coagulation timer Ⅱ	自动化凝血定时器 Ⅱ
automated workstations	自动化工作站
automatic quality control	自动化质量控制
autoscripting	自动描述试验结果
AVL	葡萄糖脱氢酶检测仪(商品名)
AVL OMNI	生化指标检测电位电导仪(商品名)
AVL OPTI/OPTI-R	血气电解质分析荧光光度仪(商品名)
AvoSure PT/AvoSure PT PRO	凝血检测仪(商品名)
AVOX	POCT 仪器(商品名)
A-VOX	放射量测定仪(商品名)

B

bacterial infection	细菌感染
bacterial vaginosis	细菌性阴道病
bacteriuria	细菌尿
barbital	巴比妥
barbiturates	巴比妥酸盐

barcodes　识别条码
base excess　碱基过剩
battlefield　战场
bedside testing　床边检测
behavioral medicine　行为医学
benchmarking　基准
benchtop testing　台式检测
benzodiazepines　苯二氮䓬类
benzoylecgonine　苯甲酰芽子碱
beta-hydroxybutyrate　β-羟基丁酸盐
bicarbonate　碳酸氢盐(重碳酸盐)
BiliChek　胆红素多波长光谱分析仪(商品名)
billing/payment systems　账单/支付系统
biochemical parameters　生物化学参数
Binax NOW　甲型β-溶血性链球菌快速检测仪(商标名)
Biochips　生物芯片
bioengineering　生物工程(学)
biohazard　生物危害
biohazard emergency　生物危害应急
bio-emergency　生物应急
biohazard containers　生物(学)危害品容器
biological warfare　生物学战争
biomarkers　生物标示物
biometric identifiers　生物测量识别器
Bionite A/Q One Step　滥用药物免疫化学检测仪(商标名)
BioScanner 2000　手提式反射测光葡萄糖检测仪(商标名)
biosecurity　生物安全
biosensors　生物传感器
BioSign Mono WB　传染性单核细胞增多(症)快速检测试剂(商标名)
BioSign PSA Ⅱ-WB　前列腺特异抗原固相免疫层析检测仪(商标名)
Biosite Triage panel　Triage 仪器系列
biotechnology research　生物技术学研究
Biotrack　凝血酶原时间检测仪(商标名)
BIS score　脑电图监测仪测定值
Bispectral Index　脑电图双光谱指数分析仪(商标名)
bladder cancer　膀胱癌
bladder infection　膀胱感染
bladder tumor antigen test　膀胱肿瘤抗原试验
Bland-Altman analysis　Bland-Altman 分析
bleeding　出血,放血
bleeding disorders　出血疾病
blood　血液
bloodborn　血源

blood chemistry	血液化学
blood conservation	血液保存
blood count	血细胞记数
blood gas	血气
blood glucose	血糖
blood lactate	血液乳酸盐
blood pressure monitoring home-based	家庭血压监测
blood sedimentation rate	血液沉降率
blood volume	血容量
blunt trauma	钝器外伤
BMI body mass index	肥胖指数
BNP B-type(brain)natriuretic peptide	B 型(脑子)钠尿肽
body fat	体脂肪
body fluids	体液
bone-resorption markers	骨再吸收标志
brain death	脑死亡
breast milk evaluation	母乳评价
breath-alcohol	呼吸酒精
BreathScan	酒精检测仪(商标名)
BTA Stat	膀胱癌相关抗原检测仪(商标名)
B-type natriuretic peptide levels	B 型钠尿肽水平
buffy coat analysis quantitative	血沉棕黄层分析定量
built-in quality control	内(部设)置的质量控制
BUN blood urea nitrogen	血尿素氮
business plan	营业计划
butabarbital	仲丁巴比妥
butalbital	异丁巴比妥,布地比妥

C

CAB coronary artery bypass	冠状动脉分流术
CABG coronary artery bypass graft	冠状动脉分流术(血管)移植物
calcium ionized	离子化钙
calcium pyrophosphate dehydrate deposition disease	钙焦磷酸脱水沉淀物疾病
calibration	校准;标准
Caliper Labchip	DNA 微毛细管电泳仪(商品名)
calreticulin	钙网织蛋白
cancer	癌
candida vaginitis	念珠菌阴道炎
CAP college of American pathologists	美国临床病理学会
capillary electrophoresis	毛细管电泳
capillary leakage	毛细管泄漏
Capno Probe SL	舌下 PCO_2 检测仪(商标名)
Capnometry	二氧化碳测定(法)

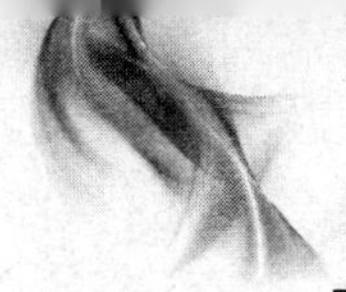

capsomer(e)	(病毒)壳粒
carbohydrates	糖类
carbon dioxide	二氧化碳测定(法)
carbon monoxide poisoning	一氧化碳中毒
Card QS Mono/Quidel test	传染性单核细胞增多症快速检测仪(商标名)
cardiac catheterization	心导管插入术
cardiac failure	心力衰竭
cardiac imaging	心脏成像
cardiac injury markers	心脏损伤标记物
cardiac monitoring	心脏监测
cardiac reader	心脏阅读器
Cardiac STATus	心肌梗塞标记物固相层析免疫检测仪(商品名)
cardiac surgery	心脏外科
cardiac T rapid assay	心脏 T 快速试验
cardiac troponins	心肌肌钙蛋白
cardiopulmonary bypass	心肺分流术
cardiovascular disorders	心血管疾病
caregive	保健(=health care)
CARDS	单核细胞增多症免疫层析检测仪(商标名)
CARDS O. S. Mono	单核细胞增多症快速检测试剂(商标名)
care paths	监护途径
CareSide Analyzer	21 种生化项目检测仪(商标名)
cartridge	可换的存储器(盒)
CBC complete blood count	全血细胞记数
CCAT critical care air transport teams	危急病例空运队
CCD charge-coupled device	电荷耦合器
CCP critical care profile	危象监护图
CCU coronary care unit	冠心病监护室
CDI 2000	血气直接检测仪(商标名)
CD40L CD40 ligand	CD40 配体
CEA cost-effectiveness analysis	成本效果分析(法)
celite-based activated clotting time	硅藻土-颗粒激活凝血时间
cellular hypoxia	细胞缺氧
central laboratory	中心实验室
central nervous system disorders	急诊室评价
cerebral function	大脑的功能
cerebral perfusion	大脑灌注液
cerebrospinal fluid	脑脊液
cerebrospinal fluid pressure	脑脊液压力
cerebrovascular accident	脑血管意外
certificate of waiver	豁免证明书
certification	证明书
CFLPA cleavage fragment-length polymorphism analysis	裂解片段长度多态性分析

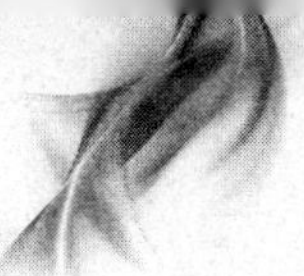

CGICA colloidal gold immunochromatographic strip assay 胶体金免疫层析法
charge avoidance 免计费用
check-digit system 数控系统
checklists 清单
CHECKMATE trial 胸痛患者多标记物 POCT 评价试验
chemokine receptors 趋化因子受体
Chemstrip 101 反射测光仪(商标名)
Chemstrip Micral 微白蛋白检测仪(商标名)
chest pain 胸疼
chest pain centers 胸疼中心
chicken pox 鸡痘
childrens hospitals 儿童医院
chip-based biosensors 芯片生物传感器
chips 芯片
Chiron 葡萄糖检测仪(商标名)
chloral hydrate 水合氯醛
chlordiazepoxide 利眠宁
chloride 氯化物
cholangitis 胆管炎
Cholestech LDX 血脂血糖实验室分析仪(商标名)
cholesterol 胆固醇
Choles Trak 医师办公实验室分析胆固醇的药盒(商标名)
Chondrocalcinosis 软骨钙质沉着病
Chromatography 层析法
chronic disease 慢性病
chylothorax 乳糜胸
CI cardiac index 心指数
colorindex 染料索引
color index 血色指数
contamination index 污染指数
contrast index 反差指数
confidence interval 置信区间
Ciba-Corning 278 血气分析仪(商品名)
Ciba-Corning 512 Coagulation Monitor 凝血酶原时间检测仪(商品名)
CIC connectivity industrial consortium 连通工业(国际标准)协会
CICU coronary intensive care unit 冠心病重症监护室
CIS clinical information system 临床信息系统
CK creatine kinase 肌酸激酶
CK-MB creatine kinase-MB 肌酸激酶同工酶
CLA commission on laboratory accreditation 实验室认可委员会
Clark electrode 克拉克电极
classroom instruction 课堂指导
cleavases 剪切酶

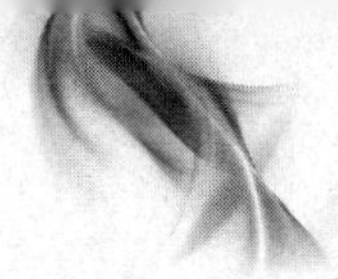

clinical appropriateness 临床适用性
CIS clinical information system 临床信息系统
clinical laboratory improvement amendments (CLIA) of 1998 1998 临床实验室改进通知书
CLSI clinical laboratory science institute 临床试验室科学学会(美国)
clinical nurse specialists 临床护理专家
clinical performance characteristics 临床性能特点
clinical physiology 临床生理学
clinical repository 临床贮藏处
clinical sensitivity 临床敏感性
clinical specificity 临床特异性
clinical toxicology 临床毒理学
clinical trials 临床试用
clinical utility 临床效用
Clinistix 尿糖检测试纸条(商品名)
Clinitek 50 11 种化学成分检测仪(商标名)
Clinitek 200+ 自动生化仪(商标名)
Clinitek Microalbumin test 尿中微白蛋白检测试验
CLO test 快速脲酶检测试验
clonazepam 氯硝西泮
clot formation 凝块形成
clot formation time(K time) 凝块形成时间(K 时间)
clot lysis(Ly30) 凝块溶解(Ly30)
clot retractometer(Hemodyne) 凝块收缩计
clue cells 线索细胞
clusters 群集器
CME computer measurement and evaluation 计算机测量和评价
CMS centers for medicate & medicaid services 医疗保险和医疗补助方案服务中心
CNHM continuous noninvasive hemoglobin monitoring 连续非侵害性血红蛋白监测
Coag A Mate 凝血酶原时间检测仪(商标名)
CoagCard APACT 凝血酶原时间检测仪(商标名)
CoaguChek 凝血酶原时间检测仪(商标名)
CoaguChek Pro DM 凝血酶原时间检测仪(商标名)
coagulation 凝聚
coagulation detection means 凝聚检测方法
coagulation tests 凝聚试验
COC chain of custody 有关人员系列签名文件
cocaine 可卡因
coding systems 编码系统
COLA commission on office laboratory accreditation (医生)办公室实验室委员会认定
cold agglutinins 冷凝集素
collaborative care(interdisciplinary/hybrid) teams 合作医疗(跨学科的/混合式的)队
color blindness 色盲

Color Q	快速检测传染性单核细胞增多症试剂
Color Slide Mono Ⅱ test	中等水平检测传染性单核细胞增多症试验
colorectal cancer	结肠直肠癌
Coloscreen-VPI	检测粪隐血试剂(商标名)
comfort curve	舒适曲线
common access point	共同入口点
communication protocols	通信协议
communication systems	通信系统
community-acquired pneumonia	社区获得肺炎
community health system	社区卫生系统
companion	伴生种
competency program	胜任(合格)的大纲
complete blood count	全血细胞计数
compliance issues	遵照规章
compliance oversight	遵从监督权限
compatibility	相容性
computer-based practice management information systems	计算机实践管理信息系统
computer networks	计算机网络
computer services	计算机服务
ConA concanavalin A	刀豆蛋白
conductivity hematocrit	传导性红细胞容积计
conductometry	电导分析(法)
confidentiality	机密性
confirmatory testing	验证检测
conformite european(CE)meaning	欧盟规则
congestive heart failure	充血性心力衰竭
connectivity	连通性
conservation of in whole-Blood analysis	在全血分析中血液的保存
consensus development	一致发展
consensus process	一致过程
contingent valuation	意外(临时)的沽价
continuing education	继续教育
continum of care	护理的连续统一体
Contrast Mono	传染性单核细胞增多症快速检测试剂(商标名)
control(quality control)	控制(质量控制)
co-oximetry testing	辅血氧定理法检测
coordinator	协调人
coproporphyria	粪卟啉症
coronary angioplasty	冠状血管成形术
coronary syndromes	冠心病综合征
cost basis	费用基础
cost-benefit evidence	价值利益证据
cost-centered management	集中于价值方面的管理

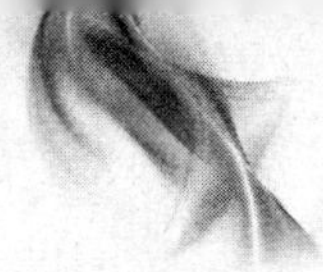

cost-effectiveness/containment	价值成效/遏制
cost-impact projection	成本-效果预测
Coulter Z1	血细胞仪器(商品名)
Coumatrak	凝血酶原时间检测仪器(商品名)
Coumadin(Warfarin therapy)	华法林钠治疗(商品名)
CPB cardiopulmonary bypass	心肺分流术
CPTC current procedural terminology codes	现代程序终端学代码
CPI consumer price index	消费价格指数
crack cocaine	速效可卡因或快速可卡因
C-reactive protein	C-反应蛋白
creatinine	肌酸酐
credentialing	取得证书
criminal justice	犯人犯罪审判
critical care	特级护理
critical limits/results	临界范围(限度)/结果
critical pathway	关键性的途径
CPOCT critical point care of testing	危急现场医护检测
critical value	临界值
criticality function	临界状态的功能
critically ill	危象疾病
cross walk pricing	行人道定价法(安全定价法)
CRP C-reactive protein	C-反应蛋白
crystals	水晶体
CSA clot signature analyzer	凝血标记分析仪
CSF cerebrospinal fluid	脑脊液
cTnT cardiac troponin T	心肌钙蛋白质 T
cTnI Cardiac troponin I	心肌钙蛋白质 I
culdocentesis	后穹窿穿刺术
customer-focused total quality management principles	以顾客为中心的总质量管理原理
CVDL cardiovascular diagnostic laboratory	心血管诊断实验室
CVVHDF continuous venovenous hemodia filtration	连续性静脉-静脉血液透析滤过
cyberchondriacs	网络自疑患病者
cyberculture	电脑化社会;电脑化文明
cyberstore	电脑化仓库
cystitis	膀胱炎
cytokines	细胞活素

D

Dade Behring Stratus CS system	cTnI/CK-MB 检测仪(商品名)
dalteparin therapy	达肝素治疗
DAP device and access point	仪器和连结点
DARPA defense advanced research projects agency	国防部高级研究方案机构或局
data analysis	数据分析

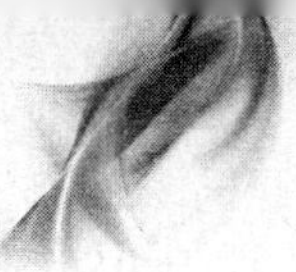

data chips	数据芯片
data downloading station	资料下载站
data gathering	资料聚集
data management	资料管理
data managers	资料管理人
data mining	资料采集
data protection	资料保护
data warehouses	资料仓库
DAWN drug abuse warning network	滥用药物警(戒、预)告网络
DCA 2000	IIbA1c 检测仪(商品名)
DCCT diabetes control and complications trial	糖尿病控制和并发症追踪研究成果(试验)
DCD disease control division	疾病控制处(部)
D-dimer testing	D-二聚体检测
decentralized management	分散管理
decision analysis	结果分析
decision support systems	结果维持系统
deep vein thrombosis	深层静脉血栓形成
defect rate-inclusive analysis	包括缺陷率在内的分析
DEG dynamic electrocardiogram	动态心电图
delirium	谵妄
"Delta" shifts	"δ"转移
demographic information	人口统计信息
department of veterans affairs	老兵事务部门
derived parameters	取得参数
dermatophytosis	皮肤真菌病
desipramine	去甲丙咪嗪(抗抑郁药)
designate	指定,选派
developing countries	发展中国家
device interface	仪器的接口
DFIR technology diffused infrared technology	散热红外线技术学
DHHS department of health and human serices	健康和人类服务部门
DHO district health office/officers	区保健办公室/区保健事务管理员
diabetes clinics	糖尿病诊所
diabetes mellitus	糖尿病
diabetic ketoacidosis	糖尿病的酮症酸中毒
diagnosis codes	诊断编码
diagnostic testing in emergency department	在急诊室中的诊断性检查
diagnostic-therapeut(Dx-Rx)pattern	诊断-治疗模型
diagnostic-therapeutic(Dx-Rx)process optimization	诊断-治疗过程的最优化
dialysis	透析
diarrhea	腹泻
diazepam	地西泮(安定)
dichloroacetate	二氯乙酸盐

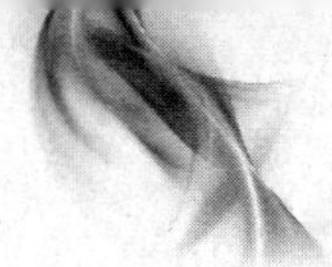

DIGFA dot-immunogold filtration assay	快速免疫金渗滤法
diffused infrared(DFIR) technology	散热红外线技术学
digoxin levels	地高辛水平
dimensions of performance	成绩大小
Dipro 10 panel	药物检测仪器(商品名)
dipstick urinalysis	浸渍片尿液分析
directed point-of-care testing	定向的POCT
Directogen Flu A/B	甲乙型流感病毒的快速检测试剂盒(商品名)
Directogen RSV	呼吸道合胞病毒的快速检测试剂盒(商品名)
Directogen Strep A	A群链球菌的快速检测试剂盒(商品名)
disaster cache	灾难避难所
disaster medicine	灾难医学
disaster preparedness plans	天灾防备计划(严重事故防备计划)
discharge criteria	出院标准
disease management	疾病管理
DKA diabetic ketoacidosis	糖尿病的酮症酸中毒
DMATS disaster medical assistance teams	灾难医疗援助队
DML device messaging layer	设备通信层
DMR device master record	仪器说明书
DMS data management station	数据管理站
DNA amplification/manipulation	去氧核糖核酸扩增/操作
DNA(microaddressable) arrays	去氧核糖核酸(微寻址导向)阵列
DNA chip technologies	去氧核糖核酸芯片技术学
DNS domain name server	域名服务器，地名服务器
DO doctor of optometry	验光博士
docking systems	连接系统
documentation	文件证明
domain name	域名
doppler	多普勒
DOT department of Transportation	运输部门
downstream costs	下游成本
DRG diagnosis-related group	诊断相关群
drug monitoring	药物监测
drug sensitivity	药物敏感性
DrugCheck 5	滥用药物检测仪(商品名)
drug of abuse	滥用药物
dry-reagent biosensors/tests	干试剂生物传感器/试验
DSL digital subscriber line	数字用户线路
DSS decision support systems	决定维持系统
DT decision time	决定性时间，判断时间
DTx	滥用药物检测仪(商品名)
"Dwell" time	"停留(延迟)"时间
dynamic response/dynamic turnaround time	动态响应/动态往返时间(动态检验周期)

dysentery 痢疾

E

ear infection 耳感染
earthquake preparedness 地震防备
Easy Blood Gas 血气分析仪(商品名)
ECG electrocardiogram 心电图
ecgonine methyl ester 爱康灵(局部麻醉药)甲基酯
echocardiography 超声心动图检查
eclampsia emergency department 惊厥急诊部门
ECM electronic care manager 电子监护管理人
ECM electronic case manager 电子病例管理人
ECMO extracorporeal membrane oxygenation 体外膜氧合作用
economics of point-of-care testing POCT经济学
ECS electrocerebral silence 大脑电沉静
ECS electric conductance sensors 电子电导传感器
ECT ecarin clotting time 毒蛇凝血酶原时间
ectopic pregnancy 异位妊娠(宫外妊娠)
ED emergency department 急症室
EDDP 2-亚乙基-1,5-二甲基-3,3-联苯吡咯烷
EDI electronic data integration 电子资料一体化
EEG electroencephalography 脑电图学
efficacy(medical) 疗效(医学的)
EIA enzyme immunoassay 酶免疫试验
electric conductance sensors 电导传感器
electrochemical biosensor-based glucometers 电化学生物传感-葡萄糖测定仪
electrodes 电极
electrokinetic flow 动电流
electrolytes 电解质
electronic data capture 电子资料获取
electronic mail(e-mail) 电子信函,电子邮件
electronic-particle counting 电子-颗粒计数
electronic quality control 电子质量控制
electrophoresis 电泳
ELISA enzyme-linked immunosorbent assay 酶联免疫吸附试验
emergency medicine 急症医学
emergency override system 应急超控系统
emerging countries 新兴国家
EML extensible markup language 拓展标记语言(代码)
employee drug testing 雇员药物检测
EMR electronic medical record 电子病历
end-tidal capnometry 潮气末二氧化碳分压测定法
endocervicitis 宫颈内膜炎

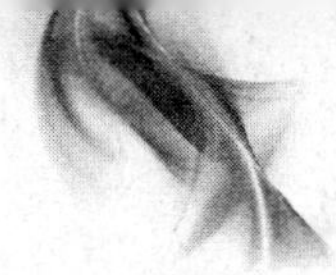

endocrine disorders　内分泌障碍
endoscopy　内(窥)镜检查
endotoxins　内毒素
enoxaparin therapy　依诺肝素(抗凝剂)疗法
enteritis　肠炎
environmental testing　环境的检测
EPC electronic-particle counting　电子-颗粒计数
EpiCare system　综合医师实践管理方案系统
Epidermophyton infection　表皮癣菌属感染
Epstein-Barr virus　E-B病毒
EPW evanescentplanar waveguide　瞬息平面波导
EQA external quality assessment　室间质量评估
EQA external quality assurance　室间质量保证
EQC electronic quality control　电子质量控制
EQC equivalent quality control　当量(同等)质量控制
equipment maintenance　设备维修
error reduction/prevention　错误的减少/预防
error sources　错误的来源
ESC european society of cardiology　欧洲心脏病协会
ESRD end stage renal disease　终末期肾病
ethchlorvynol　乙氯维诺(安眠药)
Ethernet　“以太”局域网
ethyl alcohol　乙基乙醇
evaluate　评价
evidence-based decisions　根据证据决定
evidence-based medicine　循证医学
EVF erythrocyte volume fraction　红细胞容积(部分)分数
exercise testing　运动检测
expert opinion/expert panels　专家意见/专家全体陪审员
ExpressView　便携式反射光葡萄糖检测仪(商品名)
exudates　流出物,分泌液
ex vivo monitoring　体外连续监测
EZ-Screen　苯丙胺和可卡因等检测仪(商品名)

F

factor Ⅱ polymorphism　凝血因子Ⅱ多态性
fascitis　筋膜炎
FastTake　便携式葡萄糖检测仪(商品名)
FBC full blood count　全血计数
FDA food and drug administration　食品和药品管理局(署)
FD&C food drug and cosmetic act　食品药物和化妆品法
FDP fibrinogen degradation products　纤维蛋白原降解产物
fecal leukocytes　粪便中白细胞

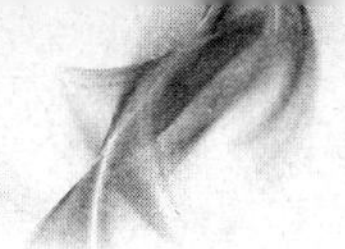

fecal occult blood	粪便隐血
feces	粪便
federal food and drug administration	联邦食品和药物管理局
fee schedule pricing	费用表上的定价
feedback loops	反馈电路
Fencl-Stewart approach	芬克-斯图尔特途径
fentanyl	芬太尼(麻醉性镇静药)
fern test	蕨类植物试验
fetal fibronectin	胎儿纤维结合素
fetal hemorrhage	胎儿出血
fetal lung maturity	胎儿肺成熟
fetal lactate	胎儿乳酸盐
fever of unknown origin	不明原因的发热
FFP fresh frozen plasma	新鲜冷冻血浆
FHDD family health development division	家庭保健发展处(部)
fiberoptic technology	光导纤维技术
fibrinogen testing	纤维蛋白原检测
fibrinolysis	纤维蛋白溶解
"fifth dimension"	"第五(维)空间"
filariasis	丝虫病
financial management	财务管理
fingerstick	手指针刺
First Check	苯丙胺和可卡因等检测仪(商品名)
First Medical Alpha Dx system	肌红、肌钙蛋白和 CK-MB 检测仪(商品名)
fiscal judgment	财政判断
fixed costs	固定成本
Flex-Pack Hp test	幽门螺旋菌快速检测试验
FlexSure Hp	幽门螺旋菌快速检测试验
Flexural plate wave sensor	Flexural 板材波浪传感器(FPW 传感器)
flumazenil(anexate)	氟马西尼(咪唑苯二氮草安易醒)
Flu virus	流感病毒
FluOIA A/B	流感病毒 A/B 检测试验
fluorescence	荧光
fluorescent-labeled immunoassay	荧光标记免疫试验
FMEA failure modes and effects analysis	故障模式和效应分析
FMS family medicine specialist	家庭医学专家(专科医生)
forensic testing	法医学测试
FPG fasting plasma glucose	空腹血糖
FreeStyle	葡萄糖检测仪
FRET fluorescent resonant energy transfer	荧光共振能量转移
frontline assay	第一线试验(检测滥用药物)
fructosamine	果糖胺
FSH follicle stimulating hormone	促卵泡激素

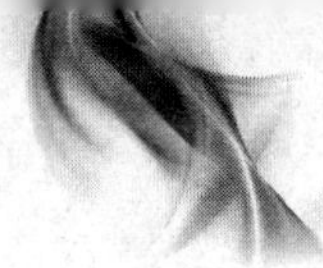

FTE fill time equivalent 全时间当量
F/U follow-up 随访
functional links 职能链接
functional testing 功能测试
fungal infection 真菌感染
Futrex 900 NIR 血液化学分析器(商品名)

G

galactosemia 半乳糖血(症)
gap fill pricing 填补定价
gastric contents/gastric fluid analysis 胃内容物、胃液分析
gastric tonometry 胃张力测量法
gastroenteritis 胃肠炎
gastrointestinal disorders 胃肠紊乱
GC/MS gas chromatography/mass spectrometry 气(相层析)-质(谱)联用法
Gel electrophoresis 凝胶电泳
Gem PCL 凝血检测仪(商品名)
Gem Premier 3000 血气分析仪(商品名)
Genechip™ DNA 芯片(商品名)
general practitioners 普通开业医师(非专科医师)
genetic testing 遗传检测
genetic(DNA)chips 基因芯片
genetic predisposition testing 遗传素质(遗传病)的检测
Genie Cup 多种药物收集杯/试验
genotyping 基因型分析
gestational diabetes 妊娠糖尿病
GFR glomerular filtration rate 肾小球滤过率
GHC group health cooperative 团体(群体)卫生合作企业(社)
glass fiber 玻璃纤维
global perspective 全球展望
GLP good laboratory practice 良好实验室规范
glucolactone 葡萄糖酸内酯
Glucometer Ⅳ 家用葡萄糖监测仪(商品名)
Glucometer Elite 手提式葡萄糖监测仪(商品名)
Glucometer GX 自我检测葡萄糖监测仪(商品名)
Glucometers 手提式葡萄糖监测仪(商品名)
glucose dehydrogenase 葡萄糖脱氢酶
glucose oxidase 葡萄糖氧化酶
glucose test strips 葡萄糖测试条
glucosuria 糖尿(症)
Gluco Watch Biographer 皮肤检测葡萄糖仪(商品名)
glycoprotei Ⅱb/Ⅲa receptor blockade efficacy 糖蛋白Ⅱb/Ⅲa 受体阻滞的效用
glycosaminoglycans 葡糖胺聚糖

glycosylated hemoglobin(hemoglobin Alc) 糖基化的血红蛋白(血红蛋白 Alc)
GMP good manufacturing practice 优良生产规范
gold-labeled immunoassay 金标免疫试验
gonorrhea 淋病
gout 痛风
GP general physician 全科医师,综合医师,开业医师
GPO group purchasing organization 团体购置机构(组织)
GPS guidelines/principles/standards 指导方针/原理/标准
Gram-negative bacteria 革兰氏阴性菌
gramicidin 短杆菌肽
Greiss test 尿中细菌筛选纸条实验
group A streptococcus A 群链球菌
group health cooperative 医疗保健社区
GSP glucsylated serum protein 糖化血清蛋白
guaiac-based assays for fecal occult blood 愈创木脂大便隐血实验
GUI graphical user interface 绘图用户界面
GUSTO global utilization of streptokinase 链激酶综合利用
gynecology 妇科学

H

hair testing 毛发检测
hairpin structures 发夹结构
handheld point-of-care testing instruments 手提式现场检测仪器
Hanshin-Awaji earthquake 日本 Hanshin-Awaji 岛屿地震
HbAlc(Alc)haemoglobin 糖化血红蛋白
HBDH hydroxybutyrat-dehydrogenase 羟丁酸脱氢酶
HCFA health care financing administration 美国保健财政管理局
HCG human chorionic gonadotropin 人绒毛膜促性腺激素
HCPCS health care procedural coding system 卫生保健程序编码系统
Hb-Quick Hemoglobinmeter 血红蛋白快速检测仪(商品名)
HCSS hospital computer sharing system 医院计算机共享系统
HCT hematocrit 红细胞比积,血细胞比容
health care workers 卫生保健工作人员
health maintenance organizations 健康维护组织
heart ER program protocol 心脏急症程序
heart rate 心率
heavy metals 重金属
Helena REP system Helena 实验室分析急性心肌梗塞系统
Helicobacter pylori 幽门螺旋菌
HELLP syndrome 溶血、肝酶上升和血小板数下降综合征
Hematocrit 红细胞比积
hematologic tests 血液学检测
hematuria 血尿

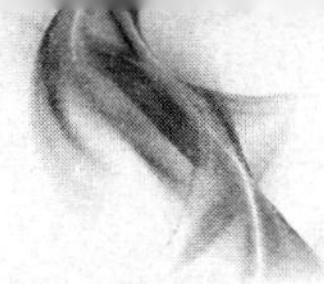

HemeSelect	粪中血红蛋白检测试剂(商品名)
Hemo-Tec ACT Ⅱ	白陶土活化凝血时间试剂(商品名)
Hemoccult Ⅱ/Hemoccult SENSA	愈创木脂大便隐血试剂(商品名)
Hemochron	凝血试验操作仪(商品名)
Hemochron Jr Signature	液体振荡/光学凝血检测仪(商品名)
Hemochron Response	机械凝血时间检测仪(商品名)
Hemochron RxDx	机械凝血时间检测仪(商品名)
Hemochron series	各种凝血时间检测仪(商品名)
HemoCue B-Glucose	葡萄糖吸光光度法检测仪(商品名)
HemoCue B-Hemoglobin Analyzer	血红蛋白吸光光度法检测仪(商品名)
Hemocytometer	血细胞计数器
hemodialysis	血液透析
hemodynamic monitoring	血流动力学的监测
Hemodyne cot retractometer	血块凝缩血小板功能检测仪(商品名)
Hemoglobin glycosylated(hemoglobin Alc)	糖基化血红蛋白(血红蛋白 ALC)
Hemophilia	血友病
HemoQuant	愈创木脂定量化验大便隐血试剂(商品名)
HemoSite	葡萄糖反射光度法检测仪(商品名)
hemostasis	止血(法)
hemoglobin or hematocrit testing	血红蛋白或红细胞比容检验
hemostasis tests	止血实验
Henderson-Hassel-Balch equation	亨德森-哈塞尔巴赫方程式
heparin	肝素
heparin antagonists	肝素拮抗剂
heparin assays	肝素检测
heparin dose-response test	肝素剂量反应试验
heparin therapy	肝素治疗
Hepcon HMS	白陶土活化凝血时间试剂(商品名)
heroin	海洛因
herpes viruses	疱疹病毒
heterophile antibodies	异嗜性抗体
hexokinase	己糖(磷酸)激酶
Hgb hemoglobin	血红蛋白
HHS health and human services	健康与人类服务部门
hidden costs	隐秘花费
high-dose heparin therapy	高剂量肝素治疗
highly complex testing	高度复杂检测
HIPAA health insurance portability and accountability	健康保险流通和责任法案(美国)
hirudin therapy	水蛭素治疗
HIS hospital information system	医院信息体系
HiTT high dose-Thrombin time	高剂量凝血酶时间
HIV infection/AIDS	人类免疫缺陷病毒感染/艾滋病
HL-7 organization	健康水平-7 组织

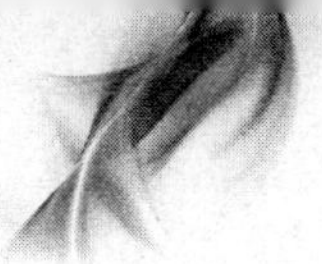

HMOs health maintenance organizations　保健组织
HNTT heparin neutralized thrombin time　肝素中和凝血酶时间
holistic monitoring　功能整体性的监护
home-based disease management　家庭疾病管理
Home-based point-of-care testing　家庭现场检测
home healthcare personnel　家庭卫生保健人员
hormones　激素
hospital environment as hybrid laboratory　联合实验室的医院环境
hospital environment　医院环境
hospital policies/politics　医院政策/政纲
hospitalization　住院,入院
host risk factor genotyping　宿主危险因素的基因分型
HPLC high performance liquid chromatography　高效液相色谱
HSV herpes simplex virus　单纯疱疹病毒
human immunodeficiency virus　人体免疫缺陷病毒
human resources　人力资源
hybrid(collaborative care/interdisciplinary)teams　联合(共同关心/跨学科)小组
hybrid/integrated laboratory　联合/综合实验室
hybridization　杂交
hydromorphone　氢吗啡酮
hydroxybutyrate　羟丁酸
hypercalcemia　高钙血症
hypercoagulability　高凝固性
hyperglycemia　高血糖(症)
hyperkalemia　高钾血(症)
hyperlactemia　高乳酸血(症)
hypocalcemia　低钙血(症)
hypoglycemia　低血糖(症)
hypomagnesemia　低镁血(症)
hyponatremia　低钠血(症)
hypothesis resolution　假说的解决
hypoxia　缺氧

I

ICAM intercellular adhesion molecular　细胞间黏附分子
ICD implantable cardioverter defibrillator　埋藏式自动复律除颤器
Icd-9-CM diagnosis codes　诊断编码
ice storage　冰库
ICMA PTH assay immunochemiluminometric parathyroid hormone assay　免疫化学发光测量甲状旁腺激素实验
ICON Fx　A 群链球菌检测试剂(商品名)
Icon Ⅱ HCG　人绒毛膜促性腺激素定性检测试剂盒(商品名)
ICU intensive care unit　(重症)监护室

ID lot identification	抽签鉴别
ID Block	苯丙胺和可卡因等仪(商品名)
IDI international diabetes institute	国际糖尿病研究所
IDSs integrated delivery systems	综合传输系统
IEEE institute of electrical and electronics engineers	电气和电子学工程师学会
IFCC international federation of clinical chemistry	临床化学国际联合会
IFG impaired fasting glucose	空腹血糖受损
IgA immunoglobulinA	免疫球蛋白 A
IGT impaired glucose tolerance	糖耐量受损
IGR impaired glycoregulation	糖调节受损
IL-6 interleukin 6	白细胞介素 6
IM infectious mononucleosis	传染性单核细胞增多(症)
imaging	成像
imipramine	丙咪嗪
immediate knowledge	直觉知识
immortalized	永生化
IMMULITE PTH assay	甲状旁腺激素化学发光夹心法测量仪(商品名)
immunoCard Mycoplasma Kit	肺炎支原体抗体 EIA 检测试剂盒(商品名)
ImmunoCard STAT Rotavirus Assay	粪中轮状病毒免疫金标记检测试剂盒(商品名)
ImmmunoCard STAT Strep A	A 群链球菌免疫测定卡(商品名)
immunochromatography	免疫色谱法
immunodetection devices/tests	免疫检测设备/检验
immunoturbidimetry	免疫比浊法
impedance	电阻抗
inborn errors of metabolism	先天性代谢缺陷
in charge	主管
incremental costs	增加的费用
indirect costs	间接费用
industrial technology innovation strategic alliance	产业技术创新战略联盟
infant	婴儿
infection control	感染的控制
infection probability score(IPS) system	感染可能性的评分系统
infectious disease	传染性疾病
infectious mononucleosis	传染性单核细胞增多症
infinite loop	无限循环
inflammation	炎症
influenza virus	流行性感冒病毒
informatics/information management	信息学/情报(资料)管理
information density	信息密度
information systems	信息体系
infrared link	红外链接
in-line whole blood gas analysis	联机(直接插入)的全血血气分析
Innovin(=tissue factor)	组织因子/凝血激酶/凝血活素(商品名)

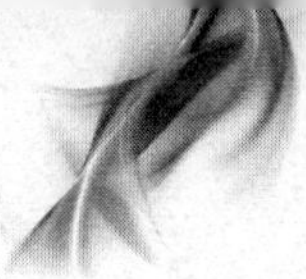

inpatient environment billing/payment systems	住院患者周围环境费用支付体系
INR international normalized ratio	国际标准化比率
in situ hybridization	原位(核酸)杂交
inspector	检测员
inspections accreditation	检查委员会
InstaCheck	多种滥用药物检测仪(商品名)
institutional point-of-care testing committees	设置的 POCT 委员会
instructional methodologies	教导方法学
instrumentation laboratory	仪表化实验室
instruments	仪器
insulin infusion	灌输胰岛素
integrated laboratory	综合实验室
integration/integrative strategies	一体化的/综合策略
intended use	针对性使用
interactive televideo	交互式的视频
interdisciplinary(collaborative care/hybrid)teams	跨学科(合作/联合)小组
interfaces	接触面
interference testing	干预实验
interfering substances	干扰物质
interferometers	干涉仪
intermediary	仲裁者
intermittent connection	间歇连接
internet	网络
internet protocol address	网络协议地址
intracranial pressure monitoring	颅内压监测
intralaboratory quality control requirements	实验室内质量管理要求
intranet-based instruction	网络指导
InvadeTM system	商标体系
in vivo	体内
ion channel	离子通道
ion difference	离子差异
ionized calcium	钙离子
ionized magnesium	镁离子
ionophores	离子载体
iontophoresis	离子电渗(疗法)
IP internet protocol	网络协议书
IPS system infection probability score system	感染机(概)率记分系统
IQC intelligent quality control	智能质量控制
IR infrared(techniques)	红外线通讯技术
IrDA infrared data association	红外线信息协会
IRMA SL(series 2000)	2000 系列血气分析仪(商品名)
ischemic stroke	缺血性中风
ISEs ion-selective electrodes	离子选择性电极

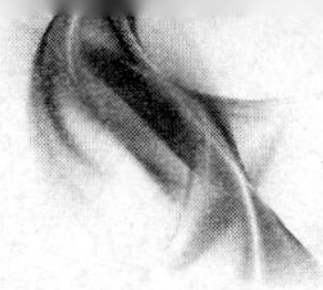

ISI international sensitivity index　国际灵敏性指数

ISO international organization for standardization　国际标准化组织

i-STAT　13 种生化指标检测仪(商品名)

ITU intensive therapy unit　重症治疗室

IVDs in vitro diagnostic devices　体外诊断设备

J

JCAHO joint commission on accreditation of healthcare organizations　卫生保健组织鉴定委托联合委员会

JDS Japan diabetes society　日本糖尿病协会

Judicial system　司法系统

K

kaolin-based activated clotting time　白陶土活化的凝血时间

KC-135 flight　飞行器中微重力测量仪(商品名)

ketoacidosis　酮酸中毒

ketone bodies　酮体

ketones　(甲)酮

Kleihauer-Betke staining method　Kleihauer-betke 染色法

knowledge mosaics　知识镶嵌(组合)

knowledge optimization　知识优化

knowledge technology　知识技术学

knowledge transfer　知识转化

KOH preparation for Candida vaginitis diagnosis　念珠菌阴道炎诊断 KOH 制剂

K time(clot formation time)　K 时间(血栓形成时间)

L

Lab Card™　塑料微芯片(商标名)

lab on a chip　芯片实验室

labeling　标记的

laboratorian　检验师,化验员

laboratory　实验室

laboratory accreditation survey　实验室鉴定调查

laboratory environment　实验室环境

laboratory fee schedule　实验室规定费用单

laboratory information system test method codes　实验室信息系统测试方法编码

laboratory personnel　实验室人员

laboratory supervisor　实验室管理人员

laboratory technology　实验室技术

laboratory time　实验室上班时间

lactate　乳酸盐

lactic acidosis　乳酸过多症

lactoferrin　乳铁传递蛋白

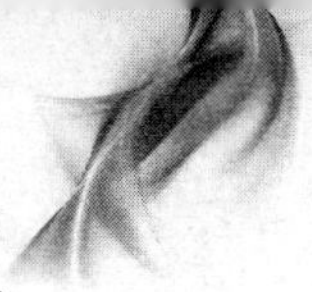

lamination of fluids	叠层流
LAN local area network	局域网,当地网络
LAP laboratory accreditation program	实验室认可程序
laser skin perforator	激光皮肤穿孔器
lasette	家庭使用激光皮肤穿孔器
lateral-flow and flow through immunoassays	侧流与径流免疫测定法
latex agglutination testing	乳胶凝集实验
LDR ligase detection reaction	连接酶检测反应
LDX system	便携式血脂检测仪(商标名)
leadership	领导阶层
leakage	渗漏
learning objectives	学习目标
lecithin/sphingomyelin ratio	卵磷脂/鞘磷脂比率
LED light emitting diode	发光二极管
left ventricular dysfunction	左心功能紊乱
legal constraints	法律限制
lepirudin therapy	来匹卢定(抗凝血药)治疗
leukemia	白血病
leukocyte esterase test	白细胞脂酶检验
leukocytes	白细胞,粪便的
licensing/accreditation	许可/委派
LID lot identification	序列标识
LifeLite™	心脏病标记物检测仪(商标名)
LifePoint	唾液分析仪(商品名)
LifeScan glucose meters	葡萄糖检测仪(商品名)
lifesaving	救生法
light-directed chemical synthesis	光导化学合成
light properties assay	光属性分析法
Link 2 Strep A Rapid test	溶血性链球菌 A 快速检测试剂(商品名)
linkages	连接
lipid fractions	脂质部分
liquid controller	液体控制器
liquid controls	液体控制
liquid-phase prothrombin test	液相凝血酶原试验
LIS laboratory information system	实验室信息系统
LIS laboratory integrated system	实验室一体化系统
liver transplantation	肝脏移植
LLNL Lawrence Livermore Nat lab	劳伦斯利抽莫尔纳特试验室
LMRP local medical review policy	地方医疗回顾政策
locally-smoothed median absolute difference (LSMAD) curves	局部-平滑平均绝对差(LSMAD)曲线
lock-out systems	封锁系统
logical observation identifier	逻辑观测标识符

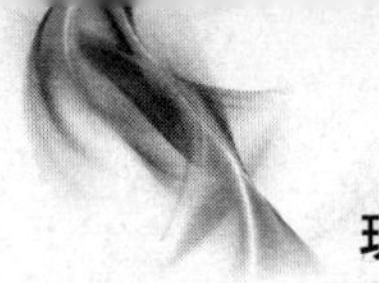

loop-mediated isothermal amplification 滚环等温扩增技术
lorazepam 氯羟去甲安定
LOS length of stay 所需时间
low molecular weight heparin therapy 低分子量肝素治疗
lower urinary tract infections 下泌尿道感染
LQA laboratory quality assurance 实验室质量保证
LSD lysergic acid diethylamide 麦角酸酰二乙胺
Lumadex foam stability index Lumadex 泡沫稳定指数
lumbar puncture 腰椎穿刺
luminescence 发光
luminex detection technology 荧光检测技术
lung function 肺功能
lutropin(luteinizing hormone) 促黄体(黄体化荷尔蒙)
LVEF left ventricular ejection fraction 左室收缩功能代偿
Ly30 30 分钟血凝块收缩率

M

MA maximum amplitude 最大幅度
macroeconomics 宏观经济学
magnesium ionized 镁离子化
6-MAM 6-monoacetyl morphine 6-单乙酰吗啡
Makmal Kesihatan Awam/Kebangssan(National Public Health Laboratory) 国际公共保健试验室(MKA/K)
managed care 受到管理的医疗护理
management of point-of-care testing program 现场检测程序管理
marginal analysis 边缘分析
marijuana(tetrahydrocannabinol) 大麻(四氢大麻醇)
Mark X 呼吸气体酒精检测仪(商标名)
maskless microarray fabrication 无掩模的微阵列组合
mass spectrometer on a chip 质谱仪(计)在芯片上
matrix effect 基质效果
Max-ACT test Max 活化凝结时间测定实验
MDMA methylenedioxy-methamphetamine 亚甲基二氧基甲基苯丙胺
mechanical ventilation 机械通风
meconium 胎粪
meconium aspiration syndrome 胎粪吸入综合征
medical compliance programs 医疗顺应性程序
Medical Device Amendments of 1976 1976 年医疗设备修正案
medical devices 医疗设备
medical efficacy 疗效
medical errors 医疗过失
medical necessity billing/payment 医疗需求的支付
medical record numbers 医疗记录号码

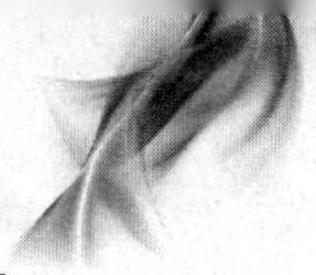

medical records	医学记录
medical staff	医疗职员
medical surrogates	医疗代理
medicare administration	医疗保险制度管理部门
Medicare Part A/B/C	医疗保险制度 A/B/C 部分
MEMS microelectromechanical systems	微机电系统
meperidine	哌替啶
meristic	对称(排列)的
metabolic acidosis	代谢性酸中毒
metabolic alkalosis	代谢性碱中毒
metabolic "awareness"	新陈代谢"意识"
metabolic monitoring	新陈代谢监护
metabolism	新陈代谢
metabolites	代谢物
methamphetamine	甲基苯丙胺
Metra BAP	骨特异碱性磷酸酶测定仪(商品名)
MI myocardial infarction	心肌梗死,心肌梗塞
MIB medical information bus	医疗信息总线,医疗信息汇流排
Micral-Test II	半定量尿中微白蛋白浓度检测仪(商品名)
microaddressable arrays	微地址导向阵列
microalbuminuria	微量蛋白尿
MicroBE analyzer	桥连核酸和基因检测 POCT 分析仪(商品名)
microbiologic tests in emergency department	急症室的微生物检验
microcantilever biosensors	微支架生物传感器
microcapillary electrophoresis	微毛细管电泳
microchips	微芯片
microeconomics	微观经济学
microfluidic systems	微流控系统
micromachining	显微机械加工
microorganisms	微生物
microprocessors/microcomputers	微处理器/微型计算机
Micros CRP	便携式 C 反应蛋白等测定仪(商品名)
microscopy	显微镜方法
microsporum infection	微孢子感染
Microtiter	血栓先兆蛋白测定仪(商品名)
military	军队的
multiwavelength photometry	多波长光度测定法
miniaturization	小型化
MiniMed	血糖监测系统(商品名)
MiniQuant	免疫比浊法测定 D-二聚体仪(商品名)
Mir space station	Mir 太空站
MLT medical laboratory technology	医学实验室技术
MMU mobile medical unit	移动医疗单位

moderate complexity tests 适度复杂实验
MOH ministry of health 保健部
molecular diagnostics 分子诊断学
molybdenum cofactor deficiency 钼协同因子缺乏
monitor 监控
Mono-Plus WB 传染性单核细胞增多征检测仪(商品名)
6-Monoacetyl morphine 6-单乙酰吗啡
monosodium urate crystals 单尿酸钠晶体
morphine 吗啡
MRO medical review officer 医学评论公务员
MRNs medical record numbers 医学检验记录编号
MSQH Malaysian society for quality in Hospital 马来西亚医院质量协会
MT medical technologist 医学技术员
mucopolysaccharidosis 黏多糖病
multiplexed PCR 多重 PCR 法
multistep bioelectrochemistry 多极生物电化学法
Murex SUDS HIV-1 HIV-1 抗体检测仪(商品名)
mycoplasma pneumonia 支原体肺炎
mycoses 真菌
myocardial infarction 心肌梗死
myocardial injury markers 心肌损伤标记物
myoglobin 肌红蛋白

N

NA not available 没有(不可)利用的
nanofabrication 纳制造
narcotics 镇静剂
NACB national academy of clinical biochemistry 临床生物化学国家科学院
NASA national aeronautics and space administration (美国)国家航空和宇宙航行局
nasogastric tube 鼻胃管
national committee for clinical laboratory standards (美国)国家临床实验室标准委员会
national limitation amount 全国局限数额
natriuretic peptide 钠尿肽
navigation 航海
NCCLS national committee for clinical laboratory standards 国家临床实验室标准委员会
NCO non-certified operator 没有保证的操作
NDT non-date transfer 非数据转移
near-patient testing(also Bedside testing) 患者身边的检验(或床边检验)
necrotizing fasciitis 坏死性筋膜炎
neisseria gonorrhoeae 淋病奈瑟菌
neonatal transport systems 新生儿运输系统
neonate 新生儿
neotrend 新趋势

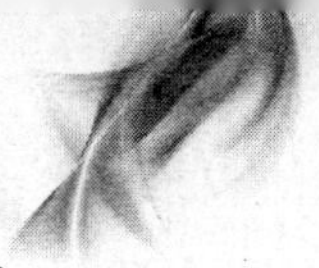

nephrolithiasis	肾结石
nephrology clinic	肾脏病学临床
Nernst equation	能斯脱方程
net present value analysis	网络存在值分析
networks	网络
neuraminidase activity	神经氨酸苷酶活性
neutrophils	中性白细胞
New York heart association classification	纽约心脏病协会分类
newdemics	新出现的灾难
NGSP national glycohemoglobin standardization program	(美国)国家糖化血红蛋白标准化计划
NIBIB national institute of biomedical imaging and bioengineering	国家生物医学成像和生物工程研究所
"Niche testing"	"龛影检测"
NICU neonatal intensive care unit	新生儿重症监护室
NIDA national institute on drug abuse	药物滥用国际委员会
nigrosin screening	苯胺黑筛选检查
nitrate test	硝酸盐检验
nitrazepam	硝基安定
nitrazine paper	硝嗪纸
nitrites	亚硝酸盐
NLA national limitation amount	国家限定数量
NMP22 test nuclear mitotic apparatus protein test	细胞核有丝分裂蛋白检测
noninvasive monitoring	非浸入监测
non-nucleic acid amplification	非核酸扩增
nonwoven polyesterfibers	非织聚酯纤维
Nova series	葡萄糖等检测仪(商品名)
NPT7 analyzer	血气分析仪(商品名)
NPV negtive predictive value	阴性预测价值
NQC no-quality control	无质量控制
NRC nuclear regulatory commission	核管理委员会
NS not significant	无意义
NSTEMI non-ST segment elevation myocardial infarction	非 ST 段抬高心肌梗死
NTX n-telopeptides of type 1 collagen	N-肽端 1 型胶原
nucleic acid	核酸
nucleic acid probe system(oligonucleotide probe technology)	核酸探针系统(寡核苷酸探针技术)
nursing managers	护理主管
Nursing outcomes	护理成果
nursing staff	护理专业的全体雇员
NVO non-verified operator	非证实操作
NycoCard	光反射 HbA1c 检测仪(商品名)
NYHA New York heart association	纽约心脏协会

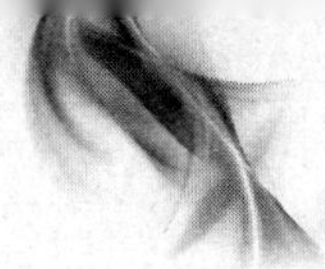

O

observation recipient	接受观测者
observation reporting interface	观测报告界面
obstetrics	产科学
OC-Hemodia	大便隐血检测仪(商品名)
occult blood	大便隐血
office laboratory	医师办公实验室
OGTT oral glucose tolerance test	口服葡萄糖耐量试验
OIA optical immunoassay	光学免疫试验
oligohydramnios	羊水过少
oligonucleotide probe technology	寡核苷酸探针技术
Omni series	Omni 型系列仪器
OMT oral mucosal transudate	口腔黏膜渗出液
one-step	一步法
One Touch	糖尿病患者糖测定仪(商品名)
One Touch II	葡萄糖氧化酶葡萄糖检测仪(商品名)
One Touch FastTake	葡萄糖监测系统仪器
One Touch Hospita	反射光度法葡萄糖检测仪(商品名)
One Touch Ultra	葡萄糖氧化酶葡萄糖检测仪(商品名)
ON-SITE	检测唾液酒精脱氢酶仪器
on-the-job training	专职培训
Ontrak/Ontrak Testcup	滥用药物尿液检测仪(商品名)
operator effects	使用者影响
opiates	含鸦片的安眠药
opportunity cost analysis	机会成本分析
OPTI CCA/OPTIR	欧洲现有的 POCT 技术
optical technologies	光学技术
optical fluorescence assay	光学荧光法
optimization	最优化
OR operating room	手术室
oral fluid testing	口液(唾液)检测
Oral Screen	口液(唾液)免疫层析检测仪(商品名)
orientation	定位报告
orthopedic disorders	整形外科的乱象
OSHA occupational safety and health administration	职业安全与保健管理局
osmolality	重量摩尔渗透压浓度
OSOM	链球菌免疫检测仪(商品名)
Osteomark NTx	骨吸收标记(NTx)检测仪(商品名)
osteomyelitis	骨髓炎
otorrhea	耳液溢
outcomes	结果
outcomes surrogates	成果代理

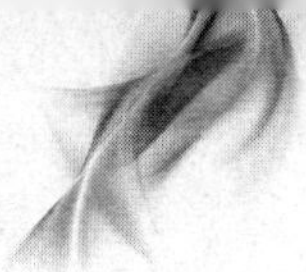

outliers	异常值,局外人
outpatient environment	门诊患者环境
over-the-counter tests	非处方试验(OTC 试验)
overdose	药剂过量
oversight	细心照料
ovulation	排卵
oxazepam	去甲羟基安定
oxygen carriers	氧气运送者
oxygen saturation	氧气饱和度
oxygen use	氧气使用,家庭/自身检测
oxygenation	氧化,组织,乳酸盐水平

P

P50	50%血氧饱和度的 PaO_2 值
p53 gene microaddressable array	p53 基因微地址导向阵列
PACT platelet-activated clotting time	血小板活化凝血时间
PACU postanesthesia care unit	麻醉后监护室
pagers	呼叫或寻呼机
pancreatitis	胰腺炎
panic value	恐慌值
paracentesis	穿刺术
paradigm shift	倒班,换班(岗)
paraquat	白草枯(除草剂)
parasitic infections	寄生虫感染
parathyroid hormone	副甲状腺激素
Paratrend	连续血管内血气分析仪(商品名)
parents alert home drug test kit	父母警惕家用毒品检测试剂盒
partial thromboplastin time	部分凝血活酶时间
PARU postanesthesia recovery unit	麻醉后恢复室
pathogen diagnostics	病原体诊断
patient confidentiality	患者情况保密性
patient demographics	患者人口统计学
patient education	患者教育
patient identification	患者鉴定
patient monitoring	患者监护
patient recruitment	患者募集
patient self-management	患者自我管理
patient self-referral	患者自我推举
patient self-testing	患者自我检测
patient specimen collection	患者标本收集
patient throughput	患者通过量
payment window	支付窗口
PCA portable clinical analyzer	手提式临床分析仪

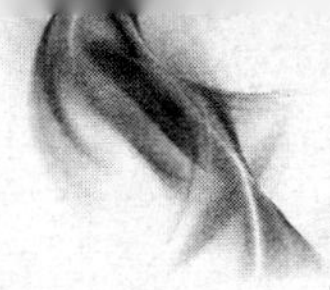

PCMC primary children's medical center 初级儿童健康(医疗)中心
PCMCIA personal computer memory card international association 个人计算机记忆卡国际协会
PCO_2 二氧化碳分压
PCP phencyclidine 苯环利定
PCR polymerase chain reaction 聚合酶链反应
PCT procalcitonin 降钙素原
PCU primary care unit 初级监护单位
PDA personal data assistants 个人信息助理
PDA personal digital assistants 个人指纹助理
peak-flow meters 流量计
pediatric fever of unknown origin 小儿无名热,儿科发热待查
pediatric intensive care unit 小儿科重症监护室
pediatric transport systems 小儿科传送系统
pediatrics 小儿科
PEF peak expiratory flow 最大呼气流速
pelvic inflammatory disease 骨盆炎性疾病
pentobarbital 戊巴比妥
peptic ulcer disease 消化性溃疡
percutaneous transluminal coronary angioplasty 经皮肤腔内冠状血管成形术
performance characteristics 工作特征
performance maps 施行图
pericardial fluid 心包液
pericardiocentesis 心包穿刺术
pericardiotomy 心包切开术
peritoneal fluid 腹膜液
peritoneal lavage 腹腔灌洗
peritonitis 腹膜炎
Perot-Fabry fringes 珀罗-法布里条(边)纹
persistent connection 持续的连结
personnel 全体成员
PFA-100 phosphonoformic acid 100 膦酰甲酸-100
pH emergency department testing 酸-碱度急诊室检测
pH electrode pH 电极
PHA phytohemagglutinin 植物凝集素
pharmacogenomics/pharmacogenetics 药物基因组学/药物遗传学
Pharmatech Quick Screen kit 药物技术快速筛选试剂盒
PharmScreen 多种滥用药物检测仪(商品名)
pharyngitis 咽炎
phencyclohexamine 苯环乌洛托品
phenobarbital 苯巴比妥
phenothiazines 吩噻嗪
phenytoin 苯妥英(抗惊厥药物)

phosphate 磷酸盐
phosphatidylcholine 磷脂酰胆碱（亦称卵磷脂）
phosphatidylinositol 磷脂酰肌醇
photometric glucose test strips 光度计葡萄糖试纸条
pHOX Plus C/L 便携式血气检测仪（商品名）
physician capture 医师捕获
physician notification 医师布告
physicians' order 医嘱
physiologic parameters 生理学参数
Piccolo system 钾，钠，葡萄糖，胆固醇检测系统
PICU pediatric intensive care unit 小儿科重症监护室
plasma coagulation factors 血浆凝结因子
plasmon resonance （细）胞质共振
platelet count/function tests 血小板计数/功能试验
platelet disorders 血小板障碍
platelet function analyzer 血小板功能分析仪
plateletworks 监测血小板计数/功能试验的有效工具
pleural fluid 胸水
PMAs premarket approval applications 上市前批准申请
pneumatic tubes 装满气体的管子
pneumonia 肺炎急诊室评价
PO_2 氧分压
POCC point-of-care committee 现场医护（检测）促进会
POCT point-of-care testing 现场医护检测（现场检测、即时检验、床边检验）
POCT committee in group health cooperative 医疗保健社区中的 POCT 委员会
POCT instruments POCT 仪器
POCT. CTR(central) POCT 中心
POCT steering committee POCT 筹备指导委员会
point-of-care testing director/coordinator 现场检测主管/协调员
point-of-care testing in remote/extreme environments 在偏僻和极端环境中的 POCT
point people 有思想的人，关键性人物
POL physician office laboratory 医师办公实验室
PORT patient outcomes research team 患者结果研究小组
postanalytic errors 分析后错误
potassium 钾
potentiometry 电势（位）测定法
PPM provider-performed microscopy 提供者执行显微镜检查法
PPP public-private partnership 公有-私有合作关系
PPS prospective payment system 预期支付系统
PPT power point 演示文稿图形程序工具
PPV positive predictive value 阳性预测价值
practice guidelines 实用（具体操作）指南
practice management information systems 实践处理信息系统

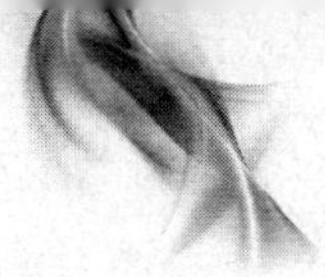

practice parameters 实践参数
PRBC packed red blood cell 红细胞压积
preanalytic errors 分析前错误
precision 精确性
Precision G/PCX/QID/Xtra 葡萄糖测定仪(商品名)
predicate device 预测性设备
predictive value of test 试验预测价值
preeclampsia 先兆子癫
pregnancy 妊娠
pregnancy test 妊娠试验
prehospital care 入院前的护理
prehospital 前线医院
premarket notification or clearance/510(k) 上市前布告或说明/510(k)
premature infant 早产婴儿
premature rupture of membranes 早产儿膜破裂
prenatal care 产前护理
preterm labor 早产或未足月产
prevalence 流行率
preventive care 预防性保健
primary care networks 初级保健网络
primers 引物
privacy 保密
procedure manuals 程序手册
process improvement 程序改进
product development phase 产品开发阶段
product recalls 产品收(召)回
productivity 生产率
professional oversight 专业人员的失察
proficiency testing 熟练程度检测
Profile II 滥用药物检测仪(商品名)
prognostication 预测
propoxyphene 丙氧芬
prospective payment system 预期支付系统
protamine 鱼精蛋白
protection tiler 防护等级
proteinuria 蛋白尿
proteome analysis 蛋白质分析
protime microcoagulation system 凝血酶原时间检测系统
ProTIME Monitor 凝血活酶测定仪(商品名)
protime monitor 凝血酶原时间监视器
protocols 协议
PSA prostate-specific antigen 前列腺特异性抗原
pseudogout 假痛风

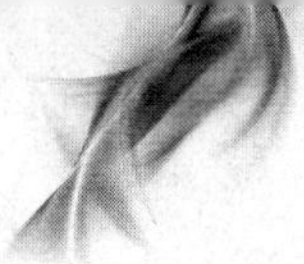

PSM personnel status monitor	全体职员情况监视器
PTG parathyroid gland	甲状旁腺
PTH parathyroid hormone	甲状旁腺激素
PTT partial thromboplastin time	部分凝血活酶时间
public policy	公共政策
pulmonary aspiration	肺部抽吸术
pulmonary capillary	肺部毛细血管
congestive heart failure	充血性心力衰竭
pulmonary embolus	肺部栓塞物
pulse	脉搏
pulse oximeter carbon dioxide detector	脉搏血氧二氧化碳探测器
pulse oximetry	脉搏血氧定量法
pyelonephritis	肾盂肾炎
PyloriTek	试纸条法幽门螺杆菌尿素酶检测仪(商品名)
pyuria	脓尿

Q

QALY quality-adjusted life year	质量校准生命年
QAP quality assurance programme	质量保证方案
QBC	全血记数仪(商品名)
QC quality control	质量控制
Q. E. D. device	唾液检测仪(商品名)
QSR quality system regulation	质量系统规则
Q Test Strep	咽炎链球菌检测仪(商品名)
quality assessment	质量评估
quality assurance	质量保证
quality guard system	质量监管系统
quality monitors	质量监控
quality services department	质量服务部门
QualityGuard	质量监视装置
quartz microbalance array	石英微量天平列阵
QuickScreen	滥用药物检测仪(商品名)
Quickview A/B	甲/乙型流感病毒检测仪(商品名)
QuickVue	幽门螺杆菌检测仪(商品名)
QW modifier	QW 修饰词

R

RA radionuclide angiography	放射性核素血管造影术
radio frequency infrared data chips	放射频率红外线数据芯片
radiometer	放射量测定仪器
radionuclide angiography	放射性核素血管造影术
radionuclide imaging	放射性核素成像
RALS remote automated laboratory system	遥控自动化实验室系统

ranitidine receptor gene	雷尼替丁(组胺 H_2 受体阻滞药)受体基因
rapid antigen test	快速抗原试验
rapid drug screen card	快速药物筛选卡
rapid evaluation	快速评价
Rapid Lab 800 series	携带式血气,电解质,葡萄糖检测器(商品名)
rapid platelet function assay	快速血小板功能试验
rapid response	快速反应
rapid-response central laboratory	快速反应中心实验室
rapid streptococcal tests	快速链球菌试验
rapid urease testing	快速尿酶检测
RapidLab series	欧洲工作台面用 POCT 仪器(商品名)
RapidPoint series/RapidPoint Coag	欧洲加护病房用 POCT 仪器(商品名)
RapidTest DAU	滥用药物快速检测仪(商品名)
RAS reninangiotensin system	血管紧张素系统
RASS rennin-angiotensin-aldosterone system	肾素-血管紧张素-醛固酮系统
RCP respiratory care practitioner	呼吸道监护医师
r-DNA recombinant DNA	重组 DNA
reaction element	反应要素
REACTT rapid evaluation by assay of Cardiac Troponin trial	心脏肌钙蛋白 T 三联体试验快速评价
reagent strip test	试纸条试验
reagent tablets	试剂药片
Reagents CAP standards	美国临床病理学会试剂标准
recalls	召回
recertification	换发新证
recombinant DNA(r-DNA)thromboplastin	重组 DNA 凝血活酶
recommendation	推荐、介绍、劝告
record	记载,经历
recovery(spike)	回收(峰)
reference cassettes	参考卡型盒式
reference ranges	参比范围,标准范围
reflectance and spectrophotometry	反射系数与分光光度计法
reflective photometry glucometer based on,for neonate	反射光度法葡萄糖计检测新生儿
Reflolux S	家用葡萄糖检测仪(商品名)
Reflotron Plus	16 项包括肝功能检测仪(商品名)
Refrigeration requirement	需求
regional networks	地方性网络
regulatory interactions phase	调节相互作用的阶段
regulatory issue	调整组织
relative value analysis	相对值分析
remote access	远程存取
remote control/remote review	摇控/远程考察
remote environments	远程环境

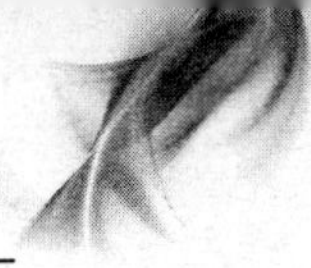

renal colic	肾绞痛
renal failure	肾衰竭
renal function	肾功能
reperfusion	再灌注
injury markers	损伤标记物
rescue situations	营救的情况
respiratory disorders	呼吸系统疾病
respiratory failure	呼吸衰竭
respiratory monitoring	呼吸系统监测
respiratory syncytial virus	呼吸道合胞病毒
response time	反应时间
results-reporting	结果报出
revenue centers	税收中心
revenue generation	税收形成
reverse iontophoresis	反向离子电渗疗法
Rh typing	Rh 分型
rhabdomyolysis	横纹肌溶解
rhinorrhea	鼻漏
RIM A. R. C. Strep A test	A 群链球菌检测仪(商品名)
risk assessment/reduction	风险估价/减少
risk practice plan	风险实践计划
RNA extraction	RNA 提取
RN registered nurse	注册护士
robotic workstations	机器人工作站
Roche-Boehringer Mannheim Cardiac Reader	心脏病阅读仪(商品名)
root cause analysis	根本原因分析
Rotalex	轮状病毒检测仪(商品名)
rotavirus	轮状病毒
row parity	单向奇偶校验
RSV respiratory syncytial virus	呼吸道合胞病毒
R time(reaction)	反应时间
rule-based approach	基于规则途径
Rx	处(药)方
Rx-Dx efficacious treatment-efficient diagnosis	有效治疗-有效诊断

S

Safe Medical and Devices Act of 1990	1990 年的安全医学和设备条例
safeguards	安全装置
safety CAP standards	美国临床病理学会安全标准
safety and effectiveness	安全和效力
salicylates	水杨酸盐
saliva testing	唾液检测
Salivette	收集更多唾液装置(商品名)

SAMHSA substance abuse and mental health services administration　物质滥用和精神卫生服务处
sample collection/transport　标本收集/运输
sample matrix　标本基质
sample size　样本(容)量
sample value　样本值
sample variance　样本方差
sampling　取样,进样
sampling point　样点
sampling site　样点
SaO_2 oxygen saturation　动脉氧血红蛋白饱和度
satellite laboratories blood gas testing　卫星实验室血气分析
satisfaction surveys　满意测量
SAVE survival and ventricular enlargement　心室扩大与生存率
schistosoma haematobium　埃及血吸虫
SDOs standardization development organizations　标准化发展组织
SDA state food and drug administration　州食品药品监督管理局
SDA strand displacement amplification　链置换扩增
secretory immunoglobulin A　分泌免疫球蛋白 A
security connectivity　安全连续性
sedimentation rate　沉淀(降)率
seizures emergency department　癫痫急诊部门评价
self-management　自我处理
self-referral(patient self-referral)　自己治疗安排(患者自我推荐"转诊")
self-study programs　自我学习计划
self-testing(patient self-testing)　自我检测(患者自己检测)
seminal fluid/semen analysis　精液/精液分析
SensiCath　血气分析仪(商品名)
sensitivity analytic　敏感性分析
sensory tests　感觉试验
sentinel events　警戒事件
sepsis　脓毒病(脓毒败血病)
sepsis-related organ failure assessment(SOFA) score　脓毒病相关器官衰竭评估得分
Septest　脓毒病检测装置(商品名)
septic shock　脓毒病休克
serous effusions　浆液渗出
service cell　服务细胞
Sestamibi scans　缺血性心肌损伤检测技术
shake test　摇动试验
SHD state health department　国家(州)保健部门
shingles　带状疱疹
shock　休克
sialorrhea　流涎

SID strong ion difference 强离子差异
SIG strong ion gap 强离子缺口(隙)
Siggaard-Andersen equation Siggaard-Andersen 方程式
signal extraction technology 信号提取技术学
Signify Strep A test A 群链球菌检测仪(商品名)
SimpliRed 血型,血凝检测检测仪(商品名)
SimpliRed Endotoxin Tes 内毒素检测技术
single bit parity 单个位奇偶校验
SIRS systemic inflammatory response syndrome 全身性炎性反应综合征
site director 场所土任
site neutrality 地位中立
skin 皮肤
slide agglutination tests 玻片凝集试验
small world networks 小世界网络
slidex rota-kit 轮状病毒检测试剂盒(商品名)
smart sensor system 智能传感系
smears for gonorrhea diagnosis 涂片诊断淋病
SNF skilled nursing facilities 成熟护理机构
SNPs single-nucleotide polymorphisms 单核苷酸多态性
Sodium 钠
sodium levels critical limits/performance maps 钠水平临界限度/执行图
SOFA score sepsis-related organ failure assessment score 脓毒病相关器官衰竭估价得分
sonoclot coagulation and platelet function analyzer 超声血块凝结和血小板功能分析仪
SOP standard operation procedure 标准操作程序
space flight 航天或宇宙飞行
specific gravity 比重
specificity analytic 特异性分析
specimen collection/transport 标本的收集/运输
spectral cardiac status rapid tests 光谱心脏状态快速试验
spectrophotometry 分光光度测定法
SpectRx 胆红素多波长光谱分析仪(商品名)
sphingomyelin (神经)鞘磷脂
spike recovery 峰回收
spin columns 旋转圆柱
Spirit 血细胞计数仪(商品名)
sport tests 运动试验
SPR surface plasmon resonance 表面等离子体共振
SSEs substrate-specific electrodes 基质(底物)特异电极
SSRF spread spectrum radiofrequency 无线微波扩频技术
staff 实验室全体职员
standard of care 护理标准
standards for sathology and clinical laboratory 病理学和临床试验室服务准则
STAT critical care specimens 特级护理标本

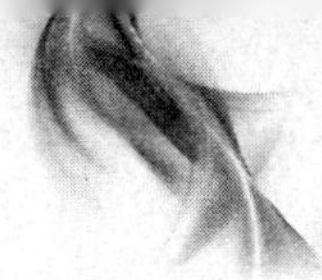

Stat profile series　便携式血气等检测仪(商品名)
Stat-Site　便携式扑热息痛等检测仪(商品名)
StatPal Ⅱ/Ⅲ　血气分析系统
Status DS　多种滥用药物检测仪(商品名)
STAT short turn around time　短周转时间
step-function costs　各步骤的费用(阶跃函数成本)
Stewart approach　斯图尔特途径
stool　粪便
Stowe-Severinghaus electrode　血气分析仪电极
straight bench laboratory　直线工作台实验室
Stratus CS　急性心肌梗塞标记物检测仪(商品名)
Strep A Dots Test　A 群溶血性链球菌检测试剂(商品名)
Strep A OLA　A 群溶血性链球菌检测试剂(商品名)
Strep Plu　链球菌抗原快速检测试剂(商品名)
streptococcal antigen testing　链球菌抗原检测
streptococcus pyogenes pharyngitis(Group A streptococcalpharyngitis)　链球菌化脓性咽炎(A 群链球菌咽炎)
stress testing　应力检测
strip vials　试剂纸条瓶
stroke　中风
subjects　试验对象
substantial equivalence　物质的等价
SUDS HIV-1 Test　人类免疫缺陷病毒-1 检测试剂(商品名)
suicidal overdose　自杀性用药过量
sulfite dipstick　亚硫酸盐浸渍片
superficial mycosis　表浅真菌病
Surestep Strep A test　A 群溶血性链球菌检测试剂(商品名)
SureStepFlexx/SureStepPro systems　葡萄糖检测仪(商品名)
surrogasting　用代用品
surrogates　代用品
sweat testing　汗液测定
"switching" time　"转换"时间
syncope　昏厥
synergy analysis　协同作用分析
synovial fluid　滑液
syntegration(simultaneous integration and synthesis)　同时综合(结合和综合同时发生)
synthesis clinical optimization　综合临床最优化
synthesis　合成

T

Tamm-Horsfall mucoprotein　塔-霍黏液蛋白
Taq polymerase　Taq 聚合酶
TaqMan detection systems　TaqMan 检测系统

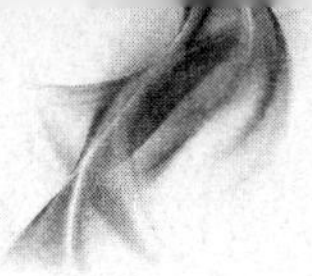

target	目标,靶的(位)
TAS thrombolytic assessment system	血栓溶解估价体系
TAT turnaround time	检验周转期,送检回报时间
TCD transcranial doppler	经颅内的多普勒现象
TCO_2 total carbon dioxide	总二氧化碳
TCP transmission control protocol	传输控制议定书
TDM therapeutic drug monitoring	治疗药物监护
Technetium-99m sestamibi scans	锝-99 m 仪器(商品名)
technologic characteristics	技术特征
technology	技术学
TEG thromboelastography	血栓弹性描记法
telemedicine	远程医学,远程会诊
televideo	视频
temazepam	替马西泮
temporal optimization	时间上的最佳化
test cluster symphony	检测群的调和
test clusters	检测群
test codes	检测密码
test menu	检测菜单
test method codes	检测方法编码
test results	检测结果报告
test strips	试纸条
test system characteristics	检测系统特征
test validation programs	检测确认程序
TesT cup	毒品检测仪器(商品名)
testing sites	检测地点
testing time	检测时间
TestPack rotavirus	粪便中的轮状病毒检测试剂(商品名)
TestPack RSV	呼吸道合孢病毒检测试剂(商品名)
TesTstik	滥用药物检测仪(商品名)
Texas Children's Hospital	德克萨斯(美国)儿童医院
TGC tight glucose control	严格的血糖控制
thallium scans	铊测定
THC tetrahydrocannabinol	四氢大麻酚
theophylline	茶碱
therapeutic drug monitoring	治疗药物监测
thermocycling/thermocycler	热循环/热循环仪
thienlcyclohexylpiperidine	塞嗯环己派定
thoracentesis	胸腔穿刺术,得到胸水
thrombin time	凝血酶时间
thrombocytopenia	血小板减少症
thrombolysis	血栓溶解
thrombolytic therap	血栓溶解的治疗

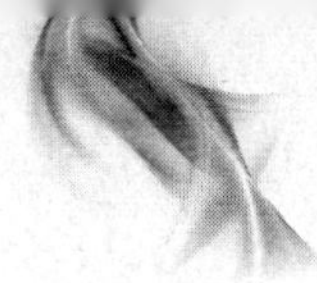

thrombophilia	血栓形成倾向
thromboplastins	促凝血酶原激酶
thrombosis	血栓形成
thrombotest	凝血实验
throughput	处理量
timeliness	合时,及时
time resolved fluorescence	时间分辨荧光法
tissue hypoxia	组织缺氧,乳酸盐水平
tissue typing	组织分型,单-核苷酸多形性
TLA total laboratory automation	全实验室自动化
tolerance limits	容许限
toolbook	多媒体创作工具软件之一
tonometer	一次性气体平衡器
topology	拓扑学
total quality principle/total quality management	整体质量原则/整体质量管理
toxicology	毒理学
toxidromes	中毒综合征
TPA tissue plasminogen activator	组织纤溶酶原激活物
TQM total quality principle/total quality management	整体质量原则/整体质量管理
Trace PBG Kit	微量胆色素原(卟胆原)试剂盒
tracking	跟踪
training programs	训练程序,现场检测
transcranial Doppler	经颅内的多普勒现象
transcutaneous monitoring	经皮的监测
transferring	运(转)铁蛋白
transfusion therapy	输血治疗
transplantation	移植
transport systems	运输系统
transportable point of care testing instruments	可运输的现场检测仪器
transthoracic echocardiography	经胸廓的超声心动图技术
transudates	渗出液
trauma	损伤
treadmill testing	踏车(功率)测试
treatment algorithms	治疗运算法则
trendcare	连续血气监测仪(动态分析仪)
Triage Panel	滥用药物检测仪(商品名)
trichomonas vaginalis	阴道毛滴虫
trichophyton infection	发癣菌感染
tricyclic antidepressants	三环的抗抑郁药
Trinder' s reagent	Trinder 试剂(硝酸铁)
troponins	肌钙蛋白
Trubo PTH assay	副甲状腺素(PTH)检测仪(商品名)
TT thrombin time	凝血酶时间

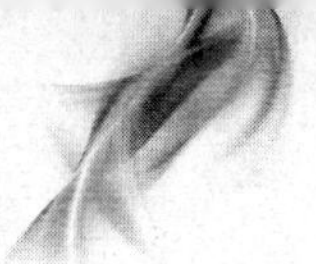

TTAT therapeutic turnaround time　治疗周期(疗程时间)
Tuberculosis　肺结核
tuberculosis skin tests　肺结核皮肤测试
tumor markers　肿瘤标记物
turnaround time　送检回报时间
Tzanck smear　赞克推片

U

UCL urgent care laboratory　紧急监护实验室
UCP up-converting luminescent particles　上转发光颗粒免疫分析法
UKPDS United Kingdom prospective diabetes study　英国糖尿病前瞻性研究
Ultegra RPFA　血小板功能快速检测仪(商品名)
ultrasound　超声
UN urea nitrogen　尿素氮
UniStep Mono　传染性单核细胞增多(症)检测试剂(商品名)
United States air force　美国航空军,部队中的现场检测
unspun urine　非离心尿
unstable angina　不稳定心绞痛
urate milk　尿酸盐结晶尿(尿酸盐乳状尿)
urease testing　尿素酶检测
urethritis　尿道炎
urinalysis　尿分析
urinary bladder　膀胱
urinary tract infections　尿道感染
urine culture　尿培养
urine dipstick　尿试纸条
urine PH　尿液酸碱度
urine specific gravity　尿比重
urine tests　尿液检测
urokinase　尿激酶
urology clinic　泌尿科诊所(门诊)

V

vaginal bleeding　阴道出血
vaginitis　阴道炎
vaginosis　阴道病
validation　批准
value-added benefits　有益附加值
value chain analysis　价值链分析
VAMC veterans affairs medical center　退伍军人(老兵)事务医疗中心
variable costs　可变费用
variance data　方差数据
varicella-zoster virus　水痘-带状疱疹病毒

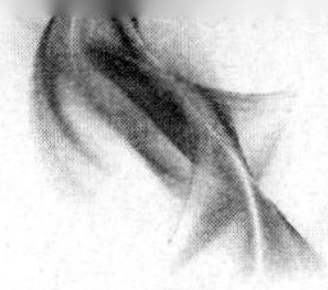

variegate porphyria　多样性卟啉病
vascular disorders　血管障碍
venous thromboembolism　静脉血栓栓塞
verdict　裁决;判断
veterans affairs system　老兵事物体系
VIA ABG　血气/电解质检测仪(商品名)
VIA GLU　葡萄糖检测仪(商品名)
VIA LVM　红细胞比容检测仪(商品名)
VIA V-ABG　全血血气分析仪(商品名)
viral infections　病毒感染
Virogen Rotatest　轮状病毒检测乳胶试剂盒(商品名)
vision　视觉
Vista LIS system　老兵事物体系中的 VistA LIS 系统
Visualine Ⅱ　多种滥用药物检测仪(商品名)
Visuwell Strep-A　A 群链球菌快速检测试剂盒(商品名)
Vitros DT series　葡萄糖检测系列仪器(商品名)
voice mail　语音邮件
volatiles　挥发性物质
vomiting　呕吐
VS versus　与……对抗;与……相比之下
VZV varicella-zoster virus　水痘-带状疱疹病毒

W

waived test　豁免试验
waived category testing　豁免种类的检测
WAN wide area network　广域网
warfarin therapy　华法林(抗凝血药)治疗
Watson-Schwartz test　瓦-施检测(检测卟啉胆色素原)
WBA whole-blood analysis　全血分析
web based instruction　基于网络的指令
web-based systems　基于网络系统
web interface　网接口
websites　环球网的站点
wedge pressure　楔压
weight-based nomograms　基于重力列线图
wet prep　阴道滴虫的湿片检查法
"Whiff"(amine) test　细菌性阴道炎检查法(胺)测试
whole-blood aggregometer　全血集合度测定仪
whole-blood analysis　全血分析
whole-blood coagulation tests(coagulation tests)　全血凝集实验
whole-blood gas analyzers　全血气分析仪
whole-blood glucose　全血糖
whole blood prothrombin time(prothrombin time testing)　全血凝血酶原时间测定

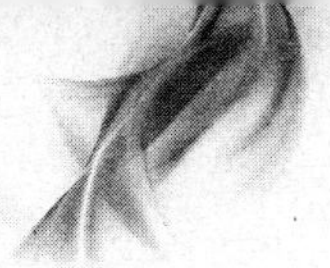

wireless communications	无线通信
workplace	工作地点
world wide web	全球通信网

X

xerostomia	口干燥症
Xtra BindTM	核酸提取新产品(商品名)

Y

y-intercept	y-截距
YR(yr)	年
YSI yellow springs instruments. co	黄泉仪器公司(美国)
YSI 2300 Stat Plus	葡萄糖/乳酸盐检测仪(商品名)
YSI glucometer	葡萄糖检测仪(商品名)

Z

zero calibrator	零点校准器
zipper(Zip) code DNA microarray	拉链密码 DNA 微阵列
ZstatFlu	甲/乙型流感病毒快速诊断仪(商品名)

（刘锡光　刘忠　刘湘）

主编通讯处:

刘锡光
武汉市洪山区黄家湖西路一号
湖北中医药大学职工南院 17 栋
3 单元 802 室。邮编:430065
邮箱:lxguang2013@ 126. com

康熙雄
北京市天坛西里 6 号北京天坛医院实验诊断中心
邮编:100050
邮箱:kangxx@ vip. sina. com
电话:010-67096881,13910418949

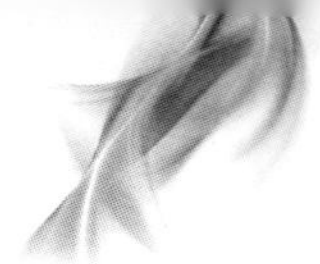

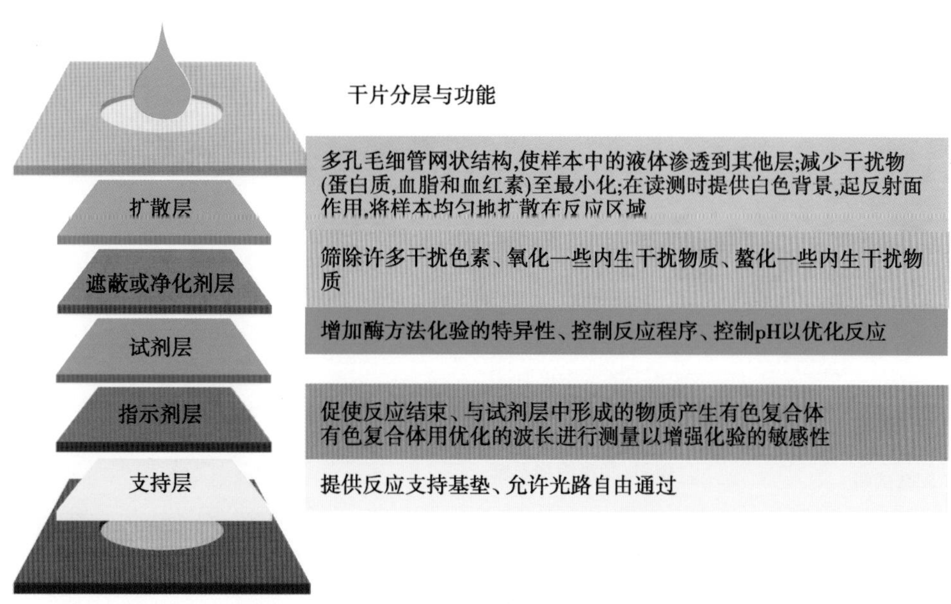

彩图 6-1　干化学法工作原理

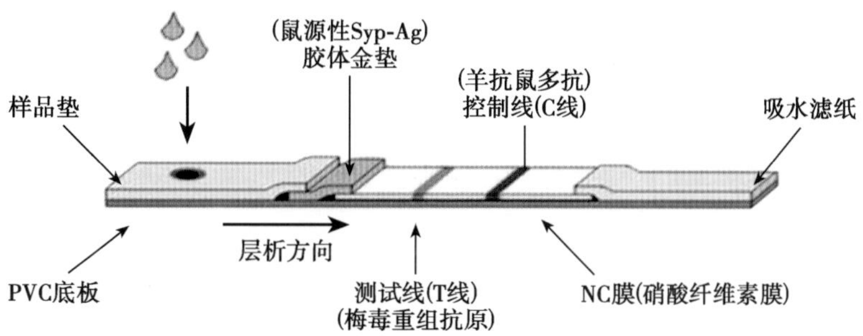

彩图 6-6　梅毒 TP 快速检测试纸条检测原理示意图

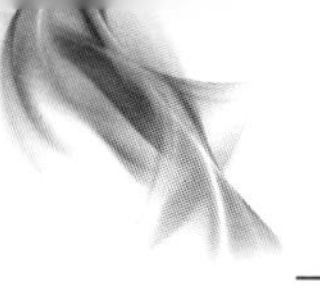

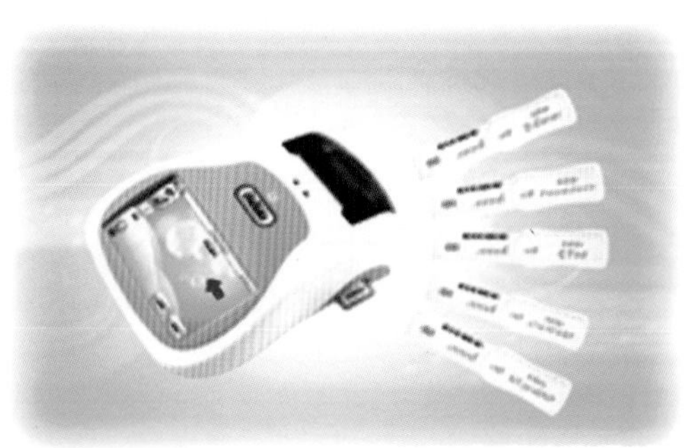

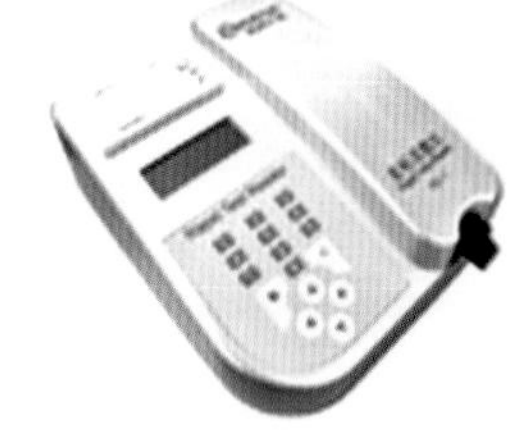

配套试剂　　　　Bioda 免疫检测系统

⑥

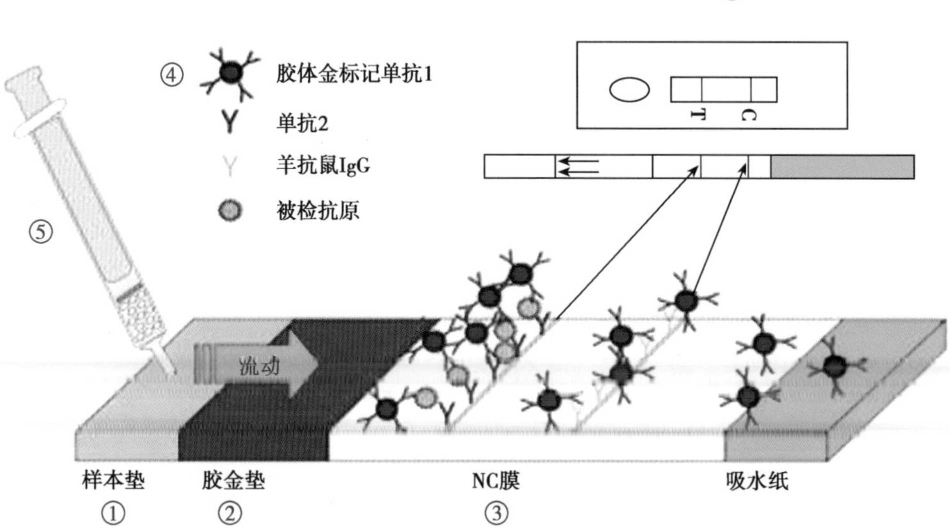

彩图 6-15　胶体金免疫层析操作示意图

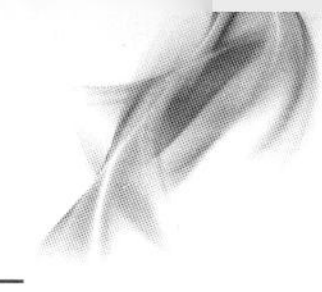

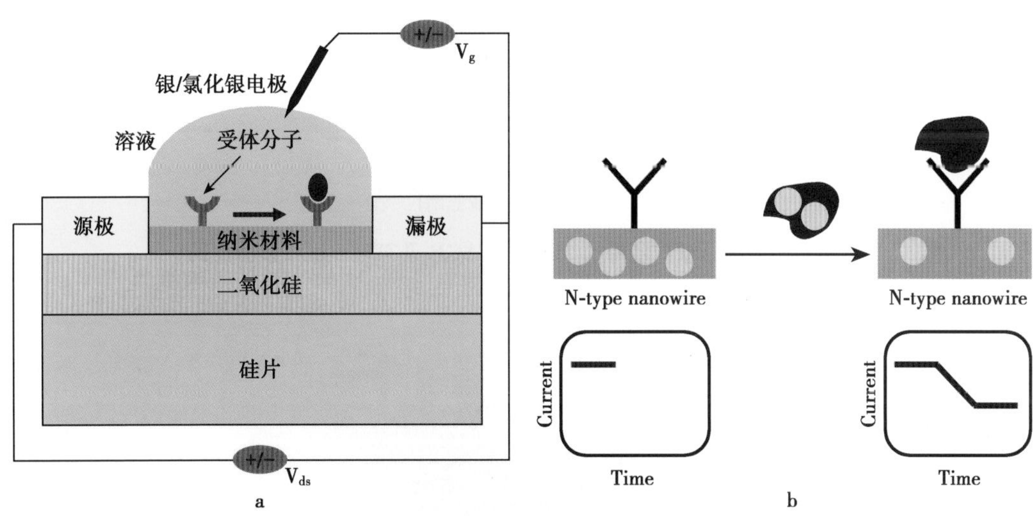

彩图 6-19　硅纳米线生物传感器工作原理

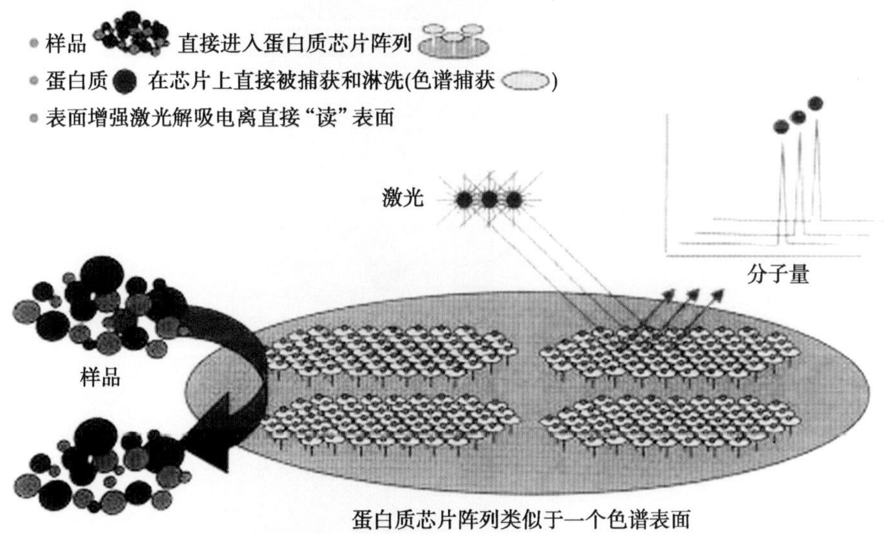

彩图 6-22　不同化学表面捕获(色谱吸附)的不同蛋白质种类的检测和处理示意图

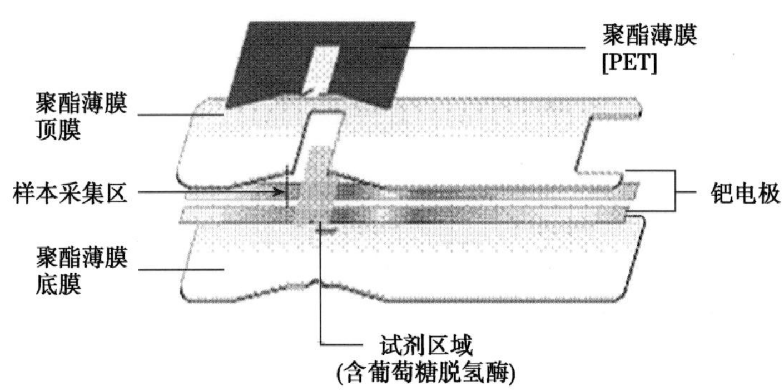

彩图 6-23　某血糖仪所用的 ADVANTAGE Ⅱ可吸血试纸条分解图

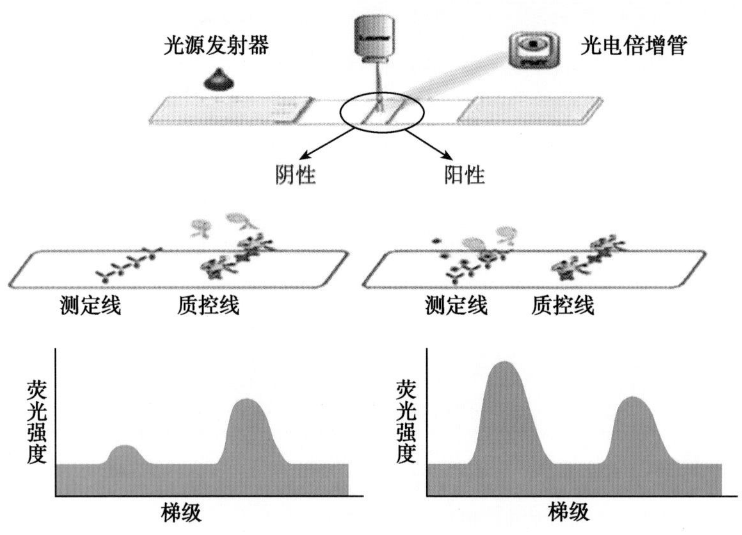

彩图 6-25　时间分辨荧光法的工作原理

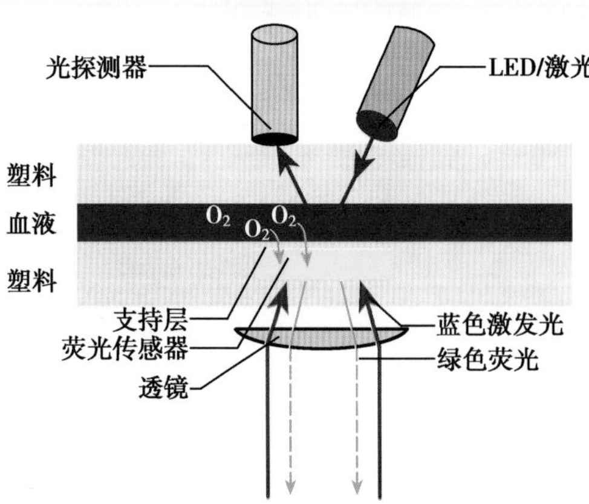

彩图 6-29　PO_2 传感器电极工作原理示意图

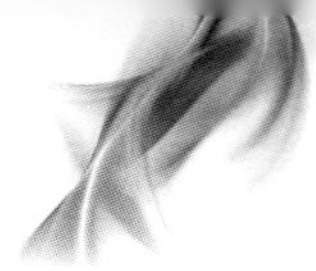

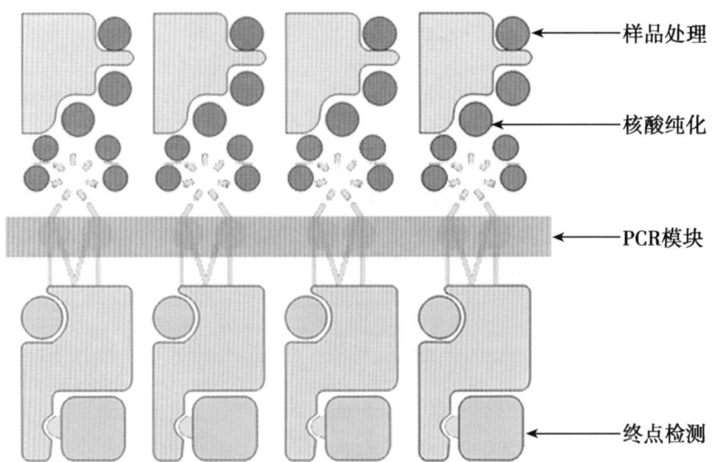

彩图 6-30　核酸 PCR 检测芯片的示意图

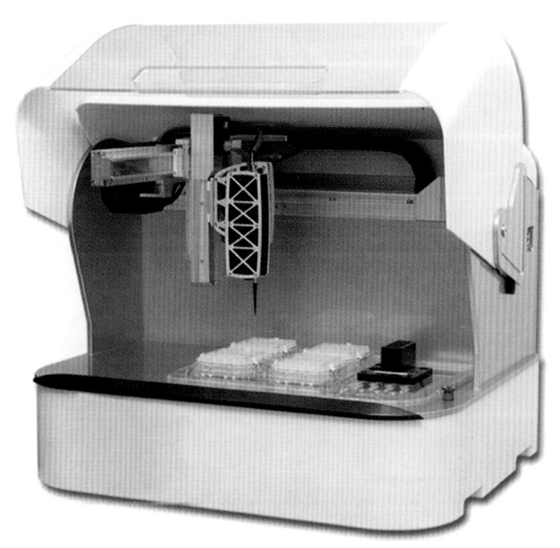

彩图 6-31　芯片检测配套仪器

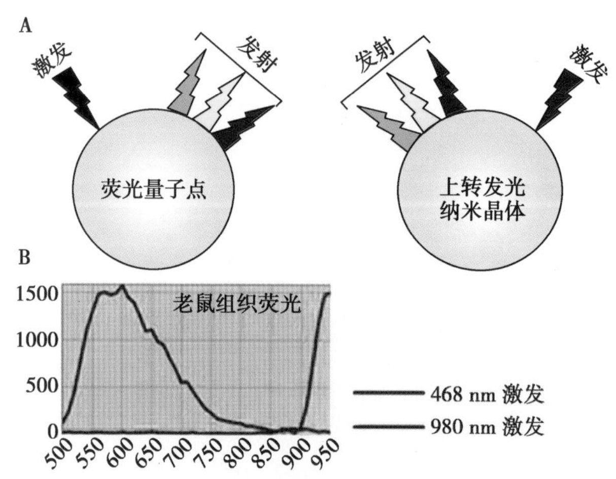

彩图 6-32　荧光量子点(quantum dots)与上转发光纳米晶体(upconversionnano-particle)的激发与发射光区别示意图

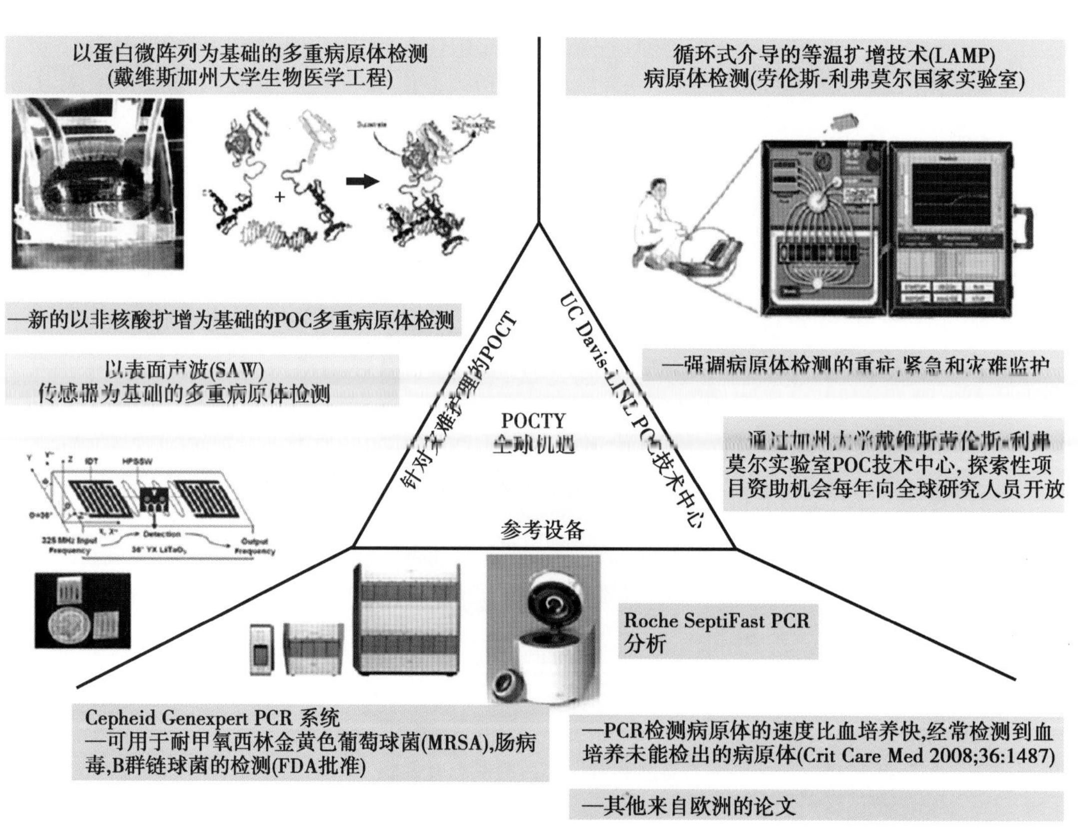

彩图 6-33　非核酸杂交检测

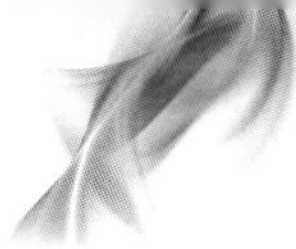

xTag(Luminex) GeneXpert(Cepheid)

xTag RVP Targets(美国和欧洲)
- RSV
- 流感A/B
- 副流感病毒1
- 副流感病毒2
- 副流感病毒3
- 偏肺病毒
- 鼻病毒
- 腺病毒

仅欧洲
- SARSS
- 冠状病毒NL63
- 冠状病毒229E
- 冠状病毒OC43
- 冠状病毒HKU1

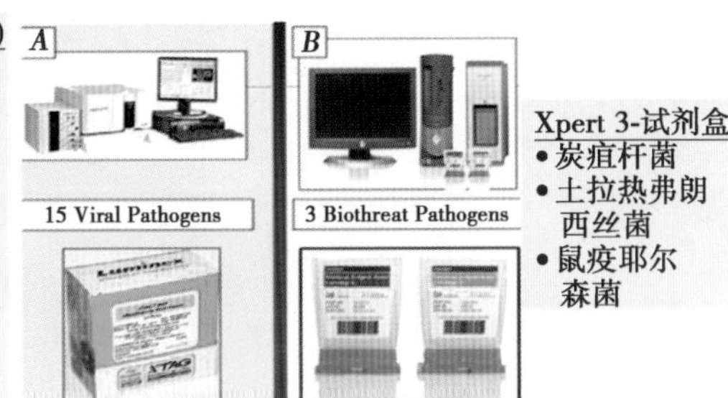

Xpert 3-试剂盒
- 炭疽杆菌
- 土拉热弗朗西丝菌
- 鼠疫耶尔森菌

开放与封闭的系统

- 用户自定义
– 可测多达21个病原体

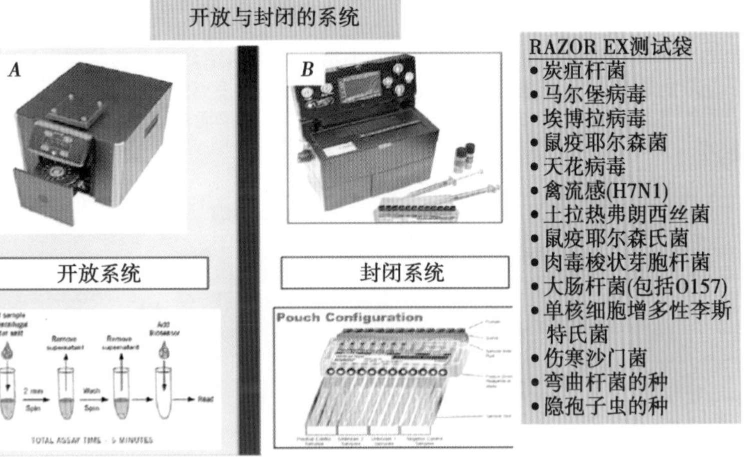

RAZOR EX测试袋
- 炭疽杆菌
- 马尔堡病毒
- 埃博拉病毒
- 鼠疫耶尔森菌
- 天花病毒
- 禽流感(H7N1)
- 土拉热弗朗西丝菌
- 鼠疫耶尔森氏菌
- 肉毒梭状芽胞杆菌
- 大肠杆菌(包括O157)
- 单核细胞增多性李斯特氏菌
- 伤寒沙门菌
- 弯曲杆菌的种
- 隐孢子虫的种

彩图 7-7　XTag 开放和封闭系统检测 21 种病原体

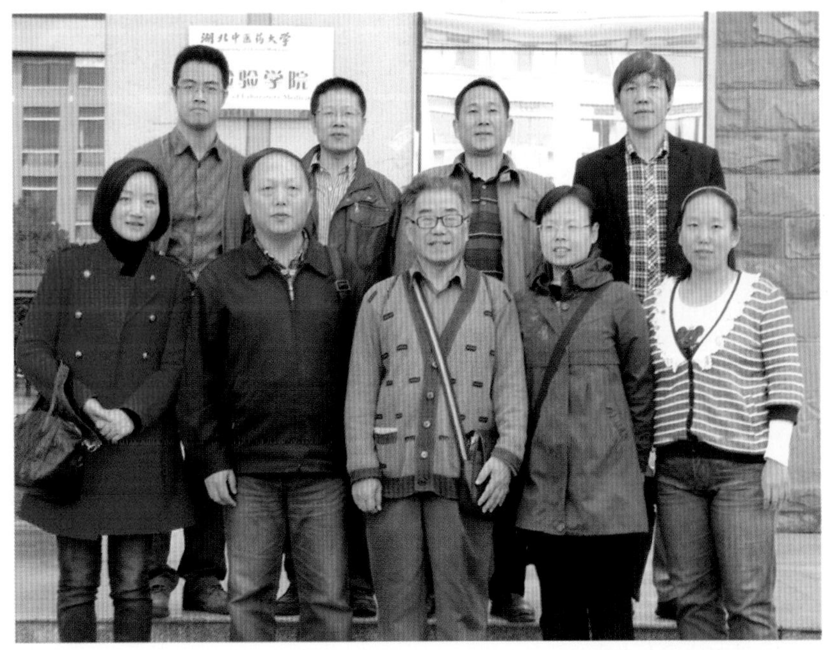

彩图 7-10　我们的团队

前排从右到左蒋丽经理(Bioda 公司),宁勇院长,刘锡光教授,刘湘副教授,黄婧博士,二排从右到左金丹老师,胡佳杰副教授,谢圣高副院长,张国军教授

To
Khon
Kaen
Udon Thani
Kham Muang
50 min
Sakon Nakhon
Sawoei Cliff
15 min
20 min
30 min
Khao Wong
30 min
Kuchi Narai
Tha Khan Tho
60 min
Somdet
Huai Phueng
Sahatsakhan
40 min
45 min
Na Mon
40 min
Khon Kaen
Nong Kung Si
12 min
Huai Mek
45 min
15 min
15 min
Kalasin
45 min
Roi Et
Yang Talat
Kamalasai
Rong Kham
Maha Sarakham
Legends
Transport Time Isopleths
Green: <15 min
Yellow: 15-60 min
Red: 60-150 min
Ambulance transport
Community Hospital (CH)
CH surveyed
Regional Hospital
Dam and Reservoir
Sawoei Cliff

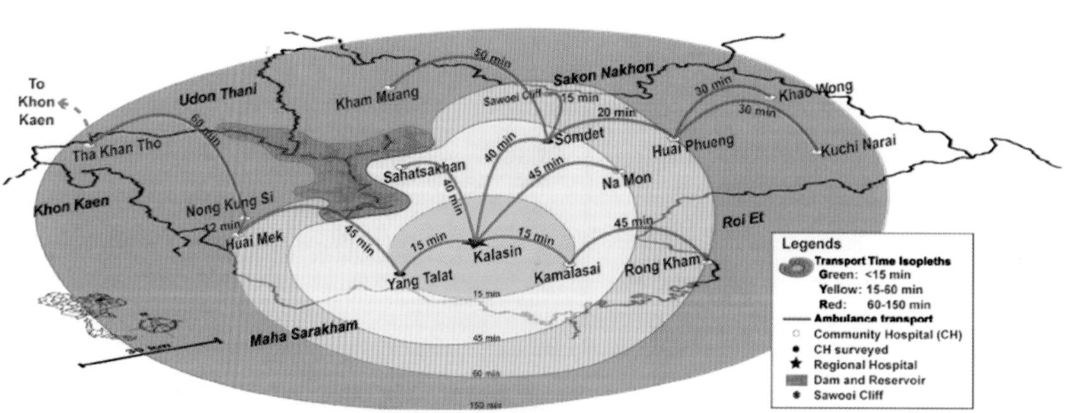

彩图 8-4　小世界网络从物理区域向临时区域的转化

利用小世界网络来识别距离较远的地区的连接点和枢纽，在这些地方使用 POCT 可以降低由于救援路径太远给患者带来的风险，提高医护质量，并能在危机发生时及早识别，进行隔离

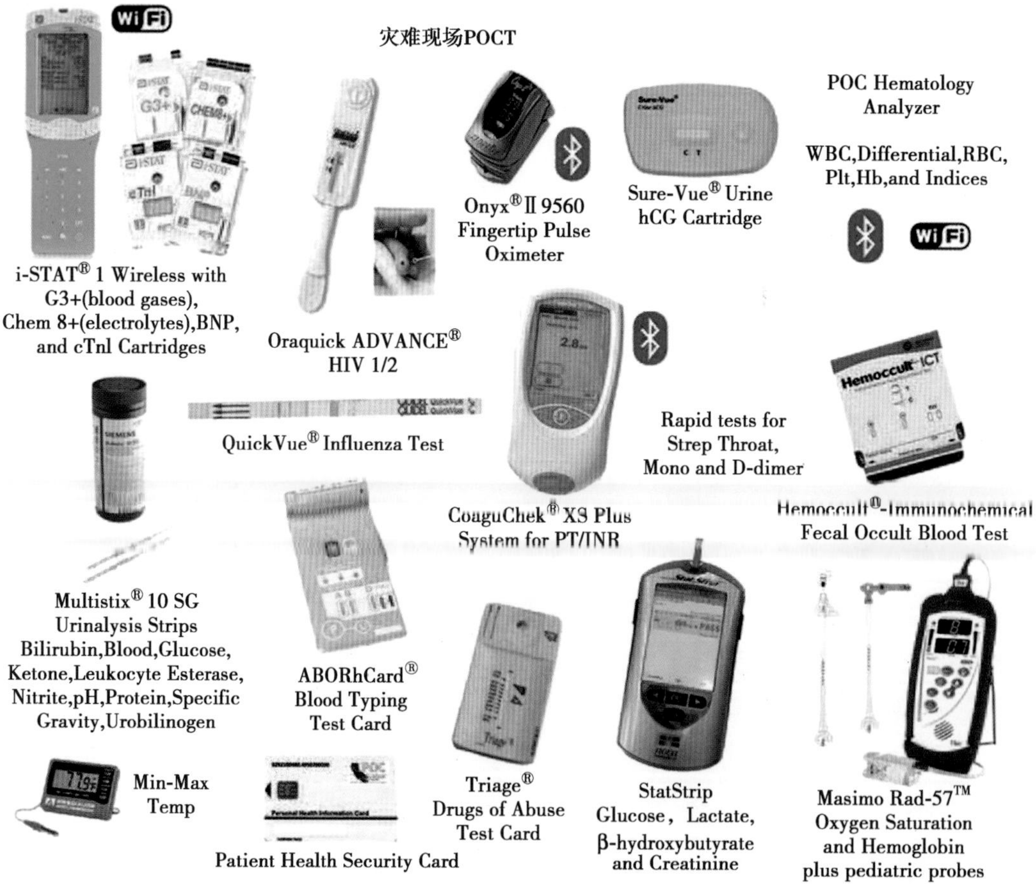

灾难现场POCT
i-STAT® 1 Wireless with
G3+(blood gases),
Chem 8+(electrolytes),BNP,
and cTnI Cartridges
Oraquick ADVANCE®
HIV 1/2
Onyx® Ⅱ 9560
Fingertip Pulse
Oximeter
Sure-Vue® Urine
hCG Cartridge
POC Hematology
Analyzer
WBC,Differential,RBC,
Plt,Hb,and Indices
QuickVue® Influenza Test
CoaguChek® XS Plus
System for PT/INR
Rapid tests for
Strep Throat,
Mono and D-dimer
Hemoccult®-Immunochemical
Fecal Occult Blood Test
Multistix® 10 SG
Urinalysis Strips
Bilirubin,Blood,Glucose,
Ketone,Leukocyte Esterase,
Nitrite,pH,Protein,Specific
Gravity,Urobilinogen
ABORhCard®
Blood Typing
Test Card
Min-Max
Temp
Patient Health Security Card
Triage®
Drugs of Abuse
Test Card
StatStrip
Glucose, Lactate,
β-hydroxybutyrate
and Creatinine
Masimo Rad-57™
Oxygen Saturation
and Hemoglobin
plus pediatric probes

彩图 8-9　灾害应急的 POCT

优化的 POCT 器械能为灾害医护救援队提供准确定位的诊断能力。肌钙蛋白 T 能早期发现心肌梗死。小型、低成本、无须维护的血液学分析仪能够取代目前实验室中使用的笨重台式仪器。当然还包括一些传染病的 POCT(在这里没有展示或没有上市)

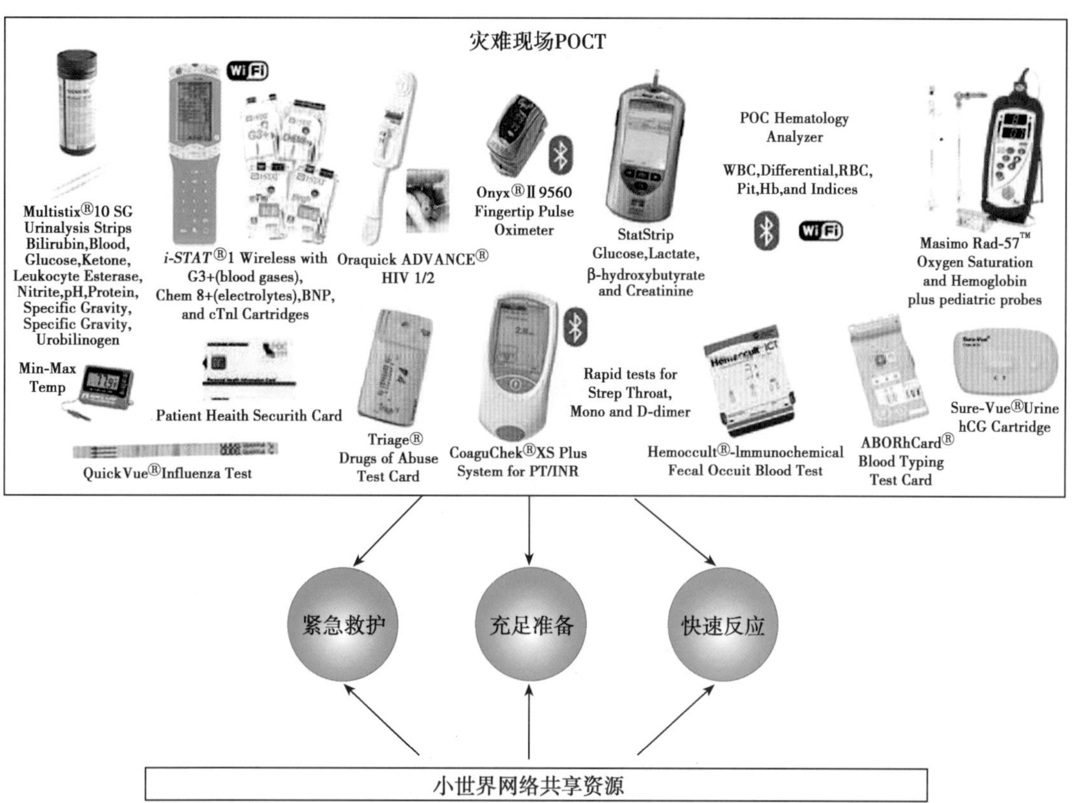

彩图 8-11　通过共享资源加快灾害时反应速度，提高社区应急能力

图示说明了通过小世界网络共享资源和 POCT 灾害应急资源如何协同作用实现紧急救治，良好的准备能加快应急反应能力

首届中国快速检测产业技术创新中美精华学习班
第十届天坛体外诊断新技术、新方法、新进展研讨会

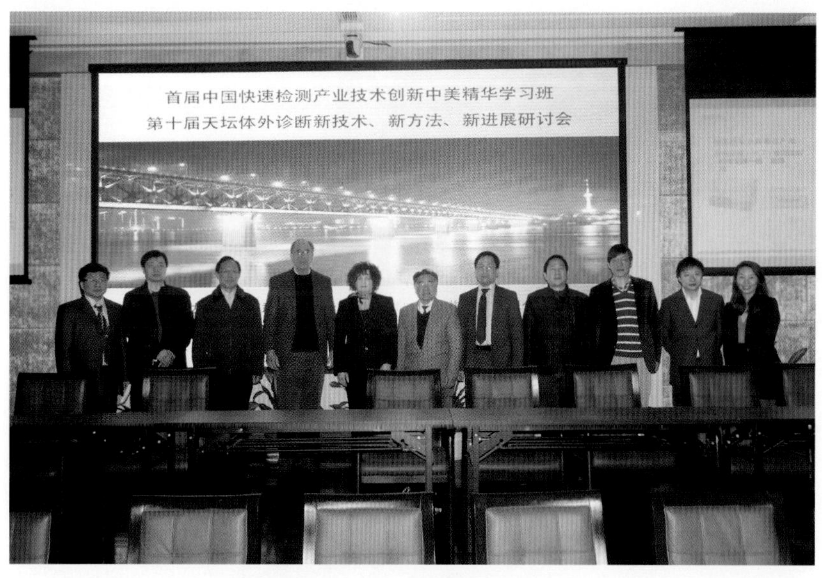

彩图 8-17　学习班主席团合影

从左至右为：刘忠副总经理，唐监总经理，郭亮书记，科斯特教授，迪安博士，刘锡光教授，王勤副总经理，谢圣高副院长，张国军教授，杨帆博士，周轶萌

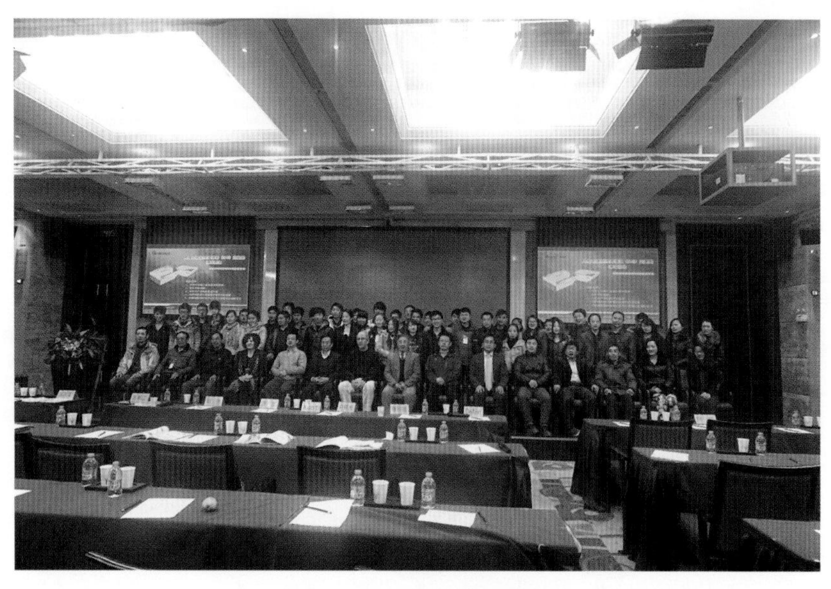

彩图 8-18　学习班全体合影

前排从左起第 4 位迪安博士,依次为方帮江教授,康熙雄教授,科斯特教授,刘锡光教授,黄憲章主任,王勤副总

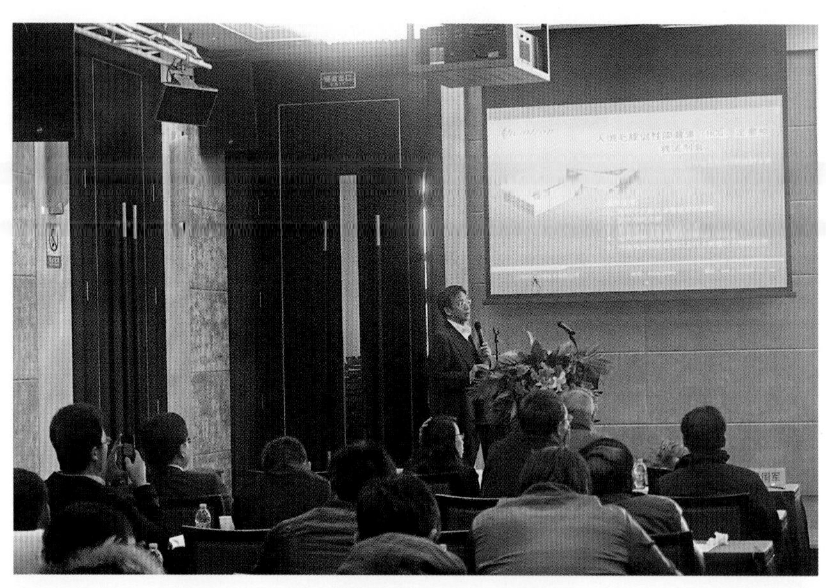

彩图 8-19　康熙雄教授讲课

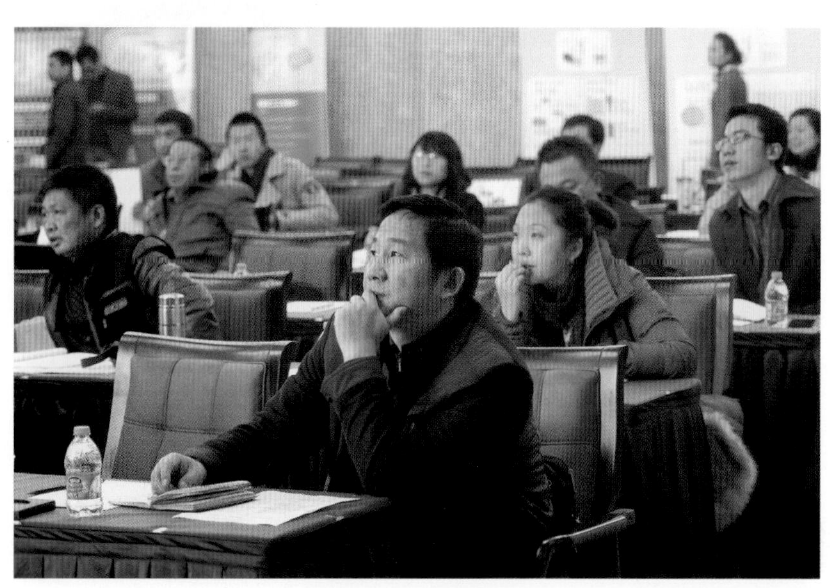

彩图 8-20　现场学员

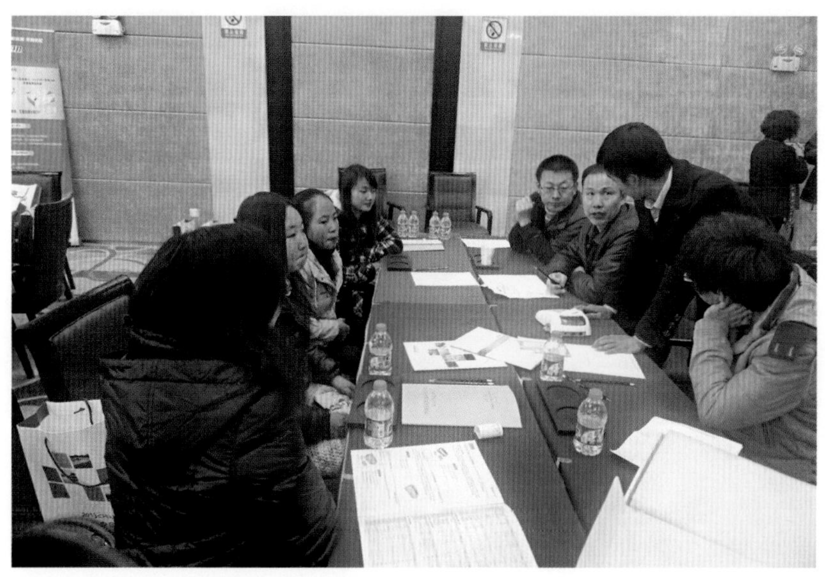

彩图 8-21　学员讨论

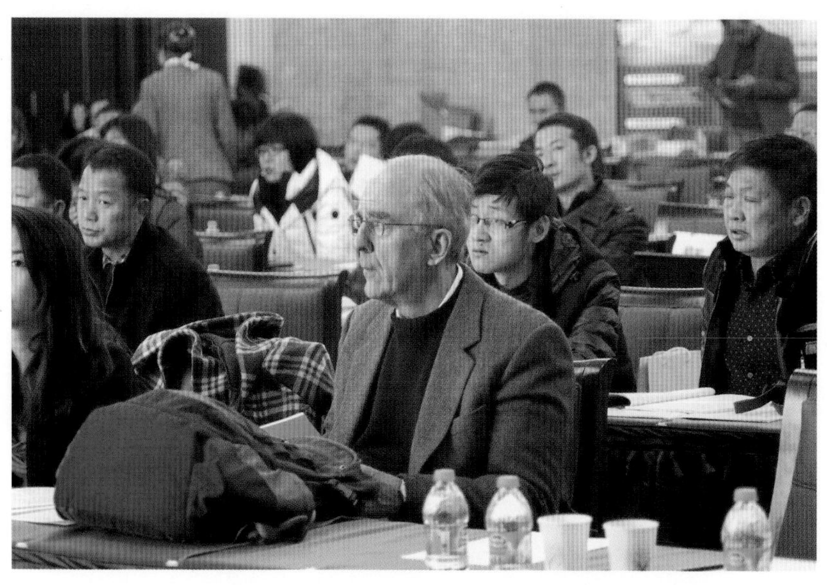

彩图 8-22　科斯特教授与学员一起听课

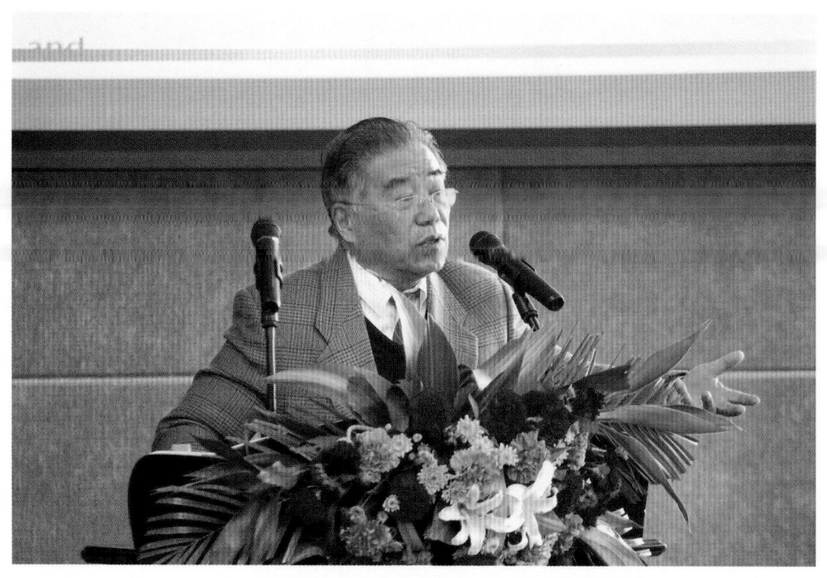

彩图 8-23　刘锡光教授讲课

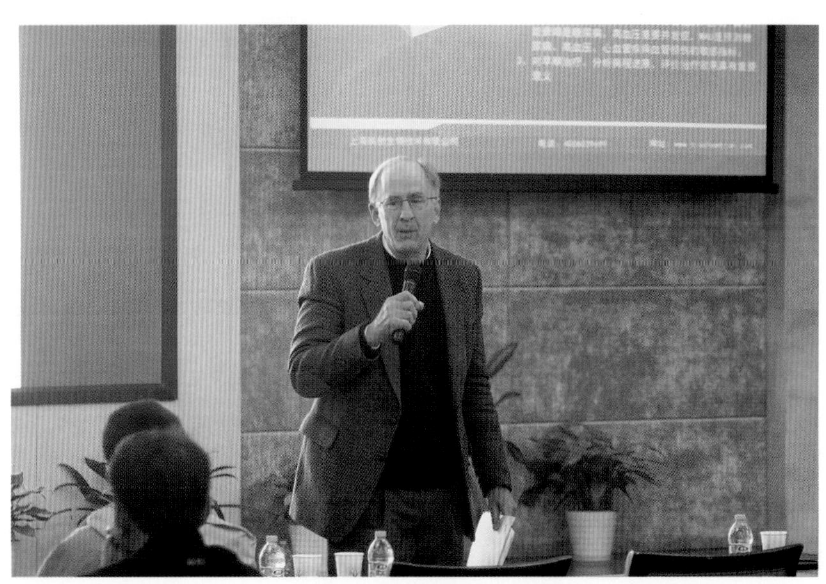

彩图 8-24　科斯特教授讲课

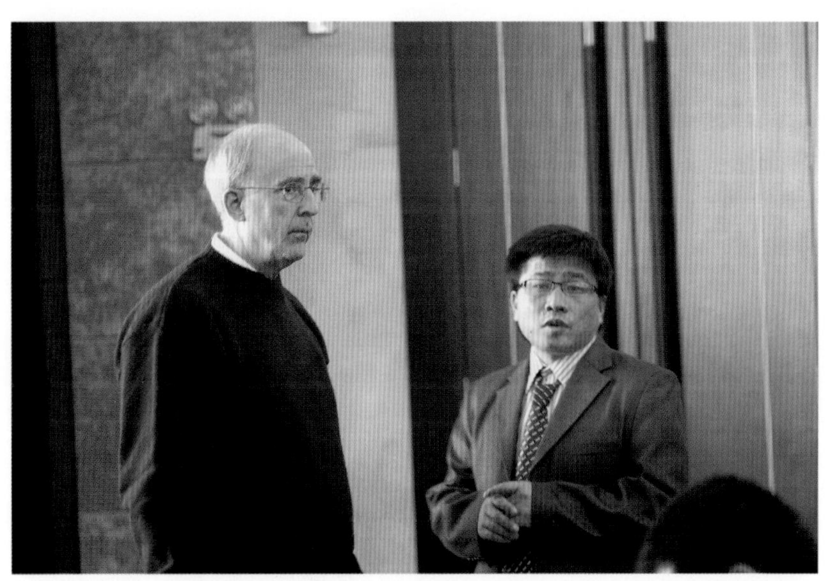

彩图 8-25　国际生物信息有限公司(BioInsights International Inc. USA)
刘忠副总经理任翻译

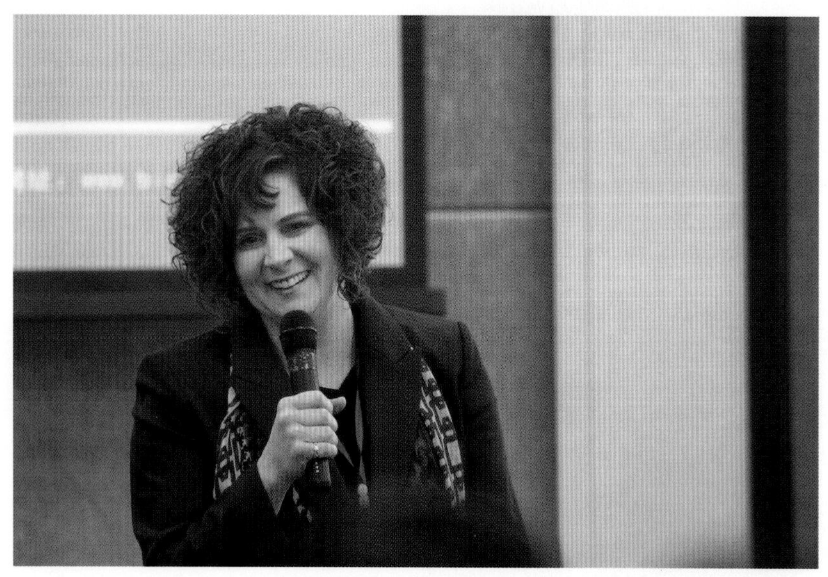

彩图 **8-26** 迪安博士讲课

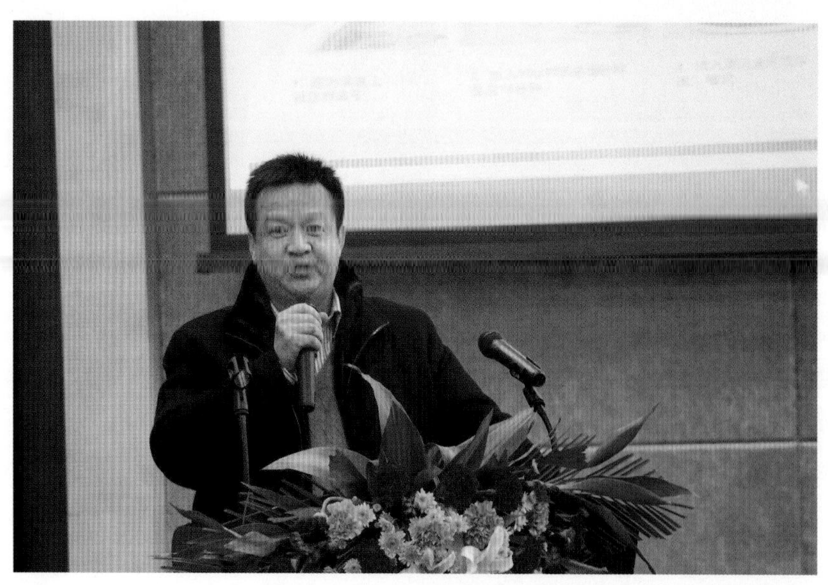

彩图 **8-27** 方邦江教授讲课

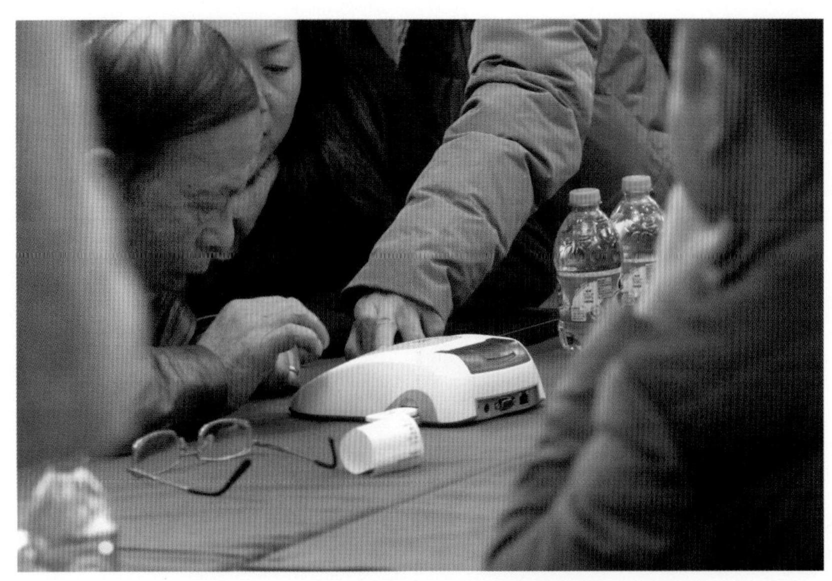

彩图 **8-28**　科斯特教授指导学员操作 **POCT** 仪器

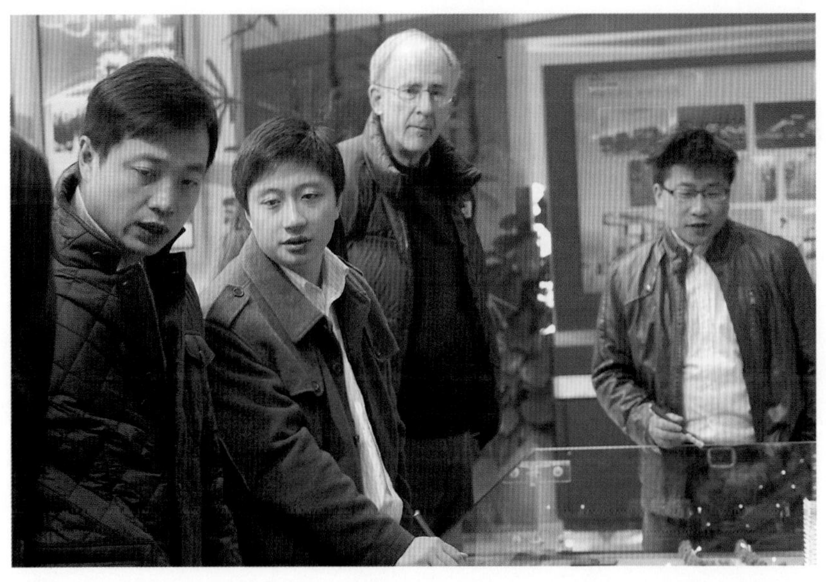

彩图 8-29　科斯特教授参观武汉国家生物产业基地,杨帆博士介绍基地发展情况
从左至右为杨帆、唐监、科斯特、刘忠

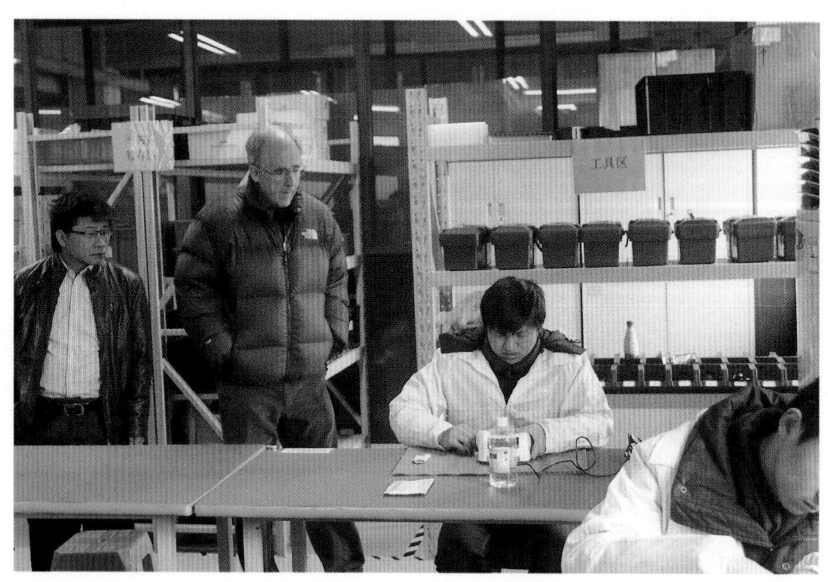

彩图 8-30　科斯特教授观看佰奥达生物科技武汉有限公司 POCT 产品生产过程

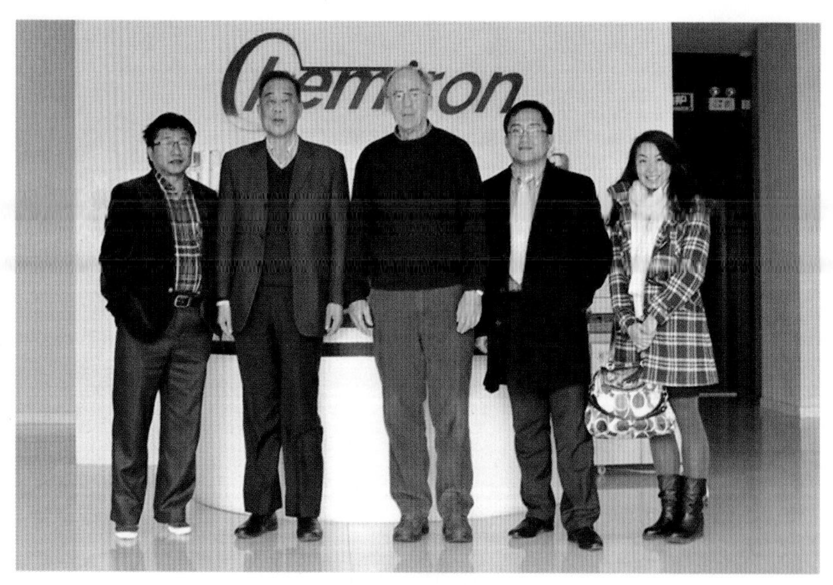

彩图 8-31　科斯特教授参观上海凯创公司

从左至右为:刘忠,张国华,科斯特,王勤,周轶萌